伤寒杂病论会通

黄竹斋　撰著
米伯让　点校
米烈汉　路　波　整理

全国百佳图书出版单位
中国中医药出版社
· 北 京 ·

图书在版编目（CIP）数据

伤寒杂病论会通 / 黄竹斋撰著；米伯让点校；米烈汉，路波

整理 . — 北京：中国中医药出版社，2023.11

ISBN 978-7-5132-7827-0

Ⅰ . ①伤… Ⅱ . ①黄… ②米… ③米… ④路… Ⅲ . ①《伤寒

杂病论》—研究 Ⅳ . ① R222.19

中国版本图书馆 CIP 数据核字（2022）第 175418 号

中国中医药出版社出版

北京经济技术开发区科创十三街 31 号院二区 8 号楼

邮政编码 100176

传真 010-64405721

保定市西城胶印有限公司印刷

各地新华书店经销

开本 787×1092 1/16 印张 38.5 字数 746 千字

2023 年 11 月第 1 版 2023 年 11 月第 1 次印刷

书号 ISBN 978 – 7 – 5132 – 7827 – 0

定价 180.00 元

网址 www.cptcm.com

服 务 热 线 010-64405510

购 书 热 线 010-89535836

维 权 打 假 010-64405753

微信服务号 zgzyycbs

微商城网址 https://kdt.im/LIdUGr

官 方 微 博 http://e.weibo.com/cptcm

天猫旗舰店网址 https://zgzyycbs.tmall.com

如有印装质量问题请与本社出版部联系（010-64405510）

傷寒雜病論會通

己丑孟春

張果齋題 時年八旬有二

关学大师张果斋为本书题写书名

1

医圣张仲景画像

黄竹斋先生像（1886—1960）（1959 年摄）

米伯让先生在张仲景墓前留照（1964 年摄）

医圣张仲景故里碑（1964年摄）

李德全题字碑（1964 年摄）

南阳医圣祠正门
（1964年摄）

医圣祠张仲景享殿
（1964年摄）

南阳医圣祠内张仲景之
墓（1964年摄）

南阳医圣祠张仲景塑像（1964 年摄）

张仲景画像（日本余浚明画，1784 年）

医圣祠全景（1933 年摄）

黄竹斋先生在张仲景墓前留照（1933 年摄）

黄竹斋先生于张仲景享殿留照（1933 年摄）

黄竹斋先生之墓（1960 年葬于北京八宝山公墓）。1980 年，米伯让先生主持审定印行了白云阁藏本《伤寒杂病论》，并专程赴北京八宝山公墓，将该书敬献于黄竹斋先生墓前，告慰先师已完成其遗愿

黄竹斋先生于1939年筹资刻制的《伤寒杂病论》木刻版（1981年摄）

白云阁藏本木刻版《伤寒杂病论》重印书影（1980年摄）

《伤寒杂病论会通》木刻版书影（1982 年摄）

《伤寒杂病论会通》中三阳三阴提纲章节书影（1982 年摄）

米伯让先生为《伤寒杂病论会通》撰写跋文（1949 年）

陕西省中医药研究院重印的白云阁藏本、木刻版《伤寒杂病论》（1980 年）

米伯让先生（前左一）亲自护送白云阁藏本《伤寒杂病论》木刻版到南阳医圣祠珍藏，并举行了隆重的送版、迎版仪式（1981 年）

河南省卫生厅为表彰米伯让先生发扬仲景学说、珍藏并捐赠白云阁藏本《伤寒杂病论》木刻版的感人事迹，向米伯让先生赠送牌匾和锦旗（1981 年）

《伤寒杂病论会通》再版说明

张载曰："为天地立心，为生民立命，为往圣继绝学，为万世开太平。"这高度概括了我国历代知识分子的宏愿、襟怀与躬行。我国近现代著名中医科学家、长安黄竹斋先生传承张载思想根脉，私淑仲景活人医道，撰著《伤寒杂病论会通》一书，诚为"关中理学"在中医学传承应用之实学代表，仲景绝学之羽翼。

黄竹斋先生生逢国运凋敝民不聊生之时，尝感慨国家处于列强环鼎弱肉强食之势，为维护民族尊严，慨然以昌明国学为己任，并坚定的认为继承发扬中医学是强国、救世之一术，故不遗余力，在继承发扬中医学上做出了卓越贡献。黄竹斋先生仰慕仲景道缵三皇，德侔孔孟，仁术教泽，功被万世之圣行，发愿搜罗仲景佚书，贡献医林。他以个人力量，不懈奋斗，南北奔波，不辞劳瘁，历经艰苦，不屈不挠，于20世纪30年代访得仲景四十六世孙张绍祖家藏仲景第十二稿《伤寒杂病论》。黄竹斋先生对《伤寒杂病论》第十二稿进行注释，取各家不同版本之长核对订正，补其不足，搜辑历代诸注之精华充实内容，以《伤寒》《金匮》合为一帙，遂以宋本《伤寒论》、正脉本《金匮要略》补其佚阙，无疑不释，无义不晰，著成《伤寒杂病论会通》（见米伯让先生"重印《伤寒杂病论会通》序"）。是书以"会通"命名，为借用《周易本义》"会，理之所聚而不可遗；通，理之可行而无所碍"之意，望天下及后世之人，能将仲景之佚书进行搜辑整理，达到理会贯通。

本书于1948年脱稿，时值战争正酣，又受经济所限，其高足米伯让恐书稿一旦付之一炬，会负老师毕生心血，遂商同老师购买旧石印机一架准备自行刊印。黄竹斋先生素性刚毅果断，爰笔亲书印版，师徒二人自印装订，于1949年完成第一版《伤寒杂病论会通》，该版共计18卷，分订8册，米伯让先生为该书撰写了跋文，因受经济条件所限印数不多，分赠各地友人爱好者及各地省图书馆保存以供研究。

关于第十二稿《伤寒杂病论》，米伯让先生认为"首先应该以说理真实，应用有效为辨别之关键。即或非仲景手稿，亦无关宏旨"。1981年，米伯让先生尊崇师命，将自己用生命保护和珍藏的白云阁藏本《伤寒杂病论》木刻版护送转交南阳医圣祠，该书版现藏于医圣祠，为国家二级文物。

20世纪60年代，米伯让先生曾向陕西省卫生厅申请印行《伤寒杂病论会通》，此举得到卫生厅党委和李经纶厅长的大力支持，并拨专款于陕西省中医研究所。后因故此项工作无奈停止。1981年，为迎接卫生部于次年在河南召开的全国"仲景学说研究会"，米伯让先生再次提交了《关于重印＜伤寒杂病论会通＞的报告》。他将自己珍藏的石印机版《伤寒杂病论会通》献于陕西省中医药研究院，亲自担任校点总审，并撰写"重印《伤寒杂病论会通》序"。时任陕西省中医药研究院文献医史研究室主任赵石麟、副主任李景荣为校点负责人，文献医史研究室全体研究人员共同参与，对第一版《伤寒杂病论会通》进行了校点重印，旨在表彰先哲，鼓励后人，启发后学临证应用和实验选题研究，以提高中医学术思想，促进中医学发展，更好地为广大劳动人民服务。

《伤寒杂病论会通》校点重印工作距今已逾40年。当今中医药作为中国古代科学的瑰宝，作为弘扬中华优秀传统文化、增强民族自信和文化自信的重要载体，受到以习近平同志为核心的党中央的高度重视，中医药迎来"传承精华、守正创新"高质量发展的空前盛世，黄竹斋先生《祝告医圣文》中提出的"中华古医学，世界将风行"的铿锵誓言已经实现。为了落实习近平总书记关于中医药传承创新的一系列重要指示和论述，更好地弘扬仲景学说，传承和发扬黄竹斋先生、米伯让先生"厚德弘道、济世笃行"的精神，继承米伯让先生尊师重道的高尚品德，我们在陕西省中医药研究院1982年校点重印的《伤寒杂病论会通》基础上，在中国中医药出版社的大力支持下，对该书再次进行了校点整理、再版印行。

为方便读者了解伤寒大家黄竹斋先生对中医学的贡献，本版前增加了米伯让先生撰写的《黄竹斋先生传略》；对书中字词错误之处进行了校正；调整了《医圣张仲景传》《祝告医圣文》在卷首的排列顺序、删减了《方剂索引》的《附：杂疗解毒方》索引等。1982年版《伤寒杂病论会通》收录的照片，分别系20世纪30、60、80年代所摄，受历史条件所限，照片已模糊不清且无法找到原版或底片，但为了保留珍贵的医学史话资料，本版对1982年版《伤寒杂病论会通》使用照片进行了原版翻拍，并增加了部分珍藏照片。为符合现代出版要求，我们将米伯让先生在1982年版《伤寒杂病论会通》中担任的校点总审改为点校，特此说明。

整理先辈学术经验、光大中医药事业，是我们义不容辞的责任。

由于我们的水平有限，不足之处在所难免，敬请同道批评指正，以便再版时修订完善。

整理者谨识

2023年5月

黄竹斋先生传略

黄竹斋,名维翰,字竹斋。原名黄谦,字吉人。晚号中南山人。又号诚中子。近现代已故中医科学家。生于清光绪十二年七月十三日,丙戌岁 (1886 年)。先世原籍陕西临潼县八里黄村人。其父黄永才是一铁匠,擅长做土式枪炮火药,因谋生迁居西安省城,入长安籍。曾随左宗棠军赴新疆叶尔羌 (即今之莎车县),娶妻赵氏。新疆战息返陕,先生生于西安省城。因家境贫困,其父出外谋生。其母为人做针工纳鞋袜底谋生,抚养先生度日。先生至成童时,即在西安南院门、广济街一带拾马粪,拣煤渣,时做童工,其母有时煮豆一碗拿至街头出卖。清光绪二十三年陕境荒旱,民遭大饥,先生母子曾讨舍饭度日,可谓贫苦备至。此即先生出生之家庭概况。

先生 14 岁,其父谋生远游始归。乃从庭训,随父打铁为生,学习冶炼铸错,制作火药。因家贫不能入塾就读,先生常感无文化之苦,至 18 岁时始发奋识字,学习文化,字有不识者从塾童而问学,工余之际犹苦读不倦。当时,我国处于半封建半殖民地时期,先生目睹清政府腐败,帝国主义对中华民族之野蛮侵略,弱肉强食,瀛环鼎沸之情景,加之自己亲身生活体会,遂以做亡国奴为耻,乃立奋发图强之志。忧国忧民,抱负宏远,致学之志更坚。年逾弱冠,遂通经史、算数、理化等学,尤喜爱医学。对中西畴人之书无不研读。辛亥革命爆发,先生时年 25 岁,遂投身革命,在陕西省督军公署一等参谋官、南北两路团练大使临潼王敬如 (铭丹) 先生领导下襄办军需,任军械官。在临潼县马额镇设立炮厂,招募小炉铁匠制作武器,并曾往汉阳兵工厂学习,以革新武器制作技术。

然辛亥革命几遭反复,社会改造也无长足进展,先生目睹同行铁匠、木匠、鞋匠等人患病求医困难,加之自己患牙疳病服用三黄解毒汤而愈,认为庶人济人利物之志惟医为然。先生平时喜爱研读仲景之书,发现各家对六经之注释,多非仲景之本义,需商榷之处甚多。先生读西哲生理学以人身气质功用分为三系统之说。恍悟仲景三阳三阴之理,贯通经络、六气,阐明六经之旨,于清光绪三十一年撰著《三阳三阴提纲》1 卷。先生此论,足破千古之惑。可谓自辟蹊径,务去陈言,独具一格,有划时代之意义。先生又辑《伤寒》《金匮》古今中外诸注之精华，删繁去芜，取精去粗，撰著《伤寒杂病论集注》18卷，于民国十五年(1926年)印行。又以《伤寒》《金匮》合为一帙，以自己新的见解，仿陈修园串解体例，撰成《伤寒杂病论新释》十六卷(《三阳三阴提纲》之论，见载于民国十五年(1926年)与二十三年(1934年)再版及三版之《伤寒杂病论集注》18卷卷首，及晚年所著之《伤寒杂病论会通》18卷卷首)。在医学史上可称为以中西会通论六经者。当时受到南北医家所赞许。《中国医学大辞典》主编、中央国医馆编审委员、名中医学家谢利恒先生为之序云："西安黄竹斋先生重印《伤寒杂病论集注》十八卷，都七十余万言，据生理之新说，释六经之病源，贯穿中西，精纯渊博，可谓集伤寒学说之大成，诚医林之鸿宝也。"又在所著《医学源流论》中称为"近今之杰作"。在《陕西通志》中亦早载入。江苏武进名中医学家张赞臣先生云："黄竹斋先生以汉儒注经之精神而又不辞辛苦，海内奔驰作实际之探讨，著《伤寒杂病论集注》，诚于仲圣绝学有羽翼之功，方其书再版爱题《医学渊府》四字，借志钦慕。"中央国医馆学术整理委员会专任委员、福建名中医学家陈逊斋先生序云："予酷嗜医术，寝馈《伤寒》《金匮》几三十年，南北遨游，未尝遇一知己，非真无人才也，实予交游不广耳。长安黄君竹斋远道来京，邂逅于中央国医馆，出所著《伤寒杂病论集注》见示，归而读之，爱不忍释，因有知己之感焉。黄君于本书脱稿之后，尝亲至南阳谒医圣张仲景祠墓，勒碑拍照，其志弥苦，其行弥坚。国医有斯人，国医之幸也。斯人而仅为国医，斯人之不幸也。黄君之书有三长，论六经六气则自成一家之言，论三阳三阴则独翻古人之案，心细如发，语必惊人，是其才高也。上自《本草经》《内经》《难经》《中藏经》《甲乙经》《玉函经》《巢氏病源》《千金》《外台》诸书，下至五代、宋、金、元、明、前清诸家学说，旁及近代生理卫生、物理化学，诸种科学，无不详稽博考，书计十有八卷，都凡七十万言，是其学博也。删叔和之序例，订仲景之原编，正诸家之瑕疵，驳运气之乖谬，折衷至当，断制谨严，是其识超也。具此才学识三长，黄君之书，可以传矣。虽然，予窃有感焉，今日国医著作，汗牛充栋，或则投机取巧而妄议革新，或则一知半解而强为附会，学无根据而侈谈科学，卒为科学之门外汉者比比也。黄君于国医童而习之，长则升长沙之堂而入其室，近复研究西洋医学，互相印证，以成其大。集注一书，即黄君毕生学术之结晶，亦即国医真正科学化之梯阶也。予识黄君，不敢谓秦无人矣。予读黄君之书，益愧从前所见之不广矣。"同时先生又将中国针灸学古今诸著之精华收辑整理，撰著《针灸经穴图考》八卷。以十四经为纲，三百六十五穴为目，附奇穴拾遗。并将古代人体平面图，以人体正常生理部位点穴划经，对整理针灸古籍者是其独创。民国二十二年于南京又在活人体点穴划经摄影制版印行。谢利恒先生为之序云："吾国针灸治病常著奇效早为海内外医家所公认，但能举其全说者极少。虽有《针灸大成》等书未免仍多挂漏。长安黄吉人先生治学凤重实际，不惮艰深于集注《伤寒杂病论》之余，复取古本针灸学说，上起炎黄，下迄近世，旁征博引，萃于一编，统系分明。为吾国在前未有之作，诚医家之鸿宝也。"中央国医馆编审委员、福建名中医学家陈逊斋先生序云："黄君竹斋精国医，去岁来游都门与予邂逅于中央国医馆，互论伤寒真谛，相见恨晚，因订交焉。二十三年双十节黄君二次莅京，携其旧著《针灸经穴图考》见示，予取而读之，知黄君此书确切详明，有条有理。其考证经穴也根据古经，无附会，无杜撰。此与唐、宋以后各有师承，各出花样，积习相沿莫由知其错误者不同也。其运用针法也，删繁就简，悉中肯綮，此与诸家针法混乱无次，方法愈多而治疗愈误者不同也。其书可以医病，可以医医，可以令一切针灸书籍望而却步。予于此道仅知皮毛，未尝深造。今乃率尔操觚妄为论列。黄君得毋笑予外行人强说内行话乎。"中央国医馆编审委员、桂林名中医学家罗哲初先生为之序云：吾友黄君竹斋，陕之隐君子也。凡天文、地理、河图洛书、经史子集，靡不极深研几，其于医也，则以《内》《难》为体，《甲乙》《太素》《伤寒》《金匮》为用。故其所著《伤寒杂病论集注》《新释》二书，均能哙炙人口。今复著《针灸经穴图考》出而问世。余见其引证之详，考据之精，折衷之当，固足令人钦佩！至其图穴之以人体为标准，诚为针灸家之创作。可谓前无古人，其难能可贵为何如也？其嘉惠医林为何如也？其补《内》《难》《甲乙》各经之阙之功又为何如也？余不敏，敢不扫地焚香以序之。"当时先生受到针灸学家承淡安先生之邀，于无锡针灸学校讲学，受到师生欢迎。先生曾将所得罗哲初先生曾所授之白云阁藏本《难经》抄本，刊登于无锡针灸学校之《针灸杂志》，不久抗日战争爆发，先生携副稿回陕捐资刻置木版印行。并应《中国医学大成》主编、绍兴名中医学家曹炳章先生邀请为所撰著《中国医学大成提要》作序以彰其义。

先生青年时期目睹军阀混战，民不聊生之情景，俯仰环顾，无术救世，企图学术革新救国，联合陕西进步学者王敬如、郭希仁、赵和庭、杨叔吉、贺绂之、贺景范等人创办日新学社，研究国学天文、算数、历法、医学、历史、地理、哲学及生物进化等，并办报，办学，讲演，宣传时事及革新主张。曾创办《日新丛刊》。先生不仅研究中国古典哲学和自然科学，而且研读西方卢梭、柏拉图和哥白尼、赫胥黎、达尔文诸君的哲学和自然科学。在民国十三年日新学社《竹斋丛刊》卷一刊载的"太极图说臆解"中，针对达氏物种起源学说，对生命起源和物种进化进行探讨，并提出自己的见解，确为难能可贵。当时，先生曾任陕西红十字会附设女子职业学校（现西安市中医医院地址即原红十字会会址）校长，兼任适道中学数学教员。先生认为继承发扬中医学亦是强国强种之一端，遂致力于中国医学的研究整理，以发扬中国医学为己任。

先生致力国学研究，当时曾与国学大师章太炎先生、陕西关学大师张果斋（鸿山）先生、蓝田学者牛兆濂先生、兴平赵宝珊（玉玺）先生论学均被器重。蓝田学者赵和庭先生赞先生曰："浐渭之间，终南山下，布衣崛起，魁然儒者，道继关洛，治分王霸，不试故艺故多能，或以医名，余曰非也。"

民国十四年应国民二军总司令、河南督办胡景翼之邀任军医官，在此期间曾撰著《兵略辑要》三卷。胡景翼殁后，遂辞职返陕在家挂牌行医，并研究学术。撰著《修订国历刍言》1卷问世，并提出修改我国历法的建议。数学方面著有：《求圆周率十术》《微积分提要》。天文学有《五纪衍义》2卷、《中西星名合谱》1卷、《经天星座歌》1卷、《农业气象占验》1卷。曾去上海徐家汇天文台、南京紫金山天文台、北京天文馆等地调查研究。又创制"北纬三十四度恒星经纬平面仪"一副，活盘旋转，以察每节气之中星体位置，撰著《建议陕西省城应设测候所计划书》。陕西省教育厅长黄天行征聘先生任陕西省天文馆馆长(馆址设立于现在的钟楼)。该馆限于经费无力支付而解散。

民国十八年，国民党政府恶毒的提出消灭中医药政策，陕西中医药界公推先生为陕西代表，向反动政府呼吁请愿。先生不畏强暴慨然应命，以强烈的民族自尊心和爱国主义思想，挺身往南京请愿，援笔反抗。在上海联合国医药界及海外侨胞，口诛笔伐，据理力争，致使国民党政府消灭中医药的阴谋未能得逞。国民党政府被迫制定了"中医条例"，成立中央国医馆，先生被选为中央国医馆常务理事、编审委员。征聘先生为卫生部中医学术委员会委员。先生在第一届理事会，向国民党政府行政院提案，于南京、上海、武汉、北平、四川、西安等地，设立中医大学、中医专修科，先生亲撰教学方案。并提出中医应有博士、硕士、学士学位学衔。又提案整理编纂中医各科证治全书。并提议统一中医病名、病理意见书。提案重修南阳医圣祠，表彰先哲，鼓励后人。并组织医药界人士成立重修南阳医圣祠筹备会。先生将所著《伤寒杂病论集注》《重订伤寒杂病论读本》各捐一百部，以襄善举。适陕境荒旱，民遭大饥，先生曾建议设立养老所、孤儿所，先生任所长。

先生尝谓：仲景仁术教泽，功被万世。尚论者推为医中之圣。然考诸《后汉书》《三国志》无仲景传记，甚以为憾！乃搜集诸子百家、杂记、历代名医评赞，撰成《医圣张仲景传》一册。该传首载于《伤寒杂病论集注》第一版，后经增删修改，于民国二十二年(1933年)亲诣南阳拜谒医圣张仲景祠墓，作实际考察拓碑拍照，遍查河南、南阳有关县、府志，撰《拜谒南阳医圣张仲景祠墓记》以充实所撰之传。并将明崇祯五年园丁打井发现之"汉长沙太守医圣张仲景之墓"碑石拓页带往上海。经考古家鉴定，认为"字体遒逸，类晋人书"，是为晋碑。1981年12月南阳地区成立张仲景学说研究会，中华医学会医史学会副会长耿鉴庭先生鉴定结论与黄老当年鉴定无异。尤其是南阳医圣祠在整理祠容时发现该碑碑座有"咸和五年"四字(按：咸和为东晋成帝之年号)。更进一步证明了先生当年所作的结论。于此，对仲景之人之墓，汉长沙太守之职，医圣之谥，千载疑误，一旦冰释。先生所撰《医圣张仲景传》早年曾以黄谦署名以单行本印行，后被日人冈西为人收入《宋以前医籍考》。近由南阳仲景学说研究会将此传刻石于医圣祠汉阙当门，并将先生于民国三十六年率余往谒医圣祠墓所撰《祝告医圣文》刻石立于祠内。其中有先生对中医工作处于低潮时期所提之豪言壮语："中华古医学，世界将风行"。先生之预见今已实现。

先生见史书所载仲景遗书散失不少，遂发愿搜罗仲景佚书贡献医林，亲往南京书肆，购得《浙江流通图书目录》1卷，载《张仲景疗妇人方》2卷，《五脏营卫论》1卷抄本字样，存宁波天一阁，先生往鄞访书未得，遇浙江名医家周岐隐先生，并得识桂林名医家罗哲初先生。罗先生将从其师左修之先生处所得之《伤寒杂病论》第12稿手抄本，共4册（该书为张仲景四十六世孙所藏），及白云阁藏本《难经》1卷授与先生。民国二十五年中日战争将要爆发，先生恐该书遭于兵燹，亲往南京访罗哲初先生得将《伤寒杂病论》第12稿连夜抄得副本带回陕西，捐资刻制木版印行。几经周折得以保存，现存南阳医圣祠，俾仲景遗文重光于世。白云阁藏本《难经》刻制木刻版亦已印行。当时先生被聘为陕西省国学讲习馆副馆长、孔教会副会长，研求国学。继之七七事变，抗日战争爆发，先生以强烈的爱国主义思想，立即整理《伤科辑要》3卷。向国民党政府上书，请求设立中医伤科训练班，设立中医伤科医院，发扬中医之长以宏救济。先生亲往四川重庆访求中医伤科学家张乐天。又提议建立陕西特效中药制药厂，生产国药，以堵经济输出。书中陈词："国家处于危急存亡之秋，正是中医为国效命之日。"言发于衷，词意恳切动人。但国民党政府未能重视，先生遂隐居长安少陵原之麓双竹村，筑土窑洞居住，专事行医和著述，生活淡泊。

民国二十九年拟在西安筹建中医专科学校，造就中医人材，继承中医事业。当时在中央国医馆陕西分馆副馆长李阁宸处筹备，成立董事会。请陕西省教育厅长王捷三，陕西省银行董事长刘治洲，卫生处处长杨叔吉，国学讲习馆馆长范紫东诸君为董事长。陕西医药界人士公推先生为校长。先生撰有"陕西省中医专科学校建设规划"，因未能得到国民党政府的重视，先生气愤地说"陕西经费开支能办京剧学校，办中医学校即无经费，于理难通"，遂即解散。当时我是董事之一。先生目睹黑暗世界，坚决掩关著述，谢绝交游。

先生毕生从事中医事业，以个人奋斗精神，南北奔波，不辞劳瘁，致力国学研究，在医学、哲学、天文、历法和数学等学科领域均有著述，出版与未印者有五十余种，还有其他零琐札记十余种，不一一详录。如上述《伤寒杂病论会通》《难经会通》《周易会通》《道德经会通》《孙真人传》《医学源流歌》，皆为先生于生活艰苦之时，购置石印机一架自撰、自写、自印而成。并在《医学源流歌》中提出他对中医发展的希望，谓："中华地，大而博，历史悠久贤哲多。医籍富，不胜数，整理乃为今要务。会中西，通古今，此项工作畴担任。"1949年后，先生热爱中国共产党，拥护社会主义制度，积极响应党的号召，参加党的卫生事业，为解放全人类、建设新中国贡献自己的力量。先生被选为长安县人民代表，征聘为陕西省文史馆馆员、陕西省政协委员、中苏友好协会理事。中华人民共和国成立初期，先生以敢冒天下之大不韪的精神曾向党中央毛主席上书，建议将孔子《礼运大同篇》列入中学教材，使学生得知中国先哲关于"天下为公""世界大同"之主张和理想。又向西北军政委员会统战部上书，建议保护陕西省孔庙文物。这些作法是为当时所罕见的。先生这种不顾个人得失，上书直言的大无畏精神，可敬可钦。

1954 年，先生曾被征聘为西北医学院中医科主任，为该院建立中医科。1955 年奉命调往北京中医研究院（现中国中医科学院）工作，任针灸科主任、中医研究院学术委员会委员。在此期间，目睹世界各国人民患脑溢血疾患者不少，终至无效而死亡。先生曾建议组织在西苑医院设立针灸病床 50 张，进行临床实践研究。据该院于 1959 年 5 月 4 日题为《针灸中药治疗中风偏瘫 150 例总结报告》统计，治疗有效率 91.3%（先师对中风病有独创研究，针药并用，成绩卓著）。有许多疑难重危病人经先生亲自治愈，转危为安，疗效显著，博得国内和苏联、民主德国、越南等国患者的称赞。德国友人东布罗斯金，患中风不语，半身不遂，经先生治愈。这一消息曾在德意志民主共和国报刊登载，称赞中国医学高明。又如当时苏联尤金大使患瘫痪病，经先生治愈，回国时宴请先生及院领导敬致谢意。国外友人及领导同志来医院就诊，多为周恩来总理亲自陪同，中医研究院西苑医院院长尤祥斋同志随陪，先生门人赵玉青同志协助治疗。中医研究院还曾为先生拍摄了科教电影。拟应苏联邀请出国讲针灸学未成行。先生为卫生部召开全国卫生工作会议，提出《制定十五年远景计划意见书》，并任卫生部针灸学术委员会委员。曾受到毛主席、周总理接见。先生一贯工作积极认真负责，曾被评为六好先进工作者，出席全国文教先进工作者代表大会。荣获卫生部金质奖章。在此期间，哲学家艾思奇与先生经常做学术交流。印度尼西亚医界来函求购先生所著《针灸经穴图考》《伤寒杂病论集注》。人民卫生出版社要求印行出版，将《伤寒杂病论集注》分为《伤寒论集注》《金匮要略方论集注》印行。又将《针灸经穴图考》《校订铜人俞穴图经》印行。这是中华人民共和国成立后先生著作在国内第一次印行。

先生平素生活俭朴，虽在中央所在地北京工作，待遇为一级教授，但仍一如既往地过着淡泊的生活。他的治学精神仍然不懈。先生一生坚持奋斗，不辞劳瘁，南北奔波，为继承发扬中医学和培养新生力量，为党的中医政策争光，为中华民族争光，做出了不可磨灭的贡献。不幸先生患病于 1960 年 5 月 16 日在北京逝世，享年 75 岁，葬于八宝山公墓。结论见于八宝山公墓之碑阴。

先生在逝世前不久，仍孜孜不倦地著书立说，写了《神经精神病学》4 卷，为当年"五一"国际劳动节献礼。

先生不仅是一位医学理论家，而且是一位卓越的临床实践家。在治学上，不仅重视理论考古的整理研究，更重要的是不断进行学术创新。论国学，他主张破除汉宋门户之见。论科技哲理，不分中西畴人之书均已研读。研究医学在治疗上，无论经方、时方以及土单验方、针灸、导引、内服、外治有效之法均采用之。尝谓只要有益于国医发展之科学及对病人有疗效者，均可学之。即对铃医、农民、樵夫、渔夫、兽医、猎户、僧、道、卖艺者，有一技之长者，莫不虚心请教焉。接诊患者，无论内、外、妇、儿、伤科均能治之。余见礼泉一位学者王岐山，因跑警报跌倒不能行走，疼痛难忍，经X线诊断为穿破性胫骨骨折，经先生予配服自制接骨丹，外敷万灵膏，一月治愈，行动如常。在中医研究院西苑医院有一患搭背疮病人，经治年余不效，先生收采鲜马齿苋捣烂如泥敷患处，数日痊愈 (1959 年 9 月 30 日《光明日报》曾以"枯木逢春"为题报道先生此一事迹)。先生在双竹村时，曾治韦曲西村中风不语患者张得初。病者神识昏迷，语言謇塞，头汗如油，痰声辘辘，二便失禁，六脉沉细。先生诊为中风脱证。与三生饮 (生乌头、生附子、生南星各三钱 (10.5g)) 加人参五钱 (17.5g)、广木香三钱 (10.5g)。一剂分数次服用，半日而醒，并用小续命汤，针灸百会、人中、风池、风府、颊车、地仓、合谷、曲池等穴，一周后能下地行动。又治长安山门口一学者王子靖先生，患风痹病，患者在《难经会通》序中自述："仆于庚辰初夏偶患风痹，口眼歪斜而言侏离，手足挛拘而体半枯，其不复举动者几月余矣。中西医士迭经二十余辈，针灸洗熨，外治已遍，汤膏丸散，内服殆尽，厥疾不惟不瘳，而反沉滞。人竟束手而无策，予亦奄奄而待死矣。吾友闻而自至曰：子曷而获斯疾乎。我其为子针之。余瞿然而拒之曰：前一医者，与仆针而溃，脓血流至数碗，现犹腿肿如盎，苦不堪述。仆虽至愚，抑不滥前车之覆乎? 竹斋粲然曰：吾之针，其诸异乎彼之针，侍疾者褰予衣，捧予手，竹斋抽针刺其臂之曲池、肩髃，股之环跳、绝骨，针斯拔而手斯举，不债扶持而自作矣。遂手舞足蹈，周旋于庭者，十有四匝，即投杖而拜曰：真神医也，恐扁鹊复生，南阳在世，殆莫过欤! 愚知妙术必有所自，询之再四，笑而不言，及去，愚送至门外，高歌子，朱子赠医者之诗以颂之。曰："十载扶行仗短筇，一针相值有奇功，出门放步人争看，不是从前勃窣翁。"呜乎! 畴昔愚叩而不答者，今则方悉其妙术之果有自也。"

曾治兴平学者赵惕庵先生患忧郁症结病验例，《伤寒杂病论会通》序患者自述云："回忆十年前，余有忧郁之疾，腹患症结，卧床旬余日，几濒于危，延君 (竹斋) 自省莅兴，为针期门、巨阙，霍然立解，腹内显有声鸣，乃遂即起床，同君步行原野省墓，往返十余里，迄无倦容。君之术何其神，而余之病永不作矣"。

曾治西安余友姚某之子姚西福 (患者现系西安黄河机械厂工程师)，患右项靠肩背处生一阴疽，如小碗大，坚硬如石，皮色不红，数十日不化脓，经西安某西医医院诊断为"深部寒性脓疡"，曾给青霉素肌肉注射和抽脓，十余日无脓可抽，患者病情加重，疼痛难忍，颈项不能左右转动，面色苍白，精神极差，全身乏力，食欲不振，舌质淡，苔白腻，脉沉迟。急求医于先生，先生诊为"上石疽"，属寒凝气血壅滞颈项之阴疽，法当大补气血，助阳散寒，呼脓拔毒，托里生肌。用发面饼做圈形围护疮面，用大炷艾绒放于圈内，燃灸十四壮，灸后疮面红肿高大，翌日疮顶皮软，用三棱针点刺出脓，内服十全大补汤每日一剂，外用玉红膏加掺红升丹提脓生肌，十余日疮口愈合恢复健康。

余妹米锡玉曾患黄汗病，身目黄色鲜明，心中懊恼，小便短少，色黄赤，大便秘结，全身所排汗液皆为黄色，洗脸毛巾及被褥均为黄汗所染，舌质红，苔黄腻，脉弦数。曾在西安广仁医院求治，西医诊为肝胆疾病，无术救治。适先生见之，认为肝胆郁热，胆道阻塞，胆汁外溢，阳气偏盛迫汗外出，故名黄汗病。即与茵陈蒿汤六剂，黄汗即止，黄疸减轻，继服 6 剂，黄疸全部消退痊愈。

曾治扶风余友王元中之父患伤寒瘀血狂躁病验例。患者狂躁不安，不着衣被，神志错乱，大便不通，舌苔发黑，脉弦滑。先生曾予抵当丸作汤一剂，日三服，大便通畅而症状大减，3 剂后症状解除而痊愈。他常说："致学只要对国计民生有益者均可学习研究，勿为世俗所囿，不能故步自封，要有所创新，一个大学只能范围常人，非常人绝不受它的约束。""致学之事，孔子云：人一能之己百之，人十能之己千之，果能此道矣，虽愚必明，虽柔必强。"又说："博学之，审问之，慎思之，明辨之，笃行之。"

先生又告诫我说："学无止境，著书立说是一件非常慎重而严肃的工作，是千秋事业。对自己的作品必须经常反复思考明辨，不断实践认识方能有所提高。切忌轻易肯定或否定。如我早年撰著《伤寒杂病论集注》时，增订《伤寒杂病论读本》时，曾删去《伤寒例》，认为序例为王叔和所作。及见罗哲初先生所授白云阁藏本仲景《伤寒杂病论》第十二稿时，遂感以前认识肤浅，故撰著《伤寒杂病论会通》时，仍依旧补注，以正己之前非。昔朱子注四书稿经七易，仲圣作《伤寒杂病论》有十三稿。以往我所作之集注一书，虽历时八载，稿经四易，其所下工夫远远不及前人。对科学道路上的错误认识要勇于正误。"先生此种严谨致学，勇于正误的精神是值得我们学习的。他说："人一生没有傻瓜卖疯的精神是学不成东西的。不管社会人有任何非议毁谤，只要是有益国计民生的事，就要笃行实践，方能有所成就。否则，即成执德不宏，信道不笃，焉能为有，焉能为无"。这些名言对我们都有很大的启发。先生经常在书桌抽匣内放着油渣。他说："我童年曾讨过舍饭。民国十八年陕西遭饥馑，我曾吃谷咽糠，吃过油渣，这是好东西。我当过孤儿所、养老所所长，看见过那些流离失所忍饥受饿的人，我今天绝不能忘记当年。写书疲倦了，我就吃几块，激励我的感想和志气。"古人云：人常能咬得菜根，则百事可能做成。先生治学之苦，律身之敬，对我教育很大。对功名富贵，先生认为："有补天地，曰功。有关世教，曰名。有学问，曰富。有廉耻，曰贵。"在世界观上，先生认为"天下为公""世界大同"之理想必将实现。中华人民共和国成立后，他即购买马克思《资本论》进行研读。他认为马克思提出"全世界无产者联合起来，为解放全人类，实现共产主义而奋斗"，这是世界发展的自然规律，人们应奋勇地奔向这一目标！先生好游名山大川，考索历史文物古迹。每见一事必追至底。先生性情豪放，一生不以人之喜怒为喜怒，以乐素自居。故先生所居处名曰乐素园，其洞曰乐素洞，即是此意。

先生一生历经艰苦，是为中华民族争气，为人民正义事业奋斗的一生。是先天下之忧而忧，后天下之乐而乐者也。不愧为一位中医科学家。中华全国中医学会（现中华中医药学会）副会长任应秋教授曾在中日《伤寒论》学术讨论会上，关于当代治伤寒学的主要流派具有代表性的伤寒五大学家中指出："黄竹斋，字维翰，陕西长安人。治《伤寒论》多守钱塘二张及陈念祖之学，谓仲景所称的三阳三阴，不同于《素问·热论》，是将人身部位质体分为六纲而已。以三阳标部位，三阴标质体。并结合现代生理为证说，太阳统躯壳表面，故六淫从之而入；阳明统咽至肛门肠胃表面，饮食之邪多受之；少阳统躯壳里、脏腑表之膜膜，所谓三焦居半表里，六淫及饮食伤皆足致之。太阳属营养系统，少阴属血液循环系统，厥阴属神经系统。三阳之部位各有区域，故汗下之法不可混施；三阴的质体，互相纠丽，是以温清之法，皆可通用。他认为掌握了三阳三阴这个界说，整个《伤寒论》的问题便可迎刃而解。并把《金匮》杂病诸论合一炉而治，名曰《伤寒杂病论集注》，共18卷。在西北数省颇有影响，弟子米伯让嗣其学。"

余不敏，忝列先生门墙，各地知者纷纷来函要求将先生传略公之于世。谨述梗概，质正海内同志。若有妄词，我当负责。最后，爰引范文正公（仲淹）歌严子陵先生祠堂记之歌，以颂先生之业绩。歌曰：云山苍苍，江水泱泱，先生之风，山高水长！

门人　陕西米伯让敬撰
1984 年 11 月 6 日

米伯让先生诗词四首

1. 哭先师黄竹斋先生

1980年12月13日去北京，与诸同志赴八宝山拜谒先师黄竹斋先生陵墓有感。

遥望八宝山，哀思涌上心。

奋步奔墓前，悲伤更难忍。

一声老泪下，神情如师临。

两相挥泪哭，咽噎难倾心。

情义抑不住，愈哭情愈深。

含悲吞声泪，肃敬奠尊魂。

忆我从师日，转瞬四十春。

当年忿世时，同隐杜陵村。

矢志作华胄，忧国又忧民。

每当谈国运，不由心痛沉。

苛政无力除，寄意在山林。

求友唯青编，道义为之根。

所学尊洙泗，濂洛与关闽。

乐素与止园，共研天地心。

朝夕相过从，恬淡乐天真。

名利若粪土，富贵如浮云。

虽居土窑洞，事业为功勋。

闻鸡即起舞，夜静操琴音。

南山当户牖，潏水映园林。

琅琅读书声，乐趣味更深。

共赏樊川月，同餐韦杜风。

渴饮林泉水，饥用蔬食充。

绿竹与翠柏，黄杨映院庭。

迎春垂崖茂，麦冬径旁生。

花木品类盛，纷相争艳荣。

遇寒俱萎谢，唯此独耐冬。

自有岁寒心，与我有感情。

汲井勤培植，要有好园丁。

10

勿谓是草木，性情与人同。
人若无气节，不如竹与松。
师性素豪爽，刚劲不屈人。
终南诸秀峰，与师共登临。
傲游登太白，涉险山洪深。
风雨从无阻，寒暑不怕侵。
健步行百里，暮宿道旁荫。
箪食瓢浆饮，酣睡无梦频。
屈肱而枕之，乐在此中寻。
高山与流水，唯师知我心。
登山知天高，临壑知地厚。
宇宙之广阔，事物无穷尽。
欲识万物象，名山大川寻。
忽到奇绝处，不见世上人。
悬崖与空谷，向谁去问津？
只有自摸索，方见山外村。
目睹世俗辈，言多无忠信。
野老与耕夫，反而多诚真。
二曲①致学志，教育我更深。
处境虽窘迫，未向权贵亲。
史圣司马迁，忍刑求理真。
为人能正直，生死安足论？
仁师张果斋，关学后一人。
义友赵惕庵，皆为我师尊。
往来德不孤，竹师又为邻。
淡泊宁静语，矢志更坚贞。
诸师常教诲，治学先做人。
言行要一致，明诚必两进。
立志圣贤事，去伪要存真。
善行慎始终，履冰如临深。
实践要躬行，浩气须常存。
研治活人书，先存济世心。
良医同良相，医医又医人。

道衍南阳训，使我永铭心。

倏忽四十载，事业仍俗尘。

任重而道远，遗志颇难伸。

师性素高尚，立言期千秋。

著述已等身，革前尚不休。

忝列门墙下，内省常自疚。

不能光其学，悠悠我心忧。

年已逾花甲，所学方知羞。

重印仲圣稿，仅将师志酬。

丛刊与圣传，医学歌源流。

书已传海外，国内遍处邮。

识者知珍贵，不枉浙东求。

初为救佚文，捐资忙奔走。

辛勤为事业，不怕敌弹投。

经营虽惨淡，终将书刻就。

已传海内外，不负左罗②授。

千载此秘籍，功在师得救。

欲为正义事，困难处处有。

搁置三十载，书貌得重修。

幸得党重视，同志热情高。

亲自动手印，不日书成套。

东亚医学会，适来作友好。

此书为馈礼，海外已传晓。

来函赞珍贵，宣传遍东岛。

认此首传入，见载日时报。

日本诸学者，争先共研讨。

武藤医博士，发誓研此稿。

异邦能珍视，吾人何视渺？

世界风云变，又成马后跑。

桂林原稿本，亦幸未失掉。

现已付铅椠，此书绝不了。

拟印师大作，尚须努力搞。

今来专诚告，想师亦含笑。

明春诣南阳，再谒医圣庙。

书版存祠内，师愿从此了。

敬请永安息，业成再来告。

挥泪别陵墓，哀思迟不消。

车驰千里外，心事未息潮。

哲人俱早逝，典范遗风高。

中华古医学，世界将风行。

预言已实现，可见识远超。

吾师非俗辈，今人哪知晓？

误认为郎中，不识泰山高。

请看碑阴志，结论知情操。

事业传世远，史册名早标。

学问称渊博，三才俱通晓。

胸怀匡时志，惜未展其韬。

哭别二十载，形影自相吊。

夜寐入梦频，犹闻师训导。

落月绕屋梁，凝神思通宵。

同患国耻恨，继志岂屈挠？

悲痛化为力，放眼观世道。

展望全人类，为国再报效。

门人米锡礼伯让悼念

注：①二曲：李二曲。

②左罗：左盛德、罗哲初。

2. 再谒南阳医圣祠

1981年12月12日于南阳地区成立张仲景学说研究会上宣读。

仲景学说万世宗，只因活人功无穷。

垂教立法著方论，实践理论效用真。

医救生民无数命，仁术教泽传东瀛。

继往开来称医圣，并非帝王下诏封。

民感其德出自发，谁敢恃权轻医宗？

中华医学成体系，仲圣科学总结成。

伤寒杂病立规范，远见卓识教后人。

玄冥幽微早有训，变化难极要究深。
历代医家钻研它，发展流派欣向荣。
一本万殊百花放，殊途同归天地心。
当初我承黄师训，方知论集理高深。
仲圣无传师为撰，致力研究举黄君。
学通中西识见博，科学方法整方论。
自辟蹊径成一家，羽翼仲景立功勋。
发扬国医为己任，奋笔疾呼民族尊。
生平抱负宏图远，兴学培养高材生。
募捐重修医圣祠，时艰厄运志未成。
发愿搜罗圣佚文，欲辑全书贡医林。
幸得仲圣十二稿，捐资刻版祠内存。
尚有会通亲撰印，不辞劳苦四方奔。
治病针药并施用，内外妇儿均能诊。
天算地舆哲理通，无愧仲景后继人。
诊治疗效播欧亚，八宝山上看碑阴。
黄师出身本铁匠，十八岁时始识文。
发奋治学志于医，终于升堂导医林。
启发我辈意义深，堪称楷模气常存。
忝列门墙余有愧，道衍南阳训铭心。
放眼世界展望看，全球尽是桃李春。
墨守成规非圣意，更望医理求精深。
草菅人命谆谆诲，医德医术不能分。
我逾花甲气未衰，继志为国争寸阴。
提高更须现代化，同心努力振中华。
物竞天择进化论，适者生存其理真。
更望吾人再接励，精益求精方能存。
仲景学说千载余，未得淘汰是何因？
欲求改革先继志，温故方能有创新。
借医欲作名利客，反成自欺欺世人。
积兹愚诚再谒圣，济世活人志重申。
中华医学如天地，天地不灭永长春。
群贤毕至皆我师，诚望指正我痴心。

（1981 年《张仲景研究》期刊刊载）

3. 再诣南阳拜谒医圣张仲景祠墓有感

1981 年 12 月 19 日返陕途中有感

含泪依依别南阳，忆及当年独自往。

严寒风雪路多障，未能阻我诚满腔。

何时能偿吾师愿？重任在身时未忘。

历经曲折十二稿，终于亲自送南阳。

补刻完整存祠内，仲圣佚文再重光。

此书重印播海外，共赞珍贵五洲扬。

多年夙愿今已偿，党政群贤共表彰。

我今此举乃己任，道衍南阳源远长。

来年若能再谒圣，中外医家聚一堂。

百家争鸣百花放，仲景学术更馨香。

余虽体弱气未衰，不断努力添篇章。

更望吾人再接励，继志寿民万世昌。

（1982 年第 1 期《张仲景研究》期刊刊载）

4. 读先师《黄竹斋先生传略》公世有感

1984 年岁次甲子孟冬

志在千古唯师知，一息尚存志不息！

道路坎坷从未惧，饱经世味不稀奇。

伤寒会通今已印，多赖党政群贤力。

此愿虽了尚未已，展望大著续公世。

学业自有代传人，望请我师心安息。

我体衰老志未老，绝不辜负师诲意。

振兴中华己有责，民族尊严永屹立。

百年国耻时未忘，发扬中医志不移。

是非道路由己选，绝非他人强迫逼。

把镜茫然须眉古，高山仰止望莫及。

人贵自立德不孤，何虑天涯少人知？

能经疾风知草劲，松竹耐冬自洋溢。

门人米伯让敬撰

《伤寒杂病论会通》校点说明

　　《伤寒杂病论会通》一书，系我国已故著名中医科学家、长安黄竹斋先生对白云阁藏本木刻版《伤寒杂病论》所做的整理、校勘、注释本。该版本为民国以来发现的《伤寒论》四种古本之一，其内容较宋本多三分之一，且纠正诸本错讹之处不遑枚举。黄老先生在早年撰著《伤寒杂病论集注》《伤寒杂病论新释》《经方药性辨》的基础上不遗余力，又取诸本相互校勘，补其缺略，正其脱讹，并采集中外二百余医家和医著注释之精华，汇众流而为海，合百虑为一致，条分缕析，折衷至当，务期无疑不释，无义不晰。在当时诸种困难条件下，不辞劳瘁，毅然自撰、自写，著成《伤寒杂病论会通》凡五十余万言。并购置旧石印机一部，自印自订，于1949年印行公世。黄老在该书按语中，贯穿古今，独述心得，尤其是所撰"三阳三阴提纲"，发前人所未发，阐"三阳三阴钤百病"之微旨，具有相当高的学术价值。发行后即受到海内同道的注意和赞赏，惜当时因经济条件所限，只印二百部，流传不广，且至今已历30余年，该书散佚，亦复成为罕见之本；端赖我院党委大力贯彻党的中医政策，重视中医学的继承、发掘与整理提高工作，且喜老中医米伯让研究员嗣黄老之学，保存一部。今为继承发扬仲景学说以及介绍黄老先生的学术经验、治学精神，鼓励后学，慨然献交我室为之校点重印，以供广大中西医务人员学习、研究、参考。

　　在校点整理过程中，我们做了以下工作：

　　（1）为适应印刷条件，将竖排改为横排；各方中原"右"字则相应改为"上"字。

　　（2）按国务院正式颁行的汉字简化方案，将繁体字和异体字改为简化字。但个别具有特殊医学意义者，仍保留原字，如"癥瘕"的"癥"字仍用原字，而不改为"症"字。

　　（3）全文进行了断句和标点。并将注文按医家或医著的不同内容分段排列。黄老先生自注，若并列有其他医家的注文，则在文前加"按"字，以示区别；如系独述，则未加"按"字。

　　（4）对因当时印刷技术如油墨脱落、纸质低劣等或其他客观条件所致的个别词字错讹或引文衍误之处，分别参考黄竹斋先生所撰、人民卫生出版社印行的《伤寒论集注》《金匮要略方论集注》及本书所引有关医家原著进行校勘。

（5）对本书所涉及的医家及所引参考书目，分别做了简介；同时编了方剂索引，一并附于卷末，按笔画顺序排列，以便读者查检。

（6）为保持原书本来面目，凡书中切音部分及其他内容，悉遵旧貌，未做改动。所引原文，与《伤寒论》稍有出入，不影响文义者，未做改动。

（7）书前增附米伯让研究员珍藏的医圣张仲景和南阳医圣祠以及黄竹斋先生等有关照片 17 帧。

古人云："校书如秋风扫落叶。"由于我们的学术水平有限，虽然做了此项工作，可能还存在不少缺点和错误，敬请同道予以批评指正，以便再版时修订完善。

陕西省中医药研究院文献医史研究室

1982 年 6 月 10 日

重印《伤寒杂病论会通》序

　　夫医者，治也。医之为道，与农同源，与政相通。民以食为天，食以农为本。民病饥则以食治之；民病身则以针药治之；社会不良风气侵袭之，上下不宁，则以政治礼乐刑赏法制以治之。医学乃寿世寿民之学，关系人民之寿夭、国家之盛衰、种族之强弱、人民之生老病死苦，无所不包。吾人应如何重视其学以精其业，是其首要之图。学医者，必先明学医之志。学医为何？为何学医？而吾医之志者，志在忧乐。宋·范仲淹文正公曰："先天下之忧而忧，后天下之乐而乐。"所谓忧者，忧天下人民或遭受饥馑，或遭疫疠流行，或遭方土为病，或受意外灾害，死于横夭，而不得其有效之法为之预防，苦无良好之医药而为之救治，宜应早为图治预防灾害，是其先天下之忧而忧也。迨人寿年丰，疫疠消灭，人体康强，国泰民安，此后天下之乐而乐也。医者临证首先虑其如何能得至当诊治之法，不使人民遭受横夭，是医者之责也。经治后，应详察病情是否根除，如何善后疗养。但病虽愈，尚须察其病情有无杀机内伏，死灰复燃之兆。务必绝其根株，使其机体调达，而致血气和平，人体康强，如治国然。可见范公之言其意颇广，非仅言于政而与医药无关矣。《国语》曰：晋平公有疾，秦景公使医和视之。赵文子曰：医及国家乎？对曰：上医医国，其次医人。可见医学不仅是一门自然科学，实属自然科学与社会科学相结合之一门综合科学也。1981 年《人民日报》元旦社论发出"国家兴亡，匹夫有责"之呼声，党和国家于当前发出此种呼吁，发人猛省。吾辈医者是否能逃却其责？既知不能，即应树立全心全意为人民服务之志，加强民族自尊心和爱国主义思想，以精研其本职之业，提高医疗水平，端正服务态度。关心国家兴旺发达，解除人民疾苦，以济世活人之心，精研祖国医学。如何为四化建设服务，此亦"先天下之忧而忧"者也。

　　凡学医欲探其渊源者，必上溯《灵枢》《素问》《难经》《神农本草经》《伤寒杂病论》；欲穷其流者，必究《脉经》《肘后》《甲乙》《千金》《外台》《诸病源候论》及唐、宋、元、明、清以至近代诸家学说，方知中医学发展之历史和规律及其独特之理论体系。不能温故，焉能创新；不能继承，如何发扬。若欲发扬中医学，必先做好继承工作。今重印《伤寒杂病论会通》一书，是为大家共同继承发扬中医学，研究仲景学说而为之。

我国东汉医学家医圣张仲景所著《伤寒杂病论》一书，法律严谨，方药著效，历代医家莫不奉为圭臬，吾人欲探《灵枢》《素问》之奥，必应学习仲景之书，否则不得其门而入。何能得以探源寻流也？今有诋毁中医只能治慢性病不能治急性病之谬说者，何也？因其不研读仲景之书，不知《伤寒杂病论》为何物故也。伤寒者，为外感时令流行之急性传染病之总称。杂病者，为诸脏腑器官病之总名。能否深刻领会该书之精湛理论，并可在实践中正确应用，为衡量每一位中医学术造诣和医疗水平的主要准则。

仲景生于炎汉之季，当时军阀割据，疫疠流行，在其书自序中发出无限感慨和痛切之呼吁，愤恨士人之流，孜孜汲汲，唯名利是务，不精究医药方术以济世活人。并对当时医者在诊断和治疗中之草率不良作风与各承家技、终始顺旧、不求改进之思想予以严肃的批评。又悲家族遭患疫疠所伤死亡之众，乃感往昔之沦丧，伤横夭之莫救，毅然致力于医学，勤求古训，博采众方，结合自己实践医疗经验，撰用《素问》《九卷》《八十一难》《阴阳大论》《胎胪药录》，并平脉辨证，为《伤寒杂病论》合 16 卷。科学地总结了周秦以来医家诊治疾病之经验，系统地归纳了各种病证发展变化之规律，制定了诊断疾病之标准和制方用药煎服用量之规范。以天人合一、气化六元之整体观，提出三阳三阴为钤治百病之纲，为后世医家别开生面。从此奠定了中医辨证施治、理法方药、四诊八纲发展之基础。其书是以病因学、发病学、治疗学三者融合为一之论集。数千年来，其理论与效用一致，并经亿万病例之实践验证，至今仍指导着临床治疗实践和科学研究，具有强大的生命力和科学性，中外医家莫不公认为经典著作。惜该书行世不久，即遭兵燹散失，幸赖西晋太医令王叔和之校摭编次，为 36 卷行世。不久遭晋怀帝永嘉之乱，中原文物板荡，王氏编次之书复遭散失。迨至隋唐时期，以中医科学家孙思邈述古之殷勤，年逾百岁方见《伤寒论》，载于所著《千金翼方》第九、第十两卷中，因当时印刷术尚未发展，书皆用竹木简或丝绸书写为卷，且互相传抄，故分卷不一。至唐天宝时，中医科学家王焘撰《外台秘要》40 卷，分一千一百零四门，又《外台要略》10 卷。今《要略》失佚。《秘要》中张仲景《伤寒论方》，注出卷数至十八，内有《金匮要略》诸方，盖王焘所见者又一别本。旋遭安史之乱，弘文馆被焚，幸赖王焘所撰《外台秘要》得以幸存。至今成为考证我国唐代以前医书之旁证材料，诚可宝贵。此外，仲景之书见于梁《七录》者有《张仲景辨伤寒》10 卷，《隋书·经籍志》载《张仲景方》15 卷，《唐书·艺文志》载王叔和《张仲景药方》15 卷、《伤寒杂病论》10 卷，以上所载之书均已不存。五代时，刻版印刷术始盛行，至宋英宗治平二年（1065 年），朝廷命高保衡、孙奇、林亿等人校刊医书，认为"百病之疾，无先急于伤寒"，故先令将宋开宝时节度使高继冲所献之《伤寒论》10 卷，校定刊行（开宝为宋太祖十年之年号，即 968—976 年），然杂病未见其书。而宋仁宗时（1023—1063 年），翰林学士王洙在馆阁日于蠹简中得仲景佚文，名为《金匮玉函要略方论》3 卷，据林亿校刊序云，该书内容为"上则辨伤寒，中则论杂病，下则载其方，并疗妇人，乃录而传之士流，总数家耳。尝以对方对证者，施之于人，其效若神"，校刊时将其有关《伤寒论》条文删去，仍分为上、中、下 3 卷，亦于同时刊印。即今之《金匮要略方论》。此外，尚有《金匮玉函经》8 卷，为《伤寒论》之别本，该书与《伤寒论》同体而别名，其文理或有与《伤寒论》不同者，其义皆通圣贤之法，故并两存之。依次旧目总 29 篇，115 方，于宋治平三年亦校刊印行公世。此仲景遗书自汉建安十年以来至宋治平三年，上下八百多年中分合隐现之概况。从此以后，仲景之书始普遍流行。旋遭靖康之乱，金陷汴京，文物又遭散失。今世所传之宋刊本《伤寒论》10 卷，实为明万历二十七年岁次己亥三月时，虞山赵开美校刊翻刻本，总 22 篇，397 法，112 方。《金匮要略方论》上、中、下 3 卷，乃明万历十三年徐镕校刊本，自杂病以下终于饮食禁忌，凡 25 篇，除重复者合 262 方。而《金匮玉函经》8 卷，为宋馆阁秘本，亦遭散失。虽元代医学科学家朱丹溪对医学之精通，明代医学科学家王安道之淹博，盖皆未见此书，至清康熙五十五年，上海陈世杰得手抄宋本，与何义门鉴定刊印。中华人民共和国成立前该书在南京某图书馆仅存一部，为稀世之宝。先师黄竹斋先生不辞劳苦，亲往抄之，今已由人民卫生出版社影印发行，为医界之一大幸也。关于仲景之佚书，如《宋史·艺文志》载《张仲景脉经》1 卷、《五脏营卫论》1 卷、《疗黄经》1 卷、《口齿论》1 卷，今尽皆佚失。此外，仲景之书见于《脉经》《千金要方》《千金翼方》《外台秘要》者，吉光片羽，足资考证。仲景之书，承其绪者，历晋迄唐仅有王叔和、孙思邈二人遥相祖述，然皆传述其文，而少所发明。自赵宋以后，注释渐众，盖已无虑数百家矣，对仲景学说之应用研究出了不少名家，如韩祗和、朱肱、庞安常、许叔微、郭雍等，其师法研究仲景学说各有独特见解。然注解《伤寒论》最早者，首推金·成无己。因成氏距宋治平时代不远，附加己意，故《伤寒论》有"成本""宋本"之分。《金匮要略方论》注解最早者，首推元·赵以德。赵氏所注《金匮玉函经衍义》实《金匮要略》之变名。明清以来注释《伤寒》《金匮》者，大抵皆以林校及成、赵二书为蓝本。自明代医家方中行认为仲景《伤寒论》为王叔和编次错简，将经文打乱重订编次，其后喻嘉言、程郊倩、魏念庭、柯韵伯诸家和之于后，任意颠倒，愈排愈乱，使读者无所适从，难以得识旧貌。有以经络论六经者，如朱肱、汪琥；以六气论六经者，如张志聪、黄元御；按方类证者，如徐灵胎、柯韵伯；按法类证者，如钱潢（天来）、尤在泾；以经类证者，有沈目南、包诚等诸家为代表。唯浙江钱塘张隐庵、张令韶，福建长乐陈修园等医家认为经文不宜任意割裂，应维护旧论，使学者得窥全貌，陈修园遂本二张之义，著有《伤寒论浅注》；又取徐忠可、尤在泾之长，著《金匮要略方论浅注》；此外有《医学三字经》《长沙方歌括》《伤寒医诀串解》《本草经注解》十余种入门之书，使学者得入正轨，易于理解仲景之书及诸家注释之得失。该书对启蒙推广引人入胜起到了促进作用。陈氏有功医学诚非浅鲜。

自西洋医学传入我国，即有中西医会通自然结合者出现，如四川彭县唐容川、江苏武进恽铁樵、江苏江阴曹颖甫、陕西长安黄竹斋、江苏川沙陆渊雷、四川隆昌周禹锡及许多名家，吸取外来医学之长，补我中国医学之短，拟用外来医学之实验手段，发扬中国医学之长，对研究《伤寒论》仲景学说，当时出了不少杰作，对我国医学之发展增添了新的内容，揭示了中医许多陈陈相因医学术语之本质，我认为这是中医学之一大发展。但亦有些牵强附会者，并出现了一些对中医学术基本理论根基不深，诊治经验不足，失去继承发扬信心，反戈一击，弃中学西者；或滥竽充数者；或以学术偏见恃权压抑中医学发展趋于低潮，甚至喧宾夺主者；或主张废医存药者均有之。我认为形色虽有多样，但对中国医学之发展毫无关系。无论哪门自然科学只要有其真实的科学性、强大的生命力，广大人民和社会发展的需要，在任何时代也是不会被消灭的，它会随着时代的演进不断地发展完善。不过是总结经验、研究整理方法，及其所用之手段工具随着时代的推移有所不同而已。中国医药学确是一个伟大宝库，但有许多宝贵遗产尚未被人们认识发掘整理，如打开宝库之门有经冶炼而成宝者，亦尚有璞玉未经雕琢者，我们应当努力发掘，为人类造福。若欲发掘其宝，必须付出极大的努力和艰苦之劳动代价方能得宝。否则，坐享其成，只有望洋兴叹而已！仅就书籍散失一事而言，数千年来或经私人秘藏而未发现，或被人偷盗，或经历史变迁遭受厄运而散失者，或流失国外者均有之。例如先师黄竹斋先生之著作，就我所知和八宝山公墓碑阴结论所记载者，先师著作50余种，先师殁后不知如何处理，北京中医研究院西苑医院院长尤祥斋关心此事，欲予整理，告该院图书馆馆长耿鉴庭同志邀我查阅目睹先师著作在该馆仅存20余种，完整大部著作仅有数种，其余皆以零碎札记充作种数，令人非常痛心！此不过仅仅22年时间，先师之书即遭散失，尚且如此，何况仲景之书在1700多年中多次遭受散失，分合隐现，其书卷数不一，虽经历代医家整理增删订正，仍未能窥知全貌，此即更不为奇。自民国以来仲景之遗书即有四种发现：①湖南浏阳刘昆湘于民国初年为母丧求葬地遇张姓老者传授古本《伤寒杂病论》16卷，计4册，于1934年（民国二十三年）何芸樵手书石印。其宗人刘仲迈与之同撰义疏印行。②四川刘镕经得于涪陵张齐五，据云：清咸同间得之于由垫江来涪之医士袁某，及得之于明代垫邑某洞石匮所藏者，为王叔和所述，孙思邈所校，亦名《伤寒杂病论》16卷，计2册。1935年（民国二十四年）刘镕经石印公世。③桂林医家左盛德，当清同治三年（1864年）得其师张仲景四十六世孙张学正字绍祖者，授于家藏仲圣《伤寒杂病论》第十二稿手抄本，计4册，名为白云阁藏本，左氏于清光绪二十年（1894年）将该书授于门人桂林罗哲初先生，罗氏于民国二十三年（1934年），将该书又授先师长安黄竹斋先生，历经艰难曲折，于1939年由陕西辛亥革命将领张钫捐资始刻木版，经先师校刊公诸于世。④日本昭和丁丑（适当民国二十六年），大塚敬节印行之康平本《伤寒论》。按日本康平，适当我国宋仁宗嘉祐五年，较宋英宗治平二年距时不远，亦系日人抄录传入日本。该版本一册于1948年由苏州叶橘泉先生铅印公世。以上四种发现，皆为研究仲景学术的重要参考文献。

《伤寒杂病论会通》一书，是已故我国著名中医科学家，先师长安黄竹斋先生于民国三十七年所著1949年印行。先师原名黄谦，字吉人；又名维翰，字竹斋；晚号中南山人，又号诚中子。先师幼贫，出身铁匠，不能入塾就读，十八岁时始识字，从塾童而问学。由是发奋立志致学，抱负宏远，遂通经史、天算、地舆、历法、兵、农、医、药、理、化、儒、释、道、典、哲学等学，生平著述出版与未印者计50余种，尤精于医。尝谓"庶士以利人济物之志者，唯医为然"，乃毅然以发扬中国医学为己任，致力仲景学说之研究。先师平生治学之特点，论国学无汉宋门户之见，论科技哲理不分中西，研究中医在治疗上无论对经方、时方、土单验方、针灸、导引、内服、外治有效之法均用，接诊患者无分内、外、妇、儿、伤科均能诊治。尝谓只要对病人有疗效者，有益于国医发展之科学均可学之。即对铃医、农民、樵夫、渔夫、僧、道、卖艺者，有治疗一技之长者莫不虚心请教焉。先师好游名山大川，爱做实际考察，访问历史古迹，搜集仲景佚书。尝谓致学不能故步自封，陈陈相因，勿以人之喜怒为喜怒，必须自辟蹊径，有所创新。对世俗所谓之功名富贵之认识见解，他认为：有补天地，曰功；有关世教，曰名；有学问，曰富：有廉耻，曰贵。先师肺腑之言我永铭于心，拳拳服膺。当反动政府企图消灭中医时，他性情豪爽，不畏强暴，出于维护民族尊严的爱国主义思想，亲往南京向反动政府请愿、呼吁，援笔反抗，并与全国医药界在上海组织全国国医联合会，号召国内外中医药界同仁口诛笔伐，函电交驰，迫使反动政府制定中医条例，致使消灭中医之阴谋未能得逞。并向国民党中央卫生署提案，为我国创办中医大学，亲自制订教学方案，并整理中医各科证治全书，写出整理方案，建议重修南阳医圣张仲景祠墓案，均不被采纳。先师在上海提议与医界同仁组织募捐重修南阳医圣祠董事会，首将自己所著印行之《伤寒杂病论集注》《校订伤寒杂病论读本》各捐一百部，以资提倡。当时他的科学预言是"中华古医学，世界将风行"，现已实现。当时他对国民党某权威说："当年秦始皇焚书坑儒，中医未能消灭，何况今日五洲交通，中外文化交流，谁能阻挡之。况世界学问非为私有，乃为世界公有，虑中医将绝者乃杞人忧天。"又愤慨言之："今日中医之所遭轻视、歧视甚至或被灭亡者，非亡于西医之手，而是亡于中国执政者之手，亡于中医之手。若中医不思振奋，不精其业，唯有坐以待毙。其祸不在颛臾，而在萧墙。"

先师尝谓仲景仁术教泽，功被万世，论者推为医中之圣，然考诸《后汉书》《三国志》无仲景传记，甚以为憾！乃遍搜诸家子集、野史杂记、历代名医评赞，撰成《医圣张仲景传》1册，该传首载于《伤寒杂病论集注》第1版。又经过十年增刊修改，于民国二十二年（1933年）亲诣南阳拜谒仲景祠墓，计住七日，拓碑拍照，做实际考察，撰《拜谒南阳医圣张仲景祠墓记》，充实所著之《医圣张仲景传》。亲将崇祯五年园丁打井发现"汉长沙太守张仲景之墓"碑石拓页带往上海，请考古家鉴定，认为字体遒逸，类晋人书，为晋人所立之碑石。此次南阳地区张仲景学说研究会上又经耿鉴庭先生鉴定，与黄老当年鉴定无异；尤其碑座有"咸和五年"四字，按咸和五年为东晋成帝五年之年号。可见先师当年即已做此项工作，对仲景之人、仲景之墓、汉长沙太守之职、医圣之谥，千载疑误，一旦冰释。而先师所撰《医圣张仲景传》，早年曾以单行本印行，后被日人冈西为人收入《宋以前医籍考》。先师对医圣张仲景所作之"传""记"，对现代研究考察仲景佚事提供许多方便，有功仲圣诚谓伟矣。

先师毕生致力仲景学说研究，认为《伤寒杂病论》仲景自序云十六卷，由于历史变革遭受兵火所致散失，后世先后发现时期不同，又将该书分为二书，即现在通行之《伤寒论》《金匮要略》，与仲景《伤寒杂病论》自序不符。于清光绪三十三年岁次丁未（1907年），以西哲生理系统之说，撰解三阳三阴提纲，阐发仲景六经钤治百病之本旨，可谓发前人之未发。于民国三年（1914年）又取《伤寒论》《金匮要略》合为一帙，仿陈修园浅注之例，撰成《伤寒杂病论新释》16卷，可谓自辟蹊径，务去陈言，卓然成一家言。嗣又纂集中外诸家注释之精华，删繁去芜，撰成《伤寒杂病论集注》18卷，于民国十一年（1922年）出版印行。是书并经实践增删修订，又于民国二十三年三版印行，首列所撰《医圣张仲景传》《通论》《三阳三阴提纲》于卷端，早已风行海内外，脍炙人口，得到南方许多医家之很高评价。如《中国医学大辞典》主编谢利恒先生为之序云："西安黄竹斋先生重印《伤寒杂病论集注》18卷，都七十余万言，据生理之新说，释六经之病源，贯穿中西，精纯渊博，可谓集《伤寒论》学说之大成，诚医林之鸿宝也。"又在《医学源流论》中称为"近今之杰作"。在《陕西通志》亦早载入。江苏武进张赞臣先生云：黄竹斋先生以汉儒注经之精神，而又不辞辛苦，海内奔驰，做实际之探讨，著《伤寒杂病论集注》，诚于仲圣绝学有羽翼之功，方其书再版爰题"医学渊府"四字，借志钦慕。此外，南方诸中医学家，如福建陈逊斋、浙江宁波周岐隐、南京周柳亭、四川隆昌周禹锡、陕西蓝田学者赵和庭、兴平赵玉玺、古越裘吉生、江苏如皋黄星楼、苏州叶橘泉诸学者均为之序予以很高评价（见《伤寒杂病论集注》）。先生还撰有《经方药性辨》《伤寒论类编》《伤寒类证录》《方剂类编》《伤寒六经提纲歌》《校订伤寒杂病论读本》《本草考证》等书。

先师在医学方面不仅对伤寒学说有创新研究，且对《内经》、针灸学说同有深刻研究。于民国初年，著有《针灸经穴图考》8 卷，以十四经为纲，三百六十五穴为目，科学地总结整理了中国针灸学，早已印行，风行海内外。附以奇穴拾遗，经穴图谱以正常人体点穴摄影，制铜版印行，是其独创。又以病证为纲，以针治取穴疗效为目，著有《针灸治疗会通》8 卷。对《内经》之研究著有《内经类编》4 卷。厘为五纲，一曰天运气化，二曰人体生理，三曰病证源候，四曰望、闻、问、切，五曰针法方治。每篇各分目若干，供读者得其要领，别其真伪，而收事半功倍之效，以为初学渡津之筏。以中医理论系统整理《中医生理学》3 卷，《难经会通》附秦越人事迹考、《难经》注家考，校订宋·王惟一《铜人腧穴图经》，编撰《针灸经穴歌赋读本》等书。拟整理《中医各科证治全书》100 卷，以病证为纲，已脱稿 20 卷，包括《儿科会通》8 卷。其他著述积稿盈尺。

先师曾发愿搜罗仲景佚书，贡献医林，不辞劳苦，四方奔走，每发现仲景佚文必追踪至底。于民国二十三年往鄞访求仲景佚书，经宁波名医家周岐隐先生介绍，得识桂林罗哲初先生授其师左修之得仲景四十六世孙张绍祖所授家藏仲景《伤寒杂病论》第十二稿，较诸宋本、湘古本、涪古本、康平本，优异甚多，认为长沙佚文重光于世。于 1949 年捐资刻版，限于经济条件，该书先后只印 250 部，于民国三十六年岁次丁亥孟春，撰《祝告医圣文》，率余再诣南阳拜谒医圣，欲将此书播送海外，并送书版藏医圣祠。因时途梗阻未能如愿（历经三十余年之曲折，于去年始将书版送至南阳医圣祠保存）。先师遂又将所得罗哲初所授之《伤寒杂病论》第十二稿进行注释，又取各家不同版本之长核对订正，补其不足，搜辑历代诸注之精华充实内容。本书遂以《伤寒》《金匮》合为一帙，但终于辨妇人病脉证并治，以下而无杂疗方 3 篇，似亦未尽，遂以宋本《伤寒论》、正脉本《金匮要略》补其佚阙，务期无疑不释，无义不晰，于民国三十八年脱稿卒成，命名《伤寒杂病论会通》，共计 18 卷，分订 8 册。先师此时年已六旬有四，时当国内战争爆发，又受经济所限，余虑先师毕生心血一旦付之劫灰，殊觉痛惜！遂商同先师购买旧石印机一架，先师素性刚毅果断，爱笔亲书，自撰、自书、自印、装订而成。因受经济条件所限印数不多，分赠各地友人爱好者及各地省图书馆保存以供大家研究。先师以本书命名"会通"者，谓仲景之书多次增删变动，隐现分合，佚文散失不断发现，故本《周易·系辞》谓"圣人有以见天下之动，而观其会通"之义定名；《周易本义》又谓："会，理之所聚而不可遗；通，理之可行而无所碍。"先师借用"会通"二字者，望天下及后世之人，能将仲景之佚书进行搜辑整理，达到理会贯通，并非谓自著书中之所有问题，已达理会贯通之意，而不知仲景之学将尚有变动增补发现之义耳。余从先师游学有年，知其本义，望读者勿误解之。

此外，对宋本《金匮》杂疗方所列急救诸法及饮食禁忌两篇条文，先师认为有许多宝贵经验和理论是符合科学的。但其中亦有一些不经之说，可能为仲景博采众方，收集民间传说，未经自己实践清删所遗之文，或为林亿校刊时收集民间传说补入亦未可知，故将此篇作为补遗，以俟来者研究。

先师在旧社会以个人奋斗精神，南北奔波，不辞劳瘁，历经艰苦，不屈不挠，不慕名利，素甘淡泊，又尝感慨吾国处于弱肉强食，瀛环鼎沸，列强并吞之势，为了维护民族尊严，慨然以昌明国学为己任，联合陕西诸学者创办日新学社，继之创办国学讲习馆，讲习国学以图学术救国。不幸世逢厄运，所遇维艰，俯仰环顾，无术救世。认为继承发扬中医学亦强国强种救世之一术也，故不遗余力，在继承发扬中医学上做出了卓越贡献。

在抗日战争时期，他为了发扬国医、救济伤员、抗日救国，曾整理《中医伤科学辑要》3 卷，并建议国民党卫生部在全国成立中医伤科训练班，设立伤科医院，以宏救济伤员；筹建陕西中医专科学校培植中医人才；筹建西京特效制药厂，以堵帝国主义经济侵略；筹建陕西天文气象测候所，以防御灾患，其志未遂。目睹国民党反动政府，政以贿成，官以邪进，驯致文酣武嬉，贪污成风，国魂已失，只存躯壳。遂偕余隐居长安樊川少陵原，筑土室居焉，其洞曰"乐素"。号称中南山人，诚中子，从事学术研究，并为广大群众治病。先师性情豪爽，生活俭朴，不畏强暴，不媚上欺下，治学严谨，言之必行，行之必果，每写一著作，必限期完成。先师学识渊博，一生在学术上不仅继承了南阳医圣张仲景和天文数学科学家张衡二家之学说，还对各家哲学颇有研究。在医学上对伤寒、针灸学说的研究则可谓自成一家。对张仲景三阳三阴学说所作之提纲，有发前人之所未发者。天文学方面，著有《五纪衍义》，创制《北纬三十四度恒星平面仪》《中西星名合谱》《经天星座歌》《修订国历刍言》《测候所计划书》；数学方面，著有《求圆周率十术》《微积分提要》《邵子皇极经世图说考证》；在哲学方面，著有《周易会通》《周子太极图说臆解》《老子道德经会通》《佛学考辨》《命学考辨》《堪舆源流一贯》；整理《杨子太玄经》《孙子兵法》《阴符经》《诸葛武侯奇门遁甲》。他还搜集人生寿命在百岁以上者之资料整理为《寿考》一卷，以备研究长寿医学之用。还著有《孙真人传》（附《医学源流歌》）、《医事丛刊》《竹斋丛刊》等书。

他的学术思想，要求不仅是重视理论考古的整理研究，更重要的是学术创新。他不仅是一位医学理论家，而且是一位临床实践家。

中华人民共和国成立后，他积极参加革命工作，拥护中国共产党，热爱社会主义。先师曾向党中央毛主席上书，请将孔子《礼运·大同》纳入中学教材，以教育国人知吾国早有天下为公、世界大同之精神。并上书西北军政委员会统战部部长汪锋同志，请求保护陕西省孔庙之文物，受到党和政府之重视，被选为长安县人民代表，受聘为我省文史研究馆馆员、陕西省政协委员、对外友好协会理事等职。1954 年，被邀参加西北医学院工作，任中医科主任。1955 年奉命调往北京中医研究院任针灸科主任。受到毛主席、周总理亲自接见谈话。曾为卫生部召开的全国卫生工作会议制定十五年远景计划提出意见书。并任卫生部针灸学术委员会委员。被评选为五好工作者代表，出席全国文教卫生工作会议。在京工作期间，哲学家艾思奇与先师为友，常做学术交流。印度尼西亚医界来函求购先师所著《针灸经穴图考》《伤寒杂病论集注》等书。人民卫生出版社还将《伤寒杂病论集注》分为《伤寒论集注》《金匮要略方论集注》出版印行。

先师主动要求中医研究院领导于西苑医院设置中医治疗中风偏瘫病床 50 张，据 1959 年 5 月 4 日该院总结报告 (题为 "针灸中药治疗中风偏瘫 150 例总结报告")，总计有效率 91.3%。治愈病例不一一举例。其门诊和病房收治病人很多，有许多疑难危重病人经先师亲自治疗转危为安，疗效显著，博得群众好评。先师对中风病有独到研究，针药并用，取得成绩，有些患者由担架抬来就医，经治疗健康步行出院，博得了国内和苏联、民主德国、越南等国患者的称道。如曾治愈一位中风不语，半身不遂患者德国友人东布罗斯金，这一消息曾在德意志民主共和国报刊登载，称赞中国医学高明。当时苏联大使尤金患了瘫痪病，经先师治疗，病愈后能行走，回国时曾宴请先师及院领导敬致谢意。中医研究院为先师拍摄了科教电影，拟应苏联邀请讲针灸学未遂。先师毕生为了维护民族尊严，趣思如何为党的中医政策争气，无论在著书立说、临证治疗方面，处处都是在考虑党和国家的威信。他对重危病人，只要有一线生机，总是设法抢救，从不考虑自己的成败得失，明哲保身。先生毕生致力中医学研究，自成一家。其治学之殷勤，实为我辈后学之楷模，真不愧为一位承先启后之中医科学家也。在临终前他还手不停披，著有《神经精神病学》4 册，为五一劳动节向党献礼。

先师诞生于 1886 年（清光绪十二年）夏历七月十三日，1960 年 5 月 16 日不幸因病逝世于北京，享年 75 岁。葬于北京八宝山公墓。党和政府对先师安葬仪式之隆重，碑阴结论评价之高，使人深受教益，这对鼓励我们后学颇有深远重大之意义。

余从先师游学有年，志同道合，可谓知己者也。余知先生之学识，非只限于医学之一端。先师幼从庭训肄炮工，辛亥革命时积极响应，在陕西督军公署南北两路团练大使铁炉王敬如先生领导下，于临潼马额镇招募小炉铁匠设立炮厂，制造土枪弹药支援辛亥革命。并亲往汉阳兵工厂学习制造新式枪炮弹药，并有创新，故能精研物理数化等学，实源于此。目睹军阀混战，无正确政治之方针，继研国学抱负欲有为于时，以雪百年国耻，此先师之志也。正如陕西蓝田学者赵和庭先生赞先师曰："浐渭之间，终南山下，布衣崛起，魁然入者，道继关洛，治分王霸，不试故艺故多能，或以医名，余曰非也。"呜呼！先师今已逝世二十三年矣。余每念先师之学，就医学之造诣而言，可与明代医学科学家张景岳，清代医学科学家陈修园、柯韵伯、尤在泾，以及东瀛之吉益东洞、丹波元简、浅田栗园、松园渡边溪、汤本求真等诸家相比较，有过之而无不及。以陕西地方言之，其著述之丰富，学识之渊博，治学之殷勤，为唐代医家孙思邈后之所罕见者。先师一生之学行，可谓是为中华民族争光，为人民正义事业奋斗的一生。是先天下之忧而忧者也。

先师早年应浙江四明名中医学家曹炳章先生邀请，为其所汇集之《中国医学大成提要》《曹氏医藏类目》等书作序，以彰其义。无锡中国针灸学校校长、针灸学家承淡安先生邀请往该校讲学。先师之学行，为南方国学大师章太炎先生、陕西关学大师张果斋先生之器重，均与之为友论学，并与先师之书作序题签。福建名中医学家陈逊斋先生为清·陈修园之后裔，精医术，通文章，赞先师曰："予酷嗜医术，寝馈《伤寒》《金匮》几三十年，南北邀游未尝遇一知己，非真无人才也，实予交游不广耳……国医有斯人，国医之幸也。斯人仅为国医，斯人之不幸也……予识黄君不敢谓秦无人矣。予读黄君之书，益感从前所见之不广矣。"先师之生平言行，大似有唐·韩愈文起八代之衰，道济天下之溺，忠犯人主之怒，而勇冠三军之帅之风。非我辈自恃为名老中医者所能望其项背者哉。此言非我忝列先师门墙而有意虚夸先师之美，实乃天下人之言矣。

余多年自恨庸愚，不学无术，岁月蹉跎，垂老无成，不能光大先师之学，殊觉惭愧！积四十余年之经验，深知欲做一名医者易，要做一高明之名医者实为难矣。唯加倍努力继先师未竟之志，以报党和人民之培养与先师教诲之殷望，为此特将先生大著介绍公世以启来学，提高中医学术思想，为广大劳动人民服务，以供中西医务人员临证应用研究和实验选题研究之用，促进中医学发展，为我国现代化建设服务，并为参加今年中华全国中医学会成立医圣张仲景学术研究会交流之资。承蒙我院党委领导同志，重视中医学之继承发掘、整理提高工作，大力贯彻党的中医政策，特批专款自印，以示表彰先哲，鼓励后人，继承发扬中医学。原书为先师自撰、自写、自印、装订而成，凡18卷，分订8册，为石印本。余处保存一部，献出交我院文献医史研究室同志进行校点整理，使这一久湮人间之秘籍，仲景《伤寒杂病论》第十二稿，先师撰述之注释本《伤寒杂病论会通》一书得以流通。

书将印行，嘱我为序，不学如我，又不能文，曷敢云序，先师大著公世，我又义不容辞，故不揣谫陋，欣欣然勉为之序，以勉后之学者，且以自勉焉，错误之处，诚望同道指正是幸！

公元一九八二年岁次壬戌五一劳动节，门人陕西米伯让敬识

目　录

卷首

医圣张仲景传

张机，字仲景，南阳人也。学医于同郡张伯祖，尽得其传。工于治疗，尤精经方，遂大有时誉。汉灵帝时举孝廉，官至长沙太守。与同郡何颙客游洛阳，颙探知其学，谓人曰："仲景之术精于伯祖，起病之验，虽鬼神莫能知之，真一世之神医也。"《李濂医史》。林亿等校正《伤寒论》序曰：张仲景，《汉书》无传，见《名医录》。云南阳人，名机，仲景乃其字也。举孝廉，官至长沙太守，始受术于同郡张伯祖，时人言识用精微过其师。《医说》张仲景方序论云：张伯祖，南阳人，性志沉简，笃好方术。诊处精审，疗皆十全，为当时所重。同郡张仲景异而师之，因有大誉。《太平御览·何永别传》云：同郡张仲景总角造永。谓曰：君用思精而韵不高，后将为良医。卒如其言。永先识独觉，言无虚发。《古今医统》作何颙。《襄阳府志》：张机，字仲景，南阳棘阳人。《河南通志》：张机，涅阳人。按：《后汉书》郡国志：荆州刺史部郡七：南阳、南郡、江夏、零陵、桂阳、武陵、长沙。其棘阳、涅阳，皆南阳郡所属城。棘阳，今湖北省枣阳县。涅阳，今河南省南阳县。何颙，字伯求（《后汉书》党锢列传）。孙鼎宜《仲景传略》云：今长沙城北有张公祠，民岁以祀焉。湘潭俗以正月十八日为仲景生日，群然举酒作乐乐神。**后在京师为名医，于当时为上手**《医说》引仲景方论序。**仲景见侍中王仲宣，时年二十余，谓曰："君有病，四十当眉落，眉落半年而死。"令服五石汤可免。仲宣嫌其言忤，受汤勿服。居三日见仲宣，谓曰："服汤否？"仲宣曰："已服。"仲景曰："色候固非服汤之诊，君何轻命也？"仲宣犹不信，后二十年果眉落，后一百八十七日而死，终如其言。此事虽扁鹊、仓公，无以加也**皇甫谧《甲乙经》序。《太平御览》卷七百三十九何永别传：张仲景遇山阳王仲宣，谓曰：君体有病，后年三十当眉落。仲宣时年十七，以其言实远，不治。后至三十，疾，果落眉。又卷七百二十二何永别传：王仲宣年十七，尝遇仲景。仲景曰：君有病，宜服五石汤，不治且成，后年三十当眉落。仲宣以其贯长也远，不治也。后至三十病果成，竟眉落，其精如此。仲景之方术，今传于世。孙鼎宜《仲景传略》：仲景过山阳，尝遇王仲宣，当建安元年，张绣求附刘表之岁。仲宣卒时，建安二十二年正月二十四日也。据《文选》魏文帝祭文、魏志本传，亦言粲以建安二十二年卒，年四十一。而《何永别传》则作年十七，同徒辟诏除黄门侍郎，粲以西京扰乱不就，乃之荆州依刘表。是粲年十七时，的为初平四年。若以中平二年为粲年十七，以求合三十年之说，则西京尚未扰乱，而刘表亦未领荆州刺史，不得如本传云云也。此《何永别传》之误，今据《甲乙经》序正。按：孙思邈《千金翼方》序云：仲景候色而验眉，盖本诸此。《抱朴子内篇》卷五云：仲景穿胸以纳赤饼。陆九芝曰：此不类仲景所为，或以华元化有涤脏缝肠之事，而仲景与之齐名，遂附会其说欤。**仲景垂妙于定方**《晋书·皇甫谧传》。**宗族二百余口，自建安以来，未及十稔，死者三之二，而伤寒居其七**《襄阳府志》。《后汉书·张堪传》云：张氏为南阳族姓。《袁术传》云：初平三年，术据南阳，建安二年，僭号自称仲家。时天旱岁荒，士民冻馁，江淮间相食殆尽。**感往昔之沦丧，伤横夭之莫救。乃勤求古训，博采众方**本书论集。曰："凡欲和汤合药、针灸之法，宜应精思。必通十二经脉，辨三百六十孔穴，营卫气行。知病所在，宜治之法，不可不通。古者上医相色，色脉与形，不得相失。黑乘赤者死，赤乘青者生。中医听声，声合五音。火闻水声，烦闷干惊。木闻金声，恐畏相刑。脾者土也，生育万物，回助四旁，善者不见，死则归之。太过则四肢不举，不及则九窍不通，六识闭塞，犹如醉人。四季运转，终而复始。下医诊脉，知病源由，流转移动，四季逆顺，相害相生，审知脏腑之微，此乃为妙也"《千金方》。此段之文，与本书平脉法及杂病例，多相发明。又曰："欲疗诸病，当先以汤荡涤五脏六腑，开通经脉，理导阴阳，破散邪气，润泽枯槁，悦人皮肤，益人气血。水能净万物，故用汤也。若四肢病久风冷发动，次当用散。散能逐邪风湿痹，表里移走，居无常处者，散当平之。次当用丸，丸能逐风冷，破积聚，消诸坚癥。进饮食，调营卫，能参合而行之者，可谓上工。故曰：'医者意也'。"又曰："不须汗而强与汗之者，夺其津液，令人枯竭而死。须汗而不与汗之者，使诸毛孔闭塞，令人闷绝而死。不须下而强与下之者，令人开肠洞泄，便溺不禁而死。须下而不与下之者，令人心内懊憹，胀满烦乱，浮肿而死。不须灸而强与灸之者，令人火邪入腹，干错五脏，重加其烦而死。须灸而不与灸之者，令人冷结重凝，久而弥固，气上冲心，无地消散，病笃而死。"《金匮玉函经》。此篇文二百五十八字，将一部《伤寒杂病论》汤液丸散之功用，汗下温灸之原理，阐发尽致，学者所当深玩也。《千金方》引此，题曰张仲景，信矣。《中藏经》亦载此篇，其文少异，盖后人伪纂也。濒湖未审，《本草纲目》序例作"华佗曰"，误也。又须珍贵之药，非贫家野居所能立办，由是怨嗟，以为药石无验者，此弗之思也《金匮玉函经》。此段叙经方所以不取珍贵药品之意，仁人之言其利溥哉。又曰："人体平和，惟须好将养，勿妄服药。药势偏，有所助，令人脏气不平，易受外患。夫含气之类未有不资食以存生，而不知食之有成败，百姓日用而不知，水火至近而难识。余慨其如此，聊因笔墨之暇，撰**《五味损益食治篇》，以启童稚。庶勤而行之，有如影响耳。"**《千金方》。此段文，盖序附禽兽鱼虫果实菜谷禁忌二篇于杂病论后之意。而赵、魏、尤诸氏以杂疗方以下三篇为后人伪注，删之过矣。**撰用《素问》《九卷》《八十一难》《阴阳大论》《胎胪药录》，并平脉辨证，为《伤寒杂病论》合十六卷**本书论集。梁《七录》:《张仲景辨伤寒》十卷。《隋书·经籍志》:《张仲景方》十五卷，《张仲景疗妇人方》二卷。《唐书》艺文志:王叔和《张仲景药方》十五卷，《伤寒杂病论》十卷。《宋史》艺文志:张仲景《脉经》一卷，《五脏营卫论》一卷，张仲景《伤寒论》十卷，《金匮要略方》三卷（张仲景撰，王叔和集)，张仲景《疗黄经》一卷，《口齿论》一卷，《金匮玉函》八卷（王叔和集)。林亿等校正序曰:张仲景为《伤寒杂病论》合十六卷，今世但传《伤寒论》十卷，杂病未见其书，或于诸家方中载其一二矣。翰林学士王洙在馆阁日，于蠹简中得仲景《金匮玉函要略方》三卷，上则辨伤寒，中则论杂病，下则载其方，并疗妇人。乃录而传之士流，才数家耳。今先校定张仲景《伤寒论》十卷，总二十二篇，证外合三百九十七法，除重复，定有一百一十二方。次校定《金匮玉函经》。今又校成此书，仍以逐方次于证候之下，使仓卒之际便于检用也。又采散在诸家之方，附于逐篇之末，以广其法。以其伤寒文多节略，故所自杂病以下，终于饮食禁忌，凡二十五篇。除重复，合二百六十二方，勒成上、中、下三卷，依旧名曰《金匮方论》。此仲景书自汉建安十年至宋治平二年，上下八百五十六年中分合隐显之大概也。《太平御览》引高湛《养生论》云:王叔和编次张仲景方论为三十六卷，大行于世。《千金方》伤寒门云:江南诸师秘仲景要方不传。今考《千金方》所载《金匮方论》十之八九，亦载《伤寒论》，惟甚简略，疑即王洙由馆阁所获之本。孙氏晚年始获《伤寒论》，收载《千金翼方》中。天宝时，王焘撰《外台秘要》，所载仲景《伤寒论方》，合今《金匮》，计一十八卷。与史志所载卷数皆不合。盖锓板印刷之术，始于五代冯道。其先书籍皆系抄写，故分卷各不同也。孙兆《外台秘要疏》云:张仲景《集验》《小品》最为名家，今多亡佚。是知仲景尚撰有《集验》《小品》两种，其书久佚，今惟于《外台秘要》中，得窥其崖略。**其文辞简古奥雅，古今治伤寒者，未有能出其外者也**《文献通考》引陈振孙书目题词。**最为众方之祖，又悉依本草。但其善诊脉，明气候，以意消息之耳**陶弘景《名医别录》序。《阴证略例》文潞公云:仲景为群方之祖。《唐书》于志宁传:《本草》所载郡县多在汉时，疑张仲景、华佗窜记其语别录者。**华佗读而喜曰:"此真活人书也。"**《襄阳府志》。孙奇校《金匮方论》序云:臣奇尝读魏《华佗传》云:出书一卷曰:此书可以活人。每观华佗凡所疗病，多尚奇怪，不合圣人之经。臣奇谓活人者，必仲景之书也。《朱肱活人书》张葳序:华佗指张长沙《伤寒论》为活人书，昔人又以《金匮玉函》名之，其重于世如此。然其言雅奥，非精于经络，不可晓会。府志之言，盖有所本。《巢氏病源》:

华佗之为治，或刳断肠胃，涤洗五脏，不纯任方也。仲景虽精不及于佗，至于审方物之候，论草石之宜，亦妙绝众医。**论者推为医中亚圣，而范蔚宗《后汉书》不为仲景立传，君子有遗憾焉**《襄阳府志》。丁仲祜《历代名医列传》谓考《后汉书》《三国志》，自孙坚为长沙太守后，灵献之间无仲景守长沙之日云云。今考《灵帝纪》，孙坚为长沙太守在中平四年，上距建宁纪元一十八年。盖仲景为长沙太守在建宁年间，值党锢事起，旋即致仕。故其佚事见于《何颙别传》也。方中行《伤寒条辨》：张松北见曹操，以其川中有仲景为夸。陆九芝曰：仲景入川事无可据，明是稗官家言。考《后汉书》袁术传，术畏卓之祸出奔南阳，会长沙太守孙坚杀南阳太守张咨，引兵从术，表上术为南阳太守（《献帝纪》，事在初平元年）。初术在南阳，户口尚数十百万，而不修法度，以钞掠为资，奢恣无厌，百姓患之。《刘焉传》云：初南阳三辅民数万流入益州，焉悉收以为众，名曰东川兵（事在兴平元年）。建安十三年，曹操自将征荆州，璋乃遣使致敬，曹加璋振威将军。璋因遣别驾从事张松诣操。然则仲景入川，盖在初平年间袁术据南阳时。其后刘备袭川，旋即归隐，故其事迹无所表见，易称潜龙之德，仲景有焉。陆氏所谓稗官家言，盖指《三国演义》。然所载张松云云，决非杜撰，但书阙有间，无可质证，故附辨于此。《南阳人物志》：张机又得杨励公之传，精于治疗。一日入桐柏山觅药草，遇一病人求诊。仲景曰：子之腕有兽脉，何也？其人以实具对曰：吾乃峄山老猿也。仲景囊中丸药界之，一服辄愈。明日肩一巨木至，曰：此万年桐也，聊以相报。仲景斫为二琴，一曰古猿，一曰万年（见《古琴记》）。元嘉冬，桓帝感寒疾，召玑调治，病经十七日，玑诊视曰：正伤寒也。拟投一剂，品味辄以两计，密覆得汗如雨，及旦身凉。留玑为侍中，玑见朝政日非，叹曰：君疾可愈，国病难医。遂挂冠遁去，隐少室山。及卒，葬宛城东二里许。后人尊为医圣。以上文又见《神仙通鉴》。所云仲景事迹怪诞，且名时不符，有类齐谐，无足辨也。

　　清顺治初，叶县训导冯应鳌，得仲景墓于南阳县东郭门外，仁济桥西，乃为祠祀焉《南阳县志》。徐忠可《金匮要略论注》张仲景灵应记云：兰阳诸生冯应鳌，崇贞戊辰初夏，病寒热几殆。夜梦神人金冠黄衣，以手抚其体，百节通畅。问之，曰：我汉长沙太守南阳张仲景也。今活子，我有憾事，盍为我释之。南阳城东四里有祠，祠后七十七步有墓，岁久湮没，将穿井于其上，封之惟子。觉而病良愈。是秋，应鳌即千里走南阳，城东访先生祠墓于仁济桥西。谒三皇庙，旁列古名医，内有衣冠须眉宛如梦中见者，拭尘视壁间，果仲景也。因步庙后求先生墓，已为明经祝丞蔬圃，语之故，骇愕不听。询之父老，云庙后有古冢，碑记为指挥郭云督修唐府烧灰焚毁。应鳌遂记石庙中而去。后四年，园丁掘井圃中，丈余得石碣，果先生墓，与应鳌所记不爽尺寸。下有石洞幽窈，闻风雷声，惧而封之。应鳌以寇盗充斥，不能行。又十余年，应鳌训叶，叶隶南阳，入都谒先生墓，墓虽封，犹在洳流畦壤间也。问其主，易祝而包，而杨，杨又复归包，包孝廉慨然捐其地。郡丞汉阳张三异，闻其事而奇之，为募疏，请之监司僚属，输金助工，立专祠，重门殿庑，冠以高亭，题曰：汉长沙太守医圣张仲景祠墓。耆老陈诚又云：祠后高阜，相传为先生故宅，迄今以张名巷。巷之西有张真人祠，名额存焉，祀张仙，或传之久而误也。祠墓成于顺治丙申年，距戊辰已三十稔云（节录桑芸《张仲景祠墓记》及冯应鳌《医圣张仲景灵应碑记》）。按：仲景祀墓见于载籍者始此。兰阳，今名兰封，在开封东。仲景墓在今南阳县东郭北隅医圣祠内，墓高八尺，东距郭垣仅五步。考南阳环城郭寨，建筑于清同治五年。三皇庙在祠南七十步，其中神像于民国十七年为驻军所毁。仁济桥在庙东郭寨外。而冯应鳌所刊之记事碑，淹没者三百年。余于癸酉孟冬获见，舁竖殿左，并撰制楹联，文曰：道缵农黄，德侔孔孟。悬诸殿前，籍表景仰之诚。嗣赴京沪，联合医界同人，发起募捐重修南阳医圣祠董事会，并订简章呈请中央国医馆暨第二届全国医药界代表大会提案。

杜度，仲景弟子，识见宏敏，器宇冲深，淡于矫矜，尚于救济，事仲景，多获禁方，遂为名医《医说》引仲景方序。卫泛，好医术，少师仲景，有才识，撰《四逆三部厥经》及《妇人胎脏经》《小儿颅囟方》三卷，皆行于世。《太平御览》引张仲景方序。《千金方》卷二十六食治序论：河东卫泛记曰：扁鹊云：人之所依者形也，乱于和气者病也，理于烦毒者药也，济命扶危者医也。安身之本必资于食，救疾之速必凭于药。不知食宜者，不足以存生也；不明药禁者，不能以除病也。是故食能排邪而安脏腑，悦神爽志以资血气。若能用食平疴，释情遣疾者，可谓良工。长年饵老之奇法，极养生之术也。夫为医者，当须先洞晓病源，知其所犯，以食治之。食疗不愈，然后命药。药性刚烈，犹若御兵。兵之猛暴，岂容妄发？发用乖宜，损伤处众，药之投疾，殃滥亦然。《千金翼方》：卫泛称扁鹊云：安身之本，必须于食。救疾之道，惟在于药。不知食宜者，不足以全生；不明药性者，不能以除病。故食能排邪而安脏腑，药能恬神养性以资四气。故为人子者，不可不知此二事。是故君父有疾，期先命食以疗之。食疗不愈，然后命药。故孝子须深知食药二性。其方在《千金方》第二十六卷中。

王叔和，高平人也，博好经方，尤精诊处，洞识摄养之道，深晓疗病之源。采摭群论，撰成《脉经》十卷。篇次《张仲景方论》为三十六卷，大行于世。东晋张湛《养生方》。皇甫谧《甲乙经》序：近代太医令王叔和，撰次仲景，选论甚精，指事施用。唐·甘伯宗《名医传》：仲景作《伤寒论》错简，迨西晋高平人王叔和撰次成序，得成全书。《太平御览》引高湛《养生论》云：王叔和，性沉静，好著述，考核遗文，采摭群论，撰成《脉经》十卷，编次《张仲景方论》为三十六卷，大行于世。孙鼎宜曰：《甲乙》序作于甘露元年，上距建安五年仅五十六年。而叔和《伤寒》编次已成，则与仲景为并世之人也。高保衡校定《伤寒论》序云：自仲景于今八百余年，惟王叔和能学之。成无己曰：仲景之书，逮今千年而显用于世者，王叔和之力也。

历代名医评赞：

皇甫士安曰：伊尹以元圣之才，撰用《神农本草》以为汤液。汉·张仲景论广汤液为十数卷，用之多验。

陶隐居曰：惟张仲景一部，最为众方之祖。又悉依《本草》，但其善诊脉明气候，以意消息之耳。

孙思邈曰：伤寒热病自古有之，名贤浚哲多所防御，至于仲景特有神功，寻思旨趣，莫测其致，所以医人，未能钻仰。

成无己：自古诸方历岁浸远，难可考评。惟仲景之方，最为众方之祖。是以仲景本伊尹之法，伊尹本神农之经，医帙之中特为枢要。参今法古，不越毫末，乃大圣之所作也。

刘河间曰：自黄帝之后二千五百有余年，有《仲景方论》一十六卷。使后之学者有可依据，又曰：仲景亚圣也，虽仲景之书未备圣人之教，亦几于圣人焉。

李东垣曰：易水张先生云：仲景药为万世法，号群方之祖，治杂病若神。后之医者，宗《内经》法，学仲景心，可以为师矣。

王海藏曰：余读医书几十载矣，所仰慕者，仲景一书为尤。然读之未易洞达其趣。又曰：折中汤液万世不易之法，当以仲景为祖。又曰：《金匮玉函要略》《伤寒论》，皆张仲景祖神农、法伊尹、体箕子而作也。

朱丹溪曰：仲景诸方，实万世医门之规矩准绳也。后之欲为方圆平直者，必于是而取则焉。或问曰：《要略》之方果足用乎？曰：天地气化无穷，人身之病亦变化无穷，仲景之书载道者也。医之良者引例推类，可谓无穷之应用。借令略有加减修合，终难逾越矩度。又曰：圆机活法《内经》具举，与经意合者，仲景书也。仲景因病以制方。

许鲁斋曰：尝谓医方有仲景，犹儒书有六经也，必有见于此，然后可与议医。然其文古，其意隐，学者读之茫然不可涯涘。

李梴曰：独有汉长沙太守张仲景者，揣本求源，探微索隐，取《内经》大小奇偶之制，定君臣佐使之法，而作医方。表里虚实，真千载不传之秘，乃大贤亚圣之资，有继往开来之功也。

方中行曰：昔人论医，谓前乎仲景有法无方，后乎仲景有方无法，方法具备惟仲景此书。然则此书者，尽斯道体用之全，得圣人之经，而时出者也。后有作者，终莫能比德焉。

喻嘉言曰：张仲景《伤寒论》一书，天苞地符，为众法之宗，群方之祖。

徐灵胎曰：仲景之治病，其论脏腑经络，病情传变，悉本《内经》。而其所用之方，皆古圣相传之经方，并非私心自造。间有加减，必有所本。其分两轻重，皆有法度。其药悉本《神农本草》，无一味游移假借之处。非此方不能治此病，非此药不能成此方，精微深妙，不可思议。药味不过五六品，而功用无不周。此乃天地之化机，圣人之妙用，与天地同不朽者也。

陈修园曰：仲景书本于《内经》，法于伊尹。《汉书·艺文志》及皇甫谧之言可据。盖《内经》详于针灸，汤液治病始自伊尹，扁鹊、仓公因之。至仲景专以方药为治，而集群圣之大成。医门之仲景，即儒门之孔子也。

费伯雄曰：仲景立方之祖，医中之圣。所著《伤寒》《金匮》诸书，开启屯蒙，学者当奉为金科玉律。

日人山田正珍曰：余尝读仲景氏书，观其立法之意，循循然莫不有规矩。说补不偏乎补，说泻不偏乎泻，曲尽机变之妙，以极其源。其文简而达，其法约而中。苟能熟之，则不眩于疾病之多，无憾于法方之少。其为后世虑者，可谓详且备矣。

尾台榕堂曰：长沙为千古用方之鼻祖，然其方则咸出于三代圣贤之精制，长沙特集其大成耳。其方简明正严，条理秩然。宽猛之治，和攻之法，无不周详赅备。故苟能讲习谙练以精究其意，推广其义，则万病之治可运之掌也。

祝告医圣文

维中华民国三十六年，岁次丁亥，孟春月，望日。长安后学黄维翰，率同门人米锡礼；由西安诣南阳，谨以香烛果品清酒之仪，叩奠于医圣张仲景先师墓祠之神位前。曰：呜呼，粤稽中华，文化最先，医道肇兴，三皇开端。伏羲画卦，明阴阳之消息。神农尝药，辨物性以疗疾。黄帝咨于岐伯而作《内经》，探造化之奥，会天人之通；针灸治病，妙术发明。伊尹作汤液。越人著《难经》。炎汉之季，天诞医圣，悯生民之疾疢，哀横夭之莫拯，爰撰《伤寒杂病论》，证治统钤于六经。道缵三皇，德侔孔孟。集方书之大成，为医林之正宗。仁被万世，教垂无穷。世丁厄运，兵燹频仍，遗编多散佚，一部藏家乘。王叔和之搜撼，第七稿尚未精，永嘉大乱后，原编亦失踪。江南诸医师，秘方不传人。以孙思邈述古之殷勤，晚年方见《伤寒论》。至宋·林亿奉敕校印，重沓脱讹，相传迄今。金元明清，注家纷纭，承讹袭谬，曲解失真。民国建立，五洲交通，中华古医学，世界将风行。嗟予小子，天牖其衷。观书天一阁，邂逅得良朋。发潜德之幽光，获久湮之秘经。活人真书，由此流通，千载疑误，有所订正。吾人咸应，崇德报功，丕焕庙宇，需世清平。发扬责任，拳拳服膺。积兹愚诚，再谒圣陵。惟冀庇佑，以利其行。敬具芜词，祝告神明。

伤寒杂病论会通序

天人性命之学，后儒论之详矣。顾其说多倚于理，而罕重视夫气。抑岂知理气之相需，无斯须可轻重者。理固所以宰气，而气实所以载理。气之通塞，理之存亡系焉。疾病灾患撄其躯，若无以调剂其血气，气之馁未有不因之堕落者。此神农黄帝以来，医药之事所由兴。至汉张氏仲景实集其大成，后世尊之为医圣。盖深明理气之相依为性命，而天人之道乃全也。自汉迄今，斯道递衍，其以著述名者无虑百数十家，然皆不越医圣之轨范，而卒鲜得其真传，其裨益于性命之故，有仁心者尤多贻憾，斯则吾友竹斋黄君之不能已于研穷也。君陕西长安人，幼贫失学，其尊人素业炮工，君少习其业，暇辄从人问字，久之识天算地舆，旁求儒术，又以深窥洛闽，撰有《周易会通》《五纪衍义》《修历刍言》《皇极经世考证》等书。然其精神专注，最有志趣者，厥惟医道；其于医道探讨无厌者，厥惟仲景之书。癸酉之冬，君已修订仲景《伤寒杂病论集注》三度矣。此心终有未慊，乃诣南阳谒医圣祠墓，窃冀缵承其遗业。次年甲戌冬，复往宁波访求仲景遗书。因周君岐隐得识桂林罗哲初先生，示之以其师左修之所授仲景十二稿《伤寒杂病论》16卷，惊叹无已，因得手抄一通。夫此书之流传，自晋·王叔和仅为第七次稿，历代所宗，别无考见。不意越千百年忽发现写本至十二稿，得非君之精诚贯注，上通医圣之灵所感召乎。顾此书在医圣既精益求精，则君之虚怀求益，愈不能以前所修订者为止境矣。由是取今世通行宋刊《伤寒》《金匮》各书，及近湖南刘昆湘得于江西张隐君之古本、涪陵刘镕经得于垫江某洞石柜之古本相校，深见此稿修理精密，有非后世所能及。由是综核前三度采集各注，参以中外医书新发明者，撰注仲景十二稿《伤寒杂病论会通》计18卷。而请序于余，藉以谂前圣之至仁，而箴后人之躁妄也。因忆十年前，余有幽郁之疾，腹患癥结，卧床旬余日，几濒于危。延君自省莅兴，为针"期门""巨阙"，豁然立解，腹内显有声鸣。乃遂即起床，同君步行原野省墓，往返十余里，迄无倦容。君之术何其神，而余之病永不作矣。今君独不自足，研求弥笃，则此后活人之术当更有进，将使医林中千万人奉为圭臬，传之后世，庶不至庸医杀人之不悟矣。昔孔子读《易》至韦编三绝，复撰十翼，而后易道大明。

仲景之书君苦心求得晚本，三复笺注，必期至于会通，而后医道无误。天地之大德曰生，余虽不文，奚容诿辞而不彰君之高谊哉。

中华民国三十八年，岁在己丑正月下浣，兴平赵玉玺惕庵敬识，时年七十有五。

题　辞①

关中多名医，　　　　和缓与扁鹊；

思邈称真人，　　　　龙宫探秘钥。

阒寂忽千载，　　　　奇才久不作；

伟哉黄夫子，　　　　胸有匡时略。

穷经沦道源，　　　　笃行修天爵；

象纬辨星辰，　　　　性理通伊洛。

更以燮理功，　　　　殚心问医药；

手定长沙文，　　　　六经为注脚。

两目如电光，　　　　尘垢为之廓；

去年风雪中，　　　　独走南阳郭。

瞻拜仲圣祠，　　　　残碑自摸索；

几经兵火余，　　　　莫道委丛薄。

慷慨谋重修，　　　　天声振木铎；

今年来浙东，　　　　观书天一阁。

邂逅得相遇，　　　　风怀喜开拓；

世人竞名利，　　　　公独安淡泊。

公有一编书，　　　　毫芒分经络；

金针度世人，　　　　绝技不轻襮。

上溯灵枢经，　　　　证引至详博；

旁参重译文，　　　　他山资攻错。

脑后能下针，　　　　见者皆惊愕；

---

① 本文原为《针灸经穴图考》而作，今以其有关于本书发现之经过，故移列于此。（编者按：此系原注）

转笑铜人图，　　窳陋成糟粕。
杀青闻有期，　　投赠得金诺；
索我题一辞，　　鄙陋心自怍。
翰墨合有缘，　　风雅非敢托；
绝学仅根荄，　　风雨今正恶。
谁能融古今，　　大力鼓铲橐；
良医比良相，　　天下同忧乐。
立言期千秋，　　莫谓书生弱；
长安近日边，　　三峰天外削。
别后积相思，　　索居苦寂寞；
高踪不可攀，　　青天飞一鹤。

甲戌腊月八日鄞周利川岐隐拜稿

伤寒杂病论刊本序

民国二十二年癸酉冬，余三次修订《伤寒杂病论集注》脱稿。乃诣南阳谒医圣祠墓，获冯应鳌于明崇祯元年访仲景墓未见所镌之灵应碑。清顺治十年，冯氏训叶，再至南阳募疏庀工，表墓建祠，求前碑不得，以为已毁。今距崇祯癸酉仲景墓发现之岁适五周甲子，碑乃复出，殆有数存焉。余旋之南京，备员中央国医馆编审。甲戌冬至鄞，观仲景佚书于天一阁未得，因周君岐隐得识桂林罗君哲初，示余以其师左修之所授仲景十二稿《伤寒杂病论》16 卷。明年春，罗君来京与余同事，乃克手抄一通。谨案仲景《伤寒杂病论》16 卷，原书遭兵燹散佚不全，赖晋太医令王叔和搜撷遗文，篇次为 36 卷，永嘉乱后，中原板荡，亦复失传。其要方为江南诸师所秘，以孙思邈之殷勤述古，撰《千金方》时只载仲景杂病方，晚年方获《伤寒论》收入《翼方》。天宝中，王焘撰《外台秘要》，引仲景《伤寒论》，注出卷数至第十八，与梁《七录》、隋唐志所列仲景书目卷数各殊。今世通行仲景《伤寒论》10 卷、《金匮要略方论》3 卷、《金匮玉函经》8 卷，乃宋治平中林亿等奉敕校刻。而金·成无己《注解伤寒论》坚字文皆作鞕，前人断为隋时定本。元·赵以德《金匮玉函经衍义》，实《金匮要略》变名。明、清两朝注解《伤寒》《金匮》者数十家，大抵皆以林校及成、赵二书为蓝本。兹取十二稿本与今世通行之宋刊《伤寒》《金匮》各书及近年湖南刘昆湘得于江西张隐君之古本，涪陵刘镕经得于垫江某洞石柜之古本相校，如太阳篇下"伤寒脉浮滑"节，宋本及涪本同作"此以表有热，里有寒，白虎汤主之"，脉方乖违，义实难通。湘古本作"表有热，里无寒"，似较优胜。然犹未若十二稿作"里有热，表无寒"之确切不易也。其余订正诸本脱讹者，不遑枚举。而列黄疸、宿食、下利、吐逆、呕哕、寒疝、消渴等证于阳明、少阴、厥阴诸篇，深契以六经钤百病之微旨。若平脉法、杂病证治各篇，条理精密，有非后世所能及。或疑医圣撰论何至易稿十三次，殊不思医学著述动关民命，仲景救济之心求精固无已时。昔朱子著四书，稿经七易，病革时尚命门人改订大学诚意章数句。凡诸学理愈研愈微，岂一成即不可再易乎！又疑张绍祖自称为仲景四十六世孙之时代与人类之发育大率，百年可衍五代未能吻合。据罗君述，其师左修之民国十一年壬戌七十八岁始归道山。随父岭南受书张绍祖，时年弱冠，当清同治三年，上距汉献帝建安十年，一千六百六十年。考《通鉴》宋仁宗至和二年三月丙子，诏封孔子后四十七世孙孔宗愿，袭封文宣公为衍圣公，上距周敬王四十一年孔子卒，一千五百三十四年。比例张氏，尚少孔氏一世，多一百二十六年。人类生率世次安可以常数限哉。泊国难作，南京陷，罗君返桂，途遭匪劫，十二稿付本幸存余家。张公伯英驻节南阳时曾发愿重修医圣祠，设立国医学校，末几移访弗果。今见此十二稿本，叹为奇缘，欣然捐资付梓，藏版南阳医圣祠。由是久湮人间之秘籍得以流通，医圣济世之真传赖其不坠，千余年承讹袭谬之刊本有所订正，裨益医林实非浅鲜。爰序其颠末考辨如上。

中华民国二十八年孟春，长安黄维翰敬识于西安中医救济医院

伤寒杂病论左盛德原序

余闻吾师张绍祖先生之言曰："吾家伤寒一书，相传共有一十三稿。每成一稿，传抄殆遍城邑。兹所存者为第十二稿，余者或为族人所秘，或付劫灰，不外是矣。叔和所得，相传为第七次稿，与吾所藏者较，其间阙如固多，编次亦不相类，或为叔和所纂乱，或疑为宋人所增删，聚讼纷如，各执其说。然考晋时尚无刊本，犹是传抄，唐末宋初始易传抄为刊刻，遂称易简。以此言之，则坊间所刊者，不但非汉时之原稿，恐亦非叔和之原稿也。"余聆训之下，始亦疑之，及读至伤寒例一卷，见其于可汗不可汗，可吐不可吐，可下不可下，法尽在其中，于六经已具之条文并不重引。法律谨严，始知坊间所刻之辨可汗不可汗，可吐不可吐，可下不可下，以及发汗吐下后各卷，盖后人以读书之法，错杂其间，而未计及编书之法，固不如是也。不然孔氏之徒，问仁者众，问政者繁，何不各类其类，而惮烦若此耶！吾师讳学正，自言为仲氏四十六世孙，自晋以后迁徙不一。其高祖复初公，自岭南复迁原籍，寄居光州，遂聚族焉。吾师虽承家学，不以医名，亦不轻出此书以示人，余之得受业者，殆有天焉。余宿好方术，得针灸之学于永川邓师宪章公，后随侍先严游宦岭南，与吾师同寅，朝夕相过从，见余手执宋本《伤寒论》，笑问曰："亦嗜此乎？"时余年仅弱冠，答曰："非敢云嗜，尚未得其要领，正寻绎耳。"师曰："子既好学，复知针灸，可以读《伤寒论》矣，吾有世传抄本《伤寒杂病论》十六卷，向不示人，得人不传，恐成坠绪。"遂历言此书颠末及吾师家世，滔滔不倦。先严促余曰："速下拜。"于是即席拜之，得师事焉。今罗生哲初为吾邑知名之士，从习针灸历有年所，颇能好余之所好，余亦以所得者尽授之。余不负吾师，罗生亦必不负余，故特序其原起，罗生其志之，罗生其勉之。

光绪二十年，岁次甲午春三月，桂林左盛德序

15

左修之先生像传①

　　先生讳盛德，广西桂林人也。年十五，即食廪膳。中岁酷嗜医学，好游名山大川，所遇辄多奇士。于永川遇邓公宪章，得针灸学。于岭南遇仲圣四十六世孙张公绍祖，得其家藏第十二次《伤寒杂病论》十六卷原稿。极深研几，终不欲以医名世。晚年归隐，广授生徒，经史而外，独不及医。虽有请益，俱不轻授。民国十一年壬戌，寿七十有八，始归道山。哲初忝列门墙，谬膺赞许。然东西南北，陆氏庄荒，琴剑飘零，不能光大其学，负吾师矣。兹拟将《伤寒杂病论》原稿付梓，公之天下，而以吾师遗像列入篇端。故略叙其颠末，俾后之君子得知此书之所从来，并得仰先生之丰采焉。

　　　　中华民国二十四年孟夏，桂林罗哲初谨识于南京中央国医馆编审委员会

---

① 此文原载于《医圣张仲景传》后，兹附录于此。像俟世平制版再登。（编者按：此系原注）

凡 例

一、是书本文，以桂林罗哲初所授医圣张仲景十二稿《伤寒杂病论》十六卷为主。原书于民国二十八年刊版印行，时值外患方殷，西安警报一日数发，以致缮写脱误。兹依原本校正，并参考宋·林亿校刊世所通行本之《伤寒论》《金匮要略》，及近时湖南刘昆湘得于江西之古本《伤寒杂病论》、涪陵刘镕经所印明时得于垫江孙思邈校定之古本《伤寒杂病论》，正其舛讹，补其脱阙。论文与通行本相同者，则采辑成无己、赵以德以下元明清数十家之注以释之；论文为通行本所无者，则节录刘昆湘所撰义疏以解之。为湘古本所无者，乃抒鄙意以阐发其义。

二、原书十六卷外，以刊本序、左修之原序暨余所撰《伤寒杂病论集注》之医圣传、通论、六经提纲列卷首，以明是书之渊源及六经钤百病之义旨。而附《金匮要略》杂疗方以下三篇为卷末，俾本书克成全璧云。

三、是书所言方药剂量，六铢为一分。四分为一两，即二十四铢也。十六两为一斤。汉时一两，今秤三钱为准。十合为一升。十升为一斗。水一升，今秤二两，以杯当升可也。方中用枣者，大小三枚准一两。附子去皮毕，以半两准一枚。枳实去穰毕，以三铢准一枚。半夏一升者，洗毕秤五两为正。蜜一升，一斤四两为正。竹叶一把，二两为正。再折合今秤。余可类推。例如桂枝汤方药五味共十五两，合今秤四两半。水七升，合今秤十四两。煮取三升合今秤六两。每服一升，合今秤二两。余皆仿此，以意消息之。

四、是书于国难严重之际，为时半载，克告成书。不幸内战日烈，兹为存稿暨质正同仁计，仓卒付印，其中舛讹在所弗免。绳愆纠谬，望诸当世君子，匡其不逮。俾再版修正，是所企祷。

通　论

　　凡读是书者，须知仲景以伤寒名论之意。《素问·热论》云：夫热病者，皆伤寒之类也。又云：凡病伤寒而成温者，先夏至日为病温，后夏至日为病暑。《难经》云：伤寒有五，有中风，有伤寒，有湿温，有热病，有温病。仲景命名之义，盖本于此。王启玄曰：伤，谓触冒也《素问·刺志论》注。程郊倩曰：伤寒有五之寒字，则只当得一邪字看。管象黄曰：寒，天地之一气。伤寒者，举一以名书，犹鲁史错举四时而名春秋也《吴医汇讲》。张子和曰：春之温病、夏之暑病、秋之疟及痢、冬之寒气及咳嗽，皆四时不正之气也，总名之曰伤寒。是则伤寒者，外感证之总名。下五者，外感病之分证也。伤寒论者，乃各种伤寒之总论，非专论伤寒而不论风、湿、暑、温也。夫天气始于冬至而一阳初动，寒于是乎始来，故小寒、大寒居春之首。举此以名论，而一岁四时六气百病，无不赅括其中矣。仲景本论三阳三阴之名称、次序，虽同于《素问·热论》，而义旨迥殊。盖《内经》以手足、表里、经络、筋肉，分为三阳三阴十二部属配合脏腑，此专为针灸取穴而发。与仲景书以汤液治病所言之三阳三阴，不可作一例看。《莫氏研经言》：伤寒所列六经，与《素问》热病论不同。热病论依气行之脉络言，故所著证与《灵枢·经脉》篇义合。《伤寒论》依邪入之次序言，故所著证与《灵枢·经脉》篇义不合。且仲景论中，原无六经词语，六经二字，出于后世注家。今以本论证之自明。如太阳篇，曰太阳之为病、曰太阳证、曰阳明证、曰少阳证、曰太阳受之、曰转系阳明、曰系在太阴，皆曷尝言手足经哉。惟用针灸时，云手足阴阳则本乎《内经》耳。又太阳篇所云，若欲作再经者之经，是泛指经络言，非如注家传经之说也。自庞安常、朱肱引《素问·热论》六经以诠释本论，其后注家沿袭，又造出传足不传手之呓说，使仲景以三阳三阴钤百病之本旨，晦昧者千七百余年。中惟方中行稍有见地，而语焉不详。余自弱冠始读《伤寒论》，观诸家所注，即疑其不是仲景本意。迨后见西哲生理学书，以人身气质功用分为三系统。于是恍然觉悟，乃撰三阳三阴提纲六篇。于民国丁未岁，会通《伤寒论》《金匮要略》为一贯，撰成《伤寒杂病论新释》十六卷。其后又采撷宋、元、明、清数十家注之精华，撰《伤寒杂病论集注》

十八卷，于民国二十四年三次印行。今又十余年矣，益觉其说的确不易。兹特载卷首，以破千古之惑，借以为读本论者之关键。

方中行曰：《伤寒论》六经之经，与经络之经不同。六经者，犹儒家六经之经，犹言部也。部，犹今六部之部。手足之分上下，犹宰职之列左右。圣人之道，三纲五常，百行庶政，六经尽之矣。天下之大，事物之众，六部尽之矣。人身之有，百骸之多，六经尽之矣。孙思邈以五脏六腑钤百病，陈无择括之以三因，朱丹溪纲之以气血痰郁，皆未若仲景以六经隐括万病立法之尽美尽善也。由此观之，则百病皆可得而原委，而斯道之一贯，不在掌握乎。但六经之于人身无所不该，全在人随处理会。方氏此论非凿空撰出。又非蹈袭前人，全从人身理会而得。可谓发前人之所未发。惜所著《条辨》未能畅发厥旨，且仍本《内经》手足经脉之说以注本论，为可憾耳。然则此条可谓千载一隙之曙光欤。又曰：《灵枢》曰，能知六经标本者，可以无惑于天下，正谓此也。若以六经之经龁然直作经络之经看，则不尽道惑误，不可胜言。后世谬讹，盖由乎此。又曰：后人不肯以身体察，只管在纸笔上拗气。譬如水底摸月，形影不知，空自纷纷凿凿，千五百年来举世若说梦，岂不大为可笑。

仲景本论三阳三阴之定义，是将人身部位、质体分为六纲，而以太阳、阳明、少阳、太阴、少阴、厥阴等术语识之。犹数学家用干支字母以代数也。**三阳标识其部位**，阳虚而无形，以标识其部位。皮肤之表曰太阳，肠胃之里曰阳明，躯壳之内脏腑之外曰少阳。**三阴标识其质体**。阴实而有形，以标识其质体。筋肉脂肪为太阴，经络血液为少阴，神经脑髓为厥阴。**立此六经以名篇，而辨其病证治法焉。所谓太阳者，躯壳表面部位之术语。**以其部位居身之表，面积最大，全部皆受日光，故曰太阳。**凡六淫之邪从皮肤中人而病者，其治法皆可求之太阳篇也。**以太阳部位与天气直接故也。**阳明者，口腔至肛门，肠胃表面部位之术语。**以其部位居肠胃之里，为水谷之道路，在身之暗处，谓曰阳明。犹《尔雅》谓十月为阳月之义也。《内经》以两阳合明于前为阳明，乃以经络言，其义与此异，而配属大肠与胃则相同也。**凡饮食之邪从口入，而肠胃受病者，其治法皆可求之阳明篇也。**以阳明部位与食物直接故也。**少阳者，躯壳里脏腑表，膜膜部位之术语，所谓三焦而居半表半里者也。**以其部位居脏腑表之空隙，而外通于九窍，受日光者少，故曰少阳。其配属三焦与《内经》相同也。**凡外感六淫，邪中太阳，或内伤饮食病于阳明，失治皆可传属少阳。故其治法见于二篇，而少阳篇惟列提纲而已。**此以少阳病之从间接得者而言，若从鼻吸入之直接病，如瘟疫则异此。**太阴者，荣养系统之术语。**以其体积占身中最大之量，故谓曰太阴为血脉神经之所附丽，如地之有土也。**自阳明部位之里。由淋巴腺传输饮食之精液分布于身体**，脂膏肌肉皆其所属也。在阳明部位曰乳糜腺，少阳部位曰淋巴腺，太阳部位曰脂肪腺。**少阴者，血液循环系统之术语。**其质量次于太阴，故谓曰少阴。**五脏皆其机器，经络**

是其道路，而满布于太阳部分之里也。肝脾为生血机，心为运血机，肺为吸收氧气排泄血分败质之机，肾为排泄水分败质之机。《内经》以心肾属少阴，与此义合。少阴为太阳之里，故太阳部分无处不有血液也。**厥阴者，神经系统之术语。**《内经》云：两阴交尽，故曰厥阴。以经络言，而与此义相通。王启玄注：厥，尽也。盖饮食入胃，其精液初化为太阳所属之乳糜，再化为少阴以属之血液，终化为厥阴所属之精髓。是两阴之化，至此交相尽也。**脑髓是其中枢，神经为其导线，而司身体之知觉、运动者也。**在太阳部分者知觉锐敏，能随意运动。在阳明及少阳部分者，除九窍外，皆知觉迟钝，不能随意运动，名曰自和神经。如胃之消化，肠之传滓，肝脾之分泌胆、膵液，心之跳动，肺之呼吸，肾之排尿，皆是也。然在太阳及阳明部位者，有感斯应。而在少阳部位者，则无时或息也。三阳部位各分区域，是以汗、下、和解之法不可混施。三阴质体互相附丽，故温、清之法皆可通用。津液病求之太阴，血脉病求之少阴，神经病求之厥阴。此三阳三阴为人身部位系统之标识术语，而不易之理也。然人身阴阳互丽，表里相通，气血联贯。往往一病而诸证兼见，如太阳篇之二阳、三阳合病、并病是也。若呼吸器与泌溺机关，为血液循环系统之附属排泄机，皆与皮肤之汗管有密切之关系，故其病证附见于太阳、少阴二篇。如咳、喘、短气、小便不利及自利等证。**余如生殖器病之见于虚劳及妇人病篇，以另有专论，故六经篇从略。**热入血室虽生殖器病，然因外感所致，故附列篇中。神而明之，存乎其人。此仲景以穷理尽性之功夫，探阴阳造化之神秘。独辟医学之不二法门者也。三阳三阴之界说明，以之读《伤寒杂病论》，则百病皆可得其源委。直如身在冰壶，腹饮上池矣。

《伤寒论疏义》云：本论所谓三阳三阴，所以标病位也。阳刚阴柔，阳动阴静，阳热阴寒，阳实阴虚，是即常理。凡病属阳、属热、属实者，谓之三阳。属阴、属寒、属虚者，谓之三阴。细而析之，则邪在表而热实者，太阳也；邪在半表半里而热实者，少阳也；邪入胃而热实者，阳明也；又邪在表而虚寒者，少阴也；邪在半表半里而虚寒者，厥阴也；邪入胃而虚寒者，太阴也。惟表热甚则里亦热，故里虽乃热而病未入胃，尚属之太阳。表寒甚则里亦寒，故里虽乃寒而病未入胃，尚属之少阴。少阳与厥阴，共病羁留于半表半里间之名也。阳明与太阴，共邪犯胃之称也。故不论表里、寒热，病总入胃中者，谓之阳明与太阴。盖六病之次，阳则太阳、少阳、阳明，阴则少阴、厥阴、太阴。但阳则动而相传，阴则静而不传。然其传变，则太阳与少阴为表里，少阳与厥阴为表里，阳明与太阴为表里见《素问·血气形志》。是以太阳虚则是少阴，少阴实则是太阳。少阳虚则是厥阴，厥阴实则是少阳。阳明虚则是太阴，太阴实则是阳明。是乃病传变化之定理，三阳三阴之大略也。三阳三阴互为表里，《内经》本就经络言而可借为本论三阳三阴审治之关键。夫表里阴阳，虚则俱虚，实则俱实。此所谓虚者，精气夺也。实者，邪气盛也。仲景列汗、下、和解、攻邪之法于三阳篇者，所以泄三阴之实也。列温气、滋血、固精、救正之法于三阴篇者，所以补三阳之虚也。知此则六经篇中正治各法之大旨，可迎刃而解矣。

朱子论读《大学》法曰：先读《大学》立定纲领，他书皆杂说在里许。又曰：今且熟读《大学》作间架，却以他书填补去。余谓读者于《伤寒杂病论》之六经，亦当如是。朱子评《论语》曰：初入学即读《论语》，其后读尽天下书，不见有一书胜如《论语》者。余于此书，亦云然。孙思邈曰：不知《大》《易》，不足以言医。盖圣人将天地鬼神之奥，摹画为卦以作《易》。仲景将人身阴阳之理，摹写成文以著论。卦之有六爻，犹身之有六经。六爻之分外内，犹六经之分表里。卦之分三才，犹身之分三部。爻变动则有老少阴阳之四象，犹身失常则寒热虚实之四证。其以阴阳为变化之本源，所以明吉凶消长之理，进退存亡之道。言五行而不泥其迹，言运气而不拘于墟。所谓洁静精微者，正相同也。

陈修园曰：《内经》云：太阳为开，阳明为阖，少阳为枢；太阴为开，厥阴为阖，少阴为枢《素问·阴阳离合论》。此数语，为审证施治之大关键。此六句，《内经》原论经脉之不得相失，陈氏取为本论六经审证施治之大关键。至其所以然则引而未发，今以生理学释之。盖皮肤排泄体中废质从汗腺出，主出而不内，故太阳为开。肠胃吸收饮食精液以养身，主内而不出，故阳明为阖。三焦、腠理为通会元真之处，津液转输之道，其气往来上下流通，故少阳为枢。肌肉居身之表，其淋巴腺为胃行其津液散布于外，故太阴为开。精髓居身之里，神经受外界感触传达于脑，故厥阴为阖。血脉行外以充肌温体，行内以化精成髓，内外周流，循环不息，故少阴为枢。六者当开不开，或发泄太过；当阖不阖，或闭塞不通。此汗、下、和解、温、清之治法所由主也。

陈修园曰：六气之本标中气不明，不可以读《伤寒论》。今汇《内经》之要论，详释以阐其蕴。《素问·五运行大论》云：夫变化之用，天垂象，地成形。七曜纬虚，五行丽地。地者，所以载生成之形类也。虚者，所以列应天之精气也。形精之动，犹根本之与枝叶也。仰观其象，虽远可知也。王启玄曰：观五星之东转，则地体左行之理，昭然可知也。丽，著也。有形之物，未有不依据物而得全者也。帝曰：地之为下，否乎？岐伯曰：地为人之下，太虚之中者也。帝曰：冯乎？岐伯曰：大气举之也。王启玄曰：大气，谓造化之气，任持太虚者也。所以太虚不屈，地久天长者，盖由造化之气任持之也。此节与书考灵曜地有四游之说，皆吾国三代时圣哲之遗说，证以近世学理而精确不易者也。燥以干之，暑以蒸之，风以动之，湿以润之，寒以坚之，火以温之。故风寒在下，燥热在上，湿气在中，火游行其间。寒暑六入，故令虚而化生也。陈修园曰：此言六气之游行于天地上下之间也。风、寒、暑、湿、燥、火，在天无形之气也。干、蒸、动、润、坚、温，在地有形之征也。天包乎地，是以在天之上，在泉之下，在地之中，八极之外，六合之内，无所不至。盖言太虚之气，不惟包乎地之外，而通贯乎地之中也。寒水在下，而风从地水中生，故风寒在下。燥乃乾金之气，热乃太阳之火，故燥热在上。土位中央，故湿气在中。火乃太阳中之元阳，故游行于上下之间。《易》曰：日月运行，一寒一暑，寒热往来而六者之气皆入于地中，故令有形之地受无形之气而化生万物也。此节与《易》传相发明，言天地间以六元之气为生化之本，犹乾坤退位而六子用事之义也。**故燥胜则地干，暑胜则地热，风胜则地动，湿胜则地泥，寒胜则地裂，火胜则地固矣。**地气有所偏胜，则生六者之变。夫天地之气本是一元，由动静而分阴阳，阴阳配合而生六子。盖地球运行于太虚之中，绕日周转，其两极之端恒偏指于一定之方向而不变。故一岁之间，地面各处之阴阳消息，逐时不同。此春、夏、秋、冬四时之所由成，而寒、暑、燥、湿、风、火六气之所由生也。以一处言，则六气迭胜于一岁。以大地言，则六气分旺于各方。《**天元纪大论**》云：**厥阴之上，风气主之。少阴之上，热气主之。太阴之上，湿气主之。少阳之上，相火主之。阳明之上，燥气主之。太阳之上，寒气主之。所谓本也，是谓六元。**王启玄曰：三阳三阴为标，寒、暑、燥、湿、风、火为本，故云所谓本也。天真元气分为六化。以统坤元生成之用。征其应用则六化不同，本其所生则正是真元之一气，故曰六元也。此节本意虽言天运，而与人身气化之理实相通。盖人身三阳三阴为天六元之气所化生，故六气为本而三阴三阳为标。本，谓根也。标，谓末也。气本无形，假标以见其用尔。厥阴之用事风气主之，盖天地间动植之生活全赖乎风，而风之原生于寒热之调剂。而人身之知觉运动胥由斯起，故风之性兼寒热。由厥利之有二候可征也。少阴之用事热气主之，以体温生于血液之运化言也。太阴之功用曰湿，以淋巴腺之输液言也。少阳之功用曰火，以三焦之气化非火不行，而腠理通畅津液蒸腾，皆火气主之也。阳明之用事燥气主之，谓饮食乳糜经肠胃而成糟粕也。太阳之功用寒气主之，以皮肤官职在吸收寒气以调和身内之温度也。此六气所以为人身生命之本，而三阳三阴之主也。常人六气和平则无疾病，若六元之中有一偏胜则气失其平而为病矣。《六元正纪大论》云：风胜则动，热胜则肿，燥胜则干，寒胜则浮，湿胜则濡泄，甚则水闭跗肿，此皆气化太过而为病也。《**六微旨大论**》云：**少阳之上，火气治之，中见厥阴。**少阳，标也。火气，本也。中见者，阴阳表里相关，其中所见之证候也。言少阳部位之上，以火气为本而用事，火气胜则其里脏膜之神经被灼，故所见之证如口苦、咽干、目眩、耳聋、往来寒热、胁下痞硬等候，皆少阳部分之神经系统厥阴病也。**阳明之上，燥气治之，中见太阴。**阳明部位之上，以燥气为本而用事，燥气胜则其里太阴质体之脂肪、津液干枯，故所见之证如胃家实、腹满、大便硬及谵语、口燥等候，皆阳明部位消化系统之太阴病也。**太阳之上，寒气治之，中见少阴。**太阳部位之上，以寒气为本而用事，寒气胜则其里少阴经络之血液凝滞，营卫郁结，故所见之头痛、身疼、发热、恶寒等证，皆太阳部位之循环系统少阴病也。**厥阴之上，风气治之，中见少阳。**

厥阴神经系统之上，以风气为本而用事，风气胜则病见于其表少阳部分之三焦，而为消渴、厥逆、下利、呕吐、寒疝等证也。**少阴之上，热气治之，中见太阳。**少阴循环系统之上，以热气为本而用事，热气胜则病见于其表之太阳部分之经络，而为但欲寐、头眩、烦躁、咽痛、手足厥热等证也。太阴之上，湿气治之，中见阳明。太阴消化系统之上，以湿气为本而用事，湿气胜则病见于其表阳明部分之肠胃，而为腹满而吐、自利不渴等证也。**所谓本也，本之下，中之见也。见之下，气之标也。**陈修园曰：六经之气以风、寒、热、湿、火、燥为本，三阴三阳为标，本标之中见者为中气。中气如少阳、厥阴为表里，阳明太阴为表里，太阳少阴为表里，表里相通，则彼此互为中气。**本标不同，气应异象。**义详于下。《**至真要大论**》云：**气有从本者，有从标本者，有不从标本者。少阳、太阴从本。**谓治法从本也。少阳之治从本，谓清火也。太阴之治从本，谓祛湿也。**少阴、太阳从本从标。**少阴治法从本，谓清热；从标，谓通经络。太阳治法从本，谓散寒；从标，谓和营卫。**阳明、厥阴不从标本，从乎中也。**阳明之治法从中，谓滋其里之太阴，承气之用在存津液以救阴也。厥阴之治法从中，谓通其表之少阳，四逆之功在温三焦以回阳也。**故从本者，化生于本；从标本者，有标本之化；从中者，以中气为化也。**王启玄曰：化，谓气化之元主也。有病以元主气，用寒热治之。**是故百病之起，有生于本者。**谓人身六元之气不和而生病也。《至真要大论》云：夫百病之生也，皆生于风、寒、暑、湿、燥、火以之化之变也。**有生于标者。**人身三阳三阴不和而生病也。**有生于中气者。**中气谓阴阳表里间接之病及天气之六淫所致者。**有取本而得者，有取标而得者，有取中气而得者，有取标本而得者。有逆取而得者。**反佐取之是谓逆取，如寒病治以寒，热病治以热是也。**有从取而得者。**从，顺也，顺常法而治之也。**逆正，顺也。若顺，逆也。**寒盛格阳，治热以热。热盛拒阴，治寒以寒之类，此逆乃正顺也。若寒格阳而治以寒，热拒阴而治以热，故方若顺是逆也。《**灵枢·卫气**》云：**能知六经之标本者，可以无惑于天下。**张路玉曰：标本治例，全要活法。所谓一病之标本者，如太阳中风桂枝证，先恶寒为本，后发热为标。其阳明热病白虎证，口燥心烦为本，背微恶寒为标。此治本，不治标也。又传经之标本，本太阳病初得病时发其汗，汗先出不彻，因转属阳明，此太阳为本，阳明为标。治以葛根，仍用麻黄，此治标必从本也。又一经之标本，如太阳病头痛、发热、自汗，桂枝证为本病；后六七日不解，而烦渴饮水，邪入膀胱之本，五苓证为标病，此随证治本治标也。又先后之标本者，伤寒医下之，续得下利清谷不止，身疼痛，急当救里；后身疼痛，清便自调，急当救表。先受寒，身疼痛为本病；后误下之，续得下利清谷为标病。先四逆救里治标，后桂枝救表治本也。标本之法略举数条为例，详仲景证治诸法，余可类推。

沈芊绿曰：仲景立论，每经各举其主脉主证，以为一经之提纲。虽病有变迁，而苟未离此经，即不离此主脉主证，其大较也。陈修园曰：六经之为病，仲景各有提纲。太阳以脉浮，头痛项强，恶寒，八字提纲；阳明以胃家实，三字提纲；少阳以口苦、咽干、目眩，六字提纲；太阴以腹满而吐，食不下，自利益甚，时腹自痛，若下之，必胸下结硬，二十三字提纲；少阴以脉微细，但欲寐，六字提纲；厥阴以消渴，气上撞心，心中疼热，饥而不欲食，食则吐蛔，下之利不止，二十四字提纲。以提纲为主，参以论中兼见之证，斯无遁情矣。

陆九芝曰：仲景书本为《伤寒杂病论》，六经提纲，伤寒如此，杂病亦如此。舍此则不能治伤寒，亦不能治杂病。仲景著论之原意，专为救误而作，故每篇中原得之病，与正治之法，不过数条，其余皆属发汗、吐下、温针、火攻等误治后坏病之救逆法也。知此以读论，则节目虽繁而提纲不紊矣。

张令韶曰：夫百病不外乎三因，而三因之中俱各有寒热虚实，不独伤寒为然也。然能明乎伤寒之寒热虚实反复变迁，则百病之寒热虚实了如指掌矣。伤寒虽有三阴三阳之分，肤皮肌腠、胸胁腹胃、脏腑形层之异，大约不外乎寒热虚实四者而已。虚寒之与实热，如冰炭之相反。寒有表寒，有里寒；热有表热，有里热；虚有表虚，有里虚；实有表实，有里实。即寒热之中，有虚寒、实寒、虚热、实热；有上焦热、中下焦寒，有上焦虚、中下焦实；有真寒、真热、真虚、真实；有假寒、假热、假虚、假实；有内真寒而外假热，有内真热而外假寒。是以无论外感六淫，内伤七情，皮毛肌腠，经俞荣卫，膜原脏腑，莫不有虚实寒热之分焉。即《灵》《素》《伤寒》《金匮》千言万语反复辩论，亦不过辨其为寒热虚实而已。任其钩深致远探索精微，总不能出此四者范围之外。《医原》：《伤寒论》一书当分两大段看，前一段为表寒而作，后一段为里寒而作。

张景岳曰：伤寒传变不可以日数为拘，亦不可以次序为拘。如《内经》言一日太阳、二日阳明、三日少阳之类，盖言传经之大概，非谓凡患伤寒者必皆如此也。盖寒邪中人，本无定体。陶节庵云：风寒之初中人也无常，或入于阴，或入于阳，但始太阳终厥阴也。或自太阳始，日传一经，六日至厥阴，邪气衰不传而愈者。亦有不罢再传者，或有间经而传者，或有传至二三经而止者，或有始终只在一经者，或有越经而传者，或有自少阳、阳明而入者，或有初入太阳不作郁热便入少阴而成真阴证者。所以凡治伤寒不可拘泥，但见太阳证便治太阳，但见少阴证便治少阴。但见少阳、阳明证便治少阳、阳明，此活法也。

本论所言三阳三阴之王时，有二义：一则以一日为一周者，六篇所载其病欲解时，从某时至某时上诸节是也；一则以一岁为一周者，《杂病例》所云寸口脉动者因其王时而动，及下节少阳之时阳始生是也。此皆随时随地以候气至之太过与不及，为运气说之有据而可信者也。《素问·天元纪大论》等篇以木、火、土、金、水为五运，从大寒日起，每运主七十二日有奇。厥阴风、少阴热、少阳火、太阴湿、阳明燥、太阳寒为六气，亦从大寒日起，每气司六十日有奇。故五运六气合行而终一岁，周而复始，如环无端，岁岁皆然，是为主运主气。以天干取运，地支取气。天干有十，配合则为五运，地支有十二，对冲则为六气。天气始于甲，地气始于子，天地相合则为甲子。故甲子者，干支之首也。天气终于癸，地气终于亥，天地相合则为癸亥，故癸亥者干支之末也。阴阳相隔，刚柔相须，岁岁递更，君火以明，相火以位。五六相合而七百二十气，凡三十岁为一纪。千四百四十气，凡六十岁而为一周，不及太过斯皆见矣。是为客运客气。司天在泉四间气者，客气之六步也。凡主岁者为司天，位当三之气。司天之下相对者为在泉，位当终之气。司天之左为天之左间，右为天之右间。在泉之左为地之左间，右为地之右间。每岁客气始于司天前二位，乃地之左间，是为初气。以至二气三气，而终于在泉之六气。每气各主一步。然司天通主上半年，在泉通主下半年，故曰岁半已前天气主之，岁半已后地气主之也。此王启玄所补《素问》各篇，以三阴三阳之司天在泉，上下遘临，推步五运六气之太过不及，定其病证治法之说也。王朴庄扩而大之，以三百六十年为一大运，六十年为一大气。五运六气迭乘，满三千六百年为一大周。溯自黄帝命大挠作甲子贞下起元，从下元厥阴风木运始。以厥阴为下元，则少阴为上元，太阴为中元。复以少阳为下元，则阳明为上元，太阳为中元。合前后三元，而配以厥阴、少阴、太阴、少阳、阳明、太阳之六气。于黄帝八年起数，前三十年为厥阴风木司天，后三十年为少阳相火在泉。历三千六百年，至唐昭宗天复三年癸亥，是为一大周。昭宣帝天佑元年六十一甲子又值下元厥阴司天矣。民国十三年为七十八甲子，中元太阳寒水司天也。缪希雍曰：原夫五运六气之说，其起于汉魏之后乎？何者，张仲景，汉末人也，其书不载也；华元化，三国人也，其书亦不载也；前之则越人无其文，后之则叔和鲜其说，予是以知其为后世所撰。无益于治疗而有误于来学，学者宜深辨之。张飞畴曰：张子和云：不读五运六气，检遍方书何济。所以稍涉医理者，动以司运为务。曷知天元纪等篇本非《素问》原文，王氏取阴阳大论补入经中，后世以为古圣格言，孰敢非之，其实无关于医道也。况论中明言时有常位而气无必然，犹谆谆详论者，不过穷究其理而已。纵使胜复有常而政分南北四方有高下之殊，四序有非时之化。百步之内，晴雨不同，千里之外，宣暄各异，岂可一定之法而测非常之变耶？

三阳三阴提纲

太阳篇

太阳者，身体表部躯壳之术语也。《素问·皮部论》：皮有分部，脉有经纪，筋有结络，骨有度量。三阴之表，皮毛、经络、筋骨皆属于太阳，而《内经》分其部之经络、筋肉为三阴三阳，以手足配合脏腑为十二经，统之于督任，盖专针灸治疗取穴而设，其义与此殊。**太阳为开**，见《素问·阴阳离合论》。皮毛汗孔具呼吸吐纳之用，以通畅为常，故曰开。**六元之寒气主治之**。《素问·天元纪大论》：太阳之上，寒气主之，所谓本也。《六微旨大论》：太阳之上，寒气治之。后五篇所引同。万物之初生，皆由天地、阴阳、六元之气化合成形。惟人也，得其全而最灵。既生之后，仍借六气以活动。而人身皮毛汗孔之功用，在发泄内部之热气，吸纳外界之寒气，以调节平均身体之温度。故曰：太阳之上，寒气主之、治之也。夫以脏腑之热度，足以消谷、化水、烁金，使不吸收外界之寒气以济之，能免不焦灼腐烂乎。**其表面与天气相接触，凡风、雨、寒、暑之邪，乘人阳气之虚而外中伤于皮毛，留止经络、筋骨者，皆为太阳病**。《灵枢·五变》：百疾之始期也，必生于风、雨、寒、暑，循毫毛而入腠理，或复还，或留止。**仲景所谓太阳病者，其目有六：中风、伤寒、温病、痉病、中湿、中暍是也**。本论：太阳之为病，脉浮，头项强痛而恶寒。太阳病，发热汗出，恶风脉缓者，名为中风。太阳病或已发热，或未发热，必恶寒，体痛呕逆，脉阴阳俱紧者，名曰伤寒。太阳病，发热而渴，不恶寒者，为温病。太阳病，发热，脉沉而细者，名曰痉。太阳病，关节疼痛而烦，脉沉而细者，此名湿痹。太阳中热者，暍是也，其人汗出恶寒，身热而渴。**以温为伏邪，痉为坏病，湿暍为雨旸之时疾**。《素问·生气通天论》：冬伤于寒，春必病温。《金匮真言论》：冬不藏精，春必病温。本论：太阳病，发汗太多，因致痉。风家，下之则痉。疮家，不可发汗，汗出则痉。**惟中风、伤寒为卒中之病，而无时不有。是以太阳篇中，以二病为提纲也**。《金匮要略》：风中午前，寒中于暮。《平脉法》云：浮则为风，紧则为寒，风则伤卫，寒则伤营。成无己曰：《脉经》云：风伤阳，寒伤阴，卫为阳，营为阴，风为阳，寒为阴，各从其类而伤也。**以解肌发汗为风寒正治之法。**《素问·阴阳应象大论》：其有邪者，渍形以为汗。其在皮者，汗而发之。本论：太阳病，头痛，发热，汗出，恶风，桂枝汤主之。桂枝本为解肌。太阳病，头痛发热，身疼腰痛，骨节疼痛，恶风，无汗而喘者，麻黄汤主之。脉浮者，病在表，可发汗，宜麻黄汤。**顾人气体有虚实之殊，脏腑有寒热之异，或有痰饮、痞气及咽燥、淋、疮、汗、衄之疾，或适当房室、金刃、亡血之余，是虽同为中风、伤寒之候，其治又当从权变之法矣。**桂枝汤治中风之属虚者。若项背强几几，加葛根。喘家作，桂枝汤加厚朴、杏仁与之。若酒客病，不可与桂枝汤。大青龙汤治中风之属实者，脉浮缓，身不疼，但重，乍有轻时，无少阴证者，以此汤发之。麻黄汤治伤寒之属实者。若见烦躁者，大青龙汤主之。若脉微弱，汗出恶风及亡血脉虚，而有少阴证者，皆不可发汗也。伤寒表不解，心下有水气，干呕，发热而咳，或渴，或利，或噎，或小便不利，少腹满，或喘者，小青龙汤主之。伤寒阳脉涩，阴脉弦，法当腹中急痛，先与小建中汤；不差者，与小柴胡汤。伤寒腹满，谵语，寸口脉浮而紧，关上脉弦者，此肝乘脾也，名曰纵，刺期门。伤寒发热恶寒，大渴欲饮水，其腹必满，自汗出，小便不利，寸口脉浮而涩，关上弦急者，此肝乘肺也，名曰横，刺期门。伤寒无大热，口燥渴，心烦，背微恶寒者，白虎加人参汤主之。伤寒胸中有热，胃中有邪气，腹中痛，欲呕者，黄连汤主之。伤寒脉浮滑，此以里有热，表无寒也，白虎汤主之。伤寒脉结促，心动悸者，炙甘草汤主之。此皆伤寒兼有宿疾、痰饮、郁热、劳伤等杂证者之治法也。**太阳与少阴为表里。**见《素问·血气形志》。《皮部论》：皮者，脉之部也。《咳论》：皮毛者，肺之合也。《灵枢·本脏》：三焦膀胱者，腠理毫毛其应也。《五癃津液别》：天暑衣厚则腠理开，故汗出；天寒则腠理闭，气湿不行，水下留于膀胱，则为溺与气。少阴所主经络、毛脉、孙络满布于皮肤之里，故与太阳为表里。且皮毛汗孔与少阴血液循环系统所属呼吸器之肺脏，及泌溺器之肾脏、膀胱同其官能。其呼碳吸氧，吐故纳新同肺脏，排泄水分败质同肾脏、膀胱。而三者之官能互相赞助，故热时汗多则溺少，寒时汗少则溺多，皮毛闭塞而无汗则吸呼频数而喘喝。故仲景列喘咳及小便不利之证治于太阳篇也。**太阳证虚，当温其里之少阴；少阴证实，当攻其表之太阳。**病发热头痛，脉反沉，身体疼痛，当救其里，宜四逆汤。伤寒脉浮紧，不发汗，因致衄者，麻黄汤主之。**凡太阳病而少阴虚者，皆不可发汗也。**《灵枢·营卫生会》：血之与气，异名而同类焉。故夺血者无汗，夺汗者无血。以下诸证，皆不可发汗：尺中脉微，此里虚也；尺中迟者，以荣气不足，血弱故也；咽喉干燥者，淋家，疮家，衄家，亡血家，汗家；病人有寒，胃中冷者；心悸者；渴而下利，小便数者。此皆营卫虚，血少，津液不足故也。设或当汗不汗，至七日以上自愈者，以行其经尽故也。**其郁热内陷，则传属阳明与少阳，随其人阴阳之虚实，有气分、血分之别。**《素问·缪刺论》：夫邪之客于形也，必先舍于皮毛。留而不去，入舍于孙脉。留而不去，入舍于络脉。留而不去，入舍于经脉，内连五脏，散于肠胃，阴阳俱感，五脏乃伤。此邪从皮毛而入极于五脏之次也。太阳病不解，其风寒之邪郁而为热，随其人之表里、虚实、寒热而转属传变。若未经误治，有行其经尽，邪衰正复而自愈者。有阳气重，上迫为衄而解者。有传属阳明，热郁于胃，则为烦渴、懊侬、谵语、不眠等症。热郁于肠，则为腹满或痛而不大便，或挟热下利等症。有传属少阳，热郁于上焦肺膜，则胸满或痛，在心下膈间则为结胸。热郁于中焦肝脾之膜，则为口苦，咽干，胁下痞硬。热郁于下焦之肾膜，则为脐下悸，小便不利；或热结膀胱，或瘀热在里，或热入血室。凡此诸候，皆宜随证施治，不必拘以日数也。**若太阳证未罢者，是为并病。**浅田栗园曰：并者，相并也。二病相齐并者谓之并病。故表先受病，次传于里，而并邪犹在者，名太阳阳明并病。经曰：二阳并病，太阳初得病者，发其汗，汗先出不彻，因转属阳明，续自微汗出不恶寒。若太阳病证不罢者，不可下，下之为逆，如此可小发汗。此虽既传于里，表邪犹在，故先其表而后其里也。又曰：二阳并病，太阳证罢，但发潮热，手足漐漐汗出，大便难而谵语者，下之则愈，宜大承气汤。此俟表邪已解，而后攻其里者也。表证未罢，少阳又病者，名太阳少阳并病。经曰：太阳与少阳并病，头项强痛，或眩冒，时如结胸，心下痞硬者，慎不可发汗，发汗则谵语。又曰：太阳少阳并病，心下硬，颈项强而眩者，慎勿下之。又曰：本太阳病，不解，转入少阳者，胁下硬满，干呕不能食，往来寒热；尚未吐下，脉沉紧者，与小柴胡汤。此以邪在表里间，发汗、吐、下皆非所宜，故唯主清解也。盖合病与并病，虽有缓急之别，于其治法，则无有异焉。**或发汗不彻，则阳气怫郁不得越。**其人烦躁，不知痛处，短气者，更发汗则愈。汗出而喘，无大热者，可与麻杏甘石汤。心下痞硬，呕吐而不利者，大柴胡汤主之。**或发汗过多，则津液越出而亡阳。**有遂漏不止，其人恶风，小便难，四肢微急难以屈伸者。有脉洪大，若形似疟，一日再发者。有大烦渴，脉洪大者。有厥逆、筋惕肉瞤者。有身疼痛，脉沉迟者。有叉手自冒心，心下悸欲得按者。有脐下悸，欲作奔豚者。有腰胀满者。有反恶寒者，虚故也。有不恶寒但热者，实也。有胃中干，烦躁不得眠，欲得饮水者。有脉浮，小便不利，微热，消渴者。有两耳聋，无所闻者。有吐下不止者。有仍发热，心下悸，头眩，身瞤动，振振欲擗地者。有便血者。有成痉者。有额上陷脉急紧，直视不能眴，不得眠者。有寒栗而振者。有恍惚心乱，小便已阴痛者。有胃中冷吐蛔者。**或当汗而反下，则阴虚而邪陷里。**有其气上冲者。有脉促胸满者。有其人恶寒者。有仍头项强痛，翕翕发热，无汗，心下满微痛，小便不利者。有利遂不止，脉促，喘而汗出者。有微喘者，表未解故也。有身热不去，心中结痛者。有心烦腹满，卧起不安者。有身热不去，微烦者。有续得下利清谷不止，身疼痛者。有胁下满痛，面目及身黄，颈项强，小便难者。有呕不止，心下急，郁郁微烦者。有胸满烦惊，小便不利，谵语，一身尽重不可转侧者。有热入于里因作结胸者。有但满不痛而作痞者。有脉紧，咽痛者。有脉弦，两胁拘急者。有脉沉紧，欲呕者。有脉沉滑，协热利者。有脉浮滑，下血者。有渴而口燥烦，小便不利者。有下利日数十行，谷不化，腹中雷鸣，心下痞硬而满，干呕心烦不得安者。有利不止，心下痞硬者。有遂协热而利，利下不止，心下痞硬，表里不解者。**或当汗而反吐，则胃伤而阳气微。**有自汗出，反不恶寒发热，关上脉细数者。有腹中饥，口不能食者。有不喜糜粥，欲食冷食，朝食暮吐者。有不恶寒，又不欲近衣，为内烦者。有引食而反吐者。有心中温温欲吐，胸中痛，大便反溏，腹微满，郁郁微烦者。**或下之后复发汗，或重发汗而复下之，则表里俱虚。**下之后复发汗，有振寒，脉微细者。有昼日烦躁不得眠，夜而安静，脉沉而微，身无大热者。有表里俱虚，其人因致冒者。有心下痞，恶寒者。有大汗之后复下之。有小便不利者，亡津液故也。有汗出而喘，无大热者。有病仍不解，烦躁者。有烦热，胸中窒者。有不大便五六日，舌上干燥而渴，日晡所小有潮热。从心下至少腹硬满而痛不可近，成结胸者。有胸胁满，微结，小便不利，渴而不呕，但头汗出，往来寒热，心烦者。有心下痞，表里俱虚，阴阳气并竭者。**或发汗、吐、下混施，则阴阳气乱。**有心下逆满，气上冲胸，起则头眩，身为振振摇者。有虚烦不得眠，反复颠倒，心中懊憹，若少气，若呕者。有虚烦，脉甚微，心下痞硬，胁下痛，气上冲咽喉，眩冒，经脉动惕，久而成痿者。有解后心下痞硬，噫气不除者。有热结在里，表里俱热，时时恶风，大渴，舌上干燥而烦，欲饮水数升者。**或以火劫发汗，血气流溢失其常度。**有火热入胃，胃中水竭，躁烦，必发谵语，十余日振栗，自下利者。有邪风被火热，血气流溢，失其常度，两阳相熏灼，其身发黄；阳盛则欲衄，阴虚小便难，阴阳俱虚竭，身体则枯燥；但头汗出，齐颈而还，腹满微喘，口干咽烂；或不大便，久则谵语，甚者至哕，手足躁扰，捻衣摸床者。有亡阳必惊狂，卧起不安者。有谵语者。有躁而圊血者。有咽燥唾血者。有焦骨伤筋者。有从腰以下重而痹者。有发奔豚气，从少腹上冲心者。有烦躁者。**或以冷水噀灌，其热被却不得去。**有弥更益烦，肉上栗起，意欲饮水，反不渴者。有寒实结胸无热证者。**种种反逆误治则成坏病，而变证百出矣。故篇中原得之病与正治之法，不过十余条，其余皆斡旋救逆法也。若太阳与阳明或少阳同时俱病者，是为合病。**浅田栗园曰：合者，同也；会也。二病若三病相混同者谓之合病。盖其初感邪，表里同时受病者有之，故设此目以为治法之标准也。若热盛于表而势迫及里，气扰动下奔则为利，上逆则为呕者，名曰太阳阳明合病，以葛根汤或葛根加半夏汤发其表则里随和也。表实里壅，喘而胸满者，亦名太阳阳明合病，以麻黄汤先发其表，然后下之也。若热在表里之间，内壅为下利者，名曰太阳少阳合病，以黄芩汤清热通壅。更呕者，加半夏、生姜治之也。若下利，脉滑而数者，名曰阳明少阳合病。以大承气汤去其实也。腹满身重，难以转侧，口不仁而面垢，谵语，遗尿，若自汗出者，名曰三阳合病，此以其邪炽于三阳，不宜发汗，亦不可下，故以白虎汤清肃之也。是皆治合病之要领也。张兼善曰：凡合病者皆下利，各从外证以别焉。夫太阳病，头项痛，腰脊强；阳明病，目疼鼻干，不得卧；少阳病，胸胁痛，耳聋。凡遇两经病证齐见而下利者，曰合病也。虽然，但见一证便是，不必悉具。**他如太阴所主之肌肉、脂肪，少阴所主之经络、营卫，厥阴所主之神经、骨髓，皆分布充填于太阳部位。是以三阴表证之治法亦见于太阳篇也。**如四逆汤、桂枝人参汤、干姜附子汤、芍药甘草附子汤、茯苓四逆汤、真武汤等证治。**盖人身表里阴阳相维，气血联贯。一部分失和，余体未有不受直接或间接之传属者。病情百变，苟不审其标本而施治，鲜有不释邪攻正，反乱大经者。**因提纲挈领而述此篇，聊作读论之关键。

阳明篇

阳明者，躯壳之内，水谷道路，始于口而终于二阴，六腑部位之术语也。《灵枢·阴阳系日月》：两火并合，故为阳明。《肠胃》篇：谷所从出入、浅深、远近、长短之度。唇至齿，长九分。口度二寸半。齿以后至会厌，深三寸半，大容五合。舌重十两，长七寸，广二寸半。咽门重十两，广一寸半，至胃长一尺六寸。胃纡曲屈，伸之，长二尺六寸，大一尺五寸，径五寸，大容三斗五升。小肠后附脊，左环回周迭积，其注于回肠者，外附于脐上，回运环十六曲，大二寸半，径八分分之少半，长三丈二尺。回肠当脐，左环回周叶积而下，回运环反十六曲，大四寸，径一寸寸之少半，长二丈一尺。广肠傅脊，以受回肠，左环叶脊，上下辟，大八寸，径二寸半之大半，长二尺八寸。肠胃所入至所出，长六丈四寸四分。《营卫生会》：上焦出于胃上口，并咽以上贯膈而布胸中。中焦亦并胃中，出上焦之后，此所受气者，泌糟粕，蒸津液，化其精微，上注于肺脉，乃化而为血，以奉生身，莫贵于此，故独得行于经隧，命曰营气。下焦者，别回肠，注于膀胱而渗入焉。故水谷者常并居于胃中，成糟粕，而俱下于大肠，而成下焦，渗而俱下，济泌别汁，循下焦而渗入膀胱焉。《本脏》：六腑者，所以化水谷而行津液者也。《素问·六节藏象论》：胃、大肠、小肠、三焦、膀胱名曰器，能化糟粕，转味而入出者也。《难经》第三十五难：小肠者，受盛之腑也。大肠者，传泻行道之腑也。胆者，清净之腑也。胃者，水谷之腑也。膀胱者，津液之腑也。小肠谓赤肠，大肠谓白肠，胆谓青肠，胃谓黄肠，膀胱谓黑肠，下焦之所治也。本论列口苦及黄疸、小便不利之证治于阳明篇者以此。**阳明为阖**，《难经》第四十四难：七冲门何在？然：唇为飞门，齿为户门，会厌为吸门，胃为贲门，太仓下口为幽门，大肠小肠会为阑门，下极为魄门。阳明之官能主吸纳水谷之精微以养身，七门以闭为常，故曰阖。**六元之燥气主治之。**水谷乳糜经肠胃而成糟粕者，由阳明燥气之所化也。若燥气太过，则大便硬，燥气不及则便溏泄。**凡食饮不节，起居不时，六腑失和者，皆为阳明病。**《素问·阴阳应象大论》：水谷之寒热，感则害于六腑。《太阴阳明论》：阴者，地气也，主内。故食饮不节，起居不时者，阴受之。**其受病之部有口、**张路玉《千金方衍义》：齿者，骨之余，属肾，而实阳明所司。本论：阳明病，口燥，但欲漱水，不欲咽者，此必衄。三阳合病，口不仁，面垢。阳明病，渴欲饮水，口干舌燥者，白虎加人参汤主之。**咽、**《灵枢·忧恚无言》：咽喉者，水谷之道也。《素问·太阴阳明论》：咽主地气。本论：阳明病，但头眩，不恶寒，故能食；若咳者，其人必咽痛，不咳者，咽不痛。《伤寒论本旨》：阳明中风，口苦咽干，以热由胃上咽而至口，不涉于肝，故无目眩，与少阳以此为辨。**上脘、**《灵枢·四时气》：饮食不下，膈塞不通，邪在胃脘。在上脘则抑而下之，在下脘则散而去之。本论：宿食在上脘者，法当吐之，宜瓜蒂散。**胃、**《灵枢·平人绝谷》：胃大一尺五寸，径五寸，长二尺六寸，横屈受水谷三斗五升。其中之谷常留二斗，水一斗五升而满。上焦泄气，出其精微，慓悍滑疾。下焦下溉诸肠。《素问·五脏别论》：胃者，水谷之海，六腑之大源也。五味入口，藏于胃，以养五脏气。《逆调论》：不得卧而息有音者，是阳明之逆也。足三阳者下行，今逆而上行，故息有音也。阳明者，胃脉也。胃者，六腑之海也，其气亦下行。阳明逆不得从其道，故不得卧也。《下经》曰：胃不和则卧不安，此之谓也。按：胃及主宰言语之神经，其中枢皆在延髓。胃有宿食而气不和，卧时大脑虽休息，其延髓受直接之感触，而发无意识之言语，所谓谵语也。本论：阳明之为病，胃家实是也。阳明病，不吐不下，心烦者，可与调胃承气汤。寸口脉数而滑者，此为有宿食也。阳明病，胃中虚冷，不能食者，不可与水饮之，饮则必哕。食谷欲呕者，属阳明也，吴茱萸汤主之。**下脘、**《灵枢·胀论》：胃者，太仓也。咽喉小肠者，传送也。胃之五窍者，闾里门户也。廉泉玉英者，津液之道也。胃下脘，近世生理学谓之十二指肠。胃五窍者，上通咽为贲门，下通小肠为幽门，余三窍则傍通胆、脾及三焦也。**胆腑、**《难经》第四十二难：胆在肝之短叶间，重三两三铢，盛精汁三合。《灵枢·四时气》：邪在胆，逆在胃。胆液泄则口苦，胃气逆则呕苦，故曰呕胆。本论：阳明中风，口苦咽干，腹满微喘，发热恶寒，脉浮而缓，若下之，则腹满、小便难也。阳明病，脉浮而大，咽燥口苦，腹满而喘，发热汗出，不恶寒，反恶热，身重，不可汗、下、温针。心中懊憹，舌上苔者，栀子豉汤主之。阳明病，脉迟，食难用饱，饱则微烦头眩，必小便难，此欲作谷疸。阳明病，但头汗出，身无汗，小便不利，渴引水浆者，此为瘀热在里，身必发黄，茵陈蒿汤主之。口苦、黄疸皆胆病，以瘀热在里之胃下脘，致胆液溢于胃而上逆则为口苦，溢于里由太阴而传于身表则为黄疸。**脾、膏，**《难经》第四十二难：脾重二斤三两，扁广三寸，长五寸。有散膏半斤，主裹血，温五脏，主藏意。《素问·太阴阳明论》：脾脏者，常著胃土之精也。脾与胃以膜相连耳，而能为之行其津液。本论：太阳阳明者，脾约是也。趺阳脉浮而涩，浮则胃气强，涩则小便数，浮涩相搏，大便则难，其脾为约，麻子仁丸主之。散膏，近世生理学名膵脏，又名腹唾腺，其津液即膵液也，以其味甘，故曰土之精。**小肠**、《灵枢·平人绝谷》：小肠大二寸半，径八分分之少半，长三丈二尺，受谷二斗四升，水六升三合合之大半，《素问·灵兰秘典论》：小肠者，受盛之官，化物出焉。《举痛论》：寒气客于小肠，小肠不得成聚，故后泄腹痛矣。热气留于小肠，肠中痛，瘅热焦渴，则坚干不得出，故痛而闭不通矣。本论：阳明病脉实，若腹大满不通者，可与小承气汤微和胃气，勿令大泄下。阳明病，谵语，发潮热，脉滑而疾者，小承气汤主之。阳明病，脉浮而迟，表热里寒，下利清谷者，四逆汤主之。夫病人腹痛绕脐，此为阳明风冷，谷气不行，若反下之，心下则痞，当温之，宜四逆汤。**大肠**、《灵枢·平人绝谷》：回肠大四寸，径一寸寸之少半，长二丈一尺。受谷一斗，水七升半。《素问·灵兰秘典论》：大肠者，传道之官，变化出焉。本论：阳明病，脉实，手足濈然汗出者，此大便已硬也，大承气汤主之。阳明病，潮热，大便微硬者，可与大承气汤。阳明病，谵语，有潮热，反不能食者，胃中必有燥屎五六枚也，若能食者，但硬尔，宜大承气汤下之。病人不大便五六日，绕脐痛，烦躁，发作有时者，此有燥屎，故使不大便也。病人小便不利，大便乍难乍易，时有微热，喘息不得卧者，有燥屎也，宜大承气汤。**广肠**、《灵枢·平人绝谷》：广肠大八寸，径二寸寸之大半，长二尺八寸，受谷九升三合八分合之一。《素问·五脏别论》：魄门亦为五脏使，水谷不得久藏。本论：阳明病，自汗出，若发汗，小便自利者，此为津液内竭，虽硬不可攻之，当须自欲大便，宜蜜煎导而通之；若土瓜根及大猪胆汁，皆可为导。大肠以下至肛门，受秽滓之处，俗名直肠，以其最广，故曰广肠。**三焦**、《难经》第三十一难：三焦者，水谷之道路，气之所终始也。上焦者，在心下下鬲，在胃上口，主内而不出。中焦者，在胃中脘，不上不下，主腐熟水谷。下焦者，当膀胱上口，主分别清浊，主出而不内，以传导也。《素问·灵兰秘典论》：三焦者，决渎之官，水道出焉。《灵枢·四时气》：小腹痛肿，不得小便，邪在三焦。本论：阳明病，脉浮发热，渴欲饮水，小便不利者，猪苓汤主之。阳明病，膈下硬满，不大便而呕，舌上白苔者，可与小柴胡汤。上焦得通，津液得下，胃气因和，身濈然汗出而解也。**膀胱**《难经》：膀胱重九两二铢，纵广九寸，盛溺九升九合。《素问·灵兰秘典论》：膀胱者，州都之官，津液藏焉，气化则能出矣。《厥论》：前阴者，宗筋之所聚，太阴阳明之所合也。《宣明五气论》：膀胱不利为癃，不约为遗溺。本论：太阳病转属阳明，渴而饮水，小便不利者，宜五苓散。夫病脉沉，渴欲饮水，小便不利者，后必发黄。**之别。其致病之因，有太阳阳明**、《素问·皮部论》：百病之始生也，必先于皮毛，邪中之，则腠理开，开则入客于络脉，留而不去传入于经，留而不去传入于腑，禀于肠胃。本论：太阳阳明者，脾约是也。太阳病，若发汗，若下，若利小便，此亡津液，胃中干燥，因转属阳明。不更衣内实，大便难者，此名阳明也。阳明病，脉迟，汗出多，微恶寒者，表未解也，可发汗，宜桂枝汤。阳明病，脉浮，无汗而喘者，发汗则愈，宜麻黄汤。太阳病二日，发汗不解，蒸蒸发热者，属阳明也，调胃承气汤主之。太阳病，若吐，若下，若发汗后，微烦，小便数，大便因硬者，与小承气汤和之愈。二阳并病，太阳证罢，但发潮热，手足漐漐汗出，大便难而谵语者，下之则愈，宜大承气汤。**正阳阳明**、《素问·痹论》：饮食自倍，肠胃乃伤。本论：榖饪之邪从口入者，宿食也。正阳阳明者，胃家实是也。阳明病，发热十余日，脉浮而数，腹满饮食如故者，厚朴七物汤主之。寸口脉浮而大，按之反涩，尺中亦微而涩，故知其有宿食也，大承气汤主之。寸口脉数而滑者，此为有宿食也。**少阳阳明之殊**。《素问·太阴阳明论》：阴者，地气也，主内。阴道虚，食饮不节，起居不时者，阴受之。阴受之，则入五脏。入五脏，则瞋满闭塞，下为飧泄，久为肠澼。本论：少阳阳明者，发汗利小便已，胃中燥烦实，大便难是也。阳明病，发潮热，大便溏，小便自可，胸胁满不去者，与小柴胡汤。病人烦热，汗出则解，又如疟状，日晡所发热者，属阳明也。脉实者，宜下之；脉浮大者，宜发汗。下之，与大承气汤；发汗，宜桂枝汤。按：此节证，下之当与大柴胡汤，发汗当与柴胡加桂枝汤。疟后痢，盖即少阳阳明。大便难，盖即肠澼里急也。**而仲景以胃家实为阳明病之提纲，以攻下为治之正法**。《素问·五脏别论》：六腑者，传化物而不藏，故实而不能满也。所以然者，水谷入口，则胃实而肠虚，食下则肠实而胃虚，故曰实而不满，满而不实也。《逆调论》：阳明其气下行。《阴阳应象大论》：其下者引而竭之，中满者泻之于内。阳明病之实邪，有在胃在肠之殊，是以承气汤有调胃、小、大之分。**阳明与太阴为表里**，以太阴所主之脂肪，充积于肠胃之里也。**阳明虚，当温其里之太阴；太阴实，当泄其表之阳明**。吴茱萸汤、四逆汤、理中汤、附子粳米汤、大建中汤、大黄附子细辛汤，皆所以温阳明胃气之虚；三承气汤，皆所以泄太阴腐秽之实。**而其间又有虚实交错，表里并病，故有宜下者**，阳明病，脉实，虽汗出而不恶热者，其身必重，短气，腹满而喘，有潮热者，此外欲解，可攻里，手足漐然汗出者，此大便已硬也，大承气汤主之。**有当下而尚未可下者**，阳明病，若汗多，微发热恶寒者，外未解也，其热不潮，未可与承气汤；若腹大满不通者，可与小承气汤微和胃气，勿令大泄下。阳明病，潮热，大便微硬者，可与大承气汤，不硬者，不可与之。若不大便六、七日，恐有燥屎，欲知之法，少与小承气汤，汤入腹中，转矢气者，此有燥屎也，乃可攻之；若不转矢气者，此但初头硬，后必溏，不可攻之，攻之必胀满不能食也。**有当急下者**，伤寒六七日，目中不了了，睛不和，无表里证，大便难，身微热者，此为实也，急下之，宜大承气汤。阳明病，发热汗多者，急下之，宜大承气汤。发汗不解，腹满痛者，急下之，宜大承气汤。**有不可下者**。阳明中风，口苦咽干，腹满微喘，发热恶寒，脉浮而缓，若下之则腹满，小便难也。伤寒呕多，虽有阳明证，不可攻之。阳明证，心下硬满者，不可攻之；攻之利遂不止者，死。阳明证，眼合色赤，不可攻之；攻之必发热色黄者，小便不利也。**失治则成坏病，涉于厥阴则发谵语**。《素问·热论》：阳明与太阴俱病，则腹满，身热，不欲食，谵言。王启玄曰：谵言，谓妄谬而不次也。谵言即本论之谵语。盖肠胃之里之神经病，由胃气不和之所致，而有虚实之辨、生死之殊。有阳明病发汗多，若重发汗以亡其阳谵语者。有伤寒若吐若下后不解，不大便五六日至十余日发热谵语者。有阳明病，其人多汗，以津液外出，胃中燥，大便硬谵语者。有阳明病，热入血室，下血谵语者。有阳明病，燥屎在胃中，此为实，汗出谵语者。有三阳合病，发汗则谵语遗尿者。有二阳并病，太阳证罢，但发潮热，手足漐漐汗出，大便难而谵语者。谵语为胃实之证，宜下。故脉滑疾则生，脉短则死也。**热瘀少阴，则为蓄血**。肠胃里之经络病，有热郁于上，脉浮发热，口干鼻燥，能食而衄者。有热入血室，下血谵语，但头汗出者。有久瘀血，令人喜忘，屎虽硬，大便反易，其色必黑者。有发热脉数，合热则消谷善饥，至六七日不大便，有瘀血者。有协热而便脓血者。**系在太阴，则为谷疸**。《素问·通评虚实论》：黄疸久逆之所生也。本论：伤寒，脉浮而缓，手足自温者，系在太阴。太阴当发身黄，若小便自利者，不能发黄，至七八日，大便硬者，为阳明病也。阳明病，脉迟，食难用饱，饱则微烦头眩，必小便难，此欲作谷疸。阳明病，无汗，小便不利，心中懊憹者，身必发黄。阳明病，但头汗出，身无汗，小便不利，渴引水浆者，此为瘀热在里，身必发黄。黄疸为湿热瘀于阳明之里，致胆液溢于太阴，由淋巴腺传播于身体表部之肌肉也。**此皆误治久逆之所变，当随其脉证而救治之也**。

少阳篇

少阳者。躯壳之内，肠胃之外，五脏膜原，三焦部位之术语。《素问·疟论》：热气盛，藏于皮肤之内，肠胃之外，此荣气之所舍也。又曰：由邪气内薄于五脏，横连募原也。《灵枢·本输》：肺合大肠，心合小肠，肝合胆，脾合胃，肾合膀胱。少阳属肾，肾上连肺，故将两脏。三焦者，中渎之腑也，水道出焉，属膀胱，是孤之腑也，是六腑之所与合者。《营卫生会》：上焦如雾，中焦如沤，下焦如渎。魏念庭曰：三焦者，无形而以躯壳为郭郭，是躯壳即其形也。本一气而分三，亦以躯壳之上、中、下分之也。肺与心居上焦之中，肝、胆、脾、胃俱居中焦之中，肾与大小肠、膀胱居下焦之中。上、中二焦分界处，有上连心主包络之大膜为护卫。中、下二焦分界处，有傍连两胁下，后连脊骨，辅裹肾之脂膜为周布。截然三界，原有天、人、地之义也。

至上焦如雾、中焦如沤、下焦如渎之说，正于无形中取象也。如雾者，拟之天气之正象，论人身温热之气浮而上也。如沤者，气在水上，论人身中段气在血中之象也。如渎者，气凝于血中，如水之在地而水中莫非气也。**少阳为枢**，少阳居半表半里之位，其气内外贯通，上下交流，而五脏内阅于七窍，具开阖出入之官能，故为枢。**六元之火气主治之。**《素问·天元纪大论》：少阳之上，火气主之，君火以明，相火以位。《五运行大论》：火游行其间。《解精微论》：一水不能胜五火，故目眦盲。王启玄曰：眦，视也。一水目也，五火，谓五脏之厥阳也。火者，人身元气之一，其位有君有相，游行于三焦之间，分寓于五脏之中，故有二火、五火之称。少阴为君火，属阳而寓于心。少阳为相火，属阴而寄于肝肾。三焦气和，则君火以明，相火以位，腠理通畅，津液蒸腾。若君火失明，相火气胜，则阴火上逆而为病。如少阳病之胁下痞硬，心烦喜呕，口苦，咽干，目眩，两耳无所闻，目赤，皆其候也。**其受病之部，有上焦、上焦主横膈膜以上之病**，仲景以口苦，咽干，目眩，两耳无所闻，目赤，头痛等证为候。**中焦、**中焦主膈下脐上之病，仲景以往来寒热，胸胁苦满，默默不欲饮食，心烦喜呕，腹中痛，胁下痞硬，心下悸等证为候。**下焦、**下焦主脐下少腹之病，仲景以小便不利，热结在里，呕吐不利等证为候。**及半表半里之分。其半表则由腠理外通于太阳，其半里则由膜原内通于阳明。**《素问·阴阳应象大论》：清阳发腠理。王启玄曰：腠理，谓渗泄之门。本论：腠者，是三焦通会元真之处，为血气所注。理者，是皮肤、脏腑之文理也。人身皮毛内之肥肉为肌肉。肥肉里，瘦肉外，夹缝中之油纲名腠理。**其五脏之气，外合于六腑，上通于七窍，下通于二阴。**《素问·金匮真言论》：肝开窍于目，心开窍于耳，脾开窍于口，肺开窍于鼻，肾开窍于二阴。**凡皮肤外感风寒，或肠胃内伤食饮，失治而传入半表半里，内薄五脏膜原，致三焦之气失和者，皆为少阳病。**《素问·缪刺论》：夫邪之客于形也，必先舍于皮毛，留而不去，舍于孙脉，留而不去，入舍于络脉，留而不去，入舍于经脉，内连五脏，散于肠胃，阴阳俱感，五脏乃伤，此邪之从皮毛而入，极于五脏之次也。《阴阳应象大论》：故善治者治皮毛，其次治肌肤，其次治筋脉，其次治六腑，其次治五脏。治五脏者，半死半生也。结胸、脏结有死证者以此。**少阳居表里之间，当肓膜之处，外不及于皮肤，内不及于肠胃。汗之而不从表解，下之而不从里出，故有发汗、吐、下、温针之禁。特立小柴胡汤为和解表里正治之法。**伤寒五六日，中风，往来寒热，胸胁苦满，嘿嘿不欲饮食，心烦喜呕，或胸中烦而不呕，或渴，或腹中痛，或胁下痞硬，或心下悸，小便不利，或不渴，身有微热而咳者，小柴胡汤主之。伤寒与中风，有柴胡证，但见一证便是，不必悉具。陆九芝曰：三阳以少阳为枢，柴胡为转枢之用。小柴胡一方就本经言，柴胡但主表，黄芩乃主半里。就六经言，柴、芩但主半表，参、草乃主半里。病至少阳，无不郁火而津液涸少，小柴胡汤所以升清降浊，调和表里，泻郁火，生津液也。汗、吐、下、温针之治，皆伤津液，故以为禁。**其或未离太阳之表，则宜兼汗。或已属阳明之里，则须兼下。是以有和解而兼汗、下权变之法。**小柴胡汤证以往来寒热为候，若身有微热恶寒者，为未离太阳，小柴胡汤加桂枝微汗之，或柴胡桂枝汤主之。若潮热不恶寒者，为已属阳明，小柴胡汤加芒硝微下之，或大柴胡汤主之。其有胸胁痞满，心下痞硬，呕噫下利等证，皆少阳之坏病。而泻心汤、半夏泻心汤、生姜泻心汤、甘草泻心汤、旋覆代赭汤、黄芩汤、黄连汤等，亦皆小柴胡汤之变方也。**其证治详见于太阳、阳明二篇，故少阳篇中略提其纲而已。**温病是冬时皮肤受寒，邪气由腠理而传入三焦膜原，至春时天地之阳气外发，其病应之而起，是为伏气之病。温疟亦与温病同源，此邪之由太阳间接而传及少阳者也。疫病是天地之戾气，有五尸之异，四时皆有，其邪由鼻吸入于肺膜，传于三焦膜原，由腠理而达于身表。《素问·阴阳应象大论》云：天之邪气，感则害人五脏。《遗篇》所谓五疫之起皆易感人，无问大小，其状皆同，此少阳直中之邪，所谓天牝从来者也。其治法当于杂病中求之。**少阳与厥阴为表里，**少阳部位之神经皆属自和，不能随意而运动不休。如心之鼓动，肺之呼吸，肝、脾之生血，肾之泌溺是也。而五脏常内阅于上七窍，故三阳之病觉以少阳为最多。如口之苦、咽之干、目之眩、耳之无闻等，皆少阳实热之证。若夫厥逆、下利、寒疝等虚寒之证，则当求之于厥阴篇也。**少阳虚，当温其里之厥阴；厥阴实，当泻其表之少阳。神而明之，存乎其人。此仲景三阳三阴篇，表里、虚实、寒热，错综变化中不易之例也。**

太阴篇

太阴者，荣养系统之术语。其气则荣卫、津液，其质则肌肉、脂膏，皆其所属也。《素问·六节藏象论》：天食人以五气，地食人以五味。五气入鼻，藏于心肺，上使五色修明，音声能彰；五味入口，藏于肠胃，味有所藏，以养五气，气和而生，津液相成，神乃自生。《经脉别论》：食气入胃，散精于肝，淫气于筋。食气入胃，浊气归心，淫精于脉；脉气流经，经气归于肺；肺朝百脉，输精于皮毛。毛脉合精，行气于腑；腑精神明，留于四脏，气归于权衡。饮入于胃，游溢精气，上输于脾；脾气散精，上归于肺；通调水道，下输膀胱；水精四布，五经并行。《痹论》：荣者，水谷之精气也，和调于五脏，洒陈于六腑，乃能入于脉也，故循脉上下，贯五脏，络六腑也。卫者，水谷之悍气也，其气慓疾滑利，不能入于脉也，故循皮肤之中，分肉之间，熏于肓膜，散于胸腹。《灵枢·邪客》：五谷入于胃也，其糟粕、津液、宗气分为三隧。故宗气积于胸中，出于喉咙，以贯心脉，而行呼吸焉。荣气者，泌其津液，注之于脉，化以为血，以荣四末，内注五脏六腑，以应刻数焉。卫气者，出其悍气之慓疾，而先行于四末分肉皮肤之间而不休者也。昼日行于阳，夜行于阴。《五癃津液别》：水谷皆入于口，其味有五，各注其海，津液各走其道。故三焦出气，以温肌肉，充皮肤，为其津；其流而不行者，为液。五谷之津液和合而为膏者，内渗入于骨空，补益脑髓。人之所赖以生者，天气与水谷。天气入鼻，由肺而传于周身；水谷入口至胃，由脾行其精气津液。近世生理学谓之淋巴液，其精气曰淋巴球，入脾化为白血球，入肝化为赤血球，为荣养人身之要素，故曰荣气。卫气即脂膏中津液，其气之盛衰，上应月光之盈虚，以其为卫护人身之要素，故曰卫气。荣养系统之在阳明部位者曰乳糜腺，在少阳部位者曰淋巴腺，在太阳部位者曰脂肪腺。**太阴为开**，太阴荣养系统，主为阳明行其精、气、津液，故曰开。**六元之湿气主治之。**《素问·阴阳应象大论》：湿盛则濡泄。王启玄曰：湿盛则内攻于脾胃，脾胃受湿则水谷不分，水谷相合，故大肠传道而注泻也。以湿内盛而泻，故谓之濡泻。**凡内伤外感失治，而致荣养系统元气之湿不平者，皆为太阴病。随其脏腑阴阳之偏，而有虚实寒热之分。**湿之质即水也。肺为水之上源，湿郁于里则化而为痰。太阴之为病，腹满而吐。《解惑论》谓此吐当是吐痰。《素问·生气通天论》云：秋伤于湿，上逆而咳，发为痿厥是也。湿淫于表，则为风水。《素问·水热穴论》云：其本在肾，其末在肺，皆积水也。脾主为胃行津液而恶湿，若湿盛而郁于阳明部分则为自利，若挟胆液而瘀热外发于太阳部分则为黄疸。《灵枢·决气》云：津脱者，腠理开，汗大泄；液脱者，骨属屈伸不利，色夭，脑髓消，胫酸，耳数鸣。《素问·至真要大论》云：诸痉项强，皆属于湿。本论云：太阳病，发汗太多，因致痉。风病，下之则痉。此皆伤元气之湿，证治当求诸杂病者也。**太阴与阳明为表里，太阴实即是阳明病，阳明虚即是太阴病。**陆九芝曰：太阴、阳明同居中土，太阴脾为阴道虚，阳明胃为阳道实，故同一腹痛也。满而时痛者属脾，满而大实痛者属胃。在胃则宜大小承气、栀子厚朴枳实汤。在脾则宜理中、四逆、厚朴生姜半夏人参汤，间有用大黄芍药者。同一发黄也，其黄色之瘀晦者属脾，为阴黄；其黄色之鲜明者属胃，为阳黄。治阳黄宜栀子柏皮汤、茵陈蒿汤；治阴黄宜理中汤、四逆汤，间有用麻黄连翘者。同一格吐也，朝食暮吐为脾寒格，食入即吐为胃热格。治热格，宜泻心汤、干姜黄芩人参汤；治寒格，宜附子理中汤、厚朴生姜半夏人参汤。病名则同，病本则异。总之，胃属阳，脾属阴；胃为腑，脾为脏；胃司纳，脾司输；胃恶燥，脾恶湿；胃喜降，脾喜升；胃宜通，脾宜补。其所以不同之故，可以对待而观，即可以反观而得。况胃病之脉必大，或浮而促，脾病之脉必弱，或沉而细，尤其不可强同者耶。浅田栗园曰：阳明篇曰不能食名中寒，曰欲作固瘕，曰攻其热必哕，曰欲作谷疸，曰饮水则哕，曰食谷欲呕，曰寒湿在里，此皆转系太阴者。可见太阴、阳明殆同其局，而虚实一转，互相变也。**故仲景以腹满而吐，食不下，自利益甚，时腹自痛为提纲。**本论：呕吐而利，名曰霍乱，其病为阳明卒中之邪，与此异。**而著胃气弱，不可下之禁。其湿郁于阳明部位者，属虚寒，而自利不渴，宜理中、四逆辈以温其脏，此正治**

法也。自利不渴者属太阴，以其脏有寒故也，当温之，宜服理中、四逆辈。**伤寒瘀热在里，胆液横溢，系在太阴，湿淫于太阳部位者，身当发黄。**以其属脾家实，而证治见于阳明篇。伤寒，脉浮而缓，手足自温者，系在太阴，太阴当发身黄，若小便自利者，不能发黄。至七八日，虽暴烦，下利日十余行，必自止，以脾家实，腐秽当去故也。**太阳病误下，因而腹满时痛，或下利者，此邪陷少阳部位，当审其半表半里之虚实，而和解之。**本太阳病，医反下之，因而腹满时痛者，属太阴也，桂枝加芍药汤主之；大实痛者，桂枝加大黄汤主之。**辨其标本之先后，而分治之。**伤寒，医下之，续得下利清谷不止，身疼痛者，急当救里；后身疼痛，清便自调者，急当救表。救里宜四逆汤，救表宜桂枝汤。太阴病，脉浮者，可发汗，宜桂枝汤。以桂枝汤本为解肌故也。**此皆权变救逆法也。**三阳部位，各有区域，三阴质体分布全身，是以三阴篇皆有表证、里证、半表半里证，而三阳篇亦各错综互列三阴证也。

少阴篇

　　少阴者，血脉循环系统之术语，五脏皆其机官，经络毛脉皆其所属也。《灵枢·决气》：中焦受气取汁，变化而赤是谓血。壅遏荣气令无所避，是谓脉。《本神》：五脏主藏精者也。肝藏血，血舍魂；脾藏荣，荣舍意；心藏脉，脉舍神；肺藏气，气舍魄；肾藏精，精舍志。《痈疽》：肠胃受谷，上焦出气，以温分肉，而养骨节，通腠理。中焦出气如露，上注溪谷，而渗孙脉，津液和调，变化而赤为血。血和则孙脉先满溢，乃注于络脉，皆盈，乃注于经脉。阴阳已张，因息乃行，行有经纪，周有道理，与天合同，不得休止。肝脾二脏为生血器，心脏为发动器，是循环系统之中枢；肺脏为气息推陈致新滤清器；肾脏为泌溺及化精器。魂魄神意志，是五脏神经之官能。经络为血液运输之道路。毛脉孙络为血液散布之竟委。人身气血调和，水火既济则无病。而气血之调和，水火之既济者，全赖血脉循环之作用。其中有所瘀而不行，致肾水不上升则烦，心火不下降则躁。而渴衄咽痛，下利清谷，小便色白等证作矣。《内经》以心肾属之少阴，而本论少阴篇中多心肾之证者以此。**少阴为枢，**水谷之精气由荣养系统经脾肝二脏而化为血液，外以充肌温肤，内以化精养神，上下周流，循环不息，而居太阴厥阴之间，故为枢。**六元之热气主治之。**《素问·离合真邪论》：真气者，经气也。热者，人身之阳气。其原生于经气之运动，血液之养化。而皮肤有调节体温之能，故少阴之热与太阳之寒相对待。**以五脏之官能，分为四部。曰呼吸空气滤清血液器，鼻窍，**《灵枢·荣气》：究于畜门（注：鼻之外窍也）。《脉度》：肺气通于鼻，肺和则鼻能知臭香矣。本论：少阴病，但厥无汗而强发之，必动其血或从鼻出。**咽喉，**《灵枢·忧恚无言》：喉咙者，气之所以上下也。会厌者，音声之户也。口唇者，音声之扇也。舌者，音声之机也。悬雍垂者，音声之关也。颃颡者，分气之所泄也。横骨者，神气所使，主发舌者也。足之少阴，上系于舌，络于横骨，终于会厌。《邪客》：宗气积于胸中，出于喉咙，以贯心脉而行呼吸焉。本论：病人脉阴阳俱紧，反汗出者，亡阳也。此属少阴，法当咽痛而复吐利。少阴病，下利咽痛，胸满心烦者，猪肤汤主之。少阴病二三日，咽中痛者，可与甘草汤；不差，与桔梗汤。少阴病，咽中伤，生疮，痛引喉旁，不能语言，声不出者，苦酒汤主之。少阴病，咽中痛，脉反浮者，半夏散及汤主之。少阴病，下利清谷，里寒外热，手足厥逆，脉微欲绝，或咽痛者，通脉四逆汤主之。**肺脏**，《难经》：肺重三斤三两，六叶二耳，凡八叶，主藏魄。《素问·痿论》：肺者，脏之长也，为心之盖也。《灵枢·荣卫生会》：人受气于谷，谷入于胃，以传于肺，五脏六腑皆以受气，其清者为荣，浊者为卫，荣在脉中，卫在脉外，荣周不休，五十而复大会。阴阳相贯，如环无端。《荣气》：荣气之道，内谷为宝。谷入于胃，乃传之肺，流溢于中，布散于外，精专者行于经隧，常荣无已，终而复始，是谓天地之纪。《五味》：谷始入于胃，其精微者，先出于胃之两焦，以溉五脏，别出两行，荣卫之道。其大气之抟而不行者，积于胸中，命曰气海，出于肺，循喉咽，故呼则出，吸则入。天地之精气，其大数常出三入一，故谷不入，半日则气衰，一日则气少矣。本论：少阴病，咳而下利，谵语者，被火气劫故也。少阴病，有水气，其人或咳，真武汤主之。少阴病，四逆，其人或咳，四逆散主之。少阴病六七日，息高者死。**膈膜，是也**。少阴病，若膈上有寒饮，干呕者，不可吐也，当温之，宜四逆汤。**曰荣气化血运行器，脾脏**，《难经》：脾重二斤三两，扁广三寸长五寸，有散膏半斤。主裹血，温五脏，主藏意。《素问·奇病论》：五味入口，藏于胃，脾为之行其精气津液。《灵枢·本神》：脾藏荣，荣舍意。《邪客》：荣气者，泌其津液，注之于脉，化以为血，以荣四末，内注五脏六腑，以应刻数焉。本论：少阴病，下利，若利自止，恶寒而蜷卧，手足温者，可治。少阴病，恶寒，身蜷而利，手足厥冷者，不治。少阴病，吐利，躁烦四逆者，死。少阴病，四逆，泄利下重者，四逆散主之。以上少阴病下利，皆以手足之温冷，候脾气之盛衰，以脾主四肢故也。**肝脏**，《难经》：肝重二斤四两，左三叶，右四叶，凡七叶，主藏魂。《素问·五脏生成》：人卧血归于肝，肝受血而能视。《灵枢·本神》：肝藏血，血舍魂。本论：少阴病，得之二三日以上，心中烦，不得卧者，黄连阿胶汤主之。少阴病，脉微细沉，但欲卧，汗出不烦，自欲吐。至五六日，自利，复烦躁不得卧寐者，死。少阴病本但欲寐，以血虚肝失所养，魂不守舍，则见不得卧寐之证矣。**心脏**，《难经》：心重十二两，中有七孔三毛，盛精汁三合，主藏神。《素问·五脏生成》：诸血者，皆属于心。《灵枢·邪客》：少阴，心脉也。心者，五脏六腑之大主也，精神之所舍也。其脏坚固，邪弗能容也，容之则心伤，心伤则神去，神去则死矣。故诸邪之在心者，皆在心之包络。本论：少阴病，欲吐不吐，心烦，但欲寐，五六日自利而渴者，属少阴也，虚故饮水自救。少阴病，下利六七日，咳而呕渴，心烦不得眠者，猪苓汤主之。**经络是也。**《灵枢·脉度》：经脉为里，支而横者为络，络之别者为孙。《本脏》：经脉者，所以行血气而荣阴阳，濡筋骨利关节者也。血和则经脉流行，荣复阴阳，筋骨劲强，关节清利矣。本论：少阴病，身体痛，手足寒，骨节痛，脉沉者，附子汤主之。少阴病，脉微而弱，身痛如掣者，此荣卫不和故也，当归四逆汤主之。**曰血液化精器，肾脏是也。**《难经》：肾有两枚，重一斤二两，主藏志。《素问·上古天真论》：肾者主水，受五脏六腑之精而藏之。《痿论》：肾主身之骨髓。《灵枢·本神》：肾藏精，精舍志，肾气虚则厥。本论：少阴病形悉具，小便白者，以下焦虚寒，不能制水，故令色白也。少阴病，但厥无汗，而强发之，必动其血。此肾脏盖指生殖器，男子为睾丸，女子为卵巢。**曰泌尿器，肾脏膀胱是也。**《素问·逆调论》：肾者水脏，主津液，主卧与喘也。本论：少阴病八九日，一身手足尽热者，以热在膀胱，必便血也。少阴病，二三日不已，至四五日，腹痛，小便不利，四肢沉重疼痛，自下利者，此为有水气，其人或咳，或小便不利，或下利或呕者，真武汤主之，**凡内伤外感失治，而致血脉循环系统不和者，皆为少阴病。少阴与太阳为表里，少阴之表实即是太阳病，太阳之里虚即是少阴病。**病有发热恶寒者，发于阳也。无热恶寒者，发于阴也。病人脉阴阳俱紧，反汗出者，亡阳也，此属少阴。**故仲景以脉微细但欲寐为提纲。**《灵枢·荣卫生会》云：血者，神气也。盖人之精神，全赖血液以滋养，若血衰则神昏，故但欲寐也。**而篇中之证，有邪在太阳者，**少阴病，始得之，反发热，脉沉者，麻黄附子细辛汤主之。少阴病，得之二三日，麻黄附子甘草汤微发汗，以二三日无里证，故微发汗也。**有在阳明者，**少阴病，吐利，手足逆冷，烦躁欲死者，吴茱萸汤主之。少阴病，下利脉微者，与白通汤。少阴病，得之二三日，口燥咽干者，急下之，宜大承气汤。少阴病，自利清水，色纯青，心下必痛，口干燥者，可下之，宜大承气汤。少阴病六七日，腹胀不大便者，急下之，宜大承气汤。**有在半表半里，少阳部位之上焦、**有心中烦，不得卧者；有口中和，其背恶寒者；有下利咽痛，胸满心烦者；有咽中痛者；有饮食入口即吐，或心中温温，欲吐复不能吐，手足寒，脉弦迟，胸中实，当吐之者。**中焦、**有下利清谷，里寒外热，脉微欲绝，其人面色赤，或腹痛，或干呕，或咽痛者。有四逆，其人或咳，或悸，或小便不利，或腹中痛，或泄利下重者。**下焦者，**有下焦虚有寒，不能制水，命小便色白者；有下利便脓血者。**当各随其证候之虚实寒热而治之。而又有邪在少阴，证兼太阴，或兼厥阴者。大抵连太阴者，多呕利。**以太阴质体之温，生于血液之热，而与阳明为表里故也。**连厥阴者，多厥逆。**《素问·五脏生成》：卧出而风吹之，血凝于肤者为痹，凝于脉者为泣，凝于足者为厥。此三者，血行而不得反其空，故为痹厥也。王启玄曰：痹，谓痛痹也。泣，谓血行不利。厥，谓足逆冷也。空者，血流之道，大经隧也。少阴篇之手足厥冷、厥热，血脉病也。厥阴篇之厥逆、厥热，神经病也。盖神经之妙用，全赖血液以滋养，而血脉之运行，亦全由神经以主宰。其证有血脉先病而及神经者，有神经先病而及血脉者。**盖三阴之质体系统，如绳之纠，互相附丽。故其证治，多相似也。**其间浅深轻重生死之辨，所宜详审也。

厥阴篇

厥阴者，精神系统之术语，脑髓为其中枢，志意是其妙用，而主宰全体知觉运动之机官也。《素问·至真要大论》：厥阴，两阴交尽也。《五脏生成》：诸髓者，皆属于脑。《脉要精微论》：头者，精明之府。厥成为巅疾。《灵枢·决气》：两神相搏，合而成形，常先身生，是谓精。《本脏》：人之血气精神者，所以奉生而周于性命者也。志意者，所以御精神，收魂魄，适寒温，和喜怒者也。志意和则精神专直，魂魄不散，悔怒不起，五脏不受邪矣。精神，即生理学所谓神经系统。志谓神经末端。意谓神经中枢。其在太阳之部者，有骨以为之干，而知觉锐敏，能随意运动。在阳明及少阳之部者，除九窍外，皆知觉迟钝，不能随意运动，名曰自和神经。然在太阳及阳明部位者，有感斯应。在少阳部位者，则常动不休也。**厥阴为阖**，精气血液化为脑髓，藏于骨内，居至幽之所，二阴之气化至此而尽，故曰厥阴为阖。**六元之风气主治之。**风者，天之号令，由阴阳二气磅礴而生。人身精神志意之妙用，全借元气之风以为运动。风气太过或不及，则失和而为病。在太阳部位者，四肢厥逆。在少阳部位者，消渴寒疝及厥热进退。在阳明部位者，呕哕下利，皆神经失和为所致。**凡外感内伤之病失治，而致精神志意不仁者，皆为厥阴病。**厥阴与少阳为表里，厥阴神经所司之知觉运动，乃少阳部分五脏魂魄神意志之妙用，故相表里。**厥阴实即是少阳病，少阳虚即是厥阴病。以其为日已久，邪已深，居二阴之尽，与血脉互相附丽，故多见阴阳错杂，寒热混淆之证。**厥阴厥热之胜复，犹少阳寒热之往来，厥少热多，其病当愈；厥多热少，其病为进。《素问·脉解》云：厥逆连脏则死，连经则生。王启玄曰：经，谓经脉。脏，谓五神脏。所以连脏则死者，神去故也。盖热发于少阴之血脉，厥由于厥阴之神髓，神经与血脉相附丽，故厥者必发热。前热者后必厥，厥深者热亦深，厥微者热亦微也。其先热后厥者，血脉先病，而及神经也。其先厥后热者，神经先病而及血脉也。其热多厥少，厥多热少者，以二阴有偏胜也。厥热相应，病势均也。生理学谓神经与血脉有密切之关系。故壅塞头部之血管，则大脑之机能立即歇止，以致不省人事。腹大动脉受压，则下肢麻痹，即失知觉运动之机能。又人每因愤怒致呼吸闭室，手足厥冷者，乃脑体积血致循环偶停也。**而仲景以消渴、蛔厥为提纲，立乌梅丸寒热错用，缓治之法也。**消渴，为少阳部位上焦之神经失和，致津液不能上输之病。蛔厥为阳明部位中焦神经失和，致阳气不达于四肢而手足逆冷吐蛔之病。寒疝为少阳部位下焦之神经失和，血凝气滞而腹疼痛之病。**其病由半表而外发于太阳部位之躯壳四肢者，则为厥逆及发热。**陆九芝曰：手足厥逆，脉细欲绝者，为厥阴之表证，当归四逆汤为厥阴之表药。当归四逆加人参附子汤、四逆汤、人参附子汤、人参干姜汤、通脉四逆汤、大乌头煎、乌头桂枝汤，皆治寒厥之方。白虎汤、瓜蒂散、茯苓甘草汤，皆治热厥之方。**由半里而内发于阳明部位之肠胃者，则为呕吐、**胃神经失和之病，吴茱萸汤、四逆汤、半夏干姜散、小半夏汤为治寒证呕吐之方。小柴胡汤为治热呕之方。干姜黄芩黄连人参汤为治寒热相杂呕吐之方。哕逆、胃神经拘挛之病，生姜半夏汤、橘皮汤为治虚寒而哕之方。橘皮竹茹汤为治虚热而哕之方。下利。肠神经失和之病。四逆汤、通脉四逆汤为治寒利之方。白头翁汤、小承气汤、黄连茯苓汤为治热利之方。麻黄升麻汤、柏叶阿胶汤、紫参汤为治寒热杂利之方。**其有热者，虑其伤阴，必以法清之。其有寒者，虑其伤阳，必以法温之。一如少阴之例也。**

卷一

伤寒杂病论集

伤寒者，外感病之总名。其余皆曰杂病。顾尚之曰：论集者，自论其集是书之意也。

论曰：余每览越人入虢之诊，望齐侯之色，未尝不慨然叹其才秀也。

虢，古伯切。慨，音咳。

直言曰论。览，观也。越人姓秦氏，号扁鹊。诊虢太子疾，望齐桓侯之色，并见《史记·扁鹊传》。医之见史传者，莫先于此。予撰有《秦越人事迹考》，附《难经会通》后。慨然，叹息也。才秀，谓才能俊秀也。

怪当今居世之士，曾不留神医药，精究方术，上以疗君亲之疾，下以救贫贱之厄，中以保身长全，以养其生。但竞逐荣势，企踵权豪，孜孜汲汲，惟名利是务；崇饰其末，忽弃其本，华其外而悴其内。皮之不存，毛将安附焉？

曾，音层。疗，音料。企，音器。孜，音咨。汲，音急。悴，音萃。

怪，骇异也。居，犹处也。士，学者之通称。曾，尝也。疗，治也。厄，艰也；困也。企踵，举足望也。孜，勤也。汲，剧也。孜孜汲汲，勉力欲速之谓。务，专力也。末，喻名利。本，谓身也。悴，病也。皮，喻身。毛，喻名利。安，何也。医药、方术，性命所关，切身要务，处世之士所当用心也。皇甫士安曰：若不精究于医道，虽有忠孝之心，仁慈之性，君父危困，赤子涂地，无以济之，此固圣贤所以精思极论尽其理也。

卒然遭邪风之气，婴非常之疾，患及祸至，而方震栗，降志屈节，钦望巫祝，告穷归天，束手受败。赍百年之寿命，持至贵之重器，委付凡医，恣其所措。咄嗟呜呼，厥身已毙，神明消灭，变为异物，幽潜重泉，徒为啼泣。

卒，通猝，苍没切。震，通振。巫，音无。祝，音粥。咄，当没切。重泉之重，平音。啼，音题。

卒，突也。婴，触也。震栗，惊惧战栗也。巫，女能事无形以舞降神者也。楚语：

在男曰觋，在女曰巫。《说文》：祝，祭主赞词者也。赍，持也。庄子云：人上寿百岁。人受天地之中以生，万物皆备于我，贵莫大焉，故曰：重器。凡，庸也。咄嗟呜呼，四字皆叹词，言之不足以尽意，故发此声，以见悲痛之意。神明者，心之体用，所以具众理应万事者也。《史记索隐》：死而形化，是为异物。重泉，地下也。徒，空也。啼，号也。泣，哭之细也。伊川程子曰：病卧于床，委之庸医，比之不慈不孝，事亲者不可以不知医。程郊倩曰：恣其所措四字，于医家可称痛骂，然实是为病家深悼。

痛夫！举世昏迷，莫能觉悟，不惜其命，若是轻生，彼何荣势之足云哉！而进不能爱人知人，退不能爱身知己，遇灾值祸，身居厄地，蒙蒙昧昧，蠢若游魂。哀乎！趋世之士，驰竞浮华，不固根本，忘躯徇物，危若冰谷，至于是也！

徇，通殉。爱人，仁也。知人，智也。爱身知己，仁智之本。灾，病也。蒙蒙昧昧，不聪明貌。蠢，愚也。游魂者，魂失而无记、悟、识性也。徇，以身从物也。冰谷者，《诗》"战战兢兢，如履薄冰；惴惴小心，如临于谷"之省文。

余宗族素多，向余二百，建安纪元以来，犹未十稔，其死亡者，三分有二，伤寒十居其七。

稔，忍甚切，音荏。

《后汉书·张堪传》云：张氏为南阳族姓。建安，后汉献帝即位七年改元年号，距民国纪元前一千七百一十六年。《袁术传》：董卓将欲废立，以术为后将军。术畏卓之祸，出奔南阳，会长沙太守孙坚杀南阳太守张咨，引兵从术，刘表上术为南阳太守。建安二年，遂僭号自称仲家。天旱岁荒，士民冻馁，江淮间相食殆尽。四年夏，乃烧宫室奔灊山。稔谷一熟为一年也。《素问·热论》：夫热病者，皆伤寒之类也。《难经》：伤寒有五：有中风，有伤寒，有湿温，有热病，有温病。是古人以伤寒为外感病之通称也。

感往昔之沦丧，伤横夭之莫救，乃勤求古训，博采众方，撰用《素问》《九卷》《八十一难》《阴阳大论》《胎胪药录》，并平脉辨证，为《伤寒杂病论》合十六卷，虽未能尽愈诸病，庶可以见病知源。若能寻余所集，思过半矣。

沦，没也。横，不顾理也。短折曰夭。《前汉书·艺文志》载：《五脏六腑痹十二病方》三十卷，《五脏六腑疝十六病方》四十卷，《五脏六腑疽十二病方》四十卷，《风寒热十六病方》二十六卷，《泰始黄帝扁鹊俞拊方》二十三卷，《五脏伤中十一病方》三十一卷，《客疾五脏狂颠病方》十七卷，《金创瘲疭方》三十卷，《妇人婴儿方》十九卷，《汤液经法》三十二卷，《神农黄帝食禁》七卷，以其不可枚举，故曰众方。诸书尽佚，今惟于仲景书中见其梗概，然则博采之功大哉。撰，述也。《汉志》载《黄帝内经》十八卷。皇甫士安、王启玄谓《素问》即其经之九卷也。《汉志》：《扁鹊内经》九卷。《隋书·经籍志》：《黄帝八十一难经》二卷。《旧唐书·经籍志》云：《黄帝八十一难经》一卷，秦越人撰。余得白云阁本，撰《难经会通》。《阴阳大论》今可考者，惟本论《伤寒例》所引一节耳，林亿等以王冰所补《素问》亡佚七谓乃《阴阳大论》，未知是否？张隐庵曰：《胎胪药录》者，如《神农本经》《长桑阳庆禁方》之类。胎胪者，罗列之谓。庶，近也，万病隐括于六经。见病知源者，知病之确属于何经也。方中行曰：圣人之道，三纲五常，百行庶政，六经尽之矣。天下之大，事物之众，六部尽之矣。人身之有，百骸之多，六经尽之矣。按：病之外感、内伤，方之汗、下、温、清，无不备具于是书，可谓集医经之大成者也。

夫天布五行，以运万类；人禀五常，以有五脏；经络腑俞，阴阳会通；玄冥幽微，变化难极。自非才高识妙，岂能探其理致哉！

夫音扶，下同。俞，通腧，音输。

《尚书·洪范》：初一曰五行，一曰水，二曰火，三曰木，四曰金，五曰土。真西山曰：五行者，天之所生以养乎人者也。其气运乎天而不息；其材用于世而不匮；其理则赋于人而为五常。以天道言之莫大于此，故居九畴之首。礼运，人者其天地之德，阴阳之交，鬼神之会，五行之秀气也。《白虎通义》：五常者何？谓仁、义、礼、智、信也。五脏：肝仁、肺义、心礼、肾智、脾信也。《灵枢·脉度》：经脉为里，支而横者为络。经谓动脉，络谓静脉。府，气府也。俞，输穴也。阴阳，表里六经也。易观其会通，朱子曰：会，谓理之所聚而不可遗处；通，谓理之可行而无碍处。玄，天象，谓高远也。幽，地府，谓深邃也。冥微，奥妙难测之意。《素问·天元纪大论》：物生谓之化，物极谓之变。极，至也。致，至极也。此假天地阴阳之变化，喻人身之理难穷也。

上古有神农、黄帝、岐伯、伯高、雷公、少俞、少师、仲文，中世有长桑、扁鹊，汉有公乘阳庆及仓公，下此以往，未之闻也。

《淮南子》：神农尝百草滋味，一日而七十毒，由是医方兴焉。唐·贾公彦《周礼疏》疾医下引张仲景《金匮》云：神农能尝百药。梁《七录》：《神农本草》三卷。陶弘景曰：《神农本经》其所出郡县乃后汉时制，疑仲景、元化等所记。《前汉书·艺文志》：《黄帝内经》十八卷，《外经》三十七卷，《神农黄帝食禁》七卷，《扁鹊内经》九卷，《外经》十二卷。岐伯，黄帝之师。伯高、雷公、少俞、少师，皆黄帝之臣，其问答见《灵枢》《素问》。仲文，史书医传无考，其名见明堂下经。长桑君，周时秦人，扁鹊之师，见《史记·扁鹊传》。公乘，官名，第八爵，言其得乘公之车。阳庆，字仲倩，齐临菑元里人也。仓公，姓淳于名意，汉文帝时人，师事阳庆，悉得其禁方及黄帝扁鹊之脉书，五色诊病知人死生，见《史记·仓公传》。

观今之医，不念思求经旨，以演其所知，各承家技，终始顺旧，省疾问病，务在口给，相对须臾，便处汤药。按寸不及尺，握手不及足；人迎、趺阳，三部不参；动数发息，不满五十。短期未知决诊，九候曾无仿佛；明堂阙庭，尽不见察，所谓窥管而已。

处，上声。趺，音肤。参，音骖。

旨，意也。家技，家传方术也。省，察也。疾，急疾也。病，疾甚也。给，辨也。须臾，俄顷也。便，即也。处，制也。寸，谓寸口。尺，谓尺肤。手，谓寸口尺肤。足，谓趺阳少阴。人迎胃脉，在结喉两旁。趺阳，亦胃脉，在足趺上五寸高骨间动脉。参者，三相参列也。《灵枢·脉结》：脉不满五十动而一止者，一脏无气。故诊脉法须候五十动。《十便良方》引王贶《脉诀》云：诊脉之法，其要有三：一曰人迎，在结喉两旁，法天；二曰三部，谓寸、关、尺，在于腕上侧，法人；三曰趺阳，在足面系鞋之所，法地。三者皆气之出入要会，所以能决吉凶死生。故曰：人迎、趺阳，三部不参；动数发息，不满五十。未知生死，所以三者决死生之要也。短期，死期也。决，判断也。《素问·三部九候论》：人有三部，部有三候，以决死生，以处百病，以调虚实而除邪疾。有下部，有中部，有上部，部各有三候。三候者，有天，有地，有人也。上部天，两额之动脉；上部地，两颊之动脉；上部人，耳前之动脉。中部天，手太阴也；中部地，手阳明也；中部人，手少阴也。下部天，足厥阴也；下部地，足少阴也；下部人，足太阴也。下部之天以候肝，地以候肾，人以候脾胃之气。中部之候，天以候肺，地以候胸中之气；人以候心。上部天以候头角之气，地以候口齿之气，人以候耳目之气。此遍身诊法也。《难经》云：十二经中皆有动脉，独取寸口，可决五脏六腑生死吉凶，何也？然：寸口者，脉之大会，手太阴之动脉也；为五脏六腑之终始，生死吉凶皆可决之也。脉有三部九候。三部者，寸关尺也。九候者，浮中沉也。上部法天，主胸以上至头之有疾也。中部法人，主膈以下至脐之有疾也。下部法地，主脐以下至足之有疾也。此独取寸口法也。而仲景诊法取寸口、关上、尺中及趺阳、少阴，盖参取《素问》《难经》之法，变通而撮其要也。庞安常曰：伤寒必诊太溪、趺阳者，谓人以肾脉、胃脉为主也。仿佛，若似也。《灵枢·五色》：明堂，鼻也。阙者，眉间也。庭者，颜也。诊明堂阙庭法，见《灵枢·五阅五使》及本论平脉法上。庄子云：用管窥天，不亦小乎。

夫欲视死别生，实为难矣！孔子曰：生而知之者上，学则亚之，多闻博识，知之次也。余宿尚方术，请事斯语。汉长沙太守南阳张机。

亚，次也。宿，素也。尚，谓心所希望也。长沙、南阳，皆郡名。《汉书》百官表：郡守秦官，掌治其郡，秩二千石，景帝更名太守。刘廉夫曰：齐侯犹生而视其死，虢太子已死而别其生。首以越人之才秀起，故结以此二句。仲景虽云撰用《素问》《九卷》《八十一难》，然论中却未引用一句成语，所谓神而明之，变而通之，非具生知之圣，上智之才者能乎！程郊倩曰：古人作书，大旨多从序中提出。余读《伤寒论》仲景之自序，竟是一篇悲天悯人文字。从此处作论，盖即孔子惧作《春秋》之微旨也。

平脉法上

问曰：脉何以知气血脏腑之诊也？师曰：脉乃气血先见，气血有盛衰，脏腑有偏胜。气血俱盛，脉阴阳俱盛；气血俱衰，脉阴阳俱衰。气独盛者，则脉强；血独盛者，则脉滑。气偏衰者，则脉微；血偏衰者，则脉涩。气血和者，则脉缓。气血平者，则脉平。气血乱者，则脉乱。气血脱者，则脉绝。阳迫气血则脉数，阴阻气血则脉迟。若感于邪，气血扰动，脉随变化，变化无穷，气血使之。病变百端，本原别之，欲知病源，当凭脉变，先揣其本。本之不齐，在人体躬，相体以诊，病无遁情。

见，贤遍切。数，音朔，后凡言脉者同。相，去声。

《素问·脉要精微论》：夫脉者，血之府也。动脉为经，静脉为络，此脉谓动脉也。气谓荣卫也。荣为经气，行于脉中；卫为络气，行于脉外。脏，五脏也。腑，六腑也。诊，视验也。脏腑者，气血之本源。气血者，脉之充也。脉之阴阳，谓尺寸浮沉也。脉阴阳俱盛，轻重按之皆有力也。脉阴阳俱衰，沉分、浮分皆无力也。脉强，浮沉皆实，大而长也。脉滑，往来前却流利也。脉微，极细而软也。脉涩，往来难也。脉缓，一息四至也。脉平，三脉大小、迟速相应齐等也。脉乱，乍疏乍数也。脉绝，按之不至也。阳，热盛也。迫，逼也，驱也。数，疾也。脉数，一息六至也。阴，寒盛也。阻，隔也；止也。迟，慢也。脉迟，一息三至也。感，触也。邪，不正之气也。扰，乱也。动，不安也。变化，改易也。揣，扪而察之也。本，谓脉也。体，四肢也。躬，身也。相，视也。遁，逃也。情，实也。此节言气血为人生身之本，气血失其和平则为病。脉者，气血之所聚会。故诊脉可以知人气血之盛衰强弱、脏腑之虚实寒热、疾病之生死吉凶，为一篇之纲领也。

问曰：脉有三部，阴阳相乘，荣卫血气，在人体躬，呼吸出入，上下于中，因息游布，津液流通，随时动作，肖象形容。春弦秋浮，冬沉夏洪。察色观脉，大小不同；一时之间，变无经常；尺寸参差，或短或长；上下乖错，或存或亡；病辄改易，进退低昂。心迷意惑，动失纪纲，愿为具陈，令得分明。师曰：子之所问，道之根源。脉有三部，尺寸及关，荣卫流行，不失衡铨，肾沉、心洪、肺浮、肝弦，此自经常，不失铢分；出入升降，漏刻周旋，水下二刻，一周循环，当复寸口，虚实见焉。变化相乘，阴阳相干，风则浮虚，寒则紧弦，沉潜水畜，支饮急弦，动弦为痛，数洪热烦。设有不应，知变所缘。三部不同，病各异端，太过可怪，不及亦然。邪不空见，中必有奸，审察表里，三焦别焉。知邪所舍，消息诊看，料度腑脏，独见若神。为子条记，传与贤人。

乘，音绳。上，上声。下，去声。液，羊益切，音绎。肖，音笑。弦，音贤。参，初金切。差，楚宜切。乖，古怀切。辄，陟涉切。衡，户庚切。铨，去缘切，音诠。铢，音朱。见，音现。

三部者，寸为上部，关为中部，尺为下部也。上部为阳，下部为阴。相，交也。乘，因也。《素问·痹论》：荣者，水谷之精气也，和调于五脏，洒陈于六腑，乃能入于脉也，故循脉上下，贯五脏，络六腑也。卫者，水谷之悍气也，其气慓疾滑利，不能入于脉也，故循皮肤之中，分肉之间，熏于肓膜，散于胸腹。出息为呼，入息为吸。上下，谓气息升降。呼出心与肺，吸入肝与肾，呼吸之间，脾受于中也。一呼一吸为一息。布，分散也。《灵枢·决气》：中焦受气取汁，变化而赤，是谓血。上焦开发，宣五谷味，熏肤，充身泽毛，若雾露之溉，是谓气。腠理发泄，汗出溱溱，是谓津。谷入气满，淖泽注于骨，骨属屈伸，泄泽，补益脑髓，皮肤润泽，是谓液。肖，似也。《素问·玉机真脏论》：春脉者肝也，东方木也，万物之所以始生也，故其气来，软弱轻虚而滑。端直以长，故曰弦，反此者病。夏脉者心也，南方火也，万物之所以盛长也，故其气来盛去衰，故曰钩，反此者病。秋脉者肺也，西方金也，万物之所以收成也，故其气来，轻虚以浮，来急去散，故曰浮，反此者病。冬脉者肾也，北方水也，万物之所以合藏也，故其气来，沉以搏，故曰营，反此者病。钩即洪也。营即沉也。察色，察五脏之色也。肝青、心赤、肺白、肾黑、脾黄，各以其色合乎脏也。观脉，观五脏之脉也。肝弦、心洪、肺浮、肾沉、脾缓，各以其脉主乎脏也。参差不齐，貌乖背异也。错，不合也。辄，每事即然之词。心者，人之神明，所以具众理应万物者。意者，心之所之也。令，使也。《难经》三部者，寸、关、尺也，上部法天，主胸以上至头之有疾也；中部法人，主膈以下至脐之有疾也；下部法地，主脐以下至足之有疾也。《灵枢·营卫生会》：人受气于谷，谷入于胃，以传于肺，五脏六腑，皆以受气，其清者为荣，浊者为卫，荣在脉中，卫在脉外，荣周不休，五十而复大会。阴阳相贯，如环无端。衡，称也。铨，称量之也。十分黍之重为铢。一黍之广为分。《灵枢·五十营》：天周二十八宿，宿三十六分，人气行一周，千八分。日行二十八宿，人经脉上下、左右、前后二十八脉，周身十六丈二尺，以应二十八宿，漏水下百刻，以分昼夜。故人一呼，脉再动，气行三寸，一吸，脉亦再动，气行三寸，呼吸定息，气行六寸。十息气行六尺，日行二分。二百七十息，气行十六丈二尺，气行交通于中，一周于身，下水二刻，日行二十五分。合今钟表时计，二十八分四十八秒，日行七度十二分，复反也。《难经》：寸口者，脉之大会，手太阴之动脉也，为五脏六腑之终始，生死吉凶皆可决之也。《素问·天元纪大论》：物生谓之化，物极谓之变。寒、暑、燥、湿、风、火，天之阴阳也，三阴三阳上奉之。木火土金水，地之阴阳也，生长化收藏下应之。天以阳生阴长，地以阳杀阴藏。干，犯也。风为阳邪，乘虚而中人，故脉浮虚。浮者，举之有余，按之不足，如水漂木也。寒为阴邪，伤人则血凝泣，故脉紧弦。紧者如转索无常；弦者状如弓弦，按之不移也。沉者按至筋骨乃得，如石投水也。潜，伏藏也。水畜，水积为饮也。水停膈下，咳逆倚息短气不得卧，其形如肿为支饮。急，疾也。弦则卫气不行即恶寒，胁下拘急而痛，或绕脐痛为寒疝，故曰：动弦为痛。阳盛则热，故脉数洪。烦者，头热而闷也。缘，因也。奸，犯也；乱也。消息，以意斟酌之也。料，计也。度，称量之也。

成无己曰：脉与病不相应者，必缘传变之所致。三部以候五脏之气，随部察其虚实焉。太过不及之脉，皆有邪气干于正气，审看在表在里，入腑入脏，随其所舍而治之。

按：此节总叙平脉之根源，皆问答以示其法，乃揭《内》《难》之精要，学者所当玩索也。

师曰：平脉大法，脉分三部。浮部分经，以候皮肤经络之气；沉部分经，以候五脏之气；中部分经，以候六腑之气。

候，音后。

三部，浮中沉也。肌表为皮，皮表为肤，所以被复身体也。经，动脉也。络，静脉也。五脏，肝、心、脾、肺、肾也。六腑，胆、胃、小肠、大肠、三焦、膀胱也。皮肤，经络居身之表，故能浮部候之。五脏属阴，居身之里，故于沉部候之。六腑属阳，居身之中，故于浮沉之间中部候之。即《难经》三部九候之诊法也。

师曰：脉分寸关尺，寸部分经以候阳，阳者气之统也；尺部分经以候阴，阴者血之注也；故曰阴阳。关上阴阳交界，应气血升降，分经以候中州之气。

手大指旁腕下，自鱼际至高骨为一寸。寸，十分也。人手却一寸动脉，谓之寸口；掌后高骨，谓之关上；关上至尺泽谓之尺内。尺，十寸也。《华佗脉诀》：寸尺部各八分，关位三分，合一寸九分，本《难经》也。统，总也。注，聚也。气属阳，其性浮，故于寸部候之；血属阴，其性沉，故于尺部候之；中州，中焦也，为阴阳交界，气血升降之处，故于关上之部候之。

问曰：经说脉有三菽、六菽重者，何谓也？**师曰**：脉，人以指按之，如三菽之重者，肺气也；如六菽之重者，心气也；如九菽之重者，脾气也；如十二菽之重者，肝气也；按之至骨者，肾气也。假令下利，寸口、关上、尺中悉不见脉，然尺中时一小见脉，再举头者，肾气也；若见损至脉来，为难治。

敊，音叔。

经，《八十一难》也。《难经》云：初持脉如三敊之重，与皮毛相得者，肺部也；如六敊之重，与血脉相得者，心部也；如九敊之重，与肌肉相得者，脾部也；如十二敊之重，与筋相得者，肝部也；按之至骨，举之来疾者，肾部也。此轻重也。又云：脉有损至，一呼再至曰平，三至曰离经，四至曰夺精，五至曰死，六至曰命绝，此至之脉也。一呼一至曰离经，二呼一至曰夺精，三呼一至曰死，四呼一至曰命绝，此损之脉也。至脉从下上，损脉从上下。敊者，众豆之总名，以敊之多寡定按力之轻重。三敊为一分，自皮至骨计五分，各随所主之部，以候五脏之气。此盖假设之辞，以意度之也。《金鉴》曰：假令下利而甚，元气暴夺于中，寸口、关上、尺中全不见脉，法当死。其不死者，必是尺中时有一小见之脉也。再举头者，谓一呼再起头，一吸再起头，合为四至也。夫尺中时一小见之脉四至，则是肾间生气之源未绝，即下痢未止尚为易治；若一息二至，名曰损脉，是气衰无胃，故为难治也。程知曰：《难经》以损脉为阳气下脱之脉，故曰损脉至为难治也。

问曰：东方肝脉，其形何似？师曰：肝者，木也，名厥阴，其脉微弦，濡弱而长，是肝脉也。肝病自得濡弱者，愈也。假令得纯弦脉者死。何以知之，以其脉如弦直，此是肝脏伤，故知死也。

《难经》：春脉弦者肝，东方木也，万物始生未有枝叶，故其脉之来濡弱而长，故曰弦。软弱招招如揭长杆末梢，曰平。盈实而滑如循长杆，曰病。急而益劲如新张弓弦，曰死。故春脉微弦曰平，弦多胃气少曰病，但弦无胃气曰死。方中行曰：微，非脉名，盖微微之弦，有胃气之谓也。濡，柔也。愈，病差也。纯，不杂也，皆也。此以下四节，论四时五脏平脉、病脉、死脉之诊法也。

南方心脉，其形何似？师曰：心者，火也，名少阴。其脉洪大而长，是心脉也。心病自得洪大者，愈也。假令脉来微去大，故名反，病在里也；脉来头小本大，故曰覆，病在表也。上微头小者，则汗出；下微本大者，则为关格不通，不得尿。头无汗者，可治；头有汗者，死。

少，去声。覆，芳福切。格，音各。尿，奴吊切。

脉浮而有力，指下极大，来盛去衰为洪，如洚水之发也。覆，犹反也。关，闭也。格，阻也。

成无己曰：心旺于夏，夏则阳外胜，气血淖溢，故其脉来洪大而长也。

张隐庵曰：心病自得洪大者，言心病而脉洪大自得其位为有胃气，故愈。假令脉来微去大，则来去不伦。夫心者火也，火性上炎，脉当来大去微，今来微去大，反其火性，故名反，此心气内郁不充于外，故病在里也。火性炎上，脉当头大本小，今头小本大，是下者反上，上者反下，故名覆，此心气外虚，不荣于内，故病在表也。上微而脉头小者，心气外虚，故汗出；下微而脉本大者，心气内郁，故关格不通不得尿。夫关格不尿，若头无汗者，津液内藏，故为可治；若头有汗者，津液上泄，故死。

王氏曰：此言小便不利，名为关格，与后章关则不得小便，格则吐逆，及食不得入名曰关格者，少有差别也。

西方肺脉，其形何似？师曰：肺者金也，名太阴，其脉毛浮也，肺病自得此脉。若得缓迟者，皆愈；若得数者，则剧。何以知之？数者，南方火也，火克西方金，法当痈肿，为难治也。

剧，竭戟切。

毛，发也，在皮肤之外。剧，甚也。克，胜也。

成无己曰：轻虚浮曰毛，肺之平脉也。缓迟者，脾之脉，脾为肺之母，以子母相生，故云皆愈；数者，心之脉，火克金，为鬼贼相刑，故剧。肺主皮毛，数则为热，热伤皮肤，留而不去则为痈疡。经曰：数脉不时，则生恶疮。

张隐庵曰：若得数脉则金受火刑，故法当痈肿。经云：热胜则肿。又云：诸病胕肿，皆属于火。火克肺金故为难治。

北方肾脉，其形何似？师曰：肾者水也，其脉沉而石，肾病自得此脉者，愈；若得实大者，则剧。何以知之？实大者，长夏土王，土克北方水，水脏立涸也。

王，去声。涸，音河。

《难经》：冬脉石者肾，北方水也，万物之所以藏也。极冬之时，水凝如石，故其脉之来沉濡而滑，故曰石。肾病自得此脉者，肾之平脉也，故愈。实脉者浮沉皆得，脉大而长，乃长夏土王之脉，若冬时肾病得此实大脉，脏气不藏，土王克水，水脏立涸而死也。王，盛也。涸，竭也。

师曰：人迎脉大，趺阳脉小，其常也。假令人迎趺阳平等，为逆；人迎负趺阳，为大逆。所以然者，胃气上升，动在人迎，胃气下降，动在趺阳，上升力强故曰大，下降力弱故曰小，反此为逆，大逆则死。

负，音妇。

人迎胃脉，在结喉两旁动脉。趺阳亦胃脉，在足跗上五寸高骨间动脉，去陷谷二寸。常，平也。逆，不顺理也。负，败也。然，如此也。《素问·平人气象论》：平人之常气禀于胃。胃者，平人之常气也。人无胃气曰逆，逆者死。是以人以胃气为本，故于人迎、趺阳诊其脉之大小，以知胃气升降，力之强弱，断其病之顺逆。此仲师诊法独得之妙，补《内》《难》之所未发也。

师曰：六气所伤，各有法度，舍有专属，病有先后，风中于前，寒中于背，湿伤于下，雾伤于上；雾客皮腠，湿流关节，极寒伤经，极热伤络；风令脉浮，寒令脉紧，

又令脉急，暑则浮虚，湿则濡涩，燥短以促，火燥而数；风寒所中，先客太阳；暑气炎热，肺金则伤；湿生长夏，病入脾胃；燥气先伤，大肠合肺；壮火食气，病生于内，心与小肠，先受其害。六气合化，表里相传，脏气偏胜，或移或干。病之变证，难以殚论，能合色脉，可以万全。

属，音蜀。中，去声，音众。腠，音凑。促，七玉切。躁，音灶。殚，音单。

六气，风、寒、暑、湿、燥、火也。舍，止也。属，隶也。中，着也，客自外至也。皮腠，皮肤之间也。六气之伤人，各随其类以相从，故曰各有法度，舍有专属。人生负阴而抱阳，风为阳邪，故中于身前；寒为阴邪，故中于背后；湿气重浊，故伤于身下；雾气轻清，故伤于身上。雾本乎天，中人上受，故客皮腠表阳之分。湿本乎地，中人下受，故流关节里阴之分。极寒之气阴盛也，经脉阴，故伤于寒；极热之气阳盛也，络脉阳，故伤于热。风邪属阳，故令脉浮，浮者升散之象也。寒邪属阴，故脉紧急，紧急者收降之象也。暑为夏至以后，阳极阴生，湿热之气合而为邪，乘人正气之虚而客于皮肤之外，故脉浮虚。湿性濡滞而气重者，伤人则流在关节，故脉濡涩。燥者，亢旸热极而干之气，凡物燥则缩小，故脉短以促。火，热也，属阳而性躁动，故脉数。风寒为天气，故中人先客身体表部之太阳。暑气生于夏令炎热之时，火盛则克金，故伤肺。湿气生于长夏淫雨时行之时，脾胃虚弱则病入焉。燥气属金，故先伤大肠令大便燥结。浊气不能下降而上熏肺，以大肠与肺相表里也。壮火者，亢盛之火，即相火也。夫君火以明，相火以位。若相火之气壮，不安其位而妄动，则食耗正气，而病生于内，心与小肠先受其害也。凡六气之伤人，各随其脏气之偏胜而为病，至其失治而传移变化，其证候则难以殚论也。殚，尽也。临病之工能合五脏之色脉以察之，使病无遁情，然后处治，可以万全也。

问曰：上工望而知之，中工问而知之，下工脉而知之，愿闻其说。师曰：夫色合脉，色主形外，脉主应内，其色露藏，亦有内外，察色之妙，明堂阙庭，察色之法，大指推之，察明堂推而下之，察阙庭推而上之。五色应五脏，如肝色青，脾色黄，肺色白，心色赤，肾色黑，显然易晓。色之生死，在思用精，心迷意惑，难与为言。

夫，音扶。露藏之藏，昨郎切。庭，音亭。易，去声。

《难经》云：望而知之谓之神，闻而知之谓之圣。望而知之者，望见其五色以知其病。闻而知之者，闻其五音以别其病，故曰上工。问而知之谓之工，问其所欲五味以察其病，故曰中工。切脉而知之谓之巧，诊其寒热，视其虚实，以知其病，故曰下工。露，现也。藏，匿也。绎理为思。精，专一也。《灵枢·五色》：明堂者，鼻也。阙者，眉间也。庭者，颜也。《说文》：颜，眉目之间也。鼻者肺之官，肺为五脏六腑之华盖。脏腑有病，其气上熏于肺，而现于明堂。阙中为性宫，神明之所寓，故察其颜色荣瘁，可以诊病之生死。是在人用心精尔，非浅见薄识者所能知也。

色青者，病在肝与胆，假令身色青，明堂色微赤者生，白者死，黄白者半死半生也。

青者，木之色，在地为木，在脏为肝。胆者，肝之腑也。病在肝与胆，其气现于外，故令身色青。而明堂色微赤者，木虽病，犹能生火也，故生。明堂色白者，金克木也，故死。黄白者，木虽受刑而胃气尚存，善治之亦可得愈，故曰半死半生也。

色赤者，病在心与小肠，假令身色赤，明堂微黄者生，黑者死，黄黑者半死半生也。

赤者，火之色，在地为火，在脏为心。小肠者，心之腑也。病在心与小肠，其气现于外，故令身色赤。而明堂色微黄者，火虽病，犹能生土也，故生。明堂色黑者，水克火也，故死。黄黑者，火虽受刑而胃气尚存，善治之亦可得愈，故曰半死半生也。

色黄者，病在脾与胃，假令身色黄，明堂微白者生，青者死，黄青者半死半生也。

黄者，土之色，在地为土，在脏为脾。胃者，脾之腑也。病在脾与胃，其气现于外，故令身色黄。而明堂色微白者，土虽病，犹能生金也，故生。明堂色青者，木克土也，故死。黄青者，土虽受刑而胃气尚存，善治之亦可得愈，故曰半死半生也。

色白者，病在肺与大肠，假令身色白，明堂色微黑者生，赤者死，黄赤者半死半生也。

白者，金之色，在地为金，在脏为肺。大肠者，肺之腑也。病在肺与大肠，其气现于外，故令身色白。而明堂色微黑者，金虽病犹能生水也，故生。明堂色赤者，火克金也，故死。黄赤者，金虽受刑而胃气尚存，善治之亦可得愈，故曰半死半生也。

色黑者，病在肾与膀胱，假令身色黑，明堂色微青者生，黄者死，黄赤者半死半生也。

黑者，水之色，在地为水，在脏为肾。膀胱者，肾之腑也。病在肾与膀胱，其气现于外，故令身色黑。而明堂色微青者，水虽病犹能生木也，故生。明堂色黄者，土克水也，故死。黄赤者，水虽受刑火能生土，而胃气尚存，善治之亦可得愈，故曰半死半生也。

阙庭脉色青而沉细，推之不移者，病在肝；青而浮大，推之随转者，病在胆。

青者，肝之色。沉细推之不移者，色深在里之阴分也，故病在肝脏；色浮大，推之随转者，色浅在表之阳分也，故病在胆腑。

阙庭脉色赤而沉细，推之参差不齐者，病在心；赤而横戈，推之愈赤者，病在小肠。

参，初金切。差，楚宜切。横，音黉。戈，音锅。

而，如也。戈者，横之象。愈，益也。赤赤者，心之色，心属火，其性炎上。沉细推之参差不齐者，色深在里之阴分小也，故病在心脏；赤形如横戈，推之益赤者，色浅在表之阳分大也，故病在小肠腑。

阙庭脉色黄，推之如水停留者，病在脾；如水急流者，病在胃。

黄者，脾之色。推之如水停留者，色深在里之阴分也，故病在脾脏；如水急流者，色浅在表之阳分浮动之象，故病在胃腑。

阙庭脉色青白，推之久不还者，病在肺；推之即至者，病在大肠。

白者，肺之色。云青白者，以别赤黄也。推之久不还者，色深在里之阴分，故病在肺脏；推之即至者，色浅在表之阳分，故病在大肠腑。

阙庭脉色青黑，直下睛明，推之不变者，病在肾；推之即至者，病在膀胱。

睛明在目内眦外一分处。黑者肾之色，与青相近，故云青黑。肾属水，水性润下。直下睛明，推之不变者，色深在里之阴分，故病在肾脏；推之即至者，色浅在表之阳分，故病在膀胱腑。

明堂阙庭色不见，推之色青紫者，病在中焦有积；推之明如水者，病在上焦有饮；推之黑赤参差者，病在下焦有寒热。

见，音现。"参差"音同前。

紫者，青赤之间色。积者，中焦血菀之病。故其气色现于明堂阙庭者，表分色不现，推之青紫也；饮者，上焦停水之病，故其气色之现于明堂阙庭者，推之明如水也；寒热者，下焦劳损之病，故其气色之见于明堂阙庭者，推之黑赤参差也。

问曰：色有内外，何以别之？师曰：一望而知者，谓之外；在明堂阙庭，推而见之者，谓之内。

此承上文五节而通言之。外谓表之阳也，内谓里之阴也。

病暴至者，先形于色，不见于脉；病久发者，先见于脉，不形于色；病入脏无余证者，见于脉，不形于色；病痼疾者，见于脉，不形于色也。

痼，音顾。

形，现也。痼，久病也。病暴至者，猝中于邪。尚未入脏，故先形于色，不见于脉也；病久发者，邪伏于内，久而方发，其脏已受病，故先见于脉，不形于色；病痼疾与病入脏亦同，此所谓病有先后也。

问曰：色有生死，何谓也？师曰：假令色黄如蟹腹者生，如枳实者死，有气则生，无气则死。余色仿此。

蟹，胡买切。仿，音纺。

人之五脏内蕴，其精气上华于面，显然彰于皮之外者为色，隐然合于皮之内者为气。色黄如蟹腹者，黄而光润是有气也，故主生；如枳实者，黄而青色，是无气也，故主死。仿，依也。《素问·五脏生成》：五脏之气：故色见青如草兹者死，黄如枳实者死，黑如炲者死，赤如衃血者死，白如枯骨者死，此五色之见死也；青如翠羽者生，赤如鸡冠者生，黄如蟹腹者生，白如豕膏者生，黑如乌羽者生，此五色之见生也。故约而言之曰：有气则生，无气则死，余色仿此。

师曰：人秉五常有五脏，五脏发五声，宫、商、角、徵、羽是也。五声在人，各具一体，假令人本声角，变商声者，为金克木，至秋当死，变宫、徵、羽皆病，以本声不可变故也。

秉，音丙，徵，音止。

秉，执持也。五常者，性之德，仁、义、礼、智、信。肝藏仁，其声角；肺藏义，其声商；心藏礼，其声徵；肾藏智，其声羽；脾藏信，其声宫。宫者喉音属土，声出于脾，大而和也；商者齿音属金，声出于肺，轻而劲也；角者牙音属木，声出于肝，调而直也；徵者舌音属火，声出于心，和而美也；羽者唇音属水，声出于肾，沉而深也。管子曰：凡听徵如负猪豕觉而骇，凡听羽如鸣鸟在树，凡听宫如牛鸣窌中，凡听商如离群羊，凡听角如雉登木。《琴学心声》云：声出于脾，合口而通之谓之宫。凡宫音和平沉厚其音雄洪，故其音宫者情恐而性信。声出于肺，开口而吐之谓之商。凡商音动跄以凝明，上达而下归于中，开口吐音其声铿锵也，故其音商者情怒而性义。声出于肝而张齿涌吻谓之角。凡角音员长通彻，中正而平，其音哽咽，故其音角者情喜而性仁。声出于心而齿合吻开谓之徵，凡徵音抑扬，㰱然有叹息之音，故其音徵者情乐而性礼。声出于肾而齿开吻聚谓之羽，凡羽音嘤嘤而透彻，细小而高，故其音羽者情悲而性智。定五音者非舌不决，盖五音发于舌。舌居中者为宫，土位居中也。音发而舌微下者为商，金性阴沉也。音发而舌起曲者为角，木性曲直也。音发而舌上者为徵，火性炎上也。音发而舌下勾者为羽，水性润下也。能辨五声则经义自明，无待详释矣。

人本声宫，变角声者为木克土，至春当死；变商、徵、羽皆病。

人本声商，变徵声者为火克金，至夏当死；变宫、角、羽皆病。

人本声徵，变羽声者为水克火，至冬当死；变角、宫、商皆病。

人本声羽，变宫声者为土克水，至长夏当死；变角、商、徵皆病。

以上所言，皆人不病而声先变者，初变可治，变成难瘳；闻声之妙，差在毫厘，本不易晓，若病发声，则易知也。

瘳，音抽。易，去声。

瘳，愈也。十丝曰毫，十毫曰厘。《难经》云：闻而知之谓之圣。闻声之妙，岂易言哉。兹述其五声之辨，显然易晓者以资考证，临病之工所宜详察焉。

师持脉，病人欠者，无病也；脉之呻者，病也；言迟者，风也；摇头言者，里痛也；行迟者，表强也；坐而伏者，短气也；坐而下一脚者，腰痛也；里实护腹，如怀卵物者，心痛也。

欠，去剑切。呻，音申。强，其亮切。卵，鲁管切。

欠，张口气悟也。强，不和柔也。成无己曰：《针经》曰：阳引而上，阴引而下，阴阳相引，故欠。阴阳不相引则病，阴阳相引则和，是欠者无病也。呻，为呻吟之声，身有所苦则然也。风客于中则经络急，舌强难运用也。里有病，欲言则头为之战摇。表强者，由筋络引急而行步不利也。短气者，里不和也，故坐而喜伏。《内经》曰：腰者，身之大关节也。腰痛为大关节不利，故坐不能正，下一脚以缓腰中之痛也。心痛则不能伸仰，护腹以按其痛。方中行曰：此条八者，皆望而知之之事也。

病人长叹声，出高入卑者，病在上焦；出卑入高者，病在下焦；出入急促者，病在中焦有痛处；声唧唧而叹者，身体疼痛。问之不欲语，语先泪下者，必有忧郁；问之不语，泪下不止者，必有隐衷；问之不语，数问之而微笑者，必有隐疾。

卑，音碑。唧，音即。泪，音类。衷，音中。

叹，吟息也，卑，下也。病在上焦，故声出高；病在下焦，故声出卑；病在中焦有痛处者，气血滞结，阻其升降，故声出急促也。唧唧，痛吟之声。泪，目液也。忧郁，患难切身而虑也。隐衷，方寸所蕴情，难语人也。隐疾，阴部之病，耻以告医也。此节兼闻、问而言，以察人之神情得其病机也。

实则谵语，虚则郑声。假令言出声卑者，为气虚；言出声高者，为气实。欲言手按胸中者，胸中满痛；欲言手按腹者，腹中满痛；欲言声不出者，咽中肿痛。

谵，之廉切，音詹。郑，真正切。咽，音燕。

谵语者，疾而寐语，妄谬无伦次也。为阳明病胃家实之证。郑声者，声变失正，语言重复也，为心气虚精神衰之证。夫言为心声，以气而发，故出声之卑高，可以候气之虚实也。胸腹中满痛，言则气相牵引，故须以手按其痛处也。咽者，胃之上管，在喉咙之后，其端与喉连，故咽中肿痛则欲言声不出也。此承上节，乃兼望、闻之诊而申言之。

师曰：脉病人不病，名曰行尸。以无王气，卒眩仆不识人者，短命则死。人病脉不病，名曰内虚。以少谷神，虽困无苦。

王，音旺。卒，仓没切。村，入声。眩，音衔。仆，音赴。

卒，暴也。眩，目昏运也。仆，偃倒也。困，瘁也。苦，患也。

《金鉴》曰：脉者，人之根本也，脉病人不病者，谓外形不病而见真脏病脉，其内本已绝，虽生犹死，不过尸居余气耳，故曰行尸也。余气者，未尽五脏生旺之余气也。若旺气一退，即卒然眩仆不识人而死矣；若良工早察于旺气未退之先而图之，未必无所补也。人病脉不病，谓外形羸瘦似病，其脉自和，以根本尚固，不过谷气不充，名曰内虚，虽困无害；胃气复，谷气充，自然实矣。谷神，即谷气也。

张令韶曰：谷神，乃水谷所化之神，人赖此以资生也；内虚食少，谷气不充，即无谷神矣。故曰无害。若无本然之胃神，安得谓之无害耶？

师曰：脉肥人责浮，瘦人责沉。肥人当沉今反浮，瘦人当浮今反沉，故责之。

责，音窄。

方中行曰：责，求也。肥人当沉者，肌肤厚，其脉深也，故求其病于浮。瘦人当浮者，肌肤薄，其脉浅也，故求其病于沉。

成无己曰：必有邪气相干，使脉反常，故当责之。

师曰：呼吸者，脉之头也。初持脉，来疾去迟，此出疾入迟，名曰内虚外实也；初持脉，来迟去疾，此出迟入疾，名曰内实外虚也。

张隐庵曰：此言平脉准于呼吸。审其来去之迟疾，则知内外之虚实也。夫脉者，周身经脉之气，会聚于两手之寸、关、尺，因息而动，故曰：呼吸者，脉之头。言以呼出吸入之气，而为脉之肇端也。初持脉者，所以平脉。平脉者，犹秤物而得其平也。来疾去迟，此出疾入迟，出主外，疾主有余，是为外实，入主内，迟主不足，是为内虚，故名曰内虚外实也。若初持脉，来迟去疾，此出迟入疾，出主外，迟主不足，是为外虚，入主内，疾主有余，是为内实，故名曰内实外虚也。

愚按：脉度虽有去来，而诊脉之法，但诊其来不诊其去，且来疾则去亦疾，来迟则去亦迟。今曰来疾去迟、来迟去疾者，盖以呼出为来，吸入为去，人病则呼吸长短不均，而有来去迟疾之各异，是以呼吸而为脉之头者如此。

寸口卫气盛，名曰高；荣气盛，名曰章；高章相搏，名曰纲。卫气弱，名曰惵；荣气弱，名曰卑；惵卑相搏，名曰损。卫气和，名曰缓；荣气和，名曰迟；缓迟相搏，名曰沉。

搏，音博。惵，音叠。

搏，持也。《金鉴》曰：寸口，通指寸关尺而言也。卫主气为阳以候表，荣主血为阴以候里。脉随指有力上来，卫气盛也，谓之高；脉随指有力下去，荣气盛也，谓之章。高者长盛也，章者分明也。高章相合名曰纲，纲者以荣卫俱有余，有总揽之意也。脉随指无力上来，卫气弱也，谓之惵；脉随指无力下去，荣气弱也，谓之卑。惵者恍惚也，卑者缩下也。惵卑相合名曰损，损者以荣卫俱不足，有消缩之意也。

张令韶曰：此以荣卫阴阳之气皆会于寸口，故以寸口候荣卫之有余不足，以及和平也。卫气和名曰缓，缓者舒也。荣气和名曰迟，迟者徐也。荣卫俱和名曰沉，沉者沉实而不虚浮也，不刚不柔中和之气也。此言荣卫之气有高章惵卑之象，非言脉之形也，故只提寸口而不提脉。

阳脉浮大而濡，阴脉浮大而濡，阴脉与阳脉同等者，名曰缓也。

成无己曰：阳脉寸口也，阴脉尺中也。上下同等，无有偏胜者，是阴阳之气和缓也。

《金鉴》曰：此以阴阳同等，发明平人和缓之脉也。然缓脉有二义：和缓之缓，脉有力濡柔不大不小，以形状之缓验二气之和也；至数之缓，脉来四至从容，不徐不疾，以至数之缓，验胃气之和也。

张路玉曰：脉虽浮大而濡，按之仍不绝者为缓。若按之即无，是虚脉，非缓脉也。

问曰：二月得毛浮脉，何以处言至秋当死？二月之时脉当濡弱，反得毛浮者，故知至秋死。二月肝用事，肝属木，脉应濡弱，反得毛浮脉者是肺脉也，肺属金，金来克木，故知至秋死。他皆仿此。

处，上声。

张令韶曰：此言五脏宜相生，而不宜相克也。举一肺金肝木，而他脏仿此矣。二月肝旺之时不能自旺，反为胜我者而乘之，肝气愈矣。然不即死者，以尚有旺气相扶，所谓自得其位也。至秋而死者，木绝于申，金旺木空，脏气孤危，全无所倚，故死。

师曰：立夏得洪大脉，是其本位，其人病身体苦疼重者，须发其汗；若明日身不疼不重者，不须发汗；若汗濈濈自出者，明日便解矣。何以言之，立夏脉洪大是其时脉，故使然也，四时仿此。

濈，音戢。解，谐买切。

濈濈，汗出貌。解，释也，脱也。成无己曰：脉来应时为正气内固，虽外感邪气，但微自汗出而亦解尔。《内经》曰：脉得四时之顺者，病无他。

方中行曰：此言脉得应时而王，病有当解之时。举夏以例其余，示人推仿之意。

问曰：凡病欲知何时得，何时愈，何以知之？师曰：假令夜半得病者，明日日中愈；日中得病者，夜半愈。何以言之，日中得病夜半愈者，以阳得则阴解也；夜半得病明日日中愈者，以阴得阳则解也。

成无己曰：日中得病者阳受之，夜半得病者阴受之。阳不和，得阴则和，是解以夜半。阴不和，得阳则和，是解以日中。经曰：用阳和阴，用阴和阳。

张令韶曰：此言阴阳相合，而病邪自解也。观此则知人之身全赖正气以主持，正胜，邪自无所容矣。

问曰：脉病欲知愈未愈者，何以别之？师曰：寸口、关上、尺中三处，大小、浮沉、迟数同等，虽有寒热不解者，此脉阴阳为和平，虽剧当愈。

成无己曰：三部脉均等，即正气已和，虽有余邪，何害之有。

柯韵伯曰：阴阳和平，不是阴阳自和，不过是纯阴纯阳，无驳杂之谓耳。究竟是病脉，虽剧当愈，非言不治自愈，正使人知此为阴阳偏胜之病脉，阳剧者当治阳，阴剧者当治阴，必调其阴阳使其和平，失此不治反加剧矣。

师曰：寸脉下不至关，为阳绝；尺脉上不至关，为阴绝。此皆不治，决死也。若计其余命生死之期，期以月节克之也。

《金鉴》曰：寸位乎上，候心肺之阳，主升，升极而降，降不至关，是为孤阳。故曰：寸脉下不至关，为阳绝也。尺位乎下，候肝肾之阴，主降，降极而升，升不至关，是为独阴，故曰：尺脉上不至关，为阴绝也。关位乎中，以候脾，界乎寸尺，所以升降出入者也，今上下不至关，是升降出入息矣，故曰：此皆不治，决死也。若阴阳已离，胃气未绝，尚可计余命之期，期以月节克之，如经曰：阴胜则阳绝，能夏不能冬；阳胜则阴绝，能冬不能夏。肝死于秋，心死于冬，脾死于春，肺死于夏，肾死于长夏之类是也。推之于日、于时亦然。

脉浮者在前，其病在表；浮者在后，其病在里。假令濡而上鱼际者，宗气泄也；孤而下尺中者，精不藏也。若乍高乍卑，乍升乍坠，为难治。

泄，音薛。藏，昨郎切。乍，助驾切。

魏念庭曰：凡人脉左右三部九候，以相配停匀为无病之脉，若独见一脉异于他脉，则病脉也。然独见之脉多端，试以浮先言之。师曰：病人脉，浮者在前，寸部之脉；浮者在后，尺部之脉也。寸部得浮，上以候上，其病必在表，为天气外感之证也；尺部得浮，下以候下，其病必在里，为人气内伤之证也。

徐忠可曰：以前后分浮脉之阴阳，而定表里，此仲景创论也。鱼际在手大指本节后内侧散脉中。宗气者，十二经脉君主之官心藏，原动力也。泄，犹脱也。《素问·平人气象论》：胃之大络，名曰虚里，贯膈络肺出于左乳下，其动应衣脉宗气也。又云：乳之下其动应衣，宗气泄也。仲景候之鱼际，亦创论也。脉独见于尺中，乃孤阴无阳之候，故曰精不藏也。乍，忽也。若脉忽高忽卑、忽升忽坠，是阴阳之气错乱，五脏之气不平已极，故为难治。

寸口脉缓而迟，缓则阳气长，其色鲜，其颜光，其声商，毛发长；迟则阴气盛，骨髓生，血满，肌肉紧薄鲜鞭。阴阳相抱，荣卫俱行，刚柔相得，名曰强也。

上，长上音。鲜，音仙。髓，悉委切。鞭，音硬。

鲜，明洁也。颜，眉目之间也。商，清也。髓，骨中脂也。鞭，硬也。相抱，言和洽也。俱行，言周流也。相得，言合济也。张隐庵曰：此节申明上文缓迟之意。寸口脉缓而迟，承上文而言也。上文云：卫气和，名缓。夫卫为阳而主气，故缓则阳气长，其色鲜，其颜光，卫气充于外也。其声商，毛发长，卫气盛于内也。上文云：荣气和，名曰迟。夫荣为阴而主血，故迟则阴气盛，骨髓生。血满，荣血盛于内也。肌肉紧薄鲜硬，荣血充于外也。夫卫气和而缓，荣气和而迟，则阴中有阳，阳中有阴，阴阳相抱。阴阳相抱，则荣行脉中，卫行脉外，故荣卫俱行。阴阳相抱，荣卫俱行，则刚柔相得而运行不息，故名曰强也。强，健也，不息也。《金鉴》曰：强者，即色鲜、颜光、血满、肉紧之谓也。

寸口脉，浮为在表，沉为在里，数为在腑，迟为在脏。假令脉迟，此为在脏也。

《金鉴》曰：寸口，通指三部而言也。此以浮、沉、迟、数，候人表、里、脏、腑之诊法也。浮者，皮肤取而得之脉也，浮主表，故曰：浮为在表。沉者，筋骨取而得之脉也，沉主里，故曰：沉为在里。数者，一息六至之脉也，数主阳，腑属阳，故曰：数为在腑。迟者，一息三至之脉也，迟主阴，脏属阴，故曰：迟为在脏。假令其人脉迟，此为病在脏，举一迟脉以例其余也。

程知曰：然伤寒中之传变，亦有数而入脏，迟而入腑者，熟读经文自知也。

寸口脉浮而紧，浮则为风，紧则为寒，风则伤卫，寒则伤荣，荣卫俱病，骨节烦疼，当发其汗也。

张隐庵曰：寸口脉浮而紧，浮者阳脉也，风者阳邪也，故浮则为风，紧者阴脉也，寒者阴邪也，故紧则为寒。

成无己曰：卫为阳，荣为阴，风为阳，寒为阴，各从其类而伤也。卫得风则热，荣得寒则痛，荣卫俱病，故致骨节烦痛，当与麻黄汤发汗则愈。

寸口脉浮而数，浮为风，数为热，风为虚，虚为寒，风虚相搏，则洒淅恶寒也。

淅，音锡。恶，去声，乌路切。后凡恶寒之恶皆同。

张令韶曰：此论风邪伤表而致气虚也。风伤表，故浮为风。邪之所凑，其气必虚，故数为虚。风则生热，虚则生寒，风寒相搏，则外寒束其内热，故洒淅恶寒也。

张隐庵曰：本篇云：诸脉浮数，当发热而洒淅恶寒。故浮为风而属于热，数为虚而属于寒，风虚相搏则洒淅恶寒，言表阳之气为风邪所伤而虚寒也。

问曰：病有洒淅恶寒，而复发热者，何也？师曰：阴脉不足，阳往从之，阳脉不足，阴往乘之。曰：何谓阳脉不足？师曰：假令寸口脉微，名曰阳不足，阴气上入阳中，则洒淅恶寒也。曰：何谓阴脉不足？师曰：尺脉弱，名曰阴不足，阳气下陷入阴中，则发热也。阴脉弱者，则血虚，血虚则筋急也。其脉涩者，荣气微也；其脉浮，而汗出如流珠者，卫气衰也。荣气微者，加烧针则血留不行。更发热而躁烦也。

乘，音绳，上，上声。下，去声。陷，户错切。溜通留。

《金鉴》曰：此以寸、尺发明阴阳相乘为病之脉也。若脉紧无汗，洒淅恶寒发热者，是伤寒也。脉缓有汗，洒淅恶寒发热者，是中风也。今寸脉微，洒淅恶寒者，是阳不足，阴气上乘，入于阳中也。尺脉弱，发热者，是阴不足，阳气下陷入于阴中也。此内伤不足，阴阳相乘，有休止之恶寒发热，非外感有余，风寒中伤荣卫，无休止之恶寒发热也。

愚按：此节唯其为内伤不足之恶寒发热，故阴脉弱。其血不足养筋，则筋急也。其脉涩者，以荣气内虚力微也。其脉浮而汗出如流珠者，以卫气外衰不固也。烧针者，针其穴而复以艾灸其针柄，阳虚下陷者所宜。若荣气微者，为血不足阴虚之证，误加烧针则经脉受伤，血泣而不行，因火为邪，两热相合，阳得其助，阴受其损，故更外发热而内躁烦也。

寸口脉阴阳俱紧者，法当清邪中于上焦，浊邪中于下焦。清邪中于上，名曰洁也；浊邪中下，名曰浑也。阴中于邪，必内栗也。表气虚微，里气不守，故使邪中于阴也；阳中于邪，必发热头痛，项强颈挛，腰痛胫酸，所谓阳中雾露之气，故曰清邪中上。浊邪中下，阴气为栗，足膝逆冷，便溺妄出，表气微虚，里气微急，三焦相溷，内外不通，上焦怫郁，脏气相熏，口烂食断也。中焦不治，胃气上冲，脾气不转，胃中为浊，荣卫不通，血凝不流。若卫气前通者，小便赤黄，与热相搏，因热作使，游于经络，出入脏腑，热气所过，则为痈脓；若阴气前通者，阳气厥微，阴无所使，客气内入，嚏而出之，声嗢咽塞；寒厥相追，为热所拥，血凝自下，状如豚肝；阴阳俱厥，脾气孤弱，五液注下，下焦不阖，清便下重，令便数难，齐筑湫痛，命将难全。

强，去声，其亮切。挛，音恋。胫，胡定切。溺，音尿。溷，胡困切。怫，音佛。断，鱼斤切。嚏，音帝。嗢，乌没切。中焦及胃中二中字如字余俱去声。浑，音混。豚，音屯。阖，音合。齐通脐。筑，音竹。湫，子小切，音剿。

张令韶曰：寸口脉阴阳俱紧，概尺寸浮沉而言也。阴阳俱紧，法当清湿之邪中于上焦，浊湿之邪中于下焦，清所以为洁，浊所以为浑也。三阴主内，若清浊之邪中于阴，则三阴之气虚而内为之战栗也。栗者，畏缩之貌，有不能战而自溃之象。此由三阳表气微虚，以致三阴之里气不守，故使邪中于阴也。三阳主表，若清浊之邪中于阳，必发热，所谓得阳热之化也。头痛、项强、颈挛，清邪之中于上也。腰痛胫酸，浊邪之中于下也。夫所谓清邪、浊邪者，即雾露之气，在天为雾露之清邪，在地为水湿之浊邪，因上下而分清浊，故曰：清邪中上，浊邪中下。此结阳中于邪之意也。若阴中于邪则不发热而寒栗，阴气盛也。三阴之脉俱起于足大小指之端，故足膝逆冷也。三阴之气主大小便，故便溺妄出也。此三阳之表气微虚于外，以致三阴之里气微急于内也。三焦者，所以通会元真于肌腠，主行荣卫阴阳者也。表里之气虚急，则三焦相溷而内外不通矣。溷者，上中下混乱而不分也。上下不分，内外不通，是以上焦溷而怫郁于上。经云：上焦者，受气而营诸阳者也。今不能宣营诸阳，故脏真阳热之气反熏于上，而口烂食断也。断者，齿根也。食者，如日月之食而缺也。中焦溷而不治于中，则胃气不归于部而反上冲，脾气不能转输，而胃之津液不行，则胃中为浊。荣出中焦，卫出下焦，三焦溷乱，则荣卫之气亦不通矣。荣行脉中，卫行脉外，荣卫不通则血脉凝泣而不流矣。此三焦相溷，荣卫不通之咎也。若止卫气前通而阴气未至，则小便赤黄。卫气与热气相搏，因热作使游行于经络之间，出入于脏腑之内，所过之处，即为痈脓。若止阴气前通而阳气不相交接，便为厥。阳在外，阴之使，无阳则阴无所使。卫者，卫外而为固也，外卫虚微，客气易于内入，里气不纳，仍复嚏而出之。声嗢者，声混浊而难出之貌。声嗢咽塞，阴阳不相交通之象也。寒气厥逆，往来驰逐，又为热气所壅不得外出，寒为热壅，故血凝自下，色如豚肝之状也。经气不通，阴阳乖离，故阴阳俱厥也。脾为孤脏，灌溉四旁者也。今不能溉于四旁，则孤而且弱矣。脾气孤弱，则不能收摄五脏之津液，而五液注下矣。下焦主阖，今溷而不阖，则清便下重矣。清便者，下利清谷也。下重者，里急后重也。令便数难者，欲便而又不得便，阴阳之气逆而不能施化也。脐者，腹之中央，不曰腹痛而曰脐痛者，脐为生气之原，三阴之所主，今五脏三阴之气将绝，故筑然而湫痛也。筑者，筑然动也。湫者，湫然难忍也。神去机息，气止化绝，故曰：命将难全。

方中行曰："阴中于邪"已下，至"浊邪中下"一节，是释上文。阴即下焦，阳即上焦也。"阴气为栗"已下，至"血凝不流"，是言证。"若卫气前通"已下，言变痈脓之故。"若阴气前通"已下，言变脓血利之故。"阴阳俱厥"已下，言证并于里而加重，故曰：命将难全也。

寸口脉阴阳俱紧者，口中气出，唇口干燥，蜷卧足冷，鼻中涕出，舌上苔滑，勿妄治也。到七日以来，其人微发热，手足温者，此为欲解；或到八日以上，反大发热者，此为难治。设使恶寒者，必欲呕也；腹内痛者，必欲利也。

蜷，音权。

张隐庵曰：此承上文之意而言浊邪在中也。脉阴阳俱紧者，浊邪在中，上下相持也。口者脾之窍，胃脉夹口环唇，口中气出，唇口干燥，病伤脾胃也。土气不能旁达于四肢，故蜷卧足冷。太阴脾肺不交，故鼻中涕出。脾脉连舌本，散舌下，湿邪在内，故舌上胎滑。此邪干中上，病伤脾胃，非外感之邪，勿妄治也。到七日以来，其人微发热者，阳明土气自和也。手足温者，太阴上气自和也，故曰：此为欲解也。或到八日以上，反大发热者，阳气外驰，非土气柔和之热，故曰：此为难治。夫未到八日而设使恶寒者，乃胃络外行于肌表，必欲呕也，呕则谷饪之邪从上出矣。腹内痛者，乃脾气内逆于中土，必欲利也，利则溷浊之邪从下出矣。

寸口脉阴阳俱紧，至于吐利，其脉独不解，紧去人安，此为欲解。若脉迟至六七日，不欲食，此为晚发，水停故也，为未解，食自可者，为欲解。

方中行曰：至于吐利，乃承上条欲呕欲利，而又以其变成者言。独不解，言证变而脉独在也。晚发，言后来更又发也，已上三条，一证而三变耳。

张令韶曰：少阴篇云：脉阴阳俱紧，属少阴，法当吐利。脉紧者，少阴之阴寒甚也，故至于吐利而脉紧独不解。若紧脉去，则吐利止而人安，故为欲解。解者，紧去而寒解也。若紧虽去而复迟，此寒虽去而中土虚不能制水，故至六七日不欲食，谓之晚发。晚，后也。以少阴之寒发在先，而少阴之水发在后，水停于中故也。寒得水气，两寒相得，故为未解。食自可者，阳明土气胜，少阴水势衰，故为欲解。

寸口脉浮而大，有热，心下反硬，属脏者，攻之不令发汗：属腑者，不令溲数，

溲数则大便硬。汗多则热甚，溲数则便难。脉迟者，尚未可攻也。

溲，音搜。数，入声。

方中行曰：此举结胸、痞气、胃实等之当下者，概致叮咛戒慎之意。属脏，主结胸、痞气也，故曰：攻之不令发汗。属腑，指胃实等也，故曰：不令溲数，谓不可利小便也。

成无己曰：浮大之脉，当责邪在表，若心下反硬者，则热已甚而内结也。有热属脏者，为别无虚寒，而但见里热也。脏属阴，为悉在里，故可攻之。攻之，谓下之也，不可谓脉浮大，更与发汗。虽心下硬，若余无里证，但见表证者，为病在阳，谓之属腑，当先解表，然后攻痞。溲，小便也。勿为饮结而利小便，使其溲数，大便必硬也。经曰：小便数者，大便必硬，谓走其津液也。汗多，则邪气除而热愈，汗少，则邪热不尽，又走其津液，必便难也。硬家当下，设脉迟，则未可攻，以迟为不足，即里气未实故也。

问曰：病有战而汗出，因得解者，何也？师曰：脉浮而紧，按之反芤，此为本虚，故当战而汗出也。其人本虚，是以发战。以脉浮紧，故当汗出而解也。若脉浮而数，按之不芤，此人本不虚；若欲自解，但汗出耳，不发战也。

芤，苦候切，音抠。

战，寒栗而振也。芤，脉之旁实中空也。

成无己曰：浮为阳，紧为阴，芤为虚。阴阳争则战，邪气将出，邪与正争，其人本虚，是以发战。正气胜则战，战已复发热而大汗解也。浮、数，阳也。本实阳胜，邪不能与正争，故不发战也。

问曰：病有不战而汗出解者，何也？师曰：脉大而浮数，故不战而汗出解也。

成无己曰：阳胜则热，阴胜则寒，阴阳争则战。脉大而浮数皆阳也，阳气全胜，阴无所争，何战之有。

张令韶曰：此节添一大字，即上文浮而数，不战汗出之义也。

问曰：病有不战、不汗出而解者，何也？师曰：其脉自微，此以曾发汗，若吐，若下，若亡血，以内无津液，此阴阳自和，必自愈，故不战、不汗出而解也。

张令韶曰：上节言其人本虚，是不经发汗、吐下、亡血而自虚也。此节言脉自微，因曾经发汗、吐下、亡血之后，以致内亡其津液而脉自微，非关自虚之故。然津液虽亡，阴阳自和，必自然而愈。以非本虚，故不发战，以亡津液，故不汗出，以阴阳和故解也。

问曰：伤寒三日，脉浮数而微，病人身凉和者，何也？师曰：此为欲解也。解以夜半。脉浮而解者，濈然汗出也；脉数而解者，必能食也；脉微而解者，必大汗出也。

成无己曰：伤寒三日，阳去入阴之时，病人身热，脉浮数而大，邪气传也；若身凉和，脉浮数而微者，则邪不传而欲解也。解以夜半者，阳生于子也。脉浮，主濈然汗出而解者，邪气微也。

王肯堂曰：上言脉微，故不汗出而解；此言脉微，而解必大汗出。上以曾经吐下亡血，邪正俱衰，不能作汗而解；此以未经汗下，血气未伤，正盛邪衰，故大汗出而解。

脉浮而迟，面热赤而战惕者，六七日当汗出而解；反发热者，差迟。迟为无阳，不能作汗，其身必痒也。

惕，音剔。差，楚懈切，钗，去声。

张隐庵曰：脉浮而迟者，阳气盛而阴血虚也。面热赤而战惕者，阳气盛，故热赤；阴血虚，故战惕。六七日乃从阴出阳之期，故当汗出而解；至此不解，反发热者，阳气偏胜不能即痊，故曰差迟。差迟者，为阳气外浮而不加于里阴。无阳者，里无阳也。盖阳加于阴谓之汗，无阳则阴无以化，故不能作汗。夫不能作汗，则经脉不外通于肌表，故其身必痒也。

病六七日，手足三部脉皆至，大烦而口噤不能言，其人躁扰者，未欲解也。若脉和，其人不烦，目重，睑内际黄者，此欲解也。

重，平声。

成无己曰：烦，热也。传经之时，病人身大烦，口噤不能言，内作躁扰，则阴阳争胜。若手足三部脉皆至，为正气胜，邪气微，阳气复，寒气散，必欲解也。《脉经》曰：病人两目眦有黄色起者，其病方愈。病以脉为主，若目黄、大烦、脉不和者，邪胜也，其病为进。目黄、大烦而脉和者，为正气已和，故云欲解。

师曰：伏气之病，以意候之，今月之内，欲知伏气。假令旧有伏气，当须脉之。若脉微弱者，当喉中痛，似伤，非喉痹也。病人云：实咽中痛。虽尔，今复宜下之。

成无己曰：冬时感寒，伏藏于经中，不即发者，谓之伏气。至春分之时，伏寒欲解，故云：今月之内，欲有伏气。假令伏气已发，当须脉之，审在何经。得脉微弱者，知邪在少阴，少阴之脉循喉咙，寒气客之，必发咽痛；肾司开阖，少阴治在下焦，寒邪内甚，则开阖不治，下焦不约，必成下利。故云：虽尔咽痛，复欲下利。

张令韶曰：此节言伏气之病由内而出。非若时行卒病由外而至也。

按：通行本末句作"今复欲下利"，故成注云然。

师曰：病家人请云：病人苦发热，身体痛，病人自卧，师到，诊其脉沉而迟者，知其差也；何以知之？凡表有病者，脉当浮大，今反沉迟，故知愈也。假令病人云：腹内卒痛，病人自坐，师到，脉之浮而大者，知其差也；凡里有病者，脉当沉细，今浮大，故知愈也。

张令韶曰：发热身疼，表病也，沉而迟，里脉也，以表病而得里脉，乃热除身凉之象也，故知当愈。腹内痛，里病也，浮而大，表脉也，以里病而得表脉，乃气机外达之候也，故知当愈。经云：知一为工，知二为上，知三为神。发热、身疼、腹痛，问而知之也；自卧自坐，望而知之也；沉迟浮大，脉而知之也。此虽切脉而知其当愈，然亦必兼望、问而更精切也。

魏子千问曰：发热、身痛、脉反沉迟，是阳病而见阴脉，何以说得愈也？答曰：是必望其有恬然嗜卧之状，问其有热除身轻之意，而后合脉以断其愈也。

师曰：病家人来请云：病人发热烦极，明日师到，病人向壁卧，此热已去也。设令脉不和，处言已愈；设令向壁卧，闻师到不惊，起而盼视，若三言三止，脉之咽唾者，此诈病也；设令脉自和，处言此病大重，当须服吐下药、针灸数十百处乃愈。

处，言之处，上声。盼，匹见切。三，去声。

张令韶曰：发热烦极之证而向壁安卧，知热烦已去也。脉虽不和，处言已愈，凭其证不凭其脉也。以发热烦极之证，闻师到，当惊起盼视、语言无序、津液不足，今言止有次序，而脉之咽唾，此为诈病者，非药之所能愈，宜惊吓之彼，自愈也。

程知曰：彼以诈病，我以诈治，非良工不能具是巧也。

问曰：脉有灾怪，何谓也？师曰：假令人病，脉得太阳，与形证相应，因为作汤，比还送汤如食顷，病人乃大吐，若下利，腹中痛。师曰：我前来不见此证，今乃变异，是名灾怪。又问曰：何缘作此吐利？师曰：或有旧时服药，今乃发作，故为灾怪耳。

成无己曰：医以脉证与药相对而反变异，为其灾可怪，故名灾怪。

方中行曰：此勉医家、病家当两相敬慎，庶不为灾怪，致生疑累之意。

卷二

平脉法下

问曰：脉有阴阳，何谓也？师曰：凡脉大、浮、数、动、滑，此名阳也；脉沉、涩、迟、弦、微，此名阴也。凡阴病见阳脉者生，阳病见阴脉者死。

见，音现。

张隐庵曰：此辨脉法之大纲也。脉之大体不离阴阳，阳脉阴脉其名不一，撩其大要，凡大、浮、数、动、滑五脉，此名阳也；沉、涩、迟、弦、微五脉，此名阴也。夫诊脉而别阴阳，非为脉也，为病也。凡阴病见阳脉，得阳盛生长之气，故主生。凡阳病见阴脉，得阴寒消索之气，故主死。凡病皆然，不独伤寒也。

成无己曰：阴病见阳脉而主生者，则邪气自里之表，欲汗而解也，如厥阴中风，脉微浮为欲愈，不浮为未愈者，是也。阳病见阴脉而主死者，则邪气自表入里，正虚邪胜，如谵言妄语，脉沉细者死，是也。《金匮要略》曰：诸病在外者可治，入里者即死。此之谓也。

阴阳相搏名曰动，阳动则汗出，阴动则发热。形冷恶寒者，此三焦伤也。若数脉见于关上，上下无头尾，如豆大，厥厥动摇者，名曰动也。

成无己曰：动，为阴阳相搏，方其阴阳相搏而虚者，则动。阳动为阳虚，故汗出；阴动为阴虚，故发热也。如不汗出、发热，而反形冷、恶寒者，三焦伤也。三焦者，原气之别使，主行气于阳。三焦既伤，则阳气不通而微，致身冷而恶寒也。《金匮要略》曰：阳气不通即身冷。经曰：阳微则恶寒。《脉经》曰：阳出阴入，以关为界，关为阴阳之中也。若数脉见于关上，上下无头尾，如豆大，厥厥动摇者，是阴阳之气相搏也，故名曰动。

方中行曰：搏，圆捏而攒聚也。阴阳相搏之阴阳，以二气言；阳动阴动之阴阳，以部位言。阳动则阴随，故汗出。阴动则阳应，故发热。厥厥，举发貌。

黄坤载曰：关上动数如豆，厥厥动摇，上下不至尺寸，此死脉也。

脉来缓，时一止复来者，名曰结。脉来数，时一止复来者，名曰促。脉阳盛则促，阴盛则结，此皆病脉。又脉来动而中止，更来小数，中有还者反动，名曰结阴也；脉来动而中止，不能自还，因而复动者，名曰代阴也。得此脉者，必难治。

促，七玉切。

张隐庵曰：脉来缓者，一呼一吸不及四至也。时一止者，暂有停止不相续也。复来者，暂一止而复来也。此缓而时止，乃阴气有余、阳气不足，故此名为结脉。脉来数者，六至为数。亦时一止复来者，乃阳气有余、阴气不足，故此名为促脉。夫阴虚阳盛则促，阳虚阴盛则结，故曰此皆病脉。

方中行曰：促，催速也，与短促不同。阳行健，故盛则促。阴行钝，故盛则结。

钱天来曰：结者，邪结也；脉来停止暂歇之名，犹绳之有结也。凡物之贯于绳上者，遇结必碍，虽流走之甚者，亦必少有逗留乃得过也。此因气虚血涩，邪气间隔于经脉之间耳。动而中止者，非阴阳相搏之动也；谓缓脉正动之忽然中止，若有所遏而不得动也。更来小数者，言止后更勉强作小数。小数者，郁而复伸之象也。小数之中有脉还而反动者，名曰结阴，阴盛则结，故谓之结阴也。代，替代也；气血虚惫，真气衰微，力不支给，如欲求代也。动而中止句与结脉同。不能自还因而复动者，前因中止之后，更来小数，随即有还者反动，故言自还；此则止而未即复动，若有不复再动之状，故谓之不能自还；又略久复动，故曰因而复动。本从缓脉中来，为阴盛之脉，故谓之代阴也。

尤在泾曰：凡病得此脉者，攻之则邪未必去而正转伤，补之则正未得益而邪反滞，故曰难治。

《诊家正眼》：结脉之止，一止即来；代脉之止，良久方至。《内经》以代脉之见为脏气衰微，脾气欲脱之诊也。惟伤寒心悸、怀胎三月，或七情太过，或跌仆重伤，及风家、痛家，俱不忌代脉，未可断其必死。

脉阴阳俱促，当病血，为实；阴阳俱结，当亡血，为虚。假令促上寸口者，当吐血，或衄；下尺中者，当下血。若乍促乍结，为难治。

衄，音忸。

此承上节，而申言促结应病之候。脉阴阳俱促者，谓寸口尺中俱见促脉也。促为阳盛热结血瘀之候，故曰当病血，为实。实谓邪气盛也。结为阴盛血泣气阻，乃亡血后之脉，故曰当亡血，为虚。虚为正气夺也。假令促脉上溢寸口者，为上焦阳盛，血溢上行之病，当主吐血，或鼻中衄血也。若促脉下覆尺中者，为下焦阳盛，血溢下行之病，当主大便下血也。若脉见乍促乍结者，为阴阳气血之乱而神失守，脏气不能至经之候。病入脏者，半死半生，故为难治。

脉数者，久数不止，止则邪结，正气不能复，却结于脏，故邪气浮之，与皮毛相得。脉数者，不可下，下之必烦，利不止。

黄坤载曰：凡外见数脉，必有里阴格阳，阳不下根，故动数失度。久数而不见停止，里阴未结也。一见停止，则阴邪结矣。正气内复，虽结必消。正气不能内复，则邪气却结于脏，盘据根深，外逼阳气浮于皮毛之部，是以脉数。脉数者，不可下，下之阴邪愈旺，必上烦、下利不止。盖盛于外者，必虚于内；见其外盛而知其内虚，是为良工。

问曰：脉有阳结阴结者，何以别之？师曰：其脉浮而数，能食不大便者，此为实，名曰阳结也，期十七日当剧。其脉沉而迟，不能食，身体重，大便反硬，名曰阴结也，期十四日当剧。

程郊倩曰：不曰病有，而曰脉有，二气所禀有偏胜也。阳结者偏于阳，而无阴以生液；阴结者偏于阴，而无阳以化液；皆以脉之浮而数、沉而迟辨之也。

方中行曰：浮数、能食，皆阳也。实，谓胃家实。阳以风言，谓由中风而结为实硬也。沉迟、不能食、身体重，阴也。硬实互文，阴以寒言，谓由伤寒而结为胃实也。

《金鉴》曰：脉浮大而数，蔼蔼如车盖者，阳结实脉也；脉沉石而迟，累累如循长竿者，阴结实脉也。阳结证，身轻能食，阳能消谷也。不大便，期十七日当剧者，阳体终燥，故迟三日也。阴结证，身重不能食，阴不能消谷也。不大便，期十四日当剧者，阴体终濡，故早三日也。剧者，谓不大便，里急后重，且满，不可再待时日，宜早图之也。故或润窍以导之，软坚以下之，不致临期燥屎巨硬，谷道难出，窘苦万状也。凡病后伤液，多有此证，阅历深者，自知也。

脉蔼蔼如车盖者，名曰阳结也。脉累累如循长竿者，名曰阴结也。

蔼，于盖切。

张令韶曰：上节言阳结阴结，此复形容其脉象也。蔼蔼如车盖，圆大而空，阳浮于外，不能内归于阴也。累累如循长竿者，细长而坚，阴敛于内，不能外达于阳也。

方中行曰：蔼蔼，团聚貌。如车盖，言浮旋于上也。累累，联络貌。如循长竿，言沉直于下也。

《金鉴》曰：蔼蔼如车盖，形容脉之浮大有力，即前阳结浮数之脉也。因其有力而盛，故名曰阳结也。累累加循长竿者，形容脉之沉石有力，即前阴结沉迟之脉也；因其有力而盛，故名曰阴结也。

脉瞥瞥如羹上肥者，阳气微也。脉萦萦如蜘蛛丝者，阴气衰也。脉绵绵如泻漆之绝者，亡其血也。

瞥，匹灭切。萦，于营切。

《金鉴》曰：瞥瞥如羹上肥者，形容脉之浮而无力，即卫气衰之濡脉，故曰阳气微也。萦萦如蜘蛛丝者，形容脉细小难于寻按，而浮中沉似有似无，即阴不足之细脉，故曰阴气衰也。绵绵如泻漆之绝者，形容脉之沉而无力，即荣气微之弱脉，故曰亡其血也。

方中行曰：瞥，过目暂见也。羹上肥，言轻浮而若有若无也。萦萦，犹绕绕也。蜘蛛丝，言柔弱而极细也。

成无己曰：绵绵者，连绵而软也。如泻漆之绝者，前大而后细也。

问曰：脉有残贼，何谓也？师曰：脉有弦、紧、浮、滑、沉、涩，此六脉名曰残贼，能为诸脉作病也。

成无己曰：经脉者，荣卫也；荣卫者，阴阳也。其为诸经脉作病者，必由风寒暑湿伤于荣卫，客于阴阳之中；风则脉浮，寒则脉紧，中暑则脉滑，中湿则脉涩，伤于阴则脉沉，伤于阳则脉浮。所以谓之残贼者，伤良曰残，害良曰贼，以能害正气也。

方中行曰：浮、滑，阳盛也。沉、涩、弦、紧，阴盛也。阳盛为太过，阴盛为不及，皆可怪之脉，能伤害血气者也。诸脉，谓各部之脉也。作，起也。言六者，若见于各部之脉中，则皆能为其部生起病端；如太阳之为病脉浮，伤寒脉阴阳俱紧之类。所谓邪不空见者，此之谓也。

问曰：脉有相乘，有纵有横，有逆有顺，何谓也？师曰：水行乘火，金行乘木，名曰纵；火行乘水，木行乘金，名曰横；水行乘金，火行乘木，名曰逆；金行乘水，木行乘火，名曰顺也。

乘，音绳。

《金鉴》曰：此以人之五脉，候人五脏不平之诊法也。人之五脏法天五行，肝木、心火、脾土、肺金、肾水，此相属也。木生火，火生土，土生金，金生水，水生木，此相生也。木克土，土克水，水克火，火克金，金克木，此相克也。相生者生，相克者死，人之脏气亦然。故其脉有相乘，有纵有横，有逆有顺也。水乘火，金乘木，乘其所胜是相克也，名纵；火乘水，木乘金，乘所不胜是反侮也，名曰横；水乘金，火乘木，子乘其母是倒施也，名曰逆；金乘水，木乘火，母乘其子是相生也，故曰顺。五脏之脉，肝弦、心洪、脾缓、肺浮、肾沉，五脏各见本脉，自无病也。若见他脉，以此推之。纵者病甚，横者病微，逆者病虚，顺者病实也。

方中行曰：乘，犹乘舟车之乘。纵，直也。横者，纵之对。顺，从也。逆者，顺之反。

程知曰：非其时而得之，则为相乘。纵横为患最重，顺逆犹无大害也。

问曰：濡弱何以反适十一头？师曰：五脏六腑相乘，故令十一。

张令韶曰：胃者，五脏六腑之本也，五脏六腑之中俱有胃气。如肝脉微弦濡弱而长，弦长者，肝脉也；濡弱者，胃气也。以胃气而间于五脏六腑之中，则为濡弱。以胃气而自见其脉，则又迟而缓，故曰趺阳脉迟而缓，胃气如经也。由是而知迟缓与濡弱，皆胃土之脉也。故问濡弱何以反适十一头，答以十一者五脏六腑也。五脏六腑皆禀气于胃，故胃腑之气皆相乘于五脏六腑之中也。适，至也。乘，往也。言胃气往乘于五脏六腑之中，相合而为十一也。

脉阴阳俱弦，无寒热，为病饮。在浮部，饮在皮肤；在中部，饮在经络；在沉部，饮在肌肉。若寸口弦，饮在上焦；关上弦，饮在中焦；尺中弦，饮在下焦。

本论云：平人食少饮多，水停心下，久久成病，甚者则悸，微者短气。脉双弦者，寒也；脉偏弦者，饮也。又云：心下有痰饮，胸胁支满，目眩，脉沉弦者，苓桂术甘汤主之。悬饮内痛，脉沉而弦者，十枣汤主之。是弦为病饮之脉也；然伤寒之脉阴阳俱紧，与病饮之脉阴阳俱弦者相似；阳明病脉亦有弦紧者，发热不恶寒；少阳病脉弦细，而往来寒热；故诊得弦脉，必审其无恶寒发热之三阳证，始可断为病饮也。再察其弦脉，若在浮部，知饮之外流皮肤也。若弦脉在中部，知饮之流于经络也。若弦脉见沉部，知饮之流于肌肉也。若寸脉弦，饮在上焦。关脉弦，饮停中焦。尺脉弦，饮在下焦。在表者，汗而发之；在中者，温而散之；在内者，利而渗之。在上焦则吐之，在中焦则导之，在下焦则利之。是在临证者消息尔。

脉弦而紧者，名曰革也。弦者状如弓弦，按之不移也；脉紧者，如转索无常也。

成无己曰：《脉经》云：弦与紧相类，以弦为虚，故虽紧而弦，而按之不移，不移则不足也。按：此言弦脉与紧相合，而成革脉。弦者，状如弦之张于弓端，直而不移也。紧者，如合绳者之转索，愈转愈紧也。弦紧相合，硬而劲直，按之如鼓皮，故名之曰革，乃外急中空之象也。

脉弦而大，弦则为减，大则为芤；减则为寒，芤则为虚；寒虚相搏，此名为革。妇人则半产、漏下，男子则亡血、失精。

原注：此言致革之由。

成无己曰：弦则为减，减则为寒，寒者谓阳气少也。大则为芤，芤则为虚，虚者谓血少不足也。所谓革者，言其既寒且虚，则气血改革，不循常度。男子得之，为真阳减而不能内固，故主亡血、失精。妇人得之，为阴血虚而不能滋养，故主半产、漏下。

周禹载曰：一说革读亟，变而促迫也。亦通。

《礼》曰：夫子之病革矣，即音亟也。

《金鉴》曰：脉形粗大有力，谓之大。浮沉有力，中取无力，状如葱管，谓之芤。沉而且大，按之劲急有力，谓之牢。浮而且大，举之劲急有力，谓之革。革脉者，以鼓革而得名，外急中空之象也。

按：合前三说，而革之名义始备。

问曰：曾为人所难，紧脉从何而来？师曰：假令亡汗若吐，以肺里寒，故令脉紧也；假令咳者，坐饮冷水，故令脉紧也；假令下利，以胃虚冷，故令脉紧也。

难，乃旦切。

难，诘辨也。

张令韶曰：此明紧脉之所由来。而曰肺里寒、坐饮冷水、胃中虚冷者，总以见紧脉之为寒也。亡汗，阳气衰也。吐，膈气伤也。肺主诸气者也，假令亡汗若吐，以肺里寒，不能主持诸气，故令脉紧，此紧脉之从肺里寒而来也。假令咳者，饮冷伤肺，故令脉紧，此紧脉之从坐饮冷水而来也。假令下利者，胃中虚冷，故令脉紧，此紧脉之从胃中虚冷而来也。观此则诸紧为寒，可不言而喻矣。

方中行曰：此条一问三答，以揭紧之为寒而有三因之不同，以见脉非一途而可取之意。

《金鉴》曰：脉紧若与浮同见，无汗则为伤寒实邪，有汗则为亡阳虚邪。与沉同见，腹痛不便则为中寒实邪，腹痛下利则为中寒虚邪。由此推之，凡诸实脉从虚化者，即未可谓之实矣。

寸口脉浮而紧，医反下之，此为大逆。浮则无血，紧则为寒，寒气相搏，则为肠鸣。医乃不知，而反饮冷水，令汗不出，水得寒气，冷必相搏，其人即㿏。

㿏，一结切，音噎。

寸口脉浮而紧，为寒邪在表，法当发其汗而解。医反下之攻其正气，致寒邪乘虚入里，此为误治之大逆也。夫浮为荣气虚则无血，紧则为寒，寒气相搏，逐于肠间则为肠鸣。医乃不知，见外不解，而反饮冷水，令汗不出，水得寒气，两冷相搏，胃气乃滞，反逆激冲，其人即㿏。㿏者，胃虚伤冷而痉挛发噎，食不下之谓也。不治，将成噎膈。

寸口脉微，尺脉紧，其人虚损多汗，知阴常在，绝不见阳也。

张令韶曰：寸口脉微，阳气衰也。迟脉紧，阴气盛也。阳衰阴盛，以致其人虚损而多汗也。微与紧，阴脉也；虚损多汗，阴病也；以阴病而见阴脉，则知阴常在而不见有生阳之气矣。故曰：知阴常在，绝不见阳也。

程知曰：言寸微尺紧，为虚损多汗之证也。寸微弱为亡阳，尺紧急为阴胜，阴胜于内，阳绝于外，故为虚损多汗。

寸口脉浮而大，浮为风虚，大为气强，风气相搏，必成隐疹，身体为痒。痒者名泄风，久久为痂癞。

痂，音嘉。癞，音赖。

张隐庵曰：此申明浮大之脉见于寸口，则为泄风痂癞也。浮为风虚者，正气虚而风薄之也。大为气强者，风邪在表而气机强盛也。风气相搏于皮肤肌腠之间，故必成隐疹而身体为痒。痒者，阳也；风乃阳邪，外干皮腠，故名泄风。久久则从皮肤肌腠而入于经脉，故为痂癞。痂癞者，历风也。

朱丹溪曰：经云：诸痒为虚，血燥不荣肌腠，所以痒也。

方中行曰：《素问》曰：外在腠理，则为泄风。泄风之状，多汗，汗出泄衣上，口中干，上渍其风，不能劳事，身体尽痛则寒。

成无己曰：痂癞者，眉少发稀，身有干疮而腥臭；《内经》曰：脉风成为疠是也。

寸口脉浮而大，浮为虚，大为实；在尺为关，在寸为格。关则不得小便，格则吐逆。

成无己曰：浮则为正气虚，大则为邪气实。在尺则邪气关闭下焦，里气不得下通，故不得小便。在寸则邪气格拒上焦，使食不得入，故吐逆。

方中行曰：《素问》曰：精气夺则虚，邪气胜则实。尺以候阴。关，闭也。不得小便者，阴闭于下，则内者不得出也。格，拒也。吐逆者，阳拒于上，则外者不得入也。

张隐庵曰：浮大之脉在于尺，则阴气不能上交而关阴于下，故名曰关。浮大之脉在于寸，则阳气不得下交而格阳于上，故名曰格。夫关阴而不得阳热之化，则不得小便；格阳而不得阴液之资，则吐逆。

寸口脉微而涩，微者卫气不行，涩者荣气不逮。荣卫不能相将，三焦无所仰，身体痹不仁。荣气不足则烦疼、口难言；卫气虚者，则恶寒数欠。三焦不归其部，上焦不归者，噫而酢吞；中焦不归者，不能消谷引食；下焦不归者，则遗溲。

逮，音代。将，音浆。痹，必至切。噫，乙介切，音隘。酢，通醋。

方中行曰：卫主气，不行，言不用事也。荣主血，不逮，不及也。不能相将，言荣卫不能和谐、不能相与也。仰，依赖也。痹，顽痹也。不仁，言不知痛痒、不省人事也。难言者，心虚神短、舌强而声不出也。恶寒、数欠者，卫疏表不固，不能御寒，所以气乏而好为欠也。不归其部，言不还足其所有之分内也。酢吞，吞酸也；吞酸则受纳妨矣。不能消谷引食者，言不司腐熟也。遗溲者，言不司约制也。

张令韶曰：此言荣卫之气出于中土，而三焦之气又仰借于荣卫也。寸口脉微则卫气不行，涩则荣气不足，不行不足则荣卫不能相将，而三焦无所仰借，以游行出入于内外矣。三焦无所仰，则不能出气以温肌肉，而身体痹不仁矣。荣为血，血不足则无以荣筋骨而烦疼，无以荣口唇而难言。卫者，卫外而为固也，卫气虚则不能卫外恶寒。卫气行于阴则寐，今欲下行于阴故数欠。三焦各有部署，三焦无所仰则不能归其部矣。上焦之气出胃上口，不归则噫而酢吞。中焦之气并胃中，不归则不能消谷引食。下焦之部别回肠，注膀胱，不归则遗尿。以是知三焦之气，俱借荣卫之气以游行出入者也。

寸口脉微而涩，微者，卫气衰；涩者，荣气不足。卫气衰则面色黄，荣气不足则

面色青。荣为根，卫为叶，荣卫俱微则根叶枯槁而寒栗、咳逆唾腥、吐涎沫也。

枯，苦胡切。槁，音考。

张令韶曰：此言荣卫外合于肺，而充于皮毛也。经云：肺者气之本，其华在毛，其充在皮。今荣卫之气衰，卫不能外合于肺，华于毛，充于皮，故面色青黄也。荣行脉中，故荣为根；卫行脉外，故卫为叶。荣卫俱微则根叶枯槁，而卫不能卫于外，故寒栗而咳逆；荣不能荣于中，故唾腥而吐涎沫也。咳逆者，肺之病。腥者，肺之味。涎沫者，肺之液也。所谓荣卫皆虚，不能合肺而充皮毛者如此。

寸口脉微而缓，微者卫气疏，疏则其肤空；缓者胃气实，实则谷消而水化也。谷入于胃，脉道乃行。水入于经，其血乃成。荣盛则其肤必疏，三焦失经，名曰血崩。

崩，北滕切。

张隐庵曰：上章两言寸口脉微而涩，主荣卫皆虚；此言寸口脉微而缓，言卫气疏而荣血不和。故微者卫气疏。疏则其肤空，是卫主气而外行于肤表矣。缓者胃气实，实则谷消而水化，是荣血借胃中之水谷而蒸变矣。故申言谷入于胃而消，则脉道乃行。水入于经而化，则其血乃成。夫荣卫贵乎相将，若荣盛不和于卫，则其肤必疏，是荣卫不相将矣。三焦绝经，是三焦无所仰，不循经外出矣。夫荣血秉水谷之精而成，外不和于卫，内不合于三焦，故名曰血崩。崩，堕也，言不能循经脉而外行也。

方中行曰：经，径也。失经，言血不归经也。崩，山坏之名也；阴血大下曰崩者，言其不能止静与山坏之势等也。

寸口脉弱而缓，弱者阳气不足，缓者胃气有余，噫而吞酸，食卒不下，气填于膈上也。

卒，音猝。填，音田。

成无己曰：弱者阳气不足，阳能消谷，阳气不足则不能消化水谷。缓者胃气有余，则胃中有未消谷物也。故使噫而吞酸，食卒不下，气填于膈上也。《金匮要略》曰：中焦未和，不能消谷，故令噫。

方中行曰：阳气，以胃中之真气言。不足则不能化谷。胃气，以胃中之谷气言。有余，言有宿食也。有宿食则郁而生热，故噫饱而吞酸。此盖以饮食之内伤者言也。

《金鉴》曰：此胃强脾弱，所以虽能食而不能消化也。故使吞酸而噫，食卒不化，气填胀闷于膈也。

寸口脉弱而迟。弱者卫气微，迟者荣中寒。荣为血，血寒则发热；卫为气，气微者心内饥，饥而虚满，不能食也。

张令韶曰：此言荣卫气血俱出中焦脾土化生；若中土虚寒，则荣卫亦虚寒矣；荣卫虚寒则中土更虚寒矣；荣卫中土，交相为资者也。弱为阳微，故寸口脉弱为卫气微。迟为阴寒，故寸口脉迟为荣中寒。夫荣为血，阴虚者阳必凑之，故血寒则发热。卫为气，气微者则上焦空虚，故心内饥也。心虚则饥，脾虚则满，心虚于上，脾虚于中，故饥而虚满，不能食也。

方中行曰：寒之为言虚也，与贫之称寒同。虚寒发热者，水干则火炽也。饥而虚满者，阳主化谷，卫阳衰微不化谷，故虚满而不能食也。

寸口脉弱而涩，尺中浮大，无外证者，为病属内伤。

寸口脉弱而涩者，上焦荣卫气血俱虚也。尺中脉宜沉小而反浮大者，下焦正气不藏也。审其无头痛、项强、恶寒发热之外证者，为病属劳损内伤也。

寸口脉弱而涩，尺中濡弱者，男子病失精，女子病赤白带下。

此承上节寸口脉弱而涩，尺中浮大者，为内伤初病，邪气盛则实之候；尺中濡弱者，男子病失精，女子病赤白带下，日久精气夺则虚之候也。

寸口脉洪数，按之弦急者，当发隐疹。假令脉浮数，按之反平者，为外毒，宜清之。脉数大，按之弦直者，为内毒，宜升之，令其外出也。误攻则内陷，内陷则死。

此节言发隐疹之脉候及其治法也。寸口脉洪数者，阳热盛于表也。按之弦急者，寒邪伏于里也。寒邪伏于荣血之分，郁而为热，发于肌腠，见于皮肤，则为隐疹。隐疹即出，假令脉浮数，按之反平者，为毒已外发，宜以清解之剂，散其余邪；若脉数大，按之弦直者，为内毒犹盛，宜以轻升之剂，令其外出也。若以为热实，误服攻下之剂，则毒邪内陷，内陷入脏则死矣。

寸口脉洪数，按之急滑者，当发痈脓。发热者，暴出；无热者，久久必至也。

寸口脉洪数，按之急滑者，热邪郁结于经络之间，留而不去，蓄聚而成痈脓也。若发热者，毒欲成脓，将暴出也；若无热者，毒势犹深，久久必至发出也。

寸口脉浮滑；按之弦急者，当发内痈。咳嗽胸中痛，为肺痈，当吐脓血。腹中掣痛为肠痈，当便脓血。

此节言寸口脉浮滑，按之弦急者，为当发内痈之候，以所见之证辨其为肺痈、肠痈也。

寸口脉大而涩，时一弦，无寒热，此为浸淫疮所致也。若加细数者，为难治。

此节言浸淫疮之脉状。若加细数者，乃正虚邪盛之候，故为难治。

趺阳脉紧而浮，浮为气，紧为寒；浮为腹满，紧为绞痛。浮紧相搏，肠鸣而转，转即气动，膈气乃下，少阴脉不出，其阴肿大而虚也。

张令韶曰：此言趺阳之气下归于少阴，而少阴之气不上交于趺阳，而为病也。趺阳脉紧而浮，乃阴寒气盛而阳气外越也，故浮为气，紧为寒。浮为腹痛者，气外出而中土虚满也。紧为绞痛者，邪正相攻而阴气盛也。浮紧之气两相搏击，则气从脾胃而溜于大肠，故肠鸣而转，转则动其膈气，又从膈而下陷于少阴，寒气与膈气俱聚于少阴，则少阴之水气不升，而下聚于阴器，故少阴脉不出，其阴肿大而虚也。

方中行曰：少阴之脉循阴器而主水，脉不出，其阴肿大，正虚邪实，水不得泄，盖跗阳之土败，而少阴所以无制也。

跗阳脉微而紧，紧则为寒，微则为虚，微紧相搏，则为短气。

程知曰：言跗阳微紧则中气虚寒，为短气之证也。

张隐庵曰：跗阳者，阳明之胃脉，以寒邪而病阳明，故紧则为寒。中土虚而脉微，故微则为虚。既虚且寒，则阳明中土之气不能上合于肺以司呼吸，故微紧相搏，则为短气。

方中行曰：脾胃虚寒则不能化谷，短气者，谷气不充而神气不足也。

跗阳脉大而紧者，当即下利，为难治。

当，去声。

张令韶曰：胃脉当迟缓，今反大而紧者，大为虚，紧为寒，虚寒下陷当即下利。阴寒盛而土气败，故为难治。

跗阳脉浮，浮则为虚，浮虚相搏，故令气饲，言胃气虚竭也。此为医咎，责虚取实，守空迫血。脉滑，则为哕。脉浮、鼻中燥者，必衄也。

哕，于月切，音豌。

张令韶曰：跗阳者，胃脉也。浮则为胃虚，以胃之虚、脉之浮，两相搏激，故令气饲，言胃气虚竭而饲也。无声为饲，有声为哕。浮虚相搏之极，即往来流利而为滑矣。滑则无声之饲，即变而为有声之哕矣。此非自虚，乃医责虚取实之咎也；虚者宜补反责之，实则宜泻反取之。阴和内阳之守也，责其虚，故守空于内，而迫血于外矣。未知从何道出，若脉浮、鼻燥，此经脉虚，不能摄血，必从鼻出而为衄也。

方中行曰：咎，过愆也。责虚，言求病于虚。取实，言反以虚为实，而攻取之也。血属阴而为内守，故曰守空。迫血，言劫汗也。

跗阳脉迟而缓，胃气如经也。跗阳脉浮而数，浮则伤胃，数则动脾，此非本病，医特下之所为也。荣卫内陷，其数先微，脉反但浮，其人必大便硬，气噫不除。何以言之？本以数脉动脾，其数先微，故知脾气不治，大便必硬，气噫不除。令脉反浮，其数改微，邪气独留，心中则饥，邪热不杀谷，潮热发渴，数脉当迟缓，病者则饥。数脉不时，则生恶疮也。

原注：跗阳脉迟缓为无病，误下之，令脉转浮数，元气伤。必浮数改微。

成无己曰：经，常也。跗阳之脉以候脾胃，故迟缓之脉为常。若脉浮数，则为医妄下伤胃动脾，邪气乘虚内陷也。邪在表则见阳脉，邪在里则见阴脉。邪在表之时，脉浮而数也，因下里虚，荣卫内陷，邪客于脾，以数则动脾。今数先微，则是脾邪先陷于里也。胃虚脾热，津液干少，大便必硬。《针经》曰：脾病善噫，得后出余气，则快然而衰。今脾客邪热，故气噫不除。脾能磨消水谷，今邪气独留于脾，脾气不治，心中虽饥而不能杀谷也。脾主为胃行其津液，脾为热烁，故潮热而发渴也。趺阳之脉本迟而缓，因下之后变浮为数，荣卫内陷，数复改微。是脉因前后度数如法，邪热内陷于脾，而心中善饥也。数脉不时者，为数当改微，而复不微，如此则是邪气不传于里，但郁于荣卫之中，必出自肌皮，为恶疮也。

程知曰：此言趺阳迟缓，妄下则有浮数之变也。

趺阳脉浮而涩，少阴脉如经者，其病在脾，法当下利。何以知之？若脉浮大者，气实血虚也。今趺阳脉浮而涩，故知脾气不足、胃气虚也。以少阴脉弦而沉才见，此为调脉，故称如经也。若反滑而数者，故知当屎脓也。

张令韶曰：趺阳、少阴为气血生始之源，故以趺阳、少阴合论也。趺阳脉迟而缓，乃胃气之常脉也；今浮而涩，而少阴脉如经者，非少阴之气不与阳明相合而为病，乃脾不能为胃行其津液而为病也。病在脾，法为津液偏渗于大肠而下利。何以知其病在脾也？若脉浮大者，阳明之气实而少阴之血虚也。今趺阳脉不浮大而浮涩，故知脾气转输之不足，以致胃气之虚，非关少阴也。夫所谓如经者，以少阴脉弦而沉才见，此阴柔之气，故称如经之调脉，若反滑而数，得少阴君火之气，热甚于经，非若脾病之下利，故知当屎脓也。

程知曰：水谷之下利，属于脾胃；而脓血之下利，属于肾；此可诊趺阳、太谿而辨之也。

趺阳脉浮而芤，浮者卫气虚，芤者荣气伤，其身体瘦，肌肉甲错，浮芤相搏，宗气微衰，四属断绝。

原注：举之浮毛，按之全无，谓之浮芤相搏。

张令韶曰：此言趺阳主荣卫之气，而复上循于宗气，外行于四末也。卫者水谷之悍气，荣者水谷之精气，荣卫俱禀气于胃者也。今趺阳脉浮而芤，则中土虚微，荣卫无所禀其精悍之气，故卫气虚而荣气伤也。荣卫之气不充于身体则消瘦，不充于肌肉则甲错。甲错者，粗燥而不润泽也。胃之大络出于左乳下，谓之宗气；今浮芤相搏，则胃络不能出于左乳，故宗气衰微。又不能外行于四肢，故四属断绝。

方中行曰：浮为风虚，故曰卫气虚。芤为失血，故曰荣气伤。身体瘦者，卫衰而形损也。肌肉甲错者，荣伤而枯坼也。宗气，三焦隧气之一也；《针经》曰：宗气积于胸中，出于喉咙，以贯心脉而行呼吸是也。四属，皮、肉、肌、髓也。盖三焦乃气之道路，卫气虚而荣气伤，所以宗气亦衰微，四属不相维而断绝也。

程郊倩曰：卫以荣为根，荣以卫为护，而荣卫之统于宗气者，又以趺阳胃为根也。

寸口脉浮而大，浮为气实，大为血虚。血虚为无阴，孤阳独下阴部者，小便当赤而难，胞中当虚，今反小便利而大汗出，法应卫家当微，今反更实，津液四射，荣竭血尽，干烦而不眠，血薄肉消，而成黑液。医复以毒药攻其胃，此为重虚，客阳去有

期，必下如污泥而死。

《金鉴》曰：脉浮而大，谓脉浮取有力，按之大而无力，乃革脉象也。浮为气实外急，大为血虚中空，血虚甚则亡阴，阴亡则阳无偶也，故曰：孤阳独下阴部。谓卫阳下就其阴，小便当赤而难，以胞中虚竭也。若阳不下就其阴，则小便反利而大汗出，是卫阳表虚，邪阳内入，无阴以化，故反更实，致津液四射，荣竭血尽，肉消胃干，烦不得眠也。医不知此，乃以中空暴液之阳明，误为胃实，复以峻药攻之，则为虚虚，胃阳之去可期，必下污秽如泥而死也。

程知曰：此言气实血虚之脉，小便利而大汗出者，不可下也。

问曰：翕奄沉，名曰滑，何谓也？师曰：沉为纯阴，翕为正阳，阴阳相合，故令脉滑，关尺自平。

王肯堂曰：翕奄沉三字，状得滑字最好。夫翕者合也，奄者忽也，当脉气合聚而盛之时，奄忽之间即已沉去，是名滑也。仲景恐人误认滑为沉，故下文又曰：滑者，紧之浮名也。

张令韶曰：谓忽焉而翕，忽焉而沉，如珠替替柔软而流利之状也。

趺阳脉微沉，食饮自平。少阴脉微滑，滑者，紧之浮名也，此为阴实，其人必股内汗出，阴下湿也。

成无己曰：阳明脉微沉者，当阳部见阴脉，则阴偏胜而阳不足也。阳明胃脉，胃中阴多，故食饮自可。少阴脉微滑者，当阴部见阳脉，则阳偏胜而阴不足也。以阳凑阴分，故曰阴实。股与阴，少阴之部也，今阳热凑阴，必熏发津液泄达于外，股内汗出而阴下湿也。

趺阳脉浮而滑，浮为阳，滑为实，阳实相搏，其脉数疾，卫气失度。浮滑之脉变为数疾，发热汗出者，不治。

张令韶曰：此言热伤经脉，阴液消亡，有阳无阴也。脉浮而滑，浮为阳热在外，滑为热实于经，阳实相搏则脉流薄疾，卫气失其行阴行阳之常度矣。卫气失其常度，则不止浮滑而更加数疾，此阴阳乖错，度数不循其常也。发热，阳气盛也。汗出者，阴液亡也。孤阳无阴，故为不治。夫人之阴阳平则治，偏则病，有阴无阳者死，绝阳无阴者亦死。

成无己曰：浮滑数疾之脉，发热汗出解者，邪气退也；若不解者，正气脱也，必不可治。经曰：脉阴阳俱盛，大汗出不解者死。

趺阳脉滑而紧，滑者胃气实，紧者脾气强，持实击强，痛还自伤，以手把刃，坐作疮也。

张令韶曰：趺阳者，胃脉也，土气柔和，脉当迟缓；今反滑而紧，滑为阳，故滑则胃气实；紧为阴，故紧则脾气强。持胃气之实，击脾气之强，两实相持，两强相击，太刚则折，故痛还自伤，犹自贻其害也。以手把刀，坐作疮者，犹以操刀而自割也。

方中行曰：滑为食，故在胃则主谷气实。紧为寒，故在脾则主邪气强。持实击强，言胃实脾强，两相搏击而为病，譬如以手把刀而自伤，盖谓非由脏腑而传变也。

跌阳脉沉而数，沉为实，数消谷。紧者，病难治。

《金鉴》曰：胃脉沉而数，沉主里，数主热，沉数为里实热则能消谷。凡里病得此脉者，皆易治也。若不沉数而沉紧，沉紧为里寒，则为残伤胃气之诊，故曰难治也。

程知曰：言跌阳沉数，为消谷之病也。紧盛为邪胜，故为难治也。

跌阳脉伏而涩，伏则吐逆，水谷不化，涩则食不得入，名曰关格。

黄坤载曰：跌阳脉伏而涩，伏则胃虚不能化谷而吐逆，涩则胃逆不能纳谷而食不得入，名曰关格。水谷不化而吐逆，是反胃之病。食不得入而噎塞，是膈噎之病。伏者，胃气之郁伏，阳衰于下，故不化谷。涩者，胃气之凝涩，阴填于上，故不纳食。

张令韶曰：吐逆者，食入而复出也，食不得入者，食竟不能入也。上节论关格，则曰不得尿；次节则曰不得小便而吐逆；此节则曰吐逆、食不得入；可见上中下三焦，有一证见，即为关格，不必悉具。学者得其意而治之，其庶几乎。

师曰：病人脉微而涩者，此为医所病也。大发其汗，又数大下之，其人亡血，病当恶寒，后乃发热，无休止时。夏月盛热，欲着复衣；冬月盛寒，欲裸其身。所以然者，阳微则恶寒，阴弱则发热。此医发其汗使阳气微，又大下之令阴气弱。五月之时，阳气在表，胃中虚冷，以阳气内微，不能胜冷，故欲着复衣，十一月之时，阳气在里，胃中烦热，以阴气内热，不能胜热，故欲裸其身。又阴脉迟涩，故知亡血也。

成无己曰：微为亡阳，涩则无血。不当汗而强与汗之者，令阳气微，阴气上入阳中，则恶寒，故曰：阳微则恶寒。不当下而强与下之者，令阴气弱，阳气下陷入阴中，则发热，故曰：阴弱则发热。气为阳，血为阴，阳脉以候气，阴脉以候血，阴脉迟涩，为荣血不足，故知亡血。经曰：尺脉迟者，不可发汗，以荣气不足，血少故也。

张令韶曰：夫血有淡渗皮毛、充肤热肉之血，有流行经络、荣周肠胃之血。阴血虚少则脉微涩，然其本病，乃医汗下失宜之病也。汗之则皮肤之血亡，下之则肠胃之血亡，亡于外则恶寒，亡于内则发热，寒热相继，无休止时也。夏月盛热之时欲着复衣，寒之极矣。冬月盛寒之时欲裸其身，热之极矣。又申言所以恶寒发热者，乃阴虚阳无所附，阳微阴弱之故也。其所以阳微阴弱者，又医汗下之故也。五月一阴生，阳在外而阴在内，故欲着复衣。十一月一阳生，阴在外而阳在内，故欲裸其身。独言胃中虚冷、胃中烦热者，四时以胃气为本也。又言六脉微涩，其人亡血，若阴脉迟涩，其亡血更可知矣。

少阴脉弱而涩，弱者微烦，涩者厥逆。

程知曰：言肾脉弱涩之病也。少阴肾动脉也，在足内踝后跟骨上陷中也。

方中行曰：弱为虚损不足脉，阴虚生内热，所以烦；然属虚烦，故虽烦亦微也。涩为少血而不滑，不能上与阳相顺接，所以厥而逆冷也。

趺阳脉不出，脾不上下，身冷肤硬。

成无己曰：脾胃为荣卫之根，脾能上下则水谷磨消，荣卫之气得以行。脾气虚衰不能上下，则荣卫之气不得通营于外，故趺阳脉不出。身冷者，卫气不温也。肤硬者，荣血不濡也。

张令韶曰：趺阳者，胃脉也。脾与胃以膜相连耳，趺阳脉不出，则脾不能为胃行其津液于上下周身肤表之间，故身冷肤硬矣。

少阴脉不至，肾气微，少精血，奔气促迫，上入胸膈，宗气反聚，血结心下，阳气退下，热归阴股，与阴相动，令身不仁，此为尸厥。当刺期门、巨阙。

张令韶曰：少阴为气血生始之源，脉不至，必肾之真气微而精血少也。真气不足，则虚奔之气反促迫而上入于胸膈矣。宗气反聚者，不能贯膈络肺出于左乳下，而反聚于胸膈矣。此不当上而上者也。精血少则血不能流行于经脉，而反结于心下，阳气不得上行而反退归于阴股，阳入于阴与阴相动，此不当下而下者也。上者自上，下者自下，上下之气血不相顺接，故令身不仁。其形若尸，故曰：此为尸厥。期门者，肝之募，巨阙者，心之募，刺之以启其退下之阳，遏其奔上之气，上下通而气血和矣。

成无己曰：尸厥者，为其从厥而生，形无所知，其状若尸，故名尸厥。不仁者，言不柔和也，为寒热痛痒俱不觉知者也。阳气外不为使，内不得通，荣卫俱不能行，身体不仁，状若尸也。《内经》曰：厥气上行，满脉去形。刺期门者以通心下结血，刺巨阙者以行胸中宗气，血气流通，厥气退则苏矣。

黄坤载曰：《史记》扁鹊传之虢太子病尸厥，即此。

按：期门二穴，属足厥阴经，在第二肋端上直两乳，肥人刺入二寸，瘦人刺入一寸半。巨阙一穴，任脉气所发，在鸠尾下一寸，刺入一寸六分，留七呼。

妊娠，脉弦数而细，少腹痛，手心热，此为热胞中。不先其时治之，必有产难。

此节言妇人妊娠，热结胞中之脉证。宜早治之，免致产难之厄也。胞中，子宫也。

产后脉洪数，按之弦急，此为浊未下。若浊已下，而脉如故者，此为魂脱，为难治。

产后亡血，脉当濡弱，而反洪数，按之弦急者，此为恶露污浊停滞未下故也。若恶露已下，而脉洪数，按之弦急如故者，正气夺，邪气盛，此为神魂已脱。补之则脉实，泻之则形虚，故为难治。

诸脉浮数，当发热而洒淅恶寒；若有痛处，饮食如常者，蓄积有脓也。

张令韶曰：诸脉者，概尺、寸、关而言也。浮则为风，数则为热，风热相搏，故发热恶寒也。若有痛处者，痛止于一处也。饮食如常者，邪逆于肉理，而不涉于胃也。经云：荣气不从，逆于肉理，乃生痈脓。故蓄积有脓也。

王肯堂曰：人身有燉肿痛楚处，未有不自觉者；此条所言，必是内痈，故曰：蓄积有脓也。如胃脘痈、肺痈、肠痈，皆各有脓。而胃痈之脉人迎反盛，未有不误以为伤寒者，故宜察之。

张路玉曰：若有燉肿，为热壅经络；若无肿处，必邪留脏腑，随内外而发痈脓也。

问曰：人恐怖者，其脉何状？师曰：脉形如循丝累累然，其面白脱色也。

方中行曰：恐怖，惶惧也。循，理治也。丝，言细也。累累，联络貌。脱色，犹言失色也。盖内气馁者外色夺，所以有卒然之变也。

黄坤载曰：肾主恐，《素问·举痛论》：恐则气下。下之极则肾也。少阴之脉微细，恐怖，少阴之气动，故脉细如丝。累累然，惊惧不安之象也。恐主于肾，而六脉俱细，盖诸脏夺气，改而从肾也。肝藏血而主色，色者，血之华也；肝气下而荣血陷，不能华也；木虚而金气乘之，故色脱而面白，此望切之法也。

问曰：人不饮，其脉何类？师曰：脉自涩，唇口干燥也。

程郊倩曰：不饮，如与人憋气至二三日，汤水不沾唇之类。肺失游溢精气，故脉涩而唇口干燥也。

张令韶曰：饮入于胃，游溢精气，上输于脾肺，布散于五经。今胃虚不饮，肺无以布，脾无以输，脉道不利，津液不行，故脉涩而唇口干燥也。

问曰：人愧者，其脉何类？师曰：脉浮，而面色乍白乍赤也。

张令韶曰：愧属心，心有所惭愧则神消气阻，中无有主，故脉气外浮，面色赤白而无定也。

程郊倩曰：以上数条，不论有病无病，凡人有所负于中，辄复形之色与脉也。于此推之，以意消息，则诸病之情，无不可即外以征内矣。

寸口诸微亡阳，诸濡亡血，诸弱发热，诸紧为寒。诸乘寒者，则为厥，郁冒不仁，以胃无谷气，脾涩不通，口急不能言，战而栗也。

张令韶曰：此总结通篇寸口诸脉之义也。寸口之脉微、濡、弱、紧为病不一，然大约不外乎气、血、寒、热四者而已。故诸微为亡阳；诸濡为亡血；阴虚则热，故诸弱为发热；阳虚则寒，故诸紧为寒。诸为寒邪所乘者，则手足逆冷而厥，厥者气血为寒所乘，虚而不通于四肢也。郁冒者，虚而不行于上也。不仁者，虚而不通于外也。夫气血不自生，必借胃腑谷精之气而生。苟胃无谷气，则不能上输于脾而脾涩不通，不能内归于心而口急不能言，不能外出于肺而战栗也。

师曰：发热则脉躁，恶寒则脉静，脉随证转者，为病疟。

此节言病疟发作时之脉象。《素问·疟论》云：夫疟者之寒，汤火不能温也，及其热，冰水不能寒也。本论云：疟病，其脉弦数者，热多寒少；其脉弦迟者，寒多热少。故曰：发热则脉躁，恶寒则脉静。以阴阳更胜而脉随证转也。

师曰：伤寒，咳逆上气，其脉散者，死。谓其形损故也。

张令韶曰：此言寒伤形也。伤寒咳逆上气者，形寒伤肺也。脉散者，肺气上脱，不能统朝百脉而涣散也。咳逆，非死之证，而脉散，有死之脉，故死。又申言其所以死者，谓其形损故也。经云：两神相搏，合而成形。肺为诸经之长，外合皮毛而成形，脏真损于内则形气损于外矣。即所谓一损损于皮毛，皮聚而毛落者死也。

师曰：脉乍大乍小、乍静乍乱，见人惊恐者，为祟。发于胆气竭故也。

此节言病邪祟之脉证。《说文》：祟，神祸也。胆者中正之官，决断出焉。胆气竭则正气虚弱已极，故邪得而乘之为祟。神气失守，故脉反常，乍大乍小、乍静乍乱也。

师曰：人脉皆无病，暴发重病，不省人事者，为厉鬼。治之祝由。能言者可治，不言者死。

此节言厉鬼之为病，非针灸、药物所能疗，当求精于祝由之术者而治之。其人能言，邪未伤脏，神识尚在，故可治。不能言者，邪入伤脏，魂已离身，故死也。

师曰：脉浮而洪，身汗如油，喘而不休，水浆不下，形体不仁，乍静乍乱，此为命绝也。又未知何脏先受其灾，若汗出发润，喘不休者，此为肺先绝也；阳反独留，形体如烟熏，直视摇头者，此为心绝也；唇吻反青，四肢掣习者，此为肝绝也；环口黧黑，油汗发黄者，此为脾绝也；溲便遗失，狂言，目反直视者，此为肾绝也。又未知何脏阴阳前绝，若阳气前绝，阴气后竭者，其人死，身色必青；阴气前绝，阳气后竭者，其人死，身必赤、腋下温、心下热也。

张令韶曰：此一节论死绝之脉证也。脉浮而洪，脉气外脱也。身汗如油，真津外泄也。肺主天，喘而不休，天气绝也。脾主地，水浆不下，地气绝也。形体不仁，神去而形骸独存也。乍静乍乱，真气脱而阴阳离也。精灭神亡，大命绝矣。肺主皮毛，汗出发润，毛窍开发而阴液泄也；喘而不休，气不归原而真气上脱；此肺先绝也。心为离火，贵下交坎水，阳反独留，火势炎炎不复下交，故形体如烟熏也；心脉上系于目，目系绝，故直视；摇头者，火性上腾之象也；此为心绝也。唇吻者脾之窍，青者肝之色，四肢者脾之主，掣习者肝之病，以肝之色、肝之病而反见于脾之位，则肝之真气绝而反乘其所胜，故为肝绝也。脾主四白，环口黧黑，土败而木侮也；油汗者，柔软而腻，脾之真液，黄者脾之真色，真液泄而真色现，故为脾绝也。肾主二便，溲便遗失，是门户不要也；肾藏志，志为气之帅，志绝无主，故狂言；目反直视者，肾气绝而目系断；故为肾绝也。此以未死之前，而先断其五脏之绝。而又当以既死之后，验其色之青赤，以辨其阴阳之先绝后竭，其至精至密也如此。

成无己曰：阳主热而色赤，阴主寒而色青，其人死也身青色，则阴未离乎体，故曰：阴气后竭。身色赤、腋下温、心下热，则阳未离乎体，故曰：阳气后绝。经曰：人有两死，而无两生。此之谓也。

程知曰：阳气前绝寒病，阴气前绝热病也。寒热之治法一误，虽死尚有征验，诚可畏也。

奇经八脉不系十二经，别有自行道路。其为病总于阴阳，其治法属十二经。

此以下论奇经八脉之证治。十二经俱有脏腑、阴阳、表里配合，而此八脉无偶，故名奇经。

假令督脉为病，脊背强，隐隐痛，脉当微浮而急，按之涩，治属太阳。

《难经》曰：督脉者，起于下极之俞，并于脊里，上至风府，入属于脑。其为病脊强而厥，故曰脊背强，隐隐痛。《脉经》曰：尺寸俱浮，直上直下，此为督脉腰背强痛不得俯仰，大人癫病，小儿风痫矣。此曰脉浮而急，按之涩者，即外中风寒而荣虚之候。以其脉两旁为足太阳经，故治属太阳也。

任脉为病，其内结痛疝瘕，脉当沉而结，治属太阴。

《难经》曰：任脉者，起于中极之下，上至毛际，循腹里，上关元，至咽喉，上颐入舌而络于目。其为病，苦内结，男子七疝，女子带下、瘕聚，故曰：内结痛疝瘕。脉当沉而结，为病在里阴血滞之候。以其脉两旁为足太阴经，故治属太阴也。

冲脉为病，气上逆而里急，脉当浮虚而数，治属太阴。

《难经》曰：冲脉者，起于气冲，并足阳明之经，夹脐上行，至胸中而散。其为病，逆气里急，故曰：气上逆而里急。脉当浮虚而数，数为热性上炎，故气上逆也。以其脉夹足太阴，故治属太阴也。

带脉为病，苦腹痛，腰间冷痛，脉当沉而细，治属少阴。

《难经》曰：带脉者，起于季肋，回身一周。其为病，腹满，腰溶溶如坐水中，故曰：苦腹痛，腰间冷痛。脉沉而细，少阴病之脉。腰者肾之府，故治属少阴也。

阳跷为病，中于侧，气行于外，脉当弦急，按之缓，治属少阳。

跷，去遥切。

《难经》曰：阳跷脉者，起于跟中，循外踝上行，入风池。其为病，阴缓而阳急，故脉当弦急，按之缓。以其脉附足少阳经，故治属少阳也。

阴跷为病，中于侧，气行于内，脉当浮缓，按之微急而弦，治属厥阴。

《难经》曰：阴跷脉者，亦起于跟中，循内踝上行，至咽喉，交贯冲脉。其为病，阳缓而阴急，故脉浮缓，按之微急而弦也。以其脉附足厥阴经，故治属厥阴也。

阳维与诸阳会，其为病在脉外，发寒热，脉当浮而虚，治属气分。

《难经》曰：阳维脉者，起于诸阳之会。阳不能维于阳，则怅然失志。其为病，苦寒热，故脉浮而虚。阳为气，故治属气分也。

阴维与诸阴交，其为病在脉中，心中痛，手心热，脉当弦而涩，治属血分。

《难经》曰：阴维脉者，起于诸阴之交。阴不能维于阴，则溶溶不能自收持也。其为病，苦心痛，故脉弦而涩。阴为血，故治属血分也。

阳维维于阳，阴维维于阴，为气血之别使，不拘一经也。

阳维维于阳，谓卫气行于脉外，在身表之阳分也。阴维维于阴，谓荣血行于脉中，在身里之阴分也。通行于周身，阴阳赖之以维持，故为气血之别使，不拘于一经也。

奇经八脉之为病，由各经受邪，久久移传，或劳伤所致，非暴发也。

《难经》曰：脉有奇经八脉，比于圣人图设沟渠，沟渠满溢，流于深湖，入而不还，十二经不能拘之，故曰：由各经受邪，久久移传，或劳伤所致也。以其为他经移传，故曰：非暴发也。

问曰：八脉内伤，何以别之？师曰：督脉伤，柔柔不欲伸，不能久立，立则隐隐而胀；任脉伤，小便多，其色白浊；冲脉伤，时咳不休，有声无物，劳则气喘；带脉伤，回身一周冷；阳跷伤，则身左不仁；阴跷伤，则身右不仁；阳维伤，则畏寒甚，皮常湿；阴维伤，则畏热甚，皮常枯。

督统诸阳脉行于背脊，故内伤则柔柔不欲伸，不能久立，立则隐隐而胀，所谓脊背强也。任统诸阴脉行于腹里，故内伤则小便多白浊也。冲脉者经脉之海，起于关元，随腹直上，至胸中而散，故内伤则时咳不休，劳则气喘也。带脉者，如人束带而前垂，故内伤则回身一周冷也。阳跷、阴跷皆起于足跟，是人行走之机要，动足之所由，故取跷捷超越之义以名之。阳跷内伤则身左不仁，阴跷内伤则身右不仁，即左瘫右痪、半身不遂之谓也。阳维内伤则卫阳虚，故畏寒。阳虚则阴盛，故皮常湿。阴维内伤则荣阴虚，故畏热。阴虚则阳盛，故皮常枯。

问曰：八脉内伤，其脉何似？师曰：督脉伤，尺脉大而涩；任脉伤，关脉大而涩；冲脉伤，寸脉短而涩；带脉伤，脉沉迟而结；阳跷伤，脉时大时弦；阴跷伤，脉时细时弦；阳维伤，脉时缓时弦：阴维伤，脉时紧时涩。

此节言八脉内伤为病之脉状，不外涩弦者，所谓残贼能为诸脉作病也。

问曰：其治奈何？师曰：督脉伤，当补髓；任脉伤，当补精；冲脉伤，当补气；带脉伤，当补肾；阳跷伤，则益胆；阴跷伤，则补肝；阳维伤，则调卫；阴维伤，则养荣。

此节言八脉内伤病之治法。督脉行脊中，故伤则补髓；任脉起于关元内之胞中，故伤则补精；冲脉起于气冲，并足阳明之经，故伤则补气；带脉绕腰，腰者肾之府，故伤则补肾；阳跷脉附足少阳经，故伤则益胆：阴跷脉附足厥阴经，故伤则补肝；阳维与诸阳会，行身之表，故伤则调卫，调卫者，益气也；阴维与诸阴交，行身之里，故伤则养荣，养荣者，滋血也。

问曰：其处方奈何？师曰：相体虚实，察病轻重，采取方法，权衡用之，则无失也。

处，上声。相，去声。

此节总结上文之意，所以补《内》《难》之亡阙，发前人之未发，学者所宜玩索也。

卷三

伤寒例

四时、八节、二十四气、七十二候决病法：

> 立春正月节斗指艮，雨水正月中斗指寅，
> 惊蛰二月节斗指甲，春分二月中斗指卯，
> 清明三月节斗指乙，谷雨三月中斗指辰，
> 立夏四月节斗指巽，小满四月中斗指巳，
> 芒种五月节斗指丙，夏至五月中斗指午，
> 小暑六月节斗指丁，大暑六月中斗指未，
> 立秋七月节斗指坤，处暑七月中斗指申，
> 白露八月节斗指庚，秋分八月中斗指酉，
> 寒露九月节斗指辛，霜降九月中斗指戌，
> 立冬十月节斗指乾，小雪十月中斗指亥，
> 大雪十一月节斗指壬，冬至十一月中斗指子，
> 小寒十二月节斗指癸，大寒十二月中斗指丑。

二十四气，节有十二，中气有十二，五日为一候，气亦同，合有七十二候。决病生死，此须洞解之也。

《素问·宝命全形论》云：天覆地载，万物悉备，莫贵于人；人以天地之气生，四时之法成。夫人生于地，悬命于天，天地合气，命之曰人。《五运行大论》云：天度者，所以制日月之行也。气数者，所以纪化生之用也。五日谓之候，三候谓之气，六气谓之时，四时谓之岁。终期之日，周而复始，时立气布，如环无端。斗谓北斗七星，在紫微垣之左。像如托酒浆之斗，为七政之枢机，阴阳之元本，普天恒星之纪纲也。一天枢，二天旋，三玑，四权，五玉衡，六开阳，七摇元。一至四为魁，五至七为杓。

天枢、天旋与北辰之北极星距离五倍而相直，为正方向者之标准。斗杓直指苍龙之角宿，每岁绕天一周，故古人以逐月初昏斗柄所指地面方位之二十四向，以定四时建节气也。然因岁差之故，又当与日躔之辰次相参，方能密合也。夫人之生，处于天地气交之中，而每岁日月之运行，阴阳消息，寒暑往来，脏腑气血应时旺衰，色脉因之而生变化，此《内经》论病原诊，所以辄合天运而合也。然其文繁理赜，非殚心天文学者莫能明。仲景乃摄其纲要，以二十四气列伤寒例卷端，使人易晓，诚医者临证决病之首务也。

阴阳大论云：春气温暖，夏气暑热，秋气清凉，冬气冰冽，此则四时正气之序也。冬时严寒，万类深藏，君子固密，则不伤于寒。触冒之者，则名伤寒耳。其伤于四时之气，皆能为病。以伤寒为病者，以其最盛杀厉之气也。

冽，音列。触，尺玉切。

成无己曰：春夏为阳，春温夏热者，以阳之动，始于温，盛于暑故也。秋冬为阴，秋凉而冬寒者，以阴之动，始于清，盛于寒故也。冬三月纯阴用事，阳乃伏藏，水冰地坼，寒气严凝。当是之时，善摄生者，出处固密，去寒就温，则不伤于寒。其涉寒冷、触冒霜雪为病者，谓之伤寒也。春风、夏暑、秋湿、冬寒，谓之四时之气。热为阳，阳主生；寒为阴，阴主杀。阴寒为病，最为肃杀毒厉之气。

中而即病者，名曰伤寒。不即病者，寒毒藏于肌肤，至春变为温病，至夏变为暑病。暑病者，热极重于温也。是以辛苦之人，春夏多温热病者，皆由冬时触寒所致，非时行之气也。

中，去声。

成无己曰：《内经》曰：先夏至日为温病，后夏至日为暑病。温暑之病，本伤于寒而得之，故大医均谓之伤寒也。

凡时行者，春时应暖而反大寒，夏时应热而反大凉，秋时应凉而反大热，冬时应寒而反大温，此非其时而有其气。是以一岁之中，长幼之病，多相似者，此则时行之气也。夫欲候知四时正气为病及时行疫气之法，皆当按斗历占之。

长，上声。夫，音扶。

成无己曰：四时气候不正为病，谓之时行之气。时气所行为病，非暴厉之气，感受必同，是以一岁之中，长幼之病，多相似也。四时正气者，春风、夏暑、秋湿、冬寒是也。时行者，时行之气是也。温者，冬时感寒，至春发者是也。疫者，暴厉之气是也。占前斗建，审其时候之寒温，察其邪气之轻重而治之。

九月霜降节后，宜渐寒，向冬大寒，至正月雨水节后，宜解也。所以谓之雨水者，以冰雪解而为雨水故也。至惊蛰二月节后，气渐和暖，向夏大热，至秋便凉。从霜降以后，至春分以前，凡有触冒霜露，体中寒即病者，谓之伤寒也。九月十月，寒气尚

微，为病则轻；十一月十二月，寒冽已严，为病则重；正月二月，寒渐将解，为病亦轻。此以冬时不调，适有伤寒之人，即为病也。

成无己曰：此为四时正气，中而即病者也。

其冬有非节之暖者，名为冬温。冬温之毒，与伤寒大异。冬温复有先后，更相重沓，亦有轻重，为治不同，证如后章。从立春节后，其中无暴大寒，又不冰雪，而有人壮热为病者，此属春时阳气发，其冬时伏寒，变为温病。从春分以后，至秋分节前，天有暴寒者，皆为时行寒疫也。三月四月，或有暴寒，其时阳气尚弱，为寒所折，病热犹轻；五月六月，阳气已盛，为寒所折，病热则重；七月八月，阳气已衰，为寒所折，病热亦微。其病与温相似，但治有殊耳。

上"重"字，平声。沓，塔大切。

成无己曰：此为温病、疫气也。是数者，以明前斗历之法，占其随时气候，发病寒热轻重不同耳。

十五日得一气，于四时之中，一时有六气，四六名为二十四气。然气候亦有应至仍不至，或有未应至而至者，或有至而太过者，皆成病气也。但天地动静，阴阳鼓击者，各正一气耳。

成无己曰：节气十二，中气十二，共二十四。《内经》曰：五日谓之候，三候谓之气，六气谓之时，四时谓之岁。《金匮要略》曰：有未至而至，有至而不至，有至而不去，有至而太过，何故也？师曰：冬至之后，甲子夜半，少阳起。少阳之时，阳始生，天得温和，以未得甲子，天因温和，此为未至而至也；以得甲子，而天未温和，此为至而至也；以得甲子，而天大寒不解，此为至而不去也；以得甲子，而天温如盛夏五六月时，此为至而太过也。《内经》曰：至而和则平，至而甚则病，至而反者病，至而不至者病，未至而至者病。即是观之，脱漏"或有至而不去"此一句明矣。《内经》曰：阴阳者，天地之道。清阳为天，动而不息；浊阴为地，静而不移。天地阴阳之气，鼓击而生，春夏秋冬，寒热温凉，各正一气也。

是以彼春之暖，为夏之暑；彼秋之忿，为冬之怒。是故冬至之后，一阳爻升，一阴爻降也。夏至之后，一阳气下，一阴气上也。斯则冬夏二至，阴阳合也；春秋二分，阴阳离也。阴阳交易，人变病焉。此君子春夏养阳，秋冬养阴，顺天地之刚柔也。

上，上声。

成无己曰：春暖为夏暑，从生而至长也；秋忿为冬怒，从肃而至杀也。十月六爻皆阴，坤卦为用，阴极阳来，阳生于子。冬至之后，一阳爻升，一阴爻降，于卦为复，言阳气得复也。四月六爻皆阳，乾卦为用，阳极阴来，阴生于午。夏至之后，一阳气下，一阴气上，于卦为姤，言阴得遇阳也。《内经》曰：冬至四十五日，阳气微上，阴气微下；夏至四十五日，阴气微上，阳气微下。阳生于子，阴生于午，是阴阳相接，故曰合。阳退于酉，阴退于卯，是阴阳相皆，故曰离。《内经》曰：气至之谓至，气分之谓分。至则气同，分则气异。天地阴阳之气，既交错而不正，人所以变病。《内经》曰：阴阳相错而变由生也。又曰：养生者，必顺于时，春夏养阳，以凉以寒；秋冬养阴，以温以热。所以然者，从其根故也。

小人触冒，必婴暴疹。须知毒烈之气，留在何经，必发何病，详而取之。是以春伤于风，夏必飧泄；夏伤于暑，秋必病疟；秋伤于湿，冬必咳嗽；冬伤于寒，春必病温。此必然之道，可不审明之。

疹，丑刃切，同疢。飧，音孙。

成无己曰：不能顺四时调养，触冒寒温者，必成暴病。医者当在意审详而治之。当春之时，风气大行。春伤于风，风气通于肝，肝以春适王，风虽入之，不能即发，至夏肝衰，然后始动。风淫末疾，则当发于四肢。夏以阳气外盛，风不能外发，故内攻而为飧泄。飧泄者，下利水谷不化而色黄。当夏之时，暑气大行，夏伤于暑，夏以阴为主内，暑虽入之，势未能动，及秋阴出而阳为内主，然后暑动搏阴而为痎疟。痎者二日一发，疟者一日一发。当秋之时，湿气大行，秋伤于湿，湿则干于肺，肺以秋适王，湿虽入之，不能即发，至冬肺衰，然后湿始动也。雨淫腹疾，则当发为下利。冬以阳气内固，湿气不能下行，故上逆而为咳嗽，当冬之时，寒气大行，冬伤于寒，冬以阳为主内，寒虽入之，势未能动，及春阳出而阴为内主，然后寒动搏阳而为温病。是感冒四时正气为病必然之道。

伤寒之病，逐日浅深，以施方治。今世人伤寒，或始不早治，或治不对病，或日数久淹，困乃告医。医人又不依次第而治之，则不中病。皆宜临时消息制方，无不效也。

成无己曰：《内经》曰：未满三日者，可汗而已；其满三日者，可泄而已。

按：自阴阳大论云至此，原本一章，今为笺注便览，分为九节。此下宋本有"今搜采仲景旧论，录其证候诊脉声色，对病真方，有神验者，拟防世急也"28字。成无己曰：仲景之书，逮今千年而显用于世者，王叔和之力也。由是可知《伤寒例》全卷，皆仲景旧论。而方中行、喻嘉言乃谓为王叔和伪作，著论辩驳，肆意诋諆。其后注家多从其说，删而不论。使后学者不知风、寒、暑、湿、温病、时行之所由，岂小失哉。余前撰集注时，亦从旧说而去之。今就本书反复详审，知其所以申明伤寒外感及时行伏气诸病之原因，实不可少之论文也。爰采成注以释其义，虽本书原文少异，然大旨则不悖也。

又土地温凉，高下不同；物性刚柔，飧居亦异。是故黄帝兴四方之问，岐伯举四治之能，以训后贤，开其未悟。临病之工，宜须两审也。

飧，音餐。

成无己曰：东方地气温，南方地气热，西方地气凉，北方地气寒。西北方高，东南方下。是土地温凉，高下不同也。东方安居食鱼，西方陵居华食，南方湿处而嗜酸，北方野处而食乳。是飧居之异也。东方治宜砭石，西方治宜毒药，南方治宜微针，北方治宜灸焫。是四方医治不同也。医之治病，当审其土地所宜。

凡伤于寒，传经则为病热，热虽甚，不死。若两感于寒而病者，多死。

成无己曰：《内经》曰：风寒客于人，使人毫毛毕直，皮肤闭而为热，是伤寒为病热也。《针经》曰：多热者易已，多寒者难已，是热虽甚不死。表里俱病者，谓之两感。

高士宗曰：热病皆伤寒之类，故人之伤于寒也，则为病热。热者，人身阳热之气，阳常有余，故热虽甚不死。其两感于寒而病者，阳脉受寒，阴脉亦受寒，阴阳皆受，腑脏俱伤，故必不免于死。所以或愈，或死也。

按：自此以下数节，皆引述《素问·热论》，而变通其文。通行本并无《素问》此节，无"传经"二字。夫所谓传经者，只是邪由皮肤而入传经脉之中，与正气相搏则发热。未传入经脉，则不发热耳。或以为六经之传而化热者，非也。

尺寸俱浮者，太阳受病也，当一二日发。以其脉上连风府，故头项痛，腰脊强。

强，去声。

成无己曰：太阳为三阳之长，其气浮于外，故尺寸俱浮，是邪气初入皮肤，外在表也，当一二日发。风府，穴名，在项中央。太阳之脉，从颠入络脑，还出别下项，是以上连风府。其经循肩膊内夹脊、抵腰中，故病头项痛、腰脊强。

尺寸俱长者，阳明受病也，当二三日发。以其脉夹鼻、络于目，故身热汗出、目疼、鼻干、不得卧。

成无己曰：阳明血气俱多，尺寸俱长者，邪并阳明而血气淖溢也。太阳受邪不已，传于阳明，是当二三日发。其脉夹鼻者，阳明脉起于鼻，交颎中，络于目。阳明之脉，正上颊颟，还出系目系。身热者，阳明主身之肌肉，《针经》曰：阳明气盛则身以前皆热。目疼、鼻干者，经中客邪也。不得卧者，胃气逆不得从其道也，《内经》曰：胃不和则卧不安。

尺寸俱弦者，少阳受病也，当三四日发。以其脉循胁络于耳，故胸胁痛而耳聋。此三经受病，未入于腑者，皆可汗而已。

成无己曰：《内经》曰：阳中之少阳，通于春气。春脉弦。尺寸俱弦者，知少阳受邪也。二三日阳明之邪不已，传于少阳，是当三四日发。胸肋痛而耳聋者，经壅而不利也。三阳受邪，为病在表，法当汗解。然三阳矣有便入腑者，入腑则宜下，故云：未入腑者，可汗而已。

尺寸俱沉濡者，太阴受病也，当四五日发。以其脉布胃中，络于嗌，故腹满而

嗌干。

嗌，音益。

成无己曰：阳极者阴受之，邪传三阳既遍，次乃传于阴经。在阳为在表，在阴为在里。邪在表则见阳脉，邪在里则见阴脉。阳邪传阴，邪气内陷，故太阴受病而脉尺寸俱沉濡也。自三阳传于太阳，是当四五日发也。邪入于阴则渐成热，腹满而嗌干者，脾经壅而成热也。

尺寸俱沉细者，少阴受病也，当五六日发。以其脉贯肾，络于肺，系舌本，故口燥舌干而渴。

成无己曰：少阴肾水也，性趋下。少阴受病，脉尺寸俱沉细也。四五日太阴之邪不已，至五六日则传于少阴也，是少阴病当五六日发。人伤于寒，则为病热，谓始为寒，而终成热也。少阴为病，口燥舌干而渴，邪传入里，热气渐深也。

尺寸俱弦微者，厥阴受病也，当六七日发。以其脉循阴器，络于肝，故烦满而囊缩。此三经皆受病，已入于腑者，皆可下而已。

成无己曰：弦者，风脉也。厥阴脉弦微者，邪传厥阴，热气已剧，近于风也。当六七日发，以少阴邪传于厥阴，烦满而囊缩者，热气聚于内也。三阴受邪，为病在里，于法当下。然三阴亦有在经者，在经则宜汗，故云：已入于腑者，可下而已。经曰：临病之工，宜须两审。

按：通行本作：尺寸俱沉细者太阴，尺寸俱沉者少阴，尺寸俱微缓者厥阴。成注因之，今依本书改正。

以上七节，乃仲景引述《素问·热论》之伤寒病，整理其文，补出脉状及治法，论集所谓"撰用《素问》《九卷》"也。与本论六经之伤寒病，证候不同，治法亦异。学者当分别观之，庶不致误。盖《素问》所云之伤寒六经受病及两感，皆以发热而渴为主。虽兼他证，而始终不言恶寒，当是本论太阳篇上太阳发热而渴，不恶寒之温病。是以传变如斯之速，故《素问》以热论名篇，而于篇终申明之曰：凡病伤寒而成温者，先夏至日为病温，后夏至日为病暑，仲景于此篇补其治法，计十二方。首之麻黄汤者，《素问》所谓其未满三日者，可汗而已，暑当与汗皆出，勿止之意也。其余十一方中，用石膏、大黄、黄芩、黄连、黄柏等清温解热之药，可知其旨矣。章终结论云：若更感异气，变成温疟、风温、温毒、温疫，以此冬伤于寒，发为温病，脉之变化、方治如说。与《素问》之义，若合符节，其意益显明而无疑矣。自宋以后，唯王肯堂谓为六经温病，程郊倩谓为热病。其余诸家论伤寒病及注《素问》《伤寒论》者，皆混合二病而为一，以致牵强附会，胶葛莫解。今得本书证明其旨，千载疑误，一旦释然。盖《素问》所言之六经，为足三阳三阴之经脉，以温病之发在立春以后，夏至以前，适地气上升之时，故只言足之六经受病也。仲景本论之六经，以全身表里、肌肉、血脉、神经钤百病也。

伤寒传经在太阳，脉浮而急数，发热，无汗，烦躁，宜麻黄汤。

伤寒传经者，谓冬伤于寒不即病者，寒毒藏于肌肤，传伏经脉，至春阳气外散，邪随正出，发为温病，当辨其所见脉证，以法治之也。若邪在太阳经者，当一二日发，则脉浮而急数。浮为邪在表，急数则热盛。邪在表，则头项痛，腰脊强。热盛则发热，无汗而烦躁。宜麻黄汤开玄府以发汗，使太阳经之热邪外散，所谓"未入于腑者，可汗而已"也。不用清凉药者，恐致表邪内陷也。

麻黄汤方见太阳病中

传阳明，脉大而数，发热，汗出，口渴，舌燥，宜白虎汤。不差，与承气汤。

若邪传阳明经者，当二三日发。本论云：伤寒三日，阳明脉大。此为温病，故脉大而数。大为邪实，数为热盛，里热外迫，熏蒸肌腠，故发热汗出。胃燥津枯，故目疼、鼻干、不得卧，而口渴舌燥。宜白虎汤以清内热而凉肌腠，生胃津以止燥渴。服白虎汤而不差者，必胃腑有燥结实热也。审其在胃者，与调胃承气汤；在小肠，大便难而不甚者，与小承气汤；在大肠，大便硬甚者，与大承气汤，以荡涤肠胃燥结，腑邪清而外热自解，所谓"已入于腑者，可下而已"也。

白虎汤方见太阳病上

承气汤方调胃承气汤方见太阳病上，小承气汤方、大承气汤方均见阳明病

传少阳，脉弦而急，口苦，咽干，头晕，目眩，往来寒热，热多寒少，宜小柴胡汤。不差，与大柴胡汤。

邪传少阳经者，当三四日发。本论云：伤寒，脉弦细，头痛，发热者，属少阳。此为湿病，故脉弦而急、头晕、热多寒少也。足少阳经属胆，胆者肝之腑，故脉弦而急也。其经起于目锐眦，上抵头角，下耳后循颈下胸中，络肝属胆，循胁里。热邪由经入腑，胆气上溢，故口苦。热循经气上干，故胸胁痛、咽干、目眩、耳聋、头晕也。少阳处阴阳之交，邪正相争，温属阳邪，故往来寒热、热多寒少也。诸证与伤寒大同，故治法亦不殊也。先宜小柴胡汤清肝胆之热，以解半表之结邪。不差者，再与大柴胡汤泻胆胃之实，以和半里之余结。

小柴胡汤方见太阳病中

大柴胡汤方见太阳病中

传太阴，脉濡而大，发热，下利，口渴，腹中急痛，宜茯苓白术厚朴石膏黄芩甘草汤。

邪传太阴经者，当四五日发。足太阴经属脾，故脉濡而大。其经入腹，属脾络胃，上膈夹咽，连舌本，散舌下。邪陷入阴，热势渐深，循经入脾，故腹满发热。脾脏为热所灼，胃肠不能得其津液以消化水谷，故协热下利而腹中急痛。热邪循经上干，故

嗌干口渴也。治法当健脾益津，滋阴清热，宜茯苓白术厚朴石膏黄芩甘草汤。

茯苓白术厚朴石膏黄芩甘草汤方

茯苓四两　白术三两　厚朴四两　石膏半斤　黄芩三两　甘草二两（炙）

上六味，以水一斗，煮取五升，去滓。每服一升五合余，日三服。

滓，壮士切，音第。合，葛合切，音阁。

太阴之上，湿气治之，热传太阴，则湿热相合，为肠澼下利。本方用茯苓为君，以除热渗湿。热邪内陷，原由脏虚，故取理中之半：白术以健脾，甘草以和胃。厚朴以行气止痛，石膏以解肌热，黄芩以治热利。稽之《本经》，茯苓主胸胁逆气，心下结痛，寒热烦满，口焦舌干，利小便；术主湿痹，除热消食；厚朴主寒热气血痹；石膏主寒热心下逆气，口干舌焦，腹中坚痛；黄芩主诸热肠澼泄痢；甘草主五脏六腑寒热邪气、解毒。六味相合，以之治温病邪传太阴，发热下利，口渴，腹中急痛，诚丝丝入扣之良方也。

传少阴，脉沉细而数，手足时厥时热，咽中痛，小便难，宜附子细辛黄连黄芩汤。

邪传少阴者，当五六日发。本论云：少阴之为病，脉微细。此为温病热邪入里，自气陷血，故脉沉细而数也。足少阴经属肾络膀胱，其直者从肾上贯肝膈入肺中，循喉咙夹舌本。热邪循经上干，故口燥舌干而渴，咽中痛。热邪循经入脏及腑，气逆于下，肾阳不行，故手足时厥时热，小便难也。宜附子细辛黄连黄芩汤。

附子细辛黄连黄芩汤

附子大者一枚（炮，去皮，破八片）　细辛二两　黄连四两　黄芩二两

上四味，以水六升，煮取三升，去滓。温服一升，日三服。

本方即治少阴病始得之，反发热，脉沉者之麻黄附子细辛汤去麻黄，加黄连黄芩也。本论云：少阴病，脉细沉数，病为在里，不可发汗。故去麻黄。少阴水脏，肾阳气逆则手足时厥时热，用附子温固肾阳以为君；细辛通脉利窍以为辅；黄连清热于上，黄芩清热于下，以为佐使；温凉互用，以济厥功。允为温病邪传少阴，口燥舌干而渴，手足时厥时热，咽中痛，小便难之的方也。

传厥阴，脉沉弦而急，发热时疏，心烦呕逆，宜桂枝当归汤，吐蛔者，宜乌梅丸。

蛔，户恢切。音蛔。

邪传厥阴者，当六七日发。足厥阴经属肝，热邪陷里，入阴已尽，故脉沉弦而急也。阴极则出阳，故发热时疏也。其脉循股阴入毛中，过阴器，抵小腹，夹胃属肝络胆，上贯膈，热邪循经上干，故囊缩、心烦、呕逆也。宜桂枝当归汤和荣卫，达肝郁，清热除烦以止呕逆。若热邪干胃而吐蛔者，则宜乌梅丸以敛热杀虫而自愈。

桂枝当归汤方

桂枝三两　当归三两　芍药三两　半夏一升　黄柏二两　甘草二两（炙）

上六味，以水七升，煮取四升，去滓。分温三服。

本方即当归四逆汤去细辛、木通、大枣，加黄柏、半夏也。当归四逆汤治身痛如掣，荣卫不和，寒邪在少阴也。此汤治心烦呕逆，荣卫不和，热邪在厥阴也。桂枝益阳气，当归和阴血，芍药通痹，甘草调中，四味相济，以和荣卫。黄柏以除热烦，半夏以止呕逆。温病邪传厥阴，发热时疏、心烦、呕逆，非此莫愈。

乌梅丸方 见厥阴病

以上皆传经脉证并治之正法也。若入腑及脏，为传经变病，治列后条。

此结论以上六节，皆温病传六经脉证并治之正法，乃仲景所撰，所以补《素问》之阙佚也。

若两感于寒者，一日太阳受之，即与少阴俱病，则头痛、口干、烦满而渴，脉时浮时沉、时数时细，大青龙汤加附子主之。

成无己曰：阴阳俱病、表里俱伤者，为两感。以其阴阳两感，病则两证俱见。至于传经，则亦阴阳两经俱传也。

张景岳曰：两感者，表里同病也。足太阳与少阴为表里，故在太阳则为头痛，在少阴则为口干、烦满。

按：热邪在太阳则脉浮数，在少阴则脉沉细，今表里同病，正邪相争，故脉时浮时沉、时数时细也。凡两感病，皆阳实阴虚，故用大青龙汤以散太阳之热实，加附子以固少阴之阳虚。

大青龙加附子汤方 大青龙汤方见太阳病中

即大青龙汤加附子一枚（炮，去皮，破八片）。煎服法同。

二日阳明受之，即与太阴俱病，则腹满、身热、不欲食、谵语，脉时高时卑、时强时弱。宜大黄石膏茯苓白术枳实甘草汤。

成无己曰：至二日则太阳传于阳明，而少阴亦传于太阴，身热谵语者阳明，腹满不欲食者太阴。

张景岳曰：阳明、太阴为表里。二经同病也。

按：高卑，犹上下也。热邪在阳明则脉高强，在太阴则脉卑弱。今表里同病。正邪相争，故脉时高时卑、时强时弱也。宜大黄石膏茯苓白术枳实甘草汤。

大黄石膏茯苓白术枳实甘草汤方

大黄四两 石膏一斤 茯苓三两 白术四两 枳实三两 甘草三两（炙）

上六味，以水八升，煮取五升，去滓。温分三服。

两感病邪传阳明与太阴，亦阳实阴虚，故本方取承气之半：大黄、枳实以泻阳明之实热，佐石膏以解肌，不用朴硝者，防邪内陷也；合理中之半：白术、甘草以除太阴之虚热，佐茯苓以化气，不用参姜者，恐助邪热也；攻补兼施，阴阳气和而表里之邪自解矣。

三日少阳受之，即与厥阴俱病，则耳聋、囊缩而厥，水浆不入，脉乍弦乍急、乍细乍散，宜当归附子汤。

成无己曰：至三日阳明传于少阳。而太阴又传于厥阴，耳聋者少阳，囊缩而厥者厥阴，水浆不入，胃气不通也。

陈修园曰：少阳与厥阴为表里，故见少阳之耳聋，厥阴之囊缩而厥。水浆不入，谷气绝也。

按：热邪在少阳则脉弦细，在厥阴则脉急散。今表里同病，正邪分争，故脉乍弦乍急、乍细乍散也。宜当归附子汤。

当归附子汤方

当归四两　附子大者一枚（炮，去皮，破八片）　人参三两　黄连二两　黄柏三两

上五味，以水六升，煮取三升，去滓。温服一升，日三服。

两感病热邪传至少阳与厥阴，势已极深，然仍不外阳实阴虚，而气血益虚，故本方用当归、附子、人参以补厥阴之血气，黄连、黄柏以清少阳上下二焦之邪热，寒热并用，清补相济，庶可挽救此垂危之证于十一也。

以上皆传经变病，多不可治。不知人者，六日死。若三阴三阳、五脏六腑皆受病，则荣卫不行、脏腑不通而死矣。所谓两感于寒，不免于死者，其在斯乎！其在斯乎！

成无己曰：《内经》曰：五脏已伤，六腑不通，荣卫不行，如是之后，三日乃死，何也？岐伯曰：阳明者，十二经脉之长也，其血气盛，故云不知人，三日其气乃尽，故死矣。谓三日六经俱病，荣卫之气不得行于内外，腑脏之气不得通于上下，至六日，腑脏之气俱尽，荣卫之气俱绝，则死矣。

张景岳曰：如此之后，三日乃死，谓两感传遍之，后复三日而死也，盖即六日之义。

若不加异气者，至七日太阳病衰，头痛少愈也；八日阳明病衰，身热少歇也；九日少阳病衰，耳聋微闻也；十日太阴病衰，腹减如故，则思饮食；十一日少阴病衰，渴止舌干，已而嚏；十二日厥阴病衰，囊纵，少腹微下，大气皆去，病人精神爽慧也。若过十三日以上不间，尺寸陷者，大危。

嚏，音帝。

成无己曰：六日传遍，三阴三阳之气皆和，大邪之气皆去，病人精神爽慧也。间者，瘳也。十二日传经尽，则当瘳愈。若过十三日以上不瘳，尺寸之脉沉陷者，即正气内衰，邪气独胜，故云大危。

程郊倩曰：热病传遍六经，方得从头罢去。以从前各经皆为阳热所布伏。故毒热必从头次第发得出来，真阴方从头次第复得转去。万无中止之发，亦万无越次之理也。

若更感异气，变为他病者，当依坏病证法而治之。若脉阴阳俱盛，重感于寒者，变成温疟。

重，平声。

成无己曰：异气者，为先病未已，又感别异之气也。两邪相合，变为他病。脉阴阳俱盛者，伤寒之脉也；《难经》曰：伤寒之脉，阴阳俱盛而紧涩。经曰：脉盛身寒，得之伤寒，则为前病热未已，再感于寒，寒热相搏，变为温疟。

阳脉浮滑，阴脉濡弱，更伤于风者，变为风温。

成无己曰：此前热未歇，又感于风者也。《难经》曰：中风之脉，阳浮而滑，阴濡而弱，风来乘热，故变风温。

阳脉洪数，阴脉实大，更遇温热者，变为温毒。温毒，病之最要者也。

成无己曰：此前热未已，又感温热者也。阳主表，阴主里，洪数实大皆热也，两热相合，变为温毒。以其表里俱热，故为病最重。

阳脉濡弱，阴脉弦紧，更遇温气者，变为温疫。以此冬伤于寒，发为温病，脉之变证，方治如说。

成无己曰：此前热未已，又感温气者也。温热相合，变为温疫。

按：以上四节，原书合为一节，今从成注，分之如上。

凡人有疾，不时即治。隐忍冀差，以成痼疾。小儿、女子，益以滋甚。时气不和，便当早言，寻其邪由，及在腠理，以时治之，罕有不愈者。患人忍之，数日乃说，邪气入脏，则难为制。

成无己曰：凡觉不佳，急需求治，苟延时日，则邪气入深，难可复制。《千金》曰：凡有少苦，似不如平常，即须早道；若隐忍不治，冀望自差。须臾之间，以成痼疾，此之谓也。小儿气血未全，女子血室多病，凡所受邪，易于滋蔓。腠理者，津液腠泄之所，文理缝会之中也。邪客于皮肤，则邪气浮浅，易为散发，若以时治之。罕有不愈者矣。邪在皮肤，则外属阳而易治；邪传入里，则内属阴而难治。《内经》曰：善治者，治皮毛，其次治肌肤，其次治筋脉，其次治六腑，其次治五脏。治五脏者，半死半生也。昔桓候怠于皮肤之微疾，以至骨髓之病，家有患者，不可备虑。

凡作汤药，不可避晨夕，觉病须臾，即宜便治，不等早晚，则易愈矣。如或差迟，病即传变，虽欲除治，必难为力。服药不如方法，纵意违师，不须治之。

易，去声。

成无己曰：《千金》曰：凡始觉不佳，即须治疗，迄至于病，汤食竞进，折其毒势，自然而差。传有常也。变无常也。传为循经而传，如太阳传阳明是也。变为不常之变，如阳证变阴证是也。邪即转变，病势深也。《本草》曰：病势已成，可得半愈；病势已过，命将难全。《内经》曰：拘于鬼神者，不可与言至德；恶于针石者，不可与言至巧；病不许治者，病必不治，治之无功矣。

凡伤寒之病，多从风寒得之。始表中风寒，入里则不消矣。未有温覆而当，不消散者。不在证治，拟欲攻之，犹当先解表，乃可下之。若表未解，而内不消，非大满，犹有寒热，则不可下。若表已解，而内不消，大满大实，腹坚中有燥屎，自可下之。虽四五日，数下之，不能为祸也。若不宜下，而便攻之，则内虚热入，协热遂利，烦躁诸变，不可胜数，轻者困笃，重者必死矣。

中，去声。胜，音升。

成无己曰：凡中风与伤寒为病，自古通谓之伤寒。《千金》曰：夫伤寒病者，起自风寒，入于腠理，与精气分争，荣卫偏隔，周身不通而病。风寒初客于皮肤，便投汤药，温暖发散而当者，则无不消散之邪。先解表而后下之，则无复传之邪也。表证虽罢，里不至大坚满者，亦未可下之，是邪未收敛成实，下之则里虚而邪复不除，犹生寒热也。外无表证，里有坚满，为下证悉具。《外台》云：表和里病，下之则愈。下证既具，则不必拘于日数。下之不当，病轻者，证犹变易而难治，又矧重者乎。

夫阳盛阴虚，汗之则死，下之则愈；阳虚阴盛，汗之则愈，下之则死。如是，则神丹安可以误发，甘遂何可以妄攻？虚盛之治，相背千里，吉凶之机，应若影响，岂容易哉！况桂枝下咽，阳盛即毙；承气入胃，阴盛以亡。死生之要，在乎须臾，视身之尽，不暇计日。此阴阳虚实之交错，其候至微；发汗吐下之相反，其祸至速。而医术浅狭，懵然不知病源，为治乃误，使病者殒殁，自谓其分，至今冤魂塞于冥路，死尸盈于旷野，仁者鉴此，岂不痛欤！

夫，音扶。懵，武互切。殒，于敏切。

成无己曰：表为阳，里为阴。阴虚者，阳必凑之，阳盛之邪，乘其里虚而入于腑者，为阳盛阴虚也。经曰：尺脉弱，名曰阴不足。阳气下陷入阴中，则发热者是矣。下之，除其内热而愈。若反汗之，则竭其津液而死。阴脉不足，阳往从之；阳脉不足，阴往乘之。阴邪乘其表虚，客于荣卫之中者，为阳虚阴盛也。经曰：假令寸口脉微，名曰阳不足。阴气上入阳中，则洒淅恶寒者是矣。汗之，散其表寒则愈。若反下之，则脱其正气而死。经曰：本发汗而复下之。此为逆也。本先下之，而反汗之为逆。神丹者，发汗之药也。甘遂者，下药也。若汗下当则吉，汗下不当则凶，其应如影随形，如响应声。桂枝汤者，发汗药也。承气汤者，下药也。《金匮玉函》曰：不当汗而强与汗之者，令人夺其津液，枯槁而死；不当下而强与下之者，令人开肠洞泄，便溺不禁而死。投汤不当，则灾祸立见，岂暇计其日数哉。

凡两感病俱作，治有先后，发表攻里，本自不同，而执迷用意者，乃云神丹、甘遂合而饮之，且解其表，又除其里，言巧似是，其理实违。夫智者之举错也，常审以慎；愚者之动作也，必果而速。安危之辨，岂可诡哉！世上之士，但务彼翕习之荣，而莫见此倾危之败，惟明者，居然能护其本，近取诸身，夫何远焉。

成无己曰：两感病俱作，欲成不治之疾，医者大宜消息，审其先后，次第而治之；若妄意攻治，以求速效者，必致倾危之败。

凡发汗，温暖汤药，其方虽言日三服，若病剧不解，当促其间，可半日中尽三服。若与病相阻，即便有所觉。病重者，一日一夜，当晬时观之。如服一剂，病证犹在，故当复作本汤服之；至有不能汗出，服三剂乃解；若汗不出者，死病也。

晬，音粹。

成无己曰：发汗药，须温暖服者，易为发散也。日三服者，药势续也。病势稍重，当促急服之，以折盛热，不可拘于本方。设药病不相对，汤入即便知之，如阴多者，投以凉药，即寒逆随生；阳多者，饮以温剂，则热毒即起，是便有所觉。晬时者，周时也。一日一夜服汤药尽剂，更看其传，如病证犹在，当复作本汤，以发其汗；若服三剂不解，汗不出者，邪气大甚，汤不能胜，必成大疾。《千金》曰：热病脉躁盛而不得汗者，此阳脉之极也，死。

凡得时气病，至五六日，而渴欲饮水，饮不能多，不当与也。何者？以腹中热尚少，不能消之，便更与人作病也。至七八日，大渴，欲饮水者，犹当依证而与之；与之时，常令不足，勿极意也，言能饮一斗，与五升。若饮而腹满，小便不利，若喘若哕，不可与之也。忽然大汗出，是为自愈也。

成无己曰：热在上焦，则为消渴，言热消津液，而上焦干燥，则生渴也。大热则能消水，热少不能消之，若强饮，则停饮变为诸病。至七八日，阳胜气温，向解之时，多生大渴也，亦须少少与之，以润胃气，不可极意饮也。若饮而腹满，小便不利，若喘若哕者，为水饮内停而不散，不可更与之。忽然阳气通，水气散，先发于外作大汗而解。

凡得病，反能饮水，此为欲愈之病。其不晓病者，但闻病欲饮水者自愈，小渴者，乃强与饮之，因成其祸，不可复救也。

强，上声，其雨切。

成无己曰：小渴者，为腹中热少，若强与水，水饮不消，复为诸饮病也。

凡得病，厥脉动数，服汤更迟，脉浮大减小，初躁后静，此皆愈证也。

厥，其也。

成无己曰：动数之脉，邪在阳也，汤入而变迟者，阳邪愈也。浮大之脉，邪在表也，而复减小者，表邪散也。病初躁乱者，邪所烦也，汤入而安静者，药胜病也。是皆为愈证。

凡治温病，可刺五十九穴。

成无己曰：五十九穴者，以泻诸经之温热。《针经》曰：热病取之诸阳五十九穴，刺以泻其热而出其汗，实其阴而补其不足。

按：《素问·水热穴论》治热病五十九俞：头上五行行五者，以越诸阳之热逆也；大杼、膺俞、缺盆、背俞，此八者，以泻胸中之热也；气街、三里、巨虚、上下廉，此八者，以泻胃中之热也；云门、髃骨、委中、髓空，此八者，以泻四肢之热也；五脏俞旁五，此十者，以泻五脏之热也；凡此五十九穴者，皆热之左右也。其详见王启玄注。

又身之穴，三百六十有五，其三十穴，灸之有害，七十九穴，刺之为灾，并中髓也。

有，音又。中，音众。

成无己曰：穴有三百六十五，以应一岁。其灸刺之禁，皆肉薄骨鲜之处，血脉虚少之分，针灸并中髓也。

脉四损，三日死。平人一息，病人脉一至，名曰四损。脉五损，一日死。平人二息，病人脉一至，名曰五损。脉六损，一时死。平人三息，病人脉一至，名曰六损。四损经气绝，五损腑气绝，六损脏气绝。真气不行于经，曰经气绝；不行于腑，曰腑气绝；不行于脏，曰脏气绝。经气绝则四肢不举，腑气绝则不省人事，脏气绝则一身尽冷。

一呼一吸是为一息。《素问·平人气象论》：人一呼脉再动，一吸脉亦再动，呼吸定息脉五动，闰以太息，命曰平人。平人者，不病也。常以不病调病人，医不病，故为病人平息以调之为法。人一呼脉一动，一吸脉一动，曰少气。《难经》云：一呼一至曰离经，二呼一至曰夺精，三呼一至曰死，四呼一至曰命绝，此损之脉也。又曰：一呼一至，一吸一至，名曰损，人虽能行。犹当着床，所以然者，血气皆不足故也。再呼一至，再吸一至，名曰无魂；无魂者，当死也。人虽能行，名曰行尸。是四损、五损、六损皆不可治之死脉。所谓经、腑、脏气绝者，非以诊病之浅深，所以验气绝之先后也。

脉盛身寒，得之伤寒；脉虚身热，得之伤暑。脉阴阳俱盛，大汗出，下之不解者死。脉阴阳俱虚，热不止者死。脉至乍数乍疏者死。脉至如转索，按之不易，其日死。谵言妄语，身微热，脉浮大，手足温者生；逆冷，脉沉细者，不过一日死矣。此以前是伤寒热病证候也。

成无己曰：《内经》曰：脉者，血之府也。脉实血实，脉虚血虚。寒则伤血，邪并于血则血盛而气虚，故伤寒者，脉盛而身寒。热则伤气，邪并于气则气盛而血虚，故伤暑者，脉虚而身热。脉阴阳俱盛，当汗出而解；若汗出不解则邪气内胜，正气外脱，故死。《内经》曰：汗出，而脉尚躁盛者，死。《千金》曰：热病已得汗，脉尚躁盛，此阳脉之极也，死。脉阴阳俱虚者，真气弱也；热不止者，邪气胜也。《内经》曰：病温虚甚者，死。脉至乍数乍疏者死，为天真荣卫之气断绝也。脉至如转索，按之不易者，为紧急而不软，是中无胃气，故不出其日而死。谵言妄语，阳病也。身微热，脉浮大，手足温，为脉病相应；若身逆冷，脉沉细，为阳病见阴脉，脉病不相应，故不过一日而死。《难经》曰：脉不应病，病不应脉，是为死病。

脉濡而弱，弱反在关，濡反在巅；微反在上，涩反在下。微则阳气不足，涩则无血。阳气反微，中风汗出，而反躁烦。涩则无血，厥而且寒。阳微则不可下，下之则心下痞硬。

《金鉴》曰：浮而无力，濡脉也。沉而无力，弱脉也。浮中沉俱无力，似有似无。微脉也。滞而不流利，涩脉也。巅，谓浮也。上，谓寸也。下，谓尺也。脉濡而弱，弱反在关，濡反在巅，微反在上，涩反在下，谓关脉浮濡、沉弱。寸脉微，尺脉涩，阳虚则寸脉微，血少则尺脉涩，此阳虚血少，不可汗之脉也。阳虚当汗出、恶寒，血少当心烦、发热，此阳虚血少，不可汗之证也。若误认为太阳中风而发其汗，必致阴阳相失而两亡，则反烦躁不眠，厥而且寒矣。汗既不可，下亦不可，均为阳虚故也。若误下之，则寒虚内竭，心下痞硬，必成太阴误下下利之痞硬矣。

程郊倩曰：误汗，亡阳分之阳；误下，亡阴分之阳；无阳则阴独，而地气得以上居，故心下痞硬。

动气在右，不可发汗，发汗则衄而渴，心苦烦，饮水即吐。

成无己曰：动气者，筑筑然气动也。在右者，在脐之右也。《难经》曰：肺内证，脐右有动气，按之牢若痛。肺气不治，正气内虚，气动于脐之右也。发汗则动肺气，肺主气，开窍于鼻，气虚则不能卫血，血溢妄行，随气出于鼻为衄。亡津液，胃燥，则烦渴而心苦烦。肺恶寒，饮冷则伤肺，故饮即吐水。

张隐庵曰：高子曰：伤寒动气，乃经脉内虚，必内伤而兼外感也。

动气在左，不可发汗，发汗则头眩，汗不止则筋惕肉𥆧

𥆧，音剔。𥆧，如匀切。

成无己曰：《难经》曰：肝内证，脐左有动气，按之牢若痛。肝气不治，正气内虚，气动于脐之左也。肝为阴之主，发汗，汗不止则亡阳外虚，故头眩、筋惕肉𥆧。《针经》曰：上虚则眩。

张隐庵曰：夫肝之血气实养筋肉，今血气两虚，故筋惕肉𥆧。

动气在上，不可发汗，发汗则气上冲，止于心下。

成无己曰：《难经》曰：心内证，脐上有动气，按之牢若痛。心气不治，正气内虚，气动于脐之上也。心为阳，发汗亡阳，则愈损心气，肾乘心虚，欲上凌心，故气上冲，止在心下。

动气在下，不可发汗，发汗则无汗可发，心中大烦，骨节疼痛，目眩，恶寒，食

则吐谷，气不得前。

成无己曰：《难经》曰：肾内证，脐下有动气，按之牢若痛。肾气不治，正气内虚，动气发于脐之下也。肾者主水，发汗则无汗者，水不足也；心中大烦者，肾虚不能制心火也。骨节疼痛者，肾主骨也。目眩者，肾病则目眈眈如无所见。恶寒者，肾主寒也。食则反吐，谷不得前者，肾水干也。王冰曰：病呕而吐，食久反出，是无水也。

咽中闭塞，不可发汗，发汗则吐血，气微欲绝，手足厥冷，欲得蜷卧，不能自温。

《金鉴》曰：少阴之脉，循喉咙，系舌本。咽中闭塞，少阴之气不能上通也。若强发少阴汗，阳微不能作汗，必动其血，故吐血，气微绝，蜷卧厥冷，不能自温也。

程郊倩曰：汗剂为阳，施于阴经则逆。咽中闭塞，由少阴液少，肾气不能上通也。发少阴汗，则下厥上竭，故见证如此。

诸脉得数动微弱者，不可发汗，发汗则大便难，腹中干，胃燥而烦，其形相象，根本异源。

《金鉴》曰：凡诸病得数动脉者，有余诊也，可发汗。若按之微弱者，是外假实而内真虚也，不可发汗。若误发其汗，伤其津液，则腹中干，大便难，胃燥而烦，其形似胃实热结之阳明；究其根本，实由发虚家汗，致成津枯虚燥之阳明也。故曰：其形相象，根本异源也。

脉微而弱，弱反在关，濡反在巅，弦反在上，微反在下，弦为阳运，微为阴寒，上实下虚，意欲得温。微弦为虚，不可发汗；发汗则寒栗，不能自还。

《金鉴》曰：此为关脉浮濡沉弱，寸脉弦，尺脉微也。弦为少阳热邪之诊，微为少阴寒邪之诊，故曰上实下虚也。然微弦同见，虚实未审，惟察其人意欲得温，则非恶寒在表，而是畏寒在里也，故不可发汗。若误发其汗，则阴愈盛而生寒栗，阳愈衰而不能自还矣。

咳而发汗，其咳必剧，数吐涎沫，咽中必干，小便不利，心中饥烦，晬时而发，其形似疟，有寒无热，虚而寒栗。蜷而苦满，腹中复坚，命将难全。

张隐庵曰：此言咳剧发汗，则伤太阴脾肺之气。咳者，太阴肺病也。咳者则剧，言咳甚则病及于脾。数吐涎沫者，脾虚而不能转输其津液也。津液不布于上，故咽中必干；津液不化于下，故小便不利；津液不运于中，故心中饥烦。晬时，周时也，周时而脉大会于寸口；今肺咳为病，其气不能外达皮毛，故晬时而发，其形似疟。所谓其形似疟者，乃有寒无热、虚而寒栗之谓也。咳而发汗，致脾肺之气不能外充，故蜷而苦满，腹中复坚。身蜷卧而胸苦满，肺气虚矣；身蜷卧而腹中坚，脾气虚矣。

厥逆脉紧，不可发汗，发汗则声乱、咽嘶、舌萎、声不得前。

嘶，先稽切，音西。

成无己曰：厥而脉紧，则少阴伤寒也，法当温里，而反发汗，则损少阴之气。少阴之脉入肺中，循喉咙，挟舌本，肾为之本，肺为之标，本虚则标弱，故声乱、咽嘶、舌萎、声不得前。

魏念庭曰：厥者，凡厥有冷厥、热厥、蛔厥、寒热相胜之厥。但见紧脉，无论何厥，病皆在阴。若发汗，反攻其阳，则气散血竭。夫舌根于肾，声出于肺，声乱咽嘶，肺气欲绝也。舌萎，即萎不为用也。声不得前，本气不振也。皆由于发汗，散亡其肾、肺二脏真气也。

诸逆发汗，病微者难差，剧者必死。

《金鉴》曰：不当汗而汗，当汗而过汗，皆致逆，故曰诸逆也。发汗致逆之病，病微者难差，病剧者则死。

按：此节总结以上误汗而致逆之旨。

凡发汗，欲令遍身漐漐微似汗，不可令如水流漓。若病不解，当重发汗。若汗多者，不得重发汗，亡阳故也。

令，平声。漐，直合切，音哲。重，平音。

张令韶曰：此示人以发汗之法，而又为诫慎之词。凡发汗欲令手足俱周者，欲其血脉充溢，气机盈满，周遍于四肢而无不到也。时出似漐漐然者，汗出以时，漆漆而微注也。不可令如水流漓者，恐亡阳也。夫发汗者，所以解病，若病不解，当重发汗以解之。然又不可过多，多则必亡其阳矣。夫病不解，当重发汗；若阳已虚，病虽不解，而亦不得重发汗。此于可发汗之中而又叮咛告诫，慎之至也。魏子千问曰：汗乃阴液，汗多乃亡津液，何以又亡阳也？答曰：经云："上焦开发，熏肤充身泽毛，若雾露之溉，是谓气。"汗虽阴液，必籍阳气之熏蒸宣发而后出，故亦亡阳。

凡服汤发汗，中病便止，不必尽剂。

张令韶曰：凡作汤药，必分温再服，一服汗，余勿服，即中病即止，不尽剂也。

诸四逆厥者，不可吐之，虚家亦然。

尤在泾曰：成氏曰："四逆，四肢不温也。厥者，手足冷也。"然本篇云：厥者，手足逆冷是也。又云：伤寒脉促，手足厥逆者，可灸之。其他凡言厥逆之处不一，则四逆与厥本无分别，特其病有阴阳之异耳。此条盖言阴寒厥逆，法当温散温养之，故云：不可吐之。虚家，体虚不足之人也，虽非四逆与厥，亦不可吐之。经曰：毋实实，毋虚虚，而遗人夭殃。此之谓也。

凡病胸上诸实，胸中郁郁而痛，不能食，欲使人按之，而反有涎唾，下利十余行，其脉反涩，寸口脉微滑，此可吐之，吐之利则止。

成无己曰：胸上诸实，或痰食，或热郁，或寒结胸中。郁而痛，不能食，欲使人按之，反有涎唾者，邪在下，按之气下而无涎唾，此按之反有涎唾者，知邪在胸中。经曰：下利脉迟而滑者，内实也。今下利日十余行，其脉反迟，寸口脉微滑，是上实也，故可吐之。《玉函》曰：上盛不已，吐而夺之。

张路玉曰：痛不得食，按之反有涎唾者，知有寒痰在胸中也。下利脉迟，寸口微滑者，为膈上实，故吐之则利自止也。

宿食在上脘者，当吐之。

张隐庵曰：胃为水谷之海，有上脘、中脘、下脘之分，上主纳，中主化。今食在上脘，不得腐化，故成宿食，当吐之。

成无己曰：宿食在中下脘者，则宜下；宿食在上脘，则当吐。《内经》曰：其高者因而越之，其下者引而竭之。

动气在右，不可下之，下之则津液内竭，咽燥鼻干，头眩心悸也。

成无己曰：动气在右，肺之动也。下之伤胃动肺，津液内竭。咽燥鼻干者，肺属金，主燥也；头眩心悸者，肺主气而虚也。

张令韶曰：肺为水之上源，故肺虚者不可下，下之则源竭而流穷，故津液内竭。内竭则不能上滋而咽燥鼻干；不能补益脑髓而头眩；不能荣养经脉而心悸也。《灵枢·五癃津液别》云：三焦出气，以温肌肉，充皮肤为其津，其流而不行者为液。

程郊倩曰：动气误下，是为犯脏，左右上下，随其经气而致逆，故禁同汗例。

动气在左，不可下之，下之则腹内拘急，食饮不下，动气更剧，虽有身热，卧则欲蜷。

张令韶曰：动气在左，肝虚也，不可下。下之则肝气逆而不舒，故腹内拘急。食气入胃，散精于肝，肝虚，故食不下，动气较前而更甚也。肝为阴中之绝阴，故外虽有身热，而卧则欲蜷，内真寒而外假热也。

动气在上，不可下之，下之则掌中热烦，身上浮冷，热汗自泄，欲得水自灌。

张令韶曰：动气在上，心虚也，不可下。下之则心火外浮于手掌，故掌握热烦。火气虚微，及于掌而不及于身，故身上浮冷。真火发越于外，故热汗自泄而欲得水自灌也。

动气在下，不可下之，下之则腹胀满，卒起头眩，食则下利清谷，心下痞。

张令韶曰：动气在下，肾虚也，不可下。下之则下焦火衰，无以生土，故腹胀满。生阳之气不能上循于头，故卒起头眩。肾属少阴，阴寒不杀谷，故食则下利清谷。天气升，地气降，上下不交，故心下痞也。

咽中闭塞，不可下之，下之则上轻下重，水浆不得下，卧则欲蜷，身急痛，下利日数十行。

《金鉴》曰：咽中闭塞，燥干肿痛者，少阴阳邪也，宜下之。今不燥干，不肿痛者，少阴阴邪也，不可下。下之则阳愈衰，阴愈盛，故曰上轻下重也。水浆不入，卧欲蜷，身急痛，下利日数十行，中外阳虚也。

张路玉曰：言初病咽干闭塞，以其人少阴之真阳素亏，故汗下俱禁，若下之，则少阴虚寒，诸证蜂起矣。

诸外实者，不可下之，下之则发微热，若亡脉、厥者，当齐握热。

亡，通无。齐，通脐。

方中行曰：诸外实，指一切之邪在表而言也。发微热，邪入里也。无脉，阳内陷也。

张令韶曰：外为阳，内为阴，外实则阳盛而阴虚，下之又损其阴，故发微热。脉乃血脉，阴血虚不能充肤热肉，故亡脉而厥。当脐握热者，热在当脐，如掌握之大也。盖任脉当脐中而上行，任脉虚不能上行，故当脐握热也。

诸虚者，不可下之，下之则大渴，求水者易愈，恶水者剧。

易、恶，皆去声。

方中行曰：诸虚，指凡一切汗吐下后，若亡血与精气夺、肉脱色败、脉不应者言也。

张令韶曰：虚则不可下，下之则津液亡，故大渴。求水者，阳热胜而胃气旺也，故易愈。恶水者，阴寒胜而胃气弱也，故剧。

脉濡而弱，弱反在关，濡反在巅，弦反在上，微反在下，弦为阳运，微为阴寒，上实下虚，意欲得温。微弦为虚，虚者不可下也。微弦为咳，咳则吐涎，下之则咳止而利因不休，利不休则胸中如虫啮，粥入则出，小便不利，两胁拘急，喘息为难，颈背相引，臂则不仁，极寒反汗出，身冷若冰，眼睛不慧，语言不休，而谷气多入，此为除中，口虽欲言，舌不得前。

啮，音臬。

张令韶曰：此节首段，与不可汗章词义相同，盖言胃气虚寒者，不可下也。后段言始伤太阴肺气而为微病，下之则五脏六腑俱伤而为死证也。微弦为咳者，言初起于肺，其病微也。咳则吐涎者，继及于脾，脾涎随咳而吐出也。然病虽微，不可下，下之则肺气随下而降，故咳止；脾气随下而陷，故利不休。利不休则脾伤而胃亦伤，故胸中如虫啮而痛，粥入不纳而复出也。脾胃俱伤则转输失职，故小便不利。两胁为上下之枢，上下不和则两胁不能枢转而为之拘急；呼吸之中痛在于胁，故喘息为难。此太阴脾肺俱伤，而病现于内者如此。其在外也，脾肺之气不外行于颈背，故颈背相引。引者，颈仰而后向于背也。肺脉不下肘中循臂内，故臂则不仁。此脾肺俱伤而病现于外者如此。不但此也，脾肺伤则三焦不能出气以温肌肉，故极寒；寒则不当有汗，反汗出者，三焦少阳之真阳衰也；阳衰，故身冷若冰矣。不慧者，睛定而直视也；五脏六腑之精气皆上注于目，精气绝则眼睛不慧。神明乱，故语言不休。其证如是，则脏绝倾危而反谷气多入，此胃土败而中气已除也。始则神明乱而语言不休，至此则神明去，而口虽欲言，舌不得前矣。

脉濡而弱，弱反在关，濡反在巅，浮反在上，数反在下，浮为阳虚，数为无血，浮为虚，数生热。浮为虚，自汗出而恶寒，振而寒栗；微弱在关，胸下为急，喘汗而不得呼吸；数为痛，呼吸之中，痛在于胁，振寒相搏，形如疟状。医反下之，故令脉数发热，狂走见鬼，心下为痞，小便淋沥，少腹甚硬，小便尿血也。

《金鉴》曰：此谓关脉浮濡、沉弱，寸脉浮，尺脉数也。关濡弱为中气虚乏，寸浮无力为阳虚，尺数无力为血虚。阳虚故汗自出而恶寒，血虚故身痛振寒而栗，中气虚乏故胸膈气急，喘汗而不得呼吸，呼吸之中痛引于胁也。振寒相搏，形如疟状，里邪不实，表邪未解，医反下之，虚阳未罢之表尽陷于里，故令脉虚数无伦，发热，狂走见鬼，心下为痞，少腹甚硬，小便淋沥尿血也。

张路玉曰：寸口浮濡而关弱尺数者，以其人阳气本虚，虚阳陷于阴分也。若误下伤血，必致狂走、痞满、尿血也。

魏念庭曰：前虚寒之忌下易知，此虚而兼热之忌下难知，故两条相映互言，以示禁也。

脉濡而紧，濡则卫气微，紧则荣中寒。阳微卫中风，发热而恶寒；荣紧胃气冷，微呕心内烦。医谓有大热，解肌而发汗，亡阳虚烦躁，心下苦痞坚，表里俱虚竭，卒起而头眩，客热在皮肤，怅怏不得眠。不知胃气冷，紧寒在关元，技巧无所施，汲水灌其身，客热应时罢，栗栗而振寒，重被而覆之，汗出而冒巅，体惕而又振，小便为微难。寒气因水发，清谷不容闲，呕变反肠出，颠倒不得安，手足为微逆，身冷而内烦，迟欲从后救，安可复追还。

中，音众。怅，丑亮切，音畅。怏，于亮切。

《金鉴》曰：脉濡而紧，谓浮濡而沉紧也。濡则卫表微，紧则荣里寒，外有发热、汗出、恶寒之表，内有微呕、心烦之里。医为有热，解肌发汗，表阳愈虚，而生烦躁；里寒更急，心下痞硬。表虚里冷，故卒起头眩，怅怏不眠。若徒以客热在肤，不知中寒在里，而以冷水灌身，虽客热因而时罢，但栗栗振寒，不容不重被而覆之，汗出必眩，惕振厥逆，下利清谷，烦躁不安而死。以中外之阳两亡，不能复还也。

张令韶曰：小便为微难，阳亡而气不施化也。清谷不容闲，下利清谷，无闲隙之时也。呕变者，呕出之味变也。肠出者，下利而广肠脱出也。

张隐庵曰：此节并不言下，但举发汗、水灌而为游泳唱叹之辞，所以触类引申而承上启下也。

脉浮而紧，浮则为风，紧则为寒，风则伤卫，寒则伤荣，荣卫俱病，骨节烦疼，当发其汗，而不可下也。

成无己曰：《脉经》云：风伤阳，寒伤阴，卫为阳，荣为阴，各从其类而伤也。

《易》曰：水流湿、火就燥者是矣。卫得风则热，荣得寒则痛。荣卫俱病，故致骨节烦疼，当与麻黄汤，发汗则愈。

按：此节脉证已见平脉法，而于此重出，所以示人以太阳中风、伤寒之表证，慎不可下之戒也。

脉浮而大，心下反硬，有热属脏者，攻之不令发汗；属腑者，不令溲数。溲数则大便硬，汗多则热甚。脉迟者，尚未可攻也。

脉浮而大，为阳实阴虚之诊。心下反硬者，此痞气结于膈间也。审其有热属脏者，宜以泻心汤攻之，不令发汗以助其热也；属腑者，不令利小便，若利小便则亡津液而大便必硬；若发汗则热更甚。其脉迟者，知里无热，尚未可与泻心汤攻之也。

伤寒，脉阴阳俱紧，恶寒发热，则脉欲厥。厥者，脉初来大，渐渐小，更来渐大，是其候也。如此者，恶寒甚者翕翕汗出，喉中痛；若热多者，目赤脉多，睛不慧。医复发之，咽中则伤；若复下之，则两目闭，寒多便清谷，热多便脓血；若熏之，则身发黄；若熨之，则咽燥。若小便利者，可救之；若小便难者，危殆也。

《金鉴》曰：伤寒，脉阴阳俱紧，恶寒发热，太阳表证也。则脉欲厥，谓浮紧之脉，初大渐小，知为欲厥之脉也。初来大，阳为之也，故发热；渐渐小，阴为之也，故发厥。更大更热，更小更厥，是其候也。如此者，当以寒热别其厥。恶寒甚，翕翕汗出，咽中痛，是少阴寒厥也；发热多，目赤脉多，睛不了了，是阳明热厥也。寒甚热多之厥，而误发之，则咽痛似伤；而误下之，则两目多闭。凡厥者，必下利，寒厥之利，下利清谷也；热厥之利，下利脓血也；此又以利辨厥之寒热也。若以熏蒸取汗，则发身黄，湿热合也。若以火熨取汗，则咽燥，火甚伤津也。若小便利者，则阴未亡，故可救之；小便难者，则阴已亡，为危殆也。

伤寒发热，口中勃勃气出，头痛目黄，衄不可制，阴阳俱虚，贪水者必呕，恶水者厥。若下之，则咽中生疮。假令手足温者，必下重便脓血。头痛目黄者，下之则目闭。贪水者，下之则脉厥，其声嘤嘤，咽喉塞；汗之则战栗。恶水者，下之则里冷，不嗜食，大便完谷出；汗之则口中伤，舌上白苔，烦躁。脉反数，不大便六七日，后必便血，小便不利也。

嘤，音樱。嗜，音视。

程知曰：伤寒发热，热在表也；口中勃勃气出，热在里也。头痛目黄，衄不可制，所感之寒与所郁之热共蒸于上也。此当以贪水、恶水辨之。贪水者，阴虚而热胜，水入而热与之拒，故呕也；恶水者，阳虚而寒胜，水入而阳气不任，故厥也。盖热气挟寒邪上蒸，法当辨寒热多寡而用清解，设不知而妄下之，是强抑之而邪不服，必至咽疮。若手足温而不厥者，其热为胜，必以下而致便脓血也。头痛目黄者，下之则热内陷而目闭。若贪水者，阴虚为寒下所抑，其脉必厥，其声必如嘤儿馁塞不扬也；此而更发其汗，则亡阳战栗，阳亦与阴俱虚也。若恶水者，阳虚加之寒下，则有里冷，不嗜食，大便完谷出之变也；此而更发其汗，则虚阳外发，必口烂、舌白苔而烦躁也。脉数实，不大便者，至六七日后当便血，此当下之，若更发其汗，则非惟大便不行，并小便亦为之不利矣。

凡服下药，得利便止，不必尽剂。

成无己曰：得利便止者，如承气汤证云：若一服利，则止后服。又曰：若一服谵语止，更莫后服。是不尽剂也。

《金鉴》曰：不必尽剂者，恐尽剂反伤其正气也。

此以前，是汗吐下三法之大要也。若能于此例之外，更神而明之，斯道其庶几乎。

此总结以上汗吐下诸节之义，而申言之，以致叮咛之意。

杂病例

问曰：上工治未病，何也？师曰：夫治未病者，见肝之病，知肝传脾，当先实脾。四季脾旺不受邪，即勿补之。中工不晓相传，见肝之病，不解实脾，惟治肝也。夫肝之病，补用酸，助用焦苦，益用甘味之药调之。酸入肝，焦苦入心，甘入脾。脾能伤肾，肾气微弱，则水不行；水不行，则心火气盛；心火气盛，则伤肺；肺被伤，则金气不行；金气不行，则肝气盛，肝必自愈。此治肝补脾之要妙也。肝虚则用此法，实则不可用之。经曰："勿虚虚，勿实实，补不足，损有余。"是其义也。余脏准此。

夫，音扶。下节同。

魏念庭曰：此条乃仲景总揭诸病当预图于早，勿待病成方治，以贻悔也。篇中皆设为问答以明。问曰：上工治未病，何也？师曰：夫治未病者，见肝之病，知肝传脾，当先实脾。先言肝者，以四时之气始乎春，五脏之气始于肝，故先引肝以为之准云。五脏之气旺则资其所生，由肝生心，心生脾，脾生肺。肺生肾，肾生肝，顺则吉也。病则侮其所克，肝克脾，脾克肾，肾克心，心克肺，肺克肝，逆则凶也。故善养生者，必明乎五行顺布、四时顺行之序，而后不致倒行逆施，与天行有悖也。周子所谓"君子修之吉，小人悖之凶"，即兼理气而言，则医家亦不外乎此义矣。所以肝病必传于脾，上工必先实脾，使肝病不得传而可愈也。然脏气之衰旺，与时令相流通。四季之月，每季土旺十八日，合算畸零，以应五行各旺七十二日之数。若适当其际，则脾旺自不受邪，即勿补之，而肝自不得肆其侮也。设过补脾，又犯实实之戒矣。但此衰旺消息之理，上工方知。若中工不晓相传之义，见肝之病，不解实脾，惟治肝也。夫肝之病，必肝虚者多，虚者补之，补必用酸，正治也。若夫助其子势，即以助母之势也。焦苦入心，助心必用焦苦，此旁治也。更有益其所胜之势，即以衰其病之势矣。甘入脾，益脾必用甘味以调济之，此又反治也。明乎三治之治而预图之，何病不已乎？所以然者，脾能伤肾，肾气微弱，则水不行。此水为阴寒之水气，足以入厥阴而伤及少阳者，故水不行而心火气足，不食肝母之气而肝自安，故心火足而肝阳畅达，木得火而欣欣向荣必也。且于是而肺金畏火制而不敢来侮肝，故曰伤。然非真伤肺也，使顽燥之气不伐厥阴生意，而肺金常得温，故云和，金气乃不行也。金气不行，则肝木畅茂条达，而病自愈矣。一治肝之法，而辗转顾虑于五行之理，盖如是之周详缜密，而后可善其治肝之用也。此治肝必补脾之要妙也，非上工庸易明哉。肝之虚者，必用此法，而肝实者，则不在此例、用此治。然实邪易泄，虚病难调，知补虚之法，而泄实之法自能类推矣。师又引经以总结之，经曰：虚虚实实，补不足，损有余。盖虚者复攻之，是犯虚虚之禁也；实者复补之，是犯实实之禁也。惟虚而不足者补之，实而有余者损之，方合于经义也。师更明余脏准此，举一隅而可以三隅反矣。

程云来曰：治未病者，谓治未病之脏腑，非治未病之人也。愚谓见肝补脾则可，若谓补脾则伤肾，肾可伤乎？火盛则伤肺，肺可伤乎？然则肝病虽愈，当准此法以治肺治肾，五脏似无宁日也。"伤"字当作"制"字看，制之则五脏和平而诸病不作矣。

高士宗曰：实脾专为制水，使火盛金衰，肝不受制，则肝自愈，其理甚精微，故曰：此治肝补脾之要妙也。

唐容川曰：上段言肝实必传脾，故脾未病而先实之。中段言肝虚必受肺邪，故肺未病而先制之。末段又承发虚实之理而推及余脏，以明此为全书之通例云尔。

按：肝实之治法，详见《难经》十二难，与此节对照。

夫人秉五常，因风气而生长，风气虽能生万物，亦能害万物，如水能浮舟，亦能覆舟。若五脏元真通畅，人即安和。客气邪风，中人多死。千般疢难，不越三条：一者，经络受邪，入于脏腑，为内所因也；二者，四肢九窍，血脉相传，壅塞不通，为外皮肤所中也；三者，房室、金刃、虫兽所伤。以此详之，病由多尽。若人能养慎，不令邪风干忤经络；适中经络，未流传脏腑，即医治之。四肢才觉重滞，即导引、吐纳、针灸、膏摩，勿令九窍闭塞；更能无犯王法、禽兽灾伤，房室勿令竭乏，服食节其冷热、苦酸辛甘，不遗形体有衰，病则无由入其腠理。腠者，是三焦通会元真之处，为血气所注；理者，是皮肤脏腑之文理也。

长，上声。疢，丑刃切，音趁。难，乃旦切。

《金鉴》曰：此篇乃一书之纲领。五常者，五行也。五行之气——风、暑、湿、燥、寒也；五行之味——酸、苦、甘、辛、咸也。夫人禀此而有其形，则脏腑日与气味相通。不曰五气，而曰风气者，该他气而言也。盖风贯四气，犹仁贯四德，故曰：因风气而生长也。然风气虽能生万物，亦能害万物者，盖主气正风，从其所居之乡而来，主长养万物者也；客气邪风，从其冲后而来，主杀害万物者也。如时当东风，而来西风也。人在气交之中，其生其害，犹水能浮舟，亦能覆舟也。天之五气，人得之则为五脏真元之气，若通畅相生，虽有客气邪风，勿之能害，人自安和；如不通畅，则客气邪风乘隙而入，中人多死。然人致死之由，虽有千般疢难，大要不外三因：一者中虚，经络受邪，即入脏腑，此为内所因也；二者中实，虽感于邪，脏腑不受，唯外病躯体，四肢九窍，血脉壅塞，此为外所中也；三者房室金刃、虫兽所伤，非由中外虚实，感召其邪，是为不内外因也。以此三者详之，千般疢难，病由悉尽矣。若人能慎养形气，不令客气邪风干忤经络，即适中经络，未传脏腑，遂医治之，自可愈也。四肢九窍，才觉重滞，尚未闭塞，即导引、吐纳、针灸、按摩，亦可愈也。更能无犯王法、禽兽灾伤，房室勿令竭乏，服食节其冷热，五味各得其宜，不使形气有衰，万病疢难无由而入其腠理矣。腠者，一身气隙，血气往来之处，三焦通会真元之道路也。理者，皮肤脏腑，内外井然不乱之条理也。

尤在泾曰：按陈无择三因方，以六淫邪气所触为外因，五脏情志所感为内因，饮食、房室、跌仆、金刃所伤为不内外因。盖仲景之论，以客气邪风为主，故不从内伤外感为内外，而以经络脏腑为内外也。无择合天人表里立论，故以病从外来者为外因，从内生者为内因，其不从邪气、情志所生者为不内外因，亦最明晰，虽与仲景并传可也。

问曰：病人有气色见于面部，愿闻其说。师曰：鼻头色青，腹中痛，苦冷者死；鼻头色微黑者，有水气；色黄者，胸上有寒；色白者，亡血也。设微赤非时者，死。其目正圆者，痓，不治。又色青为痛，色黑为劳，色赤为风，色黄者便难，色鲜明者有留饮。

鲜，音仙。

《金鉴》曰：气色见于面部而知病之死生者，以五气入鼻，藏于五脏，其精外荣于面也。色者，青、赤、黄、白、黑也。气者，五色之光华也。气色相得者，有气有色，平人之色也，即经云：青如翠羽，赤如鸡冠，黄如蟹腹，白如豚膏，黑如乌羽者，生也。气色相失者，色或浅深，气或显晦，病人之色也，即经云：浮泽为外，沉浊为内，察其浮沉以知浅深，察其泽夭以观成败，察其散搏以知新故，视色无气者，色枯不泽，死人之色也，即经云：青如蓝叶，黄如黄土，赤如衃血，白如枯骨，黑如炱者，死也。鼻者，明堂也，明堂光泽，则无病矣。而曰见青色为腹中痛，鼻苦冷甚者死；黑色为水为劳；黄色为上寒下热，小便难；面目鲜明，内有留饮；色白为亡血；色赤为热为风，若见于冬，为非其时者，死；目直视，正圆不合，如鱼眼者，痓，不治；此气色主病之大略也，其详皆载《内经》。

魏念庭曰：鼻为肺之开窍，而主一身之元气者也。五脏之气，莫不禀受于肺，而五脏之真色，亦必随气之出入而发见于鼻头，此鼻头所以可验五脏之真色也。再由鼻头而推及于目，目虽肝之开窍，而贯五脏之精华也，故目睛必光明活泼，而脏真乃足。

师曰：语声寂寂然喜惊呼者，骨节间病；语声喑喑然不彻者，心膈间病；语声啾啾然细而长者，头中病。

寂，音籍。喑，音阴。啾，即由切。

《金鉴》曰：病人语声寂然，谓寂然不语也，若恶人语是心病也，喜惊呼者，谓不恶人语，且喜惊呼，是知其病不在心而在外也，故曰骨节间病也。病人语声喑喑然不彻者，谓声不响亮而不了彻也，此有碍于息气，故知为心膈间病也。

徐忠可曰：语声啾啾然细而长者头中病，谓头中有病则惟恐音气上攻，故抑小其语声而引长发细耳。

魏念庭曰：此亦约举其一二以该之，示人引申触类之义也。

师曰：息摇肩者，心中坚；息引胸中上气者，咳；息张口短气者，肺痿唾沫。

《金鉴》曰：息者，一呼一吸也。摇肩，谓抬肩也。心中坚，谓胸中壅满也。呼吸之息，动形抬肩，胸中壅气上逆者，喘病也。呼吸引胸中之气上逆，喉中作痒梗气者，咳病也。呼吸张口，不能续息，似喘而不抬肩者，短气病也。盖肺气壅满，邪有余之喘也；肺气不续息，正不足之短气也。然不足之喘，亦有不续息者；有余之短气，亦有胸中壅满者。肺气上逆者，必咳也。咳时唾痰，嗽也，若咳唾涎沫不已者，非咳病也，乃肺痿也。

师曰：吸而微数者，其病在中焦，实也，下之则愈；虚者不治。在上焦者，其吸促；在下焦者，其吸远；此皆难治。呼吸动摇振振者，不可治也。

魏念庭曰：师又于息之中明其吸。吸而微数，其病在中焦，实也，当下之即愈，吸数则呼必迟，吸多于呼也，吸为阴，呼为阳，阳盛而阴不足，中焦热盛而津不足，故思吸阴气以救济之也。此实乃胃实之实，下之即承气之类，去其实热，而呼吸可调矣。若吸微数，而更无实热在中焦，则虚也，虚而吸数，则中气欲绝，数吸自救，气根已铲，浮动于上，何可救援乎？故不治。此示人以辨虚实之法也。再约略明之，病在上焦，其吸必促。促，短也。吸短呼必长，以病邪盛而能使正气不舒也。病在下焦，其吸必远。远，长也。吸长呼必短，以病邪结而思得正气以开之也。此病邪可以乱其正气之呼吸，致令吸与呼长短不匀，则阴阳之正气必不和，阴阳之正气不和，而上下之病邪方盛方结，所以决其皆难治之病也。至于呼吸之间，周身筋脉动摇振振然，是阳已脱而气已散矣，又何以为治，故师言其不治也。上俱就气息以决人之生死。人之生死原乎气，就此决之，诚一定而无舛者矣。

师曰：寸口脉动者，因其王时而动，假令肝王色青，四时皆随其色。肝色青而反色白，非其时色脉，皆当病。

王，音旺。

徐忠可曰：此言医道贵因时为色为脉，其理相应。寸口，是概言两手寸关尺也。谓鼓而有力为动，因时之旺而旺宜也。色亦应之，即明堂察色之法也。此不独肝，姑假肝言之，则青为肝之旺气，值时而反色白，则因肝受肺克，不能随时之旺也。于是，色反时病也，脉反时亦病也，色反脉，脉反色，亦病也。故曰：非其时色脉，皆当病。

尤在泾曰：旺时，时至而气旺，脉乘之而动，而色亦应之。如肝旺于春，脉弦而色青，此其常也。推之四时，无不皆然。若色当青而反白，为非其时而有其色，不特肝病，肺亦当病矣，犯其旺气故也。故曰色脉皆当病。

魏念庭曰：此五条，乃明五脏元真宣见色脉、声音之间，内外有相符之理，以示人望闻问切之大略也。病之有无，视乎五脏元真之饶亏，而脏真隐微难测，非于脉色、声音、外证谛照之，无从得其消息焉。

问曰：有未至而至，有至而不至，有至而不去，有至而太过，何谓也？师曰：冬至之后，甲子夜半少阳起，少阳之时，阳始生，天得温和。以未得甲子，天因温和，此为未至而至也；以得甲子，而天犹未温和，为至而不至也；以得甲子，而天大寒不解，此为至而不去也；以得甲子，而天温如盛夏五六月时，此为至而太过也。

徐忠可曰：此论天气之来有过不及，不言及医而随时制宜之意在其中。四时之序，成功者退，将来者进，故概曰至。然参差不齐，故有先至、不至、不去、太过之问。因言岁功之成，以冬至后甲子起少阳，六十日阳明，六十日太阳，六十日太阴，六十日少阴，六十日厥阴，旺各六十日，六六三十六而岁功成。即少阳旺时言之，则以未当温和而温和者，为先至；已当温和而不温和者，为不至；或大寒不解，为不去；温热太甚，为太过。其余他时甲子日，亦概以此法推之。若人在气交之中，有因时而顺应者，有反时而衰旺者，有即因非时异气而致病者，故须熟审时令之气机。有如少阳起，以为治病之本。故《六节藏象论》曰：求其至也，皆归于春。

尤在泾曰：上之至谓时至，下之至谓气至。盖时有常数而不移，气无定刻而或迁也。冬至之后甲子，谓冬至后六十日也。盖古造历者，以十一月甲子朔夜半冬至为历元，以此推之，则冬至后六十日当复得甲子，而气盈朔虚，每岁递迁，于是至日不必皆值甲子，当以冬至后六十日花甲一周，正当雨水之候为正。雨水者，冰雪解散而为雨水，天气温和之始也。云少阳起者，阳方起而出地。阳始生者，阳始盛而生物，非冬至一阳初生之谓也。

魏念庭曰：应至而至，应去而去，气之常也。未至而至等四者，气之变也。未至而至，至而太过，气之盈也。至而不至，至而不去，气之缩也。或阴胜于阳，阳胜于阴，故有盈缩之故，而与中气有渗也。天气有渗，而人之气亦乖。阳亏者，必病于天气阴独之候；阴歉者，必病于天气阳亢之时。人之气，未尝不与天之气同一气也。由此推之，十二节、二十四气、七十二候，无不有气之中正、气之偏胜，及气之太过，而人之气应之，疾病生死寿夭，悉关乎是矣。

问曰：经曰厥阳独行，何谓也？师曰：此为有阳无阴，故称厥阳。

尤在泾曰：厥阳独行者，孤阳之气，厥而上行，阳失阴则越，犹夫无妻则荡也。《千金方》曰：阴脉且解，血脉不通，正阳遂厥，阴不往从，此即厥阳独行之旨欤。

高士宗曰：此为有阳无阴，是为厥阳也。经曰：阴气衰于下，则为热厥。帝曰：热厥何如而然也？岐伯曰：阴气虚则阳气入，阳气入则胃不和，胃不和则精气竭，精气竭则不营于四肢也。乃肾气日衰，阳气独胜，此所以为有阳无阴，而为厥阳独行也。

黄坤载曰：阳性上行，有阴以吸之，则升极而降；阴性下行，有阳以煦之，则降极而升。有阳无阴，则阳有升而无降，独行于上，故称厥阳。

陈修园曰：此举厥阳为问答，以见阴阳之不可偏也。《内经》云：阴平阳秘，精神乃治；阴阳离决，精神乃绝。阴阳之道大矣哉。

问曰：寸脉沉大而滑，沉则为实，滑则为气，实气相搏，血气入脏即死，入腑即愈，此为卒厥，何谓也？师曰：唇口青，身冷，为入脏即死；如身和，汗自出，为入腑即愈。

赵以德曰：沉，阴象也。滑，阳象也。阴主血，阳主气。邪在于血则血实，邪在于气则气实，故血实者脉沉，气实者脉滑，邪盛者脉大。五脏治内属阴，主藏精宅神。今血气并其邪而入，堵塞于脏，身之精气不行，神机化灭、升降出入之道皆绝，荣绝则唇口青。《灵枢》曰：足厥阴气绝则唇青。夫六腑治外属阳，主传用水谷之气充乎内外者也。今血气并邪入于腑，腑阳动不比脏之阴静，静者得其邪则因而堵塞不行，动者邪虽入终不能久闭其气道。何则，为在内之神机应乎外，主养荣卫之气则散行于表而身和，和则腠理开，邪散而汗自出，荣卫之气行，故愈矣。

按：《素问·调经论》：血之与气并走于上，则为大厥，厥则暴死。气复反则生，不反则死，今西医所谓血冲脑也。

问曰：脉脱入脏即死，入腑即愈，何谓也？师曰：非为一病，百病皆然。譬如浸淫疮，从口起流向四肢者可治，从四肢流来入口者，不可治，病在外者可治，入里者即死。

赵以德曰：脱者去也。经脉乃脏腑之隧道，为邪气所逼，故绝气脱去其脉而入于内。五脏阴也，六腑阳也，阴主死而阳主生，所以入脏即死，入腑即愈而可治。非独脏腑之阴阳然也，凡内外阴阳之邪毒出入表里者皆然也。

尤在泾曰：浸淫疮，疮之浸淫不已，《外台》所谓转广有汁、流绕周身者也；从口流向四肢者，病自内而之外，故可治；从四肢流来入口者，病自外而之里，故不可治。

李玮西云：病在外二句，概指诸病而言，即上文百病皆然之意。入里者死，如痹气入腹、脚气冲心之类。

问曰：阳病十八，何谓也？师曰：头痛，项、腰、脊、臂、脚掣痛。阴病十八，何谓也？师曰：咳，上气，喘，哕，咽痛，肠鸣，胀满，心痛，拘急。五脏病各有十八，合为九十病。六腑病各有十八，合为一百八病。五劳、七伤、六极、妇人三十六病，不在其中。清邪居上，浊邪居下，大邪中表，小邪中里，䅽饪之邪，从口

入者，宿食也。

䵽，音心。饪，如甚切。

徐忠可曰：此段言病有阴阳脏腑之异。病在阳者，当从阳治，如头项居上。阳也。腰脊虽在中，督脉所主，亦阳也。四肢属阳，则臂与脚亦阳也。阳有太、少、阳明三经，合六处，岂非三六十八乎？病在阴，当从阴治，如咳也，上气而喘也，哕也，咽痛也，肠鸣胀满也，心痛拘急也，皆三焦以内之病，是里也，阴也。阴有太、少、厥阴三焦，合六处，岂非三六十八乎？然而阴病既有十八，则阴属脏，五脏各有十八，岂非合为九十病乎？阳病即有十八，则阳属腑，六腑各有十八，岂非合为一百八病乎？已上乃专为外至之邪中于阴阳脏腑者，约略为言。去古甚远，不能逐病而悉数之矣。其五劳七伤六极与妇人三十六病，皆非外邪深伤经络脏腑之病，故不在数。《千金》云：五劳者，久视伤血，久卧伤气，久坐伤肉，久立伤骨，久行伤筋。七伤者，大饱伤脾，忧愁思虑伤心，风雨寒暑伤形，大怒恐惧不节伤志。六极者，气极、血极、筋极、骨极、肌极、精极也。妇人十二瘕、九痛、七害、五伤、三因，为三十六病。

尤在泾曰：清邪，风露之邪，故居于上。浊邪，水土之邪，故居于下。大邪漫风，虽大而力散，故中于表。小邪，户牖隙风，虽小而气锐，故中于里。䵽饪，饮食之属，入于口而伤于胃者也。是故邪气有清浊大小之殊，人身亦有上下表里之别，莫不各随其类以相从也。

《圣济总录》：虚劳之病，因五脏则为五劳，因七情则为七伤，劳伤之甚，身体瘦极则为六极。

问曰：病有急当救里救表者，何谓也？师曰：病，医下之，续得下利清谷不止，身体疼痛者，急当救里；后身体疼痛，清便自调者。急当救表也。

周禹载曰：先表后里者，不易之法也，乃有救里先于表者，岂不谓乎？答曰：攻表者，正以里为急也，邪在表，苟不依法治之，将延迟时日，势必内入而大患。医乃不明此理，下之或早或重，遂使下利清谷，至于不止，则里已急矣，表证虽在，法当救里。里和而表未解，仍当救表，此亦一定之法也。而四逆以佐正，桂枝以退邪，详于太阳篇中。

尤在泾曰：治实证者，以逐邪为急；治虚证者，以养正为急。盖正气不固则无以御邪而却疾，故虽身体疼痛而急当救里。表邪不去，势必入里而增患，故即清便自调则仍当救表也。

徐忠可曰：此言医当知缓急先后之序也。

夫病痼疾，加以卒病，当先治其卒病，后乃治其痼疾也。

周禹载曰：痼疾，病已沉痼，非旦夕可取效者。卒病，谓卒然而来新感之病，可取效于旦夕者。乘其所入未深，急去其邪，不使稽留而为患也。且痼疾之人，正气素虚，邪尤易传，设多瞻顾，致令两邪相合，为患不浅。故仲景立言于此，使后学者知所先后也。

陈修园曰：前言病有表里之不同，治者权缓急而分其先后。此言病有新旧之不同，治者审难易而分其先后也。

师曰：五脏病各有所得者愈，五脏病各有所恶，各随其所不喜为病。如病者素不喜食，而反暴思之，必发热也。

恶，去声。

尤在泾曰：所得、所恶、所不喜，该居处服食而言。如《脏气法时论》云：肝色青，宜食甘；心色赤，宜食酸；肺色白，宜食苦；肾色黑，宜食辛；脾色黄，宜食咸。又心病禁温食、热衣，脾病禁温食、饱食、湿地、濡衣，肺病禁寒饮食、寒衣，肾病禁淬焠热食、温炙衣。《宣明五气》所云：心恶热，肺恶寒，肝恶风，脾恶湿，肾恶燥。《灵枢·五味》所云肝病禁辛，心病禁咸，脾病禁酸，肺病禁苦，肾病禁甘之属，皆是也。五脏病有所得而愈者，谓得其所宜之气、之味、之处，足以安脏气而却病气也。各随其所不喜为病者，谓得其所禁、所恶之气、之味、之处，足以忤脏气而助病邪也。病者素不应食，而反暴思之者，谓平素所不喜之物而反暴思之，由病邪之气变其脏气使然，食之则适助病气而增发热也。

夫病在诸脏，欲攻，当随其所得而攻之。如渴者，与猪苓汤，余仿此。

唐容川曰：得者合也，古训相得为相合。《内经》云：五脏各有所合。此云病在脏者，当随其所合之腑而攻治耳。攻字，古训治，不尽训攻下。观下文如渴者与猪苓汤，即是随其所合以攻治也。渴系肾脏之病，而猪苓汤利膀胱，肾合膀胱故也。仲景举猪苓汤，以证随其所得攻治之治。又言余仿此，则知心病治小肠。肺病治大肠，肝治胆，脾治胃，其余皆不外此。总见病在脏，随其所得而攻治之耳。

按：此渴证为水积肾脏，阻遏津液上达之路所致。以猪苓汤泻其合之腑膀胱之水，水行气通，津液上达而渴自愈。

夫病者手足寒，上气脚缩，此六腑气绝于外也。下利不禁，手足不仁者，此五脏之气绝于内也。内外气绝者，死，不治。

赵以德曰：六腑主表为阳，五脏主里为阴，阳为卫，阴为荣。六腑绝，卫先不行于外，故手足寒。阳主升，在息为呼，外绝则气上出，出而不返则下绝，下绝则筋急，故脚蜷缩也。五脏绝，荣先不行于内，则阴气去，大便属阴，故下利不禁。甚则血离于外，故手足不仁。

沈明宗曰：六腑为阳，气行于外，盖胃为众腑之原，而原气衰，阳不充于四肢，则众腑之阳亦弱，故手足寒、上气脚缩，即阳虚而见诸寒收引之象也。诸脏属阴，藏而不泻，然五脏之中，肾为众阴之主，真阳所寄之地，但真阳衰微则五脏气皆不足，胃关不阖，泻而不藏，则利不禁。而下甚者，阳气脱而阴血痹着不行，故手足不仁。此仲景本意，欲人治病，以胃肾为要也。

师曰：热在上焦者，因咳为肺痿；热在中焦者，为腹坚；热在下焦者，则尿血，或为淋秘不通。大肠有寒者，多鹜溏；有热者，便肠垢。小肠有寒者，其人下重脓血；有热者，必痔。

秘，音必。鹜，音木。垢，音苟。

徐忠可曰：肺痿因于汗多，或消渴，或呕吐，或便闭，皆从重亡津液得之。然亡津液则无不热，热则咳，咳久则肺痿矣，故曰上焦有热，久咳成肺痿。中焦者，脾胃所主也。气和则胃调脾健，热则气结而为消渴，虽水不能止；血结而为便硬，虽攻不能下，皆坚之属也。下焦属阴，荣所主也，热则血不能归经，因尿而血出，气使之也，然此但热耳；若热而加以气燥，小便滴沥而不利，则为淋；加以血枯，大便坚闭而不通，则为闭。皆以热为主。鹜即鸭也。鸭之为物，一生无干粪，必水屑相杂。大肠为传导之官，变化出焉，有寒则化气不暖而水谷不分，故杂出滓水如鹜溏也。肠垢者，如猪肠中刮出之垢，即俗所谓便脓人之肠必有垢，不热则元气为主，故传导如常，垢随便减；有热则元气消而滞，故便肠垢，言其色恶而臭秽也，小肠受盛之官，化物出焉，与心火为表里，夹火以济阴而阴不滞，夹气以化血而血归经，有寒则气不通而下重，血无主气而妄行矣。直肠者。大肠之头也，门为肛。小肠有热则大肠传导其热而气结于肛门，故痔。痔者，滞其小肠之热于此也。

问曰：三焦竭，何谓也？师曰：上焦受中焦之气，中焦未和，不能消谷，故上焦竭者，必善噫；下焦承中焦之气，中焦未和，谷气不行，故下焦竭者，必遗溺失便。

徐忠可曰：三焦者，水谷之道路，气之所终始也。上焦在胃上口，其治在膻中。中焦在胃中脘，其治在脐旁。下焦当膀胱上口，其治在脐下一寸。内病必分三焦为治。竭者，气竭也。噫者，如嗳而非馊酸，微有声如意字也。但噫乃脾家证，今入上焦竭部，故疑而问，不知中气实统乎三焦，故云上焦受气于中焦，中焦气未和，不能消谷则胃病，病则脾不能散精上输于肺，而上焦所受之气竭，病气乃上出而为噫矣。此噫病所以入上焦竭部也。因而论中焦不和，亦有累及下焦者，谓便溺虽下焦主之，其气不和，不能自禁制，亦能使失其常度，而遗溺失便。然下焦实听命于中焦，中焦气和则元气渐复而二便调，不须治下焦也。若遗溺失便果属下焦肾虚者，亟当益火之源，以消阴翳也。

问曰：病有积，有聚，有䅽气，何谓也？师曰：积者，脏病也，终不移处。聚者，腑病也，发作有时，展转痛移。䅽气者，胁下痛，按之则愈，愈而复发，为䅽气。诸积之脉，沉细附骨。在寸口，积在胸中。微出寸口，积在喉中。在关者，积在脐旁。上关上，积在心下。微下关，积在少腹。尺中，积在气冲。脉出左，积在左。脉出右，

积在右。脉左右俱出，积在中央。各以其部处之。

徐忠可曰：积，迹也，病气之属阴者也。脏属阴，两阴相得故不移。不移者，有专痛之处而无迁改也。聚则如市中之物，偶聚而已，病气之属阳者也。腑属阳，两阳相比则非如阴之凝，故寒气感则发，否则已，所谓有时也。即无定着则痛无常处，故曰辗转痛移。其根不深，故比积为易治。若棨气，棨声，谷也，乃食之气也。食伤太阴，敦阜之气抑遏肝气，故痛在胁下。病不由脏腑，故按之可愈。然病气虽轻，按之不能绝其病源，故复发。中气强自愈，积病坚久难治，故详其脉与地，以示人辨证法。盖积属阴，细小而沉，阴象也。脉来细者，荣气结，结则为积。附骨者，状其沉之甚，非谓病在骨也。寸口属上焦，胸中为上焦，故曰积在胸中。微者，稍也，稍出寸口，则胸之上为喉，故曰积在喉中，如喉痹之类也。关主中焦，中焦之治在脐旁，故曰积在脐旁。上关上，为上焦之下，中焦之上，故曰积在心下。微下关则为下焦，少腹主之，故曰积在少腹。气冲近毛际，在两股之阴，其气与下焦通，故曰尺中积在气冲。脉出左，积在左，谓脉见左手，则积在内之左也。脉出右，积在右，谓脉见右手，则积在内之右也。脉两出两手俱见，积无两跨之理，明是中央之气两两相应，故曰积在中央。既所在不一，则处治不同，故曰：各以其部处之。

按：棨通谷，《山海经》"百棨生"、《荀子》"五棨蕃"是也。棨气，指饮食之气停着留滞者而言。气无形，故按之可愈，去其按，则气复聚而痛又发矣。若有形之宿食停滞，则按之必益痛矣。此虚实邪之辨也。

卷四

温病脉证并治

温病有三，曰春温、曰秋温、曰冬温，此皆发于伏气。夏则病暑，而不病温。

刘昆湘曰：四时之气，春温、夏热、秋凉、冬寒。气中而蓄，过时发病，病之未发，不得先见，气伏于内，故曰伏气。伏气在体，过时发病，其气温热，谓之温病。随时病异，其气则同，故发于春则曰春温，发于秋则曰秋温，发于冬则曰冬温。其气或发于上，或发于中，或发于下，皆由伏气为病也。春气温和，伤人者少。夏则暑司其令，暑者似温而甚，天地之蒸气也。春深气渐和暖，入夏大气暄热，人之肌腠则开，汗出津津，邪无由伏，故夏则病暑而不病温。

冬伤于寒，其气伏于少阴，至春发为温病，名曰春温。

刘昆湘曰：冬时寒气凛冽，将息失宜，寒客于体，伤于经络而即病者，名为伤寒。伏于所合即时不病。邪之中人，各以类召，故冬伤于寒，其气伏于少阴。少阴者，肾之经也，脏不伏邪，留于所合。肾合于骨，寒留于骨，伏而不觉至春气在经脉，阳气勃发，寒留内薄而化热，气由骨而外出于肌腠，上升于头目，伏于少阴而出于少阳，变为温病。其气温，其时春，名曰春温。

按：《素问·生气通天论》：冬伤于寒，春必病温。《热论》：凡病伤寒而成温者，先夏至日者为病温。《金匮真言论》：夫精者，身之本也，故藏于精者，春不病温。李东垣曰：冬伤于寒，春必温病，盖因房室、劳伤，与辛苦之人腠理开泄，少阴不藏，肾水涸竭而得之。无水则春木无以发生，故为温病。

夏伤于湿，其气伏于太阴。至秋燥乃大行，发为温病，名曰秋温。

刘昆湘曰：长夏湿土主令，夏气在经络，长夏气在肌肉。人之腠理开而湿中之，湿邪及体伏于所合，邪之中人各以类召，故夏伤于湿，其气伏于太阴。太阴者，脾之经络也，脏不伏邪留于所合，脾合肌肉，湿留肌肉伏而不觉，至秋燥乃大行，气在皮肤。燥湿合化，其气在中。外蒸肌肉则身热，下流大肠则便脓。伏于太阴而出于阳明，变为温病。其气温，其时秋，名曰秋温。

气不当至而至，初冬乃大寒，燥以内收，其气伏于厥阴。冬至后天应寒而反温，发为温病，名曰冬温。

刘昆湘曰：初冬燥金之气未衰，气应温暖，而反大寒，寒伏其燥，束以内薄，燥邪及体伏于所合。邪之中人伤其所胜，燥金者，阳明之气也，故燥以内收，其气伏于厥阴。厥阴者，肝之经。脏不伏邪，留于所合，肝合于筋。燥伤于筋，伏而不觉。冬至后天应寒而反温，冬气在骨髓，气应藏而反泄。少腹者，宗筋之聚，冬时地气下降，故其气在下。气外蒸则发热，内迫则腹痛。气伏于厥阴而出于少阳，变为温病。其气温，其时冬，故曰冬温。

春秋病温此其常，冬时病温此其变。冬时应寒而反大温，此非其时而蓄其气，及时不病，至春乃发，名曰大温。此由冬不藏精，气失其正，春时阳气外发，二气相搏，为病则重。医又不晓病源，为治乃误，尸气流传，遂以成疫。

刘昆湘曰：春阳勃发，秋燥大行，病温者此其常也。冬时严寒，其令闭藏，地坼水冰，气潜阳伏，人当病寒乃应其候，今反为温，故曰：变也。初冬大寒，气不当至而至，寒伏其燥变为冬温。冬温复有先后，冬至后天应寒而反温，及时发为温病，其气则先。若时应寒而反大温，改易天常，冬行春令，此非其时而蓄其气，伏气及冬不发，入深留久至春乃病，名曰大温，为时则后。然其气亦伏于冬，故曰冬温，复有先后也。此由冬不藏精，气失其正，四时之气得令为常。若冬失其令，气应藏而反泄，万物浮沉于生长之门，随气交而变病。人失养脏之守，气泄皮肤阳动外扰，温气内蓄而入深，则伤其腑脏。至春阳气外发，内伏之阳与春温之气，二气相搏，为病则重，其气则温，其病尤大，故曰大温。大温之发，其气速，三焦腑脏表里俱能侵及。医又不晓病源，心迷意惑，汗下之施为治皆误。尸气毒秽流于气交，比户连城相染为病，其气杀厉若鬼行疫，其死多以一二日之间，故曰疫也。

《资生篇》：温者，热之渐也。仲景云：太阳病发热而渴，不恶寒者为温病。病源是由伏阳逼荣气之外泄，经所谓冬不藏精，春必病温也。病因是由外寒束卫气之内陷，经所谓冬伤于寒，春必病温也。名义有二，不可不明。夫冬伤于寒者，寒气外逼则卫气内陷，而荣气为所内耗也。不藏精者，荣气外泄与此殊矣。其病也，一由宣泄之太早，正伤于内。一由闭遏之太过，邪实于外。虽同为温病，而治法则有不同矣。不藏精者，宜固本而养阴；伤于寒者，宜宣郁而解表也。逮曰：不藏精即伤于寒也。以虚为实，其治法有不误而杀人者乎？然，先夏至日为病温，后复至日为病暑，温伏者，阳气；暑伏者，阴气，原有别也。若瘟，乃水火刀兵之后，烈日暴蒸尸骸之气，化为厉毒，散漫于天地之间，阖家传染，如差役然，故又谓之疫。亦有非其时而有其气，触气而病者，亦为疫。即月令所谓孟冬行春令，民多疾疫之类是也。盖温是常气，瘟是变气，二气讵可混乎哉？

病春温，其气在上，头痛、咽干、发热、目眩，甚则谵语，脉弦而急，小柴胡加黄连牡丹汤主之。

刘昆湘曰：春温伏气在冬，伏于少阴而出于少阳。春气上升，伏邪外发，冬寒外束，正阳内服之热自骨而外出于肌腠。邪自内发，故病气联贯三阳之界。头痛发热，证象太阳；咽干，目眩，证象少阳；甚则谵语，证象阳明。但太阳头痛，当连项而强痛，今温邪头痛，为热气上熏于脑，当闷痛掣疼，动作则痛甚。太阳发热，当发热恶寒，今温邪热出血分，虽身热在表而不恶寒，故知非太阳也。少阳咽干目眩，由胆气上泄，法当口苦，外见往来寒热。今温邪由伏气外发，虽目眩、咽干而不寒热、口苦，故知非少阳也。阳明谵语由胃热熏心，邪自太阳传变。今温邪谵语病起即见，盖心气热而非胃实，且不兼阳明里证，故知非阳明也。太阳脉浮，阳明脉大，少阳脉弦，今病似三阳兼证，而脉则弦而按急，外不恶寒，故知为温邪外出，血热内风之发，而非伤寒三阳合病。盖春温自血出气，荣卫俱灼，其气外发，故身热浮于皮腠之表。伏气有外出之势，当因势而导之。用小柴胡法引温邪出于肌腠，加黄连、丹皮以清血分之热。血清则气布，而诸证自解。

小柴胡加黄连牡丹汤方

柴胡半斤　黄芩三两　人参三两　栝蒌根四两　黄连三两　牡丹皮四两　甘草三两（炙）　生姜三两　大枣十二枚（擘）

上九味，以水一斗二升，煮取三升，去滓。温服一升，日三服。

《活人书》春月伤寒，谓之温病。热多者，小柴胡汤主之；不渴外有微热者，小柴胡加桂枝也；嗽者，加五味子也。

病秋温，其气在中，发热口渴，腹中热痛，下利便脓血。脉大而短涩，地黄知母黄连阿胶汤主之；不便脓血者，白虎汤主之。

刘昆湘曰：秋温伏气在夏，伏于太阴而出于阳明，燥湿合化，其气在中，病似阳明太阴合病，而复连太阳之表。在伤寒则非汗下误施已成坏病，必无初起即阳经阴经迤逦错杂之证。湿性沉缓，燥性敛急，燥湿相持，偏伤血分。发热证象太阳之表，而不恶寒知为湿邪伏气之外发也。口渴、腹中热痛，证象阳明之里，阳明当外证发热汗出，内而痛满不减，今口渴不苦，知为胃津燥化，而非胆热浊升。热痛不满，知为血分伏热，而非燥矢内结。胃实者，当便秘。今复下利便脓血，下利，证象太阴；便脓血，证象厥阴。太阴当腹满而吐，厥阴当心中疼热，今不兼二经之证，故知为温邪伤血，肠液热腐。便脓血者，肠垢之下行也。证兼二阳二阴，总之，皆邪蓄血分化热之证。伤寒亦有热结下利，今温邪下利既非热结，故脉象亦异里实之候。脉大而短涩者，大为气强血热之鼓气也。按而短涩，燥湿之合邪也。秋温因夏伤于湿，气伏于内，蓄久至秋，与燥相搏，发为温病。推源由二气合化，及病之发则湿已化燥，证但见温而不见湿，故治法亦但见治温而不治湿。秋温伏于太阴而出于阳明，其能食而渴者则邪出于气分而病浅。不能食而口胶者，则邪进于血分而病深。此又学者所当辨也。便脓血为温邪下移，无时利里急后重之象，故治但清荣不佐调气之剂。用地黄知母黄连阿胶汤。知母入胃，黄连入心，气血双清，温邪自解。以病在血分，恐苦寒反生燥化，则合干地黄之润血以清血分之热，阿胶之生血而滋荣液之枯，苦甘合化，血清气行，肠垢自下。此血病累气，故但治其血。不便脓血者，则邪出阳明，偏进气分，或下利或不下利，皆可用白虎法以清肺胃之热。

地黄知母黄连阿胶汤方

地黄八两　知母四两　黄连三两　阿胶二两

上四味，以水一斗，先煮三味取三升，去滓，内胶烊消。温服一升，日三服。

内，通纳，后仿此。烊，音阳。

《医宗必读》：黄连阿胶汤治温毒下利脓血，少阴烦躁不得卧。（方见少阴病）

白虎汤方 见太阳病上

《医学入门》：白虎汤治一切时气温疫，杂病胃热、咳嗽、发斑。

《温病条辨》：太阴温病，脉浮洪、舌黄、渴甚、大汗、面赤恶热者，辛凉重剂白虎汤主之。形似伤寒，但暑，脉洪大而数，左脉反小于右，口渴甚，面赤汗大出者，名曰暑温，在手太阴，白虎汤主之。

《寒温条辨》：白虎汤乃温病主方也。虽为阳明解利之药，实胃本内蒸之热，非徒治在经之热也。以邪热伤胃，所以必需。若在经之热，自有葛根汤等方治法，并无借于白虎也。

病冬温，其气在下，发热，腹痛引少腹，夜半咽中干痛，脉沉实时而大数，石膏黄连黄芩甘草汤主之；不大便六七日者，大黄黄芩地黄牡丹汤主之。

刘昆湘曰：冬温伏气在秋，伏于厥阴而出于少阳。冬令闭藏，其气在下，应寒反温伏邪外发，自筋脉而出于膜腠则发热。厥阴者，肝之经也。温气蓄于厥阴，则当其经之所过者病。血燥则筋急，肝病则乘脾，故腹痛引少腹也。荣卫之气，昼行于阳，夜行于阴，午后阳降，阳气渐入于阴；夜半阳升，阴气渐出之阳。夜半咽中干痛者，阴气陷下，津不上腾，阴不能出于阳，则阳失其养，厥而上灼。咽门者，津液之道路。液枯，故咽中干痛，夜半更剧，日中亦不润也。脉按之沉实，热在下也。时而大数，伏气之外发也。乃血分伏邪外燔气分，冬藏失守，气泄上干，因发于下，病趋于上。方用石膏黄连黄芩汤。石膏清其肺胃，连芩治其温热。病在血而凉气为君，发于下而治上反急，此阴病治阳，下病上取法也。不大便六七日，热蓄于内，胃肠液灼，初由血分，伏邪外出气分，郁而不达，则反并于血。宜用大黄黄芩地黄牡丹汤主之。大黄双行气血，下热除结。黄芩、丹皮治其温邪，干地黄凉血滋液。证异阳明燥矢，故不用枳朴。证为液灼而非结热，故不用芒硝。

石膏黄连黄芩甘草汤

石膏半斤（碎，绵裹）　黄连三两　黄芩四两　甘草二两（湘本脱）

上四味，以水一斗，煮取三升，去滓。温服一升，日三服。

大黄黄芩地黄牡丹汤方

大黄四两　黄芩三两　地黄四两　牡丹皮三两

上四味，以水一斗二升，煮取二升，去滓，分温三服。大便利，止后服。

《外台秘要》：小品葳蕤汤，疗冬温及春月中风伤寒，发热头眩痛、咽喉干、舌强、胸内痛、心胸痞结满，腰背强方：

葳蕤　白薇　麻黄　独活　杏仁　芎藭　甘草（炙）　青木香各二两　石膏三分（末，绵裹）

上九味切，以水八升，煮取三升。分三服，取汗。若一寒一热者，加朴硝一分、大黄三两下之。

病温，头痛，面赤，发热，手足拘急，脉浮弦而数，名曰风温，黄连黄芩栀子牡丹芍药汤主之。

刘昆湘曰：风温者，非伏气之温也，由其人素有热，更感于风。或先伤热而后风中，或同时先后受病。乍受温热旋遇于风，二气相感搏而合化，名曰风温。春秋冬三时皆有之，法当二气兼治，与伏气之温不同。风温由二气变而成温，气行则速，传变千移不可终日，治不得法即成坏病。风温之候，外合二阳一阴之证，而内独见少阳之脉，发热头痛，证象太阳，面赤证象阳明，手足拘急，证象厥阴。但实非数经连合为病，盖由风热二气合化温邪。风气上升，中于头脑则头痛而胀闷，非客太阳之经故痛不连项。温邪上行面为之赤，非并阳明之经，故热而不潮。二气化温则必及血分，温邪搏于荣卫，故发热而不恶寒。温邪随风伤筋，故经膜干而拘急，非证连厥阴，故无内热外厥之候。脉浮弦而按之数者，浮弦者风也，按之数者热也。宜防风黄芩栀子丹皮芍药汤。防风、黄芩散头脑之风以解温邪，栀子、丹皮清心肝之热分走气血，芍药导诸药行于经脉，以疏荣分之壅。血清而筋之拘急自愈，风去而头之疼痛自除，二气分消，发热解矣。

黄连黄芩栀子牡丹芍药汤方

黄连三两（湘本作防风）　黄芩三两　栀子十四枚（擘）　牡丹皮三两　芍药三两

上五味，以水六升，煮取三升，去滓。温服一升，日三服。

病温，其人素有湿，发热，唇焦，下利，腹中热痛，脉大而数，名曰湿温，猪苓加黄连牡丹汤主之。湘本作"脉大而涩"。

刘昆湘曰：湿温者亦非伏气之温，由其人中素有湿加以温热，或先伤湿后受温热。

外热既侵内湿相感，搏而合化，名曰湿温。春夏秋三时皆有之，与秋温湿热证各不同。其证外连太阳之表，内合太阴之里，湿性沉滞、温性升发，温湿相持，搏结不解，法当渗湿清荣，二气兼治。发热不恶寒者，温邪之外发也。唇焦者，脾液燥化而胃津不行也。下利热者，温湿下注而肠受郁蒸。腹中痛者，热灼血痹而腹气留止也。经曰：大肠病者，肠中切痛而雷鸣；小肠病者，少腹痛。盖寒中腹痛者，气燥寒凝。热中腹痛者，血郁热聚。湿温脉大而涩，大为燥胜，涩则湿伤。法用猪苓汤加黄连丹皮主之。猪苓汤利湿而滋液，黄连泻热而坚肠，丹皮凉血而通痹。明乎燥湿兼治之义，则比类推演其用无穷。

猪苓加黄连牡丹汤方

猪苓一两　茯苓一两　阿胶一两　泽泻一两　滑石一两　黄连一两　牡丹皮一两

上七味，以水四升，先煮六味取二升，去滓。纳胶烊消，分温再服。

《难经》：伤寒有五，有湿温，湿温之脉，阳濡而弱，阴小而急。

《脉经》：伤寒湿温，其人常伤于湿，因而中暍，湿热相搏则发湿温。病苦两胫逆冷，腹满叉胸，头目痛苦，妄言，治在足太阴，不可发汗。汗出必不能言，耳聋不知痛所在，身青面色变，名曰重暍。如此者死，医杀之也。

《活人书》：湿温，白虎加苍术汤主之。方出《伤寒微旨》。

《总病论》：治湿温，白虎汤主之。愚医昧于冷热之脉，见足胫冷，多行四逆辈，如此医杀者，不可胜计。湿温脉小紧，有如伤寒脉，但证候有异。数进白虎，则胫自温而差也。

《医门法律》：湿温，即暑与湿交合之温病。

《资生篇》：治湿温者，麻杏薏苡汤。

病温，舌赤，咽干，心中烦热，脉急数，上寸口者，温邪干心也，黄连黄芩阿胶甘草汤主之。

刘昆湘曰：病温者，赅诸温而言。所谓温邪干心者，以病由体变，必其人心气素有热也。心气通于舌，温邪灼荣，故舌色赤而苔少。温邪涸液，故津液竭而咽干。荣气热必内干于心。故心中烦热。脉急数者，阳迫气血则化热也。上寸口为脉势上而不下，知邪干上焦。审其化热之因，辨以入心之证。而方治从可知矣。连、芩泻心，阿胶滋血，以心为生血之脏，故泻热必佐滋液之品，与肝胆之治稍异。

黄连黄芩阿胶甘草汤方

黄连一两　黄芩一两　阿胶一两　甘草一两（湘本无）

上四味，以水一斗，先煮三味取四升，去滓，纳胶烊消，分温三服。

病温，口渴，咳嗽不止，脉浮而数大，此温邪乘肺也。黄芩石膏杏子甘草汤主之。

刘昆湘曰：病温而口渴咳嗽，温邪之乘肺也。肺为气腑，朝百脉而输精于皮毛，其德为清，其变动为咳。形寒饮冷则伤肺，肺恶寒也。热胜液涸亦伤肺，肺恶燥也。口渴咳嗽外不恶寒，故知温邪为病。当咳而辟辟燥，声急痰少。脉浮者燥胜，按之数者热也。方用黄芩石膏杏子汤主之。君黄芩以凉血，臣石膏而清气，杏子清肺下气，用为导引，则使膏、芩之性皆可入肺，此则制方之妙用也。

黄芩石膏杏子甘草汤方

黄芩三两　石膏半斤（碎）　杏仁十四枚（去皮、尖）　甘草一两（炙）（湘本无）

上四味，以水五升，煮取三升，去滓，温服一升，日三服。

病温，发热，腰以下有水气。甚则少腹热痛，小便赤数，脉急而数，下尺中者，此温邪移肾也，地黄黄柏秦皮茯苓泽泻汤主之。

刘昆湘曰：病温发热，从腰以下有水气，此病气之下趋也。腰者肾腑，少腹者，血海诸筋之聚。膀胱与肾相表里，少腹为肝肾经气之所共治。今少腹热痛，小便赤数，而无筋脉拘急气癃淋沥之象，知证不属厥阴。脉急而数，下入尺中，急数为化热之诊，入尺为下趋之象。尺以候肾而主下焦，平脉辨证，故当为温邪之移肾也。方用地黄黄柏秦皮茯苓泽泻汤主之。地黄凉血滋肾，秦皮清气泻肝，黄柏治热而走下焦，苓泽渗湿以入水府，泻心兼泻胆，治肾佐治肝也。

地黄黄柏秦皮茯苓泽泻汤方

地黄六两　黄柏三两　秦皮二两　茯苓三两　泽泻一两

上五味，以水八升，煮取三升，去滓，温服一升，日三服。

病大温，发热，头晕目眩，齿枯唇焦，谵语，不省人事，面色乍青乍赤，脉急大而数者，大黄香蒲汤主之。若喉闭难下咽者，针少商令出血；若脉乍疏乍数，目内陷者死。

省，息井切。

刘昆湘曰：大温由冬不藏精，气失其正，伏气留久至春乃发，蓄久入深，内干脏气，病发则重，故曰大温。伏气外发，故发热而不恶寒；温邪乘肝，则头晕而目眩；温邪灼肾，则液竭而齿枯；温邪入脾，则唇焦；温邪犯心，则谵语不省人事；四脏俱病，气乱于中，阳并于阴则面青，阴并于阳则面赤。二气更代变异，故面为乍青乍赤：邪胜正夺，病温虚甚则死。今脉急大而按数，是邪胜而正未夺也，脉证相应，虽危可治。方用大黄香蒲汤。大黄入脾，黄连泻心，丹皮凉肝，地黄滋肾，四脏分治以去温邪。香蒲气香味辛，调气逐秽，邪退正复其病则解。若喉痹不能下药者，肺气闭也，针少商令血出，以泄肺气之实。少商者，肺手太阴之穴，在大指爪内侧。大温邪犯四脏，气血两燔，连肺则五脏俱病，故肺气实者犹可幸生，真气虚则死矣。若脉乍疏乍数者，胃绝也；目内陷者，肝绝也。伤脏则死，故不可治。

大黄香蒲汤方

大黄四两　香蒲一两　黄连三两　地黄半斤　牡丹皮六两

上五味，以水一斗，煮取六升，去滓，温服一升，日三服。

《圣济总录》唐刺史成君绰忽腮颔肿大，喉中闭塞，三日水粒不下，甄权以三棱针刺少商穴微出血，立愈，泻脏热也。

《松心堂笔记》治大头瘟，肿过咽喉，针两少商穴。

温病，下之大便溏，当自愈。若下之利不止者，必腹满，宜茯苓白术甘草汤。

刘昆湘曰：温邪内蓄，下之大便溏则邪出于二肠，病当自愈，若医不辨中焦之虚实，诛罚太过，胃气则伤，中府气陷而为下利不止。腹满者，足太阴脾气之不行也，其证有虚有实，拒按而闭者为实，喜按自利者为虚。茯苓白术甘草汤为扶脾利水，缓中之剂，脉濡而弱者宜之。此温病误治，转而化寒之一例也。

茯苓白术甘草汤方

茯苓四两　白术三两　甘草一两（炙）

上三味，以水八升，煮取三升，去滓，温服一升，日三服。

风温者，因其人素有热，更伤于风，而为病也。脉浮弦而数，若头不痛者，桂枝去桂加黄芩牡丹汤主之。若伏气病温误发其汗，则大热烦冤，唇焦目赤，或衄或吐，耳聋，脉大而数者，宜白虎汤；大实者，宜承气辈；若至十余日则入于里，宜黄连阿胶汤。何以知其入里，以脉沉而数，心烦不卧，故知之也。 湘本作"桂枝汤加黄芩丹皮主之"。"或衄或吐"作"或吐血衄血"

刘昆湘曰：风温者，因其人素有热，更伤于风，风性急而化燥，脉浮弦而数，头不痛，桂枝汤加黄芩、丹皮主之。此非伏气病温也，盖举太阳中风，病由体变，合化温邪之例。如同一风温之证，有由冬寒伏气至春发为风温者，有由时行之气感人而为风温者。今所举既不著伏气之因，复不详时行之变，但言体素有热更伤于风，以风性急而善行数变，与热相引触而化燥，遂成风温。外具太阳之表而不恶寒，内见少阳之脉而不头痛，故可名太阳温病。与前风温一条，脉因证象大旨相同，独头不痛一证为异者，此属邪同行异之例。邪同者，谓病邪之性用相同；行异者，指传行之道路各异。脉为气血先见，凡脉同，则所受之邪必同。如时行风温与太阳风温，脉象皆为浮弦而数，则同一风温之邪，自无疑义。乃一则头痛，一头不痛者，以风温邪上乘脑则为头痛，风温邪中太阳之经，故头不痛，此之谓邪同而行异也。夫太阳伤寒、温病悉具头痛之候，但病因不同，伤寒头痛，为气寒血涩，经气痹而不行；温热头痛，为荣热气奔，浊邪逆而上犯。气血一有郁冲，病邪皆可乘脑，在太阳但有风寒头痛，无热邪头痛，故太阳风温当头不痛者为常。以邪在太阳之经，故用桂枝法加黄芩丹皮主之，此辛凉杂合法也。桂枝汤为达荣之剂，凡热在皮毛，因荣郁不能外散者，当用此法。如火逆惊狂之类，热由外入，故仍用桂枝法助荣气以散火邪。若伏气时行温邪发自血分，或杂病血枯荣热之候，桂枝皆在禁例。今虽曰风温之证，乃外风与肌热合化，热在脉外。故可用和外清荣、祛风解热，二者并行不悖。假令温邪干脑，便知热已在荣，故风温头痛桂枝不可与也。风温误汗之变证，治详太阳篇。以非伏气之温，即医发其汗为逆较缓，故有一逆尚引日，再逆促命期之论。假令伏气病温邪发血分，误发其汗，必致伤阴精而动脏气，阴竭阳强而生大热。大热者，身热也。烦冤者，懊闷烦躁不可耐之状。大热烦冤，属肾热冲阳上逆。唇焦者，脾阴内灼。目赤者，肝阳上乘，或胃热迫血为吐，或肺热迫血为衄。耳聋者，浊气之上壅也。属少阳气厥者病浅，属少阴气厥者病甚。大热烦冤、唇焦目赤、吐衄、卒至温邪上蒙清道，耳聋失聪，此亦阳并于上，四脉争张者矣。病由体变，当平脉以权救逆之治。若汗后脉大而数者，大为气强，数为阳迫，气热血沸邪盛于经，法当泻之以白虎汤，清肺胃凉肌热之剂。若其人腑阳偏盛，汗后脉转坚实洪缓，见中焦燥屎满痛之证，此阴阳腑气已实，法当以承气泻热除满以荡中焦之气。三承气汤，法有轻重，临时消息用之。脉滑而疾者，属小承气；沉实洪缓者，属大承气；大而数者，属调胃承气。若其人荣气素虚，迁延失治，至十余日不解，温邪入里，内陷血分，循脉于心，当心烦不得卧寐。脉沉而数者，此邪陷少阴，故曰在里。黄连阿胶汤清荣养血、滋液除烦，佐鸡子黄引诸药行于血分。温邪内陷入阴之候甚多，若体虚病温尤当以滋养荣阴为重。制方轻重，消息在人。

桂枝去桂加黄芩牡丹汤方

芍药三两　甘草二两（炙）　　生姜三两（切）　大枣十二枚（擘）　黄芩三两　牡丹皮三两

上六味，以水八升，煮取三升，去滓，温服一升，日三服。

按：桂枝为治风要药，本方主证为风温，桂枝似不可少，当从湘本作桂枝汤加黄芩牡丹为是。

黄连阿胶汤方见少阴病

《温病条辨》：少阴温病，真阴欲竭，壮火复炽，心中烦不得卧者，黄连阿胶汤主之。

《脉经》：其人素伤于风，因复伤于热，风热相搏，则发风温。四肢不收，头痛身热，当汗出不解，治在少阴、厥阴，不可发汗，汗出谵语，独语，内烦躁扰不得卧，善惊，目乱无精，治之复发其汗，如此死者医杀之也。

《千金方》：风温之病，脉阴阳俱浮，汗出体重，其息必喘，其形状不仁，嘿嘿欲眠。下之者，小便难；发其汗者，必谵语；加烧针者，则耳聋难言；但吐、下之，则遗矢便利。如此疾者，宜服葳蕤汤（即前《外台秘要》小品方）。

病温治不得法，留久移于三焦。其在上焦，则舌蹇神昏，宜栀子汤；其在中焦，

则腹痛而利，利后腹痛，唇口干燥，宜白虎加地黄汤；其在下焦，从腰以下热，齿黑咽干，宜百合地黄牡丹半夏茯苓汤。

窒，足偃切。

刘昆湘曰：此示伏气时行外感诸温坏病。邪气留连有分移上、中、下三焦之辨，异乎伤寒传经之六次第传行也。盖上焦之气主于心肺，中焦之气主于脾胃，下焦之气主于肾肝。初病在合，留久内陷，乃干脏气。所谓病温治不得法，留久移于三焦者，明邪移三焦皆由留久转坏，非初病便有分上、中、下之异。其在上焦，则舌窒、神昏，宜栀子豉汤者，凡病留上焦之证当治责心肺。大抵伏邪外发，自血分外出气分留连不解。初以血热拂气，转致气亢燔血，终而气血两损，津枯液结，荣泣卫阻。心气内痹不能灌溉神脏，濡养外阅。舌为心苗，脾系，窒者，运动不灵之谓。心主血而司神，神昏知邪上干脑。师示栀子汤法，栀子清心而治气，黄芩凉胆而入血，半夏降浊而通液道，甘草和中缓药下行。至若邪留中焦治责脾胃，当见腹痛而利。利后复痛，唇口干燥诸证。明温邪移胃，二肠液灼，肠失泌别之用，则水谷不化下注为利，气血相搏则痛生。得利则气郁乍通，痛则暂缓。虽利而气血之搏不解，旋复聚气为痛。津液下流遂致下竭，故唇口干燥。此由热移肠腹，气血两燔。经曰：暴注下迫，皆属于热。凡温邪下利必利下暴迫，大便热或腹中热痛，利后反快，胃纳不减。用白虎汤加干地黄治之，石膏、知母双清肺胃，粳米扶中以养谷神，地黄滋液而清血热。血清气畅则脾复散津之权，水谷分行病利自止。其有邪移下焦治责肝肾，当见从腰以下热甚，齿黑咽干。齿为诸骨之所终，咽为入胃之道路。肾阴灼则齿焦且黑，水源竭则咽燥而干。宜百合地黄牡丹半夏茯苓汤。百合益肺生津，地黄滋肾化液，丹皮入肝而凉血，茯苓利水而走下，加半夏导胃浊下行。

栀子汤方

栀子十六枚（擘）　黄芩三两　半夏半升　甘草二两

上四味，以水四升，先煮栀子取二升半，去滓，内三味煮取一升，去滓，分温再服。

白虎加地黄汤方

即白虎汤加地黄六两，煎服法同。

百合地黄牡丹半夏茯苓汤方

百合七枚（擘）　地黄汁一升　牡丹皮六两　半夏一升　茯苓四两

上五味，先以水洗百合渍一宿，当白沫出，去其水，别以水二升，煮取一升，去滓；别以泉水四升，煮三味取二升，去滓；内地黄汁，与百合汁，更上火令沸，温服一升，日三服。

吴鞠通《温病条辨》以温病证治分属上、中、下三焦立说，与此节所言病温，治不得法，留久移于三焦，其义不同。而此篇所论温病，乃天行之常气，与《素问·遗篇·刺法论》所云：五疫之至，皆相染易，无论大小，病状相似，其邪由五尸所化，发生于刀兵、水火、饥馑、大劫之后。乃天地恶厉之气，每由鼻口直中脏腑，而为咽喉痛吐脓血，或霍乱下血等证。其病原菌随时代、人事、物质之变迁而异，非可以常理论治也。然仲景明言建安纪元以来，犹未十稔，死亡者三分二，伤寒十居七，是伤寒即包括瘟疫也。盖百病之生不出六经，治法自在其中矣。苟能神而明之，变而通之，斯无不可治之病矣。

卷五

伤暑病脉证并治

伤暑，肺先受之。肺为气府，暑伤元气，寸口脉弱，口渴汗出，神昏气短，竹叶石膏汤主之。

刘昆湘曰：暑者，气交六化之一，天地之蒸气也。经曰：暑以蒸之。又曰：暑胜则地热。盖冬至之后，阳气自下而上。半升则为春，升极则为夏，至夏而日行南陆，热浮地上，蒸水化气，流于太空。暑者，气热而含水，故称郁蒸之令。肺为呼吸之府，一吐一纳，皆于气交相接。暑蒸之气最伤呼吸，故伤暑必肺先受邪。暑热入于气府，则壮火食气，元气受伤，气伤故脉象濡弱。见于寸口，以寸口为手太阴动脉故也。口渴者，热蒸液干而胃津少也。汗出者，热熏分腠而汗孔疏也。故暑气甚则汗出愈多，暑气微，但汗自微出。神昏者，气热干脑，卫微而荣缓也。气短者，荣郁迫肺，血浊则气消也。治以竹叶石膏汤主之。竹叶、石膏以清肺胃之热，麦冬、粳米以滋肺胃之津，半夏降胃浊以解气结，甘草和诸药而调中府，人参补元气之伤，救津液之竭，凉而不寒，润而不腻，补而不壅。一方备升降温凉扶正祛邪之用，此消暑生津保肺定喘之妙剂也。

竹叶石膏汤方 见差后劳复

《总病论》：竹叶汤治虚烦病，兼治中暍、渴、吐逆而脉滑数者。（即本方。呕者加生姜，不呕不用。）

《直指方》：竹叶石膏汤治伏暑，内外热炽，烦躁大渴。

《兰台轨范》：竹叶石膏汤亦治伤暑，发渴脉虚。

《温热经纬》：竹叶石膏汤治暑疟极妙。

伤暑，发热，汗出，口渴，脉浮而大，名曰中暍，白虎加人参黄连阿胶汤主之。

中，音众。暍，音谒。

刘昆湘曰：此言先有伏热，更伤于暑，新旧合邪则化热愈甚，内热外蒸，发热大汗，口渴饮水，证似阳明经证。脉浮而大，浮者暑热之伤，大者素热之变，名曰中暍。暍者热也，《说文》曰：伤暑也。中暍之候，心肺两伤，病兼伏邪，必及血分，故以白虎汤清肺胃而解肌热，黄连阿胶滋心液以凉血分，则表里两解而气血之暑热清矣。

白虎加人参黄连阿胶汤方

知母六两　石膏一斤（碎，绵裹）　甘草二两（炙）　粳米六合　人参三两　黄连三两　阿胶二两

上七味，以水一斗，先煮六味米熟汤成，去滓，内胶烊消。温服一升，日三服。

粳，音庚。

伤暑，汗出已，发热、烦躁、声嘶，脉反浮数者，此为肺液伤，百合地黄加牡蛎汤主之。

嘶，音西。

刘昆湘曰：暑为郁蒸之气，中人则腠疏汗泄，或自汗太多，或误发其汗，津液外竭，荣气内灼，病邪由气陷血。外而发热不解，内则烦躁不安。气府津液伤，喉干声嘶，嘶者，声破而不鸣也。暑伤元气脉当虚弱。今液枯化燥则阴虚阳动，气行迫促，脉转浮而按数。肺为水源而司气府。今暑热之伤，肺液先竭，受病在气，化燥在血，法当以百合地黄汤加牡蛎主之。百合地黄汤治百合病之主剂。百脉一宗即病在心而关于肺之谓，以脉合于心，血营于脉，故百合病即荣气不清之病，而百合地黄汤清肺津滋心液之妙品也。今暑热由气陷血，故以百合地黄汤双清荣卫，牡蛎咸寒敛心阳以消痞结，导热下行水府，血清则气畅而津液自和，当汗出津津而声嘶烦躁愈矣。此亦治源之法也。地黄当生者取汁用，若干地黄则功效远逊。

百合地黄加牡蛎汤方

百合七枚（擘）　地黄汁一升　牡蛎二两

上三味，先以水洗百合渍一宿，当白沫出，去其水。另以泉水二升煮二味，取一升去滓，内地黄汁，煮取一升五合，分温再服。

另，音令。

伤暑，心下有水气，汗出，咳嗽，渴欲饮水，水入则吐，脉弱而滑，栝蒌茯苓汤主之。

栝，通菰，古活切，音括。

刘昆湘曰：此言暑湿合邪之例也。湿之与水，异名同类。盖水散成湿，水即含于气中；湿结成水，气即凝于水内。湿气为病，上下内外皆可流行。此云心下有水气者，心下当心包之下，胃脘之上，膈膜之间，脏腑之郭，此水湿内蓄者也。外加暑热之感，水热交蒸，不能外越，则上舍于肺，饮动则气上而咳，咳则气逆外并，与暑热相合，故腠理开而汗出，其证当发作有时。水气内蓄，由中焦不能散津，故当渴欲饮水，饮

水则吐。渴欲饮水者，水津不上布也。得水则吐者，入胃不能消也。暑蒸腠泄，热非外闭，与伤寒心下有水气证治不同。脉当弱而按滑，弱为气伤，滑为停饮，暑证不可发汗，宜瓜蒌茯苓汤。

栝蒌茯苓汤方

栝蒌大者一枚（共皮子捣） 茯苓三两 半夏三两（洗） 黄连二两 甘草一两（炙）

上五味，以水五升，煮取二升，去滓，温服一升，日再服。

本方治伤暑，心下有水气而咳。夫心下有水气则不当渴，而渴欲饮水者，以水气阻其津液上升之路故也，是以虽渴而饮水则吐也。用栝蒌为君，清肺开结以止咳，茯苓利水，半夏降逆，黄连清暑热，甘草和中气，热除饮消而渴自止也。

伤暑，发热无汗，水行皮中故也。脉必浮而滑，先以热水灌之，令汗出，后以竹茹半夏汤与之。

刘昆湘曰：暑为阳邪，热熏分腠当皮肤缓而汗泄。今伤暑发热无汗者，必其皮腠素有留湿，水行皮中，暑入而水与热搏。若热胜水蒸化汗，外见烦渴汗出。今湿胜而热涵于水，故无汗而身反发热，此水湿外蓄者也。脉必浮而按滑，浮为气机外进，滑为饮气流行。治宜以热水频灌其身，缓皮肤助卫阳以化汗，使水气得热则散，必津津有汗而解。俟表气一通，更以竹茹半夏汤治之。竹茹解经脉之湿热，栝蒌根清肺燥以生津，茯苓半夏化水气而渗湿，未至多汗之变，已先顾其津液，此治暑化湿法也。

竹茹半夏汤方

竹茹二两 栝蒌根二两 茯苓三两 半夏半升

上四味，以水五升，煮取三升，去滓，分温三服。

太阳中热者，暍是也。其人汗出，恶寒身热而渴，白虎加人参汤主之。

沈明宗曰：此言正暑病也。邪之伤人，无有不从皮毛而入，故曰太阳中热。

钱天来曰：暍者，盛夏暑热中人之邪气也。此条先以本证之情形如此，而以中热二字通解。暍字之义，即《内经·热论》所谓病暑也。

王肯堂曰：中暍、中暑、中热名虽不同，实一病也。谓之暍者，暑热当令之时，其气因暑为邪耳，非即夏月暑热当令之正气也。即热论所谓：后夏至日者为病暑是也。暍乃暑热之邪，其气本热不待入里，故中人即渴也。暍为夏至已后之病。阳极阴生之后，阴气已长，当暑汗大出之时，腠理开张，卫阳空疏，表气已虚，不能胜受外气，故汗出恶寒也。是热邪乘腠理之虚而为暍证也，故以白虎加人参汤主之。用石膏以治时令暑热之邪，加人参以补汗出之表虚，添津液而治燥渴也。

成无己曰：汗出恶寒身热而不渴者，中风也。汗出恶寒身热而渴者，中暍也。

《金鉴》曰：汗出恶寒身热而渴，颇似太阳温热之病。但温热无恶寒以热从里生，故虽汗出而不恶寒也。中暍，暑邪由表而入，故汗出恶寒也。究之于脉，温热之浮，浮而实；中暍之浮，浮而虚，以暑热伤气也。究之于渴，温热之渴，初病不过欲饮。中暍之渴，初病即大引饮也。

白虎加人参汤方见太阳病上。

《本事方》：有人患头痛身热，心烦燥渴，诊其脉大而虚，予授以白虎汤，数服愈。《素问》云：脉虚身热得之伤暑。仲景云：其脉弦细芤迟，则皆虚脉可知。

《此事难知》：动而伤暑，心火盛大，肺气全亏，故身热脉洪大。动而火胜者，热伤气也，白虎加人参汤主之。辛苦多得之，不可不知也。

太阳中暍，身热疼重而脉微弱者，以夏月伤冷水，水行皮中所致也，猪苓加人参汤主之；一物瓜蒂汤亦主之。

成无己曰：经曰脉虚身热得之伤暑，身热脉微弱者，暍也，身体疼重者，水也。夏时暑热以水灌洗而得之。

刘昆湘曰：此亦暑热搏湿之例，但与上用热水灌汗之证不同。彼为湿蓄在先，暑热后感，此为暑热先受，水湿后侵。前证为热蒸搏湿于外，此证为水寒抑热于里，故前证脉浮而滑，此证脉微而弱。前证发热无汗，此证身热疼重。身热云者，不似发热之甚。疼重者，水寒之气以浴冷水而内侵皮中也。是知暑之中人，阳盛之体则从热化，阴盛之体则从寒化，半寒半热之体，则或湿为热搏，或热为湿滞，而成错杂之变。本条为水寒外侵，暑热内抑之证，故当渗热下行，导暑邪出自水府，则湿与热离而两邪俱解。暑证误汗，则致亡阴液竭之变，故治暑无汗解之法。猪苓汤为育阴利水之剂，治从血分渗湿使水去而津液不伤。加人参者，以暑伤气府，必以益气生津为助，始得化气枢转之力，凡血虚而有水者宜之。若体素盛而脉不甚弱者，以一物瓜蒂汤主之。此泻上中二焦湿热之剂，胃寒者忌之。

猪苓加人参汤方

猪苓一两　茯苓一两　滑石一两　泽泻一两　阿胶一两　人参三两

上六味，以水四升，先煮五味取二升，去滓，内阿胶烊消，温服七合，日三服。

一物瓜蒂汤方

瓜蒂二十个

上剉，以水一升，煮取五合，去滓顿服。

汪双池曰：瓜类生于盛夏，以热蓄湿而生者，而夏月人又喜食之，以其能解烦渴。究竟生冷之物，遏抑暑气于中，以成暑湿相挟。惟瓜蒂则系著全瓜，是能总领暑湿。

又其气味苦恶能令人涌吐。其苦能泻热，其吐能越湿，故独用之使膻中之水上越，则皮肤之水亦消，而暑热之气亦泄矣。

尤在泾曰：瓜蒂苦寒，能吐能下，取身面四肢水气。水去而水无所依，将不治而自解矣，此治暑兼湿者之法也。

凡病暑者，当汗出。不汗出者，必发热。发热者，必不汗出也。不可发汗，发汗则发热，烦躁，失声，此为肺液枯。息高气贲者，不治。

贲，音奔。

刘昆湘曰：暑病热蒸腠泄，故当有汗，非中暍。素有伏热则汗出发热当解，即见身热亦微。惟暑湿相搏，或暴寒折热，或风暑杂合，乃有无汗之候，故汗出者不发热，发热者必不汗出也。暑伤气，热灼津，邪感则肺为先受。若治暑误汗必致内伤肺津，甚者重伤心液。肺合皮毛，上通喉咙，肺津伤则发热声嘶。心液伤则烦躁不寐。若津竭而肺中液枯，气失所涵，必宗气离根，而见息高气贲之变。息高者，出多入少，呼吸动形。贲者，奔也。血枯气竭，法在不治，必补气而出息益高，滋液而胸中转结，不可为矣。

伤暑，夜卧不安，烦躁谵语，舌赤脉数，此为暑邪干心也，黄连半夏石膏甘草汤主之。

刘昆湘曰：暑邪肺为先受，逆传入心，其所以自气陷血者，必其人血分素有热也。暑邪陷血，内干于心，故心气热而神乱。心热，故烦躁夜卧不安。神乱，故谵语意识昏昧。舌赤者，心火上阅于窍也。脉数者，气热内薄于荣也，此为暑邪干心，宜黄连清荣而入心，石膏清气而入肺，半夏降逆气以导浊邪下行。病虽自气陷血，仍为血中气分。若全陷血分，则病为在里，当以黄连阿胶汤例治之。

黄连半夏石膏甘草汤方

黄连三两　半夏半升　石膏一斤（碎，绵裹）　甘草二两（炙）（湘本无）

上四味，以水五升，煮取三升，去滓，温服一升，日三服。

太阳中暍，发热恶寒，身重疼痛，其脉弦细芤迟，小便已，洒洒然毛耸，手足厥冷。小有劳，身即热，口开，前板齿燥。若发汗则恶寒甚；加温针则发热甚；数下之，则淋甚。白虎加桂枝人参芍药汤主之。

魏念庭曰：此条乃申明太阳中暍病，详叙其证脉，并列误治之禁，示人知所辨晰也。太阳主表，六淫之邪必先中之，故中暍亦为太阳病。虽所受之邪不同，而所感之分则同也。太阳中暍，暑热客皮肤之外，内热盛躯壳之里。发热者，客邪在表，恶寒者，热邪甚于里也。身重而疼痛，暍不自感，必有所挟，挟湿则身重。挟寒则身痛。暍何有于寒乎？盖暍之为病，或得于冒暑服劳，所谓动而得之者也，则暍气多而寒湿少，竟为暍所中也。或得于避暑深居，所谓静而得之者也，则寒湿多而暍气少，暍为寒中人而郁成也，均可谓之太阳中暍也。试诊之，其脉弦细，弦者紧之类，寒在表也。细者湿之征，热挟湿也。此二者，病脉也。再见芤迟，芤者中气之虚。暑月汗出气虚，故易于感外也。迟者，腹中之寒，暑月伏阴在里，故易于寒内也。此二者，又暍病由来之脉也。合脉证而谛之，而中暍之病可识矣。

再征之于余证，小便已洒洒毛耸，太阳之表有邪，则膀胱腑应之。小便时气动于膀胱，必连及于皮毛，洒洒然恶风寒之状、正绘表证如画也。再验之于手足逆冷，内热极而寒见于四末，且内热为寒湿所郁，其气格阻而不宣达，亦可逆见手足，皆内热外寒之象也。所谓阴阳气不相顺接，凡厥之证也。以致小有劳，身即热，热病阴虚动则生阳也。口开，前板齿燥，热盛于内，欲开口泄其气，气出而内热熏灼于板齿，则齿燥也。此全为内热炽盛之证。若单感暍邪者，内外俱是阳邪。若兼感寒湿者，内为阳邪而外为阴邪，非兼治其外内不为功也，若发汗以治其外，用麻黄桂枝治风寒，温辛发散之品，则内热不除而表气益虚。内热已，恶寒矣。表虚而内热，恶寒必更甚也。或加温针，则热益以热，发热不可消息也。数下之则表证未解，内热不能宜于表，反使热势不能下趋。寒湿之气亦随之入里，气化阻滞，小便必不利，而淋必甚也。是皆非治暍病之法也。

《金鉴》曰：凡此之证，皆中暍妄行汗下温针致变，以白虎加人参汤主之，或人参汤调辰砂六一散。亦可也。

白虎加桂枝人参芍药汤方

知母六两　石膏一斤（碎，绵裹）　甘草二两（炙）　粳米六合　桂枝一两　人参三两　芍药二两

上七味，以水一斗，煮米熟汤成，去滓，温服一升，日三服。

按：本方即白虎加人参汤，再加桂枝芍药，以解肌和荣卫也。

伤暑，脉弱，口渴，大汗出，头晕者，人参石膏汤主之。

刘昆湘曰：太阳中暍，虽发热汗出，必微恶寒，乃热并于里而表虚，亦太阳主寒水之气使然也。今伤暑之证，内舍心肺，口渴汗大出与太阳中暍同，惟不恶寒为异，此热蒸液泄，肺卫心荣气血两燔之候。暑热上熏干脑，故头晕而似胀似痛。脉弱者，暑伤气弱故也。治宜竹叶石膏双清肺胃之燥，黄连入心，半夏降逆，人参益气生津，竹叶兼可利水，气血两清，自无干心之变矣。

人参石膏汤方

人参三两　石膏一斤（碎，绵裹）　竹叶一把　黄连一两　半夏半升（洗）

上五味，以水六升，煮取三升，去滓，温服一升，日三服。

伤暑者，头不痛。头痛者，风也；头重者，湿也。

刘昆湘曰：凡外因头痛之证，皆由气血相搏，郁冲犯脑。如伤寒则气寒束血。内风则血痹凝气。荣当外和，卫当内交；行失其度，郁则上犯。今暑邪虽为郁蒸之气，但中伤气府，卫微荣缓。气微则运血乏力而非搏激之争。荣缓则神藏失养，当见晕胀之候。故伤暑之证，以头不痛者为常。其夏令头痛，恶寒者，皆暴寒折热，非暑邪也。伤暑而兼头痛者，必杂感于风，证为暑风相搏。若兼头重者，必杂感于湿，证为暑湿合邪也。

热病脉证并治

热之为病，有外至，有内生。外至可移，内有定处，不循经序，舍于所合，与温相似，根本异源。传经化热，伏气变温，医多不晓，认为一体，如此杀人，莫可穷极。为子条记，传与后贤。

舍，赦上声。

刘昆湘曰：热邪为病，有自外至者，或由天时之加，或由地气之感，或温室炉火过暖，皆可病热，此外至之因也。有自内生者，或嗜热中之物，或过服温燥之品，以及导引失宜，喜怒无节。腑脏气有偏盛，皆可使人病热，此内生之因也。外至之热，或自外移内，或自下移上，或始为痊痹终变疮疡，或始起溺涩，后传目赤，随经脉之上下表里，干移无定。若内生之热，则以脏腑之用各有所偏，物性之殊久而增气，故病则随体秉多热之经而发有定处。治当辨热邪所舍以施治，不可但泻肠胃转伤中府以竭津液。本论所谓阳多者热，下之则硬是也。热邪不循六经传变之序，但外合与内脏相移。五脏各有所合，如热舍于肺，则外发于皮毛。热客皮毛，亦内归于气府，余脏皆同此例，故曰舍于所合。热邪为病，虽身热必不恶寒，大与温病相似。而实则根本异源。盖温病之热源于伏气，传经化热，始自外寒，皆与热病证治相隔霄壤。此义人多不晓，或将温认热，或误热为寒，方治一差，则苦寒反生热化之虞，小汗可致谵狂之变，乃数十年来温热传经混为一体，如此杀人莫可穷极。师乃详为条记，传示后贤，当可以启举世之昏迷，拯人命于冰谷矣。

热病，面赤口烂，心中痛欲呕，脉洪而数，此热邪干心也，黄连黄芩泻心汤主之。

刘昆湘曰：热邪惟内干五脏，外舍所合，其病变但有干移，无六经循序之传变也。凡六气之感，皆可杂合为病。本篇但举热邪独发之例，分举五脏热病而以干心为首者，以心为火脏故也。举干脏之候，而外合之治亦在其中矣。热病干心面赤舌烂者，诸阳脉皆上会于面，心火性升而窍于舌，故病热则面赤而舌烂也。心合于脉，脉为血府，凡热入血分，即易循脉内陷。今热邪由脉干心，故内见心中疼痛。心不受邪而热移于胆，胆热乘胃，故痛而气上意欲作呕。心热而胃气未逆，故欲呕而实不呕。脉洪而数者，心脉洪而热则数也。辨证平脉当为热邪干心之证，宜黄连黄芩泻心汤主之。黄连泻心，黄芩泻胆，泻心而必以泻胆为佐者，以心热未有不胆热者。连芩直清心火治其源，而痛呕诸证皆随愈矣。

《素问·刺热》：心热病者，先不乐，数日乃热，热争则卒心痛，烦闷善呕，头痛面赤无汗。

按：《素问》此篇，所言五脏热病，皆由内蓄而发于外，与本论所言外感热邪而内干于五脏者，根本异源。然以其所舍不殊，故证候亦多相同。今分别各节后，以资对照。

黄连黄芩泻心汤方

黄连三两　黄芩二两

上二味，以水二升，煮取一升，去滓，分温再服。

热病，身热，左胁痛，甚则狂言乱语，脉弦而数，此热邪乘肝也，黄连黄芩半夏猪胆汁汤主之。

刘昆湘曰：肝为阴尽之经，中藏相火，外合筋膜，与心同为血脏，其气行身之左，布于胁肋，故热邪乘之，则身热而左胁痛。身热者，热邪之在血也。胁痛者，血郁而气痹也。甚则狂言乱语者，肝热由络以干心也。肝藏浊气，逆而乘心乱其神志，故杂病之狂谵多属于肝者，以肝为语而藏魂故也。脉弦而数者，肝脉弦而热则数也。凡身热云者，与发热不同，病者但觉烦热在体，而不似发热外蒸之状，虽热必不恶寒，此血分之留热也。治宜黄连黄芩半夏猪胆汁汤主之。连芩清心，半夏降逆，猪胆苦寒，以胆入胆，用为引导。胆气清而肝热自解，胃浊降而心气亦和矣。

《素问·刺热》：肝热病者，小便先黄，腹痛、多卧、身热，热争则狂言及惊，胁满痛，手足躁，不得安卧。

黄连黄芩半夏猪胆汁汤方

黄连二两　黄芩三两　半夏一升　猪胆汁大者一枚取汁

上四味，以水六升，先煮三物取三升，去滓，内胆汁，和合令相得，分温再服。

和，去声。

热病，腹中痛不可按，体重不能俯仰，大便难，脉数而大，此热邪乘脾也。大黄厚朴甘草汤主之。

刘昆湘曰：热气在脾，脾与胃以膜相连，汁输于小肠，其体则脂，其用在肠，故太阴主腹。脾热则肠液干而脂膏热胀，气壅脉满，故腹中痛而不可按。痛而拒按者，实也。脾热则三焦气阻，故体重不能俯仰。肠液枯约，故大便难。脉当数而按大，数为热盛，大为气强，脾实则同阳明之治，宜大黄厚朴甘草汤主之。大黄泻肠胃之热，厚朴降气直下，佐甘草以和中。非热实在肠胃者，故不用枳、硝也。

《素问·刺热》：脾热病者，先头重颊痛，烦心颜青，欲呕，身热，热争则腰痛，不可用俯仰，腹满泄，两颔痛。

大黄厚朴甘草汤方

大黄四两　厚朴六两　甘草三两

上三味，以水五升，煮取二升，去滓。温服一升，得大便利勿再服。

热病，口渴，喘嗽，痛引胸中不得太息，脉短而数，此热邪乘肺也。黄连石膏半夏甘草汤主之。

刘昆湘曰：热气病肺则气府液灼，津不四布。口渴者，肺胃之津干也。肺热每至连胃，犹心热之必至移胆。喘嗽者，液涸则气失所丽，液不涵气则气逆冲，咳当声重而呛。喘息气粗痛引胸中不得太息者，肺气热则上焦不利，胸膜液结而气阻，故咳则气动，气动则痛引胸中。上焦升降气阻，故欲长呼以太息而不能。脉当短而按数，短者肺津竭而气病，数者热乘而阳迫也。治宜黄连石膏半夏甘草汤主之，黄连、石膏双清气血之热，半夏降逆以散液结，甘草生用能解热毒。热气为病，法当泻以苦寒，非滋润所能治也。

《素问·刺热》：肺热病者，先淅然厥，起毫毛，恶风寒，舌上黄，身热，热争则喘咳，痛走胸膺背，不得太息，头痛不堪，汗出而寒。

黄连石膏半夏甘草汤方 见暑病

热病，咽中干，腰痛，足下热，脉沉而数，此热邪移肾也，地黄黄柏黄连半夏汤主之。

刘昆湘曰：肾脉之直者上入肺中，循喉咙挟舌本。少阴脉又上结于廉泉，而为津液之道路，所以灌精喉咽也，故肾热则咽中干。腰为肾府，而肾脉下抵足心，故肾热则腰痛而足下热。肾之为脏，不能直与邪感，必热先入脉而内移，始及于肾，故曰：热邪之移肾也。肾为在里，故脉沉而数。治宜地黄黄柏黄连半夏汤主之。地黄滋水而凉血，黄连泻火而清荣，黄柏解下焦之热，佐半夏以降逆气，主治重在血分。凡欲导浊邪自胃下行者，必用半夏，温凉皆可佐使。治通液阻，液化而后津生，饮家水结之渴，尤非半夏莫能解也。

《素问·刺热》：肾热病者，先腰痛，䯒酸，苦渴，数饮，身热，热争则项痛而强，䯒寒且酸，足下热，不欲言，其逆则项痛，员员澹澹然。

地黄黄柏黄连半夏汤方

地黄半斤　黄柏六两　黄连三两　半夏一升（洗）

上四味，以水八升，煮取三升，去滓，温服一升，日三服。

湿病脉证并治

湿气为病，内外上下，四处流行，随邪变化，各具病形。按法诊治，勿失纪纲。

刘昆湘曰：湿亦六气分化之一，经曰：湿以润之，又曰：湿胜则地泥。盖湿之与水异名同类。湿者，地气之所生也。由水化气，蒸而上腾，水含气中，其用为湿，所以柔润万物者也。湿为气中含水，故其体可上可下，可内可外，虽以下注为性，而随邪变化四处流行。外而皮里，内而腑脏，化寒化热，合暑合风，因病异形，不胜缕述。盖湿者，体犹气也，故曰湿气。湿甚则聚气成水，故为水气，亦谓之饮。饮者，未成水也，饮停则水成矣。故湿者，气而含水，饮者水而含气，湿饮与水，体一用殊。邪有浅深，病有先后，大抵缘脾湿胃虚聚而成水。脾气衰则鹜溏，胃气衰则身肿。乘脏气体秉之虚，而后邪始内袭。学者当平脉辨证以为施治，则纪纲在握，异乎泛海迷津者已。

湿气在上，中于雾露，头痛项强，两额疼痛，脉浮而涩，黄芪桂枝茯苓细辛汤主之。

刘昆湘曰：此言湿邪中上，病由外至。所谓雾露之气者，湿之流行于气交者也。因人之虚与风相合，气中头项故为头痛项强、两额疼痛之证。颇似太阳中风，乃无发热汗出、洒淅恶风之候。知非风邪伤卫，而为雾露之湿在巅也。脉当浮而按涩，浮为在表，涩为中湿。湿邪中上，必其人头部阳气素虚，治宜黄芪桂枝茯苓细辛汤主之。桂、苓、细辛解风邪以散水寒之气，君黄芪升气之品使药方上行头脑。服方当头额微汗，而风湿俱解。湿未成水，故与风水之证有浅深轻重之异。邪散而真气随复，升气即所以固表也。雾露之气在边隅，即为瘴气。

黄芪桂枝茯苓细辛汤方

黄芪三两　桂枝二两　茯苓三两　细辛一两

上四味，以水五升，煮取三升，去滓，服一升，日三服。

湿气在下，中于冰水，从腰以下重，两足肿，脉沉而涩，桂枝茯苓白术细辛汤主之。

刘昆湘曰：清湿袭虚则病起于下，若其人肾阳内衰，胫寒骨弱，偶涉冷水，玄府不秘，则水寒之气自下上袭。腰为肾府，府者脏气之所聚也。寒湿及于肾府，则腰以下重，两足跗肿。脉当沉而按涩，沉为在里，涩为中湿。治不用温肾利水之剂，而但以桂、苓、细辛加术燥土温脾以散水寒之气者，以湿聚尚未成水，邪浅犹易宣散故尔。若病进则肾气内著，水成则腹大胫冷，此邪以渐致者也。

桂枝茯苓白术细辛汤方

桂枝三两　茯苓四两　白术三两　细辛二两

上四味，以水六升，煮取二升，去滓，温服一升，日再服。

肾著之病，其人身体重，腰中冷如坐水中，形如水状，反不渴，小便自利，饮食如故，病属下焦。身劳汗出，衣里冷湿，久久得之，腰以下冷痛，腹重如带五千钱，甘姜苓术汤主之。

原文无此节，今从《金匮要略》补列于此。衣里，原注"一作表里"。

尤在泾曰：肾受冷湿，著而不去，则为肾著。身重腰中冷如坐水中，腰下冷痛腹重如带五千钱，皆冷湿著肾而阳气不化之征也。不渴，上无热也。小便自利，寒在下也。饮食如故，胃无病也。故曰：病属下焦。身劳汗出，衣里冷湿，久久得之，盖所谓清湿袭虚病起于下者也。然其病不在肾之中脏，而在肾之外府，故其治法不在温肾以散寒，而在燠土以胜水。干姜苓术辛温，甘淡本非肾药，名肾著者，原其病也。

《巢氏病源》：肾主腰脚，肾经虚则受风冷，内有积水，风水相搏，浸积于肾，肾气内著，不能宣通，故令腰痛。其痛状身重腰冷，腹重如带五千钱，如坐于水，形状如水，不渴，小便自利，饮食如故，久久变为水病，肾湿故也。

甘草干姜茯苓白术汤方 见寒病

徐中可曰：药以苓术甘扶土渗湿为主，而以干姜一味温中去冷。谓肾之元不病，止在肾之外府，故治其外之寒湿自愈也。若用桂附，则反伤肾之阴矣。

《千金翼方》：肾著汤主腰以下冷痛而重，如带五千钱，小便不利方。（即本方）

《宣明论方》：肾著汤治胞痹，小便不利，鼻出清涕者。（即本方）

湿气在外，因风相搏，流于经络，骨节烦痛，卧不欲食，脉浮缓按之涩，桂枝汤微发其汗，令风湿俱去。若恶寒，身体疼痛，四肢不仁，脉浮而细紧，此为寒气并，桂枝麻黄各半汤主之。

刘昆湘曰：湿气在外者，或令值湿盛之时，或居处卑湿之地，汗出而风吹之，湿邪随风入于肌腠，因与风气相搏，内流于经络骨节之间。骨节为神气游行之所，湿气留著筋膜，则气阻而血痹。气阻则痛，血痹故烦。烦者似热似酸而不可耐，以湿滞则荣涩卫阻，而神气伤出入之用故也。今所谓神经性痛是也。湿盛必涵气化水，故病湿则当少气；气沉故为多卧，湿滞则胃阳不宣，故卧而不欲食。脉当浮缓而按之涩，浮缓颇似中风，按之涩者湿也。伤风当能食，今反不能食，故知病为湿邪，宜桂枝汤疏荣气以宣胃阳。当微发其汗，令风湿俱去。若外见恶寒身体疼痛，四肢不仁，此寒束其湿而为痹。不仁者，谓皮肤麻木，非不遂与不举也。脉当浮而细紧，浮者为风，按而细紧者，寒入而荣气内束。此先病风湿未愈，更加客寒之，感而为风寒并病，故曰寒气并也。风寒杂湿三气合而为痹，宜桂枝麻黄各半汤双解荣卫之邪，仍小发汗法也。

桂枝汤方 见太阳病上

桂枝麻黄各半汤方 见太阳病上

湿气在内，与脾相搏，发为中满；胃寒相将，变为泄泻。中满，宜白术茯苓厚朴汤。泄泻，宜理中汤。若上干肺，发为肺寒，宜小青龙汤。下移肾，发为淋沥，宜五苓散。流于肌肉，发为黄肿，宜麻黄茯苓汤，若流于经络，与热气相乘，则发痈脓。脾胃素寒，与湿久留，发为水饮。与燥相搏，发为痰饮，治属饮家。

刘昆湘曰：湿气在内，变化尤多。水谷入胃，中焦如沤，全赖脾气散津上归于肺，然后水津四布，五经并行。若湿气干脾，伤脾络转输之用，胃阳虽能清水，脾气无力散津，则气滞湿凝中焦肓膜之间，自觉中脘满闷若有所阻，故曰中满。以湿性凝滞阻太阴之开也，故曰与脾相搏。此脾湿而胃不寒，故中满而不下利。若脾湿更加胃寒相合，则阳明不实而水谷之气下陷，湿流二肠变为泄泻，其势下坠。中满者，宜白术茯苓厚朴汤。苓术消水而运脾，厚朴除逆而除满，中府气行水津布而湿化中满消矣。胃寒泄泻者，宜理中汤。姜、术、参、草暖胃运脾、升气陷而生津液。若湿邪内发，中焦不病，水气郁蒸上归于肺，肺虚搏湿气不布津，外不得泄越皮肤，下不得通调水道，水气舍肺，气为水寒，故曰发为肺寒。其证则呼吸有声，咳而微喘，治宜小青龙汤。桂、麻、姜、辛散水气于皮毛，夏、味敛肺而降逆冲，芍、甘缓中以制过汗，此水气上干之变也。若乃湿性下流移邪于肾，气停湿滞水道不行，肾合膀胱而为水府，肾阳不化斯膀胱气癃，溺涩频数，发为淋沥。少腹胀满，此湿邪之下注也，治宜五苓散。苓、泽渗湿而利水，术、桂运中以化气。若湿气在脾，外流肌肉，瘀热以行，发为黄肿。蓄于皮里不得汗泄。治宜麻黄茯苓汤主之，此温脾化水内外分消法也。麻黄得术则化水不至过汗，防己、赤豆泄肌里荣分湿热，此湿而微兼热化者也。若湿流经络，更加热气之乘，湿热相搏，脉热肉败，荣气不通，发为痈脓。治当清荣化热。以上皆湿邪在内之变，病而即发者也。若湿邪久留在内不化，随人体秉，病变各殊。其脾胃素寒者，则湿渍水停发为水饮。水饮者，饮之稀薄者也。湿聚成水，更与燥搏，燥胜则干，发为痰饮。痰饮者，饮之稠浓者也。治属饮家者，谓痰饮之候皆以渐致。宿有饮邪之在体者，谓之饮家，犹汗家、淋家是也。

白术茯苓厚朴汤方

白术三两 茯苓四两 厚朴二两去皮（炙）

上三味，以水五升，煮取一升五合，去滓，分温再服。

理中汤方 见霍乱

《万病回春》：理中汤治即病太阴自利不渴、寒多而呕、腹痛下利鸭溏、蛔厥霍乱等证。

小青龙汤方 见太阳病中

《和剂局方》：小青龙汤治形寒饮冷，内伤肺经，咳嗽喘急，呕吐涎沫。

五苓散方 见太阳病中

《直指方》：五苓散治湿证小便不利。经云：治湿之法，不利小便，非其治也。

《济阳纲目》：五苓散治湿生于内水泻，小便不利。

《万病回春》：秋应凉而反淫雨者，冬发湿郁也，五苓散主之。

麻黄茯苓汤方

麻黄二两（去节）　茯苓三两　白术三两　防己一两　赤小豆一升

上五味，以水七升，先煮麻黄再沸，去上沫，内诸药煮取三升，去滓，温服一升，日三服。

太阳病，关节疼痛而烦，脉沉而细者，此名湿痹。湿痹之候，其人小便不利，大便反快，但当利其小便。

痹，必至切，音畀。

尤在泾曰：湿为六淫之一，故其感人亦如风寒之先在太阳。但风寒伤于肌腠，而湿则流入关节。风脉浮，寒脉紧，而湿脉则沉而细。湿性濡滞而气重著，故亦名痹。痹者，闭也。其人平日土德不及而湿动于中，由是气化不速而湿浸于外，外内合邪为关节疼痛，为小便不利，大便反快。治之者，必先逐内湿，而后可以除外湿，故曰当利其小便。东垣亦云：治湿不利小便，非其治也。然此为脉沉而小便不利者设耳。若风寒在表，与湿相搏，脉浮恶寒身重疼痛者，则必以麻黄、白术、薏苡、杏仁、桂枝、附子等，发其汗为宜矣。

张兼善曰：脉沉而细本少阴脉，今太阳病而见此脉，太阳与少阴为表里，故相似，乃太阳之变脉也。湿流关节，故疼痛；太阳气不宣，故烦；湿气痹闭而不行，故脉应其象而沉细。太阳之脉，从风则缓，从寒则紧，从湿则细，伤上则浮，伤下则沉，当因证而合脉。

陈修园曰：此言湿流关节之病也。然湿者六气之一也，但一气中犹有分别。雾露之气为湿中之清，伤人皆中于上。雨水之湿为湿中之浊，伤之皆中于下。亦称太阳者，病由荣卫而入，荣卫皆属太阳也。此条论地气之湿，乃湿之浊者，故曰但当利其小便。若雾露之邪，当以微似汗解之。

湿家之为病，一身尽疼，发热，身色如熏黄。

徐忠可曰：此言全乎湿而久郁为热者。若湿挟风者，风走空窍，故痛只在关节。今单湿为病，则浸淫遍体一身尽痛，不止关节矣。然湿久而郁郁则热，故发热。热久而气蒸于皮毛，故疼之所至即湿之所至，湿之所至即热之所至。而色如熏黄者，熏，火气也，湿为火气所熏，故发色黄带黑而不亮也。

沈尧封曰：丹溪云，如造曲然，湿热郁久则发黄色也。

陈修园曰：上节言湿邪痹于内，而不能化热。此节言湿邪郁于内而发于外，化热而为黄也。

湿家，其人但头汗出，背强，欲得被覆向火。若下之早，则哕胸满，小便不利，舌上滑苔者，以丹田有热，胸中有寒，渴欲得水而不能饮，口燥烦也。

强，上声。苔，通胎。

《金鉴》曰：湿家头汗出者，乃上湿下热蒸而使然，非阳明内实之热蒸而上越之汗也。背强者，乃湿邪重著之强，非风湿拘急之强也。欲覆被向火者，乃一时湿盛生寒，非伤寒之恶寒也。若误以阳明内实之热，上越之头汗，而逐下之，则湿从寒化，即乘虚入于上，则肺气逆而胸满；入于中，则胃不和而为哕；入于下，则膀胱气化不行为小便不利。舌上白滑如胎者，盖以误下热陷，丹田有热也，寒聚于上，胸中有寒也。所以渴欲得水而不能饮，由下有热而生口燥烦，由上有寒而不化生津液，虽口燥舌干而不能多饮也。

钱天来曰：舌上如胎者，若热邪入胃，则舌上或黄或黑，或芒刺，或干硬，或燥裂，皆胎也。此云如胎，乃湿滑而色白，似胎非胎也。此因寒湿之邪陷入于里而在胸膈，命门之真阳不得上升而在下焦。上下不通，故曰丹田有热，胸中有寒。下焦之真火既不得上达，即所谓清阳不升，是下焦无蒸腾之用，气液不得上腾而为涕唾，故渴。又以寒湿在胸，道路阻绝，故虽欲得水而不能饮，则口燥烦渴也。仲景虽不立治法，以理推之，下文之桂枝附子汤、甘草附子汤，即其治也。

王孟英曰：胸中有寒之"寒"字，当作"痰"字解。胸中有痰，故舌上如胎。其津为痰所阻，故口燥烦。而痰饮乃水之凝结，故虽渴而不能饮也。

《甲乙经》：丹田在脐下二寸，任脉气所发，三焦募也。

湿家下之，额上汗出微喘，小便利者死；若下利不止者，亦死。

尤在泾曰：湿病在表者宜汗，在里者宜利小便。苟非湿热蕴积成实，未可遽用下法。额汗出微喘，阳已离而上行。小便利下不止，阴复决而下走。阴阳离决，故死。

李玮西曰：湿家当利小便，以湿气内瘀小便原自不利。宜用药利之。此下后里虚小便自利，液脱而死，不可一例概也。

唐容川曰：此总见湿证无下法也。上节言误下变证，为寒热郁结；此节言误下伤肾，则小便自利，气喘而死。误下伤脾，则大便下利不止而死。观仲景方皆是补土以治湿，则知湿家断无下法也。

问曰：风温相搏，一身尽疼，法当汗出而解。值天阴雨不止，医云此可发汗。汗之病不愈者，何也？师曰：发其汗，汗大出者，但风气去，湿气在，是故不愈也。若治风湿者发其汗，但微微似欲出汗者，风湿俱去也。

徐忠可曰：此言风湿当汗解，而不可过也。谓风湿相搏疼痛，原当汗解，值天阴雨则湿更甚，可汗无疑，而不愈何故？盖风性急可骤驱，湿性滞当渐解，汗大出则骤风去而湿不去，故不愈。若发之微则出之缓，缓则风湿俱去矣。然则湿在人身黏滞难去，骤汗且不可，而况骤下乎？故前章曰：下之死。此但云不愈，见用法不当而非误下此也。

程云来曰：兹条为治湿汗之严律。

《活人书》：病人中湿，因而伤风，风湿相搏，一身疼重，是名风湿。

湿家病，身上疼痛，发热面黄而喘，头痛鼻塞而烦。其脉大，自能饮食，腹中和无病。病在头中寒湿，故鼻塞，内药鼻中则愈。

头中寒湿之"中"，去声。内，入声。

章虚谷曰：此所谓雾露清邪中于上也。三阳经脉上头而行于身表，头中寒湿则表气不宣，故身疼发热。肺开窍于鼻而行气于皮毛，邪从鼻入湿遏其阳而上蒸，则面黄。气闭则喘，气壅则头痛鼻塞而烦。皆肺气窒滞不得下降，故脉反大。其与湿中于下，而在阴之脉沉细者，迥不同也。肺通喉，胃通咽，邪在肺不在胃，故自能饮食，腹中和无病。止头中寒湿，故鼻塞。当用辛香苦泄之药纳鼻中，使肺气通达，其湿邪化水从鼻而出则愈。

喻嘉言曰：邪在上焦，里无别病者，但纳药鼻中揸去湿热所酿黄水而已，以鼻窍为脑之门户，故即从鼻中行其宣利之法，乃最神最捷之法也。

鼻塞方

蒲灰　细辛　皂荚　麻黄

上四味等分，为末，调和。内鼻中少许，嚏则愈。

刘昆湘曰：治当散头中之寒而不动经气，渗鼻中之湿复不伤津液，乃为中病之治。于是用纳药鼻中之法，香蒲生水边似菖蒲而小，或生水中，蒲灰即香蒲烧灰存性。皂荚割去皮炒香，细辛、麻黄皆当微炒，取药力辛窜。以随时制用为佳，久留则气散也。

湿家身烦疼，可与麻黄加术汤，发其汗为宜。慎不可以火攻之。

尤在泾曰：身烦疼痛，湿兼寒而在表也。用麻黄汤以散寒，用白术以除湿。

喻氏曰：麻黄得术则虽发汗不至多汗，而术得麻黄并可以行表里之湿。不可以火攻者，恐湿与热合而反增发热也。

程云来曰：若以火攻之，则湿热相搏，血气流溢，迫而为衄，郁而为黄，非其治法。

麻黄加术汤方

麻黄三两（去节） 桂枝二两（去皮） 甘草一两（炙） 杏仁七十个（去皮尖） 白术四两

上五味，以水九升，先煮麻黄减二升，去上沫，内诸药，煮取二升半，去滓。温服八合，覆取微汗。不得汗，再服；得汗，停后服。

徐灵胎曰：此湿家发汗之主方。

陈灵石曰：身烦疼者，寒湿之邪著于肤表也。肤表实故无汗，无汗则邪无从出矣。方用麻黄发肤表之汗以散表寒，又恐大汗伤阴，寒去而湿反不去，加白术补土生液而除湿气，发汗中寓缓汗之法也。又白术补脾驱湿之功甚大，且能助脾之转输而利水，观仲景用术各方可知。今人炒燥炒黑，土蒸水飘等制，皆失经旨。

《三因方》：麻黄白术汤治寒湿身体烦疼，无汗，恶寒发热者。（即本方）

病者一身尽疼，发热日晡所剧者，此名风湿。此病伤于汗出当风，或久伤取冷所致也，可与麻黄杏仁薏苡甘草汤。

《金鉴》曰：病者谓一身尽痛之病人也。湿家一身尽痛，风湿亦一身尽痛，然湿家痛则重著不能转侧，风湿痛则轻掣不可屈伸，此痛之有别也。湿家发热蚤暮不分微甚，风湿之热日晡所必剧，盖以湿无来去，而风有休作，故名风湿。原其由来，或为汗出当风，或为久伤取冷相合而致。则麻黄杏仁薏苡甘草汤发散风湿，可与也明矣。

程林曰：一身尽痛发热，风湿在表也。日晡，申时也。阳明王于申酉戌，土恶湿，今为风湿所干，当其王时邪正相搏，则反剧也。

钱天来曰：病因汗出当风，夫汗出则腠理开，当风则风乘腠理矣。风邪既入，汗不得出，从离经之汗液，既不得外出皮毛，又不能内返经络，留于肌腠而为湿，此即人身汗液之湿也。其或暑汗当出之时，伤于纳凉太过，使欲出之汗不得外泄，留著肌腠而致病，与汗出当风无异也。

麻黄杏仁薏苡甘草汤方

麻黄四两（去节） 杏仁二两 薏苡半升 甘草二两（炙）

上四味，以水五升，煮取二升，去滓，分温再服，汗出即愈。

按：本方原书分两、煎法乖制，今据《外台秘要》改正。

尤在泾曰，此亦散寒除湿之法。湿痹无寒不作，故以麻黄散寒，薏苡除湿，杏仁利气助通泄之用，甘草补中予胜湿之权也。

风湿，脉浮，身重，汗出恶风者，防己黄芪汤主之。

赵以德曰：此证风湿，皆从表受之。其病在外，故脉浮汗出。凡身重有肌肉萎而重者。有骨萎而重者。此之身重，乃风湿在皮毛之表，故不作疼，虚其卫气而湿著为身重。故以黄芪实卫，甘草佐之；防己去湿，白术佐之。然则风湿二邪，独无散风之药何耶。盖汗多知其风已不留，以表虚而风出入其间，因之恶风尔，惟实其卫，正气壮则风自退，此不治而治者也。尤在泾曰：风湿在表法当从汗而解，乃汗不待发而自出，表尚未解而已虚，汗解之法不可守矣。故不用麻黄出之皮毛之表，而用防己驱之肌肤之里。服后如虫行皮中，及腰下如冰，皆湿下行之征也。然非芪、术、甘草焉能使卫阳复振，而驱湿下行哉。

防己黄芪汤方

防己四两　黄芪五两　白术三两　甘草二两（炙）　大枣十二枚（擘）　生姜三两

上六味，以水六升，煮取三升，去滓，分温三服。服了坐被中，欲解如虫行皮中，卧取汗。

按：本方原书分两、煎法乖制，今据《千金方》改正。

钱天来曰：脉浮汗出恶风，似乎风邪在表，应用桂枝。而仲景又侦知其卫气已虚，皮肤不密，毛孔不闭，所以汗出恶风，乃湿家之表虚者。故用防己利水，以黄芪固表，白术、甘草燥湿补中而已。皆因其表气已虚，卫阳不固，并微似汗之，桂枝亦不轻用矣，非用意渊深而能制方若是耶。

《和剂局方》：防己黄芪汤治风湿相搏，客在皮肤，一身尽重，四肢少力，关节疼痛，时自汗出，洒淅恶风，不欲去衣。及治风冷客搏，腰脚浮肿，上轻下重，不能屈伸。（即本方）

《医方集解》：防己黄芪汤治诸风诸湿，麻木身痛。

伤寒八九日，风湿相搏，不能自转侧，不呕不渴，脉浮虚而涩者，桂枝附子汤主之。大便坚，小便自利者，白术附子汤主之。

徐忠可曰：此言风湿有在伤寒后，而兼阴分虚寒者。即当顾其本元，而分别行阳燥湿之法。谓伤寒八九日正邪解之时，乃因风湿相搏身体疼烦不能自转侧，不言热不言汗，则表邪欲解而热微。使呕且渴，则里有热矣，今不呕渴，则脉浮风也，浮而虚涩，寒湿在内而外阳不行也。故以桂枝汤去芍加附以开寒痹，并行通体之风湿。然桂枝所以行荣卫而走表者，若大便坚小便自利是表里无病，病在躯壳，无取治表，即去桂加术以壮肠胃之气。使燥湿之力从内而出，则风之挟湿而在躯壳者，不从表解而从热化也。故曰其人如冒状勿怪，即是术附并走皮中云。

桂枝附子汤方

桂枝四两（去皮）　附子二枚（炮）　甘草三两（炙）　生姜三两（切）　大枣十二枚（擘）

上五味，以水六升，煮取二升，去滓，分温三服。

徐灵胎曰：此节桂枝去芍药加附子汤，但彼桂枝用三两，附子用一枚，以治下后脉促胸满之证。此桂枝加一两，附子加二枚，以治风湿身疼脉浮涩之证。一方而治病迥殊，方亦各异，细思之各当其理，分两之不可忽如此，义亦精矣。后人何得以古方。轻于加减也。

白术附子汤方

白术一两　附子一枚（炮）　甘草二两（炙）　生姜一两半　大枣六枚

上五味，以水三升，煮取一升，去滓。分温三服，一服觉身痹，半日后再服。三服都尽，其人如冒状，勿怪。即术附并走皮中，逐水气未得除耳。

冒，莫道切。

章虚谷曰：此言身如痹者，以风湿阴凝之邪初服通阳之药，其气痹结难开也，既而又如冒者，瞑眩也，药与邪争，药力不胜。若药勿瞑眩厥疾不瘳，其斯之谓欤。

按：上方用桂枝，是重在解表分之风邪。此方用白术，是重在祛脾肾之寒湿。盖小便自利为湿痹之危候，故当用附子急固其本元也。

《和剂局方》术附汤治风虚，头目眩重，甚者不知食味。此药暖肌补中，助阳气，止自汗。（即本方）

风湿相搏，骨节疼烦掣痛，不得屈伸，近之则痛剧，汗出短气，小便不利，恶风不欲去衣，或身微肿者，甘草附子汤主之。

喻嘉言曰：此条复互上条之意，而辨其证之较重者。风则上先受之。湿则下先受之，逮至两相搏聚，注经络、流关节、渗骨体躯壳之间，无处不到则无处不痛也。痛不可近，汗出短气。恶风不欲去衣，小便不利，或身微肿，正相搏之最剧处。于中短气一证，乃汗多亡阳，阳气大伤之征。故用甘草附子白术桂枝为剂以复阳，而分解外内之邪也。

尤在泾曰：此亦湿胜阳微之证，其治亦不出助阳驱湿，如上条之法也。盖风湿在表，本当从汗而解，而汗出表虚者，不宜重发其汗。恶风不欲去衣，卫虚阳弱之征。故以桂枝、附子助阳气，白术、甘草崇土气。云得微汗则解者，非正发汗也，阳胜而阴自解耳。

程郊倩曰：已上二条虽云风湿相搏，其实各夹有一"寒"字在内，即三气合而为痹之证也。邪留于筋骨之间寒多则筋挛足痛。

甘草附子汤方

甘草二两（炙）　附子二枚（炮，去皮）　白术二两　桂枝四两

上四味，以水六升，煮取三升，去滓，温服一升，日三服。初服得微汗，则解；能食汗出复烦者，服五合；恐一升多者，服六七合为佳。

柯韵伯曰：此节桂枝附子汤加白术去姜枣者也。前证得之伤寒，有表无里；此证因于中风，故兼见汗出身肿之表，短气小便不利之里，此《内经》所谓风气胜者为行

痹之证也。然上焦之化源不清，总因在表之风湿相搏，故于前方仍重用桂枝，而少减术附去姜枣者，以其短气而辛散，湿泥之品非所宜耳。

王晋三曰：甘草附子汤，两表两里之偶药。风淫于表，湿流关节，治宜两顾。白术、附子顾里胜湿，桂枝、甘草顾表胜风。独以甘草冠其名者，病深关节，义在缓而行之。若驱之太急，风去而湿仍留，反遗后患矣。

徐忠可曰：湿有因病转者，有积渐浸淫者，有因湿传热者，有下热而胸仍寒者，有上湿而下仍寒者。总是湿性黏滞，挟风则上行，因虚或寒则偏阻，积久则痹著。性命关头在内之元气，故始终戒下忌泄。而治法唯发汗渗湿为主，外有痹著兼补之，内有积寒兼温之。

伤燥脉证并治

伤燥，肺先受之，出则大肠受之。移传五脏，病各异形。分别诊治，消息脉经。

刘昆湘曰：燥亦气交六化之一，用与湿反。经曰：燥以干之。又曰：燥胜则地干。盖脏腑经脉皆资水津为之濡润，故湿者水分之太过，而燥者水分之不及也。伤燥者，燥气涸其津液，减身形含水之量，故为燥病。肺为气府，体称娇脏，其质绵软，寒热易伤，故湿停则胀，热灼则痿，暑蒸则弛，燥敛则结。是以秋燥大行，气交不润，人病唇干皮燥，此为其常。外舍所合，内由呼吸以干于肺，肺纳燥气，液涸病生，故伤燥外致之候，肺为先受。肺者为脏，大肠属腑。以脏内而腑外，又大肠肺所合也，燥邪伤肺，移传大肠，病气自脏泄腑，故曰出，言病自内而之外也。或移或传，分干五脏，病形各异，为治不同。欲析呿吟，微妙在脉。邪不空现，效象可知，故当消息于脉经。脉经，犹言脉之常理也。

燥病，口渴咽干，喘咳胸满痛，甚则唾血，脉浮短而急，此燥邪干肺也，柏叶石膏杏子甘草汤主之；若移于大肠，必大便难，口渴欲饮热，脉急大，在下者，麻仁白蜜煎主之。

刘昆湘曰：燥邪涸津，首先犯肺，口渴咽干者，肺胃之津干也。病非热邪，故干而不苦，喘咳胸满痛者，液涸则气失所涵而上逆，故喘而且咳，辟辟而气呛。胸满者，上焦之津枯而气痹也。气痹不通，故满而且痛。甚则唾血者，燥初在气，病甚则入血也。脉当浮短而急，短者液涸而气结，急者燥伤而热化。浮短者，燥邪之在肺也，宜主以柏叶石膏杏子甘草汤。柏叶清血而降肺气之逆，石膏凉气以泻胃浊之燥，杏子滋润利肺定喘止咳，佐甘草以缓中，则燥润津生，气和血敛，咳喘胸满诸证皆愈。其邪出而移于大肠者，浊气下行，于病为顺。肠燥则液涸，故为大便难。难者，但便出不畅，不似热结之甚。口渴欲热饮者，经云胃欲寒饮，肠欲热饮。所以然者，胃土性燥，故喜凉；肠金性寒，故喜热。虽肠枯化热欲得水以济之，仍不欲得寒水。强与寒饮则痛，痛则气上迫胃而为呕逆。脉急大在下者，此燥化见于下也。不曰尺中急大而曰在下急大，盖关半以下象皆如此，非独见于尺也。麻仁白蜜煎为和平润燥之剂，麻仁性滑微凉专润肠胃之燥，白蜜生用滑肠，熟用补中。肠润则传导如常，燥邪自下。若有兼证，可随证加味治之。

柏叶石膏杏子甘草汤方

柏叶三两　石膏半斤　杏仁二十枚（去皮尖）　甘草二两（炙）

上四味，以水五升，煮取三升，去滓，温服一升，日三服。

麻仁白蜜煎方

麻仁一升　白蜜六合

上二味，以水四升，先煮麻仁取一升五合，去滓，内蜜微沸，和合令小冷，顿服之。

燥病，口烂，热气上逆胸中痛，脉大而涩，此燥邪乘心也，栀子连翘甘草栝蒌汤主之。

刘昆湘曰：燥邪在气，内侵于脉，脉热荣溢，合心火性升而上犯，故曰乘心。所谓干乘五脏者，皆伤脏气流行之用，非脏体之内伤也。口为糜烂者，荣中之热上干于肺胃也。热气上逆者，包络之气逆冲于上焦也。脉受燥化则荣气内壅而化热，故胸中气阻而痛。邪在脉而不在肺与上焦，故但胸中痛而不满。脉大而涩者，大为心脉，涩为燥化。凡云邪乘心者，皆受邪在于包络。宜栀子连翘甘草栝蒌汤，栀子、连翘清上焦而解郁热，甘草、栝蒌生肺津而缓收引。凡治燥多用甘寒者，甘以缓燥气之劲敛也。

栀子连翘甘草栝蒌汤方

栀子十四枚（擘）　连翘二两　甘草二两　栝蒌根四两

上四味，以水七升，煮取三升，去滓，温服一升，日三服。

燥病，目赤，口苦，咽干，胁下痛，脉弦而数，此燥邪乘肝也，黄芩牡丹栝蒌半夏枳实汤主之。

刘昆湘曰：燥邪侵体自气及血，乘心则伤荣气，乘肝则犯络血。肝窍于目，故血燥而目赤。胆热上乘，故咽干而口苦。肝脉行于胁，燥伤则经气涩阻，故胁下痛。脉弦而数者，弦为血凝其气，血凝者以燥伤而液涸也。按数者，血燥而热化也。证脉皆似少阳而不兼外发寒热，故知为燥邪乘肝之候。但宜清血燥以生津液，降浊邪而通气痹。若以柴芍和少阳，则转炽风发之势。当用黄芩丹皮栝蒌半夏枳实汤，黄芩清胆气，丹皮凉肝血，栝蒌实润肺津而开胸结，半夏、枳实降逆气而通液阻。不用麦冬、地黄之类者，以燥性收敛治当滋液，复不可腻邪也。

黄芩牡丹栝蒌半夏枳实汤方

黄芩三两　牡丹皮二两　半夏半升（洗）　栝蒌实大者一枚（捣）　枳实二两

上五味，以水五升，煮取三升，去滓。温服一升，日三服。

燥病，色黄，腹中痛不可按，大便难，脉数而滑，此燥邪乘脾也，白虎汤主之。

刘昆湘曰：燥邪于肺则在气而涸津，燥邪乘肝则入血而涸液。脾为中府，外合肌肉而主脂膏，燥病乘脾者，气血之两燔也。经曰：瘀热以行脾色必黄，盖黄为脾色外见。太阴主腹，以燥气收引，瘀热内敛，气燥并血则行于腹之经脉，而挛急为痛。腹痛拒按者为实，今痛而不满，故知非内实也。大便虽难而仍能传导，故知非热结也，此肠燥液干之候。脉象数而按滑，数从浮见为燥邪在气，滑从按见为燥邪入血。此证若误攻其实，则阴津转伤，燥邪愈陷。宜白虎汤双清气血，以存津液。知母清血，石膏清气，粳米以生谷精，甘草以缓收引，治其源而诸证自解。凡热病失治，则邪蓄于腑，而转内实阳结之候。燥病迁延，则邪留脉络，而为癥瘕动气之因。以燥久伤血，血凝结则气阻故也。

白虎汤方 见太阳病上

燥病，咽干喉痛，少腹急痛，小便赤，脉沉而急，此燥邪移肾也，地黄黄柏茯苓栝蒌汤主之。

刘昆湘曰：肾脏在里不与外邪直感，故病皆曰移。燥邪涸津，咽干喉痛者，津涸于上也。肝肾同主少腹之部，燥邪内移则少腹之经脉以血枯而挛急，故为少腹急痛。小便赤者，肾热之泄于膀胱也。燥伤肾者必连于肝，以燥邪伤其所胜，内及血分，则邪连厥阴故也。故燥则伤筋，肝热亦有小便先赤之证。治宜地黄黄柏茯苓栝蒌汤主之，干地黄凉血以滋水，栝蒌根清气而生津，黄柏、茯苓导下焦之热出自小便，滋水则肝血得养，治肾即所以治肝也。

地黄黄柏茯苓栝蒌汤方

地黄六两　黄柏三两　茯苓三两　栝蒌根四两

上四味，以水六升，煮取三升，去滓，温服一升，日三服。

喻嘉言曰：燥之与湿霄壤之殊，燥者天之气也，湿者地之气也。水流湿，火就燥，各从其类，此胜彼负，两不相谋。春月地气动而湿胜，斯草木畅茂。秋月天气肃而燥胜，斯草木黄落。故春分以后之湿，秋分以后之燥，各司其政。若夫深秋燥金主病，经曰：燥胜则干。夫干之为害，有干于外而皮肤皱揭者，有干于内而精血枯涸者，有干于津液而荣卫气衰，肉烁而皮著于骨者，随其大经小络，所属上下中外前后各为病所，燥之所胜亦云熯矣。至所伤则更厉，燥金所伤本摧肝本，甚则自戕肺金。盖肺金主气而治节行焉，若病起于秋而伤其燥，金受火刑，化刚为柔，方圆且随型填，欲仍清肃之旧其可得耶。经谓咳不止而出白血者死，白血谓色浅红而似肉似肺者，非肺金自削何以有此。试观草木菁英可掬，一乘金气忽而改容，焦其上首。而燥气先伤上焦华盖，岂不明耶。详此则病机之诸气膹郁皆属于肺，诸痿喘呕皆属于上，二条明指燥病言矣。《内经》云，心移热于肺传为鬲消，肺燥之繇来者远矣。又云，二阳结谓之消，手阳明大肠热结而津不润，足阳明胃热结而血不荣，证成消渴，舌上赤裂，大渴引饮，与心移热于肺传为鬲消，文虽异而义则一也。治鬲消者用白虎加人参汤，专救其肺，以施于诸气膹郁，诸痿喘呕罔不合矣。燥病必渴，而渴之所属各不同，有心肺气厥而渴，有肝痹而渴，有脾热而渴，有肾热而渴，有胃与大肠结热而渴，有小肠痹热而渴。五脏部分不同，病之所遇各异，其为燥热亡液则一也。治燥病者，补肾水阴寒之虚，而泻心火阳热之实。除肠中燥热之甚，济胃中津液之衰，使道路通而不结，津液生而不枯，气血利而不涩，则病日已矣。

伤风脉证并治

风为百病之长，中于面则下阳明，甚则入脾；中于项则下太阳，甚则入肾；中于侧则下少阳，甚则入肝。病变不一，慎毋失焉。

风者天元六气之一，生于地面空气寒热调剂之动荡，每岁随四时八节之气候而转移。《灵枢·九宫八风》云：从其所居之乡来为实风，主生长养万物；从其冲后来为虚风，伤人者主杀主害者，谨候虚风而避之。故圣人曰避虚邪之道，如避矢石然，邪弗能害，此之谓也。盖所居者，太一所居之乡也。如月建在子，风从北方来，冬气之正也。月建居卯，风从东方来，春气之正也。月建居午，风从南方来，夏气之正也。月建居酉，风从西方来，秋气之正也。四隅十二建，其气皆然。气得其正者，正气王也，故曰实风，所以能生长养万物。冲者，对冲之方也。后者，后位之方也。时已过而气方至，故为后，由正气不及，故曰虚风，所以能伤人而杀害万物者也。六淫之邪风为首，而伤人最急，故为百病之长。《邪气脏腑病形》：诸阳之会皆在于面，中人也，方乘虚时及新用力，若饮食汗出腠理开而中于邪。中于面则下阳明，中于项则下太阳，中于颊则下少阳。其中于膺背两胁亦中其经，盖仲景此节之所本。风属阳，故伤人则中三阳经。足阳明经居身之前，故风中于面则下阳明。胃与脾相表里，故甚则入脾也。足太阳经居身之后，故风中于项则下太阳。膀胱与肾相表里，故甚则入肾也。足少阳经居身之侧，故风中于侧则下少阳。胆与肝相表里，故甚则入肝也。《素问·风论》云：风之伤人也，或为寒热，或为热中，或为寒中，或为疠风，或为偏枯，或为风也。其病各异，其名不同。故曰病变不一，慎毋失焉。

夫风之为病，当半身不遂，或但臂不遂者，此为痹，脉微而数，中风使然。

此节以下八节自《金匮要略》补入。

喻嘉言曰：岐伯谓各入其门户所中，则为偏风。仲景谓风之为病，当半身不遂，或但臂不举者，此为痹。脉微而数，中风使然。门户指入络入经、入腑入脏言也。经言百病之生必先于皮毛，邪中之则腠理开，开则邪入，客于络脉。留而不去，传入于经，留而不去，传入于腑，廪于肠胃。此则风之中人以渐而深，其人之门户未至洞开，又不若急虚卒中入脏之骤也。仲景会其义，故以臂不举为痹，叙于半身不遂之下。谓风从上入，臂先受之。所入犹浅也。世传大拇一指独麻者，三年内定中风，则又其浅者矣。然风之中人必从荣卫而入，风入荣卫则荣脉改微、卫脉改数。引脉以见其人必血舍空虚而气分热炽，风之摇来匪朝伊夕也。

尤在泾曰：风彻于上下，故半身不遂。痹闭于一处，故但臂不遂。以此见风重而痹轻，风动而痹著也。风从虚入故脉微，风发而成热故脉数。曰中风使然者，谓痹病亦是风病，但以在阳者则为风，而在阴者，则为痹耳。

按：仲景于中风半身不遂未出方，今列《千金方》屡有效验者于后，以资应用。

《千金方》防风汤主偏风，甄权处，疗安平公方。

防风　芎䓖　白芷　牛膝　狗脊　草薢　白术各一两　羌活　葛根　附子　杏仁各二两　石膏　薏苡仁　桂心各三两　麻黄四两　生姜五两

上十六味，㕮咀，以水一斗二升，煮取三升，分三服。服一剂觉好，更进一剂，即一度针。九剂九针，即差。灸亦得。

针风池一穴　肩髃一穴　曲池一穴　支沟一穴　五枢一穴　阳陵泉一穴　巨虚、下廉一穴。凡针七穴即差。（按：当加针环跳一穴　风市一穴　阳辅一穴　昆仑一穴　解溪一穴更佳）

寸口脉浮而紧，紧则为寒，浮则为虚；寒虚相搏，邪在皮肤；浮为血虚，络脉空虚；贼邪不泻，或左或右；邪气反缓，正气即急，正气引邪，喎僻不遂。邪在于络，肌肤不仁；邪在于经，即重不胜；邪入于腑，即不识人；邪入于脏，舌即难言，口吐涎。

胜，音升。

尤在泾曰：寒虚相搏者，正不足而邪乘之，为风寒初感之诊也。浮为血虚者，气行脉外而血行脉中，脉浮者，沉不足为血虚也。血虚则无以充灌皮肤而络脉空虚，并无以捍御外气而贼邪不泻，由是或左或右，随其空处而留著矣。邪气反缓正气即急者，受邪之处筋脉不用而缓，无邪之处正气独治而急，缓者为急者所引，则口目为僻，而肢体不遂。是以左喎者邪反在右，右喎者邪反在左。然或左或右，则有邪正缓急之殊，而为表为里亦有经络脏腑之别。经云：经脉为里。支而横者为络，络之小者为孙。是则络浅而经深，络小而经大。故络邪病于肌肤，而经邪病连筋骨，甚则入腑，又甚而入脏，则邪递深矣。盖神藏于脏而通于腑，病则神室于内，故不识人。诸阴皆连舌本，脏气厥不至舌下则机息于上，故难言而涎自出也。

《金匮辑义》：喎僻不遂，《内经》所谓偏风偏枯，《巢源》有口喎候，又有风偏枯、风身体手足不随，风半身不随等候，即《外台》以降所谓瘫痪风也。肌肤不仁，《巢源》有风不仁候，云其状搔之皮肤如隔衣是也。重不胜，《巢源》有风腲退候，云四肢不收，身体疼痛，肌肉虚满，骨节懈怠，腰脚缓弱不自觉知。又有风痱曳候，云筋肉懈惰，肢体弛缓不收摄，盖此之类也。不识人，《内经》所谓击仆，《巢源》有风癔候，云其状奄忽不知人，喉里噫噫然有声，即卒中急风是也。详见于《医说》刘子仪论。舌难言，《内经》所谓喑痱，《巢源》有风舌强不得语候，云脾脉络胃挟咽连舌本、散舌下，心之别脉系舌本，今心脾二脏受风邪，故舌强不得语也。由以上数义观之，正如此条乃是中风诸证之一大纲领也。

《张氏医通》：《金匮》云极寒伤经，极热伤络，则知经受寒而急，则络必热而缓，即《素问》大筋软短，小筋弛长之谓也。凡口之㖞，灸地仓；目之斜，灸承泣；苟不效，当灸人中。

大风，四肢烦重，心中恶寒不足者，侯氏黑散主之。依涪古本补

汪双池曰：四肢烦重而言中风者，有中风证如㖞僻不遂，脊不屈伸之类，仲景书简故只以中风二字该之。心中恶寒不足，见非外恶风寒，但心中怯怯觉畏寒耳。此则内虚而血气皆不足，风淫将入脏也，故《外台》用治风癫。

徐忠可曰：此为中风家挟寒而未变热者治法之准则也。谓风从外入挟寒作势，此为大风。证见四肢烦重，岂非四肢为诸阳之本，为邪所痹而阳气不运乎。然但见于四肢，不犹愈于体重不胜乎。证又见心中恶寒不足，岂渐欲凌心乎。然燥热犹未乘，不犹愈于不识人乎。故侯氏黑散用参、苓、归、芎补其气血为君，菊花、白术、牡蛎养肝脾肾为臣，而加防风、桂枝以行痹著之气，细辛、干姜以驱内伏之寒，兼桔梗、黄芩以开提肺热为佐，矾石所至除湿解毒，收涩心气，酒力运行周身为使。庶旧风尽出，新风不受。且必为散酒服至六十日止，又常冷食使药积腹中不下。盖邪渐侵心，不恶热而寒，其由阴寒可知。若胸中之阳不治，风必不出，故先以药填塞胸中之空窍，壮其中气，而邪不内入，势必外消。此即《内经》所谓塞其空窍，是为良工之理。若专治其表里，风邪非不外出，而重门洞开，出而复入，势将莫御耳。

侯氏黑散方《金匮要略》原注 "《外台》治风癫"

菊花四十分　白术十分　防风十分　桔梗八分　黄芩五分　细辛三分　干姜三分　人参三分　茯苓三分　当归三分　芎䓖三分　牡蛎三分　桂枝三分　矾石三分（《外台秘要》：如马齿者，烧令汁尽，研）

上十四味，杵为散，酒服方寸匕，日一服，初服二十日，温酒调服，禁一切鱼肉大蒜，常且冷食，六十日止，即药积在腹中不下也。热食即下矣，冷食自能助药力。

张路玉曰：郭雍曰：黑散本为涤除风热，方中反用牡蛎、矾石止涩之味，且令冷食使药积腹中，然后热食，则风热痰垢与药渐次而下也。

陈修园曰：此方为逐风填窍之神剂。凡中风证初患，未经变热者宜之。病后尤赖以收功，免致再患为终身之废疾。

按：昔贤有言：治风先养血，血行风自灭。此方用补气血药于驱逐风寒湿热剂中，俾脏腑坚实，荣卫调和，则风自外散也。君以菊花之轻升，清头部之风热；佐以防风祛风，白术除湿，归芎补血，参苓益气，桂、牡行痹，姜、辛祛寒，桔梗涤痰开胸，黄芩泻火解郁，矾石解毒善排血中之瘀浊，且能护心俾邪无内凌；酒运药力，直达经络以散旧风。《巢氏病源·寒食散发候》云：仲景经有侯氏黑散，知其方相传已久。《外台》取治风癫者，亦以清上之力宏也。后人火气痰寒类中诸治法，皆不能出其范围。《本草纲目》载经验方，治失心颠狂，用真郁金七两，明矾三两，为末，薄糊丸，梧子大，每服五十丸，白汤下。有妇人颠狂十年，至人授此，初服心胸间有物脱去，神气洒然，再服而苏。此惊忧痰血，络聚心窍所致。郁金入心去恶血，明矾化顽痰，故也。与此方药味繁简虽殊，而制义则同也。

风热瘫痫，风引汤主之。亦治大人风引、小儿惊痫，瘛疭，日数发，医所不疗，大能除热。

瘫，他丹切，音滩。痫，音间。瘛，音契。疭，音纵。文依涪古本，下节同。

汪双池曰：风引者，中风而牵引，即瘛疭也。此风淫在经络者，风性无恒，故时发时止，而日数十发，则风淫挟火，火性急数，故此方用石药以镇之。

徐忠可曰：风邪内并，则火热内生，五脏亢甚迸归入心，故以桂、甘、龙、牡通阳气安心肾为君。然厥阴风木与少阳相火同居，火发必风生，风生必挟木势侮其脾土，故脾气不行聚液成痰，流注四末因成瘫痪。故用大黄以荡涤风火湿热之邪为臣。随用干姜之止而不行者以补之，为反佐。又取滑石、石膏清金以伐其木，赤白石脂厚土以除其湿，寒水石以助肾水之阴，紫石英以补心神之虚，为使。故大人小儿风引惊痫皆主之。巢氏用治脚气，以石性下达，可胜湿热，不使攻心也。

徐灵胎曰：此乃脏腑之热，非草木之品所能散，故以金石重药清其里。

风引汤方

大黄　干姜　龙骨各四两　桂枝三两　甘草　牡蛎各二两　滑石　寒水石　赤石脂　白石脂　紫石英　石膏各六两

上十二味，杵粗筛，以韦囊盛之，取三指撮，井花水三升，煮三沸，温服一升。

按：古无磁瓶，故盛散药用韦囊，且便于携远，今西藏此风犹存。《儒门事亲》云：将旦首汲曰井莘。而刘河间之天水散，用滑石六两，甘草一两，辰砂三钱，共为细末，新汲水一碗，调服三钱，为治夏时中暑，热伤元气，内外俱热，无气以动，烦渴欲饮，肠胃枯涸者之神剂。盖从此方化出。

《巢氏病源》：脚气脉微而弱，宜服风引汤。

《外台秘要》：永嘉二年，大人小儿频行风痫之病，得发例不能言；或发热半身掣缩，或五六日，或七八日死。张恩惟合此散，所疗皆愈。此本仲景《伤寒论》除热镇心紫石汤方。

《中风斠诠》：此方以石药六者为主，而合之龙牡，明明专治内热生风，风火上升之病。清热镇重，收摄浮阳，其意极显。若引《素问》气血并于上而为大厥之病理，而以此等药物降其气血，岂不针锋相对。《千金》引徐嗣伯自注，风眩之病起于心气不足，胸中蓄实，故有高风面热之所为也。痰热相感而动风，风火相乱则闷瞀，故谓之风眩。大人曰癫，小儿则为痫，其实则一。此方疗治，万无不愈。

病中风如狂状，妄行，独语不休，无热，其脉浮者，宜防己地黄汤。依涪古本

赵以德曰：狂走谵语身热，脉大者，则阳明。若此无寒热其脉浮者，血虚从邪并于阳而然也。《内经》曰：邪入于阳则狂，此狂者谓五脏阴血虚乏，魂魄不清，昏动而然也。桂枝、防风、防己酒浸其汁用，是轻清归之于阳，以散其邪。用生地黄之凉血补阴，熟蒸以归五脏益精养神也。盖药生则散表，熟则补衰，此煎煮法也，又降阴法也。阴之不降者，须少升以提其阳，然后降之方可下。不然则气之相并，不得分解矣。

徐忠可曰：此亦风之迸入于心者也。风升必气涌，气涌必滞涩，涩滞则留湿，湿留壅火邪聚于心。故以二防、桂、甘去其邪，而以生地最多，清心火，凉血热。谓如狂妄行独语不休，皆心火炽盛之证也。况无寒热则知病不在表，不在表而脉浮，其为火盛血虚不疑耳。后人地黄饮子、犀角地黄汤等，实祖于此。

防己地黄汤方

防己　甘草各一分　桂枝　防风各三分

上四味，以酒一杯渍之一宿，绞取汁。生地二斤㕮咀，蒸之，如斗米饭久，以铜器盛其汁，更绞地黄汁，和分再服。

《千金方》：风眩门防己地黄汤，治言语狂错，眼目霍霍，或言见鬼，精神昏乱。防己、甘草各二两，桂心、防风各三两，生地黄五斤别切，勿合药渍。疾小轻用二斤。上五味㕮咀，以水一升渍一宿绞汁，著一面取滓著竹簀上以地黄著药滓上，于五斗米下蒸之，以铜器承取汁，饭熟以向前药汁合绞取之，分再服。

徐灵胎曰：此方他药轻而生地独重，乃治血中之风。生渍取清汁归之于阳以散邪热，蒸取浓汁归之于阴以养血，此皆治风邪归附于心，而为癫痫惊狂之病。与中风、风痹，自当另看。又曰：凡风胜则燥，又风能发火，故治风药中，无纯用燥热之理。

中风痱，身体不能自收，口不能言，冒昧不知痛处，或拘急不得转侧，续命汤主之。依涪古本

沈明宗曰：《灵枢》云：痱之为病，身无痛者，四肢不收，智乱不甚，其言微，甚则不能言，不可治。故后人仿此而出方也。

丹波元简曰《圣济总录》云：痱字，书病痱而废，肉非其肉者。以身体无痛，四

肢不收，而无所用也。《楼氏纲目》云：痱，废也，痱即偏枯之邪深者，以其半身无气营运，故名偏枯。以其手足废而不收，或名痱。或偏废，或全废，皆曰痱也。知是痱即中风之谓。脉解篇：喑俳，即喑痱也。

续命汤方《金匮要略》附方，引《古今录验》

麻黄　桂枝　当归　人参　石膏　干姜　甘草各三两　杏仁四十枚（去皮尖）　芎劳一两半

上九味，以水一斗，煮取四升。温服一升，当小汗，薄覆脊凭几坐，汗出则愈，不汗，更服，无所禁，勿当风。

魏念庭曰：为中风正治也。以桂枝治卫风，以麻黄治荣风，兼治寒邪者。以当归、芎劳补血，以人参、甘草补气，以干姜开郁化痰，杏仁降气豁痰，石膏清热生津。风寒外因，痰火气内因，一方俱兼理者也。

《千金方》：大续命汤治肝厉风，卒热喑废。通治五脏偏枯贼风。又治大风经脏，奄忽不能言，四肢垂曳，皮肉痛痒不自知。宜产后及老小等方。（即本方）

中风，但伏不得卧，咳逆上气，面目浮肿，续命汤主之。《金匮要略》此节附于前方后，今依涪古本另列

徐忠可曰：但伏不得卧，咳逆上气，面目浮肿，此风入而痹其胸膈之气，使肺气不得通行，独逆而上攻面目。因从外感来，故以麻黄汤行其荣卫，干姜、石膏调其寒热，而加芎、归、参、草以养其虚。必得小汗者，使邪仍从表出也。

中风，手足拘急，百节疼痛，烦热心乱，恶寒经日，不欲饮食，或心中热，或腹满，或气逆，或悸，或渴，或先有寒者，独活细辛三黄汤主之。依涪古本

魏念庭曰：亦为中风正治，而少为变通者也。以独活代桂枝，为风入之深者设也。以细辛代干姜，为邪入于经者设也。黄芪补虚以息风，黄芩代石膏清热，为湿郁于下，热甚于上者设也。心热加大黄，以泄热也。腹满加枳实，以开郁行气也。气逆加人参。以补中益胃也。悸加牡蛎防水邪。渴加栝蒌根，以肃肺生津除热也。大约为虚而有热者，言治也。先有寒即素有寒也，素有寒则无热可知，纵有热亦内真寒外假热而已。云加附子，则方中之黄芩亦应斟酌矣，此又为虚而有寒者言治也。或云附子用以助独活，细辛祛风除湿，非温经也，亦通。

独活细辛三黄汤方《金匮要略》附方作"千金三黄汤"

独活四分　细辛二分　黄芪二分　麻黄五分　黄芩三分

上五味，以水六升，煮取二升，去滓，分温三服。一服小汗出，二服大汗出。四分为一两，一分为六铢也。心热加大黄二分。腹满加枳实一枚。气逆加人参三分。悸加牡蛎三分。渴加栝蒌根三分。先有寒者加附子一枚。

《千金翼方》：此仲景方，神秘不传。

《三因方》：三黄汤治贼风，偏风，腲退风，半身不遂，失音不言。（即本方）

头风，大附子散摩之，若剧者，头眩重，苦极，不知食味，此属风虚，煖肌补中，益精气，术附汤主之。依涪古本。

陈修园曰：此言偏头风之治法也。附子辛热以劫之，盐之咸寒以清之，内服恐助其火，火动而风愈乘其势矣。兹用外摩之法，法捷而无他弊，且驱壳之病，《内经》多用外治，如马膏桑钩及火熨法皆是。

徐忠可曰：肾气空虚，风邪乘之，漫无出路，风挟肾中浊阴之气厥逆上攻，致头中眩苦至极。兼以胃气亦虚，不知食味。此非轻扬风剂可愈，故用附子暖其水脏，白术、甘草暖其土脏，水土一暖，犹之冬月井中水土既暖，阳和之气可以立复，而浊阴之气不驱自下矣。

大附子散方《金匮要略》作"头风摩散"

大附子一枚　盐一两

上二味，为散。沐了，以方寸匕摩头上，令药力行。

张路玉曰：头风摩散，《金匮》本治中风㖞僻不遂，专取附子以散经络之引急，食盐以治上盛之浮热。《千金》借此以治头面一切久伏之毒风也。

徐灵胎曰：病在缓处，故以外治必图其缓。

《三因方》：附子摩头散治因沐头中风，多汗恶风。当先以一日而病甚头痛不可以出。至风日则少愈，名曰首风。

《张氏医通》：偏头风遇寒即痛者，属寒伏于脑，用《金匮》头风摩散，一法用川乌末醋调，涂痛处。

术附汤方《金匮要略》作"近效附术汤"

白术二两　附子一枚半（炮，去皮）　甘草一两（炙）　生姜一两（切）　大枣一枚（擘）

上五味，以水六升，煮取三升，去滓，分温三服。

喻嘉言曰：岐伯谓中风，大法有四，一曰偏枯，半身不遂；二曰风痱，于身无痛，四肢不收；三曰风懿，奄忽不知人；四曰风痹，诸痹类风状。后世祖其说而无其治，仲景见成方中有治外感风邪，兼治内伤不足者，有合经意，取其三方，以示法程。一则曰续命汤，治荣卫素虚而风入者；再则曰三黄汤，治虚热内炽而风入者；三则术附汤治风已入脏，脾肾两虚，兼诸痹类风状者。学者当会仲景意，而入于浅深寒热之间，以三隅反矣。

按：风懿曰奄忽不知人，即该中风卒倒内，《金匮》不过举其证，意可知矣。

风病，头痛，多汗，恶风，腋下痛不可转侧，脉浮弦而数，此风邪干肝也，小柴胡汤主之；若流于腑，则口苦，呕逆，善太息，柴胡枳实芍药甘草汤主之。

按:《素问·风论》载五脏风之形状而无其治,故仲景于本篇特为补出。风属阳邪,中人则上先受之,故头为之痛。阳受风气腠理外泄,故多汗。伤于风,故恶风也。风中于侧,则下少阳,少阳之脉其直者从缺盆下腋,循胸过季胁下,合髀厌中,故腋下痛不可转侧,少阳病,则脉浮弦。按之数者,里有热也。少阳之里是厥阴,其脉下颈,合缺盆以下胸中,贯膈络肝属胆,故风邪循脉下则干肝也。主之以小柴胡汤者,解少阳之郁结,兼清肝脏之风热也。足少阳是动,则病口苦,善太息,胁痛不能转侧。故流于腑,胆病则液泄,故口苦。溢于胃,故呕逆。胆郁则气不舒,故善太息。主之以柴胡枳实芍药甘草汤者,以大柴胡汤之半,清胆腑之风热,而降其气逆也。

小柴胡汤方 见太阳病中

柴胡枳实芍药甘草汤方

柴胡八两　芍药三两　枳实四枚(炙)　甘草三两(炙)

上四味,以水一斗,煮取六升,去滓,再煎取三升,温服一升,日三服。

浅田栗园:此方缘大柴胡汤变方。以疏邪通气为主,今用之以治癫厥,胸胁挛急,朝剧暮安,病态不安者,往往得奇效。

风病,胸中痛,胁支满,膺背肩胛间痛,嗌干,善噫,咽肿喉痹,脉浮洪而数,此风邪乘心也,黄连黄芩麦冬桔梗甘草汤主之。

膺,于陵切。胛,音甲。

《灵枢·邪客》云:心者五脏六腑之大主也,精神之所舍也。其脏坚固,邪弗能容也。容之则心伤,心伤则神去,神去则死矣。故诸邪之在于心者,皆在心之包络也。心包络之脉起于胸中,其支者循胸出胁下,风邪中伤其经,故胸中痛、胁支满。手少阴之标在背俞,其表手太阳之脉出肩解,绕肩胛,故膺背肩胛间痛,此著风邪中人之门户也。手少阴之脉从心系上挟咽,少阴之上君火主之,故是动则病嗌干也。心气郁结,故善噫。手少阴之正上走喉咙,风热干之故咽肿喉痹。诊其脉浮洪而按之数,知为风邪乘心而里有热也。以黄连黄芩麦冬桔梗甘草汤主之,黄连、黄芩泻心清上焦之风热,麦冬生津以滋干,桔梗、甘草开咽喉之郁结,而诸证自愈矣。此风邪中于项,由手太阳及里之手少阴,乘犯心包之脉证治法也。

黄连黄芩麦冬桔梗甘草汤方

黄连一两半　黄芩三两　麦门冬三两　桔梗三两　甘草二两(炙)

上五味,以水六升,煮取三升,去滓,温服一升,日三服。

风病,四肢懈惰,体重不能胜衣,胁下痛引肩背,脉浮而弦涩,此风邪乘脾也,桂枝去桂加茯苓白术汤主之;若流于腑,则腹满而胀,不嗜食,枳实厚朴白术甘草汤主之。

懈,古隘切。惰,音垛。胜,音升。嗜,音视。

风病四肢懈惰体重不能胜衣者，脾主肌肉四肢，脾为风伤而太阴之气逆也。风邪中于面则下阳明，甚则入脾。肩背者，手阳明脉之所过；胁下者，脾之部，故胁下痛引肩背也，脉浮而按之弦涩，为风湿在里而血泣之诊。此风邪乘脾之脉证，以桂枝去桂加茯苓白术汤主之。桂枝汤治中风解肌和荣卫之剂，邪在于里而湿胜，故去桂枝，而加苓、术以健脾除湿也。若流于腑则滞其胃气，故腹满而胀，不嗜食，治之以枳实厚朴白术甘草汤，枳朴行气滞以消胀满，术、草健脾以和胃也。

桂枝去桂加茯苓白术汤方 见太阳病上

枳实厚朴白术甘草汤方

枳实四枚（炙） 厚朴二两（去皮，炙） 白术三两 甘草一两（炙）

上四味，以水六升，煮取三升，去滓，温服一升，日三服。

风病，咳而喘息有音，甚则唾血，嗌干，肩背痛，脉浮弦而数，此风邪乘肺也，桔梗甘草枳实芍药汤主之；若流于大肠，则大便燥结，或下血，桔梗甘草枳实芍药加生地黄牡丹汤主之。

肺主气，在变动为咳，风邪迫之故咳而喘息有音也。甚则风热伤肺，故唾血而嗌干。手太阴筋结于肩，脏附于背，气盛有余则肩背痛。诊其脉浮弦而按之数者，此风邪乘肺而里有热也。桔梗甘草枳实芍药汤主之。桔、草清上焦之风热，枳实开气滞，芍药行血痹也。若流于肺腑之大肠，则津液耗竭，故大便燥结。热伤脉络则下血，所谓肠风也。于前方加地黄、丹皮以滋燥，而清血分之郁热也。此风邪中于项则下手太阳，由上及下、自表入里，乘肺及大肠之脉证治法也。

桔梗甘草枳实芍药汤方

桔梗三两 甘草二两 枳实四枚 芍药三两

上四味，以水六升，煮取三升，去滓，温服一升，日三服。

桔梗甘草枳实芍药地黄牡丹汤方

即前方加地黄三两 牡丹皮二两，煎服法同。

风病，面目浮肿，脊痛不能正立，隐曲不利，甚则骨痿，脉沉而弦，此风邪乘肾也，柴胡桂枝汤主之。

风邪入肾，则挟水气上升，故面目浮肿。肾脉贯脊，故脊痛不能正立。隐曲，谓隐蔽委曲之处，阴道是也。肾开窍于二阴，故为隐曲不利。肾主骨，甚则厥气逆于下，故骨痿也。肾脏属阴而在里，故其脉沉而弦。此风邪中于项则下大阳，甚则入肾之脉证也。足太阳与少阴相表里，主之以柴胡桂枝汤，上焦得通，津液得下，胃气因和，荣卫调谐，身濈然而汗出解也。

柴胡桂枝汤方 见太阳病下

《素问·风论》五脏风证候，皆有多汗恶风四字。而此篇惟于首节风邪干肝言多汗恶风，其下四节不重举，以其为风病共同证候也。此所谓风邪干乘五脏者，以其脏所主之经脉言尔，若果风邪入脏，则当舌即难言、口吐涎，非诸方所能奏效也。孙真人皆灸本脏背俞，兼用续命汤治之。又此篇风病乃天气之虚邪贼风伤人，由经脉而干乘五脏之脉证治法。与六经篇所论之中风，为天气之常，有缓急之殊、传经不传经之异，当分别观之。

寒病脉证并治

寒之为病，肾先受之，其客于五脏之间，脉引而痛；若客于八虚之室，则恶血住留，积久不去，变而成著，可不慎欤！

寒亦天元六气之一，其性凛冽，伤人最厉。由太阳外感天气伤寒之为病，其脉浮紧，其证头项强痛，发热恶寒，身疼腰痛，无汗而喘，其治法及传经变证各候，仲景于六经篇详言之，而四体为冰雪寒水所伤，致阴经血脉凝涩，寒邪由经脉干乘五脏之为病，其脉沉迟，其证无发热恶寒，乃于此篇论其脉证治法焉。冰雪寒水属阴，伤人阴经，从其类也。必其人之肾脏阳气素虚，乏抵御外寒之力，然后方为寒伤，故曰寒之为病肾先受之。五脏为阴，因受病之经脉部分而证候各异，其客于五脏之间，可以其经脉引痛之部分而辨其为邪干于何脏也。寒性凝泣，若客于四肢关节八虚之室，则恶血住留，阻塞经脉运行之道路，积久不去变而成著，为挛痹痼疾，可不慎欤。八虚之室，谓肩肘髀膝左右八处也。

寒病，骨痛，阴痹，腹胀，腰痛，大便难，肩背颈项引痛，脉沉而迟，此寒邪干肾也，桂枝加葛根汤主之；其著也，则两胴痛。甘草干姜茯苓白术汤主之。

胴。古伯切。

寒病骨痛者，肾主骨，寒伤肾故骨痛。足少阴脉起小指趋足心，循内踝后上踹内，出胴内廉，上股贯脊属肾，寒邪伤其经脉，则腿之阴部血痹不通，故曰阴痹。足少阴行腹中，血痹故腹胀也。腰者肾之府，肾病故腰痛。肾主二阴，气化不行故大便难，所谓阴结也。足少阴之标在背俞，其经循喉咙挟舌本，故肩背颈项引痛也。诊其脉沉而迟，此病在里阴，寒邪由经而干肾也。以桂枝加葛根汤主之，和荣卫，宣阳益阴，温经散寒也。其积久不去，致寒留于膝后曲节两胴中而痛，是为肾著。以甘姜苓术汤主之，温经祛寒，利水渗湿，为治肾著之专方也。此节寒病与太阳病之伤寒，适成上下表里阴阳之相反，读者当谛审其脉证焉。

桂枝加葛根汤方 见太阳病上

甘草干姜茯苓白术汤方

甘草二两（炙）　干姜四两　茯苓四两　白术二两

上四味，以水五升，煮取三升，去滓，温服一升，日三服。

《金匮要略》方后有"腰中即温"四字。

寒病，两胁中痛，寒中行善掣节，逆则头痛、耳聋，脉弦而沉迟，此寒邪乘肝也，小柴胡汤主之；其著也，则两腋急痛，不能转侧，柴胡黄芩芍药半夏甘草汤主之。

腋，夷益切。

肝居胁下脉布胁肋，而主身之筋膜，故肝中寒则病两胁中痛，寒中行善掣节也。五脏经脉惟足厥阴肝脉上颠，寒气上逆故头痛。厥阴之表为少阳，少阳之脉入耳中，里气逆则表应之故耳聋也。诊其脉浮弦而沉迟，弦为少阳病，沉迟主里寒，平脉辨证知为寒邪乘肝也。脏病当治其合，宜以小柴胡汤升清降浊，通调经府，和其表里以转其枢机，而诸证自愈也。若寒邪积久不去，留著少阳经脉所过之腋，则两腋急痛，不能转侧，是谓肝著。以柴胡黄芩芍药半夏甘草汤主之，即大柴胡汤去枳实大黄生姜大枣加甘草也。以无里之热结，故去枳实大黄，无表之往来寒热，故去姜枣。用柴、芩以调肝胆之气，芍药以通血痹，半夏以降气逆，加甘草以益胃而调和诸药也。

小柴胡汤方 见太阳病中

柴胡黄芩芍药半夏甘草汤方

柴胡四两　黄芩三两　芍药二两　半夏二两　甘草二两（炙）

上五味，以水五升，煮取三升，去滓，分温三服。

寒病，胸胁支满，膺背肩胛间痛，甚则喜悲，时发眩仆而不知人，此寒邪乘心也，通脉四逆汤主之；其著也，则肘外痛，臂不能伸，甘草泻心汤主之。

心病在包络，故心中寒病胸胁支满，膺背肩胛间痛，证与心中风同。心脏居肺间，病甚则气并于肺，故喜悲。心者君主之官，神明出焉，脏中寒则神明失守，故时眩仆而不知人，所谓癫痫是也。两手脉当微，或无脉，故知此为寒邪乘心也。急以通脉四逆汤主之，祛寒邪以挽回绝阳。若寒留著于经脉而不去，则肘外痛，臂不能伸。手少阴脉行肘内，其表则手太阳，里病则病发于表。主之以甘草泻心汤者，内之脏腑寒热调，气血和，而外之经脉自通舒也。

通脉四逆汤方 见少阴病

《和剂局方》以三生饮治卒中昏不知人，或六脉沉伏，与此节寒邪乘心，用通脉四逆汤之义相发。

甘草泻心汤方 见太阳病下

寒病，腹满肠鸣，食不化，飧泄，甚则足痿不收，脉迟而涩，此寒邪乘脾也，理中汤主之；其著也，则髀枢强痛，不能屈伸，枳实白术茯苓甘草汤主之。

髀，音俾。

脾居腹里，为胃行其津液，主消化水谷，故脾中寒则病腹满肠鸣，食不化，飧泄也。脾主四肢，而经脉起于足，寒甚则阳衰于下，故足痿不收也。诊其脉浮迟而按之涩者，此寒邪乘脾之候也。以理中汤主之，脏温寒散则气化行，诸证自愈也。若其留著于经而不去，则其表阳明经脉循行之髀关枢机，强痛挛急不能屈伸矣。以枳实白术茯苓甘草汤主之，健脾和胃以除寒湿，内治而外自安也。

理中汤方 见霍乱

《三因方》：附子理中汤治五脏中寒，口噤，四肢强直，失音不语。昔有武士守边，大雪出帐外观瞻，忽然晕倒。时林继作随行医官，灌以此药二剂遂醒。于本方加大附子各等分。

《医学入门》：徽庙日食冰，尝苦脾疾。诸医用理中汤不效，杨介以冰煎与服立愈。

枳实白术茯苓甘草汤方

枳实四枚　白术三两　茯苓三两　甘草一两（炙）

上四味，以水六升，煮取三升，去滓，分温三服。

寒病，喘咳少气，不能报息，口唾涎沫，耳聋，嗌干，此寒邪乘肺也，故其脉沉而迟，甘草干姜汤主之；其著也，则肘内痛，转侧不便，枳实橘皮桔梗半夏生姜甘草汤主之。

肺主气以司呼吸，喜温而恶寒，《内经》云：形寒饮冷则伤肺。故肺中寒则病喘痰，少气不能报息，口唾涎沫也。手太阴脉之表阳明之别，八耳合于宗脉，里中寒则气不通于表，故耳聋。肺之上端为喉，与咽接合，肺寒则津液不能上升，故嗌干。此寒邪乘肺之证候也，肺为太阴，寒为阴邪，故其脉沉而迟。以甘草干姜汤主之，治肺中虚冷温里散寒也。若寒邪留著于经脉而不去，则太阴循行之肘内疼痛拘急，而转侧不便。以枳实橘皮桔梗半夏生姜甘草汤主之，温肺降逆，开结散寒。脏腑之气和则经脉通畅，而外邪自消矣。

甘草干姜汤方 见太阳病上

枳实橘皮桔梗半夏生姜甘草汤方

枳实四枚　橘皮二两　桔梗三两　半夏半升　生姜三两（切）　甘草二两（炙）

上六味，以水八升，煮取三升，去滓，温服一升，日三服。

卷六

辨太阳病脉证并治上

太阳之为病，脉浮，头项强痛而恶寒。

强，其亮切。恶，去声。后仿此。

方中行曰：太阳者，六经之首，主皮肤而统荣卫，所以为受病之始也。《难经》曰：浮，脉在肉上行也。滑氏曰：脉在肉上行，主表也。表即皮肤，荣卫丽焉。故脉见尺寸俱浮，知为病在太阳之诊也。项，颈后也。强痛者，皮肤荣卫一有感受，经络随感而应，邪正争扰。恶寒者，该风而言也，风寒初袭表而郁于表，故不胜，复被风寒外连而畏恶之；及其过表而入里，则不复。恶，仇雠之义也。此揭太阳之总病，乃三篇之大纲。已下凡首称太阳病者，皆指此而言之也。

程郊倩曰：凡云太阳病，便知为皮肤受邪，病在膝理荣卫之间，而未涉乎腑脏也。太阳之见证，莫确于头痛，恶寒，故首揭之。使后人一遇卒病，不问何气之交，而但兼此脉此证，便可作太阳病处治；亦必兼此脉此证，方可作太阳病处治。虽病已多日，不问其过经已未，而尚见此脉此证，仍可作太阳病处治。

柯韵伯曰：仲景立六经总纲法，与《内经·热论》不同。太阳只重在表证表脉，不重在经络主病，看诸总纲，各立门户，其意可知。

《新释》：太阳者，身体表部皮肤之术语，而与空气有直接密切之关系者也。凡空气之变化失和，而为风、寒、暑、湿、燥、热六淫外感之病，必皮肤先受之。若内部及筋肉尚未失其常，未病之细胞欲排邪于外，使其仍由皮肤而出，故脉应之而浮也。皮肤者，神经之末端也。人之知觉运动，皆脑之神明主宰。头者，脑之府，表部满布血脉以滋养脑质。颈后曰项，为脑腺达末端之关，而血脉输头必由之路。神经末端皮肤全部受外邪之刺激而传于脑，脑以过剧之感触而发木强。强者，感觉失灵敏，运动不柔和也。脑之运用，需赖血液之滋养，血液受外感之变，败质菀于脑膜之外，经脉不通则发痛也。例如思想过度，而头部未有不发强痛者；但思想为有意识之刺激，而病邪之感觉为无意识之刺激不同耳。西哲牛顿曰：凡物若不受外力，则静者不自动，动者不自止。人身之细胞，固无舜时之息，若卒受外邪之刺激，失其常度，故自神经以痛，疾传于中枢主宰而求救也。夫天赋人之体质，有排毒杆邪之性能，故食伤身有毒之物必呕吐，饮醇必自汗出，小便数，必排泄其毒，尽出于体外而后已。而身被何邪所伤，则恶何邪。六淫之邪，以寒最易侵入，皮肤外伤于寒，故恶寒也。

太阳病，发热，汗出，恶风，脉缓者，名为中风。

中，音众，后皆同。

方中行曰：太阳病，上条所揭云云者是也。后皆仿此。发热，风邪干于肌肤而郁蒸也。汗出，腠理疏，玄府开而不固也。恶风，大意见上，此以风邪郁卫，故卫逆而主于恶风。缓，即下文阳浮而阴弱之谓。风性柔和，所以然也。中，当也，风，谓天之八风也。言既有如上条所揭云云之太阳病，加之发热、汗出、恶风而脉缓者，则其病乃是触犯于风而当之也。然风之为风，其性属阳，其中人也，从卫而入，卫，气道也，风之所以从卫入者，卫亦阳。从其类也。此承上条而又再揭太阳分病之纪一，乃此篇之小总。篇内凡首称太阳中风者，则又皆指此而言也。

汪苓友曰：中字与伤字同义。脉缓当作浮缓看。浮是太阳病脉，缓是中风脉。

钱天来曰：缓者紧之对，非迟脉之谓也。风为阳邪，非劲急之性，故其脉缓也。

《新释》：太阳，外感病，于脉浮、头项强痛共同脉证外，而发热一证，亦为外感必有之候。盖风邪今所谓病原菌者，菀于肌腠孙络，致废败炭气不能发散，故皮肤温度高于平常，由是发热，所谓卫气强也。若发热而汗即自出者，此经中真气素虚，内热熏蒸，荣气弱不能与卫气和谐，卫阳失御，致玄府不关，津液妄泄，泄则腠理疏，阳益虚，故出室而便恶风也。诊其脉浮而缓者，此荣弱卫强之候，其病由阳气虚，外感风邪而得，故名为中风。论云：风气虽能生万物，亦能害万物。盖生万物者，空气温度适时之和风；害万物者，空气温度反常之邪风也。

太阳病，或已发热，或未发热，必恶寒，体痛，呕逆，脉阴阳俱紧者，名曰伤寒。

方中行曰：或，未定之词。寒为阴，阴不热，以其著人而客于人之阳经，郁而与阳争，争则蒸而为热。已发热者，时之所至，郁争而蒸也；未发热者，始初之时，郁而未争也。必，定然之词，言发热早晚不一，而恶寒则必定即见也。体痛者，寒主坚凝而伤荣，则荣实而强，卫虚而弱矣；荣强则血涩，卫弱则气滞，故痛也。呕，吐也。逆，俗谓恶心是也。胃口畏寒而寒涌也。阴谓关后，阳谓关前，俱紧，谓三部通度而急疾，寒性强劲而然也。《难经》曰：伤寒之脉，阴阳俱盛而紧涩，是也。伤，犹中也。阴寒之袭人，从荣而入，荣，血道也，寒之所以从荣入者，荣亦阴，亦从类也。此揭太阳分病之纪二。已下凡首称伤寒者，则又皆指有此云云之谓也。

刘昆湘曰：此寒邪伤荣之脉证也。中风必先发热，伤寒必先恶寒。恶寒之证，病起即见。发热之证，阳素盛者则发热速，阴素盛者则发热迟，故曰或已发热，或未发热也。恶寒为伤寒必具之候。寒伤太阳，当皮肤致密，腠理闭塞；寒束经络，当血郁气阻，身体疼痛。寒邪入胃，必气逆而呕，故曰呕逆。脉阴阳俱紧者，谓浮沉尺寸俱紧，盖外感之邪。当六脉一象也。

《金鉴》曰：此承首条言太阴病，又兼此脉此证者，名曰伤寒，以为伤寒病之提纲，后凡称伤寒者，皆指此脉证而言也。

《新释》：太阳外感之病，以脉浮、头项强痛、发热为共同必有之证候。然有时或已发热者，以其人阳气素盛，腠理致密，孙络壅邪，易酿为热也。有时或未发热者，以其人阳气素虚，腠理疏缓，孙络受邪而郁稍迟也。然发热虽有迟速之异，其居于无风处必恶寒，而身体疼痛者，此皮肤伤寒，邪由孙络，致毛脉凝滞，神经受触也。皮肤为寒拘束，致胃气不舒，则发呕逆。诊其脉阴尺阳寸俱紧者，血液因寒而劲急，故名其病曰伤寒。

按：《素问》云：春伤于风，冬伤于寒。《金匮要略》云：风中午前，寒中于暮。风令脉浮，寒令脉急。极寒伤经，极热伤络。本论云：风则伤卫，寒则伤荣。夫天气一也，受日光变化而为寒为热，热则疏散而为阳，寒则翕敛而为阴。人身之气一也，张口而呼之则温，噏口而呼之则寒，亦犹是也。卫气昼日行于阳，夜行于阴。午前皮肤外感风邪，则卫气当之，卫在脉外，风性疏散，故玄府不闭，自汗出，脉浮缓，脉中之荣气未伤，故体不痛而强。成氏谓气病者则麻，是也。暮时皮肤外感寒邪，则伤荣，荣在脉中，荣伤则卫亦伤。寒性劲急，故气门不通，经血凝泣，无汗体痛，脉阴阳俱紧。成氏谓：血病者则痛，是也。仲景于提纲不揭受病之时者，以天时人事有常有变，风寒二气无时不有，示人以审脉辨证为施治之要，所谓活泼泼地法也。此节云脉阴阳俱紧，后节云风温之为病，脉阴阳俱浮。太阳中风，阳浮而阴弱。三处对勘，则知此节脉之阴阳是指尺寸而言也。中篇云：脉浮紧者，法当身疼痛，宜以汗解之。假令尺中迟者，不可发汗，以荣气不足血少故也。此即脉阴阳不俱紧也。少阴篇云：病人脉阴阳俱紧反汗出者，亡阳也，此属少阴，则此之证无汗，不待言矣。盖太阳与少阴为表里，太阳虚即为少阴，少阴实即为太阳。而自汗出为表虚，无汗为表实也。

伤寒一日，太阳受之。脉若静者，为不传；颇欲吐，若躁烦，脉数急者，此为传也。

颇，普火切，音叵。躁，音灶。数，音朔，入声。

沈明宗曰：此凭脉辨证，知邪传与不传也。

张隐庵曰：此太阳受邪而即可传于少阴也。伤寒一日，太阳受之，言平人六气周流，环转不息，若以天之寒邪伤人毛腠，则太阳正气受之，即以一日起太阳矣。要知伤寒者言邪，而太阳者言正，脉若静者，太阳正气自和，故为不传。颇欲吐者，即少阴之欲吐不吐也。若躁烦者，感少阴阴寒之气，则躁；感少阴君火之气，则烦。脉数急者，诸数为热，诸急为寒，寒热相持而脉不静，此太阳受邪而感少阴之气化者为传也。

张路玉曰：盖荣起中焦，以寒邪伤荣，必脉紧无汗，故欲传则欲吐。躁烦，脉数急也。若风伤卫，则自汗脉缓，故欲传则但有干呕而无吐，亦无躁烦，脉数急之例也。

舒驰远曰：伤寒之邪，化热则传经，未化则不传。脉静者，邪未化热也，故不传；然不但一日，虽数日而终不传也。若见欲吐、躁烦、脉数，则寒邪化热之征，故为传也。

《新释》：人身表里脏腑阴阳之气互相贯通，一部分伤病，余部分未有不受直接或间接之波及者；此伤寒中风及外感证，所以有传属并病之说也。兹以阴阳表里之气相传为例言之，凡人外伤于寒，其始病一日，必太阳部分先受之。其脉证若静而不变者，为邪止在太阳，而他部分体质不受其传并也。若证忽见颇欲吐，是表邪无可解之势，皮肤闭束，体中败质蓄积，排泄无由，逆触胃府上脘，而欲从内出也。若或身卧不安，手足动摇，而躁。继则心中热闷而烦，乃太阳之里，少阴经络受寒，郁而为热，致神经被灼，正气伤而邪气盛，由表传里，见先躁后烦，即少阳篇所云，其人躁烦者，此为阳去入阴之义也。其浮紧之脉，若变为数急者，此表邪不解，寒酿为热，病势将传并于里之候也。

伤寒二三日，阳明、少阳证不见者，此为不传也。

少，去声。见，音现。

张隐庵曰：此承上文，言伤寒一日，太阳受之，传则或入于阳，或入于阴。若二三日而不见阳明、少阳之证者，病气只在太阳，为不传也。

《金鉴》曰：伤寒二日，阳明受之，三日，少阳受之，此其常也。若二三日，阳明证之不恶寒，反恶热，身热，心烦，口渴，不眠等证，与少阳证之寒热往来，胸胁满，喜呕，口苦，耳聋等证不见者，此为太阳邪轻热微，不传阳明少阳也。

戴原礼曰：伤寒先犯太阳，以次而传，此特言其概耳；然其中变证不一，有发于阳，即少阴受之者。有爽食伤寒，食动脾，脾太阴之经，一得病即腹满痛者。亦有初得病径犯阳明，不皆始于太阳也。

方中行曰：不传有二：一则不传而遂自愈，一则不传而尤或不解。若阳明少阳虽不见，太阳亦不解，则始终太阳者有之。余经同推，要皆以脉证所见为准，若只蒙笼拘拘，数日以论经，则去道远矣。

张令韶曰：此二节，一论阴阳表里之气相传，一论六经之气相传。

太阳病，发热而渴，不恶寒者，为温病。若发汗已，身灼热者，名风温。风温为病，脉阴阳俱浮，自汗出，身重，多眠睡，鼻息必鼾，语言难出。若被下者，小便不利，直视失溲；若被火者，微发黄色，剧则如惊痫，时瘛疭；若火熏之，一逆尚引日，

再逆促命期。

灼，音酌。鼾，音旱。下，去声。溲，音搜。瘛，音间。瘲，通瘲，尺制切，音掣。疭，子用切，音纵，促，七玉切。

沈芊绿曰：此概言太阳之温病，四时有之，非专指春温也。所以名之曰温者，以内外皆热也。发热为外热，渴为内热，所以别于中风、伤寒也。

陈修园曰：太阳病之即发者，有中风、伤寒之异；至于不即发者，《内经》谓冬伤于寒，春必病温，为伏邪蕴酿成热，邪自内出，其证脉浮，头项强痛，故亦谓之太阳病。但初起即发热而渴不恶寒者，须于中风、伤寒外，区别为温病，治宜寒凉以解散，顺其性以导之，如麻杏甘石汤之类。

程郊倩曰：太阳初得之日，即发热而渴不恶寒者，因邪气早已内蓄，其外感于太阳，特其发端耳，其内蓄之热，固非一朝一夕矣。盖自冬不藏精而伤于寒时，肾阴已亏，一交春阳发动，即病未发，而周身经络已莫非阳盛阴虚之气所布护。所云至春为温病者，盖从其胚胎受之也，今则借衅于太阳病，而发热而渴不恶寒之证，遂从内转耳。温病之源头，只是阴虚而津液少，汗下温针，莫非亡阴夺津液之治，故俱属大忌。此证初治，可用辛凉治标，一经汗下后，芩连栀膏只增其热，须救肾水为主。冬时伤肾，则寒水被亏，是温病源头，误治温病而辛温发散，是风温源头。风温即温病之变证，非温病外又有风温也。未发汗，只是温，发汗已，身灼热，则温病为风药所坏，遂名风温。以内蕴之热，得辛温而益助其炎炽也。阴阳俱浮者，自里达表，数急脉中更增其洪盛也。自汗出者，火热熏蒸而透出肌表也。伤寒烦热，汗出则解。温病得之，误汗，热闷转增。身重，多眠睡、息必鼾、语言难出者，热盛于经则伤气，故气滞神昏而络脉壅也。被下者，阴虚重，泄其阴。小便不利，直视失溲者，水亏荣竭而肾气不藏也。被火者，火盛重壮其火，微发黄色者，两阳熏灼致脾阴不守而土气外见也。剧则如惊痫，时瘛瘲者，阳气根于阴，静则神藏，躁则消亡，亡则精不能养神，柔不能养筋也。若火熏之者，对微发黄色言，黄而加黑，津血为火热煨枯也。凡此皆温病中之坏病，变证如此，视夫发热而渴不恶寒之初证，吉凶顺逆，何啻天渊。一逆者，若汗、若下、若火也。再逆者，汗而或下，下而或火也。温乃阳盛阴虚之病，一逆已令阴竭，况再逆乎？甚矣！温热病不同风寒治也。

浅田栗园曰：失溲，即失屎也，溲本屎尿之通称。

仓公传曰：使人不得前后溲；又曰：难于大小溲，可以证焉。

成无己曰：瘛者筋急而缩也，瘲者筋缓而伸也。或伸缩而不止者，瘛瘲也，俗称搐搦。

柯韵伯曰：此条不是发明《内经》冬伤于寒，春必病温之义，乃概言太阳温病之证如此，若以春温释之，失仲景之旨矣。夫太阳一经，四时俱能受病，不必于冬；人之温病，不必因于伤寒，且四时俱能病温，不必于春。推而广之，则六经俱有温病，不独太阳一经也。

此节言温病之提纲，所以别于中风、伤寒，示人以辨证之大法，并申明汗下火三禁误治之坏病。此之风温，乃温病误汗之变证，与温病篇其人素有热更伤于风之风温，名同因异。以另有温病脉证并治篇，故于此不出方，所以严界限也。

病有发热恶寒者，发于阳也；无热恶寒者，发于阴也。发于阳者，七日愈，发于阴者，六日愈。以阳数七、阴数六故也。

陈修园曰：太阳底面，即是少阴。《内经》云：太阳之上，寒气主之，以寒为本，以热为标也。少阴之上，君火主之，以热为本，以寒为标也。发热恶寒，发于太阳之标阳也。无热恶寒，发于少阴之标阴也。

山田图南曰：此章伤寒全编大纲领，所以定三阴三阳之位，辨寒热虚实之分也。盖外邪初证，有发热恶寒者，有无热恶寒者，夫邪一而已矣。人受之而生病，或为发热恶寒之阳证，或为无热恶寒之阴证者，何也？以人之脏腑形体，素有寒热虚实之异，所受之邪，每从其寒热虚实而化尔；故外邪初证，发热而恶寒者，邪气从实而化之热证，其无热而恶寒者，邪气从虚而化之寒证也。阴阳二字，指其人之寒热虚实言之。发于阳，太阳是也。发于阴，少阴是也。太阳者，三阳之始，少阴者，三阴之始，寒热虽异，为始则同，故置发字以示病发之始已。

沈芊绿曰：三阳病，俱有不发热者，便是发于阴；三阴病，俱有反发热者，便是发于阳。

柯韵伯曰：寒热者，水火之本体。水火者，阴阳之征兆。七日合火之成数，六日合水之成数，至此则阴阳自和，故愈。

《外台秘要》：王叔和曰：夫病发热而恶寒者，发于阳；无热而恶寒者，发于阴。发于阳者，可攻其外，发于阴者，宜温其内。发表以桂枝，温里宜四逆。

病有发热恶寒者，表之太阳邪气盛而实，发于阳也。无热恶寒者，里之少阴精气夺而虚，发于阴也。人身经气六日循行一周，七日来复。发于阳须解表，故七日愈。发于阴只温里，故六日愈。《素问·阴阳应象大论》：水为阴，火为阳，热生火，寒生水。水火者，阴阳之征兆也。阳数七，阴数六，七者火之成数，六者水之成数，故日光七色，雪花六出，此阴阳自然之象数，可以物理证明者也。

太阳病，头痛至七日以上自愈者，以行其经尽故也；若欲作再经者，针足阳明，使经不传则愈。

黄坤载曰：七日以上自愈者，即发于阳者七日愈之谓。六日六经俱尽，故至七日自愈。《素问·热论》所谓七日太阳病衰，头痛少愈也。阳莫盛于阳明，阳明之经阳郁热盛，则六经俱偏，而郁热未衰，虽不入府而经邪犹旺，不肯外发，势必再传六经。

针足阳明之经，泻其郁热，则经不再传，自然愈矣。

高士宗曰：以行其经尽，言六气之环绕于外内也，使经不传，言使经无病邪之传也。故传经者言邪，而纪日者论正，于此可见矣。

庞安常曰：补足阳明土三里穴也。

《甲乙经》：三里在膝下三寸，胻外廉，足阳明脉气所入也。为合。刺入一寸五分，留七呼。

太阳病欲解时，从巳至未上。

成无己曰：巳为正阳，则阳气得以复也。始于太阳，终于厥阴。六经各以三时为解，而太阳从巳至未，阳明从申至戌，少阳从寅至辰；至于太阴从亥至丑，少阴从子至寅，厥阴从丑至卯者，以阳行也速，阴行也缓，阳主于昼，阴主于夜。阳三经解时，从寅至戌，以阳道常饶也。阴三经解时，从亥至卯，以阴道常乏也。《内经》曰：阳中之太阳，通于夏气，则巳午未太阳乘王也。

张令韶曰：此言六经之病欲解，各随其所旺之时也。从巳至未上者，巳午二时也。日中而阳气隆，太阳之所主也。言邪欲退，正欲复，得天气之助，值旺时而解也。以是知天之六淫，能伤人之正气，而天之十二时又能助人之正气也。

《此事难知》：日午以前为阳之分，当发其汗；午后阴之分也，不当发汗。故曰汗无太早，汗不厌早，是为善攻。

章虚谷曰：邪之内传，初太阳，次阳明，次少阳者，以其由浅入深，故与人身阳气衰旺之序不同。盖浅深是经之层次，衰旺是气之流行，病之内传外解，是邪之进退也。

风家表解而不了了者，十二日愈。

庞安常曰：方言曰：南楚疾愈或谓之差，或谓之了。

魏念庭曰：所以不了了之故，不外于风邪属热，能惛人之神识，如天风初息而尘埃未净，非能遽得扩清之象，推之人身，何独不然乎？故不须妄治贻误也。

柯韵伯曰：不了了者，余邪未尽也。七日表解后，复过一候，而五脏元气始充，故十二日精神慧爽而愈。此虽举风家，伤寒概之矣。如太阳七日病衰，头痛少愈，曰衰，曰少，皆表解而不了了之谓也。

病人身大热，反欲得衣者，热在皮肤，寒在骨髓也；病人身大寒，反不欲近衣者，寒在皮肤，热在骨髓也。

张令韶曰：太阳标热而本寒，少阴标寒而本热。太阳之标即少阴之本，少阴之本即太阳之标。身大热而反欲近衣者，太阳之标热在外，而少阴之标寒在内也。身大寒而反不欲近衣者，太阳之本寒在外，而少阴之本热在内也。不曰内外，而曰皮肤骨髓者，以太阳主皮而少阴主骨也。此不以身之寒热为主，而以骨髓之寒热为主，以见阳根于阴也。此节申明太阳少阴为表里之义。

赵嗣真曰：皮肤即骨髓之上外部，浮浅之分；骨髓即皮肤之下外部，深沉之分。虚弱素寒之人，感邪发热，热邪浮浅不胜沉寒，故外怯而欲近衣，此所以为热在皮肤，寒在骨髓，药宜辛温。至于壮盛素热之人，或酒客辈，感邪之初，寒未变热，阴邪闭于伏热，阴凝于外，热郁于内，故内烦而不欲近衣，此所以为寒在皮肤，热在骨髓，药宜辛凉必也。一发之余，既散表邪，又和正气，此仲景不言之妙。若以皮肤为表，骨髓为里，则麻黄汤证骨节疼痛，其可名为有表复有里之证耶。

按：太阳与少阴为表里，其里即在太阳部分之里，如三阴各有表证之意。少阴病，恶寒而蜷，时自烦，欲去衣被者，可治。与此节病人身大寒反不欲近衣之证，可以互勘。自首节至此，论太阳病提纲，及六经传并辨证之大要。

太阳中风，阳浮而阴弱。阳浮者，热自发，阴弱者，汗自出；啬啬恶寒，淅淅恶风，翕翕发热，鼻鸣干呕者，桂枝汤主之。

啬，音色，淅，音锡。翕，音吸。

方中行曰：太阳中风乃掇上条所揭，攒名以指称之，犹上条掇首条所揭，而以太阳病为首称，同一意也。阳浮而阴弱，乃言脉状以释缓之义也。《难经》曰：中风之脉，阳浮而滑，阴濡而弱，是也。阳浮者，热自发，阴弱者，汗自出，言外为阳，卫亦阳也。风邪中于卫则卫实，实则太过，太过则强；然卫本行脉外，又得阳邪而助之，强于外则其气愈外浮，脉所以阳浮。阳主气，气郁则蒸热。阳之性本热，风善行而数变，所以变热亦快捷，不待闭郁而自蒸发，故曰阳浮者热自发也。内为阴，荣亦阴也，荣无故，则荣比之卫为不及，不及则不足，不足则弱；然荣本行脉内，又无所助，而但自不足于内，则其气愈内弱，脉所以阴弱。阴主血，汗者血之液，阴弱不能内守，阳强不为外固，所以致汗亦直易，不待复盖而即自出泄，故曰阴弱者，汗自出也。啬啬恶寒，淅淅恶风，乃双关之句。啬啬言恶寒出于内气，馁，不足以耽当其渗逼，而恶之甚之意。淅淅言恶风由于外体疏，犹惊恨雨水，卒然淅沥其身，而恶之切之意。盖风动则寒生，寒生则肤粟，恶则皆恶也。翕翕发热，乃形容热候之轻微。翕，火炙也，翕盖温热，而不蒸蒸大热也。鼻鸣者，气息不利也。干呕者，气逆不顺也。盖阳主气而上升，气通息于鼻，阳热壅甚，故鼻窒塞而息鸣，气上逆而干呕也。

成无己曰：与桂枝汤和荣卫，而散风邪也。

沈尧封曰：《难经》脉关前为阳，关后为阴。

《明理论》：恶风则比之恶寒而轻也。恶寒者，啬啬然憎寒也。虽不当风而自然寒矣。恶风者，谓常居密室之中，帏帐之内，则舒缓而无所畏也。一或用扇，一或当风，淅淅然而恶者，此为恶风也。

《巢氏病源》：干呕者，胃气逆也。但呕而欲吐，吐无所出，故谓之干呕。

张令韶曰：肺合皮毛而开窍于鼻，脾合肌肉而连膜于胃。邪伤皮毛，则肺气不利而鼻鸣；邪干肌腠，则胃气不和而干呕。

《黄炫活人大全》：《伤寒论》中一字不苟，有言可与某汤，或言不可与者，此设法御病也。言宜某汤者，此临证审决也。言某汤主之者，乃对病施药也。此三者，即方法之条目也。

桂枝汤方

桂枝三两（去皮）　芍药三两　甘草二两（炙）　　生姜三两（切）　大枣十二枚（擘）

上五味，㕮咀，以水七升，微火煮取三升，去滓。适寒温服一升，服已须臾，歠热稀粥一升余，以助药力。温覆令一时许，遍身漐漐微似有汗者益佳，不可令如水流漓，病必不除。若一服汗出，病差，停后服，不必尽剂。若不汗，更服依前法。又不汗，后服小促其间，半日许，令三服尽。若病重者，一日一夜服，周时观之。服一剂尽，病证犹在者，更作服。若汗不出，乃服至二三剂。禁生冷、黏滑、肉面、五辛、酒酪、臭恶等物。

㕮音父。咀，才与切。歠，通啜，昌悦切。

李东垣曰：㕮咀，古制也。古无铁刃，以口咬细，令如麻豆煎之。今人以刀剉细尔。

方中行曰：微火者，取和缓不猛而无沸溢之患也。歠，大饮也。漐漐，和润而欲汗之貌。不可，禁止之词。如水流漓，言过当也。病必不除，决言不遵节制，则不效验也。

徐灵胎曰：温覆一时许，令遍身漐漐微似有汗者，此解肌之法也。若如水流漓，则动荣气，卫邪仍在。桂枝汤全料谓之一剂，三分之一谓之一服。一服即汗不再服，无汗服至二三剂，总以中病为主。后世见服药得效者，反令多服，无效者即疑药误，又复易方，无往不误矣。

张令韶曰：汗乃中焦水谷之津，故歠粥以助药力，谷精通而津液通矣。禁生冷等物者，恐中气虚，生冷之物能伤脾胃。

《本草纲目》：大蒜、小蒜、韭、胡荽、芸薹为五辛。五辛气臭，与药畏反，故禁之。

成无己曰：《内经》曰：辛甘发散为阳。桂枝汤，辛甘之剂也，所以发散风邪。《内经》曰：风淫所胜，平以辛，佐以苦甘，以甘缓之，以酸收之。是以桂枝为主，芍药、甘草为佐也。《内经》曰：风淫于内，以甘缓之，以辛散之。是以生姜、大枣为使也。桂枝用姜枣不特专于发散，以脾主为胃行其津液，姜枣之用专行脾之津液而和荣卫者也。

陈古愚曰：桂枝辛温阳也，芍药苦平阴也。桂枝又得生姜之辛，同气相求，可特之以调周身之阳气。芍药而得大枣、甘草之甘，苦甘合化，可恃之以滋周身之阴液。师取大补阴阳之品养其汗源，为胜邪之本，又啜粥以助之，取水谷之津以为汗，汗后毫不受伤，所谓立身于不败之地，以图万全也。

按：方名桂枝汤者，君以桂枝也。桂枝味辛气香而性温，善能杀菌，功用在皮，能引诸药达于肌腠以解寒凝祛风邪。臣以芍药之苦平，生血兼行经络之痹滞，君臣相须，以奏通经宣阳之绩。使以甘草之甘平，调和诸药，交通荣卫。佐以生姜之辛，温胃散寒以止呕。大枣之甘，健脾补虚以生津。且姜枣合则生津而不腻，桂芍均则解表兼和里。诚解肌补虚，除风散寒，调和荣卫之圣方也。

柯韵伯曰：此为仲景群方之魁，乃滋阴和阳，调和荣卫，解肌发汗之总方也。凡头痛发热，恶风恶寒，其脉浮而弱，汗自出者，不拘何经，不论中风、伤寒、杂病，咸得用此发汗；若妄汗妄下，而表不解者，仍当用此解肌。如所言头痛发热，恶寒恶风，鼻鸣干呕等病，但见一证即是，不必悉具，惟以脉弱自汗为主耳。愚常以此汤治自汗、盗汗、虚疟、虚痢，随手而愈。因知仲景方可通治百病，与后人分门证类使无下手处者，可同年而语耶。

《总病论》：凡桂枝汤证，病者常自汗出，小便不数，手足温和，或手足指稍露之则微冷，覆之则温，浑身热微烦而又憎寒，始可行之。若病者身无汗，小便数，或手足逆冷，不恶寒，反恶热，或饮酒后，慎不可行桂枝汤也。

《医醇賸义》：桂枝汤治风从外来，久客于络，留而不去，此方主之。

李东垣曰：仲景制此汤，以桂枝为君，芍药、甘草为佐。小建中汤，以芍药为君，桂枝、甘草佐之。一则治其表虚，一则治其里虚，各有主用也。后学当触类而长之。

太阳病，头痛，发热，汗出，恶风，桂枝汤主之。

柯韵伯曰：此条是桂枝本证，辨证为主，合此证即用此汤，不必问其为伤寒、中风、杂病也。今人凿分风寒，不知辨证，故仲景佳方置之疑窟。四证中头痛是太阳本证，头痛、发热、恶风与麻黄证同，本方重在汗出，汗不出者，便非桂枝证。

沈尧封曰：此于提纲中独举头痛，而不言项强者，以明中风有项不强之证。

太阳病，项背强几几，及汗出恶风者，桂枝加葛根汤主之。

几，音殊。

张令韶曰：此病太阳之经输也，太阳之经输在背，经云：邪入于输腰脊乃强。项背强者，邪入于输而经气不舒也。几几者，短羽之鸟欲飞不能之状，乃形容强急之形，欲伸而不能伸，有如几几然也。夫邪之中人始于皮肤，次及于肌络，次及于肌输。邪在于经输，则经输实而皮毛虚，故汗出而恶风也。宜桂枝汤以解肌，加葛根以宣通经络之气。干葛之根入土极深，其藤延蔓似络，故能同桂枝直入肌络之内，而外达于肤表也。

顾尚之曰：项背强几几，即痉之头面摇动，但不若口噤背反张之甚耳。桂枝汤以治风，即加葛根以润燥。《本草》：葛根起阴气。其益阴可知。盖葛根其体润泽，其味甘平。今时徽人作粉常服，谓之葛粉，可知其为和平之品，非发汗之药也。

按：经云：中于项则下太阳。盖太阳之经输在背，邪入于经输，则血凝气滞，津液不通，而脊椎神经麻痹，筋失柔和，故项背强几几然也。中风则汗出，恶风，桂枝加葛根汤主之；伤寒则无汗，恶风，葛根汤主之。《明理论》：几，音殊。几几，引颈之貌。几，短羽鸟也，短羽之鸟不能飞腾，动则先伸引其头尔。项背强者，动亦如之。《伤寒准绳》引诗：豳风狼跋赤舄几几，注云：几几绚貌，绚谓拘，著舄屦为行戒状，如刀衣鼻在屦头，言拘者，取自拘持，使低目不妄顾视。按此可以想见项背拘强之状，是则几当作本字，音几，说亦可通。

桂枝加葛根汤方

葛根四两　芍药二两　桂枝二两（去皮）　甘草二两（炙）　生姜三两（切）　大枣十二枚（擘）

上六味，以水一斗，先煮葛根，减二升，去上沫，内诸药，煮取二升，去滓，温服一升，复取微似汗，不须啜粥，余如桂枝法将息及禁忌。

《总病论》：桂枝加葛根汤通治柔痉。

《圣济总录》：桂心汤治四时伤寒初觉。（即本方）

太阳病，下之后，其气上冲者，可与桂枝汤，方用前法。若不上冲者，不可与之。

下，去声。上，上声。

黄坤载曰：下后其气上冲，是奔豚发作也。可与桂枝汤，用如前法，疏风木而降奔冲。若不上冲者，奔豚未作，不可与前汤也。

徐灵胎曰：此误下之证。误下而仍上冲，则邪气犹在阳分，故仍用桂枝发表；若不上冲，则其邪已下陷，变病不一，当随宜施治，论中误治诸法，详观自明。

按：太阳病属表，法当汗解。若误下之后其气上冲者，此因病人素有奔豚之疾，今以误下伤其肾阳，致宿疾发作故也。治奔豚原有桂枝加桂汤一法，故可仍用桂枝汤解表兼降冲气也。

太阳病三日，已发汗，若吐，若下，若温针，仍不解者，此为坏病，桂枝汤不可与也。观其脉证，知犯何逆，随证治之。

程郊倩曰：在太阳病之三日，发汗，若吐，若下，若温针，仍不解者，知病非本来之病，而已坏于法之不对矣。

柯韵伯曰：坏病，即变证也。若误汗，则有遂漏不止，心下悸，脐下悸等证；妄吐，则有饥不能食，朝食暮吐，不欲近衣等证；妄下，则有结胸，痞鞕，协热下利，胀满，清谷等证；火逆，则有发黄，圊血，亡阳，奔豚等证。是桂枝证已罢，故不可更行桂枝汤也。桂枝以五味成方，减一增一便非桂枝汤。非谓桂枝竟不可用，下文皆随证治逆法。

王肯堂曰：逆者，谓不当汗而汗，不当下而下，或汗下过甚，皆不顺于理。故云逆也。

《巢氏病源》：或已发汗吐下，而病证不解，邪热留于腑脏，致病候多变。故曰坏伤寒。

桂枝汤本为解肌，若其人脉浮紧，发热汗不出者，不可与也。常须识此，勿令误也。

为，去声。识，音志。令，平声。

程郊倩曰：邪之初中人也，浅在肌分，而肌之一字，荣卫均主。特卫主气，行于肌之经脉外；荣主血，行于肌之经脉中。二者夹肌分而行，同谓之曰表，要从表处分出阴阳表里来，则卫之为阳为表，荣又为阴为里矣。故邪中于肌之表分，卫阳不固，是曰中风，法当解之。以其脉浮缓、发热、汗自出，皆为虚邪。卫主疏泄，得风而更散故也。邪伤于肌之里分，荣阴受闭，是曰伤寒，法当发之。以其脉浮紧、发热，汗不出，皆为实邪。荣主收敛，得寒而更凝故也。唯其均属于表，故脉浮则同。唯其一虚一实，故缓、紧，汗出、不出，自异。桂枝汤乃补卫之剂，为太阳表虚而设，其云解肌者，犹云救肌也。救其肌而风围自解。若脉浮紧、发热、汗不出者，寒且中肌之血脉而伤荣矣。方将从肌之里一层驱而逐出之，岂容在肌之表一层固而护卫之。故虽与中风同属太阳病，同有浮脉，同有头项强痛、恶寒证，桂枝不可与也。识，即默而识之之识，有念兹在兹意。盖可与不可与，在毫厘疑似之间，须常时将虚实了然，方不临时令误耳。

喻嘉言曰：已见寒伤荣之脉证，即不可误用风伤卫之治法；用之则寒邪漫无出路，留连肉腠，贻患无穷，故为首禁。

按：此节言太阳表实证，不可与桂枝汤，与后脉微弱、汗出、恶风，不可与大青龙汤，遥相对照。

若酒客病，亦不可与桂枝汤，得之必呕，以酒客不喜甘故也。

喻嘉言曰，酒客平素湿与热搏结胸中，才挟外邪，必增逆满，所以辛甘之法，遇此辈即不可用。辛甘不可用，则用辛凉以彻其热，辛苦以消其满，自不待言矣。

危亦林曰：酒客不喜甘，平日蓄有湿热也。病虽中风，应与桂枝，以不喜甘而不与，正善桂枝汤之用也。言外当知有葛根芩连，以解肌之法矣。

喘家作，桂枝汤加厚朴、杏子佳。

魏念庭曰：凡病人素有喘证，每感外邪，势必作喘，谓之喘家，亦如酒客等有一定之治，不同泛常人一例也。

黄坤载曰：平素喘家，胃逆肺阻，作桂枝汤解表，宜加朴、杏降逆而破壅也。

按：此节言喘家中风之治法，与麻黄汤证不同者，以有自汗出也。

桂枝加厚朴杏子汤方 见太阳病中

凡服桂枝汤吐者，其后必吐脓血也。

成无己曰：内热者，服桂枝汤则吐，如酒客之类也。既亡津液，又为热所搏，其后必吐脓血。吐脓血谓之肺痿。《金匮要略》曰：热在上焦为肺痿。谓或从汗或从呕吐，重亡津液，故得之。

柯韵伯曰：桂枝汤不特酒客当禁用，热淫于内者，用甘温辛热以助其阳，不能解肌，反能涌越，热势所过，致伤阳络，则吐脓血可必也。所谓桂枝下咽，阳盛则毙者，以此。

徐灵胎曰：外感风热，药中误用桂枝，即可吐血、衄血。

太阳病，发汗，遂漏不止，其人恶风，小便难，四肢微急，难以屈伸者，桂枝加附子汤主之。

张令韶曰：此言太阳汗后亡阳之证也。夫汗有阳明水谷之汗，有太阳津液之汗。太阳病，发汗，遂漏不止者，太阳之阳气外虚，津液漏泄而不固也。表虚则恶风，津液不藏不能施化，故小便难。阳气者柔则养筋，液脱者骨属屈伸不利，四肢为诸阳之本，今阳亡液脱，故四肢微急而不能屈伸也。宜桂枝汤加熟附，以固补其外脱之阳。

按：太阳之里，即是少阴。太阳病本宜发汗，然发汗太过如水流滴，必致少阴血燥液竭，内则肾涸，气化不行而小便难，外则液脱，关节不利而四肢急。表邪未尽，故仍恶风。附子温经补阳，除湿化寒，为少阴虚寒证之专药。今加桂枝汤，则固表止汗之义重也。此方与真武汤以表里相对，与白虎加人参汤以寒热相对，皆治过汗之坏病。

《活人书》：凡发汗后汗不止为漏风，桂枝加附子汤主之。

桂枝加附子汤方

桂枝三两（去皮） 芍药三两 甘草二两（炙） 生姜三两（切） 大枣十二枚（擘） 附子一枚（炮，去皮，破八片）

上六味，以水七升，煮取三升，去滓。温服一升，日三服。将息如桂枝汤法。

柯韵伯曰：是方以附子加入桂枝汤，大补表阳也。表阳密则漏汗自止，恶风自罢矣。汗止津回，则小便自调，四肢自柔矣。又曰：汗漏不止，与大汗出同，而从化变病则异，大汗出后而大烦渴，是阳陷于里，急当救阴，故用白虎加人参汤；发汗遂漏不止而不烦渴，则亡阳于外，故用桂枝加附子汤。

罗紫尚曰：用附子有二义：一以壮表，一以御阴。

陈修园曰：方中取附子以固少阴之阳，固阳即所以止汗，止汗即所以救液，其理微矣。

《本事方》：有一士人得太阳病，因发汗，汗不止，恶风，小便难，足挛曲而不伸。予诊其脉，浮而大。浮为风，大为虚，用桂枝加附子汤，三啜而汗止；复佐以甘草芍药汤，足便得伸。

《千金方》中治产后风虚，汗出不止，小便难，四肢微急难以屈伸者，即本方，附子用二枚。

《叶氏录验》虚劳门：救汗汤，治阳虚自汗。（即本方）

太阳病，下之后，脉促，胸满者，桂枝去芍药汤主之。

成无己曰：脉来数，时一止复来者，名曰促。促为阳盛，则不因下后而脉促者也。此下后脉促，不得为阳盛也。太阳病下之，其脉促，不结胸者，此为欲解。此下后脉促而复胸满，则不得为欲解。由下后阳虚，表邪渐入，而客于胸中也。与桂枝汤以散客邪，通行阳气，芍药益阴，阳虚者非所宜，故去之。

程郊倩曰：气虚而满，知胸部而下阳气微矣，故见促脉，阴阳不相接续故也。且阳气不达之处，阴气从而填之，则为满；故虽胸前轻清之位，亦复变为重浊矣。

张令韶曰：太阳之气由胸而出入，今下后，阳虚不能出入于外内，以致外内之气不相交接，故脉促而胸满，宜桂枝汤调和太阳之气，使之出入于外内，芍药味苦气泄，非下后所宜，故去之。

万密斋曰：案论中下后脉促者，二证。其言脉促不结胸者，欲解之候也。脉促胸满者，不解之候，邪在里也；脉促喘而汗出者：邪在表也，此皆脉同而证异也。

桂枝去芍药汤方

桂枝三两（去皮） 甘草二两（炙） 生姜三两（切） 大枣十二枚（擘）

上四味，以水七升，煮取三升，去滓。温服一升，日三服。将息如桂枝汤法。

浅田栗园曰：太阴篇云：本太阳病，医反下之，因尔腹满时痛者，属太阴也，桂枝加芍药汤主之。由是观之，腹满则倍芍药，以专和腹中之气；胸满则去芍药，而专桂枝之力，以和胸中之气。二方相照，其义可见矣。

太阳病，下之后，其人恶寒者，桂枝去芍药加附子汤主之。

刘昆湘曰：太阳病，下之后加恶寒，此因下令寒陷于里，非在表也。肺卫之气皆根于肾间动气，肺卫气虚从寒化者，当温肾阳；恶寒知阳虚于里，脉当来促去衰，宜桂枝去芍药加附子汤，以温其下。若恶风寒而脉紧不去，虽误下，仍为在表，法当汗而解之。

陈修园曰：上节言误汗而阳亡于外，此节误下而阳衰于内。阳亡于外，宜引其阳以内入，芍药在所必用；阳衰于内，宜振其阳以自立，芍药则大非所宜也。若脉微、恶寒者，为阳虚已极，恐姜、桂之力微，必助之附子而后可。

桂枝去芍药加附子汤方

桂枝三两　甘草二两（炙）　生姜三两（切）　大枣十二枚（擘）　附子一枚（炮，去皮，破八片）

上五味，以水七升，煮取三升，去滓。温服一升，日三服。将息如桂枝汤法。

浅田栗园曰：此方与桂枝附子汤同其品味，而分量少异尔。

太阳病，得之八九日，如疟状，发热，恶寒，热多，寒少，其人不呕，清便欲自可，一日二三度发，脉微缓者，为欲愈也；脉微而恶寒者，此阴阳俱虚，不可更发汗、更吐、更下也；面色反有热色者，未欲解也，以其不能得小汗出，身必痒，宜桂枝麻黄各半汤。

清，通圊。

黄坤载曰：如疟者，荣阴卫阳之相争，阳郁于内，则发热；阴郁于中，则恶寒。此先中于风而后伤于寒。荣泄卫闭，彼此交争，故寒热往来如疟也。太阳病，得之八九日之久，证如疟状，发热，恶寒，发热多而恶寒少，此风多于寒，卫伤颇重，而荣伤颇轻。若其人上不呕，下不泄，则中气未伤。寒热一日二三度发，则正气颇旺，频与邪争。脉微和缓，则邪气渐退，是为欲愈无用治也。若其脉微弱而又恶寒者，此卫阳荣阴之俱虚。盖荣虚则脉微，卫虚则恶寒，后章无阳即解此句。虚，故不可更以他药发汗、吐、下也。如果发热，脉浮，是后章桂枝越婢之证也。若外不恶寒而面上反有热色者，是阳气蒸发欲从外解，而表寒郁迫未欲解也，使得小汗略出，则阳气通达，面无热色矣。以其正气颇虚，不得小汗，阳郁皮腠，莫之能通，是其身必当发痒，解之以桂枝麻黄各半汤。

张路玉曰：首节颇似小柴胡证，故以不呕清便自调证之。次节虽脉微、恶寒，止宜小建中加黄芪，以温分肉司开阖，原非温经之谓。后节面色反有热色，言表邪未尽，故宜各半，不可与面合赤色比类而观也。

《伤寒论识》：清圊通。《说文》云：厕，清也。《脉经》引《四时经》云：清溲痢通。注云：清者厕也。可以征焉。自可与自调同。《活人书》注云：清便自调，便是大便如常是也。

桂枝麻黄各半汤方

即桂枝汤三合，麻黄汤三合，并为六合，顿服之，将息如桂枝汤法。麻黄汤方见太阳病中

许宏《方议》曰：桂枝汤治表虚，麻黄汤治表实，二者均曰解表，有霄壤之异也。今此二方合而用之，乃解其表不虚不实者也。

柯韵伯曰：此因未经发汗而病日已久，故于二汤各取三合，并为六合，顿服而急汗之，犹水陆之师各有节制，两军相为表里，异道夹攻之义也。后人莫其分两合为一

方，大失仲景制方之意也。

徐灵胎曰：微邪已在肤中，欲自出不得，故身痒。以此汤取其小汗，足矣。阳明篇云：身痒如虫行皮中状者，此以久虚故也。此方乃治邪退后至轻之剂，犹勿药也。

《类聚方广义》：痘疮热气如灼，表郁而见点难，或见点稠密而风疹交出，或痘迟不胀，喘咳咽痛者，宜桂枝麻黄各半汤。

《方函口诀》：此方用于发风疹而痒痛者，宜之。

太阳病，初服桂枝汤，反烦不解者，先刺风府、风池，却与桂枝汤。

柯韵伯曰：此条治中风之变，桂枝汤煮取三升，初服者，先服一升也。却与者，尽其二升也。热郁于心胸者，谓之烦；发于皮肉者，谓之热。以外感之风邪重，内之阳气亦重，风邪本自项入，必刺风池、风府，疏通来路以出其邪，仍与桂枝汤以和荣卫。《内经》曰：表里刺之，服之饮汤，此法是矣。

徐灵胎曰：此非误治，因风邪凝结于太阳之要路，则药力不能流通，故刺之以解其结。盖风邪太甚，不仅在卫而在经，刺之以泄经气。

方中行曰：烦字从"火"从"页"。《说文》："页，头也。"然则烦者，热闷而头痛之谓也。邪欲出而与正分争，作汗之兆也。

按：中篇云：欲自解者必当先烦，乃有汗而解。何以知之，脉浮故也。是此节之烦，为太阳病欲解之烦，与前第四节传里之躁烦不同，当从脉浮或数急辨之。

《甲乙经》：风府一名舌本，在项上入发际一寸。大筋内宛宛中，疾言其肉立起，言休其肉立下。督脉阳维之会，禁不可灸，灸之令人喑。刺入四分，留三呼。风池在颞颥后发际陷者中，足少阳阳维之会，刺入三分，留三呼。

按：风池在足太阳经天柱穴之外，风府在天柱穴之内，所谓表里刺之是也。

《针灸资生经》：岐伯曰：巨阳者，诸阳之属也。其脉连于风府，故为诸阳主气也。然则风府者，固伤寒所自始也；北人皆以毛裹之，南人怯弱者，亦以帛护其项。

太阳病，服桂枝汤后，大汗出，脉洪大者，与白虎汤；若形似疟，一日再发者，宜桂枝二麻黄一汤。

刘昆湘曰：曰服桂枝汤，则知初病为太阳中风。得汤而大汗出，脉转洪大者，知其人胃阳素盛，津液外越，化燥而转属之明也。宜白虎汤以清肌热，胃气凉和，大汗自止，此为胃热蒸肌，阳明经证，不可妄施补敛。

柯韵伯曰：服桂枝汤后而恶寒发热如疟者，是本当用麻黄发汗，而用桂枝则汗出不彻故也。凡太阳发汗太过，则转属阳明，不及则转属少阳，此虽寒热往来而头项强痛未罢，是太阳之表尚在。夫疟因暑邪久留而内著于募原，故发作有时，日不再作，此因风邪泊于荣卫，动静无常，故一日再发，或三度发耳。邪气稽留于皮毛肌肉之间，固非桂枝汤之可解，已经汗过，又不宜麻黄汤之峻攻，故取桂枝汤三分之二，麻黄汤三分之一，合而服之，再解其肌，微开其表，审发汗于不发之中，此又用桂枝后，更用麻黄法也。后人合为一方者，是大背仲景比较二方之轻重，偶中出奇之妙理矣。

按：下篇云伤寒脉浮，发热无汗，其表不解，不可与白虎汤，则知此节前段之证，为发汗后表证已解也。以大汗出，脉洪大为里热甚炽，用白虎以救焚。不渴，故不加人参。

白虎汤方

知母六两　　石膏一斤（碎，绵裹）　甘草二两（炙）　　　粳米六合

上四味，以水一斗，煮米熟汤成，去滓。温服一升，日三服。

《和剂局方》：白虎汤治伤寒大汗出后，表证已解，心胸大烦，渴欲饮水。

《医方集解》：白虎汤通治阳明病，脉洪大而长，不恶寒，反恶热，头痛，自汗，口渴，舌胎，鼻干，不得卧。

桂枝二麻黄一汤方

即桂枝汤二升，麻黄汤一升，合为三升，每服一升，日三服。将息如桂枝汤法。

徐灵胎曰：此与桂枝麻黄各半汤意略同，但此因大汗出之后，故桂枝略重而麻黄略轻。

太阳病，服桂枝汤后，大汗出，大烦渴，脉洪大者，白虎加人参汤主之。

陈修园曰：太阳之气由肌腠而通于阳明，服桂枝汤当取微似有汗者佳；今逼取太过，则大汗出后，阳明之津液俱亡，胃络上通于心，故大烦；阳明之上，燥气主之，故大渴不解；阳气盛亢，诊其脉洪大无伦者，白虎加人参汤主之。白虎为西方金神，秋金得令，而炎气自除；加人参者，以大汗之后，必救其液，以滋其燥也。

白虎加人参汤方

即白虎汤加人参三两，煎服法同。

柯韵伯曰：外邪初解，结热在里，表里俱热，脉洪大，汗大出，大烦、大渴，欲饮水数升者，是阳明无形之热。此方乃清肃气分之剂也。石膏辛寒，辛能解肌热，寒能胜胃火，寒性沉降，辛能走外，两擅内外之能，故以为君。知母苦润，苦以泻火，润以滋燥，故以为臣，用甘草、粳米调和于中宫，且能土中泻火，作甘稼穑；寒剂得之缓其寒，苦药得之平其苦，使沉降之性皆得留连于味也。得二味为佐，庶大寒之品无伤损脾胃之虑也。煮汤入胃，输脾归肺，水精四布，大烦大渴可除矣。白虎为西方金神，取以名汤，秋金得令而炎暑自解矣。更加人参以补中益气而生津，协和甘草粳米之补，承制石膏知母之寒，泻火而土不伤，乃操万全之术者。陶氏以立夏后立秋前，天时不热为拘，误人最甚。乌知方因证立，非为时用药也。

吕梿村曰：经文于白虎汤证，并无一言及渴，而加人参方中，或曰口燥渴，或曰大烦渴，或因渴欲饮水数升，此多得之汗吐下后，内热未除，胃液垂涸，故加人参于

白虎汤中。是移清金涤热之功，转而为益胃滋干之用，庶几泻子实而补母虚，两收其利。

《兰室秘藏》：膈消者，舌上赤裂，大渴引饮。《逆调论》云：心移热于肺，传为膈消者也。白虎加人参汤主之。

太阳病，发热恶寒，热多寒少，若脉微弱者，此无阳也，不可发汗；宜桂枝二越婢一汤。

按：湘古本作：太阳病，发热恶寒，热多寒少，宜桂枝二越婢一汤。若脉微弱者，此无阳也，不可发汗，宜当归四逆汤。可从。

刘昆湘曰：此示太阳外证有气强化热与血虚生燥之异，因对举而论辨之。如病在太阳，发热恶寒，热多寒少，外证无汗，脉浮而大，此阳邪偏盛于表，宜桂枝二越婢一汤，双解荣卫而清肌热。热多者，风重于寒，故治用复方而法有轻重。假令发热恶寒，无汗，热多寒少，脉象反见微弱，盖由素秉血虚，复加外风之感，血虚化燥故热多，气不布津故无汗。荣弱卫微，故不可发汗，更虚其表。无阳较亡阳之义为轻，亦阳气衰微之意，故用当归四逆汤益气生津，养荣通脉。方中用人参、附子二味，散寒无发阳之虑，温肾免伤阴之弊。其在厥阴篇，主治脉细欲绝者，以脉细为阴气之衰，欲绝为阳气之脱。虽真气内微而客寒未解，是以补虚之中，仍佐祛邪之品，制方之妙义可深思。

徐灵胎曰：此无阳与亡阳不同，并与他处之阳虚亦别。盖其人本非壮盛而邪气亦轻，故身有寒热而脉微弱。若发其汗，必至有叉手冒心，脐下悸等证。

桂枝二越婢一汤方

桂枝（去皮）　芍药　麻黄　甘草（炙）各十八铢　大枣四枚（擘）　生姜一两二铢（切）　石膏二十四铢（碎，绵裹）

上七味，以水六升，先煮麻黄，去上沫，内诸药，煮取三升，去滓。温服一升，日三服。

林亿曰：今以算法约之，桂枝汤取四分之一，越婢汤取八分之一，合方。

刘昆湘曰：越婢，古汤名也；或古有越婢得疾以此治愈，因以名之。犹草之有寄奴也。

按：太阳病，发热恶寒，热多寒少，故用越婢汤，清热以散寒；以其脉浮大，浮为风，大为虚，故倍桂枝汤，除风而补虚。二方合用，面面周到。

太阳病，服桂枝汤，或下之，仍头项强痛，翕翕发热，无汗，心下满，微痛，小便不利者，桂枝去桂加茯苓白术汤主之。

成无己曰：头项强痛，翕翕发热，虽经汗下，为邪气仍在表也。心下满，微痛，小便利者，则欲成结胸，今外证未罢，无汗，小便不利，心下满，微痛，为停饮也。

与桂枝汤以解外，加茯苓、白术利小便，行留饮也。

柯韵伯曰：汗出不彻而遽下之，心下之水气凝结，故反无汗而外不解，心下满而微痛也。然病根在心下，而病机在膀胱，若小便利，病为在表，仍当发汗，若小便不利，病为在里，是太阳之府病，而非桂枝证未罢也，故去桂枝，而君以苓术，则姜芍即散邪行水之法，佐甘枣效培土制水之功，此水结中焦，只可利而不可散，所以与小青龙五苓散不同法。但得膀胱水去，而太阳表里证悉除，所谓治病必求其本也。《经》曰：血之与汗，异名而同类。又曰：膀胱津液气化而后能出。此汗由血化，小便由气化也。桂枝为血分药，但能发汗，不能利水。观五苓散方末云：多服暖水出汗愈。此云小便利则愈。比类二方，可明桂枝去桂之理矣。今人不审，概用五苓以利水，岂不悖哉。

《内台方议》：问：心下满微痛，乃是欲成结胸，何缘作停饮治之？答曰：诸证皆似结胸，但小便不利一证，乃停饮也。故此条仲景只作停饮治之。

顾尚之曰：误下而水气凝结，先治其里，俟里和而后治其表，非以一方统治之也，注家并未解此。

按：此节遥申前第十七节。桂枝本为解肌，若其人脉浮紧，发热，汗不出者，不可与而与之，并误下后变病之治法；盖伤寒为实邪，反与桂枝汤解肌，则皮毛闭塞，邪无出路，故本证仍在。下之则一误再误，寒邪乘里气之虚而内陷，结于膈间而成停饮，为结胸之渐。下篇云，病发于阳而反下之，热入因作结胸。结胸者，项亦强如柔痉状，下之则和。故此用苓术以下其水饮，用桂枝汤者，以表证仍在也；去桂枝者，以桂枝长于解肌，而不长于利水，且其证无汗，是急在泄饮而缓于解外，故去桂枝则药力专于内利小便也。小便利，则停饮去，自无结胸及下利之变矣。

桂枝去桂加茯苓白术汤方

芍药三两　甘草二两（炙）　生姜三两（切）　大枣十二枚（擘）　茯苓三两　白术三两

上六味，以水八升，煮取三升，去滓，温服一升，日三服。

徐灵胎曰：头痛发热，桂枝证仍在也。以其无汗，则不宜更用桂枝；心下满，则用白术；小便不利，则用茯苓。此证乃亡津液而有停饮者也。此方专于利小便也。

唐容川曰：此与五苓散互看自明。五苓散是太阳之气不外达，故用桂枝以宣太阳之气，气外达则水自下行而小便利矣。此方是太阳之水不下行，故去桂枝，重加苓术，以行太阳之水，水下行则气自外达，而头痛发热等证自然解散，无汗者，必微汗而愈矣。然则五苓散重在桂枝以发汗，发汗即所以利水也。此方重在苓术以利水，利水即所以发汗也。实知水能化气，气能行水之故，所以左宜右有。

伤寒脉浮，自汗出，小便数，心烦，微恶寒，脚挛急，反与桂枝汤欲攻其表，此

误也。得之便厥，咽中干，烦躁吐逆者，作甘草干姜汤与之，以复其阳；若厥愈足温者，更作芍药甘草汤与之，其脚即伸；若胃气不和，谵语者，少与调胃承气汤；若重发汗，复加烧针者，四逆汤主之。

数音朔。挛音恋。厥，居月切，重平声。

周禹载曰：此为真阳素虚之人，荣卫俱伤，治风遗寒，因而致变者，立法也。

张令韶曰：此言病太阳之表，而得少阴里虚之证，不可发汗也。伤寒脉浮者，浮为在表也。自汗出者，太阳之表气虚也。肾主二便，小便数者，频出而不禁，谓少阴之水虚于下也。心烦者，谓少阴之火虚于上也。微恶寒者，病太阳之本，少阴之标也。少阴之脉，斜走足心，上股内后廉，肾气微少，精血无以荣筋，故脚挛急也。此病得太阳而见少阴之里证，反与桂枝汤欲攻太阳之表，此误也。得之则太少表里阴阳之气不相顺接，便为厥。咽中干者，少阴之水不能上滋也。烦躁者，感少阴水火之气也。吐逆者，少阴之阴寒甚也。太少为水火之主，而中土为之交通，故用温中土之干姜、甘草，以复其阳；若厥愈足温者，更与芍药、甘草以复其阴，故其脚即伸。少阴上火而下水，又胃络上通于心，若君火亢极以致胃气不和，神昏气乱而谵语者，少与调胃承气汤，上承热气于下。若重发其汗，复加烧针者，阳虚已极，四逆汤主之。

赵嗣真曰：或谵语者，由自汗小便数，胃家先自津液干少，又服干姜性燥之药，以致阳明内结，谵语；然非邪实大满，故但用调胃承气以调之，仍少与之也。

成无己曰：重发汗为亡阳，加烧针则损阴。《内经》曰：荣气微者，加烧针则血不流行。重发汗，复烧针，是阴阳之气大虚，四逆汤以复阴阳之气。

王肯堂曰：伤寒脉浮，自汗出，小便数，心烦，微恶寒，脚挛急，此邪中膀胱经虚寒也。宜桂枝加附子汤则愈。

按：此节为太阳与少阴合病，表虚里寒之桂枝加附子汤证。脉浮，自汗出，是太阳桂枝证。小便数，心烦，微恶寒，脚挛急，皆是少阴附子证。专用桂枝汤，则攻其表而遗其里，故太阳证虽罢而少阴证转增也。

甘草干姜汤方

甘草四两（炙）　干姜二两（炮）

上二味，以水三升，煮取一升五合，去滓，分温再服。

吴遵程曰：甘草干姜汤，即四逆汤去附子也。辛甘合用，专复脾中之阳气。其夹实夹阴，面赤足冷，发热喘咳，腹痛便滑，外内合邪，难于发散；或寒药伤胃，合用理中不便参术者，并宜服之，真胃虚挟寒之圣剂也。

陈古愚曰：误服桂枝汤而厥，其为热厥无疑。此方以甘草为主，取大甘以化姜桂之辛热；干姜为佐，妙在炮黑变辛为苦，合甘草又能守中以复阳也。论中干姜俱生用，而惟此一方用炮。仲景又以此汤治肺痿，更为神妙。后贤取治吐血，盖学古而大有所得也。

《外台秘要》：《备急》疗吐逆水米不下，干姜甘草汤。（即本方）

《直指方》：甘草干姜汤治男女诸处出血，胃寒不能引气归元，无以收约其血。（即本方）

《朱氏集验方》：二神汤治吐血极妙。（即本方）

《传信适用方》治头目旋晕、吐逆、胃寒生痰。（即本方）

芍药甘草汤方

芍药四两　甘草四两（炙）

上二味，以水三升，煮取一升五合，去滓，分温再服。

陈古愚曰：芍药味苦，甘草味甘，苦甘合用，有人参之气味，所以大补阴血。血得补则筋有所养而舒，安有拘挛之患哉。凡病人素溏与中虚者，忌服。

张寿甫曰：方中芍药与甘草同用，取其苦味与甘草相合，有甘苦化阴之妙，故能滋阴分，此取其化出之性，以为用也。

《魏氏家藏方》：六半汤治热湿脚气，不能行步。即芍药甘草汤入无灰酒少许，再煎服。

《朱氏集验方》：去杖汤治脚弱无力，行步艰难。（即本方）

《传信适用方》：中岳汤治湿气，腿脚赤肿疼痛，及胸膈痞满，气不升降，遍身疼痛，并治脚气。（即本方）

《圣济总录》：木舌肿满，塞口杀人，红芍药甘草煎水热漱。

《玉机微义》：芍药甘草汤治小肠咳而失气，气与咳俱失。

调胃承气汤方

甘草二两（炙）　芒硝半斤　大黄四两（酒洗）

上三味，以水三升，煮二物，取一升，去滓，内芒硝，更上微火一两沸，顿服之。
芒硝宋本作半升，方氏及全书同此作半斤，以煎法征之，作半升为是

成无己曰：《内经》曰：热淫于内，治以咸寒，佐以苦甘。芒硝咸寒以除热，大黄苦寒以荡实，甘草甘平，助二物推陈而缓中。

王海藏曰：实热尚在胃中，用调胃承气，以甘草缓其下行而祛胃热也。仲景调胃承气汤证八方中，并无干燥；不过曰胃气不和，曰胃实，曰腹满，则知此汤专主表邪悉罢，初入腑而欲结之证也。故仲景以调胃承气收入太阳阳明，而大黄注曰酒浸，是太阳阳明去表未远，其病在上，不当攻下，故宜缓剂以调和之。

徐灵胎曰：芒硝善解结热之邪，大承气用之解已结之热邪，此方用之以解将结之热邪，其能调胃则全赖甘草也。

《内经拾遗方论》：《平人气象论》曰：已食如饥者曰胃疸。以其胃热消谷，面色痿

黄，故曰疸，黄病也，调胃承气汤。

《试效方》：调胃承气汤，治消中渴而饮食多。

《卫生宝鉴》：调胃承气汤治胃中实热而不满。

《医垒元戎》：涤毒散治时气疙瘩、五发疮疡、喉闭、雷头。于本方加当归。

《经验良方》：调胃承气汤治热留胃中，发斑；及服热药过多，亦发斑。此药主之。

《济阳纲目》：调胃承气汤治腹中常觉有热，而暴痛暴止者，此谓积热。

《口齿类要》：调胃承气汤治中热，大便不通，咽喉肿痛，或口舌生疮。

《类聚方广义》：牙齿疼痛，齿龈肿痛，龋齿枯折，口臭等，其人平日多大便秘闭而冲逆，宜调胃承气汤。

四逆汤方

人参二两　甘草二两（炙）　　干姜一两半　　附子一枚（生用去皮，破八片）

上四味，以水三升，煮取一升二合，去滓。分温再服。强人可大附子一枚，干姜三两。

刘昆湘曰：四逆汤通行本缺人参。观于茯苓四逆汤，但云加茯苓，不云加参；知本方固当有人参，非人参合姜附，不足以救阴阳之两亡也。

成无己曰：《内经》曰：寒淫于内，治以甘热。又曰：寒淫所胜，平以辛热。甘草姜附相合，为甘温大热之剂，乃可发散阴阳之气。

庞安常曰：凡厥通用四逆汤，谓其脉浮迟，或微，或细，或沉，皆属里有寒也。

喻嘉言曰：四逆汤治三阴经证，四肢厥冷，虚寒下利，急温其里之总方。

张路玉曰：此汤通治三阴脉沉、恶寒、手足逆冷之证，故取附子之生者，上行头项，外彻肌表，以温经散寒。干姜亦用生者，以内温脏腑。甘草独用炙者，以外温荣卫，内补中焦也。

钱天来曰：四逆汤者，所以治四肢厥逆而名之也。以甘草为君者，以甘和而性缓，可缓阴气之上逆。干姜温中，可以救胃阳而温脾土；即所谓四肢皆禀气于胃而不得至经，必因于脾乃得禀焉，此所以脾主四肢也。附子辛热，直走下焦，大补命门之真阳，故能治下焦逆上之寒邪，助清阳之升发而腾达于四肢，则阳回气暖，而四肢无厥逆之患矣。

《三因方》：四逆汤治少阴伤寒，自利不渴，呕哕不止；或吐利俱发，小便或涩或利，或汗出过多，脉微欲绝，腹痛胀满，手足逆冷，及一切虚寒厥冷。凡病伤寒有此证，皆由阳气虚，里有寒；虽更觉头痛体疼，发热恶寒，四肢拘急，表里悉具者，不可攻表，宜先服此药，以助阳救里。又治寒厥，或表热里寒，下利清谷，食入即吐；或干呕，或大汗、大吐、大下之后，四肢冰冷，五脏拘急，举体疼痛，不渴，脉沉伏者。

《增补内经拾遗方论》:《灵枢·癫狂》曰:厥逆为病也,足暴清,胸若将裂,肠若以刀切之,烦而不能食,脉大小皆涩。夫厥者尽也,尽两足而皆冷也。逆,不顺也。四肢本温,此其顺也,今反冷,故曰逆也。足暴然冷,胸前痛若裂,肠中痛若刀切,皆寒气侵然,其人烦闷而不能进饮食,其脉毋论人之大小皆涩。涩,阴脉也。四逆汤主之。

问曰:太阳病,其证备,按桂枝法治之而增剧,厥逆,咽中干,烦躁,吐逆,谵语,其故何也?师曰:此阳旦证,不可攻也。寸口脉浮,浮为风,亦为虚,风则生热,虚则挛急;误攻其表,则汗出亡阳,汗多则液枯,液枯则筋挛,阳明内结,则烦躁谵语。用甘草干姜以复其阳,芍药甘草以救液,调胃承气以止其谵语,此坏病之治,必随脉证也。

按:此节设为问答,以申明上节之义。太阳病,其证备,谓太阳与少阴表里同病也。按桂枝法治之,表证虽罢而里证增剧,加以厥逆,咽中干,烦躁,吐逆,谵语,其故何也?师曰:此阳旦证,治当解表兼温里,不可专攻表也。寸口脉浮为表,中风,亦为里阳虚,风则生热,故症见自汗出,心烦。虚则阳衰,故症见小便数,微恶寒,脚挛急。今误攻其表,则汗出亡阳。汗多则津竭液枯,液枯则筋失所养而急挛。阳明之内胃腑热结,则烦躁谵语。诸证寒热错杂,阴阳两亏,当权其缓急先后,以复阳为急,救液次之,滋阴为后。故用甘草干姜以复其阳,俟厥愈足温,更作芍药甘草以救液,则其脚即伸。然后以调胃承气清胃结热止其谵语。由是诸证以次渐愈,此坏病之治,必随脉证以救之也。

程郊倩曰:此证之阳明内结,得之自汗出,小便数,上部之津液外越,而下部之阴分更无阳以化气也。故阳回而结未破,不妨少从胃实例,一去其燥。一证中亡阳、阳结互具,故以厥逆,咽中干,烦躁,吐逆,谵语,阳明内结并举,而治法之层次,因出其中。

阳旦病,发热不潮,汗出,咽干,昏睡不安,夜半反静者,宜地黄半夏牡蛎酸枣仁汤主之;若口渴,烦躁,小便赤,谵语者,竹叶石膏黄芩泽泻半夏甘草汤主之。

刘昆湘曰:此正示阳旦之证治也。阳旦之证虽发热有汗,而不似阳明外证潮热之甚,故曰发热不潮。潮者,湿之意,形容发热有汗,时时不干。潮热,即蒸蒸发热之谓。汗出,咽干者,阴虚而荣气外泄,令胃津不能上布。昏睡不安者,血虚生燥,心气浮越之候。夜半反静者,昼则卫气行阳,夜则卫气行阴,夜半而阴生阳潜,病气得天时之助,和其偏胜故也。治宜地黄半夏牡蛎酸枣仁汤主之。地黄滋水以养肝,半夏通液而降胃,枣仁、牡蛎敛精气以安神魂,除虚烦而定惊悸。若加口渴,烦躁,小便赤,谵语者,此胆胃俱热,气血之两燔也,治宜竹叶石膏黄芩泽泻半夏甘草汤主之。竹叶、石膏双清肺胃以解肌热,黄芩泻肝阳之上犯,泽泻导心火以下行,半夏降胃逆,甘草和中府。病因由血热并气，故清气即所以清荣也。

地黄半夏牡蛎酸枣仁汤方

地黄六两　半夏半升　牡蛎二两　酸枣仁三两

上四味，以水四升，煮取二升，去滓。分温再服。

竹叶石膏黄芩泽泻半夏甘草汤方

竹叶两把　石膏半斤（碎，绵裹）　黄芩三两　泽泻二两　半夏半升　甘草二两

上六味，以水五升，煮取三升，去滓。温服一升，日三服。

按：此节阳旦病，其证候与前节不符。《金匮要略》妇人病篇云：产后风续之，数十日不解，头微痛，恶寒，时时有热，心下闷，干呕，汗出。虽久，阳旦证续在耳，可与阳旦汤。原注即桂枝汤。《脉经》九引此云方在伤寒中，桂枝是也。《千金方》卷九，阳旦汤治伤寒中风，脉浮，发热往来，汗出，恶风，头项强，鼻鸣，干呕，桂枝汤主之，即桂枝汤五味，以泉水一斗，煮取四升，分服一升，日三。如汗者，去桂枝，加附子一枚。庞氏、成氏皆谓阳旦即桂枝汤之别名，皆与此节不同，俟夫知者辨焉。

卷七

辨太阳病脉证并治中

太阳病，项背强几几，无汗恶寒者，葛根汤主之。

张令韶曰：此病太阳之表，而涉于经输也。项背强几几者，邪入于输而经气不舒，欲伸而不能伸也。邪在于表，表气实，故无汗。邪入于经，经气虚，故恶风。葛根汤主之，葛根宣通经输以治内，麻黄开发毛窍以达外，桂枝和解肌腠以调中。内而经输，外而毛窍，中而肌腠，无所留滞，病自愈矣。

顾尚之曰：此亦痉证之轻者。上汗出恶风用桂枝汤加葛根，此以无汗而更加麻黄，仍不外表实、表虚两治法也。

葛根汤方

葛根四两　麻黄三两（去节）桂枝三两（去皮）芍药二两　甘草二两（炙）生姜三两（切）大枣十二枚（擘）

上七味，以水一斗，先煮麻黄、葛根减二升，去上沫，内诸药煮取三升，去滓。温服一升，覆取微似汗。余如桂枝汤法将息及禁忌。诸汤皆仿此。

柯韵伯曰：此开表逐邪之轻剂也。几几更甚于项强，而无汗不失为表实。脉浮不紧数，是中于鼓动之阳风，故以桂枝汤为主，而加麻黄以攻其表实也。葛根味甘气凉，能起阴气而生津液，滋筋脉而舒其牵引，故以为君；麻黄、生姜能开玄府腠理之闭塞，祛风而去汗，故以为臣；寒热俱轻，故少佐桂芍同甘枣以和里。此于麻桂二汤之间，冲其轻重，而为调和表里之剂也。葛根与桂枝同为解肌和里之剂，故有汗无汗，下利不下利，皆可用，与麻黄专于治表者不同。葛根为阳明经药，能佐麻黄而发表，佐桂枝以解肌。不须啜粥者，开其腠理而汗自出，凉其肌肉而汗自止。是凉散以驱风，不必温中以逐邪矣。

《类聚方广义》：葛根汤治麻疹初起，恶寒发热，头项强痛，无汗，脉浮数，或干呕下利者。又疫痢初起，发热恶寒，脉数者，当先用本方汤复发汗。若呕者，以加半夏汤取汗。

太阳与阳明合病者，必自下利，葛根汤主之。若不下利，但呕者，葛根加半夏汤主之。

庞安常曰：二阳合病，脉必浮大而长，外证必头痛、腰疼、肌热、目疼、鼻干也。浮大者，太阳受病也。长者，阳明也。头腰，太阳也。肌、目、鼻，阳明也。凡阳明证俱宜下，唯中寒恶寒为病在经，与太阳合病属表，可发其汗。

成无己曰：伤寒有合病，有并病。本太阳病不解，并于阳明者，谓之并病。二经俱受邪，相合病者，谓之合病。合病者，邪气甚也。太阳阳明合病，与太阳少阳合病，阳明少阳合病，皆言必自下利者，以邪气并于阴则阴实而阳虚，邪气并于阳则阳实而阴虚，寒邪气甚客于二阳，二阳方外实而不主里，则里气虚故必下利。与葛根汤，以散经中甚邪，邪气外甚阳不主里，里气不和，气下而不上者，但下利而不呕。里气上逆而不下者，但呕而不下利。与葛根汤以散其邪，加半夏以下逆气。

陆九芝曰：两阳合病、三阳合病之自下利，则皆协热利也。

徐灵胎曰：因下利而知太阳阳明合病，今既不下利，则合病从何而知，必须从两经本证一一对勘。即不下利，而亦可定为合病矣。

《明理论》：太阳与阳明合病，必自下利，葛根汤主之；太阳与少阳合病，必自下利，黄芩汤主之；阳明与少阳合病，必自下利，大承气汤主之。三者皆合病下利，一者发表，一者攻里，一者和解，所以不同也。下利家，何以明其寒热邪，且自利不渴属太阴，以其脏有寒故也；下利欲饮水者，以有热也。故大便溏，小便自利者，此为有热；白利，小便色白者，少阴病形悉具，此为有寒；恶寒，脉微，自利清谷，此为有寒；发热，后重，泄色黄赤，此为有热。皆可理其寒热也。

《方舆輗》曰：痢疾初起，脉浮而有表证者，宜发汗。当以此条及太阴病脉浮者，当发汗，宜桂枝汤二条为治利之准则。

《伤寒论识》：此与后世用仓廪散等以治疫利，正同其辙也。

葛根加半夏汤方

即葛根汤加半夏半升（洗），煎服法同。

太阳病桂枝证，医反下之，利遂不止，脉促者，热未解也。喘而汗出者，葛根黄连黄芩甘草汤主之。

成无己曰：经曰不宜下而便攻之，内虚热入，协热遂利。桂枝证者邪在表也，而反下之虚其肠胃，为热所乘遂利不止。邪在表则见阳脉，邪在里则见阴脉。下利脉微迟，邪在里也。促为阳盛，虽下利而脉促，知表未解也。病有汗出而喘者，为自汗出而喘也，即里热气逆所致。与葛根黄芩黄连汤，散表邪，除里热。

顾尚之曰：热邪内陷而表不解，则表里俱热矣。热壅于膈则喘，热越于外则汗。

舒驰远曰：必恶热，不恶寒，心烦口渴，则芩连方可用。

葛根黄连黄芩甘草汤方

葛根半斤　黄连三两　黄芩三两　甘草二两（炙）

上四味，以水八升，先煮葛根减二升，去上沫，内诸药煮取二升，去滓，分温再服。

许宏方议曰：此方亦能治阳明大热下利者，又能治嗜酒之人热喘者，取用不穷也。

徐灵胎曰：因表未解，故用葛根；因喘、汗而利，故用芩、连之苦以泄之、坚之。芩、连、甘草为治痢之主药。

陈古愚曰：方主葛根，从里以达于表，从下以腾于上；辅以芩、连之苦，苦以坚之，坚毛窍而止汗，坚肠胃以止泻；辅以甘草之甘，妙得苦甘相合，与人参同味同功，所以能补中土而调脉道，真神方也。

《方函口诀》：此方用于小儿疫痢，屡有效。

太阳病，头痛发热，身疼腰痛，骨节疼痛，恶风，无汗而喘者，麻黄汤主之。

成无己曰：此太阳伤寒也。寒则伤荣，头痛、身疼、腰痛，以致牵连骨节疼痛者，太阳经荣血不利也。《内经》曰：风寒客于人，使人毫毛毕直，皮肤闭而为热者，寒在表也。风并于卫，卫实而荣虚者，自汗出而恶风寒也。寒并于荣，荣实而卫虚者，无汗而恶风也。以荣强卫弱，故气逆而喘，与麻黄汤以发其汗。

柯韵伯曰：太阳主一身之表，风寒外袭，阳气不伸，故一身尽疼。太阳脉抵腰中，故腰痛。太阳主筋所生病，诸筋者皆属于节，故骨节疼痛。从风寒得，故恶风。风寒客于人则皮毛闭，故无汗。太阳为诸阳主气，阳气郁于内，故喘。太阳主开，立麻黄汤以开之，诸证悉除也。

《总病论》：华佗治法云：伤寒病，起自风寒，起于腠理，与精气分争，荣卫痞鬲，周身不通。病一日至二日，气在孔窍、皮肤之间，故病者头痛恶寒，身热，腰背强重，此邪在表，随证发汗则愈。

麻黄汤方

麻黄三两（去节）　桂枝二两（去皮）　甘草一两（炙）　杏仁七十个（去皮尖）

上四味，以水九升，先煮麻黄减二升，去上沫，内诸药，煮取二升半，去滓，温服八合。覆取微似汗，不须啜粥，余如桂枝汤法将息。

徐灵胎曰：麻黄须多煮，取其力专，不仅为去上沫，止煮一二沸矣。

李时珍曰：仲景治伤寒无汗用麻黄，有汗用桂枝，未有究其精微者。津液为汗，汗即血也，在荣则为血，在卫为汗。夫寒伤荣，荣血内涩不能外通于卫，卫气闭固，津液不行，故无汗，发热而憎恶。夫风伤卫，卫气受邪，不能内护于荣，荣气虚弱，津液不固，故有汗发热而恶风。然风寒之邪皆由皮毛而入，皮毛者，肺之合也，肺主卫气，包络一身，天之象也。证虽属乎太阳，而肺实受邪气，其证时兼面赤怫郁，咳嗽痰喘，胸满诸证者，非肺病乎。盖皮毛外闭，则邪热内攻，而肺气膹郁。故用麻黄、甘草同桂枝引出荣分之邪，达之肌表；佐以杏仁泄肺而利气。是则麻黄汤虽太阳发汗重剂，实为发散肺经火郁之药也。

柯韵伯曰：此方治风寒在表，头痛项强，发热，身疼腰痛，骨节烦痛，恶风，恶寒，无汗，胸满而喘，其脉浮紧，浮数者。此为开表逐邪，发汗之峻剂也。古人用药，取法象之义。麻黄中空外直，宛如毛窍骨节，故能去骨节之风寒从毛窍而出，为卫分发散风寒之品；桂枝之条纵横，宛如经脉系络，能入心化液，通经络而出汗，为荣分散解风寒之品；杏仁为心果，温能助心散寒，苦能清肺下气，为上焦逐邪定喘之品；甘草甘平，外拒风寒，内和气血，为中宫安内攘外之品。此汤入胃，行气于玄府，输精于皮毛，斯毛脉合精而溱溱汗出，在表之邪尽去而不留，痛止喘平，寒热顿解。不须啜粥，而借汗于谷也。不用姜枣者，以生姜之性横散解肌，碍麻黄之上升；大枣之性滞泥于膈，碍杏仁之速降。此欲急于直达，稍缓则不迅，横散则不峻也。若脉浮弱，自汗出者，或尺脉微迟者，是桂枝汤所主，非此方所宜也。予治冷风哮与风寒湿三气成痹等证，用此辄效，非伤寒一证可拘也。

徐灵胎曰：此痛处比桂枝证尤多而重，因荣卫俱伤故也。恶风无汗而喘者，乃肺气不舒之故。麻黄治无汗，杏仁治喘，桂枝、甘草治太阳诸证。无一味不紧切，所以谓之经方。

《舒氏女科要诀》：曾治一产妇，发动六日，儿已出胎，头已向下而产、不产。医用催产诸方，俱无效。延予视之，其身壮热无汗，头项腰背疼痛，此太阳寒伤荣也。法主麻黄汤，作一大剂投之，令温覆少顷，得汗热退身安，乃索食，食讫豁然而生。此治其病而产自顺，上乘法也。

《肘后方》：治卒乏气，气不复报，肩息方。（即本方）

《小儿药证直诀》：麻黄汤治伤风发热，咳嗽喘急无汗者，宜服之。（即本方，分两量儿大小加减）

《玉机微义》：麻黄汤治肺脏发咳，咳而喘息有声，甚则唾血。

《眼科锦囊》：麻黄汤治为风热所侵，而眼目赤肿，生障翳。

《类聚方广义》：初生儿有时时发热，鼻塞不通，不能哺乳者，用此方即愈。又治痘疮现点时，身热如灼，表郁难发，及大热烦躁而喘，不起胀者。

太阳与阳明合病，喘而胸满者，不可下也，宜麻黄汤。

王朴庄曰：合病之外证，如《内经·热论》所指太阳则头项痛，腰脊强，阳明则目疼，鼻干不得眠，合成一病也。太阳不开则喘，阳明不降则胸满。邪不在胃不可下也。太阳病一开，阳明病之气亦从而俱开矣。

汪苓友曰：喘而胸满，则肺气必实而胀。所以李东璧云：麻黄汤虽太阳发汗重剂，实为发散肺经火郁之药。彼盖以喘而胸满为肺有火邪实热之证，方中有麻黄、杏仁专泄肺利气，肺气泄利，则喘逆自平，又何有于阳明之胸满耶。

《本事方》：有人病伤寒，脉浮而长，喘而胸满，身热头痛，腰脊强，鼻干不得卧。予曰：太阳阳明合病，治以麻黄汤解。

太阳病，十日已去，脉浮细而嗜卧者，外已解也。设胸满胁痛，与小柴胡汤；脉但浮者，与麻黄汤。

程郊倩曰：太阳病十日已去，脉浮细而嗜卧者，较之少阴为病之嗜卧，脉浮则别之；较之阳明中风之嗜卧，脉细又别之。脉静神恬，解证无疑矣。但解则均解，必无外证之未罢。设于解后尚见胸满胁痛一证，则浮细自是少阳本脉，嗜卧为胆热入而神昏，宜与小柴胡汤。脉但浮者，与麻黄汤。彼已见麻黄汤脉，自应有麻黄汤证符合之，纵嗜卧依然，必不胸满胁痛可知。

《伤寒论识》：阳明篇云：外不解，病过十日脉续浮者，与小柴胡汤。脉但浮，无余证者，与麻黄汤。与此只同，乃柴胡汤、麻黄汤之例也。

按：此节遥申上篇第四节传属之义，详辨其脉证以出其治方也。脉浮细而嗜卧者。表邪衰而正气亦虚也。

小柴胡汤方见后

太阳伤寒，脉浮，发热，恶寒，身疼痛，不汗出而烦躁者，大青龙汤主之。若脉微弱，汗出恶风者，不可服之，服之则厥逆，筋惕肉瞤，此为逆也。

瞤，音舜。

沈尧封曰：此外伤风寒，而内伏暍热也。

黄坤载曰：脉浮紧，身痛发热，恶寒无汗，脉证悉同伤寒，此卫阳素旺，气郁而血不泄也。卫气遏闭，荣郁热甚，故见烦躁。异日之白虎、承气诸证，皆以经热之内传者也，早以大青龙发之，则内热不生矣。

尤在泾曰：表实之人不易得邪，设得之则不能泄卫气而反以实阳气，阳气既实，表不得通，闭热于经，则脉紧身痛，不汗出而烦躁也。是当以麻黄、桂、姜之属以发汗而泄表实，加石膏以除里热而止烦躁。若脉微弱，汗出恶风，则表虚不实，设与大青龙汤发越阳气，必致厥逆，筋惕肉瞤，甚则多汗而阳亡矣。故曰：此为逆。逆者，虚以实治，于理不顾，所以谓之逆也。

朱肱曰：《类纂》云：凡发汗过多，筋惕肉瞤，振摇动人，或虚羸之人微汗出，便有此证，俱宜服真武汤以救之。

陶节庵曰：伤寒烦躁有阴阳虚实之别，心热则烦，阳实阴虚；肾热则躁，阴实阳虚。烦乃热轻，躁乃热重也。所谓烦躁者，先发烦而渐至躁。所谓躁烦者，先发躁而后发烦也。

《明理论》:《内经》曰：阳气者，精则养神，柔则养筋。发汗过多，津液枯少，阳气大虚，筋肉失所养，故惕惕然而跳，瞤瞤然而动也。

大青龙汤方

麻黄六两（去节） 桂枝二两（去皮） 甘草二两（炙） 杏仁四十枚（去皮尖） 生姜三两（切） 大枣十二枚（擘） 石膏如鸡子黄大（碎）

上七味，以水九升，先煮麻黄减二升，去上沫，内诸药，煮取三升，去滓，温服一升。取微似汗。汗多者，温粉粉之。一服汗出，停后服。若复服，汗多亡阳，遂虚，恶风，烦躁不得眠也。

《肘后方》：姚大夫辟温病粉身方：芎䓖、白芷、藁本三物等分，下筛内粉中。以涂粉于身，大良。

《孝慈备览》：扑身止汗法：麸皮、糯米粉二合，牡蛎、龙骨二两，共为极细末。以陈绢包裹，周身扑之，其汗自止。

吴绶曰：大青龙汤，仲景治伤寒，发热恶寒，烦躁者用之。夫伤寒，邪气在表，不得汗出，其人烦躁不安。身心无如之奈何，如脉浮紧。或浮数者，急用此汤发汗则愈。乃仲景之妙法也。譬若亢热已极，一雨而凉，其理可见也。若不晓此理，见其躁热。投以寒凉之药。其害可胜言哉。

王文禄曰：大青龙，麻黄汤之变。治风寒外壅而闭热于经者，故加石膏于发汗药中，尤为峻剂。

舒驰远曰：此汤麻、桂合用，是使桂因麻而入荣，麻亦借桂而走卫，正合行其力，而非合施其用；甘草、杏仁缓阳热而利膈气；生姜、大枣调荣卫而生津液；尤妙在石膏之辛甘大寒，解热生津，除烦躁而救里，达肌表而助汗，安内攘外胥赖之矣。

王晋三曰：麻黄、桂枝、越婢，互复成方。辛热之剂复以石膏变成辛凉，正如龙为阳体而变其用为阴雨也。方义专主泄卫，故不用芍药。欲其直达下焦，故倍加铢两。从卫分根本上泄邪，庶表里郁热之气顷刻致和。《内经》治远用奇方大制，故称大青龙。

汪苓友曰：或问病人同是服此汤，而汗多亡阳，一则厥逆筋惕肉瞤，一则恶风烦躁不得眠，二者之寒热迥然不同何也？余答曰：一则病人脉微弱，汗出恶风，是阳气本虚也，故服之则厥逆而虚冷之证生焉；一则病人脉浮紧，发热汗不出而烦躁，是邪热本甚也，故服之则正气虽虚而邪热未除。且也厥逆之逆为重，以其人本不当服而误服之也；烦躁不得眠为轻，以其人本当服而过服之也。

《济阳纲目》：大青龙加黄芩汤治寒疫，头痛身热，无汗恶风，烦躁者，此方主之。（即本方加黄芩）

太阳中风，脉浮缓，身不疼，但重，乍有轻时，无少阴证者，大青龙汤发之。

刘昆湘曰：此示素秉阳盛多湿之体，中风而兼内热之证治也。大青龙之异于麻黄汤者，在加入石膏以清里热，其所主治即以不汗出而烦躁为证谛。所以与少阴证有疑似虚实之辨者，亦因烦躁故也。本条当具上条无汗烦躁之证，经文不重出者，以既有无少阴一语则义可隅反。中风之证，脉象浮缓，法当腠理开泄，发热自汗。今中风而身无汗者，乃证兼湿邪，风为湿滞，致皮毛闭塞，故反令无汗。身不疼者，以湿滞则风性弛缓，气血无郁冲之争，无争故身不痛。身重者，以湿性凝重，湿滞则经气不举故也。但重仍乍有轻时者，以风性疏泄，虽湿阻气痹，复间以时通故也。凡发热脉浮缓者，法当自汗，假令无汗，即风为湿滞之证。宜大青龙汤发汗以清里热，令风湿俱去。曰发之者，谓泄风湿于外以发其表也。

徐灵胎曰：脉不沉紧，身有轻时，为无少阴外证。不厥利吐逆，为无少阴里证。此邪气俱在外也，故以大青龙发其汗。

伤寒表不解，心下有水气，干呕，发热而咳，或渴，或利，或噎，或小便不利，少腹满，或喘者，小青龙汤主之。

噎，乌结切，音咽。

成无己曰：伤寒表不解，心下有水饮，则水寒相搏，肺寒气逆，故干呕发热而咳。《针经》曰：形寒饮冷则伤肺，以其两寒相感，中外皆伤，故气逆而上行，此之谓也。与小青龙汤发汗散水。水气内渍则所传不一，故有或为之证，随证增损以解化之。

张令韶曰：此寒伤太阳之表，而动其里之水气也。伤寒表不解者，表之邪不解也。心下有水气者，里之水气发动也。太阳主寒水之气，运行于肤表，出入于心胸。今不能运行出入，以致寒水之气逆于肤表而不解，逆于心胸而为水气。水停于胃，则干呕。表寒不解，则发热。或射于肺，则咳。或聚而不流，则渴。或溜于肠，则利。或聚于上焦，则噎。或三焦不能施其决渎，则小便不利而少腹满。或水气上凌，则喘。以上诸证不必悉具，见一即是也。

柯韵伯曰：小青龙以两解表里之邪，复立加减法以治或然之证。此为太阳枢机之剂，水气蓄于心下尚未固结，故有或然之证。若误下，则硬满而成结胸矣。

按：此节承上节，言伤寒表不解，水气结于心下，而有少阴证之治法。干呕，即欲吐不吐之互词。发热而咳，及渴而下利，皆少阴之本证。故小青龙中有麻黄、附子、细辛、甘草，仍不离少阴表证之治法也。

舒驰远曰：大青龙为表寒里热者设，小青龙为表里俱寒者设。韩祗和曰：小青龙所以主为水饮与表寒相合而咳者，真武汤所主为水饮与里寒相合而咳者。或表寒，或里寒，协水饮则必动肺，以形寒寒饮则伤肺故也。

小青龙汤方

麻黄三两（去节）　芍药三两　细辛三两　桂枝三两　干姜三两　甘草三两

上八味，以水一斗，先煮麻黄减二升，去上沫，内诸药，煮取三升，去滓。温服一升，日三服。若渴，去半夏，加栝蒌根三两，若微利，若噎者，去麻黄，加附子一枚。若小便不利，少腹满者，去麻黄，加茯苓四两。若喘者，加杏仁半升（去皮尖）。

陈古愚曰：此寒伤太阳之表而不解，动其里水也。麻、桂从太阳以祛表邪；细辛入少阴而行里水；干姜散胸前之满；半夏降上逆之气；合五味子之酸，芍药之苦，取酸苦涌泻而下行；既欲下行而仍用甘草以缓之者，合药性不暴则药力周到，能入邪气水饮互结之处而攻之。凡无形之邪气从肌表出，有形之水饮从水道出，而邪气水饮一并廓清矣。

张令韶曰：若渴者，水蓄于下，火郁于上，去半夏之燥，加栝蒌根引水液上升。利者，水寒在下，火不得下交，水得寒气冷必相搏，其人即噎，故加附子。小便不利，少腹满者，土虚而不能制水，故加茯苓以补中土。水逆于里而不逆于表，故去麻黄。喘者，水气上逆而射肺，故加杏仁以疏肺气。

陈修园曰：干姜以司肺之关，五味以司肺之阖，细辛以发动其阖辟活动之机。小青龙汤中，当以此三味为主。故他药皆可加减，此三味则缺一不可。

费晋卿曰：此方全为外有风，内有蓄水而设。所以不用石膏者，因水停胃中，不得复用石膏以益胃之寒。故一变而为辛散，外去风而内行水。亦名青龙者，亦取发汗，天气下为雨之义也。

《和剂局方》：小青龙汤治形寒饮冷，内伤肺经，咳嗽喘急，呕吐涎沫。（即本方）

《御药院方》：细辛五味子汤治肺气不利，咳嗽喘满，胸膈烦闷，痰涎多，喉中有声，鼻塞清涕，头痛目眩，肢体倦怠，咽嗌不利，呕逆恶心。（即本方）

《张氏医通》：冬月嗽而发寒热，谓之寒嗽，小青龙汤加杏仁。

伤寒，心下有水气，咳而微喘，发热不渴，服汤已渴者，此寒去欲解也，小青龙汤主之。

周禹载曰：其人痰饮素积，一感风寒挟之上逆，水停心下，肺受邪而喘咳。外邪即盛，势必发热。然未入腑，寒饮内溢，故为咳而不为渴。服小青龙反渴者，寒饮与热邪未散，津液未复也，更宜以小青龙汤治之。

张路玉曰：世言半夏辛燥，烦渴非所宜。因小青龙汤后服汤已渴，寒去欲解之语。不知痰去则气通火升，觉渴不过暂时，少顷津回气润，烦渴自除。先哲复有服二陈汤能大便润而小便长，痰去则津液流通之明验也。

《活人书》：脉浮而渴属太阳，伤寒表不解，心下有水气而渴者，小青龙汤去半夏加栝蒌根。

太阳病，外证未解，脉浮弱者，当以汗解，宜桂枝汤。

方中行曰：外证未解，谓头痛、项强、恶寒等犹在也。浮弱，即阳浮而阴弱，此言太阳中风凡在未传变者，仍当从于解肌，盖严不得下早之义。

张隐庵曰：皮毛为表，肌腠为外。太阳病外证未解，肌腠之邪未解也。浮为气虚，弱为血弱。脉浮弱者，充肤热肉之血气两虚，宜桂枝汤以助肌腠之血气而为汗。

太阳病，下之微喘者，表未解故也，桂枝加厚朴杏仁汤主之。

庞安常曰：此则中风自汗，用桂枝汤证也。

成无己曰：下后大喘，则为里气大虚，邪气传里，正气将脱也；下后微喘，则为里气上逆，邪气不能传里，犹在表也。与桂枝汤以解外，加厚朴、杏仁以下逆气。

方中行曰：喘者，气夺于下而上行不利，故呼吸不顺而声息不续也。盖表既未罢，下则里虚，表邪入里而上冲，里气适虚而下夺，上争下夺，所以喘也。以表尚在，不解其表则邪传内攻而喘不可定。故用桂枝解表，加厚朴利气，杏仁有下气之能，所以为定喘当加之要药。

王肯堂曰：凡称表不解者，皆谓太阳病发热恶寒，头痛项强，脉浮也。

《本事方》：戊申正月，有一武臣为寇所执，致舟中艎板下，数日得脱归。乘饥恣食，良久解衣扪虱。次日遂作伤寒，自汗而胸膈不利。一医作伤寒而下之，一医作解衣中邪而汗之，杂治数日，渐觉昏困，上喘息高，医者怆惶失措。予诊之曰：太阳病下之，表未解，微喘者，桂枝加厚朴杏仁汤，此仲景之法也。指令医者急治药，一啜喘定，再啜漐漐微汗，至晚身凉，而脉已和矣。

桂枝加厚朴杏仁汤方

桂枝三两　芍药三两　甘草二两（炙）　生姜三两（切）　大枣十二枚（擘）　厚朴二两　杏仁五十枚（去皮尖）

上七味，以水七升，微火煮取三升，去滓，温服一升。覆取微似汗。

太阳病，外证未解，不可下也，下之为逆。欲解外者，宜桂枝汤。

钱天来曰：太阳中风，其头痛项强，发热恶寒，自汗等表证未除，理宜汗解，慎不可下。下之则于理为不顺，于法为逆。逆则变生，而邪气乘虚内陷，结胸痞硬，下利喘汗，脉促胸满等证作矣，故必先解外邪。欲解外者，宜以桂枝汤主之，无他法也。

王肯堂曰：但有一毫头痛恶寒，即为表证未解，不可下也。

张路玉曰：下之为逆，不独指变结胸等证而言，即三阴坏病，多由误下所致也。

徐灵胎曰：此禁下总诀。言虽有当下之证，而外证未除，亦不可下，仍宜解外而后下也。

太阳病，先发汗不解，而复下之，脉浮者，不愈。浮为在外，而反下之，故令不愈。今脉浮，故知在外，当须解外则愈，宜桂枝汤。

徐灵胎曰：脉浮而下，此为误下。下后仍浮，则邪不因误下而陷入，仍在太阳。不得因已汗下，而不复用桂枝也。

周禹载曰：此条虽汗下两误，桂枝证仍在，不为坏证。

成无己曰：经曰：柴胡证具而以他药下之，柴胡证仍在者，复与柴胡汤。此虽已下之，不为逆，则其类矣。

太阳病，脉浮紧，无汗，发热，身疼痛，八九日不解，表证仍在，此当发其汗。服药已微除，其人发烦，目瞑，剧者必衄，衄乃解，所以然者，阳气重故也。麻黄汤主之。

瞑，音溟。

成无己曰：脉浮紧，无汗，发热身痛，太阳伤寒也，虽至八九日，表证仍在，亦当发其汗，既服温暖发散汤药，虽未作大汗，亦微除也。烦者身热也，邪气不与汗解，郁而变热，蒸于经络，发于肌表，故生热烦。肝受血而能视，始者寒气伤荣，寒既变热，则血为热搏，肝气不治，故目瞑也。剧者，热甚于经，迫血妄行而为衄，得衄则热随血散而解。阳气重者，热气重也。与麻黄汤以解前太阳伤寒之邪也。

程郊倩曰：阳气重，由八九日所郁而然。得衄则解者，阳气解也，无复发烦、目瞑证耳。究竟汗仍不出，而发热身疼痛，太阳证尚未除，故仍主麻黄。

按：此节之证但言发热，而不言恶寒者，以阳气重故也。论曰：阳盛则欲衄。又曰：热极伤络。盖寒邪郁而为热，上迫越于头部，伤其阳络，由鼻窍而泄出，则邪热亦随之而泄矣，所谓红汗出也。否则血积于脑部，而为头风、癫痫。或血结于胸腹，而为善忘狂疾之本。此与阳明病，口燥，但欲漱水。不欲咽，其衄由胃络上越于鼻而出者不同。当从烦瞑、口燥以别之。

《集韵》：瞑，目不明也。

《晋书·山涛传》：臣耳目聋瞑，不能自励。

《活人书》：伤寒太阳证，衄血者乃解，盖阳气重故也。仲景所谓阳盛则衄。若脉浮紧无汗，服麻黄汤不中病，其人发烦目瞑，剧者必衄。小衄而脉尚浮紧者，宜再与麻黄汤也。衄后服已微者，不可行麻黄汤也。大抵伤寒衄血不可发汗者，为脉微故也。

太阳病，脉浮紧，发热，身无汗，自衄者愈。

成无己曰：风寒在经不得汗解，郁而变热，衄则热随血散，故云：自衄者愈。

方中行曰：此承上条，复以其更较轻者言。得衄自愈者，汗本血之液，北人谓衄为红汗，达此义也。

陈古愚曰：发热无汗则热郁于内，热极络伤，阴络伤，血并冲任而出，则为吐血；阳络伤，血并督脉而出，则为衄血。此脉与太阳同起目内眦，循脊络肾，太阳之标热借督脉作衄为出路而解。

二阳并病，太阳初得病时，发其汗，汗先出不彻，因转属阳明，续自微汗出，不恶寒。若太阳病证不罢者，不可下，下之为逆，如此可小发其汗。设面色缘缘正赤者，

阳气怫郁在表也，当解之、熏之。若发汗不彻，彻不足言，阳气怫郁不得越，当汗之。不汗则其人烦躁，不知痛处，乍在腹中，乍在四肢，按之不可得，更发汗则愈。若其人短气但坐者，以汗出不彻故也。何以知汗出不彻，以脉涩故知之也。

怫，音佛。

成无己曰：太阳病未解，传并于阳明，而太阳证未罢者，名曰并病。续自微汗出，不恶寒者，为太阳证罢，阳明证具也，法当下之。若太阳证未罢者，为表未解，则不可下，当小发其汗，先解表也。阳明之经循面，色缘缘正赤者，阳气怫郁在表也，当解之、熏之，以取其汗。若发汗不彻者，不足言阳气怫郁，止是当汗不汗，阳气不得越散，邪无从出，拥甚于经，故躁烦也。邪循经行，则痛无常处，或在腹中，或在四肢，按之不可得而短气，但责以汗出不彻，更发汗则愈。《内经》曰：诸过者切之，涩者，阳气有余，为身热无汗。是以脉涩，知阳气拥郁而汗出不彻。

陶节庵曰：怫郁者，阳气蒸越，行于头面、体肤之间，聚赤而不散。

黄坤载曰：熏法以盆盛滚水，入被热熏，取汗最捷，宜于下部用之。

汪苓友曰：不彻者，不透也。不足言者，犹言势必所至不须说也。

周禹载曰：躁烦以下种种证候，不过形容躁烦二字，非真有痛，故曰按之不可得也。

顾尚之曰：面色赤者，当从麻桂各半之例，即上文所谓小发汗也。其人短气但坐，谓不得卧也。短气脉涩多属于虚，若外因短气必气粗，是汗出不彻，邪气壅促胸中不能布息之短气，非过汗阳气虚乏不足续息之短气也。外因脉涩必有力，是汗出不彻，邪气阻滞荣卫不能流通之脉涩，非过汗伤液，液少不滋脉道之脉涩也。须细别之。

脉浮紧者，法当汗出而解。若身重心悸者，不可发汗，须自汗出乃愈。所以然者，尺中脉微，此里虚也，须里实，津液自和，便自汗出愈。

成无己曰：经曰：诸脉浮数，当发热而洒淅恶寒，言邪气在表也，是当汗出愈。若下之，身重心悸者，损其津液，虚其胃气。若身重心悸而尺脉实者，则下后里虚，邪气乘虚转里也。今尺脉微，身重心悸，知下后里虚，津液不足，邪气不转里，但在表也。然以津液不足，则不可发汗，须里气实、津液足，便自汗出而愈。

钱天来曰：身重者，因邪入里，误下而胃中阳气虚损也。凡阳气盛则身轻，阴气盛则身重。故童子纯阳未杂，而轻儇跳跃；老人阴盛阳衰，而肢体龙钟，是其验也。误下阳虚，与误汗阳虚无异。此条心悸，与发汗过多叉手冒心之心下悸，同一里虚之所致也。

顾尚之曰：不可发汗者，言不可用麻黄以大发其汗，非坐视而待其自愈也，用小建中以和其津液，则自汗而解矣。

按：此节通行本及湘古本作脉浮数，故成注云然。

《金鉴》曰：伤寒未发热，脉多浮紧，寒盛也；已发热，脉多浮数，热盛也。均宜麻黄汤发汗则愈。

脉浮紧者，法当身疼痛，宜以汗解之。假令尺中迟者，不可发汗。所以然者，以荣气不足，血弱故也。

钱天来曰：浮紧，伤寒之脉也，法当身疼腰痛，宜以麻黄汤汗解之为是。假若按其脉而尺中迟者，不可发汗。何以知之？夫尺主下焦，迟则为寒，尺中迟，是以知下焦命门真阳不足，不能蒸谷气而为荣为卫也。盖汗者，荣中之血液也，为热气所蒸，由荣达卫而为汗。若不量其虚实而妄发之，则亡阳损卫，固不待言。此以寒气伤荣，汗由荣出，以尺中脉迟，则知肾脏真元衰弱，荣气不足，血少之故，未可以汗夺血也。

张路玉曰：尺中脉迟，不可用麻黄发汗，当频与小建中和之。和之而邪解，不须发汗。设不解，不妨多与，俟尺中有力，乃与麻黄汗之可也。

《本事方》：昔有乡人邱生者，病伤寒。予为诊视，发热，头疼，烦渴，脉虽浮数而无力，尺以下迟而弱。予曰：虽属麻黄证，而尺迟弱，仲景云：尺中迟者，荣气不足，血气微少，未可发汗。予于建中汤加当归、黄芪令饮，翌日脉尚尔。其家煎迫，日夜督与发汗药，几不逊矣，予忍之，但只用建中调荣而已。至五日尺脉方应，遂投麻黄汤，啜至第二服，发狂，须臾稍定，略睡。已得中汗矣。

脉浮者，病在表，可发汗，宜麻黄汤。

成无己曰：浮为轻手得之，以候皮肤之气。《内经》曰：其在皮者，汗而发之。

方中行曰：表，太阳也。伤寒脉本紧，不紧而浮，则邪现还表而欲散，可知矣。发，拓而出之也。麻黄汤者，乘其欲散而拓出之之谓也。

刘宏璧曰：但脉浮不紧，何以知其表寒实也？必然无汗，始可发也。

《金鉴》曰：不曰以麻黄汤发之主之，而曰可发汗，则有商量斟酌之意也。

脉浮而紧者，可发汗，宜麻黄汤。

庞安常曰：脉浮而紧，浮为风，紧为寒，风伤卫，寒伤荣，荣卫俱病，骨节烦疼，外证必发热，无汗，或喘，其人但憎寒，手足指末必微厥，久而复温，掌心不厥，此伤寒无汗，用麻黄汤。又曰：凡脉浮紧，无汗，小便不数，病虽十余日，尚宜麻黄汤也。

张隐庵曰：此反结上文两节之意，言里气不虚而病在表者，皆可麻黄汤发其汗也。

病人常自汗出者，此为荣气和，卫气不谐也。所以然者。荣行脉中，卫行脉外，卫气不共荣气谐和故也。复发其汗则愈，宜桂枝汤。

谐，户皆切，音骸。

柯韵伯曰：发热时汗便出者，其荣气不足，因阳邪下陷，阴不胜阳，故汗自出也。此无热而常自汗者，其荣气本足，因阳气不固，不能卫外，故汗自出，当乘其汗正出时，用桂枝汤啜稀热粥，是阳不足者，温之以气，食入于阴，气长于阳也。阳气普遍，便能卫外而为固，汗不复出矣。和者，平也。谐者，合也。不和见卫强，不谐见荣弱。一则属阳虚，一则属阴虚，皆令自汗。但以有热、无热别之，以时出、常出辨之。总以桂枝汤啜热粥汗之，下条发热汗出便可用桂枝汤，见不必头痛、恶风俱备，只此自汗一证，即不发热者亦用之，更见桂枝方于自汗为亲切耳。

张令韶曰：卫气者，所以肥腠理，司开阖，卫外而为固也。今不能卫外，故常自汗出，此为荣气和而卫不和也。卫为阳，荣为阴，阴阳贵乎和合，今荣自和，而卫气不与之和谐，故荣自行于脉中，卫自行于脉外，两不相合，如夫妇之不调也。宜桂枝汤发其汗，调和荣卫之气则愈。

张隐庵曰：此言桂枝汤能宣发荣卫之气血而为汗，又能调和荣卫之气血而止汗也。

病人脏无他病，时发热，自汗出，而不愈者，此卫气不和也。先其时发汗则愈，宜桂枝汤。

成无己曰：脏无他病，里和也；卫气不和，表病也。《外台》云：里和表病，汗之则愈。所谓先其时者，先其发热汗出之时，发汗则愈。

张隐庵曰：上节自汗出，言荣气自和于内，致卫气不与相谐，而其病在荣，此节自汗出，言卫气不和于外，致荣气不与相将，故时发热自汗出，而其病在卫。时发热者，发热有时也。先其时发汗者，先其未热之时，而以桂枝汤发其汗也。

程郊倩曰：凡脏病，亦有发热汗自出连绵不愈，骨蒸劳热类是也。桂枝汤能解肌而有时云发汗者，助卫气升腾、虚回而正气得宣之汗，与麻黄汤逐邪使外泄之汗不同。

伤寒脉浮紧，不发汗，因致衄者，麻黄汤主之。

张路玉曰：脉浮紧，当以汗解，失汗则邪郁于经不散而致衄，衄必点滴不成流，此邪热不得大泄，病必不解，急宜麻黄汤汗之。夺汗，则无血也。仲景云：衄家不可发汗，亡血家不可发汗，以久衄亡血已多，故不可发汗复夺其血也。此因当汗不汗，热毒蕴结而成衄，故宜发其汗，则热得泄而衄自止矣。

程郊倩曰：大抵伤寒见衄者，由其人荣分素热，一被寒闭，荣不堪遏，从而上升矣。

徐灵胎曰：前段衄后而解，则不必复用麻黄。衄后尚未解，则仍用此汤。

江瓘《名医类案》：陶尚文治一人，伤寒四五日，吐衄不止。医以犀角地黄汤等，治而反剧。陶切其脉，浮紧而数，若不汗出，邪何由解？遂用麻黄汤，一服汗出而愈。瓘曰：久衄之家，亡血已多，故不可汗。今缘当汗不汗，热毒蕴结而成吐血，盖发其汗则热越而出，血自止也。

伤寒不大便六七日，头痛有热者，与承气汤；其小便清者，知不在里，仍在表也，当须发汗，宜桂枝汤。

程郊倩曰：伤寒不大便六七日，宜属里也，而其人却头痛，欲攻里则有头痛之表证可疑，欲解表则有不大便之里证可疑，表里之间何从辨之，以热辨之而已。热之有无，何从辨之，以小便辨之而已，有热者，小便必短赤，热已入里，头痛只属热壅，可以攻里；其小便清者，无热可知，热未入里，不大便只属风秘，仍须发汗。

汪苓友曰：若头痛不已者，为风寒之邪上壅，热甚于经，势必致衄，须乘其未衄之时，宜用桂枝汤以汗解之。

张令韶曰：此明头痛有在里、在表、在经之不同也。不大便六七日，热在里也。头痛有热者，热甚于里，而上承于头也。与承气汤，上承热气于下以泄其里热。其头痛而小便清者，知热不在里而在表也，当须发汗以泄其表热。

伤寒发汗已解，半日许复烦，脉浮紧者，可更发汗，宜桂枝汤。

程郊倩曰：伤寒服麻黄汤发汗，已经热退身凉而解矣，半日许复烦，脉见浮紧，终是寒邪退而复集，与自汗脉浮缓之中风无涉。然汗后见此，则阳虚便防阴弱，盖烦因心扰，浮属阴虚，此际宁堪再任麻黄？改前发汗之法为解肌，则虽主桂枝，不为犯伤寒之禁也。

柯韵伯曰：桂枝汤本治烦，服后外热不解而内热更甚，故曰反烦。麻黄证本不烦，服汤汗出，外热初解而内热又发，故曰复烦。凡曰麻黄汤主之、桂枝汤主之者，定法也。服桂枝汤不解仍与桂枝汤，汗解复发烦更用桂枝汤者，活法也。服麻黄汤后烦可更用桂枝，服桂枝汤复烦者不得更用麻黄，且麻黄脉证但可用桂枝汤更汗，不可先用桂枝汤发汗，此又活法中定法也。

凡病若发汗，若吐，若下，若亡血，亡津液，阴阳自和者，必自愈。

张令韶曰：此论汗吐下三法，不可误用也。盖汗吐下三法，皆所以亡血，亡津液者也。用之不当，不惟亡血亡津液，而亡阴亡阳也。用之得宜，虽亡血亡津，而亦能和阴和阳也，故曰：阴阳自和者，必自愈。

张隐庵曰：凡风寒暑湿燥火之病皆然，不独伤寒已也。

方中行曰：阴阳以脉言，此示人持脉之大法。

程知曰：脉以左右三部匀停为无病，故汗吐下后阴阳和者必自愈。不须过治也。

大汗之后，复下之，小便不利者，亡津液故也；勿治之，久久小便必自利。

成无己曰：因亡津液而小便不利者，不可以药利之，俟津液足，小便利，必自愈也。

章虚谷曰：下多亡阴液，汗多亡阳津，故小便不利，勿妄治之，以饮食调理，得津液生而小便利，必自愈也。

张景岳曰：凡伤寒表证未除，病在阳分者，不可即利小便。盖走其津液，取汗难愈，且恐大便干结也。

大下之后，复发汗，其人必振寒，脉微细。所以然者，内外俱虚也。

张隐庵曰：下后复发汗，必振寒者，太阳阳气虚于外也；脉微细者，少阴阴血虚于内也。所以然者，以阴阳血气内外俱虚故也。

方中行曰：内谓反下则亡阴而里虚，所以脉微细也；外谓复汗则亡阳而表虚，所以振寒也。

王肯堂曰：下后复发汗，必振寒，脉微细者，此内外俱虚也，当归四逆汤、真武汤。

下之后，复发汗，昼日烦躁不得眠，夜而安静，不呕不渴，无表证，脉沉而微，身无大热者，干姜附子汤主之。

成无己曰：下之虚其里，汗之虚其表，既下又汗则表里俱虚。阳旺于昼，阳欲复，虚不胜邪，正邪交争，故昼日烦躁不得眠；夜阴为主，阳虚不能与之争，是夜则安静。不呕不渴者，里无热也；身无大热者，表无热也。又无表证而脉沉微，知阳气大虚，阴寒气胜，与干姜附子汤退阴复阳。

张路玉曰：日多躁扰，夜间安静，则阴不病而阳病可知也。无表证而脉沉微，则太阳之邪已尽也。以下后复发汗扰其虚阳，故用附子干姜以温补其阳。不用四逆者，恐甘草恋胃故也。

顾尚之曰：烦而兼呕，是少阳证，烦而兼渴是白虎证，故辨之。又恐外邪袭人而烦躁，再以脉证审之。

柯韵伯云：此太阳坏病，转属少阳者也。凡太阳病，阳盛则入阳明，阳虚则入少阴。

徐灵胎曰：阳虚有二证，有喜阳者，有畏阳者，大抵阴亦虚者畏阳，阴不虚者喜阳。此因下后阴亦虚，故反畏阳也。邪已退而阳气衰弱，故止用姜附回阳。

按：大青龙汤方后云：汗多亡阳遂虚，恶风烦躁不得眠也。此节烦躁见于下之后复发汗，而所重尤在发汗多亡阳也。

张隐庵曰：莫氏曰：上节言阴阳血气皆虚，此节言阳气虚，下节言阴血虚。

干姜附子汤方

干姜一两（炮）　附子一枚（炮，破八片）

上二味，以水三升，煮取一升，去滓，顿服。宋本姜附皆生用

徐忠可曰：脉微无大热，是外无邪袭，而更烦躁，非阳虚发躁之渐乎。故以生附、干姜急温其经。比四逆不用甘草者，彼重在厥，故以甘草先调其中而壮四肢之本；此重在虚阳上泛，寒极发躁，故用直捣之师，而无取扶中为治耳。

按：干姜辛温，气味浓厚，散而能守，性善祛湿祛寒，和血通气，得附子则回阳之功宏，而温经之力峻。二味生用，非少阴诚虚寒者不可服也。故仲景以脉沉微，不

呕不渴，身无大热，审其烦躁，实因亡阳寒盛而发，非由表及里伏热，重为叮咛也。此方与茯苓四逆汤同治下汗后烦躁，而彼为表证者设也。

《和剂局方》：干姜附子汤治暴中风冷，久积痰水，心腹冷痛，霍乱转筋，一切虚寒，并皆治之。（即本方）

《三因方》：干姜附子汤治中寒，卒然晕倒。或吐逆涎沫，状如暗风，手脚挛搐，口噤，四肢厥冷。或复躁热。（即本方）

《易简方》：姜附汤治阴证伤寒，大便自利而发热者，尤宜。

发汗后，身疼痛，脉沉迟者，桂枝去芍药加人参生姜汤主之。

刘昆湘曰：此示发汗后经气内虚之证。发汗所以解外，今汗后表证已罢，而身体疼痛未和，脉象沉部迟滞者，迟为阴阻，沉为气陷，此荣涩卫沉之候，非沉在里而迟在脏也。故不用姜附之救里，而仍假桂枝以和外，以沉迟为荣气之寒，去芍药之苦酸微寒，加生姜以宣胃阳，重人参以转大气。病在外，而阴阳俱虚者宜之。

顾尚之曰：此遥承前文尺中迟者不可发汗，而发之则六脉尽变为沉迟矣。身疼痛者，表未解也。故仍用桂枝汤法，一散一收，以和荣卫。

唐容川曰：仲景脉法散见各条，须加钩考乃能会通。如此处论脉，曰微细、曰沉微、曰沉迟，粗工遇此不过一虚字了之，而仲景则大有分别。

桂枝去芍药加人参生姜汤方

桂枝三两（去皮）　甘草二两（炙）　大枣十二枚（擘）　生姜四两（切）　人参三两

上五味。以水一斗二升，煮取三升，去滓。温服一升，日三服。

徐灵胎曰：此以多煎为妙，取其味厚入阴也。

按：本论霍乱篇云：吐利止而身痛不休者，当消息和解其外，宜桂枝汤小和之。此节因发汗后而身痛不休，故亦取桂枝汤；以脉沉迟为阳虚里寒，故去芍药而加生姜；以荣虚，故加人参以滋补血液生始之源。

发汗若下后，不可更行桂枝汤。汗出而喘，无大热者，可与麻黄杏仁甘草石膏汤。

方中行曰：更行犹言再用。不可再用桂枝汤，则是已经用过，所以禁止也。

《金鉴》曰：发汗若下后，汗出而喘，身无大热而不恶寒者，知邪已不在太阳之表；且汗出而不恶热，知邪亦不在阳明之里；是邪独在肺中，肺气满而喘矣，故不可更行桂枝汤。

秦皇士曰：汗出而喘，身无大热，且见于汗下后，乃是肺家内有积热，外冒寒邪。内有积热，外攻皮毛，故汗出。外有表邪，故发喘。此方妙在杏仁利肺气，借麻黄以散外寒，借石膏以清内热。从越婢汤中化出辛温变辛凉之法，并开后人双解肺经表里之法也。

麻黄杏仁甘草石膏汤方

麻黄四两（去节）　杏仁五十个（去皮尖）　甘草二两（炙）　石膏半斤（碎、绵裹）

上四味，以水七升，先煮麻黄减二升，去上沫，内诸药，煮取二升，去滓，温服一升。日再服。

《千金方》：四物甘草汤，治伤寒发热，汗出而喘，无大热。（即本方）

《张氏医通》：冬月咳嗽，寒痰结于咽喉，语声不出者，此寒气客于会厌，故卒然而喑也，麻杏石甘汤。

《类聚方广义》：麻杏石甘汤，治喘咳不止，面目浮肿，咽干口渴，或胸满者。又治哮喘胸中如火，气逆涎潮，大息呻吟，声如拽锯，鼻流清涕。

《衷中参西录》：麻杏石甘汤为治温病初得之的方。凡新受外感，作喘嗽，由于风热者，皆可用之。

《仁斋直指附遗》：五虎汤，治喘急痰气，于本方加细茶。

发汗过多，其人叉手自冒心，心下悸欲得按者，桂枝甘草汤主之。

叉，音差。冒，莫到切。

钱天来曰：阳本受气于胸中，故膻中为气之海，上通于肺而为呼吸，位处心胸之间。发汗过多则阳气散亡，气海空虚，所以叉手自冒覆其心胸，而心下觉惕惕然悸动也。凡病之实者皆不可按，按之则或满或痛，而不欲也；此以误汗亡阳，真气空虚而悸动。故欲得按也。

张隐庵曰：此因发汗而虚其心气也。发汗过多则伤其心液矣。其人叉手自冒心者，心主之气虚也。心下悸欲得按者，下焦之气乘虚上奔，故悸而欲按也。宜桂枝保固心神，甘草和中以防御其上逆。

汪苓友曰：冒字作覆字解。

桂枝甘草汤方

桂枝四两（去皮）　甘草二两（炙）

上二味，以水三升，煮取一升，去滓，顿服。

柯韵伯曰：此补心之峻剂也。发汗过多则心液虚，心气馁，故心下悸。叉手冒心则外有所卫，得按则内有所依，如此不堪之状，望之而知其虚矣。桂枝本荣分药，得甘草则内补荣气而养血从甘也。此方用桂枝为君，独任甘草为佐，以补心之阳，则汗出多者不至于亡阳矣。

徐灵胎曰：此以一剂为一服者。二味扶阳补中，此乃阳虚之轻者，甚而振振欲擗地，则用真武汤矣。一证而轻重不同，用方迥异，其义精矣。

《证治大还》：桂枝汤治生产不快，或死腹中。桂枝一握，甘草三钱，水煎服。

《精神病广义》：友人陈莲夫曾治一心悸重证，日夜叉手按心，恐怖震栗，失其常度。病家疑为邪祟，医家以为精神错乱。陈君投以桂枝甘草汤，一剂而愈。可知此汤确为养液补心气之妙方。

发汗后，其人脐下悸者，欲作奔豚也，茯苓桂枝甘草大枣汤主之。

豚，音屯。

成无己曰：汗者心之液，发汗后脐下悸者，心气虚而肾气发动也。肾之积名曰奔豚，发则从少腹上至心下，为肾气逆，欲上凌心，今脐下悸为肾气发动，故云欲作奔豚，与茯苓桂枝甘草大枣汤以降肾气。

徐灵胎曰：心下悸，是扰胸中之阳。脐下悸，则因发汗太过，上焦干涸，肾水上救。故重用茯苓以制肾水，桂枝以治奔豚。

茯苓桂枝甘草大枣汤方

茯苓半斤　桂枝四两　甘草二两（炙）　大枣十五枚（擘）

上四味，以甘澜水一斗，先煮茯苓，减二升，内诸药，煮取三升，去滓。温服一升，日三服。

作甘澜水法：取水二斗，置大盆内，以杓扬之，水上有珠子五六千颗相逐，取用之。

澜，音烂。

成无己曰：茯苓以伐肾邪，桂枝能泄奔豚，甘草、大枣之甘滋助脾土以平肾气。煎用甘澜水者，扬之无力，取不助肾气也。

吴遵程曰：汗后余邪挟下焦邪水为患，故取桂枝汤中之三以和表，五苓散中之二以利水。

《伤寒论识》：甘烂水之烂与炼同，所谓以杓扬之是也。《灵枢》半夏汤，以流水千里之外者八升，扬之万遍，取其清五升，亦同谓之甘烂者，言炼之使甘也。甘烂水，一名劳水。

孙思邈曰：治五劳七伤羸弱之病，煎水宜陈芦劳水，取其水不强，火不盛也。盖此方及《金匮》治胃反呕吐半夏用之者，皆取和缓之义。

陈古愚曰：欲速诸药下行。按诗云：扬之水不流束薪，盖其力劳乏则性柔弱，不能浮木。此取其速泄下焦之水邪，而不动上焦之津液也。

《证治摘要》：苓桂甘枣汤治脐下悸者，欲作奔豚，按之腹痛冲胸者，累用累验。

《时还读我书续录》：苓桂甘枣汤治瀌囊累年不愈，应如桴鼓，妙不可言。

奔豚病，从少腹上冲咽喉，发作欲死，复还止者，皆从惊恐得之。

张路玉曰：惊则伤心，恐则伤肾。心伤气虚而肾邪乘之，从少腹起上冲咽喉，肾脉所循之处也。其水邪逆上凌心，故发作欲死，少顷邪退还止也。

柯韵伯曰：豚为水畜，奔则昂首疾驰，酷肖水势上攻之象，此证因以为名。

张子和曰：惊者为自不知故也，恐者为自知也。

奔豚，气上冲胸，腹痛，往来寒热，奔豚汤主之。

张路玉曰：气上冲胸腹痛者，阴邪上逆也。往来寒热者，邪正交争也。奔豚虽曰肾积，而实冲脉为患。冲主血，故以芎、归、芍、草、芩、半、生姜散其坚积之瘀，葛根以通津液，李根以降逆气，并未尝用少阴药也。设泥奔豚为肾积，而用伐肾之剂，则谬矣。

陈修园曰：此言奔豚之由肝邪而发者，当以奔豚汤畅肝气而去客邪也。厥阴之为病，气上冲心，今奔豚而见往来寒热腹痛，是肝脏有邪而气通于少阳也。

奔豚汤方

甘草二两（炙）　芎藭二两　当归二两　黄芩二两　芍药二两　半夏四两　生姜四两　葛根五两　桂枝三两　《金匮要略》作甘李根白皮一升

上九味，以水二斗，煮取五升。温服一升，日三服，夜二服。

周禹载曰：凡发于惊者，皆本汤主治，故即以病名汤。

徐忠可曰：此方合桂枝、小柴胡二汤去桂去柴，以太少合病治法解内外相合之客邪，肝气不调而加辛温之芎、归，热气上冲而加苦泄之生李、葛根，不治奔豚正所以深于治也。

丹波元简曰：《本草别录》云：李根皮大寒无毒，治消渴，止心烦逆奔豚气。知是李根皮乃本方之主药。

发汗后，腹胀满者，厚朴生姜半夏甘草人参汤主之。

成无己曰：吐后腹胀与下后腹满，皆为实，言邪气乘虚入里为实。发汗后，外已解也。腹胀满，知非里实，由脾胃津液不足，气涩不通，壅而为满。与此汤和脾胃而降气。

张令韶曰：此言发汗而伤其脾气也。脾主腹，太阴之为病腹满。汗乃中焦水谷之津，汗后则津液亡而脾气虚则为之胀满。厚朴色赤性温而味苦泄，助天气之下降也；半夏感一阴而生，能启达阴气，助地气之上升也；生姜宣通滞气；甘草、人参所以补中而滋生津液者也，津液足而上下交，则腹满自消矣。

厚朴生姜半夏甘草人参汤方

厚朴半斤（炙，去皮）　生姜半斤（切）　半夏半斤（洗）　甘草二两（炙）　人参一两

上五味，以水一斗，煮取三升，去滓。温服一升，日三服。

成无己曰：脾欲缓，急食甘以缓之，用苦泄之。厚朴之苦以泄腹满，人参甘草之甘以益脾胃，半夏生姜之辛以散滞气。

钱天来曰：此虽阳气已伤，因未经误下，故虚中有实。以胃气未平，故以厚朴为君，生姜宣通阳气，半夏蠲饮利膈，故以为臣，参、甘补中和胃，所以益汗后之虚耳。

喻嘉言曰：移此治泄后腹胀，果验。

《张氏医通》：厚朴生姜甘草半夏人参汤，治胃虚呕逆，痞满不食。（即本方）

《类聚方广义》：厚朴生姜半夏甘草人参汤，治霍乱吐泻之后，腹扰满痛，有呕气者。所谓腹满者，非实满也。

伤寒若吐若下后，心下逆满，气上冲胸，起则头眩，脉沉紧，发汗则动经，身为振振摇者，茯苓桂枝白术甘草汤主之。

张令韶曰：此言发汗吐下而伤其肝气也。若吐若下后，则中气伤矣。中气伤，故心下逆满。《金匮》云：知肝之病，当先传脾。土虚而风木乘之，故气上冲胸，即厥阴之为病，气上撞心是也。起则头眩者，诸风掉眩，皆属于木也。脉沉紧者，肝之脉也。发汗则动经，身为振振摇者，经脉空虚而风木动摇之象也。此虚肝之气，实脾则肝自愈。故用茯苓、白术、甘草以补脾，桂枝以助肝。

《伤寒辑义》：逆满者，上虚而气逆不降，以为中满。气上冲胸者，时时气撞抢于胸胁间也。二证迥别。《金匮》云：心下有痰饮，胸胁支满，目眩，苓桂术甘汤主之。乃知此条心下逆满，气上冲胸，起则头眩者，阳虚痰饮所致也。

《伤寒准绳》：凡伤寒头眩者，莫不因汗吐下虚其上焦元气之所致也。眩者，目无常主。头眩者，俗谓头旋眼花是也。《针经》曰：上虚则眩，下虚则厥。

《伤寒论识》：身振振摇，亦属水饮。《金匮》云：其人振振身瞤动，必有伏饮是也。此汤与真武汤其机最相近，惟有阴阳之别尔。

茯苓桂枝白术甘草汤方

茯苓四两　桂枝三两　白术二两　甘草二两（炙）

上四味，以水六升，煮取三升，去滓，分温三服。

沈亮宸曰：满用术甘，非石山立斋谁与言此。茯苓松根气所结，故降逆气，虚者尤宜。

吕樵村曰：《金匮》用此方以治痰饮。其一曰：心下有痰饮，胸胁支满，目眩，苓桂术甘汤主之。又曰：短气有微饮，当从小便去之，苓桂术甘汤主之。盖治痰饮大法，当以温药和之。温则脾阳易于健运，而阴寒自化。白术、茯苓虽能理脾而胜湿，必合桂枝化太阳之气，以伐肾邪而通水道，方能有效。

浅田栗园曰：此方与苓桂甘枣汤仅异一味，而证不相近，彼云脐下悸欲作奔豚，乃其证轻而饮停下焦者也；此云心下逆满起则头眩，乃其证稍重而饮停中焦者也。足以见其别矣。

《眼科锦囊》：苓桂术甘汤治胸膈支饮上冲，目眩，睑浮肿。

《生生堂治验》：一男子腰痛，大便每下血合余，面色鲜明，立则昏眩。先生处茯苓桂枝白术甘草加五灵脂汤，顿愈。

发汗病不解，反恶寒者，虚故也，芍药甘草附子汤主之。

成无己曰：发汗病解，则不恶寒；发汗病不解，表实者亦不恶寒。今发汗病且不解，又反恶寒者，荣卫俱虚也。汗出则荣虚，恶寒则卫虚。与芍药甘草附子汤以补荣卫。

喻嘉言曰：未汗而恶寒，邪盛而表实。已汗而恶寒，邪退而表虚。阳虚则恶寒，宜用附子固矣，然既发汗不解，可知其热犹在。热在而别无他证，自是阴虚之热，又当用芍药以收阴。此荣卫两虚之救法也。

程郊倩曰：凡伤寒发汗一法，原为去寒而设。若病不解较前反恶寒者，非复表邪可知，缘阳外泄而里遂虚，故主之以芍药甘草附子汤。芍药得桂枝则走表，得附子则走里，甘草和中，从阴分敛戢其阳，阳回而虚者不虚矣。

顾尚之曰：此亦转属少阴之证。

芍药甘草附子汤

芍药三两　甘草三两（炙）　附子一枚（炮，去皮，破八片）

上三味，以水五升，煮取一升五合，去滓，分温三服。

周禹载曰：汗多为阳虚，而阴则素弱。补阴当用芍药，回阳当用附子，又惧一阴一阳两不相合也，于是以甘草和之。庶几阴阳谐，而能事毕矣。

柯韵伯曰：少阴亡阳之证未曾立方，本方恰与此证相合。芍药止汗收肌表之余津，甘草和中除咽痛而止吐利，附子固少阴而招失散之阳，温经络而缓脉中之紧，此又仲景隐而未发之旨欤。作芍药甘草汤治脚挛急因其阴虚，此阴阳两虚故加附子，皆治里不治表之义。

《张氏医通》：芍药甘草附子汤，治疮家发汗成痉。（即本方）

发汗，若下之，病仍不解，烦躁者，茯苓四逆汤主之。

成无己曰：发汗若下，病宜解也，若病仍不解，则发汗外虚阳气，下之内虚阴气，阴阳俱虚，邪独不解，故生烦躁，与茯苓四逆汤以复阴阳之气。

张令韶曰：此汗下而虚其少阴水火之气也。汗下之后，心肾之精液两虚，以致病仍不解，阴阳水火离隔而烦躁也。烦者，阳不得通阴，躁者，阴不得遇阳也。茯苓、人参助心主以止阳烦，四逆补肾脏以定阴躁。

顾尚之曰：此亦转属少阴，故与干姜附子汤证同一烦躁，而病不解，则有表热矣。前以无表证，故用四逆去甘草，破阴以行阳也；此以病不解，故用四逆加参、苓，固阴以救阳也。

陈平伯云：其脉非沉迟微弱，即浮大无根，故急于温里，不暇顾表热耳。

《金鉴》曰：大青龙证不汗出之烦躁，乃未经汗下之烦躁，属实；此条病不解之烦躁，乃汗下后之烦躁，属虚。然脉之浮紧沉微，自当别之。

茯苓四逆汤方

茯苓四两　人参二两　附子一枚（生用，去皮，破八片）　甘草二两（炙）　干姜一两半

上五味，以水五升，煮取二升，去滓。温服七合，日三服。

成无己曰：四逆汤以补阳，加茯苓人参以益阴。

《伤寒点睛》：证中必有厥逆句，故名之茯苓四逆汤。

《圣济总录》：治霍乱，脐上筑悸，平胃汤。（即本方）

《类聚方广义》：茯苓四逆汤，治四逆加人参汤证而心下悸，小便不利，身𤸷动，烦躁者。又治霍乱重证，吐泻后厥冷筋惕、烦躁、不热不渴、心下痞硬、小便不利、脉微细者，可用此方，服后小便利者，得救。又治诸久病，精气衰惫，干呕不食，腹痛溏泻而恶寒，面部四肢微肿者。

发汗后，恶寒者，虚故也；不恶寒，但恶热者，实也。当和胃气。与调胃承气汤。

黄坤载曰：阳虚之人，汗则亡阳；阴虚之人，汗则亡阴。汗后恶寒者，气泄而阳虚也，故防入少阴；不恶寒反恶热者，津伤而阳实也，是已入阳明，将成大承气证，宜早以调胃承气和其胃气，预夺其实也。

柯韵伯曰：虚实俱指胃言。汗后正气夺则胃虚，故用附子、芍药；邪气盛则胃实，故用大黄、芒硝。此自用甘草，是和胃之义。此见调胃承气是和剂，而非下剂也。

陈修园曰：此一节总结上文数节之意，太阳病从微盛而转属，阳微则转属少阴为虚证，以太阳与少阴相表里也；阳盛则转属阳明为实证。以太阳与阳明递相传也。

《伤寒辑义》：阳明篇太阳病三日，发汗不解，蒸蒸发热者，属胃也，调胃承气汤主之，正与此条发矣。

太阳病，发汗后，大汗出，胃中干，烦躁不得眠，欲得饮水，少少与之，令胃气和则愈。若脉浮，小便不利，微热消渴者，五苓散主之。

令，平声。

刘昆湘曰：太阳病，发汗后，大汗出，胃中干，烦躁不得眠者，明多阳之体过汗，即伤阴化燥，津液竭，令胃中干，则运化失，不能淫精于脉，水不入经，令血汁浊而荣气枯燥，则心气化热，故烦躁不得眠。病象见于心，而病因本于胃。故经曰：胃不和则卧不安也。欲得饮水者，胃干故渴欲索水。水指冷水，夏饮水，冬饮汤是也。胃燥得水饮而液渗于络，和合于血，津液四布，脉络复渗荣灌溉之用，胃和而烦躁不眠解矣。证属燥化而非热实，故宜少少与水饮之，令胃气平和则愈。消渴者，谓渴饮消水，而无中满水逆之象，当小便频数者为常，饮一溲二为变，以水入而频消也。今本

证非消渴正病，小便不利亦非消渴正象，故特举之。脉浮为气机在表。证由胃阳内弱，中腑乏散纳水精之功，下焦失分注决渎之用。太阳阳明阻其开阖，故令气窒不泻，水道不行。微热者，谓身有微热。消渴者，见胃中燥化。此因发汗使胃津外越，水气停蓄于三焦腠理之间，虽汗出仍彻不足言。气郁津凝，故身热消渴而小便不利，宜五苓散。茯苓、白术化水气以运脾阳，泽泻、猪苓走下焦而通水道，桂枝温达荣气条畅脉络。血海温则膀胱气化，表里和，津液布，汗自出而身热去，小便利，消渴止矣。本方变汤为散，散者散也，并渣入胃，且多饮暖水助中焦如沤之化，使药力缓缓发作。非专恃渗利之剂，亦治源之法也。

陈修园曰：此一节言发汗后胃之津液有干竭与不行之分别也。太阳病至胃气和则愈，言津液干竭；若脉浮至末，言津液不行。当作两截看。

徐灵胎曰：胃中干而欲饮，此无水也，与水则愈；小便不利而欲饮，此蓄水也，利水则愈。同一渴而治法不同，盖由渴之象，及渴之余证不同也。

五苓散方

猪苓十八铢（去皮）　泽泻一两六铢　白术十八铢　茯苓十八铢　桂枝半两

上五味，捣为散。以白饮和服方寸匕，日三服，多饮暖水，汗出愈。如法将息。

张令韶曰：散者，取散之意也。茯苓、泽泻、猪苓，淡味而渗泄者也，白术助脾气以转输，桂枝从肌达表，外窍通而内窍利矣，故曰：多饮暖水汗出愈也。

徐灵胎曰：服散，取其停留胸中。多饮暖水，取其气散荣卫。此乃散方，近人用作汤，往往鲜效。此方治太阳表里未清之证，所谓表里者经与腑也。故此方为利膀胱水道之主药。

丹波元简曰：白饮，诸家无注，《医垒元戎》作白米饮，始为明晰。

《千金方》：五苓散主时行热病，但狂言烦躁不安，精采言语不与人相主当者。

陶节庵曰：以新汲水调服。

《总病论》：五苓散，治病人水药入口则吐，或渴而呕者，或汗后脉尚浮而烦渴者，或下利渴而小便不利者，或因渴停水心下（短息者难治）。呕而小便不利者，皆主之。

《和剂局方》：五苓散，治伤寒温热病，表里未解，头痛发热，口燥咽干，烦渴饮水；或水入即吐；或小便不利，及汗出表解烦渴不止。又治霍乱吐利，烦渴引饮。

《三因方》：己未年京师大疫，汗之死，下之死，服五苓散遂愈。此无他，温疫也。

《朱氏集验方》：治偏坠弗疝方。即本方煎萝卜子汤调下。

《博闻类纂》：春夏之交，或夏秋之交，霖雨乍歇，地气蒸郁，令人骤病头痛壮热，呕逆，有举家皆病者，谓之风湿气。不知服药渐成温疫，宜用五苓散半贴，入姜三片，大枣一枚，同煎服一碗立效。

《万病回春》：一妇人病愈后，小便出屎，此阴盛失于传送，名大小肠交也。先用五苓散二剂而愈，又用补中益气而安。秋应凉而反淫雨者，冬发湿郁也，五苓散主之。

《寿世保元》：伤暑身热，口干烦渴，心神恍惚，小便赤涩，大便泻泄者，此脾胃虚而阴阳不分也，宜服五苓散。

《济阳纲目》：五苓散治湿生于内，水泻小便不利。

太阳病，发汗已，脉浮弦，烦渴者，五苓散主之。

方中行曰：已者言发汗毕，非谓表病罢也。烦渴者，膀胱水蓄不化津液，故用四苓以利之。浮弦者，外邪未除，故凭一桂以和之。所以谓五苓能两解表里也。

顾尚之曰：此无小便不利，且有烦渴，而仍用五苓，即地气上为云，天气下为雨，雨出地气，云出天气之理也。须知此渴必喜热饮，而脉浮弦，则必有恶寒之表证，故与白虎不同。

按：二注从通行本作浮数，今依本论改正。

伤寒汗出而渴，小便不利者，五苓散主之；不渴者，茯苓甘草汤主之。

程郊倩曰：夫水气作渴与热蒸作渴不同其治者，以寒温各别也。伤寒汗出而渴，为膀胱蓄热挟水气上升，非肺胃郁蒸之热也，主从五苓散。若不渴者，则阳虚便防阴盛，此汗近于魄汗，其中伏有厥逆筋惕肉𥆧之证，故用茯苓、甘草之甘，以益津液而补心；以桂枝、生姜之辛，助阳气而行卫。二证俱有小便不利证，而热蓄膀胱与寒蓄膀胱虚实不同，则又从渴与不渴处辨之。观厥阴条厥而心下悸者，用茯苓甘草汤治水，则知此条之渴与不渴有阳水阴水之别。有水而渴，汗属阳气升腾；有水不渴，而汗属阴液失统。茯苓甘草汤用桂、姜者，行阳以统阴也。阴即水也。

茯苓甘草汤方

茯苓二两　桂枝二两　甘草一两（炙）　生姜三两（切）

上四味，以水四升，煮取二升，去滓，分温三服。

费晋卿曰：茯苓宜于独重，以其能渗湿安神也；姜、桂性温，开解腠理，能逐水气从毛窍而出；用甘草以补土和中，方法特妙。

柯韵伯曰：此厥阴伤寒发散内邪之汗剂也。凡伤寒厥而心下悸者，宜先治水，后治其厥，不尔水渍入胃，必作利也。此方本欲利水，反取表药为里证用，故虽重用姜、桂而以里药名方耳。

《玉机微义》：茯苓甘草汤，治膀胱腑发咳，咳而遗溺。

中风发热，六七日不解而烦，有表里证，渴欲饮水，水入则吐者，名曰水逆，五苓散主之。

方中行曰：此太阳中风失于未治，久而入里之证。盖中风发热必自汗出，六七日不解，出汗过多可知也。烦者汗出过多，亡津液而内燥也。表以外证未罢言，里以烦渴属腑言。欲饮水者，燥甚而渴希救故也。吐，伏饮内作，故外者不得入也。盖饮亦水也，以水得水涌溢而为格拒，所以谓之曰水逆也。

徐灵胎曰：胸中有水，则不能客水矣。桂枝治表，余四味治里，多饮暖水汗出愈，表里俱到。

吴遵程曰：五苓散逐内外水饮之首剂。凡太阳表证未解，头痛发热，口燥咽干，烦渴饮水，或水入即吐，或小便不利者，宜服之。又治霍乱吐利，燥渴引饮，及瘦人脐下有动悸，吐涎沫而颠眩者。咸属水饮停蓄，津液固结，便宜取用。若津液损伤，阴血亏损之人，作渴而小便不利者，再用五苓利水劫阴之药，则祸不旋踵矣。

《伤寒论识》：余每移此以治妊娠及诸证之为水逆者，数奏效。

未持脉时，病人叉手自冒心，师因试教令咳，而不咳者，此必两耳聋无所闻也。所以然者，以重发汗，虚故也。

喻嘉言曰：此示人推测阳虚之一端也。阳虚耳聋，宜亟固其阳，与少阳传经邪盛之耳聋迥别矣。

程郊倩曰：诸阳受气于胸中，而精气则上通于耳，今以重发汗而虚其阳：阳气所不到之处，精气亦不复注而通之，故聋以此验。叉手自冒心之为悸，而其悸为心虚之悸，非水乘之悸也。所以用桂枝甘草汤载还上焦之阳者，并欲卫住上焦之精气，不令走散耳。

柯韵伯曰：汗出多则心液虚，故叉手外卫，此望而知之。心寄窍乎耳，心虚故耳聋，此问而知之。

顾尚之曰：此即前桂枝甘草汤证，而明其增重者必至耳聋也。

钱天来曰：误汗亡阳，则肾家之真阳败泄，所以肾窍之两耳无闻，犹老年肾惫阳衰亦两耳无闻，其义一也。治法宜固其阳。

张路玉曰：尝见汗后阳虚耳聋，诸医施治不出小柴胡汤加减，屡服愈甚。必大剂参附，庶可挽回。

发汗后，饮水多，必喘。以水灌之，亦喘。

张令韶曰：此言汗后伤其肺气也。饮水多者，饮冷伤肺也。以水灌之，形寒伤肺也。肺主皮毛而司降令，今发汗后，肺气已虚，复饮水以伤其脏，灌水以伤其形，形脏俱伤，则肺金失其降下之令，而必喘矣。

顾尚之曰：汗后肺虚，饮水多则水气由胃而射肺，以水灌洗则水气由皮毛而入肺，故皆足致喘也。

发汗后，水药不得入口为逆。若更发汗，必吐下不止。

张令韶曰：此言汗后伤其三焦之气也。上焦出胃上口，而主水谷，发汗则伤其上焦之阳气，故水药不得入口，此为逆也。若更发汗又伤其中下二焦之气，必中焦伤而吐不止，下焦伤而利不止也。

顾尚之曰：此水逆之证，小便必不利，故叙于五苓散后，以类相从也。

发汗后及吐下后，虚烦不得眠，若剧者，必反复颠倒，心中懊憹。栀子干姜汤主之。若少气者，栀子甘草豉汤主之。若呕者，栀子生姜豉汤主之。

倒，音到。懊，音袄。憹，奴刀切。

刘昆湘曰：此示误治转坏，热结上焦之候。因其人胸中素热而胃家不实，汗发其阳则亡肌腠之津，下亡其阴复泄腹肠之液，吐越胃阳更伤中气。发汗吐下之后。表邪解而胃肠之糟粕空矣。表里俱无留邪，宜其人已自爽慧。乃病人仍虚烦不得眠，甚则反覆颠倒，心中懊憹，此由汗以发之令气机外并，吐以涌之令气机上越，下以抑之复令气机下陷。一逆再逆，乱其升降出入之用，肌腠之津既伤，而在脉之津亦竭。遂令津干气郁，化燥并荣，但觉虚烦不得安眠。虚烦者，心烦身亦微热，郁闷而不至躁扰之象。剧者必反覆颠倒，坐卧不安。懊憹谓心中愦闷，似热似烦，难以明其所苦之状。盖先伤肌腠之津液，而后三焦之腑失其濡养，无以司决渎之转输，即无以御真气之开阖。脉道闭其渗荣，浊邪因而内犯。虽热乘心包，而病因由脉外膜气之郁，故责血中气热，病机仍在阳而未入阴。用栀子干姜汤主之。栀子形象心包，体质轻清，解上焦血中气热；佐干姜苦辛合化，温敛胃阳，当身热去，而虚烦自止。若少气者，栀子甘草豉汤主之。少气者，似气短而喘息自平，似胸中郁结而实非痞满，但觉气少时欲长太息以助呼出之用，心肺之气不能开也。此由胃中不和，令中焦之气不能宣发上合上焦，与气虚下陷之证不同。栀子解上焦之虚烦，香豉畅心肺之郁结，佐甘草缓急和中，俾肺胃气交而少气之候自解。若呕者，栀子生姜豉汤主之，盖由肺寒移胃，使中焦之气不能宣发，郁而内迫，气逆为呕。与太阳伤寒呕逆之因正同，非胃家之自病也。栀、豉解上焦虚烦郁结，生姜荡胃中水寒积气，兼入肺胃为止呕圣药。

沈芊绿曰：因虚烦故不得眠，因不得眠故反覆颠倒，因反覆颠倒，故心中益觉懊憹，数语形容尽致，当作一读，总由阳明火热之邪上炎，摇动心君也。

《伤寒直格》：懊憹者，烦心热燥，闷乱不宁也。

栀子干姜汤方

栀子十四枚（擘） 干姜二两

上二味，以水三升半，煮取一升半，去滓，分温二服。进一服得吐者，止后服。

陈古愚曰：栀子性寒，干姜性热，二者相反，何以同用之。而不知心病而烦，非栀子不能清之；脾病而寒，非干姜不能温之。有是病则用是药，有何不可。

张令韶曰：栀子导阳热以下行，干姜温中土以上达，上下交而烦热止矣。

刘河间曰：凡诸栀子汤，皆非吐人之药，以其燥郁结之甚，而药顿攻之，不能开通，则郁发而吐。因其呕吐发开郁结，则气通津液宣行而已，不须再服也。

《杨氏家藏方》：二气散治阴阳痞结，咽膈噎塞，状若梅核，妨碍饮食，久而不愈，

即成反胃。（即本方）

《内经拾遗方论》：一笑散，治心疝寒痛，如神之剂。干姜炒黑，山栀子姜汁拌炒，上用酒二钟，煎八分，不拘时服。

《成迹录》：己未之秋，疫痢流行，其证多相似，大抵胸满烦躁，身热殊甚，头汗如流，腹痛下痢，色如尘煤，行数无度。取桃仁承气汤，栀子干姜汤，以互相进，无一不救者。

栀子甘草豉汤方

栀子十四枚（擘） 甘草二两（炙） 香豉四合（绵裹）

上三味，以水四升，先煮栀子、甘草取二升半，内豉煮取一升半，去滓，分温二服。得吐者，止后服。

张令韶曰：少气者，中气虚不能交通上下，加甘草以补之。

《千金方》：栀子豉汤，治食宿饭、陈臭肉及羹、宿菜发者方。（即本方）

《时还读我书续录》：栀子甘草豉汤，治膈噎，食不下者。

栀子生姜豉汤方

栀子十四枚（擘） 生姜五两 香豉四合（绵裹）

上三味，以水四升，先煮栀子、生姜取二升半，内豉煮取一升半，去滓，分温二服。得吐者，止后服。

陈古愚曰：呕者，汗吐下后胃阳已伤，中气不和而上逆。故加生姜，暖胃解秽而止逆也。

《肘后方》：卒客忤死，张仲景诸要方，桂枝一两，生姜三两，栀子十四枚，豉五合捣，以酒三升搅微煮之，沫出去滓，顿服取差。

发汗若下之，而烦热胸中窒者，栀子豉汤主之。

程郊倩曰：烦热二字互言，烦在内。热在外也。火郁于胸，乘其虚而客之，凡氤氲布气于胸中者，皆火为之，而无复津液为之枯，液不得布，遂有窒痛等证。此汤以宣郁为主，宣去其火气，津液自回也。

张令韶曰：窒，窒碍而不通也。热不为汗下而解，故烦热。热不解而留于胸中，故窒塞而不通也。宜栀子豉汤升降上下，而胸中自通矣。

栀子豉汤方

栀子十四枚（擘） 香豉四合（绵裹）

上二味，以水四升，先煮栀子取二升半，内豉煮取一升半，去滓，分温二服。得吐者，止后服。

张令韶曰：栀子色赤象心，味苦属火，而性寒，导火热之下行也。豆为水之谷，色黑性沉，罨熟而复轻浮，引水液之上升也。阴阳合而水火济，烦自解矣。

张隐庵曰：栀子豉汤生用不炒，有交姤水火，调和心肾之功。若炒黑，则径下而不上矣。

徐灵胎曰：此剂分量最小，凡治上焦之药皆然。

《肘后方》：治心腹俱胀痛，短气欲死，已绝方。即本方先煮豉去滓，再内栀子。治霍乱吐下后，心腹烦满。（即本方）

《千金方》：栀子汤治大下后，虚烦不得眠，剧者颠倒懊恼欲死方。（即本方）又治少年房多，短气方。（即本方）

《小儿药证真诀》：栀子饮子，治小儿蓄热在中，身热狂躁，昏迷不食。（即本方小其剂）

《圣济总录》：豉栀汤治蝦蟆黄，舌上起青脉，昼夜不睡。（即本方）

《资生篇》：栀子豆豉汤交心肾，和脾胃，败毒清温，功难尽述。

伤寒五六日，大下之后，身热不去，心中结痛者，未欲解也，栀子豉汤主之。

柯韵伯曰：病发于阳而反下，外热未除，心中结痛，虽轻于结胸而甚于懊恼矣。结胸是水结胸胁，用陷胸汤，水郁则折之也。此乃热结心中，用栀豉汤，火郁则发之也。

程郊倩曰：痛而云结，殊类结胸，但结胸身无大热，知热已尽归于里为实邪。此则身热不去，则所结者因下而结，邪仍在于表，故云未欲解也。

张令韶曰：此言栀子豉汤不特升降上下，而亦能和解表里也。伤寒五六日，一经已周也。大下之后表仍不解，故身热不去。里仍不解，故心中结痛。此表里俱未欲解也，宜栀子豉汤以清解其表里之热。

《肘后方》：用淡豆豉治伤寒主发汗，是豉能解表明矣。

《伤寒蕴要》：香豉味苦甘平，发汗必用之。

伤寒下后，心烦腹满，卧起不安者，栀子厚朴枳实汤主之。

成无己曰：下后但腹满而不心烦，即邪气入里为里实。但心烦而不腹满，即邪气在胸中为虚烦。既烦且满，则邪气壅于胸腹之间也。满则不能坐，烦则不能卧，故卧起不安。与栀子之苦以清虚烦，厚朴枳实之苦以泄腹满。

张令韶曰：此言伤寒下后多属虚寒，然亦有邪热留于心腹胃，而为实热证者。热乘于心，则心恶热而烦。热陷于腹，则腹不通而满。热留于胃，则胃不和而卧起不安。用栀子以清热而解烦，厚朴之苦温以消腹满，枳实之苦寒以和胃气。

栀子厚朴枳实汤方

栀子十四枚（擘）　厚朴四两（炙、去皮）　枳实四枚（水浸、炙令黄）

上三味，以水三升半，煮取一升半，去滓，分温二服。进一服得吐者，止后服。

柯韵伯曰：妄下后而心烦腹满，起卧不安者，是热已入胃。用栀子以除烦，佐枳朴以泄满，此两解心腹之妙剂，是小承气之变局也。

《伤寒直格》：枳实不去穰，为效甚速。

伤寒，医以丸药大下之，身热不去，微烦者，栀子干姜汤主之。

王肯堂曰：丸药所谓神丹，甘遂也；或作巴豆。

钱天来曰：以峻厉丸药大下之，宜乎陷入而为痞结矣。而身热不去，是邪未全陷，尚有留于表者。微觉烦闷，乃下后之虚邪陷膈，将结未结之征也。

喻嘉言曰：丸药大下，徒伤其中而不能荡涤其邪，故栀子合干姜用之，亦温中散邪之法也。

凡用栀子汤，若病人大便旧微溏者，不可与之。

程郊倩曰：凡治上焦之病者，辄当顾中下。栀子为苦寒之品，病人今受燥邪，不必其溏否，但旧微溏者，便知中禀素寒，三焦不足。栀子之苦虽去得上焦之邪，而寒气攻动脏腑，坐生他变，困辄难支。凡用栀子汤者，俱不可不守此禁，非独虚烦一证也。

按：此与太阴为病，脉弱自利，不可与大黄芍药意同。

太阳病发汗，汗出不解，其人仍发热，心下悸，头眩，身瞤动。振振欲擗地者，真武汤主之。

钱天来曰：汗出不解，仍发热者，非仍前表邪发热，乃汗后亡阳，虚阳浮散于外也。心下悸者，非心悸也，盖心之下，胃脘之上，鸠尾之间，气海之中，《灵枢》谓膻中为气之海也。误汗亡阳则膻中之阳气不充，所以筑筑然动也。振振欲擗地者，即所谓发汗则动经，身为振振摇摇之意。言头眩而身体瞤动，振振然不能自持而欲仆地，因卫分之真阳丧失于外，周身经脉总无定主也。乃用真武汤者，非行水导湿，乃补其虚而复其阳也。

章虚谷曰：禁汗条内有太阳伤寒证具，而云尺脉迟者不可发汗，以荣气不足血少故也。然尺属肾，即是肾虚。若发其汗，汗出亡阳，邪仍不解而发热，以元气不胜发散，遂现心悸、头眩、身瞤动、振振欲擗地等证，皆肾中阴阳之气失守外越，而身心莫能主持也。急用真武汤镇摄北方阴阳之气，借生姜辛温达表，庶补正攘邪之功并建矣。

《伤寒辑义》：擗字与躄通，倒也。见唐慧琳藏经音义。

《活人书》：太阳证合行桂枝，却用麻黄之类发汗多亡阳，仍发热者，真武汤主之。大凡发汗过多，即身瞤动振摇，虚羸之人微发汗，便有此证，俱宜服真武汤。

《本事方》：乡里有京姓子，年三十，初得病，身微汗，脉弱恶风。医以麻黄汤与之，汗遂不止，发热，心多惊悸，夜不得眠，谵语不识人，筋惕肉瞤，振振动摇。医者又进惊风药。予曰，此强汗之过也，惟真武汤可救。连进三服，继以清心丸、竹叶汤送下，数日遂愈。

真武汤方见少阴篇

咽喉干燥者，不可发汗。

张令韶曰：脾足太阴之脉挟咽，肾足少阴之脉循喉咙，肝足厥阴之脉循喉咙之后。是咽喉者，皆三阴经脉所循之处也。三阴精血虚少，不能上滋于咽喉，故干燥，所以不可发汗。夫止言不可发汗，而不言发汗以后之变证，盖谓三阴俱伤，命将难全，治亦无及，又遑论其变乎。

淋家不可发汗，发汗必便血。

陈修园曰：素有淋病，名曰淋家。其精液久虚，不可发汗更走其津液。若发汗则津液竭于外，而血动于内，干及于胞中，必患便血。何以言之，《内经》云：膀胱者，津液藏焉。又曰：膀胱者，胞之室。是胞为血海，居于膀胱之外，而包膀胱虽藏血、藏津液有别，而气自相通。参看太阳热结膀胱血自下证，则恍然悟矣。淋家病为膀胱气化不能行于皮毛，津液但从下走而为淋。膀胱已枯，若再发其汗，必动胞中之血，非谓便血自膀胱出也。

沈芊绿曰：此条便血，是小便尿血也。

《活人书》：太阳证宜汗，假如淋家，衄血家，法不可汗，亦可以小柴胡之类和解之。

疮家虽身疼痛，不可发汗。汗出则痉。

钱天来曰：疮家，非谓疥癣之疾也，盖指大脓大血，痈疽溃疡，杨梅结毒，臁疮，痘疹，马刀挟瘿之属也。身疼痛，伤寒之表证也。言疮家气虚血少，荣卫衰薄，虽或有伤寒身疼痛等表证，亦慎不可发汗。若误发其汗，则阳气鼓动，阴液外泄，阳亡则不能柔养，血虚则无以滋灌，所以筋脉劲急而成痉也。

张令韶曰：亡血则痉，是以产后及跌仆损伤多病痉。

汪苓友曰：常器之云：误汗成痉，桂枝加葛根汤。不若王日休云小建中汤加归芪更妙。

衄家不可发汗，汗出必额上陷，脉急紧，直视不能眴，不得眠。

眴，音县。

陈修园曰：血从阳经并督脉而出者为衄。汗为血液，凡素患衄血之人，名曰衄家。三阳之经血俱虚，故不可发汗。所以然者，以太阳之脉起于目内眦，上额交颠，阳明之脉，起于鼻，交頞中，旁约太阳之脉，少阳之脉起于目锐眦，三经互相贯通，俱在于额上鼻目之间，三阳之血不荣于脉，故额上陷，脉紧急也；三阳之血不贯于目，故目直视不得眴也；阴血虚少，则卫气不能行于阴，故不得眠也。此三阳之危证也。

尤在泾曰：额上陷，脉紧急者，额上之两旁之动脉陷伏不起，或紧急不柔也。

《说文》：眴，目摇也。

亡血家，不可发汗，发汗则寒栗而振。

成无己曰：《针经》曰：夺血者无汗，夺汗者无血。亡血发汗则阴阳俱虚，故寒栗而振摇。

陈修园曰：血从阴经并冲任而出，为吐为下，多则为脱。凡一切脱血之人，名曰亡血家。血属阴，亡血即亡阴，故不可发汗。若发其汗，是阴亡而阳无所附，阳从外脱，其人则寒栗而振。《内经》云；涩则无血，厥而且寒是也。

《活人书》：太阳证宜汗，而其人适失血及下利，则频频少与桂枝汤，使体润漐漐，连日当自解。

《伤寒辑义》：汗后寒栗而振，非余药可议，宜芍药甘草附子汤、人参四逆汤之属。

《医垒元戎》：若咽中闭塞、咽喉干燥、亡血、衄家、淋家、疮家，不可发汗。以上六证，并宜小柴胡汤。

汗家重发汗，必恍惚心乱，小便已阴痛，与禹余粮丸。

重，平声。恍，火广切。惚，呼骨切。

舒驰远曰：平日汗多者，表阳素亏，若重发其汗，则阳从外亡，胸中神魂无主，故心神恍惚而内乱也。小便已阴疼者，阳气大虚，便出则气愈泄而化源伤，故疼，便前疼为实，便后疼为虚。从来皆云汗者心之液，汗多者重汗则心血伤，小肠之血亦伤，宜生心血通水道，愚谓不然，如果血虚，曷为不生内烦诸证，此病在气分，宜于涩以固脱之外，大补阳气则当矣。

程郊倩曰：恍惚心乱，便有亡阳见鬼之象。

禹余粮丸方

禹余粮四两　　人参三两　　附子二枚　　五味子三合　　茯苓三两　　干姜三两

上六味，蜜为丸，如梧子大。每服二十丸。

刘昆湘曰：丸剂，所以缓调之也。方以余粮为君，甘寒性敛，清浮热以镇纳虚阳，敛脾阴而交通心肾；人参、五味敛气生津；附子、干姜温脾固肾；茯苓利水，且可导心气下行，俾肾阳下温则心气自降。故不用敛心之品，复不参泻热之法。

病人有寒，复发汗，胃中冷，必吐逆。逆，通行本作蚘。

张令韶曰：病人有寒者，中气素寒者也。汗乃中焦之汁，发汗更虚其中焦之阳气，而胃中必冷。胃无阳热之化，则阴寒固结而阴类顿生，故必吐蚘也。蚘者，化生之虫，阴类也。

方中行曰：复，反也。

顾尚之曰，此为三阴经示禁。

伤寒，未发汗，而复下之，此为逆也；若先发汗，治不为逆。本先下之，而反汗

之为逆；若先下之，治不为逆。

成无己曰：病在表者，汗之为宜，下之为逆；病在里者，下之为宜，汗之为逆。

黄坤载曰：风寒外闭，宜辛温发散而不宜下；燥热内结，宜苦寒攻下而不宜汗。若表邪未解，里邪复胜，则宜先汗而后下；若是邪急迫，表邪轻微，则宜先下而后汗。错则成逆矣。若治法得宜，先后不失，不为逆也。

程知曰：言汗下有先后缓急，不得倒行逆施。

伤寒，医下之，续得下利，清谷不止，身疼痛者，急当救里；后身疼痛，清便自调者，急当救表。救里宜四逆汤，救表宜桂枝汤。清便之清同圊

张令韶曰：此反应上文先下而后汗之之意，以见下之而表里俱虚，又当救里救表，不必拘于先下而复汗之说也。言伤寒下之而正气内陷，续得里虚之证，下利清谷不止者，虽身疼痛表证仍在，急当救里。救里之后，身疼痛而清便自调者，知不在里仍在表也，急当救表。救里宜四逆汤以复其阳；救表宜桂枝汤以解其肌。生阳复而肌腠解，表里和矣。凡曰急者，急不容待，缓则无及矣。

喻嘉言曰：下利清谷者，脾中之阳气微而饮食不腐化也。身体疼痛者，在里之阴邪盛而筋脉为其阻滞也。阳微阴盛凶危立止，当急救其在里之微阳，俾利与痛而俱止。救后小便清、大便调，则在里之阳已复，而身痛不止，明是表邪未尽，荣卫不利所致，又当救其表，俾外邪仍从外解，而表里之辨始为明且尽耳。救里与攻表天渊，若攻里必须先表后里，必无倒行逆施之法。惟在里之阴寒极盛，恐阳气暴脱，不得不救其里，俟里阳少定，仍救其表，初不敢以一时之权宜，更一定之正法也。厥阴篇下利腹胀满，身体疼痛者，先温其里，乃攻其表。曰先温，曰乃攻，乃形容不得已之次第，足互此意。

万密斋曰：此太阳误下传太阴证也。此证协寒而利，以寒为本。挟寒利为传太阴，挟热者以传少阴也。

徐灵胎曰：凡病皆当先表后里，惟下利清谷则以扶阳为急，而表证为缓也。表里分治而序不乱，后人欲以一方治数病，必至两误。

病发热头痛，脉反沉，若不差，身体疼痛，当救其里，宜四逆汤。

差，钗去声。原本无此节，今依宋本补。

程郊倩曰：病发热头痛，太阳表证也。脉反沉，阴经里脉也。阳病见阴脉，由其人里气素虚素寒，邪虽外侵，正难内御，切不可妄从表治，须静自候其自差。若不差而更加身体疼痛，知寒从内转。此时不温其里，六七日传之少阴经时，必成厥逆亡阳之变，温之无及矣。故舍证从脉，用四逆汤救里。不当因发热头痛，迟疑瞻顾也。此证乃太阳中之少阴，麻黄附子细辛汤条乃少阴中之太阳。究竟二证皆是发于阳而病在阴，故皆阳病见阴脉。

屠俊夫曰：沉为在里，非表剂所能解，必用四逆以温中助阳，通关节，宣脉络，则救里之中即寓解表之意，而发热恶寒，身体疼痛自除矣，非专治内而不治外也。

按：此节乃表里皆寒之证，然反不恶寒何也？盖恶寒者，以素本不寒，而外伤于寒，气不相投，故恶之也。若素内寒，复外伤于寒，气自相合，故反不恶寒。故四逆汤证，除霍乱为卒病外，皆不言恶寒也。

太阳病，先下之而不愈，因复发汗，以此表里俱虚，其人因致冒，冒家汗自出愈。所以然者，表和故也。里未和，然后复下之。

程郊倩曰：太阳病先下之而不愈，阴液先亡矣。因复发汗，荣从卫泄，阳津亦耗，以此表里两虚。虽无邪气扰乱，而虚阳戴上，无津液之升以和之，所以怫郁而致冒。冒者，清阳不彻，昏蔽于头目也。必得汗出津液到，而怫郁始去。所以然者，汗出表和故也。汗者，阳气之所酿，汗出知阳气复于表，故愈。则非用发表之剂。而和表之剂可知。里未和者，阳气虽返于内，阴气尚未滋而复。盖大便由溏而燥，由燥而硬，至此不得不斟酌下之，以助津液矣。和表药，桂枝加附子汤，或大建中汤类也。汗出亦是得汗，非发汗也。

成无己曰：冒者，郁也。下之则里虚而亡血，汗之则表虚而亡阳，表里俱虚，寒气怫郁，其人因致冒。《金匮要略》曰：亡血复汗寒多，故令郁冒。汗出则怫郁之邪得解则冒愈。又曰：冒家欲解必大汗出，汗出表和而里未和者，然后复下之。

陈亮师曰：有邪盛而冒者，太阳少阳并病，眩冒是也。有虚脱而冒者，少阴病下利止，而时时自冒是也。此节之冒不若并病之实，亦不若少阴之危，由表里俱虚，故邪覆于表而不散，气郁于里而难伸。但用轻解之法，则汗出而表邪自去矣。

《明理论》：冒为昏冒而神不清，世为之昏迷者是也。

王肯堂曰：《说文》冒字从曰、从目。曰即小儿及蛮夷头衣也。此致冒者，谓若物蒙蔽其目也，是昏迷之义。

《总病论》：人将大汗必冒昧者，若旱久天将时雨，六合皆至昏昧。雨降之后，草木皆苏，庶物明净。《玉册》所谓换阳之吉证也。

太阳病未解，脉阴阳俱微者，必先振栗，汗出而解。但阳脉微者，先汗出而解；若阴脉实者，下之而解。若欲下之，宜调胃承气汤。

周禹载曰：此条经文仲景曲体病情，言邪气虽衰而正气大虚，非振栗则不能汗出也。阴阳两字，犹云浮取沉取。邪气虽微，尚留表里之半，其或入于阴，或出于阳，未可定也。但阳脉微者，则里气安和而阳亦不复盛，汗出而解更无疑也。然复加一先字，即里有微结，其津回肠润又在言外也。

刘昆湘曰：但阴脉实者，下之而解，若欲下之宜调胃承气汤。此言师到切脉，见浮取阳脉已和，惟秉取沉部脉实。知外解，而邪已入里，治当从下而解。但据阴实之脉，不言痞满燥实之证，故亦不可峻下。曰若欲下之者，自具迟回审慎之意。且调胃承气，亦下剂中之缓剂也。

太阳病，发热汗出者，此为荣弱卫强，故使汗出。欲救邪风者，宜桂枝汤。

方中行曰：上条言阳浮而阴弱，此言荣弱卫强。卫强即阳浮，荣弱即阴弱，互相发明也。救者，解救、救护之谓。不曰风邪，而曰邪风者，以本体言也。

黄坤载曰：邪风者。经所谓虚邪贼风也。

徐灵胎曰：提出邪风二字，见桂枝为驱风圣药。

伤寒五六日中风，往来寒热，胸胁苦满，嘿嘿不欲食饮，心烦喜呕，或胸中烦而不呕，或渴，或腹中痛，或胁下痞硬，或心下悸，小便不利，或不渴，身有微热而咳者，小柴胡汤主之。

嘿，通默，音墨。硬，牛更切。

方中行曰：伤寒五六日中风，往来寒热，互文也。言伤寒与中风当五六日之时，皆有此往来寒热已下之证也。五六日，大约言之。往来寒热者，邪入躯壳之里，脏腑之外，两夹界之隙地，所谓半表半里少阳所主之部位，故入而并于阴则寒，出而并于阳则热，出入无常，所以寒热间作也。胸胁苦满者，少阳之脉循胸络胁，邪凑其经，伏饮搏聚也。默，静也。胸胁既满，谷不化消，所以静默不言，不需饮食也。心烦喜呕者，邪热伏饮搏于胸胁者，涌而上溢也。或为诸证者，邪之出入不常，所以变动不一也。又曰：太阳一经有荣卫之不同，所以风寒异治。阳明切近太阳，荣卫之道在迩，风寒之辨尚严。少阳一经，越阳明，去太阳远矣，风寒无异治。经以伤寒中风五六日，往来寒热交互为文者，发明风寒至此，同归于一致也。

程郊倩曰：少阳无自受之邪，俱从太阳逼蒸而起，故曰伤寒中风，非寒伤少阳，风中少阳也。职属中枢，去表稍远，邪必逗延而后界此，故曰五六日。少阳脉循胁肋，在腹阳背阴两歧间，在表之邪欲入里，为里气所拒，故寒往而热来；表里相拒而留于歧分，故胁肋苦满；神识以拒而昏困，故嘿嘿；木受邪则妨土，故不欲食。胆为阳木而居清道，为邪所郁，火无从泄，逼炎心分，故心烦；清气郁而为浊，则所痰滞，故喜呕。呕则木火两舒，故喜之也。此则少阳定有之证。

魏念庭曰：或为诸证者，因其人平素气血偏胜，各有所兼挟以为病也。

尤在泾曰：或者，未定之辞，以少阳为半表半里，其气有乍进、乍退之机，故其病有或然、或不然之异。而少阳之病，但见有往来寒热、胸胁苦满之证，便当以小柴胡和解表里为主。所谓伤寒中风有柴胡证，但见一证便是，不必悉具是也。

小柴胡汤方

柴胡半斤　黄芩三两　人参三两　半夏半升（洗）　甘草三两（炙）　生姜三两（切）　大枣十二枚（擘）

上七味，以水一斗二升，煮取六升，去滓，再煎服三升。温服一升，日三服。若胸中烦而不呕者，去半夏、人参，加栝蒌实一枚。若渴，去半夏加人参，合前成四两半，栝蒌根四两。若腹中痛者，去黄芩加芍药三两。若胁下痞硬，去大枣加牡蛎四两。若心下悸，小便不利者，去黄芩加茯苓四两。若不渴，外有微热者，去人参，加桂枝三两，温服微汗愈。若咳者，去人参、大枣、生姜，加五味子半升、干姜二两。

成无己曰：伤寒邪气在表者，以渍形以为汗；邪气在里者，必荡涤以为利；其于不外不内，半表半里，既非发汗之所宜，又非吐下之所对，是当和解则可矣。小柴胡为和解表里之剂也。

柯韵伯曰：此为少阳枢机之剂，和解表里之总方也。少阳之气游行三焦，而司一身腠理之开阖。血弱气虚，腠理开发，邪气因入与正气相搏，邪正分争，故往来寒热。与伤寒头疼发热而脉弦细中风两无关者，皆是虚火游行于半表，故取柴胡之轻清微苦微寒者，以解表邪，即以人参之微甘微温者，预补其正气，使里气和而外邪勿得入也。其口苦、咽干、目眩、目赤、头汗、心烦、舌苔等证，皆虚火游行于半里，故用黄芩之苦寒以清之，即用甘枣之甘以缓之，亦以堤防三阴之受邪也。太阳伤寒则呕逆，中风则干呕，此欲呕者，邪正相搏于半里，故欲呕而不逆。胁居一身之半，为少阳之枢，邪结于胁，则枢机不利，所以胸胁苦满，默默不欲食也。引用姜、夏之辛散，一以佐柴、芩以逐邪，一以行甘、枣之泥滞，可以止呕者，即可以泄满矣。夫邪在半表势已向里，未有定居，故有或为之证。所以方有加减，药无定品之可拘也。本方七味，柴胡主表邪不解，甘草主里气不调，五物皆在进退之列。本方若去甘草，便名大柴胡。若去柴胡，便名泻心、黄芩、黄连等汤矣。本方为脾家虚热，四时疟疾之圣药。

张令韶曰：若胸中烦者，邪热内侵君主，故去半夏之燥。不呕者，中胃和而不虚，故去人参之补，加栝蒌实之苦寒，导火热之下降。若渴者，阳明燥金之气甚也，又当去半夏倍人参以生津，加栝蒌根引津液而上升。若腹中痛者，邪干中土也。故去黄芩之苦寒，加芍药以通脾络。若胁下痞硬者，厥阴肝气不舒也。牡蛎气味盐寒，纯雄无雌，肝为牝脏，牡为破之，故能解厥阴之气，盐能软坚，又能清胁下之痞；大枣甘缓，故去之。若心下悸，小便不利者，肾气上乘而积水在下也，加茯苓保心气以制水邪；黄芩苦寒，恐伤君火，故去之。若不渴，外有微热，仍在太阳，故不必补中之人参，宜加解外之桂枝，覆取微汗也。若咳者，肺气逆也，五味之酸以救逆气；形寒伤肺，干姜之热以温肺寒；人参、大枣所以调补中胃，而生姜又宣通胃气者也，无关于肺，故去之。

程郊倩曰：邪在少阳，是表寒里热，两郁而不得升之故。小柴胡汤之治，所谓升降浮沉则顺之也。至于制方之旨及加减法，则所云上焦得通，津液得下，胃气因和尽之矣。

章虚谷曰：小柴胡汤升清降浊，通调经府，是和其表里以转枢机，故为少阳之主方。

徐灵胎曰：去滓再煎者，此方乃和解之剂，再煎则药性和合，能使经气相融，不复往来出入，古圣不但用药之妙，其煎法俱有精义。

《伤寒考》：大小柴胡、半夏泻心、生姜泻心、甘草泻心、旋覆代赭诸方皆去滓再煎，以诸汤皆有呕噫等证，呕家不欲溷浊之物，强与之必吐，故半煮去滓再煎以投，取其气全而不溷浊。可谓和羹调鼎之手段矣。

《资生篇》：和解者，合汗下之法而缓用之者也。伤寒以小柴胡为和解之方，凡用和解之法者，必其邪气之极杂者也。寒者热者，燥者湿者，结合于一处而不得通，则宜开其结以解之；升者降者，敛者散者，积于一偏而不相治，则宜平其积而和之。故方中往往寒热并用、燥湿并用、升降敛散并用，非杂乱而无法也，正法之至妙也。又曰：杂合之邪，交纽而不已，其气必郁而多逆。故开郁降逆即是和解，无汗下之用而隐寓汗下之旨矣。

《苏沈良方》：此药《伤寒论》虽主数十证，大要其间有五证最的当，服之必愈。一者身热心中逆，或呕吐者可服。若因渴饮水而呕者不可服。身体不温热者不可服。二者寒热往来者可服。三者发潮热者可服。四者心烦胁下满，或渴或不渴皆可服。五者伤寒已差后，更发热者可服。此五证但有一证，更勿疑便可服。若有两三证以上，更的当也。世人但知小柴胡汤治伤寒，不问何证便服之，不徒无效，兼有所害，缘此药差寒故也。元祐二年，时行，无少长皆咳。本方去人参、大枣、生姜，加五味子、干姜各半两，服此皆愈。常时上壅痰实，只依本方食后卧时服，甚妙。赤白痢尤效，痢药中无如此妙，盖痢多因伏暑，此药极解暑毒。

《肘后方》：治伤寒时气温病，三日已上至七八日不解者，可服小柴胡汤。（即本方）

《千金方》：黄龙汤治伤寒瘥后，更头痛壮热烦闷方。仲景名小柴胡汤。

《得效方》：小柴胡汤治挟岚嶂溪源蒸毒之气，自岭以南地毒苦炎，燥湿不常，人多患此状。血乘上集，病欲来时令人迷困，甚则发燥狂妄，亦有哑不能言者，皆由败毒瘀心，毒涎聚于脾所致。于此药中加大黄、枳壳各五钱。

《此事难知》：少阳证，胸胁痛，往来寒热而呕，或咳而耳聋，脉尺寸俱弦，小柴胡汤主之。

《海藏癍论萃英》：小儿壮热昏睡，伤风风热，疮疹伤食，皆相似，未能辨认。间服升麻葛根汤、小柴胡汤，甚验。

《玉机微义》：小柴胡汤治肝脏发咳，两胁下痛，甚则不可以转，转则两肢下满。

《济阳纲目》：小柴胡汤治瘟疫，内虚发热，胸胁痞闷，及在半表半里，非汗非下之证。又治疟疾，热多寒少，或但热头疼，口干胸满。

血弱气虚，腠理开，邪气因入，与正气相搏，结于胁下。正邪分争，休作有时，嘿嘿不欲饮食。脏腑相连，其痛必下，邪高痛下，故使呕也。小柴胡汤主之。服柴胡汤已，渴者属阳明也，以法治之。

成无己曰：人之气血随时盛衰，当月郭空之时，则为血弱气尽，腠理开疏之时也。邪气乘虚，伤人则深。《针经》曰：月郭空，则海水东盛，人血气虚，卫气去，形独居，肌肉减，皮肤缓，腠理开，毛发残，膲理薄，烟垢落，当是时遇贼风，则其入深者是矣。邪因正虚，自表之里，而结于胁下，与正分争，作往来寒热，默默不欲饮食。下为自外之内，经络与脏腑相连，气随经必传于里，故曰其痛下。邪在上焦为邪高，邪渐传里为痛下。里气与邪气相搏，逆而上行，故使呕也。与小柴胡汤，以解半表半里之邪。服小柴胡汤表邪已解而渴，里邪传于阳明也，以阳明治之。

顾尚之曰：胆附于肝而在膈下，故云：脏腑相连，其痛必下。邪高，口苦、咽干、目眩也。痛下，腹中痛也。阳逆于上，阴滞于下，中焦阻塞不通，故呕。

徐灵胎曰：此条申明所以往来寒热，及不欲食，下痛上呕之故。皆由正衰邪入，脏腑相牵所致，则立方之意可推而知矣。

柯韵伯曰：柴胡汤有芩、参、甘、枣，皆生津之品，服之反渴者，必胃家已实，津液不足以和胃也，当行白虎承气等法。仍用柴胡加减，非其治矣，此少阳将转属阳明之证。

郑在辛曰：少阳、明阳之病，在渴、呕中分，渴则转属阳明，呕则仍在少阳。如呕多，虽有阳明证，不可攻之，因病未离少阳也。服柴胡汤渴当止，若服柴胡已加渴者，是热入胃腑，耗津消水，此属阳明胃病也。

太阳病六七日，脉迟浮弱，恶风寒，手足温。医二三下之，不能食，胁下满痛，面目及身黄，颈项强，小便难者，与柴胡汤，后必下重。本渴而饮水呕者，柴胡不中与也。食谷者哕。

章虚谷曰：脉迟浮弱，恶风寒者，其人阳虚，表邪未罢也。手足温者，脾胃本和。二三下之，气伤不能食，表邪陷入少阳，而胁下满痛，颈项强也。小便难者，三焦气窒，水道不行，故郁而发黄。只可与柴胡汤转少阳之枢，其枢虽转而水气下坠，则必后重，皆因二三下之之故也。若本渴而饮水呕者，是为水逆，故令小便不利，当用五苓散，柴胡汤不中与也。其脾胃大伤，故食谷者哕。哕者，空呕也，后世或以呃逆为哕。如暴病气阻尚无害。若久病呃逆是胃气欲绝之候也。

程知曰：后言柴胡证但见一证便是，此更言胁下满痛，亦有不宜柴胡者，以为戒也。

伤寒四五日，身热恶风，颈项强，胁下满，手足温而渴者，小柴胡汤主之。

钱天来曰：身热恶风，项强，皆太阳表证也。胁下满，邪传少阳也。手足温而渴，知其邪未入阴也。以太阳表证言之，似当汗解，然胁下已满，是邪气已入少阳。仲景原云：伤寒中风有柴胡证，但见一证便是，不必悉具。故虽有太阳未罢之证，汗之则犯禁例，故仍以小柴胡汤主之。但小柴胡汤，当从加减例用之。太阳表证未除，宜去人参加桂枝。胁下满，当加牡蛎。渴则去半夏，加栝蒌根为是。

伤寒阳脉涩，阴脉弦，法当腹中急痛，先与小建中汤；不差者，与小柴胡汤。

汪苓友曰：此条乃少阳病兼挟证之证。伤寒脉弦者，弦本少阳之脉，宜与小柴胡汤。兹但阴脉弦而阳脉则涩。此阴阳以浮沉言。脉浮取之则涩而不流利，沉取之亦弦而不和缓。涩主气血虚少，弦又主痛，法当腹中急痛。与建中汤者，温中补虚，缓其痛而兼散其邪也。先温补矣而弦脉不除，痛犹未止者为不差，此为少阳经有留邪也。后与小柴胡汤去黄芩加芍药以和解之。盖腹中痛亦柴胡证中之一候也。愚以先补后解，乃仲景神妙之法。

魏念庭曰：此条亦即太阳阳明诸篇里虚先治里之义也。

按：此节揭以伤寒，则必有头项强痛，发热恶寒、身疼痛等证。以其人素脏虚弱，故卒伤外寒，则阳脉涩阴脉弦，腹中急痛。治法以补虚温里建中为先，而不同于常人也。

小建中汤方

桂枝三两　　芍药六两　　甘草二两（炙）　　生姜三两（切）　　大枣十二枚（擘）　　胶饴一升

上六味，以水七升，先煮五味，煮三升，去滓，内饴更上微火消解。温服一升，日三服。呕家不可用，以甜故也。

饴，音移。

成无己曰：脾者土也，应中央，处四脏之中，为中州，治中焦，生育荣卫，通行津液；一有不调，则荣卫失所育，津液失所行，必以此汤温建中脏，是以建中名焉。胶饴味甘温，甘草味甘平，脾欲缓，急食甘以缓之，建脾必以甘为主，故以胶饴为君，甘草为臣；桂味辛热，辛，散也，润也，荣卫不足，润而散之；芍药味酸微寒，酸，收也，泄也，津液不逮，收而行之，是以桂、芍为佐；生姜味辛温，大枣味甘温，胃者卫之源，脾者荣之本，《黄帝针经》曰荣出中焦，卫出上焦是矣，卫为阳，不足者益之必以辛，荣为阴，不足者补之必以甘，辛甘相合，脾胃健而荣卫通，是以姜、枣为使。

张令韶曰：桂枝辛走气，芍药苦走血，故易芍药为君，加胶饴以建中胃。建中者，建立其中也。以经隧之血脉，皆中胃之所生也。

《伤寒辑义》：药力和缓，故曰小尔。

《内台方议》：桂枝汤中桂枝、芍药等分，以芍药佐桂枝而治卫气也；建中汤芍药多半而桂枝减少，以桂枝佐芍药而益其荣气也。

《千金方》：坚中汤治虚劳内伤，寒热呕逆，吐血方。（即本方加半夏三两）

《苏沈良方》：此药治腹痛如神。然腹痛按之便痛，重按却不甚痛，此止是气痛；重按愈痛而坚者，当自有积也。气痛不可下，下之愈甚，此虚寒证也。此药偏治腹中虚寒，补血尤止腹痛。

《证治准绳》：建中汤治痢，不分赤白久新，但腹中大痛者，神效。其脉弦急，或涩，浮大按之空虚，或举按皆无力者是也。（即本方）

《证治大还》：凡膈气病，由脾胃不足，阳气在下，浊气在上，故痰气壅塞膈上，而饮食难入也。若脉弦，宜建中汤。

《张氏医通》：虚劳而至亡血失精，消耗津液，枯槁四出，难为力矣。《内经》于针药莫制者，调以甘药。《金匮》遵之而用小建中汤以急建其中气，俾饮食增而津液旺也。形寒饮冷，咳嗽兼腹痛，脉弦者，小建中汤加桔梗以提肺气之陷。寒热自汗，加黄芪。

伤寒与中风，有柴胡证，但见一证便是，不必悉具。

汪苓友曰：伤寒中风者，谓或伤寒或中风，不必拘也。柴胡证者，谓邪入少阳，在半表半里之间也。但见一证，谓或口苦，或咽干目眩，或耳聋无闻，或胁下痞硬，或呕不能食，往来寒热等，便宜与柴胡汤。故曰呕而发热者，小柴胡汤主之，不必待其证候全具也。

柯韵伯曰：柴胡为枢机之剂，风寒不全在表，未全入里者，皆可用。故证不必悉具，而方有加减也。

凡柴胡汤病证而误下之，若柴胡证不罢者，复与柴胡汤，必蒸蒸而振，却复发热，汗出而解。

成无己曰：邪在半表半里之间，为柴胡证，即未作里实，医便以药下之，若柴胡证仍在者，虽下之不为逆，可复与柴胡汤以和解之。得汤邪气还表者，外作蒸蒸而热。先经下里虚，邪气欲出内，则振振然也。正气盛，阳气生，却复发热汗出而解也。

钱天来曰：蒸蒸者，热气从内达外，如蒸炊之状也。邪在半里不易达表，必得气蒸肤润，振战鼓栗，而后发热汗出而解也。

伤寒二三日，心中悸而烦者，小建中汤主之。

《金鉴》曰：伤寒二三日，未经汗下，即心悸而烦，必其人中气素虚，虽有表证，亦不可汗之。盖心悸阳已微，心烦阴已弱，故以小建中汤先建其中，兼调荣卫也。

程扶生曰：此为阴阳两虚之人，而立以养正驱邪法也。

徐灵胎曰：悸而烦，其为虚烦可知，故用建中汤以补心脾之气。盖栀子汤治有热之虚烦，此治无热之虚烦也。

王肯堂曰：此与伤寒脉弦细，头痛发热者属少阳不可汗。汗之则谵语，胃不和则烦而悸者有别。大抵先烦而后悸者是热，悸而后烦者是虚。治病必求其本者，此也。

太阳病，过经十余日，反二三下之，后四五日，柴胡证仍在者，先与小柴胡汤。呕不止，心下急，郁郁微烦者，为未解也，与大柴胡汤下之则愈。

过，平声。下同。

汪苓友曰：此条系太阳病传入少阳，复入于胃之证。太阳病过经十余日，知其时已传入少阳矣，故以二三日下之为反也。下之而四五日后更无他变，前此之柴胡证仍在者，其时纵有可下之证，须先与小柴胡汤以和解半表半里之邪。如和解之而呕止者，表里气和为已解也。若呕不止，兼之心下急，郁郁微烦，心下者，正当胃腑之中，急则满闷已极，郁烦热结于里，此为未解也，后与大柴胡汤，以下其里热则愈。

柯韵伯曰：病从外来者，当先治外而后治其内。此屡经妄下，半月余，柴胡证仍在，因其人不虚，故枢机有主而不为坏病。与小柴胡和之，表证虽除，内尚不解，以前此妄下之药，但去肠胃有形之物，而未泄胸膈气分之结热也。急者，满也，但满而不痛即痞也。姜、夏以除呕，柴、芩以去烦，大枣和里，枳、芍舒急。而曰下之则愈者，见大柴胡为下剂，非和剂也。

林澜曰：呕不止，则半表里证犹在。然心下急，郁郁微烦，必中有燥屎也，非下除之不可，故以大柴胡兼而行之。

按：上节言心中悸而烦者虚也，此节言心下急而烦者实也；上言不可以病日浅而为实，此言不可以病日久而为虚也。论云：伤寒呕多，虽有阳明证，不可下之。而此云下之者，以大柴胡汤下其少阳半里之郁热，非下其阳明肠胃之燥屎也。盖小柴胡汤为少阳从半表以达于外之方，大柴胡汤为少阳从半里以通于内之方。

大柴胡汤方

柴胡半斤　黄芩三两　芍药三两　半夏半升（洗）　生姜五两（切）　枳实四枚（炙）　大枣十二枚（擘）　大黄二两

上八味，以水一斗二升，煮取六升，去滓，再煎取三升。温服一升，日三服。

吴遵程曰：此汤治少阳经邪渐入阳明之腑，或误下引邪内犯而过经不解之证。故于小柴胡汤中除去人参、甘草助阳恋胃之味，而加芍药、枳实、大黄之沉降，以涤除热滞也。与桂枝大黄汤同意，彼以桂枝、甘草兼大黄两解太阳误下之邪，此以柴胡、黄芩、半夏兼大黄两解少阳误下之邪，两不移易之定法也。

柯韵伯曰：大小柴胡俱是两解表里之剂，大柴胡主降气，小柴胡主调气。调气无定法，故小柴胡除柴胡、甘草外，皆可进退；降气有定局，故大柴胡无加减法也。

汪切庵曰：此乃少阳阳明，故加减小柴胡、小承气而为一方。少阳固不可下，然兼阳明腑证则当下，宜大柴胡汤。

陈素中曰：大柴胡本为里证已急，而表证未除者立方。若用之以治温热病，最为稳当，百无一失。双解散为双解之重剂，大柴胡为双解之轻剂。

《肘后方》：治伤寒时气温病，三日以上至七八日，若有实热，得汗不解，腹满痛，烦躁欲谬语者，可服大柴胡汤。（即本方）

《直指方》：大柴胡汤治疟热多寒少，目痛多汗，脉大，以此汤微利为度。

《此事难知》：大柴胡汤治表里内外俱热之证，治有表复有里。有表者，脉浮，或恶风，或恶寒头痛。四证中或有一二尚在者乃是，十三日过经不解是也。有里者，谵言妄语，掷手扬视，此皆里之急者也。欲汗之则里已急，欲下之则表证仍在，故以小柴胡中药调和三阳，是不犯诸阳之禁，以芍药安太阴，使邪气不纳，以大黄去地道不通，以枳实去心下痞闷。

《万病回春》：春应温而反清凉者，夏发燥郁也，大柴胡汤主之。

《医宗必读》：大柴胡汤治身热，不恶寒反恶热，大便秘秘。（即本方）

《伤寒绪论》：伤寒斑发已尽，外势已退，内实不大便，谵语者，大柴胡汤下之。

《类聚方广义》：大柴胡汤治麻疹，胸胁苦满，心下硬塞，呕吐，腹满痛，脉沉者。又治狂证，胸胁苦满，心下硬塞，膻中动甚者，加铁粉奇效。

《汉药神效方》：森立之曰：余壮年尝患阴萎，每用大柴胡，其效如神。后用于少壮阴萎，心腹弦急之证极验。

伤寒十三日不解，胸胁满而呕，日晡所发潮热，已而微利，此本柴胡证，下之以不得利，今反利者，知医以丸药下之，非其治也。潮热者实也，宜先服小柴胡汤以解外，后以柴胡加芒硝汤主之。

成无己曰：伤寒十三日，再传经尽当解之时也，若不解，胸胁满而呕者，邪气犹在表里之间，此为柴胡汤证，若以柴胡汤下之，则更无潮热自利。医反以丸药下之，虚其肠胃，邪热乘虚入腑，日晡所发潮热，热已而利也。潮热虽为热实，然胸胁之邪未已，故先与小柴胡汤以解外，后以柴胡加芒硝，以下胃热。

程郊倩曰：胸胁满而呕，日晡所发潮热，此伤寒十三日不解之本证也。微利者，已而之证也。本证经而兼腑，自是大柴胡，能以大柴胡下之，本证且罢，何有于已而之下利！乃医不以柴胡之辛寒下，而以丸药之毒热下，虽有所去，而热以益热，遂复留中而为实，所以下利自下利，而热潮仍潮热。盖邪热不杀谷而逼液下行，谓云热利是也。潮热者实也，恐人疑攻后之下利为虚，故复指潮热以证之。此实得之攻后，究竟非胃实，不过邪热搏结而成，只须于小柴胡解外后，但加芒硝一洗涤之。以从前已有所去，大黄并可不用，盖节制之兵也。

柯韵伯曰：此少阳阳明并病，先服小柴胡二升以解少阳之表，其一升加芒硝以除阳明之里。

《明理论》：潮热，若潮水之潮，其来不失其时也，一日一发指时而发者，谓之潮热。若日三五发者，即是发热，非潮热也。潮热属阳明，必于日晡时发，阳明者胃，属土，应时则旺于四季，应日则旺于未申。邪气入于胃而不复传，郁而为实热，随旺而潮，是以日晡所发潮热者，属阳明也。

张隐庵曰：胃为水谷之海，而外合海水。是胃气昼夜升降，如潮往来。但平人有潮，而不为热也。如有邪病留于脉肉筋骨间，随潮而出则为发热，是潮热为阳明胃实之征也。

柴胡加芒硝汤方

柴胡二两十六铢　黄芩一两　人参一两　甘草一两（炙）　芒硝二两　生姜一两（切）　大枣四枚（擘）　半夏二十铢（洗）

上八味，以水四升，煮取二升，去滓，内芒硝更煮微沸，分温再服。不解，更作。

章虚谷曰：此方以小柴胡三分之一，而重加芒硝者，因其少阳之证误用丸药下之，余热留于阳明而发潮热。故仍用小柴胡和少阳，而加芒硝咸寒润下，以清阳明之热，不取苦重之药峻攻也。

按：大柴胡汤用大黄、枳实，乃合小承气也；此方用芒硝，乃合调胃承气也。皆少阳、阳明同治之方。

伤寒十三日，过经谵语者，以有热也，当以汤下之。若小便利者，大便当硬，而反下利，知医以丸药下之，非其治也。若自下利者，脉当微厥，今反和者，此为内实也，调胃承气汤主之。

成无己曰：伤寒十三日，再传经尽，谓之过经。谵语者，阳明胃实也，当以诸承气汤下之。若小便利者，津液偏渗，大便当硬，反下利者，知医以丸药下之也。下利脉微而厥者，虚寒也，今脉调和，则非虚寒，由肠虚胃热，协热而利也，与调胃承气汤，以下胃热。

汪苓友曰：谵语者，自言也。寒邪郁里，胃中有热，热气熏膈，则神昏而自言也。谵语有热，法当以汤荡涤之。据仲景法，下利谵语者，有燥屎也，宜小承气汤。今改用调胃者，以医误下之，故内实不去，胃气徒伤，故于小承气汤去厚朴、枳实，而加甘草以调和之也。因大便坚实，以故复加芒硝。

王肯堂曰：经文内实之实，当作热。此段有五反一对：热与厥反、汤与丸反、便硬与下利反、脉微与脉和反、药下与自利反。小便利与大便硬为一对。读者宜细详之。

按：厥亦脉象，初来大渐渐小，更来渐渐大，是其候也。

太阳病不解，热结膀胱，其人如狂，血自下，下者愈。其外不解者，尚未可攻，当先解外；外解已，但少腹急结者，乃可攻之，宜桃核承气汤。

成无己曰：太阳经邪热不解，随经入腑，为热结膀胱。其人如狂者，为未至于狂，但不宁尔。经曰：其人如狂者，以热在下焦。太阳多热，热在膀胱，必与血相搏，若血不为蓄，为热迫之，则血自下，血下，则热随血出而愈。若血不下者，则血为热搏，蓄积于下，而少腹急结，乃可攻之，与桃核承气汤，下热散血。《内经》曰：从外之内而盛于内者，先治其外后调其内，此之谓也。

庞安常曰：不恶寒，为外解。

方中行曰：热结膀胱，即下文太阳随经瘀热在里之互词。少腹急结者，有形之血蓄积也。然则桃仁承气者，太阳随经入腑之轻剂也。

程郊倩曰：热结膀胱而小便不利者，是气分受邪；小便自利者，是血分受邪。此条不及小便者，以有血自下三字也。然少腹急结，包有小便自利句。桃核承气汤与五苓散，虽同为太阳犯本之药，而一从前利，一从后攻，气分与血分主治各不同矣。

柯韵伯曰：太阳随经之阳热瘀于里，致气流不行，气者血之用，气行则血濡，气结则血蓄，小腹者膀胱所居也，冲任之血会于小腹，阳气结而不化，则阴血蓄而不行，故少腹急结。气血交并则魂魄不藏，故其人如狂。用桃核承气汤，气行血濡，则小腹自舒，神气自安矣。

沈芊绿曰：此小便尿血也，缘阳气太重，标本俱病，血得热则行，故尿血。若热极则血反结，少腹为膀胱之室，故膀胱之热结，少腹必急结。用桃仁承气汤以攻其里之结血，所以解之也。又曰：此条少腹虽急结尚未硬满，故不用抵当只须承气。

桃核承气汤方

桃仁五十个（去皮尖）　大黄四两　桂枝二两　甘草二两（炙）　芒硝二两

上五味，以水七升，煮四味取二升，去滓，内芒硝，更上火微沸，下火，先食温服五合，日三服。当微利。

钱天来曰：《神农本经》：桃仁主瘀血血闭。洁古云：治血结血秘，通润大肠，破蓄血。大黄下瘀血积聚，荡涤肠胃，推陈致新；芒硝走血软坚，热淫于内治以咸寒之义也；桂之为用，通血脉消瘀血，尤其所长也；甘草所以保脾胃，和大黄、芒硝之寒峻耳。

顾尚之曰：调胃承气为荡热除秽之剂，未能直入血分，故加桃仁之甘平以破之，桂枝之辛温以行之。

陈修园曰：先食，言服药在未食之前也。

《本草》序例云：病在胸膈以上者，先食后服药；病在心腹以下者，先服药而后食。

徐灵胎曰：微利则仅通大便，不必定下，血也。

《医方考》：伤寒外证已解，小腹急，大便黑，小便利，其人如狂者，有蓄血也，此方主之。无头痛发热恶寒者，为外证已解。

柯韵伯曰：此方治女子月事不调，先期作痛，与经不行者，最佳。

《总病论》：桃仁承气汤治产后恶露不下，喘胀欲死，服之十差十。

《脉因证治》：桃仁承气汤治血热夜发热者。又治便痈。

《传信尤易方》：治淋血，桃仁承气汤空心服效。

《证治大还》：吐血势不可遏，胸中气塞，上吐紫黑血，此瘀血内热盛也。桃仁承气汤加减下之。打仆内损，有瘀血者必用。

《伤寒准绳》：血结胸中，头痛身热，漱水不欲咽者衄。无热胸满，漱水不欲咽者，喜忘昏迷，其人如狂，心下手不可近者，血在中也，桃仁承气汤主之。

《济阳纲目》：桃仁承气汤，下痢紫黑色者，热积瘀血也，腹痛后重异常，以此下之。又治夜疟，有实热者。

《古方便览》：一妇阴门肿痛如剜，上冲头痛，日夜号哭者数日。腹硬满少腹急结，用桃仁承气汤三剂，其夜痛益甚，及晓忽然出脓血，疾顿愈。

《汉药神效方》：齿痛难堪者，宜用桃核承气汤。龋齿，龂疽，骨槽，诸肿齿痛难堪者，用之屡效，多属血气冲逆故也。

伤寒八九日，下之，胸满烦惊，小便不利，谵语，一身尽重，不可转侧，柴胡加龙骨牡蛎汤主之。

吕楼村曰：此证全属误下，阴阳扰乱，浊邪填膈。膈中之气不能四布而使道绝，则君主孤危，因而神明内乱，治节不行，百骸无主。以致胸满烦惊，小便不利，谵语，一身尽重不可转侧。种种皆表里虚实，正邪错杂之证。但病属表邪陷入，则阴阳出入之界全借少阳为枢纽，故以柴胡名汤。而阴邪之上僭者，用桂枝、生姜、半夏以开之；阳邪之下陷者，用黄芩、大黄以降之。使上下分解其邪，邪不内扰。而兼以人参、大枣扶中气之虚，龙骨、牡蛎、铅丹镇心气之逆。且柴胡、大黄之攻伐，得人参扶正以逐邪而邪自解，龙骨、牡蛎之顽钝，得桂枝助阳以载神而神自返。其处方之极错杂处，正其处方之极周到处。

陈修园曰：此节言太阳之气因庸医误下，以致三阳同病，特立三阳并治之方，滋阳明之燥，助少阳之枢，而太阳不失其主开之职，其病仍从少阳之枢而外出矣。

柴胡加龙骨牡蛎汤方

柴胡四两　黄芩一两半　半夏二合半　人参一两半　大黄二两　生姜一两半　大枣六枚（擘）　桂枝一两半　茯苓一两半　龙骨一两半　牡蛎一两半　铅丹一两半

上十二味，以水八升，煮取四升，内大黄，切如棋子，更煮一二沸，去滓。温服一升。日三服，夜一服。

秦皇士曰：下后变证，仲景立小柴胡汤，加桂枝治身重，加大黄治谵语，加龙骨、牡蛎敛神收摄，制使大黄清里热而不下脱，制柴胡、桂枝散表邪而不外越。以下后危证，外越下脱又所当慎。

章虚谷曰：大黄仅煎二沸，止取其气，随姜、桂、人参行阳之药以泄浮越之邪热，不取其味以通腑也。

徐灵胎曰：此乃正气虚耗，邪已入里，而复外扰三阳，故现症错杂。药亦随证施治，真神化无方者也。此方能治肝胆之惊痰，以之治癫痫必效。

《伤寒论识》：此汤治痫证，夜不得安眠，喜笑不止，或痰喘壅塞，精神不爽者。又加铁砂，治妇女发狂疾，歌唱无时，逾墙上屋，或骂詈不避亲疏，弃衣而走等证。

按：少阳篇少阳中风，两耳无所闻，目赤，胸中满而烦者，不可吐下，吐下则悸而惊。伤寒脉弦细，头痛发热者，属少阳，不可发汗，发汗则谵语烦躁。二节误治之坏病，师未出方，此方是可通用。

伤寒腹满谵语，寸口脉浮而紧，关上脉弦者，此肝乘脾也，名曰纵，刺期门。

张隐庵曰：伤寒腹满，病在脾也。谵语者，脾是动病上走于心，心气烦乱，故谵语也。辨脉篇：脉浮而紧者，名曰弦也。以脾土之病证，而见肝木之弦脉，此肝乘脾也。平脉篇曰：水行乘火，木行乘土，名曰纵。谓乘所不胜于己者，放纵而自如也。当刺肝之期门，以泻肝经之热。盖邪留于有形之脏腑者，当以经取之也。

《金鉴》：伤寒脉浮紧，太阳表寒证也。腹满谵语，太阴阳明里热也。欲从太阳而发汗，则有太阴阳明之里，欲从太阴阳明而下之，又有太阳之表，主治诚为两难。故不药而用刺法也。虽然太阴论中太阳表不解，太阴腹满痛，而用桂枝加大黄汤亦可法也。

《总病论》：期门穴，直乳下，当腹傍近胁骨是穴，针入一寸。刺期门之法，须待脉弦或浮紧，刺之必愈。余刺之不差，以正取肝之邪故也。

伤寒发热，啬啬恶寒，大渴欲饮水，其腹必满，自汗出，小便不利，寸口脉浮而涩，关上弦急者，此肝乘肺也，名曰横，刺期门。

刘昆湘曰：发热，啬啬恶寒者，太阳伤寒之外证也。加大渴欲饮水，似已转属阳明。但转阳明则胃阳自盛，法当消水，今饮水而腹满者，乃胃弱水停，中见太阴之证，且转阳明当太阳已罢，今发热恶寒表证仍在，益知非阳明也。伤寒恶寒外当无汗，今乃自汗出，汗出者表寒当解，今复外恶寒。综上诸证，即非传经之邪，亦异合并之例，更参脉象，寸口浮而涩者，表有风而里有湿，关上弦急者，肝脉之效象也。平脉辨证，当为肝邪乘肺之候，肝热灼肺，故肺燥而大渴，渴暴多饮，因水停而腹满，此亦肝气实而肺脾两虚之候。独谓之乘肺者，以脾病腹满由于多饮，多饮由于肺燥，肺燥由于肝乘故也。用针法则但泻经热，不伤中腑。假令汤液施治，宜补脾肺以泻肝实。

顾尚之曰：肺主皮毛，肝火乘之则为寒热。而大渴，其腹满者，由饮水多而肺不能通调水道，下输膀胱也。平脉篇：木行乘金，名曰横。

成无己曰：刺期门以泻肝之盛气。肝肺气平，水散而津液得通，外自作汗出，内为小便不利而解也。

章虚谷曰：以上两条皆外邪而兼内脏之病，酷似阳明实证，最易误认，必当详审细辨也。

太阳病二日，烦躁，反熨其背而大汗出，火热入胃，胃中水竭，躁烦，必发谵语。十余日振栗自下利者，此为欲解也。若其汗从腰以下不得汗，欲小便不得，反呕，欲失溲，足下恶风，大便硬，小便当数而反不数，又不多，大便已，头卓然而痛，其人足心必热，谷气下流故也。

黄坤载曰：太阳病，皮毛被感，表郁为热，内尚无热，俟其表热传胃，日久失清，乃见烦躁。今二日之内，方入阳明，不应烦躁而烦躁，其胃阳素盛可知，乃不用清凉，反熨其背而大汗出，火炎就燥，邪热入胃，胃中水竭，乃生躁烦，燥热熏心，必发谵语。若十余日后，微阴内复，忽振栗而自下利，则胃热下泄，此为欲解也。方其熨背取汗，火热蒸腾，上虽热而下则寒，故从腰以下绝无汗意。外寒郁其内热，故膀胱闭涩，欲小便而不得，阳气升泄，不根于水，膀胱无约，时欲失溲，如此则小便当数，而反不数者，津液枯也。水枯则大便干硬，便干肠结，胃热不得下达，故气逆作呕，火热上逆，故足下逆冷而恶风寒及振栗下利。大便已行则谷气宣畅四达，头痛而火从上散，足热而阳从下达，胃中燥热解散无余，缘谷气以便通而下流故也。便通而头痛者，如炉底壅塞，火焰不升，一通则火即上炎也。

程郊倩曰：此条病源在火热入胃，胃中水竭。邪已入腑，故以通大便去之，从来未经指出。必欲待小便自利，大便自多，岂有邪火炽盛之时而能使小便自利，大便自多也哉。谷气下流，照著腰已下不得汗言。前此上下气成阻绝，大便一通，上气从下降，而下气从上升矣，故头卓然痛而足心热。经所谓天气下降，气流于地；地气上升，气腾于天地。

高士宗曰：此节分两段看。太阳至此为欲解也一段，言阳明得少阴之气而自解；下段言少阴得阳明之气相济，而释所不解之义。

张隐庵曰：振栗自下利者，阳明之燥热得少阴阴之津以和，阴阳上下自相交合为欲解也。此言阳亢于上，得少阴之阴气而自解也。所谓振栗自下利者，乃大便已，头卓然而痛之谓也。盖阳明之气在上，足心乃少阴肾脏之涌泉，其人足心必热，以阳明谷神之气下流，而交于阴故也。此言少阴得阳明之气两相交济，而释所以解之意也。

太阳病中风，以火劫发汗，邪风被火热，血气流溢，失其常度，两阳相熏灼，其身发黄。阳盛则欲衄，阴虚小便难，阴阳俱虚竭，身体则枯燥，但头汗出，剂项而还，腹满而喘，口干咽烂，或不大便，久则谵语，甚者至哕，手足躁扰，捻衣摸床。小便

利者，其人可治，宜人参地黄龙骨牡蛎茯苓汤主之。

劫，居怯切。捻，音聂。

成无己曰：风为阳邪，因火热之气则邪风愈甚，迫于血气，使血气流溢，失其常度。风与火气，谓之两阳，两阳相熏灼，热发于外，必发身黄。若热搏于经络为阳盛外热。迫血上行必衄。热搏于内者，为阴虚内热，必小便难。若热消血气，血气少为阴阳俱虚，血气虚少不能荣于身体，为之枯燥。三阳经络至颈，三阴至胸中而还。但头汗出，剂颈而还者，热气炎上，搏阳而不搏于阴也。《内经》曰：诸胀腹大，皆属于热。腹满微喘者，热气内郁也。《内经》曰：火气内发，上为口干。咽烂者，火热上熏也。热气上而不下者，则大便不硬；若热气下，入胃消耗津液，则大便硬，故云或不大便，久则胃中燥热，必发谵语。《内经》曰：病深者其声哕。火气大甚，正气逆乱则哕。《内经》曰：四肢者，诸阳之本也。阳盛则四肢实，火热大甚，故手足躁扰，捻衣摸床扰乱也。小便利者，为火未剧，津液未竭而犹可治也。

张隐庵曰：通节皆危险之证，重在小便利者其人可治。所谓自和者，勿治之，得小便利必自愈。

柯韵伯曰：凡伤寒之病以阳为主，故最畏亡阳。而火逆之病以阴为主，故最怕阴竭。小便利者为可治，是阴不虚，津液未亡，太阳膀胱之气化犹在也。阳盛阴虚，是火逆一证之纲领。阳盛则伤血。阴虚则亡津，又是伤寒一书之大纲领。

刘昆湘曰：中风被火劫，伤津液，误治迁延变生诸证，愈转愈剧，至此已成半死半生之候。若小便利者，膀胱尚能化气，知肾水之未涸，虽危犹有生机，故曰可治。宜人参地黄龙骨牡蛎茯苓汤救之。人参、地黄滋津液之枯竭，龙骨、牡蛎敛神气之虚浮，佐茯苓导心气下行而利水。虽曰可治，亦未能十全也。

人参地黄龙骨牡蛎茯苓汤方

人参三两　　地黄半斤　　龙骨三两　　牡蛎四两　　茯苓四两

上五味，以水一斗，煮取三升，去滓，分温三服。

伤寒脉浮，医以火迫劫之，亡阳，必惊狂，卧起不安者，桂枝去芍药加牡蛎龙骨救逆汤主之。

章虚谷曰：伤寒脉浮，其邪在表，应以麻黄发汗，妄用火迫劫，亡其阳津，外既不解，火邪内攻，肝风动则惊，心火乱则狂。肝藏魄，心藏神，神魂不宁则起卧不安也。故以桂枝去芍药之酸敛，加龙骨牡蛎镇摄心肝之气以止惊狂；而龙、牡皆钝滞，仍籍桂枝之轻扬色赤入心者为佐使；甘草、姜、枣和中调荣卫，合桂枝以去余邪。其阴阳之气乖逆，故名救逆汤。

钱天来曰：火迫者，或熏或熨或烧针皆是。劫者，要挟逼胁之称也。以火劫而强逼其汗，阳气随汗而泄，致卫阳丧亡而真阳飞越矣。

方中行曰：亡阳者，阳以气言。火能助气，甚则反耗气也。惊狂，起卧不安者，神者，阳之灵，阳亡则神散乱，所以动皆不安，阳主动也。

柯韵伯曰：惊狂者，神明扰乱也。阴不藏精，惊发于内；阳不能固，狂发于外。起卧不安者，起则狂，卧则惊也。

徐灵胎曰：此与少阴汗出之亡阳迥别，盖少阴之亡阳，乃亡阴中之阳，故用四逆辈回其阳于肾中；今乃以火逼汗，亡其阳中之阳，故用安神之品镇其阳于心中。各有至理，不可易也。去芍药，因阳虚不复助阴也。龙骨、牡蛎治惊痫热气。

陈修园曰：前条中风火劫其汗，证见亡阴，故小便利者为可治；此条伤寒火劫其汗，证见亡阳，难俟阳之自复，故以此汤从手厥阴以复之。凡亡阴中之阳，必用附子以救之；此亡阳中之阳，因火迫劫又非附子之所宜。

桂枝去芍药加龙骨牡蛎救逆汤方

桂枝三两　甘草二两（炙）　生姜三两（切）　大枣十二枚（擘）　龙骨四两　牡蛎五两（熬）

上六味，以水一斗二升，煮取三升，去滓。温服一升，日三服。

按：伤寒汗出不解，继之以桂枝汤者，此固仲景之法也。去芍药者，以其益阴非亡阳所宜，且恐妄动少阴也。龙骨生于陆而性动不居，牡蛎生于海而性静不移，二味合用，能固精敛神而镇惊治狂，故加之。凡治伤寒者，服以麻桂汤药，温覆取微似汗，则阳气自内蒸发，排邪外出。若以火劫取汗，则火热之气反迫邪自外而入内，故为逆也。乃用此汤以救之。

《伤寒论识》：此方治伤寒误灸及汤泼火伤，甚验。

形似伤寒，其脉不弦紧而弱。弱者必渴，被火必谵语。弱而发热脉浮者，解之，当汗出愈。

柯韵伯曰：形作伤寒，见恶寒体痛呕逆，脉当弦紧，而反浮弱，其本虚可知。此东垣所云劳倦内伤证也。夫脉弱者，阴不足，阳气陷于阴分，必渴。渴者，液虚故也。若以恶寒而用火攻，津液亡，必胃实而谵语。然脉虽弱而发热，身痛不休，宜消息和解其外，必桂枝汤啜热稀粥，汗出则愈矣。此为夹虚伤寒之证。

顾尚之曰：形作伤寒，无汗可知。乃脉不紧而弱，则又似桂枝证。况弱脉不渴者多矣，而云弱者必渴，则必另有液亏之证，而不可过劫其阴，故被火而谵语也。发热脉浮，当以汗解，借用桂枝二越婢一汤，庶乎近之。

钱氏云：此温病之似伤寒者也。然则合之前二条之中风伤寒，是申凡太阳病皆不可以火劫其汗也。

太阳病，以火熏之，不得汗，其人必躁，到经不解，必清血，名为火邪。

清通圊。

成无己曰：此火邪迫血，而血下行者也。太阳病用火熏之，不得汗，则热无从出，阴虚被火，必发躁也。六日传经尽，至七日再到太阳经，则热气当解，若不解，热气迫血下行，必清血。清，厕也。

程郊倩曰：阴虚被火，热无从出，故其人必躁扰不宁。到经者，随经入里也。火邪内攻，由浅及深，循行一周，经既尽矣，若不解，则热邪且陷入血室矣，必当圊血。缘阳邪不从汗解，因火袭入阴络，故逼血下行，名为火邪。苟火邪不尽，血圊必不止，故申其名，示人以治火邪而不治其血也。

方中行云：熏亦劫汗法，烧炕铺陈洒水取气，卧病人以熏蒸之。今俗有以温汤沐浴取汗，其误与火熏同。盖仲景取汗之法，必先以汤液滋培其汗源，然后温覆俾津液由肠胃而外达于皮毛，则邪却而正气不伤，此法之尽善者也。苟用水火等法从外以劫取其汗，则邪未去而正气先伤，斯变证从生矣。

脉浮热甚，反以火灸之，此为实。实以虚治，因火而动，必咽燥唾血。

成无己曰：此火邪迫血，而血上行者也。脉浮热甚为表实，医以脉浮为虚，用火灸之，因火气动血，迫血上行，故咽燥唾血。

陈修园曰：手少阴之脉上膈夹咽，火气循经出于阳络，经云阳络伤则血外溢是也。大黄泻心汤可用，或加黄芩，即《金匮》之正法。

微数之脉，慎不可灸。因火为邪，则为烦逆，追虚逐实，血散脉中，火气虽微，内攻有力，焦骨伤筋，血难复也。

攻，音公。

方中行曰：微数，虚热也，故戒慎不可灸。逐，亦追也。实，谓热也。血散脉中，言追逐之余必至迫血，血为荣而行脉中，故谓散于脉中也。火气虽微已下，甚言追逐之害大。盖骨赖血以濡，既失其所濡，必枯而焦。筋赖血以荣，既亡以为荣，必衰而伤残，伐其本源故也。

喻嘉言曰：微数者，阴虚多热也，此而灸之，则虚者益虚，热者益热。凡病皆然，不独伤寒宜戒。

《千金方》：泻心汤，其病形不可攻，不可灸。因火为邪，血散脉中，伤脉尚可，伤脏则剧。井输益肿黄汁出，经合外烂肉腐为痈脓，此为火疽，医所伤也。夫脉数者不可灸，因火为邪，则为烦。因虚逐实，血走脉中，火气虽微，内攻有力，焦骨伤筋，血难复也，应在泻心。

脉浮，宜以汗解，用火灸之，邪无从出，因火而盛，病从腰以下必重而痹，名火逆也。欲自解者，必当先烦，烦乃有汗而解。何以知之，脉浮故也。

张令韶曰：本论曰：脉浮者，病在表，可发汗。故宜以汗解。用火灸之，伤其阴血，无以作汗，故邪无从出，反因火势而加盛。火性炎上，阳气俱从火而上腾，不复下行，故病从腰以下必重而痹也。经曰：真气不能周，命曰痹。此因火为逆，以致气不能周而为痹，非气之为逆，而火之为逆也。欲自解者，欲自汗出而解也。在心为汗，心之血液欲化而为汗，必当先烦，乃能有汗而解也，何以知之，以脉浮气机仍欲外达，故知汗出而解也。

喻嘉言曰：天地郁蒸而雨作，人身烦闷而汗作，气机之动也。气机一动，其脉必与证相应，故脉浮而邪还于表，才得有汗而外邪尽从外解。设脉不以浮应，则不能作汗，其烦即为内入之候，又在言外矣。

程郊倩曰：痹证属阴湿者居多，此亦阴气盛于下体，由火灸而和，汗无从出之，故因以火逆二字推原之。

烧针令其汗，针处被寒，核起而赤者，必发奔豚。气从少腹上冲心者，灸其核上各一壮，与桂枝加桂汤。

成无己曰：烧针发汗，损阴血而惊动心气，针处被寒气聚而成核。心气因惊而虚，肾气乘寒气而动，发为奔豚。《金匮要略》曰：病有奔豚，从惊发得之。肾气欲上乘心，故其气从少腹上冲心也。先灸核上以散其寒，与桂枝加桂汤以泄奔豚之气。

程郊倩曰：汗者心之液，病虽起于下焦，而心虚实有以来之。

柯韵伯曰：寒气外来，火邪不散，发为赤核，是将作奔豚之兆。从少腹上冲心，是奔豚已发之象也。此因当汗不发汗，阳气不舒，阴气上逆，必灸其核以散寒。仍用桂枝以解外，更加桂者，补心气以益火之阳，而阴自平也。

汪苓友曰：此太阳病未发热之时，误用烧针开发腠理，以引寒气入脏，故用此法。若内有郁热，必见烦躁等证，又不在此例矣。

桂枝加桂汤方

桂枝五两　芍药三两　生姜三两（切）　甘草二两（炙）　大枣十二枚（擘）

上五味，以水七升，煮取三升，去滓。温服一升，日三服。

周禹载曰：各灸核上者，因寒而肿，惟灸消之也。用桂加入桂枝汤中，一以外解风邪，一以内泄阴气也。

陈古愚曰：少阴上火而下水，太阳病以烧针令其汗，汗多伤心，火衰而水乘之，故发奔豚。用桂枝加桂，使桂枝得尽其量，上能保少阴之火脏，下能温少阴之水脏，一物而两扼其要也。核起而赤者，针处被寒，灸已除其外寒，并以助其心火也。

火逆下之，因烧针烦躁者，桂枝甘草龙骨牡蛎汤主之。

张令韶曰：火逆者，因火而逆也。火逆则启其阳，下之则陷其阴，复因烧针则阴阳愈相乖离，阳在上不得遇阴而烦，阴在下不得遇阳而躁。用龙骨以保心气，牡蛎以益肾精，桂枝甘草所以资助中焦而交通上下阴阳之气者也。

顾尚之曰：此虽未至惊狂亡阳之变，而心君不安已见烦躁，故用救逆汤之半以救之。

按：火逆即上脉浮，用火灸之，邪无从出，因火而盛，病从腰以下必重而痹之证。

桂枝甘草龙骨牡蛎汤方

桂枝一两　甘草二两（炙）　龙骨二两　牡蛎二两（熬）

上四味，以水五升，煮取三升，去滓。温服一升，日三服。甚者，加人参三两。

陈修园曰：此为火逆烦躁者，立交通心肾之方也。

刘昆湘曰：此示火逆误下，复加烧针，一逆再逆，因转阴陷阳浮，使病人烦躁。宜桂甘龙牡汤加人参，以救精气之竭，心肾交则阴升阳降，烦躁自除。

太阳伤寒者，加温针必惊也。

章虚谷曰：太阳伤寒，邪闭荣卫，阳气已郁，用药发汗，则外解而阳伸，妄用温针，不能解表，反使火气入荣，内扰于心，则必惊，甚则狂也。

王肯堂曰：心属火，火先入心，心主血而藏神，血如水也，神如鱼也，两阳相熏灼，水热汤沸，则鱼惊跃不能安矣。

陈修园曰：病在肌表不宜针刺，伤其经脉，神气外浮，故必惊。《内经》所谓起居如惊，神气乃浮是也。

张令韶曰：自此以上十一节，历言火攻之害，今人于伤寒病动辄便灸，草菅人命，可胜悼哉。

太阳病，当恶寒发热，今自汗出，反不恶寒发热，关上脉细数者，以医吐之过也。一二日吐之者，腹中饥，口不能食；三四日吐之者，不喜糜粥，欲食冷食，朝食暮吐，此为小逆。若不恶寒，又不欲近衣者，此为内烦。皆医吐之所致也。

糜，音靡。冷食之食，音嗣。

钱天来曰：病在太阳，自当恶寒发热，今自汗出而不恶寒，已属阳明。然阳明当身热汗出，不恶寒而反恶热，今不发热，及关上脉见细数，则又非阳明之脉证矣。其所以脉证不相符合者，以医误吐而致变也。夫太阳表证当以汗解，自非邪在胸中，岂宜用吐，若妄用吐法，必伤胃气，然因吐得汗，有发散之义寓焉，故不恶寒发热也。关上，脾胃之部位也。细则为虚，数则为热。误吐之后，胃气既伤，津液耗亡，虚邪误入阳明，胃脘之阳虚燥，故细数也。一二日邪在太阳之经，因吐而散，故表证皆去。虽误伤胃中之阳气，而胃未大损，所以腹中犹饥。然阳气已伤，胃中虚冷，故口不能食。三四日则邪已深入，若误吐之损胃尤甚。胃气虚冷，状如阳明中寒不能食，故不喜糜粥也。及胃阳虚燥，故反欲食冷食。及至冷食入胃，胃中虚冷不化，故上逆而吐也。此虽因误吐致变，然表邪既解，无内陷之患，不过当温中和胃而已，此为变逆之小者也。

《金鉴》曰：太阳病吐之，表解者当不恶寒，里解者亦不恶热。今反不恶寒不欲近衣者，是恶热也。此由吐之后，表解里不解，内生烦热也，是为气液已伤之虚烦，宜用竹叶石膏汤，于益气生津中，清热宁烦可也。

陈修园曰：此节言吐之不特伤中焦脾胃之气，亦能伤上焦心主之气也。

柯韵伯曰：三阳皆受气于胸中。在阳明以胸为表，吐之阳气得宣，故吐中寓发散之意。太阳以胸为里，故有干呕呕逆之证而不可吐，吐之则伤胃而为逆。少阳得胸中之表，故亦有喜呕证，吐之则悸而惊矣。

按：食已即吐属胃热，朝食暮吐属胃寒，二证以此分别。

病人脉数，数为热，当消谷。今引食而反吐者，此以发汗，令阳气微，膈气虚，脉乃数也。数为客热，故不能消谷，以胃中虚冷，故吐也。

钱天来曰：此条之义盖以发热汗自出之中风，而又误发其汗，致令卫外之阳与胃之阳气皆微，膈间之宗气大虚，故虚阳浮动而脉乃数也。若胃脘之阳气盛，则能消谷引食矣。然此数非胃中之热气盛而数也，乃误汗之后阳气衰微，膈气突虚，其外越之虚阳所致也。以其非胃脘之真阳，故为客热。其所以不能消谷者，以胃中虚冷，非惟不能消谷，抑且不能容纳，故吐也。

张子和曰：此节言当察理而消息其虚实，不是据脉而论证。盖未发汗而脉浮数者，胃气实；发汗后而脉浮数，是胃气虚。

张令韶曰：上二节之吐，言以吐而致吐；此节之吐，言不以吐而致吐也。

太阳病，过经十余日，心中温温欲吐，胸中痛，大便反溏，腹微满，郁郁微烦。先其时自极吐下者，与调胃承气汤。若不尔者，不可与之。若但欲呕，胸中痛，微溏者，此非柴胡证。所以然者，以呕，故知极吐下也。

钱天来曰：此辨证似少阳，而实非柴胡证也。言邪在太阳过一经而至十余日，已过经矣，而有心下温温欲吐，胸中痛，大便反溏，腹微满，郁郁微烦之证。若先此未有诸证之时，已自极其吐下之者，则知胃气为误吐误下所伤，致温温欲吐而大便反溏。邪气乘虚入里，故胸中痛而腹微满。热邪在里，所以郁郁微烦，乃邪气内陷胃实之证也。胃实则当用攻下之治，以胃气既为吐下所虚，不宜峻下，惟当和其胃气而已，故与调胃承气汤。阳明篇所谓胃和则愈也。若不尔者，谓先此时未曾极吐下也。若未因吐下而见此诸证者，此非由邪陷所致。盖胸为太阳之分，邪在胸膈，故温温欲吐而胸中痛也。大便反溏，热邪未结于里也。腹满郁烦，邪将入里而烦满也。若此者邪气犹在太阳，为将次入里之征。若以承气汤下之，必致邪热陷入而为结胸矣，故曰不可与也。但前所谓欲呕，胸中痛，微溏者，虽有似乎少阳之心烦喜呕，胸胁苦满，腹中痛之证，然此非柴胡证也。更何以知其为先此时极吐下乎？以欲呕乃胃气受伤之见证，故知极吐下也。

张令韶曰：欲呕者，即温温欲吐也。欲吐而不得吐，故呕。

周禹载曰：此文始终只是一意，反复明其呕为吐下所致之呕也。

《伤寒辑义》：温温与愠愠同。《素问·玉机真脏论》：背痛愠愠。马氏注：愠愠，不舒畅也。《脉经》作温温。少阳篇第三十九条：心中温温。《千金》作愠愠，可以证矣。

太阳病六七日，表证仍在，脉微而沉，反不结胸，其人发狂者，以热在下焦，少腹当硬满，小便自利者，下血乃愈。所以然者，以太阳随经，瘀热在里故也，抵当汤主之。

瘀，予豫切。

王肯堂曰：凡称太阳病脉沉者，皆谓发热恶寒，头项强痛而脉反沉也。其证兼发狂，小腹硬者，为蓄血，此条抵当汤是也。

钱天来曰：太阳病至六七日，乃邪当入里之候，不应表证仍在。若表证仍在者，法当脉浮，今反脉微而沉，又非邪在表之脉矣。邪气既不在表，则太阳之邪当陷入而为结胸矣。今又反不结胸，而其人发狂者，何也？盖以邪不在阳分气分，故脉微。邪不在上焦胸膈，而在下，故脉沉。热在下焦者，即桃核承气所谓热结膀胱也。热邪煎迫，血沸妄溢，留于少腹，故少腹当硬满。热在阴分血分，无伤于阳分气分，则三焦之气化仍得运行，故小便自利也。若此者，当下其血乃愈。其所以然者，太阳以膀胱为腑，其太阳在经之表邪随经内入于腑，其郁热之邪瘀蓄于里故也。热瘀膀胱，逼血妄行，溢入回肠，所以少腹当硬满也。桃核承气条不言脉，此言脉微而沉；彼言如狂，此言发狂；彼云少腹急结，此言少腹硬满；彼条之血尚有自下而愈者，其不下者，方以桃仁承气下之；此条之血，必下之乃愈。证之轻重迥然不同，故不用桃仁承气汤，而以攻坚破瘀之抵当汤主之。

柯韵伯曰：太阳病六七日，而表证仍在，阳气重可知。阳极则扰阴，故血燥而蓄于中耳。血病则知觉昏昧，故发狂。此经病传腑，表病传里，气病传血，上焦病而传下焦也。少腹居下焦，为膀胱之室，厥阴经脉所聚，冲任血海所由，瘀血留结故硬满，然下其血而气自舒，攻其里而衰自解矣。《难经》云：气结而不行者为气先病，血滞而不濡者为血后病。深合此证之义。

陈平伯曰：微者举之不足，沉者按之有余，故曰微而沉。不得作沉微解。

唐容川曰：狂为实证，微为虚脉，何以脉微反主狂哉，盖狂虽是实，乃阴分血实，非阳分气实也。《金匮》言：阳气虚者为狂。谓狂为阴分之血实，而阳分之气反形其虚。此脉之微亦正是阳分气虚，知病不在气分也。《内经》云：血在下如狂，当攻下其结血，使从大肠浊道而出乃愈。

按：瘀热在里有二证：小便不利者，瘀热系于太阴之气分，则发黄；小便自利者，瘀热结于少阴之血分，则发狂。故下节及阳明篇抵当证二条，皆以此辨之。

抵当汤方

水蛭三十个（熬）　虻虫三十个（去翅足，熬）　桃仁二十个（去皮尖）　大黄三两（酒洗）

上四味，以水五升，煮取三升，去滓，温服一升。不下更服。

张令韶曰：太阳之表热，随经而瘀于少腹之里，抵当汤主之。虻虫、水蛭一飞一潜，吮血之虫也，在上之热随经而入，飞者抵之；在下之血为热所瘀，潜者当之。配桃核之仁，将军之威，一鼓而下抵拒大敌，四物当之，故曰抵当。

章虚谷曰：经言：阳络伤则血外溢，阴络伤则血内溢。外溢则吐衄，内溢则便血。盖阴阳手足十二经交接皆由络贯通，接连细络分布周身，而血随气行，必由经络流注，表里循环。是故络伤则血不能循行，随阴阳之部而溢出，其伤处即瘀阻，阻久而蓄积，无阳气以化之乃成死血矣。故仲景用飞走虫药，引桃仁专攻络结之血。大黄本入血分，再用酒浸使其气浮，随虫药循行表里，以导死血归肠腑而出。岂非为至妙至当之法哉。由是类推，失血诸证，要必以化瘀调经络为主矣。

陈修园曰：此与桃核承气证不同，彼轻而此重；彼热结膀胱，乃太阳肌腠之邪从背脊而下结于膀胱；此瘀热在里，乃太阳肤表之邪从胸中而下结于少腹也。

李东垣曰：仲景抵当汤用之以治伤寒八九日内有蓄血，发热如狂，小腹满痛，小便自利者。又有当汗失汗，热毒深入，吐血及结胸烦躁谵语者，亦以此汤主之。

《精神病广义》：太阳、阳明皆有抵当汤证，抵当汤攻瘀血已成后之峻剂也。太阳瘀血，小便自利，可知瘀血不在膀胱；阳明瘀血，大便色黑，可知其瘀血必在直肠。总而言之，其为下焦有蓄血可知也。太阳蓄血，其人如狂；阳明蓄血，其人喜忘。如狂、喜忘，皆似神经之病，而不知此乃瘀血郁而为热扰乱神经之证，非神经自得之病也。近人治神经之病，虚者议补，寒者议攻。而攻剂之中，大致以开痰通便为主，对瘀血一层反弃置而不讲。而桃仁承气下瘀血汤等方，惟仅于受癫狗毒者或借用之，使仲景之度世金针，反如礼失而求之野，甚可惜也。

《类聚方广义》：堕仆折伤，瘀血凝滞，心腹胀满，二便不通者；经闭少腹硬满，或眼目赤肿疼痛，不能瞻视者；经水闭滞，腹底有瘀，腹皮见青筋者，并宜此方。若不能煮服者，为丸以温酒送下亦佳。

太阳病身黄，脉沉结，少腹硬，小便不利者，为无血也。小便自利，其人如狂者，血证谛也，抵当汤主之。

谛，音帝。

钱天来曰：此又以小便之利与不利，以别血证之是与非也。身黄，遍身俱黄也。沉为在里而主下焦，结则脉来动而中止，气血凝不相接续之脉也。前云少腹当硬满，此则竟云少腹硬，腹证如此，若犹小便不利，终是胃中瘀热郁蒸之发黄，非血证发黄也，故为无血。若小便自利而如狂，则知热邪与气分无涉，故气分无乖，其邪则阴血矣，此乃为蓄血发黄。

柯韵伯曰：湿热留于皮肤而发黄，卫气不行之故也；燥血结于膀胱而发黄，荣气不敷之故也。水结、血结俱是膀胱病，故皆少腹硬满。小便不利是水结，小便自利是血结。如字助语辞。若以如字实讲，与发狂分轻重则谬矣。

浅田栗园曰：此条论太阳之变，或归于瘀血，或归于瘀热者也。盖热之并液者是为瘀热，热之并血者是为瘀血，其候法亦不无差别。今脉沉结少腹硬，虽互于两歧，主身黄与小便不利，则其属瘀热可知矣，故曰为无血也，此乃茵陈蒿汤之所主也。小便自利，其人如狂者，此带脉沉结小腹硬言之，谛审其果是血证，方可用抵当也。

楼全善曰：此蓄血在下焦而发黄者也。

《生生堂治验》：有妇人年约四十，全身发黄，医者误为黄疸。先生按之至于脐下，即疼痛不可忍。与桃仁承气汤，十余日而全已。

伤寒有热，小腹满，应小便不利，今反利者，为有血也，当下之，不可余药，宜抵当丸。

柯韵伯曰：有热，即表证仍在。少腹满而未硬，其人未发狂，只以小便自利，预知其为有蓄血，故小其制而丸以缓之。

喻嘉言曰：伤寒蓄血较中风蓄血更为凝滞，故变汤为丸煮而连滓服之。与结胸项强似柔痉，用大陷胸丸同意。盖汤者荡也，阳邪入阴一荡涤之即散。丸者缓也，阴邪入阴恐荡涤而不尽，故缓而攻之，所以求功于必胜也。

浅田栗园曰：不可余药，其示须必用也。余药即他药。

张隐庵曰：夫热结膀胱，必小便利而后为有血者何也？盖膀胱者乃胞之室，胞中有血，膀胱无血。小便不利者，热结膀胱也。小便利则膀胱气分之邪，散入于胞中之血分，故必下血乃愈。盖膀胱通小便，胞中又通大便矣。

抵当丸方

水蛭二十个（熬） 虻虫二十个（去翅足，熬） 桃仁二十五个（去皮尖） 大黄三两（酒洗）

上四味，捣分四丸，以水一升煮一丸，取七合，服之。晬时当下血。若不下者，更服。

陶隐居曰：晬时者，周时也，从今旦至明旦。

《本事方》：有人病伤寒七八日，脉微而沉，身黄发狂，小腹胀满，脐下冷，小便利。予投以抵当丸，下黑血数升，狂止得汗解。经云：血在上则忘，在下则狂。太阳瘀热随经而蓄于膀胱，故脐下臟胀，由瘀血阑门渗入大肠，若大便黑者，此其验也。

《资生篇》：抵当丸治肝有死血。

《济阳纲目》：桃仁丸治瘀血不利，发热作渴，心腹急满，或肚腹中作痛。（即本方）

《类聚方广义》：产后恶露不尽，凝结为块，为宿患者，平素虽用药难收其效，当须再妊分娩后，用此方不过十日其块尽消。

太阳病，小便利者，以饮水多，必心下悸；小便少者，必苦里急也。

成无己曰：饮水多而小便自利者，则水不内蓄，但腹中水多令心下悸。《金匮要略》曰：食少饮多，水停心下，甚者则悸。饮水多而小便不利，则水蓄于内而不行，必苦里急也。

顾尚之曰：上条并以小便利一证，断为蓄血而非蓄水；此言小便利者，亦有蓄水之证也。

陶节庵曰：太阳病小便利者，以饮水多必心下悸，茯苓桂枝白术甘草汤；小便少者必苦里急，猪苓汤。

卷八

辨太阳病脉证并治下

问曰：病有脏结，有结胸，其状何如？师曰：寸脉浮，关脉小细沉紧者，名曰脏结也。按之痛，寸脉浮，关脉沉，名曰结胸也。

成无己曰：结胸者，邪结在胸；脏结者，邪结在脏。二者皆下后邪气乘虚入里所致。下后邪气入里，与阳相结者为结胸，以阳受气于胸中故尔；与阴相结者为脏结，以阴受之，则入五脏故尔。气宜通而塞，故痛。邪结阳分，则阳气不得上通；邪结阴分，则阳气不得下通。是二者，皆心下硬痛。寸脉浮，关脉沉，知邪结在阳也；寸脉浮，关脉小细沉紧，知邪结在阴也。

张隐庵曰：结胸者，病发于太阳而结于胸也。脏结者，病发于少阴而结于脏也。

何为脏结？师曰：脏结者，五脏各具，寒热攸分，宜求血分，虽有气结，皆血为之。假令肝脏结，则两胁痛而呕，脉沉弦而结者，宜吴茱萸汤。若发热不呕者，此为实，脉当沉弦而急，桂枝当归牡丹桃核枳实汤主之。

刘昆湘曰：何谓脏结者，沿古说以设问。答曰：脏结者，五脏各具，寒热攸分，宜求血分，血凝结而气阻，虽有气结，皆血为之。此师演纳，外于腑脏，以示气血失平，为内伤病变之本。假令肝脏结，必在两胁下痛而呕，脉沉弦而结，宜吴茱萸汤者，此举肝脏结，虚从寒化之例。盖以脏气偏胜，有余不足，随体异秉。血气之性，逢寒则结，遇热则散。肝为藏血之脏，血结而气痹不通，正邪分争、相搏为痛，此则痛由内生，非同结胸之按之始痛也。肝胆脏腑相连，升降相因。肝气温升，则胆汁下注，助脾司纳精之功。络塞寒凝，则胆阳上格，迫胃反降浊之令。故肝气郁结，乘胃为呕，胁下痛则呕作，痛乍缓而呕止。脉沉弦则病在于肝，按之结塞知气为血阻，宜吴茱萸汤。吴茱萸温肝、降逆、化血分之寒凝。人参补肺、生精，助真气以流转。生姜、大枣宣胃和中。气畅血融，脏结解矣。更举肝脏结实，从热化之例。若发热不呕者，此为实，谓胁下痛处发热也。胃虚则逆，胃实则降。证实则脉象亦实，沉弦而急者，血阻而气欲强通之象。宜桂枝当归丹皮桃核枳实汤。桂枝、当归和荣通脉，佐丹皮清血痹化热之邪，以桃仁通血分有形之结，加枳实开降气结直达下焦为使，则发热胁痛诸证皆愈。凡此，皆治源之法也。

吴茱萸汤方 见阳明病

桂枝当归丹皮桃核枳实汤方

桂枝三两（去皮） 当归二两 牡丹皮三两 桃仁二十枚（去皮尖） 枳实二两

上五味，以水八升，煮取三升，去滓。温服一升，日三服。

心脏结，则心中痛，或在心下，郁郁不乐，脉大而涩，连翘阿胶半夏赤小豆汤主之。若心中热痛而烦，脉大而弦急者，此为实也，黄连阿胶半夏桃核茯苓汤主之。

乐，音洛。

刘昆湘曰：此承上举心脏结证治之例。虚实对举，五脏皆同。心部于表，其气居中，外通包络以为宫城。心脏结，则心中痛，郁郁不乐者，以膻中为臣使之官，喜乐出焉。膻中为气之海，位在两乳之间，心主之所治也。五脏皆司神志，而心为藏神之主。故心气和适，则喜乐由生，心气郁结，则意竟萧索。血涩而气行中阻，使神伤为痛。郁郁不乐者，反心神喜悦之令，故知心气之结塞不舒。心脉洪大而长为平，但大不洪则血弱，举大按涩则血痹，宜连翘阿胶半夏赤小豆汤主之。连翘清心气之浮热，阿胶滋荣阴之枯燥，半夏通液以降气，赤小豆利湿而行血，血濡气畅，经隧无阻，心气四布，脏结和矣。若心中热痛而烦，脉大而弦急，此为实。血郁化热，心阳偏盛，故心中热痛而烦。大为气充其血，弦则血凝其气。既大复按之弦急，知气盛而血分更实，有持实击强之象。宜黄连阿胶半夏桃核茯苓汤主之，黄连、阿胶泻心火以育荣阴，半夏、桃仁降逆气而通血结，茯苓利水，导心气下行。以心为生血之脏，故通结皆佐补血之品也。

连翘阿胶半夏赤小豆汤方

连翘二两 阿胶一两半 半夏半升（洗） 赤小豆三两

上四味，以水四升，先煮三物取二升，去滓，内胶烊消，温服一升，日再服。

黄连阿胶半夏桃核茯苓汤方

黄连三两 阿胶二两 半夏半升（洗） 桃核二十枚（去皮尖） 茯苓三两

上五味，以水五升，先煮四味取二升，去滓，内胶烊消，温服一升，日再服。

肺脏结，胸中闭塞，喘咳善悲，脉短而涩，百合贝母茯苓桔梗汤主之。若咳而唾血，胸中痛，此为实，葶苈栝蒌桔梗牡丹汤主之。

刘昆湘曰：肺气外布于胸，司上焦之开阖，主真气之运转，故肺脏结则胸中闭塞，喘咳、善悲，悲者肺之神志。气结则志悒，神伤而气消。喘咳者，肺家自病之象。因胸中闭塞，令上焦不通，使肺气不能外布，呼吸促而为喘，逆气上而为喘，逆气上而为咳，故知为肺气结塞之候。脉短而涩者，短则气结，涩则血滞，宜百合贝母茯苓桔梗汤主之。百合解肺中浊气、热毒，贝母利肺中郁结、痰涎，茯苓利水而除痰，桔梗排浊而通窍，除肺家蓄积之腐秽，脏气清而诸证解矣。若咳而唾血、胸中痛，此为实者，言肺气郁结之甚，则不但胸中闭塞，而至于结痛；不但喘咳，而至于咳血。此气血两郁，气动则迫血上行，故为是证。独论证不言脉者，以肺为气府，气结则肺伤，其变或虚或实，皆当短而按涩也。宜葶苈栝蒌桔梗丹皮汤主之。葶苈破肺中之腐脓，栝蒌实开肺中之痰结，丹皮行血而清荣热，桔梗通气而排瘀浊，则邪退而正自安。

按：湘本作葶苈栝蒌半夏丹皮大枣汤，今依本书改正。

百合贝母茯苓桔梗汤方

百合七枚（洗，去沫） 贝母三两 茯苓三两 桔梗二两

上四味，以水七升，煮取三升，去滓。温服一升，日三服。

葶苈栝蒌桔梗牡丹汤方

葶苈三两（熬） 栝蒌实大者一枚（捣） 桔梗三两 牡丹皮二两

上四味，以水六升，煮取三升，去滓。温服一升，日三服。

脾脏结，腹中满痛，按之如覆杯，甚则腹大而坚，脉沉而紧，白术枳实桃核干姜汤主之。若腹中胀痛不可按，大便初溏后硬，转失气者，此为实，大黄厚朴枳实半夏甘草汤主之。

刘昆湘曰：脾气主中而司运化，外合于大腹，故脾脏结，则腹中满痛，按之有形如覆杯者，胃气阻于中焦，谷精结于脾络，津液凝结，气痹不通，正邪相搏，痛有缓急。脉象当沉而紧，沉者中气结塞，升降失常，气血俱结，故按之紧实，宜白术枳实桃仁干姜汤主之。干姜、白术，温运脾阳，枳实、桃仁通利气血，以脏结必达血分，故佐桃仁使达病所。若腹中胀痛，不可按者，此为胃实，大便必初溏后硬。凡粪下初硬后溏者为虚，大肠枯约，胃气虚寒也，初溏后硬者为实，腐秽先行，而燥化后胜也。必粪前后失气极臭，痛胀随减。此谷气内实，气血俱盛，宜大黄厚朴枳实半夏甘草汤。厚朴、枳实双解气血之结，半夏降水液之阻，君大黄以攻坚，和甘草而缓下，邪退正复则愈矣。

按：湘本作大黄丹皮厚朴半夏茯苓甘草汤，今依本书改正。

白术枳实桃核干姜汤方

白术二两 枳实二两 桃仁二十枚（去皮尖） 干姜一两

上四味，以水五升，煮取二升，去滓，分温再服。

大黄厚朴枳实半夏甘草汤方

大黄三两 厚朴三两 枳实三两 半夏一升 甘草一两（炙）

上五味，以水六升，煮取三升，去滓，温服一升，日三服。

肾脏结，少腹硬，隐隐痛，按之如有核，小便乍清乍浊，脉沉细而结，宜茯苓桂

枝甘草大枣汤。若小腹急痛，小便赤数者，此为实，宜桂枝茯苓枳实芍药甘草汤。

刘昆湘曰：肾主藏精而司动气，位居少腹。肾脏结则少腹硬，隐隐痛，按之有核。小便时清时浊者，此示虚从寒化之变，血海寒则下焦少气以温分肉，故令少腹按之结硬。血痹气微，抗拒不甚，故但隐隐而痛。按之有核者，脾络津液之凝泣也。相火不能循络上肝，泄于膀胱，故小便色浊，亦有时不泄，故小便时清。脉沉细者，属肾；按之结者，血凝而气阻也。宜茯苓桂枝甘草大枣汤，温肾气以利州都。若小腹急痛，小便赤数者，此为实。急痛者，拘急而痛，气强与血郁相搏，故为急痛。小便亦数者，相火之下行也。宜桂枝茯苓枳实芍药甘草汤。

按：肾者，水脏，司泌尿，而膀胱为其腑。肾脏结，则下焦之气化不行，故其证如此。虚则主之以茯苓桂枝甘草大枣汤者，与治发汗后，脐下悸之意同也；实则主之以桂枝茯苓枳实芍药甘草汤者，所以助下焦之气化，通瘀结，止急痛也。湘本作宜桂枝附子茯苓丹皮汤及附子桂枝黄柏丹皮茯苓汤。

茯苓桂枝甘草大枣汤方 见太阳病中

桂枝茯苓枳实芍药甘草汤方

桂枝三两（去皮） 茯苓二两 枳实二两 芍药三两 甘草一两（炙）

上五味，以水六升，煮取三升，去滓，温服一升，日三服。

脏结，无阳证，不往来寒热，其人反静，舌上苔滑者，不可攻也；饮食如故，时时下利，舌上白苔滑者，为难治。

成无己曰：脏结于法当下，无阳证，为表无热；不往来寒热，为半表半里无热；其人反静，为里无热。经曰：舌上如苔者，以丹田有热、胸中有寒，邪气以表里皆寒，故不可攻。阴结而阳不结，虽心下结痛，饮食亦自如故，阴气乘肠虚而下，故时时自下利。阴得阳则解，脏结得热证多，则易治，舌上白苔滑者，邪气结胸中亦寒，故云难治。

程知曰：经于脏结白苔滑者，只言难治，未尝言不可治也，只言脏结无热，舌苔滑者，不可攻，未尝言脏结有热，舌苔不滑者，亦不可攻也。意者丹田有热，胸中有寒之证，必有和解其热，温散其寒之法。俾内邪潜消，外邪渐解者，斯则良工之苦心乎。

何谓结胸？师曰，病发于阳，而反下之，热入于里，因作结胸。病发于阴，而早下之，因作痞。所以成结胸者，误下故也。

痞，部鄙切，音否。

成无己曰：发热恶寒者，发于阳也，而反下之，则表中阳邪入里，结于胸中为结胸；无热恶寒者，发于阴也，而反下之，则表中阴邪入里，结于心下为痞。

方中行曰：此原结胸与痞之因。结胸，大抵以结硬、高当于胸为名。痞者，痞塞于中，而以天地不交之否为义。

程郊倩曰：病发于阳者，从发热恶寒而来，否则，热多寒少者，下则表热陷入，为膻中之阳所格，两阳相搏，是为结胸。结胸为实邪，故硬而痛。病发于阴者，从无热恶寒而来，否亦寒多热少者，下则虚邪上逆，亦为膻中之阳所拒，阴阳互结是为痞。痞为虚邪，故或硬、或不硬，而总不痛。然痞气虽属阴邪，亦有表里之分，属表者，紧反入里之谓，属里者，无阳独阴之谓。故痞证阳陷则有之，无热入也。虽有干呕、烦躁证，总因阳邪之扰，非实热也。以其人津液本虚也。结胸则热因阳陷而入，入则热结而实矣。以其人津液素盛也。痞证误在下，结胸误在下之早，阴阳二字，从虚实而分者，经曰：阳道实，阴道虚也。实不与热期，而热自至，虚不与寒期，而寒自至。故结胸未下之来路，曰脉浮而动数。痞证未下之来路，曰脉浮而紧。然阴阳二字，亦可从气血分。结胸属气分，故汤名陷胸。痞属血分，故汤名泻心。所以风寒皆有二证，视邪之虚实如何，不可执也。

《活人书》：伤寒本无结胸，应身热，下之早，热气乘虚而入，痞结不散，便成结胸。然结胸有三种，有大结胸，有小结胸，有水结在胸胁间，亦名结胸。又有寒热二证，有热实结胸，有寒实结胸。伤寒本无痞，应身冷，医反下之，遂成痞。

《万病回春》：伤寒结胸者，热痰结也。

《直指方》：乾上，坤下，其卦为否，阳隔阴而不降，阴无阳而不升。此否之所以痞而不通也。

《伤寒百问经络图》：但满而不痛者为痞，任人揉按，手不占护，按之且快意。

结胸病，头项强，如柔痉状者，下之则和，宜大陷胸丸。

成无己曰：结胸病，项强者，为邪结胸中，胸膈结满，心下紧实，但能仰而不能俯，是项强如柔痉之状也。与大陷胸丸，下结泄满。

柯韵伯曰：头不痛而项犹强，不恶寒而头汗出，故如柔痉状。此表未尽除而里证又急。丸以缓之，是以攻剂为和剂也。

《活人书》：其证心下紧满，按之石硬而痛，项强如柔痉状，发热、汗出、不恶寒，名曰柔痉，其脉寸口浮，关尺皆沉，或沉紧，名曰结胸也。治结胸大率当下，仲景云：下之则和，然脉浮与大，皆不可下，下之则死，尚宜发汗也。

大陷胸丸

大黄半斤　葶苈半斤（熬）　芒硝半斤　杏仁半斤（去皮尖，熬）

上四味，捣筛二味，内杏仁、芒硝，合研如脂，和散，取如弹丸一枚，别捣甘遂末一钱匕，白蜜二合，水二升，煮取一升，去滓，温顿服之。一宿乃下。如不下，更服，取下为度。禁忌如药法。

张令韶曰：太阳之脉，上循头项，今气结于内，不外行于经脉，以致经输不利，而颈项强急，有如柔痉反张之状也。下之则内之结气通，外之经输和矣。太阳主皮毛，而肺亦主皮毛，故用葶苈、杏仁利肺金，以解太阳之结气；大黄、芒硝泻邪热以下行，佐甘遂之毒直达胸所以破坚，甘遂性能行水，加蜜用丸者，使留中之邪从缓而下也。

秦皇士曰：结胸而至颈项亦强，胸邪十分紧实。用大陷胸汤恐过而不留，陷胸丸恐滞而愈结。今煮汁服之，则婉转逐邪。

费晋卿曰：变汤为丸，加葶苈、杏仁以泻肺气，是专为上焦喘满而设。

《医宗金鉴》：大陷胸丸治水肿肠澼初起，形气俱实者。

《类聚方广义》：大陷胸丸治痰饮疝瘕，心胸痞塞结痛，痛连项臂膊者。

结胸证，其脉浮大者，不可下，下之则死。

方中行曰：此示人凭脉不凭证之要旨，戒人勿猛浪之意。夫结胸之为阳邪内陷，法固当下。下必待实，浮为在表，大则为虚，浮虚相搏，则表犹有未尽入，而里未全实可知。下则尚虚之里气必脱，未尽之表邪皆陷，祸可立至。

张兼善曰：脉浮大，心下虽结，其表邪尚多，未全结也。若辄下之，重虚其里，外邪复聚而必死矣。柴胡加桂枝干姜汤以和解之。

按：凡当下之证，其关尺二部脉沉实者，方可下之。若浮大而沉分及尺脉微弱无根者，皆不可下。非独结胸一证然也。

结胸证悉具，烦躁者亦死。

张隐庵曰：结胸证悉具者，在外之如柔痉状，在内之膈内拒痛，外内之证悉具也。烦躁者，上下之阴阳不相交济也。故上节外内相离者死，此上下不交者亦死。

程郊倩曰：结胸证悉具，无复浮大之脉，此时急宜下之以存津液，再复迁延，津液亡尽，必至烦躁，正虚邪盛故也。此时下之则死，不下亦死，唯从前失下，至于如此。经曰：热已入里，更不攻之，以至结实。名曰三死一生。谓失下也。须玩一悉字。

魏念庭曰：此条乃承上条脉见浮大而言。必结胸证具，脉见浮大而加烦躁，方可卜其死。不然烦躁亦结胸证中之一也，何遽云死耶？

太阳病，脉浮而动数，浮则为风，数则为热，动则为痛，头痛发热，微盗汗出，而反恶寒者，表未解也。医反下之，动数变迟，膈内拒痛，胃中空虚，客气动膈，短气躁烦，心中懊憹。阳气内陷，心下因硬，则为结胸，大陷胸汤主之。若不结胸，但头汗出，余处无汗，剂颈而还，小便不利，身必发黄。五苓散主之。

张令韶曰：此论中风因下而成结胸也。风性浮越，故浮则为风；风乃阳邪，故数则为热；阴阳相搏，故动则为痛；邪盛则正虚，故数则为虚。病太阳之高表则头痛，得标阳之热化则发热。微盗汗出者，邪伤阴分也；恶寒者，邪伤表阳也。邪及于阴则不复在表，今微盗汗出而反恶寒者，此表未解也。医反下之，表邪乘虚内入，故动数之脉变迟。邪气内入，膈气拒之，邪正相持，故拒痛也。邪气入，正气虚，故胃中空虚。客气者，外入之邪气也。膈之上为心肺，膈之下为肝肾，呼出心与肺，吸入肾与肝。客气动膈，则呼吸之气不相接续，故短气。上下水火之气不交，故躁烦。心中懊侬者，躁烦之极也。阳气内陷者，太阳之气随邪而内陷也。内陷于心，则心下因硬，此为结胸，故用大黄、芒硝、甘遂，大苦咸寒之剂直达胸所，一鼓而下。若不结胸，而陷于太阴湿土之分，则湿热相搏，上蒸于头，故但头汗出，津液不能旁达，故余处无汗，剂颈而还，水道不行，则湿热内郁，必外熏于皮肤，故小便不利，身必发黄也。治当利小便，以泻其湿热。

汪苓友曰：夫曰膈内，曰心中，曰心下，皆胸之分也。名曰结胸，其邪实陷于胃，胃中真气虚，斯阳邪从而陷入于胸，作结硬之形也。

《补亡论》常器之云：发黄者与茵陈蒿汤。煎茵陈浓汁，调五苓散亦可。

沈芊绿曰：西晋崔行功云：伤寒结胸欲绝，心膈高起，手不得近，用大陷胸汤不差者，此是下后虚逆，气已不理而毒复上攻。气毒相搏结于胸中。当用枳实理中丸与之，服之先理其气，次疗诸疾。古今用之如神，应手而愈。

张隐庵曰：合下四节，皆为大陷胸汤之证，而有风结、寒结、水结、燥结之不同。

大陷胸汤方

大黄六两　芒硝一升　甘遂一钱匕

上三味，以水六升，先煮大黄取二升，去滓，内芒硝，煮二沸，内甘遂末，温服一升。得快利，止后服。

成无己曰：大黄谓之将军，以苦荡涤；芒硝一名硝石，以其咸能软硬；夫间有甘遂以通水也。甘遂若夫间之，遂其气，可以直达透结，陷胸三物为允。

《明理论》：胸为高，邪陷下以平之，故治结胸曰陷胸汤。利药中此为驶剂。伤寒错恶，结胸为甚，非此汤则不能通利。大而数少，取其迅疾分解结邪也。

尤在泾曰：大陷胸与大承气，其用有心下与胃中之分。此节仲景所云心下者，正胃之谓。所云胃中者，正大小肠之谓也。胃为都会，水谷并居，清浊未分，邪气入之，夹痰杂食，相结不解，则成结胸。大小肠者，精华已去，糟粕独居，邪气入之，但与秽物结成燥粪而已。大承气专主肠中燥粪，大陷胸并主心下水食。燥粪在肠，必借推逐之力，故须枳、朴；水食在胃，必兼破饮之长，故用甘遂。且大承气先煮枳、朴而后内大黄，大陷胸先煮大黄而后内诸药。夫治上者，制宜缓；治下者，制宜急。而大黄生则行速，熟则行迟也。

柯韵伯曰：二方比大承气更峻，治水肿、痢疾之初起者甚捷。然必视其人之壮实者施之，平素虚弱，或病后不任攻伐者，当念虚虚之祸。

五苓散方见太阳病中

发黄者，加茵陈蒿十分。

伤寒六七日，结胸热实，脉沉紧而实，心下痛，按之石硬者，大陷胸汤主之。

张令韶曰：此论伤寒不因下，而亦成结胸也。伤寒六七日，一经已周，又当来复于太阳，不从表解而结于胸，则伤寒之邪郁而为热实矣。热实于内，故脉沉紧，而心下痛，按之如石之硬也。故宜大陷胸汤主之。

魏念庭曰：六七日之久，表寒不解而内热大盛，于是寒邪能变热于里，在胃则传阳明，在胸则为结胸矣。入胃则为胃实，入胸则为胸实。实者，邪热已盛而实也。

程郊倩曰：不因下而成结胸者，必其入胸有燥邪，以失汗而表邪合之。遂成里实。此处之紧脉从痛得之，不作寒断。

伤寒十余日，热结在里，复往来寒热者，与大柴胡汤。但结胸，无大热者，此为水结在胸胁也。但头微汗出者，大陷胸汤主之。

成无己曰：伤寒十余日，热结在里，是可下之证，复往来寒热，为正邪分争，未全敛结，与大柴胡汤下之。但结胸无大热者，非热结也，是水饮结于胸胁，谓之水结胸。周身汗出者，是水饮外散，则愈；若但头微汗出，余处无汗，是水饮不得外泄，停畜而不行也，与大陷胸汤以逐其水。

舒驰远曰：热结在里，必大便闭结，舌苔干燥，渴欲饮冷也。而复往来寒热，大柴胡汤可用。

程郊倩曰：大柴胡与大陷胸皆能破结，大柴胡之破使表分无留邪。大陷胸之破使高分无留邪。热尽入里，表无大热矣。无大热更无复来之寒可知。

张隐庵曰：此节言水邪结于胸胁，亦不因下而成结胸者也。

按：热邪入里，在肠胃则结于糟粕，在胸胁则结于水饮，各随其所有而为病耳。大柴胡治热结在里，病于下也。大陷胸治水结胸胁，病于上也。大柴胡证亦有心下急，心中痞硬之候，故此节以头汗出辨其热结之上下也。

陆九芝曰：头汗出乃阳郁于表，非阳虚于上也，饮酒而头汗出者，多由血郁，头汗出而额上偏多者，心血之郁也，皆属血热。

太阳病，重发汗，而复下之，不大便五六日，舌上燥而渴，日晡所小有潮热，从心下至少腹硬满而痛，不可近者，大陷胸汤主之。

张令韶曰：此言汗下亡其津液，而成燥结胸之证也。太阳病，重发汗而复下之，则津液亡矣。津液亡于下，故不大便五六日。津液亡于上，故舌上燥而渴。阳明之上，燥气治之。日晡所小有潮热者，微动阳明燥金之气也。太阳之气不能从胸以外出，故从心下至少腹硬满而痛不可近也。痛不可近，非阳明承气之证，乃结胸大陷胸之证也。

喻嘉言曰：不大便，燥渴，日晡潮热，少腹硬满，证与阳明颇同，但小有潮热，则不似阳明大热。从心下至少腹，手不可近。则阳明又不似此大痛，因是辨其为太阳结胸，兼阳明内实也。缘误汗，复误下，重伤津液，不大便而燥渴潮热，虽太阳阳明亦属下证。但痰饮内结，必用陷胸汤。由胸胁以及胃肠，荡涤无余。若但下肠胃结热，反遗胸上痰饮，则非法矣。

钱天来曰：日晡，未申之时也。所者，即书云多历年所之所也。

《伤寒辑义》：舌上燥干而渴，与脏结之舌上滑白，大分别处。

小结胸病，正在心下，按之则痛，脉浮滑者，小陷胸汤主之。

张兼善曰：从心下至少腹石硬而痛，不可近者，大结胸也。正在心下，未及腹胁。按之痛未至石硬，小结胸也。形证之分如此。盖大结胸者，是水结在胸腹，故其脉沉紧；小结胸者，是痰结于心下，故其脉浮滑。水结宜下，故用甘遂、葶、杏、硝、黄等。痰结宜消，故用栝蒌、半夏等。

喻嘉言曰：其人外邪陷入原微，但痰饮素盛，挟热邪而内结，所以脉见浮滑也。

唐容川曰：心下是指膈膜言，心火下交于血室，要从此膈中行。膀胱水中元气上于肺为呼吸，亦从此膈中行，水火交结于膈中，即为结胸，无分大小结胸，皆是水火结于膈间。小结胸止在心下，不连腹胁，是水火之结较轻。故攻水不用甘遂，而只用半夏。攻火不用硝黄，而只用栝蒌、黄连，且栝蒌瓤格似膜，故入膈膜。

小陷胸汤方

黄连一两　半夏半升　栝蒌实大者一枚

上三味，以水六升，先煮栝蒌取三升，内诸药煮取二升，去滓，分温三服。

钱天来曰：夫邪结虽小，同是热结，故以黄连之苦寒以解热开结，非比大黄之苦寒荡涤也。邪结胸中则胃气不行，痰饮留聚，故以半夏之辛温滑利，化痰蠲饮而散其滞结也。栝蒌实之甘寒能降下焦之火，使痰气下降也。此方之制，病小则制方亦小，即《内经》所云：有毒无毒，所治为主，大小为制也。

汪苓友曰：大抵此汤病人痰热内结者，正宜用之。

《内台方议》：小陷胸汤治心下结痛，气喘而闷者。

《医学纲目》：工部郎中郑忠厚因患伤寒，胸腹满，面黄如金色。孙兆服之以小陷胸汤，寻利，明日面色改白，其病遂良愈。

《张氏医通》：凡咳嗽面赤，胸腹胁常热，惟手足有凉时，其脉洪者，热痰在胸下也。小陷胸汤。（即本方）

太阳病，二三日，不能卧，但欲起，心下必结。脉微弱者，此本有寒分也。反下之，若利止，必作结胸。未止者，此作协热利也。

程郊倩曰：太阳病，二三日，邪尚在表之时，而其人不能卧，但欲起，表证不应有此，心下必有邪聚结而不散，故气壅盛而不能卧也。但心下痞满而属里者，脉必沉实，今脉则微弱，不但无沉实之里脉，并非浮缓之表脉。此其人平素本有寒气，积于胸膈之分，一见外邪，本病随作，心下结而不能卧，但欲起者，职此故也。与阳邪陷入于里而结者大相径庭。医不知从脉微弱及前二三日上认证，而以攻法下之，表邪乘虚入里，与本分之寒相搏。利止者，邪不下行必结而益上，乃作寒实结胸。利未止者，里寒夹表热而利下不止。结胸与协热利皆有寒分之本邪在内，故下其寒，非下其热，二证同一治也。

王肯堂曰：太阳病，二三日，不得卧，但欲起，心下必结，脉微弱者，此有寒分也，桂枝加厚朴杏仁汤。

蔡茗庄曰：反下之，利止必作结胸，复下之，作协热利，黄芩汤。

太阳病，下之后，其脉促，不结胸者，此为欲解也：脉浮者，必结胸；脉紧者，必咽痛；脉弦者，必两胁拘急：脉细数者，头痛未止；脉沉紧者，必欲呕；脉沉滑者，协热利；脉浮滑者，必下血。

章虚谷曰：太阳病，邪在表而误下之，人之禀质有强弱，故其变证有不同。

喻嘉言曰：脉促为阳邪上盛，反不结聚于胸，则阳邪未陷，可勃勃从表出矣。故为欲解也。脉浮者，必结胸，即指促脉而申之，见脉促而加之以浮，邪气弥满于阳位，故必结胸也。浮字贯下四句，见浮而促必结胸；浮而紧必咽痛；浮而弦必两胁拘急；浮而细数必头痛未止。皆太阳本病之脉。故主病亦在太阳本位。设脉见沉紧，则阳邪已入于阴分。但入而未深，仍欲上冲作呕，其无结胸咽痛等证从可知矣。沉滑则阳邪入阴，而主下利。浮滑则阳邪正在荣分，扰动其血，而主下血也。夫太阳误下之脉，主病皆在阳、在表，即有沉紧、沉滑之殊，亦不得以里阴名之也。

病在阳，应以汗解之，反以冷水潠之，若灌之，其热被劫不得去，弥更益烦，肉上粟起，意欲饮水反不渴者，服文蛤散；若不差者，与五苓散。寒实结胸，无热证者，与三物小陷胸汤，白散亦可服。

潠，音巽。弥，音迷。蛤，葛合切，音鸽。

汪苓友曰：病在阳者，为邪热在表也，法当以汗解之，医反以冷水潠之，潠者，口含水喷也。若灌之，灌，浇也，灌则更甚于潠矣。表热被水止劫而不去，阳邪无出路，其烦热必更甚于未用水之前矣。弥更益者，犹言甚之极也。水寒之气融于皮肤，则汗孔闭，故肉上起粒如粟也。意欲饮水不渴者，邪热虽甚，反为水寒所制也。先与文蛤散，以解烦导水。若不差者，水寒与热相搏，下传太阳之府，与五苓散内以消之，外以散之，乃表里两解之法也。

程郊倩曰：文蛤散行水，五苓散两解，犹仅散之于无形，若水寒不散，结实在胸，则心阳被拒，自非细故，小陷胸汤之逐水而攻里，白散之下寒而破结，皆不得之兵矣。

张隐庵曰：寒实结胸，无表热之证者，与三物小陷胸汤以治胸中之实，以通经脉之邪。白散治寒结，故亦可服。

《医方考》：此证或由表解里热之时，过食冷物，故令寒实结胸。然必无热证者为是。

文蛤散方

文蛤五两　麻黄三两　甘草三两　生姜三两　石膏五两　杏仁五十个（去皮尖）　大枣十二枚（擘）

上七味为散，以沸汤和一方寸匕，汤用五合，调服。假令汗出已，腹中痛者与芍药三两。

柯韵伯曰：病发于阳，应以汗解，庸工用水攻之法，热被水劫而不得散，外则肉上粟起，因湿气凝结于玄府也；内则烦热，意欲饮水，是阳邪内郁也。当渴而反不渴者，皮毛之水气入肺也。夫皮肉之水气，非五苓散之可任。而小青龙之温散，又非内烦者之所宜，故制文蛤汤。文蛤生于海中而不畏水，其能制水可知，咸能补心、寒能胜热，其壳能利皮肤之水、其肉能止胸中之烦，故以为君。然阳为阴郁，非汗不解，而湿在皮肤，又不当动其经络，热淫于内，亦不可发以大温，故于麻黄汤去桂枝，而加石膏、姜、枣，此亦大青龙之变局也。若汗出已而腹中痛者，更与芍药汤以利肝脾之气。

唐容川曰：文蛤壳上起纹有疙瘩者，今之蚶子是矣。用其壳以治人身躯壳外之粟粒，渗水利热形象皆合。

白散方

桔梗三分　巴豆一分　贝母三分

上三味为散，更于臼中杵之，以白饮和服。强人半钱匕，羸者减之。病在膈上必吐，在膈下必利。不利，进热粥一杯。利不止，进冷粥一杯。

柯韵伯曰：以三物皆白，故以白名之。贝母善开心胸郁结之气，桔梗能提胸中陷下之气，然皆微寒之品，不足以胜结硬之阴邪。非巴豆之辛热斩关而入，何以使胸中之阴气流行也？故用三分之贝、桔，必得一分之巴豆以佐之，则清阳升而浊阻降，结硬斯可得而除矣。白饮和服者，甘以缓之，取其留恋于胃，不使速下。散者，散其结塞，比汤以荡之更精。

钱天来曰：寒实结于胸中，水寒伤肺，必有喘咳气逆，故以苦梗开之，贝母入肺散结，又以巴豆之辛热有毒，斩关夺门之将，以破胸中之坚结，当非热不足以开其水寒，非峻不足以破其实结耳。

张令韶曰：巴豆性大热，进热粥者，助其热性以行之也。进冷粥者，制其热势以止之也。俱用粥者，助胃气也。

《外台秘要》：仲景桔梗白散治咳而胸满，振寒脉数，咽干不渴，时出浊唾腥臭，久久吐脓如米粥者，为肺痈。

《古方便览》：一男子，咽喉肿痛，不能言语，汤水不下，有痰，咳痛不可忍，余饮以白散一撮，吐稠痰数升，痛忽愈。

太阳与少阳并病，头项强痛，或眩冒，时如结胸，心下痞硬者，当刺大椎第一间、肺俞、肝俞，慎不可发汗，发汗则谵语，脉弦大，五日谵语不止，当刺期门。

椎，音槌。俞，通腧。输，音庶。

张令韶曰：此言太少并病，涉于经脉而如结胸，宜刺以泻其气也。太阳与少阳并病者，言太阳之病并入于少阳之经也。太阳、少阳之经脉交会于头项，二阳经脉受邪，故头项强痛也。眩，晕也。冒，首如有复戴，戴阳于上，二阳经虚，故或眩冒也。夫在太阳则结胸，在少阳则胁下痞硬，今两阳并病，故时如结胸而实非结胸，心下痞硬，而不胁下痞硬也。大椎第一间，乃督脉之经穴，又太阳、少阳经脉所过之处。肺俞、肝俞又太阳之所循历。厥阴又与少阳为表里，故刺之以泻太少并病之邪也。慎不可发汗竭其经脉之血液，经脉燥热，必发谵语，脉弦，少阳之气盛也。五日谵语不止，至六日时值厥阴主气，恐少阳之火与厥阴之风相合，则火愈炽矣。故先刺肝之期门，迎其气而夺之，使邪不传则愈。

《甲乙经》：大椎一穴，在第一椎陷者中，三阳督脉之会，刺入五分。肺俞在第三椎下，两傍各一寸五分，刺入三分，留七呼。肝俞在第九椎下，两傍各一寸五分，刺入三分，留六呼。

（林注）：气府论注云：五脏俞并足太阳之会。

妇人中风，发热恶风，经水适来，得之七八日，热除而脉迟身凉，胸胁下满，如结胸状，谵语者，此为热入血室也，当刺期门，随其实而泻之。

成无己曰：中风发热恶寒，表病也。若经水不来，表邪传里，则入府而不入血室也。因经水适来，血室空虚，至七八日邪气传里之时，更不入府，乘虚而入于血室。热除脉迟身凉者，邪气内陷而表证罢也。胸胁下满，如结胸状、谵语者，热入血室而里实。期门者，肝之募，肝主血，刺期门者，泻血室之热。

方中行曰：血室，荣血停留之所，经脉集会之处，即冲脉所谓血海是也。其脉起于气街，并少阴之经，夹脐上行至胸中而散，故热入而病作，其证则如是也。刺期门所以泻血分之实热也。

《本事方》：一妇患热入血室证，医者不识，用补血调气药迁延数日，遂成血结胸。或劝用小柴胡汤，余曰：小柴胡用已迟，不可行也，刺期门穴斯可矣。如言而愈。

《活人书》：海蛤散治血结胸：海蛤、滑石、甘草（炙）各一两，芒硝半两，右为细末，每服二钱，鸡子清调下，小肠通利则胸膈血散。膈中血聚则小肠壅，小肠壅则膻中血不流行，宜此方。若小便血数行，更宜桂枝红花汤发其汗则愈。

《卫生宝鉴》：血室者，《素问》所谓女子胞，即产肠也，子宫也。

妇人中风，七八日，续得寒热，发作有时，经水适断者，此为热入血室，其血必

结，故使如疟状，小柴胡汤主之。

成无己曰：中风七八日，邪气传里之时，本无寒热，而续得寒热，经水适断者，此为表邪乘血室虚，入于血室，与血相搏而血结不行，经水所以断也。血气与邪分争，致寒热如疟而发作有时，与小柴胡汤，以解传经之邪。

方中行曰：适来者，因热入室，迫使血来，血出而热遂遗也。适断者，热乘血来而遂入之，与后血相搏，俱留而不出。故曰：其血必结也。

柯韵伯曰：凡诊妇人必问月事，经水适断于寒热时，是不当止而止也。必其月事下而血室虚，热气乘虚而入，其余血未下者干结于内，故适断耳。用小柴胡和之，使结血散，则寒热自除矣。

钱天来曰：小柴胡中应量加血药，如牛膝、桃仁、丹皮之类，其脉迟身凉者，或少加姜、桂及酒制大黄少许，取效尤速，所谓随其实而泻之也。若不应补者，人参亦当取去，尤未可执方以为治也。

《伤寒辑义》：热入血室，许叔微小柴胡汤加地黄；张璧加牡丹皮。

杨士瀛云：小柴胡汤力不及者，于内加五灵脂。

妇人伤寒，发热，经水适来，昼日明了，暮则谵语，如见鬼状者，此为热入血室，无犯胃气及上下焦，必自愈。

无通毋。

张令韶曰：上二节言中风之入于血室，此言伤寒之入于血室也。妇人伤寒发热，则寒邪在气分也。经水适来则气分之邪入于血室矣。昼为阳而主气，暮为阴而主血，昼日明了者，无关于阳气也；暮则谵语如见鬼状者，有伤阴血也，此亦为热入血室。

方中行曰：无，禁止之辞。犯胃气，言下也。必自愈者，言伺其经行血下，则邪热得以随血而俱出，犹之鼻衄红汗，故自愈也。盖警人勿妄攻，以致变乱之意。

唐容川曰：如见鬼状，男子伤寒亦有此证（见阳明篇），皆是热入血室，阳明证只谵语，不见鬼也。鬼者，魄也。人之魂属气，魄属血，血死即为死魄，魄掩其魂，故如见鬼。

尤在泾曰：热入血室三条，其旨不同，第一条是血舍空而热乃入者，空则热不得聚而游其部，故胸胁满；第二条是热邪与血俱结于血室者，血结亦能作寒热，柴胡亦能去血结不独和解之谓矣；第三条是热邪入而结经尚行者，经行则热亦行而不得留，故必自愈。

伤寒六七日，发热微恶寒，肢节烦疼，微呕，心下支结，外证未去者，柴胡桂枝汤主之。

柯韵伯曰：伤寒六七日，正寒热当退之时，尚见发热、恶寒诸表证，更兼心下支结诸里证，表里不解，法当双解之，然恶寒微，则发热亦微可知，支节烦痛，则一身骨节不痛可知。微呕心下亦微结，故谓之支结。表证虽不去而已轻，里证虽已，见而未甚，此太阳、少阳并病之轻者，故取桂枝之半，以解太阳未尽之邪，取柴胡之半以解少阳之微结。凡口不渴，身有微热者，当去人参，此以六七日来邪虽不解而正气已虚，故用人参以和之也。外证虽在而病机已见于里，故方以柴胡冠桂枝之前，为双解两阳之轻剂。

《明理论》：烦疼即热疼。

《素问·六元正纪大论》：厥阴所至为支痛。王注：支，拄妨也。

程郊倩曰：结，即结胸之结。支者，撑也，若有物撑搁在胸胁间，即下条之微结也。

《活人书》：外证未解，心下妨闷者，非痞也，谓之支结，柴胡桂枝汤主之。

柴胡桂枝汤方

桂枝一两半　黄芩一两半　人参一两半　甘草一两（炙）　芍药一两半　大枣六枚　生姜一两半（切）　柴胡四两　半夏二合半

上九味，以水七升，煮取三升，去滓。温服一升，日三服。

按：此方即小柴胡汤二分之一，加桂枝汤二分之一之合方。甘草、姜、枣为二方之公共品，故不增其分量，以重在外证未去，故不再煎也。

《脉经》：发汗多，亡阳谵语者，不可下，与柴胡桂枝汤和其荣卫，以通津液，后自愈。

《外台秘要》：疗寒疝腹中痛者，柴胡桂枝汤。（即本方）

《三因方》：柴胡加桂枝汤治少阳伤风，四五日身热，恶风，颈项强，胁下满，手足温，口苦而渴，其脉阳浮阴弦。（即本方）

《伤寒六书》：阳明病，脉浮而紧，必潮热发作有时，但脉浮者必盗汗出，柴胡桂枝汤。

《证治准绳》：柴胡桂枝汤治疟，身热、汗多。

伤寒五六日，已发汗而复下之，胸胁满微结，小便不利，渴而不呕，但头汗出，往来寒热，心烦者，此为未解也。柴胡桂枝干姜汤主之。

章虚谷曰：已发汗而复下之，胸胁满微结，余邪在少阳也。小便不利，渴而不呕者，津液伤而经络闭，故身无汗，但头汗出，邪热上蒸也。往来寒热，心烦者，皆少阳之邪未解也。故以柴胡转少阳之枢，桂枝通荣，干姜、黄芩调其阴阳，栝蒌滋津液，牡蛎镇肝，合姜、桂消胸胁之痞满，而以甘草和中。因其邪正错杂，清浊混淆，故初服则药病相格而微烦，复服则表里气通，汗出而愈。

柯韵伯曰：汗下后而柴胡证仍在者，仍用柴胡汤加减。此因增微结一证，故变其方名耳，此微结与阳微结不同，阳微结对纯阴结而言，是指大便硬，病在胃，此微结对大结胸而言，是指心下痞，其病在胸胁，与心下痞硬、心下支结同义。

柴胡桂枝干姜汤方

柴胡半斤　桂枝三两　干姜二两　栝蒌根四两　黄芩三两　牡蛎二两（熬）　甘草二两（炙）

上七味，以水一斗二升，煮取六升，去滓，再煎取三升。温服一升，日三服。初服微烦，复服汗出便愈。

汪苓友曰：即小柴胡加减方也。据原方加减法云，胸中烦而不呕者，去半夏、人参加栝蒌实；若渴者，去半夏，兹者心烦渴而不呕，故去半夏、人参，加栝蒌根四两。若胁下痞硬，去大枣，加牡蛎，兹者胸胁满微结，即痞硬也，故去大枣加牡蛎二两。若心悸小便不利者，去黄芩加茯苓，兹者小便不利，心不悸而但烦，是为津液少而燥热，非水蓄也，故留黄芩不加茯苓。又云若咳者，去人参、大枣、生姜，加五味子、干姜，兹不因咳，而以干姜易生姜者何也？盖干姜味辛而气热，其用有二，一以辛散胸胁之微结，一以热济黄芩、栝蒌根之苦寒，使阴阳和而寒热已焉。

《金匮要略》附方：《外台》柴胡桂姜汤治疟寒多微有热，或但寒不热，服一剂如神。

《金匮辑义》：今《外台》无所考。

《活人书》：干姜柴胡汤治妇人伤寒，经脉方来，初断，寒热如疟，狂言见鬼。（即本方无黄芩。）

《张氏医通》：汤子端，恶寒发热，面赤足冷，六脉弦细而数，自言不谨后受寒，以为伤寒阴证，余曰：阴证无寒热例，与柴胡桂枝汤二服而痊。

伤寒五六日，头汗出，微恶寒，手足冷，心下满，口不欲食，大便硬，脉细者，此为阳微结，必有表，复有里也。脉沉者，亦在里也。汗出为阳微，假令纯阴结，不得复有外证，悉入在里。此为半在里，半在外也。脉虽沉细，不得为少阴病，所以然者，阴不得有汗，今头汗出，故知非少阴也。可与小柴胡汤。设不了了者，得屎而解。

成无己曰：伤寒五六日，邪当传里之时，头汗出，微恶寒者，表仍未解也；手足冷，心下满，口不欲食，大便硬，脉细者，邪结于里也。大便硬为阳结，此邪热虽传于里，然以外带表邪，则热结犹浅，故曰阳微结。脉沉虽为在里，若纯阴结，则更无头汗恶寒之表证。诸阴脉皆至颈、胸中而还，不上循头，今头汗出，知非少阴也。与小柴胡汤以除半表半里之邪。服汤已，外证罢而不了了者，为里热未除，与汤取其微利则愈，故云得屎而解。

柯韵伯曰：大便硬谓之结，脉浮数能食曰阳结，沉迟不能食曰阴结。此条俱是少阴脉，谓五六日又少阴发病之期，若谓阴，不得有汗，则少阴亡阳脉紧汗出者有矣。然亡阳与阴结有别，亡阳咽痛吐利，阴结不能食而大便反硬也。亡阳与阳结亦有别，三阴脉不至头，其汗在身；三阳脉盛于头，阳结则汗在头也。邪在阳明，阳盛故能食，此谓纯阳结；邪在少阳，阳微故不欲食，此谓阳微结，宜属小柴胡矣。然欲与柴胡汤，必究其病在半表而微恶寒，亦可属少阴，但头汗，始可属之少阳而勿疑也。上焦得通则心下不满而欲食，津液得下，则大便自软而得便矣。此为少阴、少阳之疑似证。

徐灵胎曰：此为阳微结者，阳气不能随经而散，故郁结不舒，非药误，即迁延所致，亦坏证之轻者。以上诸证，有表有里，柴胡汤兼治表里，得汤而不了了者，以有里证故大便难，必通其大便，而后其病可愈，其通便之法，即加芒硝及大柴胡等方是也。

吴人驹曰：此证尝见有作阴寒而施温热，以致大逆者，盖因其恶寒，手足冷，脉细而沉，不究其证之始末由来也。

伤寒五六日，呕而发热者，柴胡汤证具，而以他药下之，柴胡证仍在者，复与柴胡汤。此虽已下之，不为逆，必蒸蒸而振，却发热汗出而解。若心下满而硬痛者，此为结胸也，大陷胸汤主之，但满而不痛者，此为痞，柴胡不中与之，宜半夏泻心汤。

万密斋曰：此太阳之邪传于少阳，法当和解而反下之逆也。五六日，邪传里之时也，呕而发热，邪在半表半里，乃少阳柴胡证也。当和解之，医反下之，设使下后，柴胡证仍在者，复与柴胡汤和解之，下之不为逆者，有里证也。若下后柴胡证罢，心下满而硬痛者，此太阳在表之邪多，所谓病发于阳而反下之，热入因作结胸也。但满而不痛者，此少阳半表半里之邪，所谓病发于阴而反下之，因作痞也。当从结胸与痞论，故曰柴胡不中与之。观心下满而硬痛，与满而不痛，而结胸痞气别矣。

柯韵伯曰：呕而发热者，小柴胡证也，呕多，虽有阳明证，不可攻之，若有下证亦宜大柴胡，而以他药下之，误矣！误下后有二证者，少阳为半表半里之经，不全发阳，不全发阴。故误下之变，亦因偏于半表者成结胸，偏于半里者，心下痞耳。此条本为半夏泻心而发，故只以痛不痛分结胸与痞，未及他证。

张隐庵曰：此节分三段，上段言柴胡证具，虽下不为逆，复可与柴胡汤；中段言下之而结胸，大陷胸汤；下段言痞证，但满不痛，不可与柴胡，而宜半夏泻心汤。

唐容川曰：柴胡是透膈膜，而外达腠理；陷胸是攻膈膜而下通大肠；泻心等汤则只和膈膜，以运行之。皆主膈膜间病，而有内外虚实之分。

黄仲理曰：此则柴胡汤之坏证也。

半夏泻心汤方

半夏半升（洗） 黄芩三两 干姜三两 人参三两 甘草三两（炙） 黄连一两 大枣十二枚（擘）

上七味，以水一斗，煮取六升，去滓、再煎取三升，温服一升，日三服。

柯韵伯曰：即小柴胡去柴胡加黄连干姜汤也。不往来寒热是无半表证，故不用柴胡。痞因寒热之气互结而成，用黄连干姜之大寒大热者为之两解，宜取其苦先入心，辛以散邪耳。此痞本干呕，故君以半夏。

尤在泾曰：痞者，满而不实之谓，夫客邪内陷，既不可以汗泄，而满而不实，又不可从下夺，故唯半夏、干姜之辛能散其结；黄连、黄芩之苦能泄其满，而其所以泄与散者，虽药之能而实胃气之使也；用参、草、枣者，以下后中虚，故以之益气而助其药之能也。

《伤寒蕴要》：泻心非泻心中之热，乃泻心下之痞满也。

《千金方》：半夏泻心汤治老少下利，水谷不消，肠中雷鸣，心下痞满，干呕不安。（即本方）

《三因方》：泻心汤治心实热，心下痞满，身重发热，干呕不安，腹中雷鸣，泾溲不利，水谷不消，欲吐不吐，烦闷喘急。（即本方）

《类聚方广义》：半夏泻心汤治疝瘕积聚，痛侵心胸，心下痞硬，恶心呕吐，肠鸣或下利者。

《方函口诀》：此方主饮邪并结，心下痞硬者，故支饮或澼饮之痞硬者不效，因饮邪并结致呕吐，或哕逆，或下利者，皆运用之有特效。

太阳、少阳并病，而反下之，成结胸，心下必硬，若下利不止，水浆不下，其人必烦。

成无己曰：太阳、少阳并病，为邪气在半表半里也，而反下之，二经之邪乘虚而入，太阳表邪入里，结于胸中为结胸，心下硬；少阳里邪乘虚下干肠胃，遂利不止。若邪结阴分，则饮食如故，而为脏结。此为阳邪内结，故水浆不下而心烦。

柯韵伯曰：并病无结胸证，但阳气怫郁于内，时时若结胸状耳。并病在两阳，而反下之如结胸者，成真结胸矣。结胸法当下，今下利不止，水浆不下，是阳明之阖病于下，太阳之开病于上，少阳之枢机无主，其人心烦是结胸证具，烦躁者死也。

张令韶曰：此并病之剧证，凡遇此病宜重用温补，即小陷胸亦不可与也。

脉浮而紧，而复下之，紧反入里，则成痞；按之自濡，但气痞耳，小青龙汤主之。

濡，通软，音耎。

刘昆湘曰：此示表寒误下，因成气痞之证。脉浮而紧，证象在表，而反下之，表邪内陷，紧反入里，水寒气结，因成寒痞之变。紧入里者，谓浮紧变为沉紧，虽痞而按之自濡，中无结硬，此非水饮有形之结，故知但气痞耳。宜小青龙汤者，化水气散外寒之剂也。邪由外陷，治之仍令外解。

按：濡者，软而兼湿之谓也。小青龙汤治伤寒心下有水气，故主之。

太阳中风，下利呕逆，表解者，乃可攻之。若其人漐漐汗出，发作有时，头痛、心下痞满，引胁下痛，干呕短气，汗出不恶寒者，此表解里未和也，十枣汤主之。

尤在泾曰：此外中风寒，内有悬饮之证，下利呕逆，饮之上攻而复下注也。然必风邪已解，而后可攻其饮。若其人漐漐汗出而不恶寒，为表已解；心下痞，硬满，引胁下痛，干呕短气，为里未和；虽头痛而发作有时，知非风邪在经，而是饮气上攻也。故宜十枣汤下气逐饮。

程郊倩曰：水饮内停而风鼓之，则中气乖张，故有下利呕逆证似乎霍乱者，徒是水而无风，必不见此，故攻里必先解表。此处之痞，不甚异于水结胸，无形之水不复流动，已经胶固为有形矣。其不用陷胸用十枣者，从胸与胁分也。

十枣汤方

芫花（熬） 甘遂 大戟

上三味，各等分，别捣为散，以水一升半，先煮大枣肥者十枚，取八合，去滓，内药末，强人服一钱匕，羸者服半钱匕，温服之。平旦服，若下少，病不除者，明日更服加半钱，得快下利后，糜粥自养。

《宣明论》：芫花慢炒变色。仲景乡语云炒作熬，下凡言熬者，皆干炒也。

《千金方》：钱匕者，以大钱上全抄之。若云半钱匕者，则是一钱抄取一边尔。并用五铢钱也。

吴遵程曰：一钱匕者，匕者匙也。谓钱大之匙也。

《伤寒论识》：平旦服者，不过于空心恣利之意。陶氏曰：毒利药皆需空服。孙氏曰：凡服利药，欲得侵早。并可征焉。

《伤寒考》：伤寒论有青龙、白虎、真武三方，而无朱雀汤，近检《外台秘要》适见朱雀汤名。因考其方，即十枣汤也，此知朱雀是十枣之别称。

尤在泾曰：《金匮》云：饮后水流在胁下，咳唾引痛谓之悬饮，病悬饮者，十枣汤主之。此心下痞，硬满，引胁下痛，所以知其悬饮也。悬饮非攻不去，芫花、甘遂、大戟并逐饮之峻药，而欲攻其饮必顾其正，大枣甘温以益中气，使不受药毒也。

柯韵伯曰：仲景利水之剂种种不同，此其最峻者也。凡水气为患，或喘，或咳，或利，或吐，或吐利而无汗，病一处而已，此则外走皮毛而汗出，内走咽喉而呕逆，下走肠胃而下利，水邪之泛滥者，既浩浩莫御矣。且头痛短气，心腹、胁下皆痞硬满痛，是水邪尚留结于中，三焦升降之气隔拒而难通也。表邪已罢，非汗散所宜，里邪充斥，又非渗泄之品所能治，非选利水之至锐者以直折之，中气不支亡可立待矣。甘遂、芫花、大戟皆辛苦气寒而秉性最毒，并举而任之，气同味合，相须相济，决渎而大下，一举而水患可平矣。然邪之所凑，其气必虚，而毒药攻邪，脾胃必弱，使无健脾调胃之品主宰其间，邪气尽而元气亦随之尽。故选枣之大肥者为君，预培脾土之虚，且制水势之横，又和诸药之毒，既不使邪气之盛而不制，又不使元气之虚而不支，此仲景立方之尽善也。

李时珍曰：张仲景治伤寒太阳证表不解，心下有水气，干呕发热而咳，或喘或利者，小青龙汤主之。若表已解，有时头痛出汗，不恶寒，心下有水气，干呕痛引两胁，或呕或咳者，十枣汤主之。盖小青龙治未发散表邪，使水气自毛窍而出，乃《内经》所谓开鬼门法也。十枣汤驱逐里邪，使水气自大小便而泄，乃《内经》所谓洁净府、去苑陈莝法也。

《金匮要略》：病悬饮者，十枣汤主之；咳家其脉弦，为有水，十枣汤主之；支饮家咳烦，胸中痛者，不卒死，至一百日或一岁，宜十枣汤。

《外台秘要》：深师朱雀汤，疗久病癖饮，停痰不消，在胸膈上液液，时头眩痛、苦挛、眼暗，身体、手足、十指甲尽黄，亦疗胁下支满，咳辄引胁下痛。（即本方）

《总病论》：咳而胁下痛，此为有饮，宜十枣汤。

《活人书》：身体凉，表证罢，咳而胁下痛，为里有水，十枣汤主之。用此汤合下不下，令人胀满，通身浮肿而死。

《宣明论》：此汤兼下水肿腹胀，并酒食积，肠垢积滞，痃癖坚积，蓄热暴痛，疟气久不已，或表之正气与邪热并甚于里，热极似阴，反寒战，表气入里，阳厥极深，脉微而绝。并风热燥甚，结于下焦，大小便不通，实热腰痛，及小儿热结，乳癖，积热作，发风潮搐，斑疹热毒不能了绝者。

《资生篇》：十枣汤治胃聚支饮。

《嘉定县志》：唐杲，字德明，善医。太仓武指挥妻，起立如常，卧则气绝欲死，杲言是为悬饮，饮在喉间，坐之则坠，故无害，卧则壅塞诸窍，不得出入而欲死也。投以十枣汤而平。

《类聚方广义》：十枣汤治支饮咳嗽，胸胁掣痛，及肩背、手脚走痛者。又治痛风，肢体走注，手足微肿者。

按：陈无择控涎丹，王洪绪子龙丸，盖从本方化出，为治水饮、痰核之圣剂。

太阳病，医发汗，遂发热恶寒。因复下之，心下痞。表里俱虚，阴阳气并竭，无阳则阴独。复加烧针，因胸烦。面色青黄，肤瞤者，难治；今色微黄，手足温者，易愈。

成无己曰：太阳病，因发汗，遂发热恶寒者，外虚阳气，邪复不除也。因复下之，又虚其里，表中虚邪内陷，传于心下为痞。发汗表虚为竭阳，下之里虚为竭阴；表证罢为无阳，里有痞为阴独。又加烧针，虚不胜火，火气内攻，致胸烦也。伤寒之病，以阳为主，其人面色青，肤肉瞤动者，阳气大虚，故云难治；若面色微黄，手足温者，即阳气得复，故云易愈。

王肯堂曰：色微黄，非病也，所以验其病之易愈也。

舒驰远曰：心下痞硬之证，无论由误下，或不由误下而来者，皆为阴气痞塞也。

其所谓手足温者易愈，是教人当用扶阳御阴之法也。

陈修园曰：此一节言汗下伤阴阳之气而成痞者，不可更用烧针也。

心下痞，按之濡，其脉关上浮大者，大黄黄连黄芩泻心汤主之。

钱天来曰：心下者，心之下，中脘之上，胃之上脘也。胃居心之下，故曰心下也。其脉关上浮者，浮为阳邪，浮主在上，关为中焦，寸为上焦，因邪在中焦，故关上浮也。按之濡，乃无形之邪热也。热虽无形，然非苦寒以泄之。不能去也，故以此汤主之。

尤在泾曰：热邪入里，与糟粕相结，则为实热，不与糟粕相结，即为虚热。本方以大黄，黄连为剂，而不用枳、朴、芒、硝者，盖以泄热，非以荡实也。

大黄黄连黄芩泻心汤

大黄二两　黄连一两　黄芩一两

上三味，以麻沸汤二升，渍之，须臾绞去滓，分温再服。

汪苓友曰：麻沸汤者，熟汤也。汤将熟时，其面沸泡如麻，以故云麻。痞病者，邪热聚于心下，不比结胸之大实大坚，故用沸汤渍绞大黄、连、芩之汁温服，取其气味皆薄，则性缓恋膈，能泄心下痞热之气。此为邪热稍轻之证。

徐灵胎曰：此又法之最奇者，不取煎而取泡，欲其轻扬清淡以涤上焦之邪。又曰：凡治下焦之补剂，当多煎以熟为主。治上焦之泻剂当不煎，以生为主。此亦治至高之热邪，故亦用生药。

《金匮要略》：心气不足，吐血、衄血，泻心汤主之。（即本方三味，以水三升，煮取一升，顿服）

《宣明论方》：大黄黄连泻心汤，治伤寒成病痞不已，心腹亦实热烦满，或谵妄而脉沉无他证者。（即本方三味各一分，水煎温服）

十枣汤治水痞，此汤治火痞，余四泻心汤治水火交痞。

心下痞而复恶寒者，附子泻心汤主之。 宋本、湘古本"恶寒"下有"汗出"二字。

钱天来曰：伤寒郁热之邪误入而为痞，原非大实，而复见恶寒汗出者，其人真阳已虚，以致卫气不密，故玄府不得紧闭而汗出，阳虚不任外气而恶寒也。

徐灵胎曰：伤寒大下后，复发汗，心下痞，恶寒者，表未解也条，发汗之后，恶寒则用桂枝，此条汗出、恶寒则用附子。盖发汗之后，汗已止而犹恶寒，乃表邪未尽，故先用桂枝以去表邪，此恶寒而仍汗出则亡阳在即，故加入附子以回阳气。又彼先后分二方，此并为一方者，何也？盖彼有表，复有里，此则只有里病，故有分有合也。

吕楼村曰：大凡恶寒汗不出者，属表实。恶寒汗自出者，属表虚，若但汗出恶寒，仲景自有芍药甘草附子汤之制，今心下痞而复恶寒汗出，则表虚而里实，但固表则里邪愈壅，但清里则表阳将亡。故以三黄附子合而用之，附子自能固表，三黄自能清里，且三黄得附子其苦寒不致留滞阴邪，附子得三黄其剽悍不致劫伤阴液。此正善用反佐之法，故能以一方而全收复阳驱邪之效。

附子泻心汤方

大黄二两　黄连一两　黄芩一两　附子一枚（炮，去皮，破，别煮取汁）

上四味，切三味，以麻沸汤二升渍之，须臾绞去滓，内附子汁，分温再服。

尤在泾曰：此证邪热有余而正阳不足，设治邪而遗正则恶寒益甚，或补阳而遗热则痞满愈增，此方寒热补泻并投互治，诚不得已之苦心。然使无法以制之，鲜不混而无功矣。方以麻沸汤渍寒药别煮附子取汁，合和与服，则寒热异其气，生熟异其性，药虽同行而功则各奏，乃先圣之妙用也。

舒驰远曰：此汤治上热下寒之证确乎有理。三黄略浸即绞去滓，但取轻清之气以去上焦之热，附子煮取浓汁，以治下焦之寒，是上用凉而下用温，上行泻而下行补。泻取轻而补取重，制度之妙全在神明运用之中，是必阳热结于上，阴寒结于下，乃为的对。若阴气上逆之痞证，不可用也。

徐灵胎曰：此法更精，附子用煎，三味用泡。扶阳欲其熟而性重，开痞欲其生而性轻也。附子能回阳止汗。

《此事难知》：其人病身热而烦躁不宁，大小便自利，其脉浮洪而无力，按之全无者，附子泻心汤主之。

《张氏医通》：附子泻心汤治寒热不和，胁下痞结。

《类聚方广义》：老人停食瞀闷，晕倒不省人事，心下满，四肢厥冷，面无血色，额上冷汗，脉伏如绝，其状仿佛中风者，谓之饮郁食厥，宜附子泻心汤。

本以下之，故心下痞，与泻心汤痞不解，其人渴而口燥烦，小便不利者，五苓散主之。

成无己曰：本因下后成痞，当与泻心汤除之。若服之痞不解，其人渴而口燥烦，小便不利者，为水饮内蓄，津液不行，非热痞也。与五苓散，发汗散水则愈。

方中行曰：泻心汤治痞而痞不解，则非气聚之痞可知，渴而口燥烦，小便不利者，津液涩而不行，伏饮凝结也。五苓散利水生津，津生而渴烦止，水利而痞自除，所以又为消痞满之一法也。

程郊倩曰：五苓散有降有升，最能交通上下，兼行表里之邪。心邪不必从心泻而从小肠泻，又其法也。此证渴者，切忌饮冷，须服姜汤妙。

唐容川曰：痞是水火虚气，然亦有单水痞之实证，十枣汤是也；又有单水痞之虚证，五苓散是也。

伤寒汗出，解之后，胃中不和，心下痞硬，干噫食臭，胁下有水气，腹中雷鸣下利者，生姜泻心汤主之。

成无己曰：胃为津液之主，阳气之根，大汗出后，外亡津液，胃中空虚，客气上逆，心下痞硬。

《金匮要略》曰：中焦气未和不能消谷，故令噫。干噫食臭者，胃虚而不杀谷也。胁下有水气，腹中雷鸣，土弱不能胜水也。与泻心汤以攻痞，加生姜以益胃。

钱天来曰：伤寒汗出解之后，言表邪俱从汗出而悉解也。胃中不和以下，皆言里证未除也。

《伤寒论识》：噫，音隘。《说文》：饱食息也。盖饱食者，或吐出酸苦水，此则不然，故曰干噫食臭，嗳食气也。

方有执曰：食臭孵气也。是也。

生姜泻心汤方

生姜四两　甘草三两（炙）　人参三两　干姜一两　黄芩三两　半夏半升（洗）　黄连一两　大枣十二枚（擘）

上八味，以水一斗，煮取六升，去滓，再煎取三升，温服一升，日三服。

徐灵胎曰：汗后而邪未尽，必有留饮在心下，其证甚杂，而方中诸药一一对证，内中有一药治两证者，亦有两药合治一证者，错综变化，攻补兼施，寒热互用，皆本《内经》立方诸法，其药性与《神农本草》所载无处不合。又曰：凡诸泻心汤法，皆已汗、已下、已吐之余疾。此方生姜、干姜同用，取辛以开之。

按：此方即小柴胡汤去柴胡，增生姜加干姜、黄连也。君以生姜者，以其善解食臭，而有和胃散水之长也；半夏止呕降逆；芩连涤热泻痞；参枣补虚以生津；干姜温里而祛寒；甘草补中以和胃。去滓再煎者，邪在少阳之半里，仍不离和解之正法也。

《施氏续易简方》：生姜泻心汤治大病新差，脾胃尚弱，谷气未复，强食过多，停积不化，心下痞硬，干噫食臭，胁下有水，腹中雷鸣，下利，发热，名曰食复，最宜服之。

伤寒中风，医反下之，其人下利，日数十行，谷不化，腹中雷鸣，心下痞硬而满，干呕，心烦不得安。医见心下痞，谓病不尽，复下之，其痞亦甚。此非结热，但以胃中虚，客气上逆，故使硬也，甘草泻心汤主之。

张令韶曰：夫人身中火在上而水在下，火为热，水为寒，一定之理也。今或伤寒、或中风，此病在表阳也。医反下之，虚其肠胃，则水寒在下而不得上交，故其人下利，日数十行，谷不化而腹中雷鸣也。火热在上而不得下济，故心下痞硬而满，干呕，心烦，不得安也。医不知上下水火不交之理，反见心下痞，谓病邪不尽，复下之，则下者益下，上者益上，而痞益甚。此非结热，但以下之虚其中，胃客气乘虚上逆，故使硬也，宜甘草泻心汤调剂上下，交媾水火，而痞自解矣。

甘草泻心汤方

甘草四两（炙） 黄芩三两 干姜三两 人参三两 半夏半升（洗） 黄连一两 大枣十二枚（擘）

上七味，以水一斗，煮取六升，去滓，再煎取三升，温服一升，日三服。

王晋三曰：甘草泻心，非泻结热，因胃虚不能调剂上下，致水寒上逆，火热不得下降，结为痞。故君以甘草、大枣和胃之阴；干姜、半夏启胃之阳，坐镇下焦客气，使不上逆；仍用芩连将已逆为痞之气轻轻泻却，而痞乃成泰矣。

陈平伯曰：心下痞本非可下之实热，但以妄下胃虚，客热内陷，上逆心下耳。是以胃气愈虚，痞结愈甚。夫虚者宜补，故用甘温以补虚；客者宜除，必借苦寒以泄热。方中倍用甘草者，下利不止，完谷不化。此非禀九土之精者，不能和胃而缓中。方名甘草泻心，见泄热之品，得补中之力，而其用始神也。

徐灵胎曰：两次误下，故用甘草以补胃而痞自除。俗医以甘草满中，为痞呕禁用之药，盖不知虚实之义也。又曰：此治上焦不和之痢。

《伤寒六书》：动气在上，下之则腹满心痞，头眩，宜甘草泻心汤。

《张氏医通》：痢不纳食，俗名噤口。如因邪留胃中，胃气伏而不宜，脾气因而涩滞者，香、连、枳、朴、橘红、茯苓之属；热毒冲心，头痛，心烦，呕而不食，手足温暖者，甘草泻心汤去大枣易生姜。此证胃口有热，不可用温药。

邹润庵曰：泻心汤三方，有来自三阳之别，曰柴胡汤证具，以他药下之，心下遂满而不痛者，从少阳来者也。曰汗出解后，心下痞硬，干噫下利者，从太阳来者也。曰医反下之。下利日数十行，心下痞硬而满，干呕，心烦不得安，从阳明来者也。又曰：余治疟发时先呕者用半夏泻心，吐泻交作者用生姜泻心；胸痞下利者用甘草泻心，皆应如桴鼓。

沈亮辰曰：半夏泻心、甘草泻心，皆下后伤真气之过也。生姜泻心因于食，大黄泻心因于热，附子泻心因于寒。

徐灵胎曰：三泻心之药，大半皆本于柴胡汤，故其所治之证多与柴胡证相同，而加治虚、治痞之药耳。

唐容川曰：诸泻心证皆是痞结膈膜之间。膈膜有管窍通于胃中，故各泻心汤治膈间皆用和胃之药，借胃气以运行其膈间也。

伤寒服汤药下之，利不止，心下痞硬，服泻心汤不已，复以他药下之，利益甚。医以理中与之，利仍不止；理中者，理中焦，此利在下焦故也，赤石脂禹余粮汤主之；复不止者，当利其小便。

成无己曰：伤寒服汤药下后利不止，而心下痞硬者，气虚而客气上逆也。与泻心汤攻之则痞已，医复以他药下之，又虚其里，致利不止也。理中丸脾胃虚寒下利者服之愈，此以下焦虚，故与之其利益甚。

《圣济经》曰：滑则气脱，欲其收也。如开肠洞泄，便溺遗失，涩剂所以收之，此利由下焦不约，与赤石脂禹余粮汤以涩洞泄。下焦主分清浊，下利者，水谷不分也。若服涩剂而利不止，当利小便以分其气。

孟承意曰：此复利不止者，非从前下焦滑脱之谓，是收涩闷水，水无去路，膀胱渗化力微，分溢大便而复利耳。故当利其小便也。

庞安常曰：复利不止，当以五苓散利小便。

方中行曰：利在下焦者，膀胱不渗，而大肠滑脱也。

赤石脂禹余粮汤方

赤石脂一斤（碎）　太乙禹余粮一斤（碎）

上二味，以水六升，煮取三升，去滓，分温三服。

成无己曰：《本草》云；涩可去脱，石脂之涩以收敛之。重可去怯，余粮之重以镇固之。

柯韵伯曰：干姜、参、术可以补中宫火气之虚，而不足固下焦脂膏之脱。此利在下焦，未可以理中之剂收功也。然大肠之不固，仍责在胃，关门之不闭，仍责在脾，此二味皆土之精气所结，能实胃而涩肠。盖急以治下焦之标者，实以培中宫之本也。要之此证是土虚而非火虚，故不宜于姜、附。若水不利而湿甚，复利不止者，则又当利其小便矣。凡下焦虚脱者，以二物为末，参汤调服最效。

《洁古家珍》：治大肠咳嗽，咳则遗矢者，赤石脂禹余粮汤主之。

《类聚方广义》：赤石脂禹余粮汤治肠澼滑脱，脉弱无力，大便黏稠如脓者，若腹痛干呕者，宜桃花汤。又二方合用亦妙。

伤寒吐下后，发汗，虚烦，脉甚微，八九日心下痞硬，胁下痛，气上冲咽喉，眩冒，经脉动惕者，久而成痿。

成无己曰：伤寒吐下后发汗，则表里之气俱虚，虚烦，脉甚微，为正气内虚，邪气独在，至七八日正气当复，邪气当罢，而心下痞，胁下痛，气上冲咽喉，眩冒者，正气内虚而不复，邪气留结而不去；经脉动惕者，经络之气虚极，久则热气还经，必成痿弱。

张令韶曰：痿者，肢体痿废而不为我用也。久而成痿者，经血不外行于四末也。

伤寒发汗，若吐，若下，解后，心下痞硬，噫气不除者，旋覆代赭汤主之。

张路玉曰：汗吐下法备而后表解，则中气必虚，虚则浊气不降而痰饮上逆，故作痞硬，逆气上冲而正气不续，故噫气不除，所以用代赭领人参下行以镇安其逆气，微加解邪涤饮而开其痞，则噫自除耳。

汪苓友曰：此噫气，比前生姜泻心汤之干噫不同，是虽噫而不至食臭，故知其为中气虚也。

《灵枢·口问》：寒气客于胃，厥逆从下上散，复出于胃，故为噫。

旋覆代赭汤方

旋覆花三两　人参二两　生姜五两　代赭石一两　甘草三两（炙）　半夏半升（洗）　大枣十二枚

上七味，以水一斗，煮取六升，去滓，再煎取三升。温服一升，日三服。

周禹载曰：旋覆花能消痰结软痞，治噫气；代赭石止反胃，除五脏血脉中热，健脾，乃痞而噫气者用之；佐以生姜之辛以开结，半夏逐饮，人参补正，甘草、大枣益胃。予每借之以治反胃噎食，气逆不降者，靡不神效。

《活人书》：有旋覆代赭石汤证，其人或咳逆气虚者，先服四逆汤；胃寒者，先服理中丸；次服旋覆代赭汤为良。

《汉药神效方》：北山友松曰：呕逆诸治无效者，及不能服诸呕吐药者，投以旋覆代赭石汤有效。

太阳病，外证未除而数下之，遂邪热而利，利下不止，心下痞硬，表里不解者，桂枝人参汤主之。

程郊倩曰：太阳病，外证未除而数下之，表热不去而里虚作利，是曰邪热，利下不止，心下痞硬者，里气虚而土来心下也；表里不解者，阳因痞而被格于外也。桂枝行阳于外以解表，理中助阳于内以止利，阴阳两治，总是补正令邪自却。缘此痞无客气上逆动膈之阳邪，辄防阳欲入阴，故不但泻心中芩连不可用，并桂枝中芍药不可用也。协热而利，向来俱作阳邪陷入下焦，果尔安得用理中耶！利有寒热二证，但表热不罢者，皆为协热利也。

舒驰远曰：协热利者，是里寒协表热而利也，故用桂枝以解表热，合用理中以温其中而驱里寒，则利自止而痞自开也。

方中行曰：数言失于急遽下之太早，所以原反而为反之互词也，利即俗谓泄泻是也。

沈丹彩曰：此与葛根黄连汤同一误下而利不止之证，而寒热各别，虚实对待，可于此互参之。彼因实热而用清邪，此因虚邪而从补正。彼得芩连而喘汗安，此得理中而痞热解；彼得葛根以升下陷而利止，此籍桂枝以解表邪而利亦止矣。

陈修园曰：此一节合下节，皆言表里不解而成痞也。

桂枝人参汤方

桂枝四两　甘草四两（炙）　白术三两　人参三两　干姜三两

上五味，以水九升，先煮四味取五升，内桂枝更煮取三升，去滓，温服一升，日再服，夜一服。

喻嘉言曰：以表未除故用桂枝以解之，以里适虚故用理中以和之。此方即理中加桂枝而易其名，亦治虚痞下利之圣法也。

徐灵胎曰：桂独后煎，欲其于治里证药中越出于表，以散其邪也。

《类聚方广义》：头痛发热，汗出恶风，支体倦怠，心下支撑，水泻如倾者，夏秋之间多有之，宜此方。

伤寒，大下后，复发汗，心下痞，恶寒者，表未解也。不可攻痞，当先解表，后攻其痞；解表宜桂枝汤，攻痞宜大黄黄连黄芩泻心汤。

柯韵伯曰：心下痞是误下后里证；恶寒是汗后未解证。里实表虚，内外俱病者，因汗下倒施所致，表里交持，仍当尊先表后里，先汗后下正法。盖恶寒之表甚于身疼，心下之痞轻于清谷，与救急之法不同。

成无己曰：《内经》曰：从外之内而盛于内者，先治其外，而后调其内。

《活人书》：大抵结胸、痞皆应下，然表未解者，不可攻也。

伤寒发热，汗出不解，心下痞硬，呕吐而不利者，大柴胡汤主之。

刘昆湘曰：此示痞呕交作，膈胃两实之证，伤寒发热，汗出应解，今汗出而发热不解，非复太阳在表之证，不因吐下而心下痞硬者，膈气之上结也。呕吐而大便不利者，胃家之内实也。膈实郁胃阳之上宣，便秘阻传道之下降，上下不利而胃气中结，当见心下急郁烦之象。此少阳、阳明胆胃两实之证，宜大柴胡法上疏膈气之郁，下通府气之闭，又表里两解之治例也。

病如桂枝证，头不痛，项不强，寸脉微浮，胸中痞硬，气上冲咽喉，不得息者，此为胸有寒也，当吐之，宜瓜蒂散。

尤在泾曰：此痰饮类伤寒证，寒为寒饮，非寒邪也。《活人书》云：痰饮之为病，能令人憎寒发热，状如伤寒，但头不痛，项不强为异，正此之谓。脉浮者，病在膈间而非客邪，故不盛而微也。胸有寒饮，足以阻清阳而碍肺气，故胸中痞硬，气上冲咽喉，不得息也。经曰：其高者，因而越之。《千金》云：气浮上部，顿塞心胸，胸中满者，吐之则愈，瓜蒂散能吐胸中与邪相结之饮也。

喻嘉言曰：寒者，痰也。痰饮内动，身必有汗，加以发热，恶寒，全似中风，但头不痛，项不强，此非外入之风，乃内蕴之痰窒塞胸间，宜用瓜蒂散以涌出其痰也。

程郊倩曰：气上冲咽喉者，从胸至咽也。不得息者，呼吸不能布气，似喘而短气也。邪气蕴蓄于膈间，以为胸有寒也。痞硬一证，因吐下者为虚，不因吐下者为实。实邪填塞心胸，中下二焦为之阻绝，自不得不从上焦为出路，所谓在上者因而越之也。

瓜蒂散方

瓜蒂一分（熬）　赤小豆一分

上二味，各别捣筛为散已，合治之。取一钱匕，以香豉一合，用热汤七合，煮作

稀糜，去滓，取汁，和散，温顿服之。不吐者，少少加，得快吐乃止。诸亡血虚家不可与。

庞安常曰：凡病可吐者，皆宜此方。

张令韶曰：瓜性蔓延直上，瓜甜而蒂苦，豆乃水谷，一取其色赤，一取其色黑，乃从下而上，由阴而阳之义也。用为吐剂宜矣。

《玉机微义》：凡取吐，须天气清明，午时已前，先令病人隔夜不食。卒暴者，不拘此。

《肘后方》：治胸中多痰，头痛不欲食，及饮酒则瘀阻痰方。（即本方）

《总病论》：病三日以上，气浮上部填塞胃心，故头痛胸中满，或多痰涎，当吐之则愈。又曰：胸膈痞闷，痰壅塞碍，脉得浮或滑，并宜瓜蒂散吐之。产后六七日内下泻，诸药不效，得此脉与吐之，泻立止。下利日数十行，其脉反迟，寸口微滑，吐之则止。

《内外伤辨惑论》：上部有脉，下部无脉，其人当吐，不吐者死，何谓也？下部无脉，此所谓木郁也。饮食过饱，填塞胸中，胸中太阳之分野。经云：气口反大于人迎三倍，食伤太阴。故曰：木郁则达之，吐者是也。瓜蒂散取吐为度，若非两手尺脉绝无，不宜便用此药，恐损元气，令人胃气不复。

《万病回春》：瓜蒂散治伤寒四五日，病在胸膈，痰气紧满于上，不得息者，以此吐之。

《寿世保元》：一人癫狂乱打，走叫上房，用瓜蒂散吐出其痰数升，又以承气汤下之，即愈。

《张氏医通》：瓜蒂散治寒痰结于膈上，及湿热头重鼻塞。

《怪疾奇方》：人忽头面肿大如斗，视人小如三寸。饮食不进，呻吟思睡，此痰证也。用瓜蒂散吐之，头面肿即消，再吐之，见人如故。后用六君子汤水煎服，三剂全愈。

病胁下素有痞，连在脐旁，痛引少腹入阴筋者，此名脏结，死。

刘昆湘曰：此示脏结不治之证，病胁下素有痞，肝脏结也；连在脐旁，脾脏结也；痛引少腹入阴筋，肾脏结也；阴筋即宗筋，肝肾与足阳明共主之部，病连三脏而成脏结，故为不治之证。曰素有痞者，明先有宿恙以渐转变。初以气瘕转致血结，肝邪独发，以次乘脾，脾气既传下干于肾。又胁在上部，脐在中部，少腹在下部，三焦皆结则生气绝其化源，攻补无施，死期近矣。

苏颂曰：病人素有痞气，再加伤寒与宿积相合，使真脏之气闭塞不通，亦名脏结，切不可下，止宜小柴胡加生姜以和表，灸关元以回阳解阴结，危哉！

伤寒，若吐若下后，七八日不解，热结在里，表里俱热，时时恶风，大渴，舌上

干燥而烦，欲饮水数升者，白虎加人参汤主之。

成无己曰：若吐、若下后，七八日则当解，复不解，而热结在里，表热者，身热也；里热者，内热也。本因吐下后，邪气乘虚内陷为结热，若无表热而纯为里热，则邪热结而为实。此以表热未罢，时时恶风。若邪气纯在表，则恶风无时；若邪气纯在里，则更不恶风。以时时恶风，知表里俱有热也。邪热结而为实者，则无大渴；邪热散漫则渴。今虽热结在里，表里俱热，未为结实，邪气散漫，熏蒸焦膈，故大渴，舌上干燥而烦，欲饮水数升，与白虎加人参汤，散热生津。

钱天来曰：大渴，舌上干燥而烦，欲饮水数升，则里热甚于表热矣。谓之表热者，乃热邪已结于里，非尚有表邪也。因里热太甚，其气腾达于外，故表间亦热，即阳明篇所谓蒸蒸发热，自内达外之热也。

汪苓友曰：时时恶风者，乃热极汗多不能收摄，腠理疏，以故时时恶风也。里热则胃府中燥热，以故大渴，舌上干燥而烦，欲饮水数升，此因吐下之后胃气虚，内亡津液，以故燥渴甚极也。

周禹载曰：口至干，舌至燥，无津液极矣。能生津液而神速者，莫若人参，故加之。

尤在泾曰：白虎、承气，并为阳明腑病之方。而承气苦寒逐热荡实，为热而且实者设。白虎甘寒，逐热生津液，为热而不实者设。乃阳明邪热入腑之两大法门也。

按：大青龙治太阳表里俱热，而表热盛于里，故不渴；白虎加人参治阳明表里俱热，而里热盛于表，故大渴。

伤寒，无大热，口燥渴，心烦，背微恶寒者，白虎加人参汤主之。

尤在泾曰：无大热，表无大热也。口燥、心烦，里热极盛也。背微恶寒，与时时恶风同意，盖亦太阳经邪传入阳明胃腑，熏蒸焦膈之证，故宜白虎加人参以彻热而生津也。

钱天来曰：此条之背恶寒，口燥渴而心烦者，乃内热生外寒也，非口中和之背恶寒可比拟而论也。

万密斋曰：上节言大渴，舌上干燥而烦，下节言口燥渴心烦，皆里热太甚证也。恶风曰时时，恶寒曰微在背，则表邪轻矣。所以用白虎，不得谓表不解也。大抵表未解而渴五苓散；表已罢而渴白虎汤；半表半里而渴小柴胡去半夏加栝蒌根汤。

伤寒，脉浮，发热无汗，其表不解，当发汗，不可与白虎汤；渴欲饮水，无表证者，白虎加人参汤主之。

尤在泾曰：前二条既著白虎之用，此条复亦白虎之戒，谓邪气虽入阳明之腑而脉证犹带太阳之经者，则不可便与白虎汤。与之则适以留表邪而伤胃气也。而又申之曰：渴欲饮水，无表证者，白虎加人参汤主之。其叮咛反复之意可谓至矣。

张子和曰：白虎汤但能解热，不能解表，必恶寒、身疼、头痛之表证皆除，但渴而求救于水者、方可与之。

程郊倩曰：渴欲饮水，无表证者，太阳证罢，转属阳明也。转属阳明而未入里，只为白虎证，而非承气证，以其燥热在膈耳。膈者，太阳之里而阳明之表也。

太阳少阳并病，心下硬，颈项强而眩者，当刺大椎、肺俞、肝俞，慎不可下也，下之则痉。

成无己曰：心下痞硬而弦者，少阳也；颈项强者，太阳也。刺大椎、肺俞，以泻太阳之邪，而以太阳脉下项夹脊故尔。肝俞以泻少阳之邪，以胆为肝之府故尔。太阳为在表，少阳为在里，即是半表半里证。前云不可发汗，发汗则谵语，是发汗攻太阳之邪，少阳之邪益甚于胃，以发谵语，此云慎勿下之，攻少阳之邪，太阳之邪乘虚入里，必作结胸。经曰：太阳、少阳并病，而反下之，成结胸。

按：宋本、湘古本此节末无"下之则痉"四字。据成注则下之成结胸者为是。此篇言太阳与少阳并病者，三节皆叙于结胸、痞证之间。所以明结胸、痞、脏结，皆太阳之病并于少阳也，若汇于一处，反成死板文矣。

太阳与少阳合病，自下利者，与黄芩汤；若呕者，黄芩加半夏生姜汤主之。

朱肱曰：下利而头疼、胸满，或口苦、咽干，或往来寒热而呕，其脉浮大而弦者，是其证也。

成无己曰：太阳、阳明合病，自下利为在表，当与葛根汤发汗。阳明、少阳合病，自下利，为在里，可与承气汤下之。此太阳、少阳合病，自下利，为在半表半里，非汗下所宜，故与黄芩汤以和解半表半里之邪。呕者，胃气逆也，故加半夏、生姜，以散逆气。

汪苓友曰：太少合病而至自利，则在表之寒邪悉郁而为里热矣。里热不实，故与黄芩汤以清热益阴，使里热清而阴气得复，斯在表之阳热自解。所以此条病不但太阳桂枝在所当禁，并少阳柴胡亦不须用也。

黄芩汤方

黄芩三两　　芍药二两　　甘草二两（炙）　　大枣十二枚（擘）

上四味，以水一斗，煮取三升，去滓，温服一升，日再服，夜一服。

黄芩加半夏生姜汤方

即黄芩汤加半夏半升（洗）　　生姜一两半　　煎服法同。

柯韵伯曰：太阳、少阳合病，是热邪陷入少阳之里，胆火肆逆，移热于脾，故自下利，此阳盛阴虚，与黄芩汤苦甘相济以存阴也。凡太少合病，邪在半表者，法当从柴胡桂枝加减。此则热淫于内，不须更顾表邪，故用黄芩以泄大肠之热，配芍药以补太阴之虚，用甘、枣以调中州之气。虽非胃实，亦非胃虚，故不必人参以补中也。若呕是上焦之邪未散，故仍加姜、夏，此柴胡桂枝汤去柴、桂、人参方也。

张隐庵曰：黄芩一名腐肠，能清肠胃之邪热，而外达于太阳，芍药亦能清肠热之下利；甘草、大枣主助中土而达太阳之气于外；若呕者，少阳枢转欲从太阳之开而上达，故加生姜、半夏以助其开而使之上达焉。

《伤寒绪论》：合病多由冬时过温，少阴不藏，温气乘虚先入于里，然后更感寒，寒闭郁于外，寒热错杂，遂至合病。其邪内攻，必自下利；不下利，即上呕，邪势之充斥奔迫，从可识矣。其黄芩汤虽主太阳、少阳合病，白虎汤虽主三阳合病，而实温病热病主方。

《拔萃方》：芍药黄芩汤治泄利腹痛，或里急后重，身热久不愈，脉洪疾，及下痢脓血稠黏。（即黄芩汤）

《张氏医通》：黄芩加半夏汤治伏气发温，内挟痰饮，痞满咳逆。

《医方集解》：此方亦单治下利。机要用之治热痢腹痛。又加大黄、黄连、当归、官桂更名芍药汤，治下痢。仲景此方遂为万世治痢之祖矣。本方除大枣名黄芩芍药汤，治火升鼻衄，及热痢，出《活人书》。黄芩加半夏生姜汤，亦治胆腑发咳、呕苦水如胆汁。

伤寒，胸中有热，胃中有邪气，腹中痛，欲呕者，黄连汤主之。

成无己曰：湿家下后，舌上如胎者，以丹田有热，胸上有寒，是邪气入里，而为下热上寒也。此伤寒邪气传里而为下寒上热也。胃中有邪气，使阴阳不交，阴不得升而独治于下，为下寒腹中痛；阳不得降而独治于上，为胸中热，欲呕吐。与黄连汤升降阴阳之气。

《宣明论》：腹痛、欲呕吐者，上热下寒也。以阳不得降而胸热欲呕，阴不得升而下寒腹痛，是升降失常也。

柯韵伯曰：欲呕而不得呕，腹痛而不下利，似乎今人所谓干霍乱、绞肠痧等证。

黄连汤方

黄连三两　甘草三两（炙）　干姜三两　桂枝三两　人参二两　半夏半升（洗）　大枣十二枚（擘）

上七味，以水一斗，煮取六升，去滓，温服一升，日三服，夜三服。

柯韵伯曰：此亦柴胡加减法也。表无热，腹中痛，故不用柴、芩。君黄连以泻胸中积热，姜、桂以驱胃中寒邪，佐甘、枣以缓腹痛，半夏除呕，人参补虚，虽无寒热往来于外，而有寒热相持于中，仍不离少阳之治法耳。此与泻心汤大同，而不名泻心者，以胸中素有之热，而非寒热相结于心下也。看其君臣更换处，大有分寸。

徐忠可曰：黄连合半夏清热而降逆，干姜同桂枝温胃而散寒，参、枣、甘草为维持调护之主。

费晋卿曰：变姜连泻心之法而为升降阴阳之法。寒热并用，补散兼行，和法之最佳者。

《张氏医通》：黄连汤治胃中寒热不和，心下痞满。（即本方）

《保赤全书》：黄连汤治痘疮热毒在胃中以致腹痛甚则欲呕吐。

《类聚方广义》：黄连汤治霍乱，疝瘕攻心腹痛，发热上逆，心悸，欲呕吐，及妇人血气痛，呕而心烦，发热头痛者。

伤寒，脉浮滑，此以里有热，表无寒也，白虎汤主之。

按：此节云伤寒则必有头项强痛、发热等表证，诊其脉浮而按之滑，滑则过于流利无至数之象，其为非常之热证脉矣，故曰此以里有热，与厥阴篇"伤寒脉滑而厥者，里有热也"之意同。然必审其表无寒，知邪热尽入于里，乃与白虎汤主之以急救其焚。要知此节与下节皆救伤寒病危脉之权变法也。

程知曰：滑则里热，云浮滑则表里俱热矣，大热之气得辛凉而解，犹之暑暍之令得金风而爽，故清凉之剂以白虎名之。

柯韵伯曰：此论脉而不及证，因有白虎汤证而推及其脉。只据脉而不审其证，虽表里并言而重在里热，所谓热结在里，表里俱热者也。

沈芊绿曰：发热无汗，口燥渴，心烦，舌上干燥，欲饮水数升，大便秘，皆白虎汤证也，皆应得此脉。

白虎汤方 见太阳病上

伤寒，脉结促，心动悸者，炙甘草汤主之。

刘昆湘曰：本条冠伤寒者，此示病由外感而起，必曾经医汗，吐，或下，今转脉象结促，心中动悸。结为其象结塞，促为其势上击。乍结则脉血凝泣而阴枯，乍促则脉气逆冲而阳动，此心肾不交之正象也。交通心肾，责在脾土，脾阴伤而内急，遂致中枢不转，湿土燥化，令肾水无以上升，肺津不能下布，阴伤水亏，阳越失下济之用，故效象如此。本方君炙草缓脾阴之急，重地黄滋肾水之枯，麦冬、麻仁清肺而润肠，桂枝、阿胶通脉以生血，人参以补真精，生姜以宣胃气，大枣调合中府。用清酒和水同煎，开闭塞，通经络，助药力运行不滞。一名复脉汤者，明治效，在复脉道之流转也。

高士宗曰：因内伤而伤寒者，病之至重者也，有性命之虞。治法一以温补元气为主，毋发散虚其经脉，毋消导耗其中土，毋寒凉损其阳和。虽有外证，必察其内；察内者，探本澄源之大道，舍轻从重之至理也。

炙甘草汤方

甘草四两（炙） 生姜三两（切） 人参二两 地黄半斤 桂枝三两 麦门冬半升 阿胶二两 麻仁半升 大枣十二枚（擘）

上九味，以清酒七升，水八升，先煮八味取三升，去滓，内胶，烊消尽。温服一升，日三服。

尤在泾曰：脉结代者，邪气阻滞而荣卫涩少也；心动悸者，神气不振而都城震动也。是虽有邪气而攻取之，法无所施矣。故宜人参、姜、桂以益卫气，胶、麦、麻、地、甘、枣以益荣气，荣卫既充，脉复神完而后从而取之，则无有不服者矣。此又扩建中之制，为阴阳并调之法如此。

张路玉曰：津液枯槁之人，宜预防二便秘涩之虞。麦冬、生地薄滋膀胱之化源；麻仁、阿胶专主大肠之枯约，免致阴虚泉竭，火燥血枯，此仲景救阴退阳之特识也。

《伤寒辑义·名医别录》：甘草通经脉，利血气。《证类本草·伤寒类要》治伤寒心悸，脉结代者，甘草二两，水三升，煮一半，服七合，日一服。由是观之，心悸、脉结代，专主甘草，乃是取乎通经脉、利血气，此所以命方曰炙甘草汤也。

《千金方》：炙甘草汤治肺痿，涎唾多出血，心中温温液液者。（即本方）

《千金翼方》：复脉汤治虚劳不足，汗出而闷、脉结、心悸、行动如常、不出百日，危急者二十一日死。越公杨素，因患失脉，七日服五剂而复。（即本方）

《济阳纲目》:《宝鉴》炙甘草汤，治许伯威中气本弱，病伤寒八九日，医见其热甚，以凉药下之，又食梨三枚，冷伤脾胃，四肢冷时发昏愦，其脉动而中止，有时自还，乃结脉也，心亦悸动，呃逆不绝，色变青黄，精神减少，目不欲开，蜷卧，恶人语，以此药治之。（即本方）

《张氏医通》：酒色过度，虚劳少血液，液内耗，心火自炎，致令燥热乘肺，咯唾脓血，上气涎潮，其嗽连续不已；以邪客皮毛，入伤于肺，而自背得之尤速，当炙甘草汤。

卷九

辨阳明病脉证并治

问曰：病有太阳阳明，有正阳阳明，有少阳阳明，何谓也？答曰：太阳阳明者，脾约是也；正阳阳明者，胃家实是也；少阳阳明者，发汗利小便已，胃中燥烦实，大便难是也。

成无己曰：阳明胃也。邪自太阳经传之入腑者，谓之太阳阳明；邪自阳明经传入腑者，谓之正阳阳明；邪自少阳传之入腑者，谓之少阳阳明。

章虚谷曰：太阳阳明者，谓邪由太阳传入阳明，即化为热则不恶寒而反恶热也。脾主为胃行津液者也，胃家邪热盛，反约制其脾不得为胃行津液，故致燥渴便硬。如白虎汤滋其燥渴也，脾约丸通其燥结也。正阳阳明者，《内经》言：邪中于面则下阳明，是阳明本经受邪，内及于腑，故名胃家实也。其邪初感，亦必有脉浮紧、恶寒等证。如下各条所叙者，但以阳明阳气盛而邪易化热，旋即不恶寒而反恶热，不同太阳之常恶寒、少阳之往来寒热也。少阳止宜和解，若发汗、利小便则徒伤津液而邪不解，因之转入阳明。津液伤则胃燥而烦，邪热内实则大便难也。此总各三阳经邪所以入胃之证，以下各条由此而生发也。

《新释》：问曰：阳明之为病，有太阳阳明，有正阳阳明，有少阳阳明。三者之因不同，致病亦异，请问何谓也？答曰：太阳阳明者，以太阳病汗出不彻，或发汗，或吐，或下，或利小便，此皆亡阳明水谷之津液，致淋巴腺及脾脏膏膜燥灼，不能输小肠以胰液，其糟粕燥结，形小而硬，故不更衣无所苦，所谓脾约是也。正阳阳明者，消化系统之直接自病。《内经》曰：阳明之上，燥气主之。燥气太过，则不大便，内实，腹满硬而痛，所谓胃家之邪气盛则实是也。少阳阳明者，以伏邪郁于少阳，失其和解，误发汗，或误利小便，致脏腑外之网膜干燥，不能输肠胃襞以血液，致肠胃中燥气太过，而少阳之郁热不解则烦，胃家邪气盛则实，其邪由少阳之半里排泄于阳明，故大便涩而难出是也。此节言阳明病有自病及太少二阳转属之三因，为一篇之提纲，以下乃分疏之。

阳明之为病，胃家实是也。

柯韵伯曰：阳明为传化之腑，当更实更虚，食入，胃实而肠虚，食下，肠实而胃虚，若但实不虚，斯为阳明之病根矣。胃实不是阳明病，而阳明之为病，悉从胃实上得来，故以胃家实为阳明一经之总纲也。然致实之由，最宜详审，有实于未病之先者；有实于得病之后者；有风寒外束热不得越而实者；有妄汗、吐、下，重亡津液而实者；有从本经热盛而实者；有从他经转属而实者。此只举其病根在实，而勿得以胃实即为可下之证。

尤在泾曰：胃者汇也，水谷之海，为阳明之腑也。胃家实者，邪热入胃与糟粕相结而成实，非胃气自盛也。凡伤寒腹满，便闭，潮热，转失气，手足濈濈汗出等证，皆是阳明胃实之证也。

程郊倩曰：太阳之为病，多从外入，风寒等是病根；阳明之为病，多从内受，胃家实是病根。而燥之一字，则又胃家实之病根也。

沈尧封曰：此是阳明证之提纲。后称阳明病三字，俱有胃家实在内。

《新释》：阳明者，消化系统之符语，自口腔至肛门为广狭不同之长管，水谷入出之道路，于饮食有直接密切之关系者也。其致病之因，虽有太、正、少之殊，然其为燥气太过而致病，可一言以蔽之，曰胃家实是也。此一节为阳明受病之总提纲，后凡言阳明病者，无论传属及自病，俱指胃家实言之。上节"胃家实"三字，指正阳阳明之一因而言；此节"胃家实"三字，统太、正、少之三因而言也。胃家，括胃、小肠、大肠、胆、膀胱在内。犹《难经》云：小肠谓赤肠，大肠谓白肠，胆者谓青肠，胃者谓黄肠，膀胱者谓黑肠之义也。胃实，谓有宿食；肠实，谓有燥屎；胆实，为发黄；膀胱实，为小便不利。故诸证治法皆见此篇。

问曰：何缘得阳明病？答曰：太阳病，若发汗，若下，若利小便，此亡津液，胃中干燥，因转属阳明。不更衣，内实，大便难者，此名阳明也。

张令韶曰：此承上章太阳阳明病而言也。盖太阳之津液生于胃腑水谷之津，太阳病若发汗，若下，若利小便，皆所以亡胃腑之津液也。津液亡，故胃中干燥，因而转属于阳明，遂不更衣。阳明内实大便难者，此太阳转属阳明而名阳明也。古人大便必更衣，故不更衣为不大便也。

尤在泾曰：胃者，津液之腑也。汗、下、利小便，津液外亡，胃中干燥，此时寒邪已变为热，热犹火也，火必就燥，皆以邪气转属阳明也。而太阳转属阳明，其端有二，太阳初得病时，发其汗，汗先出不彻，因转属阳明也，为邪气未尽而传，其病在经；此太阳病若汗，若下，若利小便，亡津液，胃中干燥，因转属阳明者，为邪气变热而传，其病在腑也。此阳明受病之因也。

陆九芝曰：阳明主津液所生病，病至阳明，未有不伤津液者，汗多亡阳，下多亡阴，皆谓亡津液，而欲保津液，仍在汗下之得其当。

问曰：阳明病，外证云何？答曰：身热，汗自出，不恶寒，反恶热也。

柯韵伯曰：阳明主里，而亦有外证者，有诸中而形诸外，非另有外证也。胃实之外见者，其身则蒸蒸热，里热炽而达于外，与太阳表邪发热者不同。其汗则濈濈然，从内溢而无止息，与太阳风邪为汗者不同。表寒已散，故不恶寒。里热闭结，故反恶热。只因有胃家实之病根，即见身热自汗之外证，不恶寒反恶热之病情。四证是阳明外证之提纲，故胃中虚冷，亦得称阳明病者，因其外证如此也。

问曰：病有得之一日，不发热而恶寒者，何也？答曰：虽得之一日，恶寒将自罢，即自汗出而恶热也。

柯韵伯曰：阳明受病，当二三日发，上条是指其已发热言，此追究一日前未发热时也，初受风寒之日，尚在阳明之表，与太阳初受时同，故阳明亦有麻黄桂枝证。二日来表邪自罢，故不恶寒；寒止热炽，故汗自出而反恶热。两阳合明之象见矣。阳明病多从他经转属，此因本经自受寒邪，胃阳中发，寒邪即退，反从热化故耳。若因亡津液而转属，必在六七日来，不在一二日间。本经受病之初，其恶寒虽与太阳同，而无项强痛为可辨。即发热汗出，亦同太阳桂枝证，但不恶寒反恶热之病情，是阳明一经之枢纽。

陈修园曰：此承上文不恶寒反恶热而言也。但上文言阳明自内达外之表证，此言风寒外入之表证。

问曰：恶寒何故自罢？答曰：阳明居中，主土也，万物所归，无所复传，始虽恶寒，二日自止，此为阳明病也。

成无己曰：胃为水谷之海，主养四旁。四旁有病，皆能传入于胃，入胃则更不复传。如太阳病传之入胃，则更不传阳明；阳明病传之入胃则更不传少阳；少阳病传之入胃，则更不传于三阴也。

张令韶曰：阳明位居中土，为万物之所归。凡内外之邪。皆可入于阳明，一归中土，无复出理，故无所复传于别经也。始虽恶寒者，以一日在表，表气通于太阳也。二日阳明主气，正邪之气俱归阳明，故恶寒自止。此为阳明病也。

柯韵伯曰：太阳病八九日，尚有恶寒证，若少阳寒热往来，三阴恶寒转甚，非发汗、温中，何能自罢？唯阳明恶寒，未经表散即能自止，与他经不同。

合信氏曰：各物不论五色、五味，胃津化后则色味俱无，总归一物，无区别矣。此万物所归之证。

黄坤载曰：感伤三阳则为热，传之三阴则为寒，以阳盛于腑，阴盛于脏，腑病则热，脏病则寒也。感证一传胃腑则胃热日增，不复再传三阴而为寒。缘阴盛之人，三阳方病于外，三阴即应于中，传阴则后之恶寒无有止期。此但入三阴为寒，不入胃腑为热者也。阳盛之人，太阳被感，腑热郁生，其始热未极盛，犹见恶寒，俟至二日热盛之极，气蒸汗泄，则恶寒自止。此但入胃腑为热，不入三阴为寒者也。阳盛则生，阴盛则死，阴莫胜于少阴，阳莫盛于阳明。病入三阴，死多生少，虽用姜附回阳，难保十全无失，最可虑也。一传胃腑，则正阳司气，三阴无权，万不一死，至为吉兆。俟其胃热盛实，一用承气攻下，自无余事。阳贵阴贱，正为此也。

本太阳病，初得病时，发其汗，汗先出不彻，因转属阳明也。

张令韶曰：上文言亡津液而转属，此言汗出不彻是不必亡津液而亦能转属也。

程郊倩曰：彻者，尽也，透也。汗出不透，则邪未尽出，而辛热之药性，反内留而助动燥邪，因转属阳明。辨脉篇所云"汗多则热愈，汗少则便难"者是也。

按：太阳中篇云：二阳并病，太阳初得病时发其汗，汗先出不彻，因转属阳明。与此节之义同。

伤寒发热无汗，呕不能食，而反汗出濈濈然者，是转属阳明也。

张令韶曰：伤寒发热无汗者，病在太阳也。呕不能食者，胃气不和也。不因发汗而反汗出濈濈然者，动其水谷之津也。水津外泄则阳明内虚，是以转属于阳明也。

程郊倩曰：濈濈，连绵之意，俗云汗一身不了又一身也。

陈修园曰：上文历言阳明本经之自为病，此复申明太阳转属阳明之义。除过汗亡津液外，又有此汗出不彻而转属、不因发汗而转属，合常变而并言之也。

伤寒三日，阳明脉大者，此为不传也。

方中行曰：伤寒三日，该中风而大约言也。脉大者，阳明气血俱多也。

程郊倩曰：大为阳盛之诊，伤寒三日见此，邪已去表入里，而脉从阳热化气，知三阳当令，无复阳去入阴之虑矣。不言阴阳者。该及浮沉，具有实字之意。

尤在泾曰：阳明之脉，人迎、趺阳皆是，伤寒三日，邪入阳明，则是二脉当大，不得独诊于右手之附上也。

按：此节承上文而补申其转属之脉。犹云太阳病三日脉大者，为传属阳明之候也。此倒叙笔法。《素问·脉要精微论》云：大则病进。既传阳明，无所复传，故曰：此为不传也。太阳篇云：伤寒二三日，阳明、少阳证不见者，为不传。与此节互相发。

伤寒脉浮而缓，手足自温者，是为系在太阴。太阴者，身当发黄，若小便自利者，不能发黄；至七八日，大便硬者，为阳明病也。

程郊倩曰：阳明为病，本于胃家实，则凡胃家之实，不特三阳受邪，能致其转属阳明，即三阴受邪，亦能致其转属阳明，聊举太阴一经例之。脉浮而缓，是为表脉，然无头痛、发热、恶寒等外证，而只手足温，是邪不在表而在里。但入里有阴阳之分，须以小便别之。小便不利者，湿蒸瘀热而发黄，以其入胃中原先燥气也。小便自利者，胃干便硬而成实，以其入胃中本来有燥气也。病虽成于七八日，而其始证却脉浮而缓，手足自温，则实太阴病转属来也。既已转系阳明，其脉之浮缓者转为沉大不必言矣。而手足之温不止温已也，必濈然微汗出。盖阴证无汗，汗出者，必阳气充于内而后溢于外，其大便之实可知。唯其从阴经转来，故汗虽出而仍微耳，是之谓太阴阳明。则推之少阴三大承气证，厥阴一小承气证，何非转属阳明之病哉？凡三阴转属阳明，自是三阴证罢。故太阴则濈然微汗出，少阴则口干燥、腹胀不大便，厥阴自谵语也。

秦皇士曰：此承明上条阳明之热内传太阴，而为燥热脾约者，当用脾约丸。

陈修园曰：此节合下节，明阳明与太阴相表里之义也。

伤寒转属阳明者，其人濈然微汗出也。

汪苓友曰：此承上文而申言之。上言伤寒系在太阴，要之既转而系于阳明，其人外证不但小便利，当濈然微汗出。盖热蒸于内，汗润于外，汗虽微，而腑实之证的矣。

阳明中风，口苦，咽干，腹满微喘，发热恶风，脉浮而缓；若下之，则腹满、小便难也。

刘昆湘曰：此示阳明经证亦有中风伤寒之辨。曰阳明中风者，言胃家本燥，外中于风。口苦咽干，证类少阳；腹满、脉浮而缓，证象太阴；发热、恶风、微喘，证似太阳。所以属阳明者，以胃实、大便难、脉大故也。以无头项、身体强痛，故不属太阳；以无目眩、往来寒热，故不属少阳；以无自利而复能食，故不属太阴。盖以胃气外布三焦，内溉腑脏，胃热浊升，津干燥化，咽路内焦，胆阳受灼，亦可见口苦、咽干之候。胃实而阳明内阖，津焦气阻，亦令腹满而兼微喘。以胃逆令肺失肃降，上迫为喘。但发热恶风，为在表之诊。脉浮而缓，举浮知风邪外鼓，按缓为胃气有余。不言汗出者，以阳明中风，法当无汗，与太阳中风自汗者不同。但宜从少阳阳枢以和表里，自濈然微汗而解。宜小柴胡汤加厚朴、杏仁，和其津液，降其逆气。若误认里实而早下之，则胃阳内陷，转系太阴，必腹满加甚。外邪陷而太阳之气随抑，膀胱无气以化，故小便难也。推此例以隅反，知阳明中风，法当治从少阳；少阴中风，法当治从厥阴；太阴中风，法当治从太阳。又为活法中之定法矣。

王肯堂曰：发热恶寒，表未解也，而误下之，则亡阴，亡阴则阳无以化，故腹满、小便难也。

许学士云：宜小柴胡汤。

程知曰：此言阳明兼有太阳、少阳表邪，即不可攻也。

陈修园曰：此言阳明之气不特与太阴为表里，抑且中合于少阳，外合于太阳也。

阳明病，若能食，名中风；不能食，名中寒。

成无己曰：阳明病，以饮食别受风寒者，以胃为水谷之海，风为阳邪，阳邪杀谷，故中风者能食；寒为阴邪，阴邪不杀谷，故中寒者不能食。

柯韵伯曰：此不特以能食不能食别风寒，更以能食不能食审胃家虚实也。要知风寒本一体，随入胃气而别。

王朴庄曰：风之中面及膺者，中风也。风之从鼻入胃者，中寒也。其证皆胃家实，故曰阳明病也。不曰伤寒而曰中寒，明寒之不自表入也。

阳明病，若中寒者，不能食，小便不利，手足濈然汗出，此欲作固瘕，必大便初硬后溏；所以然者，以胃中冷，水谷不别故也。

瘕，音贾。

黄坤载曰：阳明病，若中寒不能食，土湿而小便不利，手足阳泄而濈然汗出，此寒气凝结，欲作坚固癥瘕，大便必初硬后溏。所以然者，胃中寒冷，不能蒸化水谷、水谷不别，俱入二肠而泄利故也。凡水寒土湿，阴气凝结，瘕块坚硬，多病溏泄，服暖水温土之剂，阳回泄止，寒消块化，续从大便而出滑白黏连状如痰涕，是即固瘕之泮解而后行者也，五十七难所谓大瘕泄者，即此。

王肯堂曰：此欲作固瘕，厚朴生姜甘草半夏人参汤。理中汤。

阳明病，初欲食，小便不利，大便自调，其人骨节疼，翕翕然如有热状，奄然发狂，濈然汗出而解者，此水不胜谷气，与汗共并，脉小则愈。

成无己曰：阳病客热初传入胃，胃热则消谷而欲食。阳明病热为实者，则小便当数，大便当硬，今小便反不利，大便自调者，热气散漫，不为实也。欲食，则胃中谷多。《内经》曰：食入于阴，长气于阳。谷多则阳气胜，热消津液则水少。经曰：水入于经，其血乃成，水少则阴血弱。《金匮要略》曰：阴气不通，即骨疼。其人骨节疼者，阴气不足也。热甚于表者，翕翕发热，热甚于里者，蒸蒸发热，此热气散漫，不专著于表里，故翕翕如有热状。奄，忽也。忽热发狂者，阴不胜阳也。《内经》曰：阴不胜其阳者，则脉流薄疾，并乃狂。阳明蕴热为实者，须下之愈；热气散漫，不为实者，必待汗出而愈，故云濈然汗出而解也。水谷之气等者，阴阳气平也；水不胜谷气，是阴不胜阳也。汗出则阳气衰，脉紧则阴气生，阴阳气平，两无偏胜则愈，故云与汗共并，脉紧则愈。

张隐庵曰：此言阳明中风也。

按：阳明病，脉大为病进，汗出则邪退，故脉小则愈。

《素问·阳明脉解》：四支者，诸阳之本也。阳盛则四支实，实则能登高也。热盛于身，故弃衣欲走也。阳盛则使人妄言骂詈，不避亲疏，而不欲食，不欲食，故妄走也。

阳明病，欲解时，从申至戌下。

尤在泾曰：申酉戌时，日晡时也。阳明潮热，发于日晡，阳明病解，亦于日晡；则申酉戌为阳明之时，其病者邪气于是发。其解者正气于是复也。

舒驰远曰：凡病欲解之时，必从其经气之旺，以正气得所旺之时则能胜邪，故病解。乃阳明之潮热，独作于申、酉、戌者，又以腑热实盛，正不能胜，惟乘旺时，而仅与一争耳。是以一从旺时而病解，一从旺时而热潮，各有自然之理也。

阳明病，不能食，攻其热必哕。所以然者，其人本虚，胃中冷故也。

张隐庵曰：阳明病者，病阳明胃腑之气也。不能食，胃气虚也。哕，呃逆也。胃气虚而复攻其热，故哕。所以然者，阳明以胃气为本，以其人本虚，攻其热则胃中虚冷而必哕。

柯韵伯曰：初受病便不能食，知其人本来胃虚，与中有燥屎而反不能食者有别也。哕为胃病，病深者，其声哕矣。

秦皇士曰：阳明不能食，有寒热二条，胃热不能食，攻其热则愈；胃寒不能食，攻其热必哕呃。

阳明病，脉迟，食难用饱，饱则微烦头眩，必小便难，此欲作谷疸，虽下之，腹满如故。所以然者，脉迟故也。

尤在泾曰：脉迟者，气弱而行不利也。气弱不行则谷化不速，谷化不速则谷气郁而生热，其热上冲，则作头眩。气上冲者不下走，则小便难。而热之郁于中者，不得下行浊道，必将蒸积为黄，故曰：欲作谷疸。然以谷气郁而成热，而非胃有实热，故虽下之而腹满不去，不得与脉数胃实者同论也。

魏念庭曰：谷疸一证，喻嘉言注谓胃寒，愚谓谷疸即胃中谷气作霉，如仓中谷霉，必因湿起，必因热变。谓之胃寒，则冬月何以仓庾无糜朽之虞，必俟冰消风暖以后哉。就仓谷而言，可知入胃中之谷气作疸，是热非寒矣。二麦将收，或遇细雨数日，则穗色黯黄，名曰黄疸，此时，时已仲夏，无寒候也。乃梅雨将罢之期，特地气作霉，南北少异耳，此正湿热合而成者。又小儿病名火疸，亦无寒理。余注谷疸，为胃中虚热，似为有据也。

按：头眩与目眩不同，目眩属少阳，而合目即止；头眩属阳明，虽闭目而仍晕转，凡人饮酒饱食后，多见此候。

阳明病，法多汗，反无汗，其身如虫行皮中状者，此以久虚故也。

张隐庵曰：本篇云：阳明外证，身热，汗自出，故法多汗。今反无汗，其身如虫行皮中状者，由于胃腑经脉之虚，故曰此久虚故也。由是知经脉皮腠之血气，本于胃腑所生矣。

赵嗣真曰：虫行皮中状者，即经言身痒是也。久虚者，以表气不足，津液不充于皮肤，使腠理枯涩，汗难出也。借用各半汤，或柴胡桂枝汤，以和其荣卫，通行津液。

程郊倩曰："虚"字指胃言，胃主肌肉，实则为痛，虚则为痒、为麻。

按：太阳以无汗为邪实，阳明以无汗为正虚。

阳明病，反无汗而小便利，二三日，呕而咳，手足厥者，必苦头痛；若不咳，不

呕，手足不厥者，头不痛。

张令韶曰：阳明病，反无汗而小便利者，津液不得外达而唯下泄也。津液泄于下，则虚气逆于上，故二三日呕而咳。四肢不得禀水谷气，故手足厥。夫呕而咳，手足厥者，阳明之气不能扩充，唯逆于上，故必苦头痛。若不咳，不呕，手足不厥，阳明之气扩充而四达，不逆于上，故头不痛。呕者，胃病也。咳者，肺病也。肺脘与胃脘相连，故咳论曰：聚于胃，关于肺。阳明燥金也，肺寒金也，皆主秋金之气，故此二节皆咳。

方中行曰：此亦寒胜，故小便利、呕、手足厥。手足为诸阳之本，三阳皆上头，故手足厥者，必苦头痛也。

林澜曰：须识阳明亦有手足厥证，胃主四肢，中虚气寒所致也。然苦头痛而咳，自与阴寒但厥者异矣。

万密斋曰：此阳明本经伤寒，而寒气内攻之证也。

阳明病，但头眩，不恶寒，故能食。若咳者，其人必咽痛；不咳者，咽不痛。

章虚谷曰：阳明中风故能食，风邪上冒而头眩，其邪化热则不恶寒。《内经》言胃中悍气直上冲头者，循咽上走空窍，其风邪入胃，随气上冲，故咳而咽必痛。咽与肺喉相连，邪循咽必及肺，故咳也。若不咳者，可知邪在经而不入胃循咽，则咽不痛矣。此为阳明中风之变证，故与太阳之有头痛者异也。

程郊倩曰：阳明以下行为顺，逆则上行，故中寒则有头痛证，中风则有头眩证。以不恶寒而能食，知其郁热在里也。寒上攻能令咳，其咳兼呕，故不能食而手足厥；热上攻亦令咳，其咳不呕，故能食而咽痛，以胃气上通于肺，而咽为胃腑之门也。夫咽痛唯少阴有之，今此以咳伤致痛，若不咳则咽不痛，况更有头眩、不恶寒以证之，不难辨其为阳明之郁热也。

钱天来曰：此条纯是热邪，当前条两相对待，示人以风寒之辨也。

《内经·咳论》历举五脏六腑之咳证，而归纳之总诀曰：此皆聚于胃，关于肺。上节为寒聚于胃，而上逆干肺之咳；此节为热聚于胃，而上逆干肺之咳。

阳明病，无汗，小便不利，心中懊憹者，身必发黄。

尤在泾曰：邪入阳明，寒已变热，无汗则热不外越；小便不利则热不下泄；蕴蓄不解，集于心下而聚于脾间，必恶热为懊憹不安；脾以湿应与热相合，势必蒸郁为黄矣。

按：此节言阳明病瘀热在里而发黄之候。本第十四节、十五节言小便不利而汗出，二十节言无汗而小便利，此节言无汗而小便不利，可谓曲尽病情矣。而皮肤与膀胱之气化关系于阳明可见矣。

阳明病，脉浮而大者，必潮热，发作有时；但浮者，必自汗出。

按：阳明病，脉浮而按之大者，知大肠中有燥屎已结实。里实则潮热发作有时，故脉应之浮而大也。若脉但浮者，则阳盛而气机外出，故必自汗。此皆阳明之本证也。

王肯堂曰：潮热者，若潮汛之来不失其时。阳明旺于未申，必于日晡时发乃为潮热。

张隐庵曰：金氏曰：无病之病，虽日有潮而不觉，病则随潮外现矣。

阳明病，口燥，但欲漱水不欲咽者，此必衄。

漱，音瘦。

成无己曰：阳明之脉起于鼻，络于口，阳明里热，则渴欲饮水，此口燥，但欲漱水不欲咽者，是热在经而里无热也。阳明气血俱多，经中热甚，迫血妄行，必作衄也。

魏念庭曰：漱水非渴也；口中黏也。

尤在泾曰：阳明口燥欲饮水者，热在气而属腑。口燥但欲嗽水不欲咽者，热在血而属经。

柯韵伯曰：太阳、阳明皆多血之经，故皆有血证。太阳脉当上行，荣气逆，不循其道，反循颠而下至目内眦，假道于阳明，自鼻颊而出鼻孔，故先目瞑头痛。阳明脉当下行，荣气逆而不下，反循齿环唇而上循鼻外，至鼻颊而入鼻，故先口燥鼻干。异源同流者，以阳明经脉起于鼻之交颊中，旁纳太阳之脉故也。

阳明病，本自汗出，医更重发汗，病已差，尚微烦不了了者，此必大便硬故也。以亡津液，胃中干燥，故令大便硬。当问其小便日几行，若本小便日三四行，今日再行，则知大便不久必出。所以然者，以小便数少，津液当还入胃中，故知不久必大便也。

令，平声。为，去声。

张令韶曰：阳明病，本自汗出，津液外泄也。医更重发汗，津液竭矣。病已差者，外已除也。尚微烦不了了者，内未解故大便必硬也。夫以亡津液干燥之故而令大便硬，是不必问其大便，而当问其小便日几行矣，若小便由多而少，故知大便不久出，盖以大小便皆胃腑津液之所施也。今小便数少，则津液当复还入于胃中，故知不久必大便也。

尤在泾曰：阳明病不大便，有热结与津竭两端：热结者，可以寒下，可以咸软；津竭者，必津回燥释，而后便可行也。兹已汗复汗，重亡津液，胃燥便硬，是当求之津液，而不可复行攻逐矣。小便本多，而今数少。则肺中所有之水精，不直输于膀胱，而还入于胃腑，于是燥者得润，硬者得软，结者得通，故曰不久必大便出。而不可攻之意，隐然言外矣。

汪苓友曰：病家如欲用药，宜少与麻仁丸。

伤寒呕多，虽有阳明证，不可攻之。

成无己曰：呕者，热在上焦，未全入腑，故不可下。

章虚谷曰：胃寒则呕多，兼少阳之邪则喜呕，故虽有阳明证，不可攻下也。若胃寒而攻之，必下利清谷；兼少阳而攻之，必挟热下利矣。

喻嘉言曰：呕多诸病，不可攻下，不特伤寒也。

柯韵伯曰：呕多是水气在上焦，虽有胃实证，只宜小柴胡以通液，攻之，恐有利遂不止之祸。

阳明证。心下硬满者，不可攻之；攻之利遂不止者死，利止者愈。

张令韶曰：心下者，胃腑之所居也。胃为水谷之海，阳明病，心下硬满者，胃中水谷空虚，胃无所仰，虚气上逆，反硬满也。故太阳篇曰：此非结热，但以胃中虚，客气上逆，故使硬也，不可攻之。攻之而利遂不止者，水谷尽，胃气败，故死。利止者，水谷未尽，胃气未败，故愈。

魏念庭曰：言阳明，则发热汗出之证具。若胃实者，硬满在中焦，今阳明病，而见心下硬满，非胃实可知矣。虽阳明亦可以痞论也。主治者，仍当察其虚实寒热，于泻心诸方求治法。

阳明证，眼合色赤，不可攻之；攻之必发热，色黄者，小便不利也。

按：《灵枢·动输》云：胃气上注于肺，其悍气上冲头者，循咽，上走空窍，循眼系，入络脑。阳明证，眼合色赤者，合，通也，眼通色赤，是胃中有热，随悍气上冲。熏其目也。宜以竹叶石膏之类，以清上焦之风热。若妄下之，则热陷于里，与湿相蒸，必发热而身见黄色。盖由攻下致膀胱之气化不行，小便不利，湿热无以下泄之故也。

阳明病，不吐不下，心烦者，可与调胃承气汤。

成无己曰：吐后心烦，谓之内烦；下后心烦，谓之虚烦。今阳明病不吐不下心烦，则是胃有郁热也，与调胃承气汤以下郁热。

张令韶曰：阳明病者，胃气不和之病也。不吐不下，胃不虚也。胃络上通于心，阳明之燥火与少阴之君火相合，故心烦。可与调胃承气汤。胃气不和，以此调之。承者，以下承上也，热气在上，以水承之。芒硝出于卤地，感水阴之气，故能上承热气；大黄苦寒，主推陈致新，荡涤胃中之热垢；甘草所以调中也。

柯韵伯曰：言阳明病则身热汗出，不恶寒，反恶热矣。若吐下后而烦为虚烦，宜栀子豉汤。

调胃承气汤方 见太阳病上

阳明病，脉实，虽汗出而不恶热者，其身必重，短气，腹满而喘，有潮热者，此外欲解，可攻里也。手足漐然汗出者，此大便已硬也，大承气汤主之；若汗多，微发热恶寒者，外未解也，其热不潮者，未可与承气汤；若腹大满不通者，可与小承气汤微和胃气，勿令大泄下。

按：此节乃正阳阳明，本经病入于腑之证治。阳明病脉实者，可下之候也。虽汗出而不恶热者，乃胃家初实未至亢热之征，表里邪盛，经脉有所阻，故其身必重。胃家糟粕燥结，阻其气息升降之道路，故短气腹满而喘。阳明旺于申酉戌，胃为水谷之海，正气乘旺时而与邪相争，如潮之有信，此胃实之征，故曰有潮热者，此外欲解，可攻里也。

成无己曰：身重短气、腹满而喘，有潮热者，热入腑也。四肢诸阳之本，津液足为热蒸之，则周身汗出；津液不足为热蒸之，其手足濈然而汗出，知大便已硬也，与大承气汤以下胃热。经曰：潮热者，实也。其热不潮，是热未成实，故不可便与大承气汤；虽有腹大满不通之急，亦不可与大承气汤；与小承气汤微和胃气。

徐灵胎曰：四肢为诸阳之本，濈然汗出，阳气已盛于土中矣。以此验大便之硬又一法。腹满不通，虽外未解，亦可用小承气，此方乃和胃之品，非大下之峻剂故也。

钱天来曰：热邪归胃，邪气依附于宿食粕滓而郁蒸煎迫，致胃中之津液枯竭，故发潮热而大便硬也。若不以大承气汤下之，必至热邪败胃，谵语狂乱，循衣摸床等变而至不救。

大承气汤方

大黄四两（酒洗）　厚朴半斤（去皮，炙）　枳实五枚（炙）　芒硝三合

上四味，以水一斗，先煮二物，取五升，去滓，内大黄，更煮，取二升，去滓，内芒硝，更上微火一两沸，分温再服。得下，余勿服。

成无己曰：《内经》曰：燥淫所胜，以苦下之。大黄、枳实之苦，以润燥除热。又曰：燥淫于内，治以苦温，厚朴之苦以下燥。又曰：热淫所胜，治以咸寒。芒硝之咸以攻蕴热。承，顺也。伤寒邪气入胃者，谓之入腑，腑之为言聚也。胃为水谷之海，荣卫之源，水谷会聚于胃，变化而为荣卫，邪气入于胃也，胃中气郁滞，糟粕秘结，壅而为实，正气不得舒顺也。《本草》曰：通可去滞，泄可取邪。塞而不利，闭而不通，以汤荡涤，使塞者利而闭者通，正气得以舒顾，是以承气名之。

舒驰远曰：大黄荡实热，厚朴通气壅，枳实破气结，芒硝软坚而兼能润肠中之干涩也。

柯韵伯曰：夫诸病皆因于气，秽物之不去，由于气之不顺，故攻积之剂必用行气之药以主之。亢则害，承乃制，此承气之所由。又病去而元气不伤，此承气之义也。夫方分大小，有二义焉，厚朴倍大黄是气药为君，名大承气；大黄倍厚朴是气药为臣，名小承气。味多性猛，制大其服，欲令泄下也，因名曰大；味少性缓，制小其服，欲微和胃气也，故名曰小。二方煎法不同，更有妙义，大承气用水一斗，先煮枳朴，煮取五升，入大黄煮取二升，内硝者，以药之为性，生者锐而先行，熟者气钝而和缓，仲景欲使芒硝先化燥屎，大黄继通地道，而后枳朴除其痞满，缓于制剂者，正以急于

攻下也；若小承气则三物同煎，不分次节，而服只四合，此求地道之通，故不用芒硝之峻，且远于大黄之锐矣，故称为微和之剂。

程知曰：调胃承气大黄用酒浸，大承气大黄用酒洗，皆为芒硝之咸寒而以酒制之。若小承气不用芒硝，则亦不事酒浸洗矣。

《内台方议》：仲景所用大承气者二十五证，虽曰各异，然即下泄之法也，其法虽多，不出大满、大热、大实，其脉沉实滑者之所当用也。

《千金方》：大承气治正阳阳明病，潮热，不大便六七日，短气，腹满而喘，手足濈然汗出方。

《总病论》：凡脉沉细数为热在里，又兼肠满咽干，或口燥舌干而渴者，或六七日不大便，小便自如，或目中瞳子不明，无外证者，或汗后脉沉实者，或下利，三部脉皆平，心下坚者，或连发汗已，不恶寒者，或已经下，其脉浮沉，按之有力者，宜大承气汤。

《伤寒蕴要》：大抵下药必切脉沉实，或沉滑，沉疾有力者，可下也。再以手按脐腹硬者，或叫痛不可按者，则下之无疑也。凡下后不解者，再按脐腹有无硬处，如有手不可按下，未尽也，复再下之。若下后腹中虚软，脉无力者，此为虚也。

《古今医统》：大承汤治癫狂热壅，大便秘结。

《伤寒绪论》：治病人热甚，脉来数实，欲登高弃衣，狂言骂詈，不避亲疏。盖阳盛则四肢实，实则能登高也。大承气汤。

《直指方》：热厥者，初病身热，然后发厥，其人畏热，扬手掷足，烦躁饮水，头汗，大便秘，小便赤，怫郁昏愦。盖当下失下，气血不通，故四肢逆冷，所谓热深则厥深。所谓下证悉俱见厥逆者，此也，与大承气汤。

小承气汤方

大黄四两（酒洗）　厚朴二两（去皮，炙）　枳实三枚（炙）

上三味，以水四升，煮取一升二合，去滓，分温再服。初服更衣者，停后服；不尔者，尽饮之。

成无己曰：大热结实者，与大承气汤；小热微结实者，与小承气汤。以热不甚大，故于大承气汤中去芒硝；又以结不至坚，故亦减厚朴、枳实也。

张令韶曰：胃与大肠、小肠交相贯通者也，胃接小肠，小肠接大肠，胃主消磨水谷，化其津微，内灌溉其脏腑，外充溢于皮毛，其糟粕下入于小肠，小肠受其糟粕，复加运化，传入于大肠，大肠方变化，传道于直肠而出，故曰：小肠者，受盛之官，化物出焉。大肠者传道之官，变化出焉。是大承气者，所以通泄大肠而上承热气者也。故用枳朴以去留滞，大黄以涤腐秽，芒硝上承热气。小承气者，所以通泄小肠，而上承胃气者也。故曰微和胃气者，是承制胃腑太过之气者也，不用芒硝而亦名承气者，以此。若调胃承气，乃调和胃气而上承君火之热者也。以未成糟粕，故无用枳朴之消留滞。此三承气之义也。承者制也，谓制其太过之气也。故曰：亢则害，承乃制。

《保命集》：顺气散治消中，热在胃而能食，小便赤黄，微利之。至不欲食为效，不可多利。（即本方）

《入门良方》：小承气汤，治痢初发，精气甚盛，腹痛难忍，或作胀闷，里急后重，数至圊而不能通，窘迫甚者。

《伤寒绪论》：少阴病，手足厥冷，大便秘，小便赤，脉沉而滑者，小承气汤。

阳明病，潮热，大便微硬者，可与大承气汤；不硬者，不可与之。若不大便六七日，恐有燥屎，欲知之法，少与小承气汤，汤入腹中，转矢气者，此有燥屎也，乃可攻之：若不转矢气者，此但初头硬，后必溏，不可攻之，攻之必胀满不能食也。欲饮水者，与水则哕。其后发热者，必大便复硬而少也，以小承气汤和之。不转矢气者，慎不可攻也。

尤在泾曰：阳明病有潮热者，为胃实；热不潮者，为胃未实。而大承气汤有燥屎者，可与；初硬后溏者，则不可与。故欲与大承气，必先与小承气，恐胃无燥屎，邪气未聚，攻之则病未必去而正已大伤。服汤后转矢气者，便坚药缓，屎未能出而气先下趋也，故可更以大承气攻之；不转矢气者，胃未及实，但初头硬，后必溏，虽小承气已过其病，况可以大承气攻之哉？胃虚无气，胀满不食所必至矣。又阳明病能饮水者为实，不能饮水者为虚，如虽欲饮而与水则哕，所谓胃中虚冷欲饮水者与水则哕也。其后却发热者，知热气还入于胃，则大便硬，而病从虚冷所变，故虽硬而仍少也，亦不可与大承气汤，但与小承气微和胃气而已。盖大承气为下药之峻剂，仲景恐人不当下而误下，或虽当下而过下，故反复辨论如此，而又申之曰：不转矢气者，慎不可攻也。呜呼仁人之心，可谓至矣。

汪苓友曰：转矢气，则知其人大便已硬，肠胃中燥热亢甚。故其气不外宣时转而下；不转矢气，则肠胃中虽有热而渗孔未至于燥，此但初头硬，后必溏也。

万密斋曰：此一条乃伤寒里证用下药之密法也。

《伤寒辑义》：转矢气，《伤寒直格》谓动转矢泄之气也，为是。《条辨》曰：矢，《汉书》作屎，古屎矢通，失传写误。《续医说》医学全书曰：是下焦泄气，俗云去屁也，考之韵篇屎矢通用，窃恐传写之误矢为失耳，宜从转矢气为是。

阳明病，实则谵语，虚则郑声。郑声者，重语也。直视谵语，喘满者死，下利者亦死。

张隐庵曰：此统论谵语之有虚实也。夫言主于心，实则谵语者，邪气实而语言昏乱也；虚则郑声者，心气虚而语言重复也。直视，瞋目也。阳热盛而目瞋，心气昏而谵语。夫直视谵语，若邪逆于上，而肺气喘满者死。津泄于下，而肾虚下利者亦死。

盖言主于心，出于肺，而发于肾也。郑声，即谵语之重复，若因虚而致谵语者，即郑声也。

《活人书》：病人有谵语，有郑声，二证，郑声为虚，当用温药，白通汤主之；谵语为实，当须调胃承气汤主之。然谵语、郑声亦相似难辨，须更用外证与脉别之，若大小便利，手足冷，脉微细者，必郑声也；大便秘，小便赤，手足温，脉洪数者，必谵语也。以此相参，然后用药万全矣。

阳明病，发汗多，若重发汗以亡其阳，谵语，脉短者死，脉自和者不死。

汪苓友曰：此系太阳病转属阳明谵语之证。本太阳经得病时发汗多，转属阳明，重发其汗，汗多亡阳。汗本血之液，阳亡则阴亦亏，津血耗竭，胃中燥实而谵语。谵语者脉当弦实，或洪滑，为自和。自和者，言脉与病不相背也，是病虽甚不死。若谵语脉短者，为邪热盛，正气衰，乃阳证见阴脉也，以故主死。

《难经》：病若谵言妄语，身当有热，脉当洪大。而反手足厥冷，脉沉细而微者，死也。

发汗多，亡阳谵语者，不可下，与柴胡桂枝汤，和其荣卫，以通津液，后自愈。此节见《伤寒论》辨发汗后病篇，《脉经》《千金翼方》皆载其文，知为本论脱简，今附列此。

成无己曰：胃为水谷之海，津液之主，发汗多，亡津液，胃中燥必发谵语。此非实热，则不可下，与柴胡桂枝汤，和其荣卫，通行津液，津液生则胃润，谵语自止。

柴胡桂枝汤方见太阳病下

伤寒，若吐若下后不解，不大便五六日，上至十余日，日晡所发潮热，不恶寒，独语如见鬼状。若剧者，发则不识人，循衣摸床，惕而不安，微喘直视，脉弦者生，涩者死。微者，但发热谵语者，大承气汤主之。

张令韶曰：此言亡阴谵语也。伤寒，若吐若下后不解，则阴液亡矣。阴液亡，故不大便五六日，而上至十余日也。日晡所发潮热者，随阳明所旺之时而热也。不恶寒者，阳明燥气甚也。独语如见鬼状者，自言自语，妄有所见也，此阳热甚而神气昏也。剧甚也。发则不识人者，神明乱而或混或清，时发时止也。阳气实于四肢，故循衣摸床，惕而不安也。孤阳脱于上，故微喘。精不灌于目而目系急，故直视，此阳热甚而阴液亡也。弦为阴脉，若脉弦者阴气未绝，故生。涩则无血，故死。微者，无以上之剧证，而但发热谵语，此阳明内实也，大承气汤主之。

程郊倩曰：亡阳必多汗，此证偏无汗，故为亡阴。

赵以德曰：胃之支脉上络于心，才有壅闭，即堵其神气出入之窍，故不识人。

徐忠可曰：试将颈间两人迎脉按住，即壅遏不识人。人迎者，胃脉也。故《金匮》云：邪入于腑，即不识人。

徐灵胎曰：以上皆阳明危证，因吐下之后竭其中气，津液已耗。孤阳独存，胃中干燥，或有燥屎，故现此等恶证。弦则阴气尚存，且能克制胃实。涩则气血已枯矣。然弦者，尚有可生之理，未必尽生，涩则断无不死者也。

阳明病，其人多汗，以津液外出，胃中燥，大便必硬，硬则谵语，小承气汤主之。

程郊倩曰：阳明病法多汗，其人又属汗家，则不必发其汗而津液外出，自致胃燥便硬而谵语。证在虚实之间，故虽小承气汤亦只一服为率，谵语止，更莫复服，虽燥硬未全除，辄于实处防虚也。

徐灵胎曰：谵语由便硬，便硬由胃燥，胃燥由汗出津液少，层层相因，病情显著。

阳明病，谵语发潮热，脉滑而疾者，小承气汤主之。阳明病服承气汤后，不转矢气，明日又不大便，脉反微涩者，里虚也，为难治，不可更与承气汤也。

成无己曰：阳明病，谵语发潮热，若脉沉实者，内实也则可下。若脉滑疾为里热未实，则未可下，先与小承气汤和之。汤入腹中转矢气者，中有燥屎，可更与小承气汤一升以除之；若不转矢气者，是无燥屎，不可更与承气汤。至明日邪气传时，脉得沉实紧牢之类，是里实也；反得微涩者，里气大虚也。若大便利后脉微涩者，止为里虚而犹可，此不曾大便脉反微涩，是正气内衰，为邪所胜，故云难治。

方中行曰：滑以候食，故为大便硬之诊；疾者，属里热也。然滑疾有不宁之意，不可不知。微者，阳气不充，无以运行；涩者，阴血不足，无以润送。故曰：阳微不可下，无血不可下，此之谓也。

陈修园曰：此以脉而辨谵语之虚实也。

阳明病，谵语有潮热，反不能食者，胃中必有燥屎五六枚也；若能食者，但硬尔。宜大承气汤下之。

张路玉曰：此以能食不能食，辨燥结之微甚也。详仲景言，病人潮热谵语，皆胃中热盛所致。胃热则能消谷，今反不能食，此必热伤胃中津液，气化不能下行，燥屎逆攻于胃之故，宜大承气汤急祛亢极之阳，以救垂绝之阴。若能食者，胃中气化自行，热邪原不为盛，津液不致大伤，大便虽硬，不久自行，不必用药反伤其气也。若以能食便硬而用承气，殊失仲景平昔顾虑津液之旨。

汪苓友曰：《补亡论》"宜大承气汤下之"句在"若能食者"之前，盖能食既异，治法必不相同，仲景法宜另以调胃承气汤主之也。

徐灵胎曰：胃中非存燥屎之所，此言胃中者，指阳明言，乃肠胃之总名也。盖邪气结成糟粕，未下则在胃中，欲下则在肠中。已结者，即谓之燥屎，言胃则肠已该矣。

阳明病，下血谵语者，此为热入血室，但头汗出者，刺期门，随其实而泻之，濈然汗出则愈。

张令韶曰：此言下血谵语也。夫冲任二脉皆起于胞中，而冲任为经脉之海，与阳明合，而阳明为之长，故阳明亦有热入血室之证，无分于男妇也。阳明多气多血，热迫于经，故必下血。血者，神气也。血脱神昏，故必谵语，此血室空虚而热邪内入也。夫血即汗，汗即血，血失于下，汗自不能周遍，故但头汗出。肝统诸经之血，故刺肝之期门以泻其热。濈然汗出者，热从血室而外出于皮肤，故愈也。男女俱有此血室，在男子络唇口而为髭须，在女子月事以时下。

张路玉曰：妇人经水适来适断，则邪热乘之而入于血室。男子阳明经下血而谵语者，亦为热入血室。总是邪热乘虚而入也。尝见大吐血后，停食感寒发热，至夜谵语者，亦以热入血室治之而愈。

《明理论》曰：冲是血室，妇人则随经而入，男子由阳明而入也。

阳明病，汗出谵语者，以有燥屎在胃中，此为实也，须过经乃可下之。下之若早，语言必乱，以表虚里实故也。下之，宜大承气汤。

刘昆湘曰：此示汗出谵语为燥屎内结之证，所以明汗出为荣气之和，辨腑热分血气之异。曰汗出谵语者，以有燥屎在胃中，此为实也。谓病在阳明，若血结谵语之证，但有头汗。今周身汗出而谵语者，自为糟粕内结，胃热外蒸，病在气分之象，故知已为内实，应须下之。又须待其过经，过经必不恶风寒，内实当续自汗出。下之若早，指微恶风寒仍在。下早则燥屎虽除，荣卫必陷，荣卫陷则气血必乱，气血乱则神乱而语言亦乱。所以然者，表虚里实故也。表虚谓自汗不止，里实谓热邪内结。必复下之始愈，宜大承气汤。不言主之者，仍有较量之意。

《活人书》：以过经其人气稍虚，当下者，用大柴胡汤则稳，盖恐承气汤太紧，病人不禁也。

伤寒四五日，脉沉而喘满，沉为在里，而反发其汗，津液越出，大便为难，表虚里实，久则谵语。

张路玉曰：伤寒四五日，正热邪传里之时，况见脉沉喘满，里证已具，而反汗之，必致燥结谵语矣。盖燥结谵语，颇似大承气证，此以过汗伤津，而不致大实、大满腹痛，止宜小承气为允当耳。

黄坤载曰：热在里则脉沉，胃气壅遏则肺阻而为喘，气滞而为满。误汗亡津，表阳虚而里热实，久则神气烦乱而为谵语。

方中行曰：越出，谓枉道而出也。

张隐庵曰：合上两节，同是表虚里实，汗出谵语之证，一言过经乃下，一言久则谵语，其虑终谋始之意为何如耶。

秦皇士曰：仲景虽不立方，然微和胃气跃然言内。

三阳合病，腹满身重，难以转侧，口不仁，面垢。若发汗则谵语遗尿，下之则手足逆冷，额上出汗。若自汗者，宜白虎汤。自利者，宜葛根黄连黄芩甘草汤。

张令韶曰：此言三阳合病而为谵语也。三阳合病者，太阳、阳明、少阳相合而为病也。经曰：阳明病则贲响腹胀。又曰：浊气出于胃，走唇舌而为味，是腹满、口不仁者，病阳明之气也。少阳枢转不利，则身重不能转侧，甚则面有微尘，是难以转侧，面垢者，病少阳之气也。膀胱不约为遗溺，是遗尿者，病太阳之气也。谵语者，合三阳之病而言也，若发汗则谵语不止。下之则下者益下、上者益上，两不相交，故额上生汗。四肢为诸阳之本，三阳不能旁达于四肢，故手足逆冷。若不经汗下而惟自汗出者，三阳热甚，熏蒸津液而外出也，宜白虎汤以清三阳之热。

《金鉴》曰：三阳合病，证虽属于三阳，而热则聚于胃，故当从阳明证治。白虎汤大清胃热，急救津液以存其阴也。

按：三阳合病之自利，盖协热利也。故宜葛根黄连黄芩甘草汤以清表里之热，治从阳明犹白虎汤之意也。

汪苓友曰：或问白虎汤何以能解三阳之热。答曰：病至自汗出，则太少之邪总归阳明矣，安得不从阳明而专治之耶。

柯韵伯曰：里热而非里实，故当用白虎而不当用承气。

白虎汤方 见太阳病上

葛根黄连黄芩甘草汤方 见太阳病中

二阳并病，太阳证罢，但发潮热，手足漐漐汗出，大便难而谵语者，下之则愈，宜大承气汤。

成无己曰：本太阳病，并于阳明，名曰并病。太阳证罢，是无表证；但发潮热，是热并阳明。一身汗出为热越，今手足漐漐汗出，是热聚于胃也，必大便难而谵语。经曰：手足漐然而汗出者，必大便已硬也。与大承气汤，以下胃中实热。

程郊倩曰：病有只据目下，不据从前者，必从前证尽罢，转属例同此。

阳明病，脉浮而大，咽燥口苦，腹满而喘，发热汗出，不恶寒，反恶热，身重。若发汗则躁，心愦愦，反谵语；若加温针，必怵惕烦躁不得眠；若下之，则胃中空虚，客气动膈，心中懊憹，舌上苔者，栀子豉汤主之。

刘昆湘曰：此示阳明伤寒之证。曰阳明病，脉浮而大，咽燥口苦，腹满而喘者，颇似阳明中风，但以发热汗出、脉大不缓，知为阳明中寒。寒邪在脉络肌肉之间，分腠寒凝，必迫令卫反泄荣，外出为汗。假令续自汗出。濈濈不止，不恶寒而反恶热，则已过太阳之经，转属阳明外证。惟身重，知经热而腑气未实，不可遽下，此白虎汤所宜与也。以下三变，皆直承首节加以误治之逆。若以脉浮与喘认为表邪未解，竟发其汗，则汗出过多，津液外越，胃枯而转内躁，必心中愦愦无奈，反神昏而谵语。若以脉浮与喘认为肺寒气逆，径与温针，温针伤荣，邪循脉陷，热灼血分，必至怵然惊惕，烦躁不眠，此热邪之干心也。若以腹满而喘为热实在里，便与峻下，则腑热未实，必糟粕去而胃中空虚，正气陷而客气上逆，筑动膈间，懊憹烦热，若舌上有白苔者，此邪结上焦，宜栀子豉汤，清浮热而解郁结。

钱天来曰：舌上苔，当是邪初入里，胃邪未实，其色犹未至于黄黑焦紫，必是白中微黄耳。

沈尧封曰：此条当与风温证及三阳合病参看，皆无形之燥热为病，而胃无宿食也。故未经误治之时，本是白虎汤主治。

程郊倩曰：据脉可汗证则不可汗，据证可下脉则不可下。加以咽燥口苦，腹满而喘，依稀三阳合病。温针益壮火而消阴矣，故三治俱为犯经。

柯韵伯曰："舌上苔"句顶上四段来，"栀子豉汤主之"是总结上四段。要知本汤是胃家初受双解表里之方，外而自汗、恶热、身重可除，内而喘满、咽干、口苦自解，不只为误下后立法。

栀子豉汤方 见太阳病中

阳明病，渴欲饮水，口干舌燥者，白虎加人参汤主之。

刘昆湘曰：凡证属阳明，若渴欲饮水，即为胃热。口干舌燥，便属津枯。盖饮水指思饮冷水，口干舌燥乃津干而非热亢，此为虚候，故宜白虎汤加人参以救真精之竭。

白虎加人参汤方 见太阳病上

阳明病，脉浮发热，渴欲饮水，小便不利者，猪苓汤主之。

刘昆湘曰：此亦承上推论之辞。若证象阳明，脉浮发热，渴饮冷水而小便不利者，乃血虚化燥，水气内停，以脉浮知热浮经合之间，以溺涩知浊留经脉之内，宜以猪苓汤滋阴渗湿，导热邪出自水腑。

张兼善曰：邪热客于下焦则津液不得上升，故亦有作渴者，泻下焦之热，热不得阻塞中焦，肺与膀胱津液流通而病自愈矣。

程郊倩曰：热在上焦，故用栀子豉汤。热在中焦，故用白虎加人参汤。热在下焦，故用猪苓汤。

猪苓汤方

猪苓一两（去皮） 茯苓一两 泽泻一两 阿胶一两 滑石一两（碎）

上五味，以水四升，先煮四味取二升，去滓，内阿胶烊消。温服七合，日三服。

赵羽皇曰：仲景制猪苓汤以行阳明、少阴二经水热，然其旨全在益阴，不专利水。盖伤寒表虚最忌亡阳，而里虚又患亡阴，亡阴者，亡肾中之阴与胃家之津液也，故阴虚之人，不但大便不可轻动，即小水亦忌下通，倘阴虚过于渗利，则津液反致耗竭。方中阿胶质膏养阴而滋燥，滑石性滑，去热而利水。佐以二苓之渗泻，既疏浊热而不留其壅瘀，亦润真阴而不苦其枯燥，是利水而不伤阴之善剂也。

《医方集解》：猪苓汤通治湿热黄疸，口渴，溺赤。

《类聚方广义》：猪苓汤治淋疾点滴不通，阴头肿痛，少腹膨胀作痛者。若茎中痛出脓血者，兼用滑石矾石散。

阳明病，汗出多而渴者，不可与猪苓汤，以汗多胃中燥，猪苓汤复利其小便故也。

成无己曰：《针经》曰：水谷入于口，输于肠胃，其液别为五，天寒衣薄则为溺，天热衣厚则为汗，是汗溺一液也。汗多为津液外泄，胃中干燥，故不可与猪苓汤利小便也。

喻嘉言曰：阳明主津液者也，津液充则不渴，津液少则渴矣。故热邪传入阳明，必先耗其津液，加以汗多夺之于外，则津液有立亡而已，故示戒也。

柯韵伯曰：汗多而渴当白虎汤，胃中燥当承气汤，具在言外。

阳明病，脉浮而迟，表热里寒，下利清谷者，四逆汤主之。

张隐庵曰：此论阳明之有虚寒也。脉浮而迟，浮为表虚，迟为里寒，乃下焦生气不上合于阳明，故表有阳明之热，里有少阴之寒。生气不升，故下利清谷。宜四逆汤启少阴之生阳，助阳明之土气。

程郊倩曰：脉浮而迟，浮为阳，知邪热之蒸发在表。迟为阴，知虚冷之伏阴在里，但见下利清谷一证，虽病在阳明，不妨从三阴例，温之以四逆汤矣。

按：此节言阳明病，则必有汗出恶热之阳明外证也。其脉举浮而按之迟，故曰表热里寒。下利清谷，不谓阴证者，以阴不得有汗。今自汗出而下利清谷，故用四逆汤，不特温里以止利，而且固表以止汗也。

四逆汤方 见太阳病上

阳明病，胃中虚冷，不能食者，不可与水饮之；饮则必哕。

张令韶曰：此论阳明中焦虚冷也。夫胃气壮则谷消而水化，若胃中虚冷则谷不消而不能食。夫既不能食则水必不化，两寒相得，是以发哕。

程郊倩曰：无根失守之火游于咽嗌间，故欲饮水。胃阳未复故哕。

阳明病，脉浮发热，口干鼻燥，能食者，衄。

张隐庵曰：阳明胃脉，起于鼻交頞中，夹口环唇，脉浮发热，阳明之表热也。口干鼻燥，经脉之里热也。能食则阳明胃气自和，故经脉充溢而为衄。

魏念庭曰：热盛则上逆，上逆则引血，血上则衄，热邪亦随之而泄。

阳明病下之，其外有热，手足温，不结胸，心中懊憹，饥不能食，但头汗出者，栀子豉汤主之。

张令韶曰：阳明病下之者，外证未解而下之也。故其外有热而手足温，热在外故不结胸。胃络不能上通于心，故心中懊憹，下后胃虚，故饥不能食。阳明之津液主灌溉于上下，今阳明气虚，津液不能流通周遍，唯上蒸于头，故但头汗出也。宜栀子豉汤以清虚热而交通上下也。

阳明病，发潮热，大便溏，小便自可，胸胁满不去者，与小柴胡汤。

王肯堂曰：阳明为病，胃家实也，今便溏而言阳明病者，谓阳明外证，身热汗出，不恶寒，反恶热也。

张云岐曰：此是邪从少阳而入阳明者，何以见之，潮热者，阳明证也。然阳明扰未实也，又何以见之，曰大便溏，小便自可，岂有胃已实而二便如此者乎？胸胁苦满而用小柴胡和之，使热邪仍自少阳而解，可不复入阳明也。

钱天来曰：盖阳明虽属主病，而仲景已云伤寒中风有柴胡证，但见一证便是，不必悉具。故凡见少阳一证，便不可汗下，唯宜以小柴胡汤和解之也。

小柴胡汤方 见太阳病中

阳明病，胁下硬满，不大便而呕，舌上白苔者，可与小柴胡汤。上焦得通，津液得下，胃气因和，身濈然汗出而解也。

张令韶曰：阳明之气，由下而上，由内而外，出入于心胸，游行于腹胃，靡不借于少阳之枢。今阳明病，胁下硬满者，不得由枢以出也。不得由枢以出，遂致三焦相混，内外不通矣。不大便者，下焦不通，津液不得下也。呕者，中焦不治，胃气不和也。舌上白苔者，上焦不通，火郁于上也。可与小柴胡汤。调合三焦之气。上焦得通，而白苔去，津液得下而大便利，胃气因和而呕止。三焦通畅，气机旋转，身濈然汗出而解也。

钱天来曰：不大便为阳明里热，然呕则又少阳证也。若热邪实于胃，则舌苔非黄即黑，或干硬，或芒刺矣。舌上白苔，为舌苔之初现，若夫邪初在表，舌尚无苔，既有白苔，邪虽未必全在于表，然犹未尽入于里，故仍为半表半里之证。

程郊倩曰：胁下硬痛，不大便而呕，自是大柴胡汤证，其用小柴胡汤者，以舌白苔犹带表寒故也。

阳明中风，脉弦浮大，而短气，腹都满，胁下及心痛，久按之气不通，鼻干不得涕，嗜卧，一身及目悉黄，小便难，有潮热，时时哕，耳前后肿，刺之小差，外不解，病过十日，脉续浮者，与小柴胡汤。脉但浮，无余证者，与麻黄汤。若不尿，腹满加哕者不治。

尤在泾曰：此条虽系阳明而已兼少阳，虽名中风而实为表实，乃阳明、少阳邪气闭郁于经之证也。阳明闭郁，故短气腹满，鼻干不得涕，嗜卧，一身及面目悉黄，小便难，有潮热。少阳闭郁，故胁下及心痛，久按之气不通，时时哕，耳前后肿。刺之小差，外不解者，脉证少平而大邪不去也。病过十日而脉续浮，知其邪犹在经，故与小柴胡和解邪气。若脉但浮而无少阳证兼见者，则但与麻黄汤发散邪气而已。盖以其病兼少阳，故不与葛根而与柴胡。以其气实无汗，故虽中风而亦用麻黄。若不得尿，故腹加满，哕加甚者，正气不化而邪气独盛，虽欲攻之，神不为使，亦无益矣，故曰不治。

柯韵伯曰：弦为少阳脉，耳前后、胁下为少阳部。阳明中风而脉证兼少阳者，以胆为风腑故也。若不兼太阳、少阳脉证。只是阳明病而不名中风矣。参看口苦咽干，知阳明中风从少阳转属者居多。

张隐庵曰：耳前后肿，即伤寒中风之发颐证。

《伤寒准绳》：凡伤寒腮颊红肿，并咽喉肿痛者，刺少商、委中出血愈。

《伤寒绪论》：伤寒汗出不彻，热遗少阳，结于耳后或耳下，其形硬肿者，名曰发颐。见之速宜消散，缓则成脓为害也。外用赤小豆末，鸡子清调敷。慎不可用寒凉敷药。

麻黄汤方 见太阳病中

动作头痛，短气，有潮热者，属阳明也。 原本"属阳明也"下有"白蜜煎主之"五字，今从湘古本移列下节

三阳经脉，皆上于头，头项强痛，发热恶寒者，属太阳也。头角掣痛，往来寒热者，属少阳也。阳明之经，起于头维，位在额前，胃中悍气逆上冲脑，以致动作头痛，短气，有潮热者，属阳明也。

阳明病，津液竭者，虽不大便，不可下，人参干地黄麻仁白蜜煎与之。腹中痛者，加厚朴与之。 此节原本脱阙，其方则附上节后，名白蜜煎，今从湘古本补正。

刘昆湘曰：此示阳明病津竭化燥之治例也。阳明病津液竭者，盖燥胜而非热实。经云：燥以干之。胃燥则肠液内枯，便难不下。虽不更衣，不可荡实，故曰不可下也，宜人参干地黄麻仁白蜜煎与之。人参益气以生精，地黄养阴而滋液，麻仁、白蜜润燥滑肠，津液内濡，便秘自畅。凡大便不通，脉虚大而微涩者，皆为合剂。若腹中痛者，此气结也，汤中加厚朴以降气。

人参干地黄麻仁白蜜煎方

人参一两　干地黄六两　麻仁一升　白蜜八合

上四味，以水一斗，先煮三味取五升，去滓，内蜜再煎一二沸。每服一升，日三夜二。腹中痛者，加厚朴二两先煎。

阳明病，自汗出，若发汗，小便自利者，此为津液内竭，便虽硬，不可攻之，当须自欲大便，宜蜜煎导而通之，若王瓜根及大猪胆汁，皆可为导。

成无己曰：津液内竭，肠胃干燥，大便因硬，此非结热，故不可攻，宜以药外治而导引之。

汪苓友曰：胃无热证，屎已近肛门之上，直肠之中，故云因其势而导之也。

王肯堂曰：凡多汗伤津，或屡汗不解，或尺中脉迟弱，元气素虚人，便欲下而不能出者，并宜导法，但须分津液枯者用蜜导，邪热盛者用胆导，湿热痰饮固结，姜汁

麻油浸栝蒌根导。唯下旁流水者，导之无益，非诸承气汤攻之不效，以实结在内而不在下也。至于阴结便闭者，宜于蜜煎中加姜汁生附子末，或削陈酱姜导之。凡此皆善于推广仲景之法者也。

蜜煎导方

食蜜七合

上一味，内铜器中，微火煎之，稍凝如饴状，搅之勿令焦着，可丸时，并手捻作挺，令头锐，大如指，长二寸许，当热时急作，冷则硬，内谷道中，以手紧抱，欲大便时乃去之。

王晋三曰：蜜煎外导者，胃无实邪，津液枯涸，气道结涩，燥矢不下乃用之。虽曰外润魄门，实导引大肠之气下行也。

李时珍曰：仲景治阳明结燥，大便不通，蜜煎导法，诚千古神方也。

汪苓友曰：土瓜根方缺，肘后方治大便不通，采土瓜根捣汁，筒吹入肛门内取通，此与猪胆汁方同义。

猪胆汁方

大猪胆一枚

上一味，泻汁，和醋少许，灌谷道中。如一食顷，当大便出，宿食甚多。今用注射器颇便。

汪苓友曰：内台方不用醋，以小竹管插入胆口，留一头，用油润，内入谷道中，以手将胆捻之，其汁自入内，此方用之甚便。

《衷中参西录》：或当冷时，可将猪胆水中温之。

王晋三曰：猪胆导者，热结于下，肠满胃虚，承气等汤恐重伤胃气，乃用猪胆之寒，苦酒之酸，收引上入肠中，非但导去有形之垢，并能涤尽无形之热。

《千金方》：猪胆苦酒汤主热病有蜃，上下攻移杀人方。猪胆一具，苦酒半升，和之火上煎令沸，三上三下，药成放温，空腹饮三满口，虫死便愈。

阳明病，脉迟，汗出多，微恶寒者，表未解也，可发汗，宜桂枝汤。

汪苓友曰：此条言阳明病非胃家实之证，乃太阳病初传阳明经中有风邪也。脉迟者，太阳中风缓脉之所变，传至阳明，邪将入里，故脉变迟。汗出多者，阳明热而肌腠疏也。微恶寒者，太阳在表之风邪未尽解也。治宜桂枝汤以解肌发汗，以其病从太阳经来，故乃从太阳经例治之。

阳明病，脉浮，无汗而喘者，发汗则愈，宜麻黄汤。

尤在泾曰：此二条乃风寒初中阳明之证，其见证与太阳中风、伤寒相类，而阳明比太阳稍深，故中风之脉不浮而迟，伤寒之脉不紧而浮，以风寒之气入肌肉之分，则闭固之力少，而壅遏之力多也。而其治法则必与太阳少异，见有汗而恶寒者必桂枝可解，无汗而喘者非麻黄不发矣。

程郊倩曰：条中无一阳明证，云阳明病者，胃已实而不更衣也。

柯韵伯曰：此阳明之表证表脉也。二证全同太阳，而属之阳明者，不头项强痛故也。

阳明病，发热汗出者，此为热越，不能发黄也；但头汗出，身无汗，剂颈而还，小便不利，渴引水浆者，此为瘀热在里，身必发黄，茵陈蒿汤主之。

章虚谷曰：此条详叙阳明发黄之证也。阳明本证发热，汗出不恶寒而渴，则其热从外越，水由汗泄矣。若三焦气闭，经络不通而身无汗，小便不利则湿热瘀滞，随胃气上蒸而头汗出，其经气不通，故颈以下无汗，湿火郁蒸，身必发黄，此亦属胃之阳黄证，故以茵陈蒿汤主之。

程郊倩曰：发热汗出，此为热越，有二证：一则病人烦热。汗出则解是也；一则津液越出，大便为难是也。俱非发黄证。今则头汗出，身无汗，剂颈而还，足征阳热之气郁结于内而不得越，故但上蒸于头，头为诸阳之首故也。气不下达，故小便不利。腑热过燥，故渴饮水浆。瘀热在里指无汗言，无汗而小便利者属寒。无汗而小便不利属湿热。两邪交郁，不能宣泄，故窨而发黄，解热除郁无如茵陈、栀子清上，大黄涤下，通身之热得泄，何黄之不散也。

柯韵伯曰：但头汗则身黄，而面目不黄，若中风不得汗，则一身及面目悉黄，以见发黄是津液所生病。

茵陈蒿汤方

茵陈蒿六两　栀子十四枚（擘）　大黄二两（去皮）

上三味，以水一斗二升，先煮茵陈，减六升，内二味，煮取三升，去滓，分温三服。小便当利，尿如皂荚汁状，色正赤。一宿病减，黄从小便去也。

《宣明论》：温服以利为度，甚者再作。当下如烂鱼肚及脓血、胶膑等物。

钱天来曰：茵陈性虽微寒而能治湿热黄疸，及伤寒滞热通身发黄，小便不利；栀子苦寒，泻三焦火，除胃热、时疾黄病，通小便，解消渴、心烦懊憹、郁热结气更入血分；大黄苦寒下泄，逐邪热，通肠胃。三者皆能蠲湿热，去郁滞，故为阳明发黄之首剂云。

徐灵胎曰：茵陈为主药，先煮茵陈则大黄从小便出，此秘法也。

《本事方》：茵陈蒿汤治胃中有热，有湿，有宿谷相搏发黄。

《济阳纲目》：茵陈汤治时行瘀热在里郁蒸，通身发黄。

阳明病，其人善忘者，必有蓄血。所以然者，本有久瘀血，故令善忘。屎虽硬，大便反易，其色必黑，宜抵当汤下之。

尤在泾曰：善忘即喜忘。蓄血者，热与血蓄于血室也。以冲任之脉并阳明之经，而其人又本有瘀血久留不去，适与邪得，即蓄积而不解也。蓄血之证，其大便必硬，然虽硬，其出反易者，热结在血而不在粪也。其色必黑者，血瘀久而色变黑也。是宜入血破结之剂，下其瘀血，血去则热亦不留矣。

王肯堂曰：邪热燥结，色未当不黑，但瘀血则溏而黑黏如漆，燥结则硬而黑晦如煤，此为明辨也。

海藏云：初便褐色者重，再便黑褐色者愈重，三变黑色者为尤重。色变者，以其火燥也。如羊血在日色中，须臾变褐色，久则渐变而为黑色，即此意也。

陈修园曰：此言热郁血分，而为抵当汤证也。师辨太阳蓄血证，必验其小便利，辨阳明蓄血证，必验其大便易，亦各从其腑而言之，

《灵枢·大惑论》：人之善忘者，何气使然？曰：上气不足，下气有余，肠胃实而心肺虚，虚则荣卫留于下，久之不以时上，故善忘也。

《素问·调经论》：血气未并，五脏安定。血并于下，气并于上，乱而善忘。

《活人书》：大抵伤寒当汗不汗，热蓄在里，热化为血，其人喜忘而如狂。血上逆则喜忘，血下蓄则内争，甚者抵当汤、抵当丸，轻者，桃仁承气汤。

抵当汤方 见太阳病中

阳明病，下之，心中懊恼而烦，胃中有燥屎者，可攻。腹微满，大便初硬后溏者，不可攻之。若有燥屎者，宜大承气汤。

尤在泾曰：阳明下后，心中懊恼而烦，胃中有燥屎者，与阳明下后心中懊恼，饥不能食者，有别矣。彼为邪扰于上，此为热实于中也。热实则可攻，故宜大承气。若腹微满，初头硬，后必溏者，热而不实，邪未及结则不可攻，攻之，必胀满不能食也。

方中行曰：可攻以上，以转矢气言。懊恼，悔恼痛恨之意。盖药力不足以胜病，燥硬欲行而不能，故曰可攻，言当更服汤以促之也。腹微满以下，以不能矢气言。头硬后溏，里热轻也，故曰不可攻之，言当止汤勿服也。

《本事方》：有人病伤寒八九日，身热无汗，时时谵语，时因下后，大便不通三日矣。非燥非烦，非寒非痛，终夜不得卧，但心中没晓会处，或时发一声，如叹息之状。医者不知作何证。予诊之曰：此懊恼、怫郁二证俱作也。胃中有燥屎者，服承气汤。下燥屎二十余枚，得利而解。

病人不大便五六日，绕脐痛，烦躁，发作有时者，此有燥屎，故使不大便也。

张令韶曰：此承上文"胃中有燥屎者，可攻"而言也。言何以知其有燥屎必也，病人不大便五六日，绕脐痛，烦躁，发作有时，则非若微满初硬后溏之证矣，此有燥屎故使然也。

按：脐者，腹之中央，内居大肠，绕脐而痛，乃燥屎绕于肠中，欲出不能之状。躁者，烦之极，即卧不安之貌。

柯韵伯曰：发作有时，是日晡潮热之时。二肠附脐，故绕痛，痛则不通矣。

病人烦热，汗出则解，又如疟状。日晡所发热者，属阳明也。脉实者，宜下之；脉浮大者，宜发汗。下之与大承气汤，发汗宜桂枝汤。

喻嘉言曰：病人得汗后，烦热解，太阳经之邪将尽未尽，其人复如疟状，日晡时发热，乃邪入阳明审矣。盖日晡者，申酉时，乃阳明之旺时也；发热即潮热，乃阳明之本候也。热虽已入阳明，尚恐未离太阳，故必重辨其脉。脉实者，方为正阳阳明，宜下之；若脉浮大者，仍是阳明而兼太阳，更宜汗而不宜下矣。发汗宜桂枝汤，宜字最妙，见前既得汗而烦热解，此番只宜用桂枝和荣卫以尽阳明兼带之邪，断不可用麻黄汤矣。

徐灵胎曰：一证而治法迥别，全以脉为凭，此亦从脉而不从证之法。

按：本论云：伤寒差已后，更发热者，小柴胡汤主之。脉浮者，以汗解之。脉沉实者，以下解之。与此节相发。此节证如疟状而但热无寒，有似疟疾。汗之当与小柴胡加桂枝，或柴胡桂枝汤。下之当与柴胡加芒硝，或大柴胡汤。

大下后，六七日不大便，烦不解，腹满痛者，此有燥屎也，所以然者，本有宿食故也，宜大承气汤。

程郊倩曰：烦不解，指大下后之证。腹满痛，指六七日不大便后之证。从前宿食经大下而栖泊于回肠曲折之处，胃中尚有此，故烦不解。久则宿食结成燥屎挡住去路，新食之浊秽总蓄于腹，故满痛。下后亡津液亦能令不大便，然烦有解时，腹满不痛可验。

章虚谷曰：大下后，六七日不大便，其人本元强而津液伤也。又烦而腹满，知其有宿食与邪热结成燥屎，热不得泄，故烦，宜大承气汤以下燥屎也。

张令韶曰：此证着眼，全在六七日上，以六七日不大便，则六七日内所食之物又为宿食，所以用得大承气。

病人小便不利，大便乍难乍易，时有微热，喘息不能卧者，有燥屎也，宜大承气汤。

钱天来曰：凡小便不利，皆由三焦不运，气化不行所致。唯此条小便不利则又不然，因肠胃壅塞，大气不行，热邪内瘀，津液枯燥，故清道皆涸也。乍难，大便燥结也；乍易，旁流时出也。时有微热，潮热之余也。喘息者，中满而气急也。胃邪实满，喘息不宁，故不得卧，经所谓"胃不和则卧不安"也。若验其舌苔黄黑，按之痛而脉实大者，有燥屎在内故也，宜大承气汤。

黄坤载曰：土燥水枯，则小便不利。气有通塞，则大便乍难乍易。胃热内燔，则肌表时有微热。胃气郁遏，则喘息不得寝卧。此有燥屎堵塞之故也。《素问·逆调论》：不得卧而息有音者，是阳明之逆也。足三阳者下行，今逆而上行，故息有音也。阳明者胃脉也，胃者六腑之海，其脉以下行，阳明逆不得从其道，故不得卧也。

程郊倩曰：易者，新屎得润而流利。难者，燥屎不动而阻留。燥屎为病，见证多端，故历历叙之。

食谷欲呕者，属阳明也，吴茱萸汤主之；得汤反剧者，属上焦也。小半夏汤主之。

按：胃司消化水谷，其气以下行为顺，今食谷而反上逆欲呕者，以中焦虚寒，气化不行，属阳明胃病也，以吴茱萸汤主之：得汤反剧者，必其人心下有支饮停蓄胸膈，吴茱萸汤只能温胃补虚，不能消饮燥湿，此病属上焦也，宜以小半夏汤主之。

徐灵胎曰：必食谷而呕，受病在纳谷之处，与干呕迥别。上焦指胸中，阳明乃中焦也。

吴茱萸汤方

吴茱萸一升　人参三两　生姜六两（切）　大枣十二枚（擘）

上四味，以水七升，煮取二升，去滓。温服七合，日三服。

汪苓友曰：呕为气逆，气逆者必散之。吴茱萸辛苦味重下泄，治呕为最；兼以生姜又治呕圣药，非若四逆中干姜守而不走也。

武陵陈氏云：其所以致呕之故，因胃中虚生寒，使温而不补，呕终不愈，故用人参补中，合大枣以为和脾之剂焉。

陈古愚曰：此阳明之正方也。或谓吴茱萸降浊阴之气，为厥阴专药，然温中散寒，又为三阴并用之药，而佐以人参、姜、枣，又为胃阳衰败之神方。

《伤寒辑义》：吴茱萸汤之用有三：阳明食谷欲呕用之，少阴吐利用之，厥阴干呕吐涎沫者用之。要皆以呕吐逆气为主。

《金匮要略》：呕而胸满者，吴茱萸汤主之。

《肘后方》：治人食毕噫醋及醋心。（即本方）

《兰室秘藏》：厥阴头顶痛，或吐痰沫，厥冷，其脉浮缓，吴茱萸汤主之。

《医方集解》：治肝气上逆，呕涎、头痛。

小半夏汤方

半夏一升　生姜半斤

上二味，以水七升，煮取一升半，去滓，分温再服。

沈明宗曰：此支饮上溢而呕之方也。

张路玉曰：呕本有痰，故用半夏散结胜湿，生姜散气止呕。

《千金方》：有人常积气结而死，其心上暖，以此汤少许汁入口遂活。出伤寒发黄门。

《杨氏家藏方》：水玉汤治眉棱骨痛，不可忍者，此痰厥也。（即本方）

太阳病，寸缓、关浮、尺弱，其人发热汗出后，恶寒，不呕，但心下痞者，此以

医下之。如其未下，病人不恶寒而渴者，此转属阳明也。小便数者，大便必硬，不更衣十日，无所苦也。渴欲饮水者，少少与之，以法救之。渴而饮水多，小便不利者。宜五苓散。

张隐庵曰：太阳病，尺寸缓弱而关脉浮，则病在心胸。其人发热汗出者，阳明也。复恶寒不呕者，太阳也。太阳之气，从胸出入，心下者，胸之部也，但心下痞者，此以医下之，邪气内陷于胸，故心下痞也。如其不下者，则邪不内陷，病人不恶寒则邪去太阳，渴则属于阳明，故曰此转属阳明，而为太阳阳明也。夫病属阳明胃家则实，小便频数则津液下泄，故大便必硬，此实在肠胃，虽不更衣，十日无所苦也。若津液不行而渴欲饮水者，须少少与之以滋阴液。但以法救之者，或滋其燥渴，或行其津液。夫五苓散既行津液，复滋燥渴，故又曰渴者宜五苓散。

刘昆湘曰：病人不大便至十日之久，其间渴欲饮水，但宜少少频与，勿令恣饮。若饮水过多，胃虽消而脾不能纳，则水湿停蓄，津凝不化，由小便频数转为小便不利。法当与五苓散温脾利水，使气化津生则传导自畅，所谓但以法救之者即此。

张兼善曰：十日不更衣而不用攻伐，何也？曰：此非结热，乃津液不足，虽不大便，而无潮热、谵语可下之证，当须审慎，勿以日数久而辄为攻下也。

五苓散方 见太阳病中

脉阳微而汗出少者，为自和；汗出多者，为太过。阳脉实。因发其汗，出多者，亦为太过。太过者，为阳绝于里，亡津液，大便因硬也。

成无己曰：脉阳微者，邪气少，汗出少者为适当，故自和：汗出多者，反损正气，是汗出太过也。阳脉实者，表热甚也。因发汗，热乘虚蒸津液外泄，致汗出太过。汗出多者，亡其阳，阳绝于里，肠胃干燥，大便因硬也。

危亦林曰：此虽指太阳转属，然阳明表证亦有之。

程郊倩曰：阳绝于里，孤阳独治，无阴液以和之，大便因硬而成内实证，咎在过亡津液也。

汪苓友曰：总于后条用麻仁丸以主之。

脉浮而芤，浮为阳，芤为阴，浮芤相搏，胃气生热，其阳则绝。

沈明宗曰：此辨阳明津竭之脉也。浮为邪气强，芤为阴血虚，阳邪盛而阴血虚，为浮芤相搏。胃气生热，故曰：其阳则绝，即亡津液之互词也。若见此脉，当养津液，不可便攻也。

赵以德曰：胃中阳热亢甚，脾无阴气以和之，不至燔灼竭绝不止耳。

钱天来曰：其阳则绝者，言阳邪独治，阴气虚竭，阴阳不相为用，故阴阳阻绝而不相流通也。即生气通天论所谓"阴阳离决，精气乃绝"之义也。

趺阳脉浮而涩，浮则胃气强，涩则小便数，浮数相搏，大便因硬，其脾为约，麻

子仁丸主之。

成无己曰：趺阳者，脾胃之脉诊。浮为阳，知胃气强；涩为阴，知脾为约。约者，俭约之约，又约束之约。《内经》曰：饮入于胃，游溢精气，上输于脾，脾气散精，上归于肺，通调水道，下输于膀胱，水精四布，五经并行，是脾主为胃行其津液者也。今胃强脾弱，约束津液，不得四布，但输膀胱，致小便数，大便难，与脾约丸通肠润燥。

汪苓友曰：趺阳者，胃脉也，在足趺上五寸骨间，去陷骨三寸。成注以胃强脾弱为脾约作解，推其意，以胃中之邪热盛为阳强，故见脉浮，脾家之津液少为阴弱，故见脉涩。

程郊倩曰：脾约者，脾阴外渗，无液以滋，脾家先自干槁了，何能以余阴荫及肠胃，所以胃火盛而肠枯，大肠坚而粪粒小也。麻仁丸宽肠润燥，以软其坚，欲使脾阴从内转耳。

徐灵胎曰：此即论中所云，太阳阳明者脾约是也。太阳正传，阳明不复再传，故可以缓法治之。

麻子仁丸方

麻子仁二升　芍药半斤　枳实半斤（炙）　大黄一斤（去皮）　厚朴一尺（炙）　杏仁一升（去皮尖）

上六味，蜜为丸，如梧桐子大。饮服十丸，日三服。渐加，以知为度。

《医心方》引《小品方》云：厚朴一尺及数寸者，厚三分，广一寸半，为准。

《三因方》：本方厚朴当用六钱。

陈灵石曰：脾为胃行其津液也，今胃热而津液枯，脾无所行而为之穷约。故取麻仁、杏仁多脂之物以润燥，大黄、芍药苦泄之药以破结，枳实、厚朴顺气之药以行滞。以蜜为丸者，治在脾而取缓，欲脾不下泄其津液而小便数已，还津液于胃中而大便难已也。

张隐庵曰：大便利，腹中和为知。

徐灵胎曰：此润肠之主方。

《活人书》：脾约丸治老人津液少，大便涩。又脚气有风。大便结燥者。

《济生方》：脾约麻仁丸虽不言治肿，然水肿人肾肿，水光不可行者，三服神验。

太阳病二日，发汗不解，蒸蒸发热者，属阳明也，调胃承气汤主之。

程郊倩曰：何以发汗不解，便属胃，盖以胃燥素盛，故他表证虽罢，而汗与热不解也。第征其热如炊笼蒸蒸而盛，则知汗必连绵漐漐而来，此即大便已硬之征，故曰属胃也。热虽聚于胃，而未见潮热谵语等证，主以调胃承气汤者，于下法内从乎中治，以其为日未深故也。表热未除而里热已待，病势久蕴于前矣，只从发汗后一交替耳。

凡本篇中云太阳病，云伤寒，而无"阳明病"字者，皆同此病机也。要之脉已不浮而大可知。

伤寒吐后，腹胀满者，与调胃承气汤。

成无己曰：《内经》曰：诸胀腹大，皆属于热。热在上焦则吐，吐后不解，复腹胀满者，邪热入胃也。与调胃承气汤下胃热。

徐灵胎曰：已吐而胃中仍满，则非上越所能愈，复当下行矣。

尤在泾曰：吐后腹胀满者，邪气不从吐而外散，反因吐而内陷也。然胀形已具，自必攻之使去，而吐后气伤，又不可以大下，故亦宜大黄、甘草、芒硝调之，俾反于利而已。设遇庸工见其胀满，必以枳朴为急矣。

太阳病，若吐、若下、若发汗后，微烦，小便数，大便因硬者，与小承气汤和之愈。

成无己曰：吐下发汗，皆损津液，表邪乘虚传里。大烦者，邪在表也；微烦者，邪入里也。小便数，大便因硬者，其脾为约也。小承气汤和之愈。

程郊倩曰：吐下汗后而见烦证，征之于大便硬，固非虚烦者比。然烦既微而小便数，当由胃家失润，燥气客之使然，胃虽实，非大实也。和以小承气汤，取其滋液以润肠胃，和也，非攻也。

按：吐下则胃及大肠中之实已去，而微烦者，知其小肠尚遗有热邪，而上冲与其合之心也。此与不经吐下而烦属胃者殊矣。

得病二三日，脉弱，无太阳柴胡证，烦躁，心下硬，至四五日，虽能食，以小承气汤少少与，微和之，令小安，至六日，与小承气汤一升。若不大便六七日，小便少者，虽不大便，但初头硬，后必溏，未定成硬，攻之必溏，须小便利，屎定硬，乃可攻之，宜大承气汤。

柯韵伯曰：得病二三日，尚在三阳之界，其脉弱，恐为无阳之征。无太阳桂枝证，无少阳柴胡证，则病不在表，而烦躁心下硬，是阳邪入阴，病在阳明之里矣，辨阳明之虚实，在能食不能食。若病至四五日，尚能食，则胃中无寒而便硬可知，少与小承气汤微和其胃，令烦躁少安。不竟除之者，以其人脉弱，恐大便之易动故也，扰太阴脉弱，当行大黄、芍药者减之之意。至六日，复与小承气一升。至七日仍不大便，胃家实也。欲知大便之燥硬，既审其能食不能食，又当问其小便之利不利。而能食必大便硬，后不能食，是有燥屎。小便少者，恐津液还入胃中，故虽不能食，初头硬，后必溏。小便利者，胃必实，屎定硬，乃可攻之。所以然者，脉弱是太阳中风，能食是阳明中风，非七日后不敢下者，以此为风也，须过经乃可下之，下之若早，语言必乱，正谓此也。

章虚谷曰：此条总因脉弱，恐元气不胜药力，故再四详审，左右回顾，必俟其邪气结实而后攻之，则病当其药，便通可愈，否则，邪不去而正先萎，病即危矣。

伤寒六七日，目中不了了，睛不和，无表里证，大便难，身微热者，此为实也，急下之，宜大承气汤。

张令韶曰：此言阳明悍热为病，是当急下，又不可拘于小便利而后下之也。《灵枢·动输》云：胃气上注于肺，其悍气上冲头者，循咽上走空窍，循眼系入络脑，出颅下客主人，循牙车合阳明，并下人迎。此卫气别走于阳明，故阴阳上下，其动若一。伤寒六七日，一经已周也。目中不了了，睛不和者，悍热之气别走阳明，上循空窍，不在表而亦不在里也。唯其无里证，故大便难而不硬。唯其无表证，故身微热而不大热。此悍气为病，故为实也。急以大承气下之，以救其阴，缓则水津竭，阴津亡，下亦无及矣。

莫氏曰：筋之精为黑眼，目中不了了者，木火之气盛也。骨之精为瞳子，睛不和，水精之气竭也。急下之，所以救阴也。

钱天来曰：六七日，邪气在里之时也。外既无发热恶寒之表证，内又无谵语腹满等里证，且非不大便而曰大便难，又非发大热而身仅微热，势非甚亟也。然目中不了了，是邪热伏于里而耗竭其津液也。经云：五脏六腑之精，皆上注于目。故目中不了了，睛不和也。

汪苓友曰：不了了者，病人之目视物不明了也。睛不和者，乃医者视病人之睛光或昏暗，或散乱，是为不和。

阳明病，发热汗多者，急下之，宜大承气汤。

张令韶曰：此言悍热之气，迫其津液外出者，急下之。阳明病发热者，悍气为热也。汗多者，热势炎炎而液尽泄也。亢阳无阴，缓则不及矣，故急下之。

魏子千曰：此病止发热汗多，无燥渴、硬实之证而亦急下之者，病在悍气愈明矣。

张隐庵曰：此病无白虎汤之渴证，无肠胃实之腑证，止发热汗出多者，病阳明之别气，非阳明之本气也。

程郊倩曰：发热而复汗多，阳气大蒸于外，虑阳液暴亡于中，虽无内实之兼证，宜急下之以大承气汤矣。此等之下，皆为救阴而设，不在夺实，夺实之下可缓，救阴之下不可缓。不急下防成五实，经曰：五实者死。

发汗不解，腹满痛者，急下之，宜大承气汤。

张隐庵曰：此言悍气之在腹者，急下之。《灵枢·卫气》曰：气在头者，止之于脑，气在腹者，止之背俞。与冲脉于脐左右之动脉，言胃之悍气上从头脑，而下至于脐腹，复从气街而外出于皮肤。发汗不解，腹满痛者，言悍热之邪不从皮肤之汗解，而留于脐腹之间，不能下出于气街而满痛者，急下之，若不急下，脐筑湫痛，命将难全矣。

程郊倩曰：不急下之，热毒熏蒸，糜烂速及肠胃矣，阴处不任阳填也。

黄坤载曰：发汗不解，是非表证，乃胃阳之实也。汗之愈亡其阴，燥屎阻其胃火，伤及太阴，故腹满而痛。阳亢阴亡，则成死证，故当急下之。此与少阴病六七日，腹胀不大便章义同。

喻嘉言曰：少阴经有急下三法以救肾水，一本经水竭，一木邪涌水，一土邪凌水。而阳明经亦有急下三法以救津液，一汗多津越于外，一腹满津结于内，一目睛不慧，津枯于中。合两经下法以观病情生理，恍觉身在冰壶腹饮上池矣。

腹满不减，减不足言，当下之，宜大承气汤。

张令韶曰：承上文而言腹满痛者，固宜急下，若不痛而满，即满亦不减，即减亦不足言其减者，虽不甚急，亦当下之。以其病阳明之悍气，而非病阳明之本气，非下不足以济之也。又曰：阳明有胃气，有燥气，有悍气。悍气者，别走阳明，而下循于脐腹。《素问·痹论》云：卫气者，水谷之悍气也。其气慓疾滑利，不入于脉，循皮肤之中，分肉之间，熏于肓膜，散于胸腹。目中不了了，睛不和者，上走空窍也。发热汗多者，循皮肤分肉之间也。腹满痛者，熏肓膜而散胸腹也。慓悍之气伤人甚捷，非若阳明燥实之证内归中上，无所复传，可以缓治也。故下一急字，有急不容待之意焉。

伤寒腹满，按之不痛者，为虚；痛者为实，当下之，舌黄未下者，下之黄自去，宜大承气汤。

按：原本无此节，今从《玉函经》补入。《金匮要略》"伤寒"作"病者"。

沈明宗曰：此以手按辨腹满虚实也。按之不痛，内无痰食，燥屎壅滞，即知虚寒而满，当以温药。若按之痛，乃以外手而就内结食痰燥屎，则知内实，是可下之。而又以舌黄验定虚实，若舌有黄苔，即是湿热内蒸，为未经下过，必须下之则黄自去，而胀满自除；舌无黄苔，是近虚寒又非下法矣。

魏念庭曰：无形之虚气作痞塞，则按之无物，何痛之有。倘夹有形之实物为患，如宿食在胃，疝气在少腹等是也，按之有物阻碍于脏腑之侧，焉有不痛者乎？是于按之痛否，以决其虚实之法也。

王肯堂曰：若热聚于胃，则为之舌黄，是热已深矣，下之黄自去。

阳明少阳合病，必下利，其脉不负者为顺也；负者，失也。互相克责，名为负也。脉滑而数者，有宿食也，当下之，宜大承气汤。宋本、湘古本作"互相克贼"。

程郊倩曰：阳明少阳合病之证，必见下利，以土中乘木疏泄之令，妄行于阳明也。见滑数之脉，为不负为顺；见弦直之脉，为负为失。以证已下利而脉中更见木邪，证脉互相克贼，胃气虚而土败，故名为负。若见滑数，是为水谷有余之诊，缘食入于胃，散精于肝，淫气于筋，土邪盛而无木制，反不能输化水谷，以致宿食留中。通因通用，宜大承气汤平其敦阜矣。

张兼善曰：凡合病，皆下利，各从外证以别焉。然两经但各见一二证便是，不必悉具。

刘昆湘曰：此热利也。

《活人书》：下利而身热，胸胁痞满，干呕，或往来寒热，其脉长大而弦者，是其证也。盖阳明者土，其脉长大，少阳木，其脉弦。若合病，土被木贼，更下利，为胃已困，若脉不弦者，顺也，为土不负。负者死。

病人无表里证，发热七八日，虽脉浮数者，可下之。假令已下，脉数不解，合热则消谷善饥，至六七日不大便者，有瘀血也，宜抵当汤。若脉数不解，而下利不止，必协热便脓血也。

尤在泾曰：无表里证，无头痛恶寒，而又无腹满谵语等证也。发热七八日，而无太阳表证，知其热盛于内，而气蒸于外也。脉虽浮数，亦可下之，以除其热，令身热去，脉数解则愈。假令已下，脉浮去而数不解，知其热不在气而在血也；热在血则必病于血，其变亦有二。合犹并也，言热气并于胃为消谷善饥。至六七日不大便者，其血必蓄于中。若不并于胃而下利不止者，其血必走于下。蓄于中者，为有瘀血，宜抵当汤。结者散之，亦留者攻之也。走于下者，为协热而便脓血，则但宜入血清热而已。

徐灵胎曰：脉虽浮数而无表里证，则其发热竟属里实矣，七八日故可下。脉数不解，邪本不在大便也。消谷善饥，蓄血本不在水谷之路，故能食。至六七日，蓄血更久，协热便脓血，指服汤后之变证，热邪不因下而去，又动其血，则血与便合为一而为便脓血之证，当别有治法。

伤寒发汗已，身目为黄，所以然者，以寒湿在里，不解故也。不可汗也，当于寒湿中求之。宋本，湘古本作"不可下"也。

汪苓友曰：伤寒发汗已，热气外越，何由发黄！今者发汗已，身目为黄，所以然者，以其人在里素有寒湿，在表又中寒邪，发汗已，在表之寒邪虽去，在里之寒湿未除，故云不解也。且汗为阳液，乃中焦阴气所化，汗后中气愈虚，寒湿愈滞，脾胃受寒湿所伤而色见于外。此与湿热发黄不同，故云不可下。或问云：湿夹热则郁蒸，故发黄，今夹寒，何以发黄？余答云：寒湿发黄，譬之秋冬阴雨，草木不应黄者亦黄，此冷黄也。

王海藏云：阴黄其证身冷汗出，脉沉，身如熏表，色黯，终不阳黄之明如橘子色。治法：小便利者，术附汤；小便不利，大便反快者，五苓散。

喻嘉言曰：阴疸一证，仲景之方论已亡，千古之下，唯罗谦甫茵陈四逆汤一方，治过用寒凉阳疸变阴之证，有合往辙，此外无有也。

《卫生宝鉴补遗》：阴证皮肤凉，又烦热欲卧水中，喘呕，脉沉细迟无力，而发黄者，治用茵陈四逆汤（即四逆汤方内加茵陈蒿六两，水煎凉服）。又皮肤冷，心下硬，按之痛，身体重，背恶寒，目不欲开，懒言语，自汗，小便利，大便了而不了，脉紧细而发黄者，治用茵陈四逆汤。

陈修园曰：此章论阳明之热合太阴之湿，而为发黄证。

伤寒七八日，身黄如橘子色，小便不利，腹微满者，茵陈蒿汤主之。

成无己曰：当热甚之时，身黄如橘子色，是热毒发泄于外。《内经》曰：膀胱者，津液藏焉，气化则能出。小便不利，小腹满者，热气甚于外，而津液不得下行也。与茵陈汤，利小便，退黄逐热。

喻嘉言曰：黄色鲜明，其为三阳之热邪无疑。小便不利，腹微满，乃湿家之本证，不得因此指为伤寒之里证也。方中用大黄者，取佐茵陈、栀子，建驱湿除热之功以利小便，非用下也。

伤寒身黄发热者，栀子柏皮汤主之。

吕榛村曰：身黄发热，热已有外泄之机。从内之外者治其内，故用栀子、柏皮直清其热，则热清而黄自除。用甘草者，正引药逗留中焦，以清热而导湿也。

尤在泾曰：此热瘀而未实之证，热瘀故身黄，热未实故发热而腹不满。栀子彻热于上，柏皮清热于下，而中未实，故须甘草以和之耳。

《金鉴》曰：伤寒身黄发热者，设有无汗之表，宜用麻黄连轺赤小豆汤汗之可也；若有成实之里，宜用茵陈蒿汤下之可也。今外无可汗之表证，内无可下之里证，故唯宜以栀子柏皮汤清之也。

栀子柏皮汤方

栀子十五枚（擘）　甘草一两（炙）　黄柏二两

上三味，以水四升，煮取一升半，去滓，分温再服。

钱天来曰：栀子苦寒，泻三焦火，除胃热，时疾黄病，通小便，治心烦懊憹，郁热结气；柏皮苦寒，治五脏肠胃中结热黄疸，故用之以泻热邪；又恐苦寒伤胃，故以甘草和胃保脾，而为调剂之妙也。

柯韵伯曰：栀、柏、甘草皆色黄而质润，栀子以治内烦，柏皮以治外热，甘草以和中气，形色之病，仍假形色以通之。神乎神矣。

《肘后方》：此药亦治温病发黄。

《宣明论》：栀子柏皮汤，治头微汗，小便利而微发黄者。湿热相搏微者，宜服。

《类聚方广义》：栀子柏皮汤，洗眼球黄赤，热痛甚者效。又胞睑糜烂痒痛，及痘疮落痂以后，眼犹不开者，加枯矾少许洗之皆妙。

伤寒瘀热在里，其身必黄，麻黄连轺赤小豆汤主之。

程郊倩曰：凡伤寒瘀热在里者，由湿蒸而来，故身必发黄。此之瘀热未深，只从表一边开其郁滞，而散热除湿佐以获效，麻黄连轺赤小豆汤是其主也。

魏念庭曰：此三条虽皆外寒夹湿之邪，瘀而成热之证，然在表在里，湿胜热胜，尤当加意也。

张令韶曰：太阳之发黄，乃太阳之标热下合太阴之湿气。阳明之发黄，亦阳明之燥热内合太阴之湿化。若止病本气而不合太阴，俱不发黄。故曰：太阴者，身当发黄，若小便自利者，不能发黄也。

麻黄连轺赤小豆汤方

麻黄二两　连轺二两　杏仁四十个（去皮尖）　赤小豆一升　大枣十二枚（擘）　生梓白皮一斤（切）　生姜一两（切）　甘草二两（炙）

上八味，以潦水一斗，先煮麻黄再沸，去上沫，内诸药，煮取三升，去滓。分温三服，半日服尽。

徐灵胎曰：连轺即连翘根，气味相近，今人不采，即以连翘代可也。

李时珍曰：潦水乃雨水所积，韩退之诗云：潢潦无根源，朝灌夕已除。盖谓其无根而易涸，故成氏谓其味薄，不助湿气而利热也。

周禹载曰：此亦两解表里之法也，故用外汗之药，必兼渗湿之味。伤寒发黄者，必其人脾家素有湿热，兼寒邪未散，两热相合，遂使蒸身为黄。故必利小便以去湿热，表汗以散寒湿。

张路玉云：《伤寒论》瘀热在里而发黄有二方，茵陈蒿汤治瘀热在里不得发越，而头汗身黄，故用茵陈、栀子、大黄引之下泄。此治伤寒之邪失于表散，或汗之不彻，瘀热在里而身发黄，故借用麻黄汤法，于中减却桂枝，增入连翘、梓皮、赤小豆清热利水，生姜、大枣开发肌腠，使湿热之气半从元府而解，半从渗道而解。不可泥词害义，以为瘀热在里，反用表药致惑也。

唐容川曰：麻黄、杏仁发皮毛以散水于外，用梓白皮以利水于内，此三味是去水分之瘀热也。连翘散血分之热，赤豆疏血分之结，此二味是去血分之瘀热也。尤必用甘、枣、生姜宣胃气，协诸药使达于肌肉。妙在潦水是云雨既解之水，用以解水火之蒸郁，为切当也。

《类聚方广义》：麻黄连轺赤小豆汤治疥癣内陷，一身瘙痒，发热喘咳。肿满者，加反鼻奇效。

尤在泾曰：茵陈蒿汤是下热之剂，栀子柏皮汤是清热之剂，麻黄连轺赤小豆汤是散热之剂。

阳明病，身热不能食，食则头眩，心胸不安，久久发黄，此名谷疸，茵陈蒿汤主之。

程云来曰：湿热与宿谷相搏，留于胃中，因作谷疸。

尤在泾曰：谷疸为阳明湿热瘀郁之证。阳明既郁，荣卫之源壅而不利则作寒热，健运之机窒而不用，则为不食。食入则适以助湿热而增逆满，为头眩心胸不安而已。

魏念庭曰：谷疸之为病，寒热不食，此寒热因内发外，与表邪无涉也。故食即头眩，心胸不安，知为内伤，非外感也。久久内蕴酿而热与湿相搏，面目身体发黄，又不同于风寒外袭内溷，因变热之速而发黄之捷也。主之以茵陈蒿汤，湿盛则除，热盛则清之义也。服后以小便利，溺如皂角汁状，色正赤，腹减黄退为度也。

《金匮辑义》：疸，热也，故有消疸、疸疟等之称。而热郁发黄，谓之黄疸，字书省文作疸。非。

《巢氏病源》：谷疸之状，食毕头眩，心忪怫郁不安而发黄。由失饥大食，胃气冲熏所致也。

按：此本《肘后方》。

阳明病，身热发黄，心中懊憹，或热痛，因于酒食者，此名酒疸，栀子大黄汤主之。

赵以德曰：酒热内结，心神昏乱作懊憹，甚则热痛。栀子、香豉皆能治心中懊憹，大黄荡涤实热，枳实破结逐停去宿积也。《伤寒论》：阳明病无汗，小便不利，心中懊憹者，身必发黄。是知热甚于内者，皆能成是病，非独酒也。

汤本求真曰：酒黄疸者，为嗜酒者患黄疸之意。热痛，谓肝脏或胆囊部有热、有疼痛之义。

《巢氏病源》：酒疸候，虚劳之人饮酒多，进谷少，则胃内生热，因大醉当风入水则身目发黄，心中懊憹痛，足胫烦，小便黄，面发赤斑。（亦本《肘后方》）

栀子大黄汤方

栀子十四枚　大黄一两　枳实五枚　豉一升

上四味，以水六升，煮取三升，去滓。温服一升，日三服。

魏念庭曰：此为实热之邪立法也。酒家积郁成热，非此不除也。

尤在泾曰：栀子、淡豉彻热于上，枳实、大黄除实于中，亦上下分消之法也。

张路玉曰：此即枳实栀子豉汤之变名也。大病后劳复发热，服枳实栀子豉三味复令微汗，使余热从外而解。若有宿食则加大黄，从内而解。此治酒疸之脉沉弦者，用此以下之。其脉浮当先吐者，则用栀子豉汤，可不言而喻矣。

《肘后方》：酒疸者，心懊痛，足胫满，小便黄，饮酒发赤斑黄黑，由大醉当风入水所致。治之方。（即本方）

《千金方》，枳实大黄栀子豉汤治伤寒饮酒，食少饮多，痰结发黄，酒疸心中懊憹，而不甚热，或干呕方。（即本方）

《医醇賸义》：大黄栀子汤治黄疸热甚脉实者。（即本方）

酒疸心中热，欲吐者，吐之愈。此节从《金匮要略》补入黄坤载曰：酒疸心中烦热，欲作呕吐者，吐之则愈。缘其湿热郁蒸，化生败浊，浊气熏心故欲作吐，吐其腐败则恶心呕哕止矣。

赵以德曰：酒停胃上脘，则心中热而欲呕，必吐之乃愈。

酒黄疸者，或无热，靖言了了，腹满欲吐，鼻燥；其脉浮者先吐之，沉弦者先下之。此节亦从《金匮要略》补入

尤在泾曰：酒黄疸者，心中必热，或亦有不热，靖言了了者，则其热不聚于心中，而或从下积为腹满，或从上冲为欲吐、鼻燥也。腹满者可下之，欲吐，者可因其势而越之，既腹满且欲吐，则可下亦可吐。热必审其脉浮者，邪近上宜先吐；脉沉弦者则邪近下，宜先下也。

沈明宗曰：详"先"字，要知吐下之后，再以清解余热，不待言矣。

阳明病，身黄，津液枯燥，色暗不明者，此热入于血分也，猪膏发煎主之。

赵以德曰：《伤寒类要》云：男子、女人黄疸，饮食不消，胃中胀热生黄衣、胃中有燥屎使然，猪脂煎服则愈。因明此方乃治血燥者也。诸黄所感之邪、所变之脏虽不同，然至郁成湿热则悉干于脾胃。胃之阳明经更属于肺金，金主燥，若湿热胜则愈变枯涩，血愈耗干，故诸黄起于血燥者皆得用之。考之本草，猪脂利血脉，解风热，润肺痿热毒，五疸身肿不得卧者。非燥之在上欤？胃中黄衣干屎，非燥之在中欤？小腹满，小便难，非燥之在下欤？三焦之燥，皆将猪脂润之。而燥在下，小便难者，又须乱发消瘀开关格，利水道，故用为佐。此与消石矾石散同治膀胱小腹满之血病，然一以除热去瘀，一以润燥。矾石之性燥走血，安可治血燥乎。又太阳证，身尽黄，脉沉结，小便自利，其人如狂者，血证谛也，抵当汤主之，乃重剂也；此则治血燥之轻剂也。

猪膏发煎方

猪膏半斤　乱发如鸡子大三枚

上二味，和膏煎之，发消药成，分再服。病从小便出。

沈明宗曰：此黄疸血分通治之方也。寒湿入于血分，久而生热，郁蒸气血不利，证显津枯血燥，皮肤黄而暗晦，即为阴黄。当以猪脂润燥，发灰入血和阴，俾脾胃之阴得其和，则气血不滞而湿热自小便去矣。

徐忠可曰：此为黄疸之谷气实者设也。仲景于妇人胃气下泄，阴吹而正结者，亦用此方，注曰：此谷气之实也。予友骆天游，黄疸，腹如大鼓，百药不效，用猪膏四两，发灰四两，一剂而愈，仲景岂欺我哉！

《肘后方》：女劳黄疸，因大热大劳交接后入水所致。身目俱黄，发热，恶寒，小腹满急，小便难，用膏发煎治之。

《千金方》：太医校尉史脱家婢黄病，服此胃中燥粪下便差。

诸黄，瓜蒂散主之。此节依涪古本补，《金匮要略》附方作"瓜蒂汤，治诸黄"

赵以德曰：古方多用此治黄，或作散，或吹鼻，皆取黄水为效。此治水饮郁热在膈上者，何也？盖瓜蒂吐剂也。《内经》曰：在上者因而越之。仲景云：湿家，身上疼而黄，内药鼻中。是亦邪浅之故也。

尤在泾曰：《删繁方》云：服讫吐出黄汁。亦治脉浮欲吐者之法也。

徐灵胎曰：疸之重者，有囊在腹中包裹黄水，药不能入，非决破其囊，或提其黄水出净，必不除根。

瓜蒂散方 见太阳病下

《千金翼方》：黄疸目黄不除，瓜丁散方：瓜丁细末如一大豆许，内鼻中，令病人深吸取入，鼻中黄水出差。

《外台秘要》：《删繁》疗天行毒热，通贯脏腑，沉鼓骨髓之间，或为黄疸、黑疸、赤疸、白疸、谷疸、马黄等疾，喘急须臾而绝方：瓜蒂二七枚，以水一升，煮取五合，作一服。

《北史·麦铁杖传》：瓜蒂喷鼻，疗黄不差。

《本事方》：一舟艄病伤寒发黄，鼻内酸痛，身与目如金，小便赤而数，大便如金。或者欲行茵陈五苓，予曰：非其治也。小便和，大便如常，则知病不在脏腑。今眼睛疼，鼻颏痛，是病在清道中，华盖肺之经也，若下大黄则必腹胀为逆。用瓜蒂散，先饮水，次搐之，鼻中黄水尽乃愈。

黄疸腹满，小便不利而赤，自汗出，此为表和里实，当下之，宜大黄硝石汤。

李珥臣曰：腹满小便不利而赤，里病也。自汗出，表和也。里病者，湿热内甚，用栀子清上焦湿热，大黄泻中焦湿热，黄柏消下焦湿热，硝石则于苦寒泻热之中而有燥烈发散之意，使药力无所不至而湿热悉清散矣。

张路玉曰：黄疸最难得汗，自汗则从汗解，故曰此为表和里实。方用大黄、硝石解散在里结血，黄柏专去下焦湿热，栀子轻浮。能使里热从渗道而泄。

大黄硝石汤方

大黄四两　黄柏四两　硝石四两　栀子十五枚

上四味，以水六升，先煮三味取二升，去滓，内硝，更煮取一升，顿服。

《金匮辑义》：硝石即火硝，时珍辨之详矣。

魏念庭曰：大黄硝石汤，为实热内盛者主治也。大黄、黄柏、栀子之苦寒兼用不害，加以硝石引从小便得出。服法，煮后去滓，内硝，更煮者，所以化苦寒之烈性为柔顺，清热邪而不致伤胃阳也。内硝顿服，治湿热必尽除其根，防其复作增剧也。前言下之不出方，此乃宜下者之方也。

徐灵胎曰：黄疸变腹满者最多，此方乃下法也。

诸黄腹痛而呕者，宜大柴胡汤。

徐忠可曰：邪高痛下，此少阳证也。是黄虽脾胃之伤，实少阳郁热，故以柴胡汤仍去其本经之邪，此必黄之不甚而未久者也。

《金鉴》曰：呕而腹痛，胃实热也。然必有潮热、便硬，始宜大柴胡汤两解之。若无潮热，便软，则当用小柴胡汤去黄芩加芍药和之可也。

《医醇賸义》：小柴胡加栀子汤治邪热留于半表半里而发黄者，仍以和其表里为法，于小柴胡汤内加栀子。

大柴胡汤方见太阳病中

黄病，小便色不变，自利，腹满而喘者，不可除热；除热必哕。哕者，小半夏汤主之。

赵以德曰：此言黄疸中有真寒假热者，谓内实小便必赤，今色不变加自利，虚寒也。虽腹热能满，虚亦满，实证有喘虚亦喘，误以为热而攻除之，则虚其胃而哕，哕由胃虚而气逆，逆则痰壅，故曰：小半夏汤主之。谓哕非小故，唯姜、半能行痰下逆而调胃，胃调然后消息治之，非小半夏即能治黄疸也。

尤在泾曰：哕，呃逆也。魏氏谓阳为寒药所坠，欲升而不能者是也。

陈灵石曰：若中虚发黄者，余每用理中汤、真武汤等。加茵陈蒿多效。

诸黄家，但利其小便，五苓散加茵陈蒿主之。假令脉浮，当以汗解者，宜桂枝加黄芪汤。

赵以德曰：黄家大约从水湿得之，经云：治湿不利小便非其治也。本草茵陈治热结黄疸、小便不利，故主之也。茵陈五苓散非徒治湿而已，亦润剂也，此用五苓散佐者，因湿热郁成燥也。然脉浮者，湿不在里而在表，表热乘虚入里，亦作癃闭，故须以脉别之，汗解、攻下，各有所宜也。而攻下之法既有浅深轻重，利小便与发汗之方何独不然乎。是方所主，唯和荣卫，非有发汗峻剂，必表之虚者用之。麻黄连翘赤小豆汤，又是里之虚者用之。

五苓散加茵陈蒿方

即五苓散，加茵陈蒿十分，同末。

陈灵石曰：五苓散功专发汗利水，助脾转输，茵陈蒿功专治湿退黄，合五苓散为解郁利湿之用也。盖黄疸病由湿热瘀郁熏蒸成黄，非茵陈蒿推陈致新不足以除热退黄；非五苓散转输利湿不足以发汗利水。二者之用取其表里两解，为治黄之良剂也。

《三因方》：五苓散治伏暑郁发黄，小便不利，烦渴，用茵陈煎汤调下。

《本事方》：有一人病伤寒七八日，身体洞黄，鼻目皆痛，两髀及项颈腰脊强急，大便涩，小便如金。予曰：脉紧且数，脾元受湿，暑热蕴蓄于太阳之经，宿谷相搏，郁蒸而不得散，故使头面有汗，至颈以下无之，若鼻中气冷，寸口近掌无脉则不疗。

急用茵陈汤调五苓散，数服而差。

《玉机微义》：茵陈五苓散，治湿热胜，发热黄疸。

《眼科锦囊》：茵陈五苓散治小儿雀目。

桂枝加黄芪汤方

桂枝三两　芍药三两　甘草二两（炙）　生姜三两（切）　大枣十二枚（擘）　黄芪二两

上六味，以水八升，煮取三升，去滓。温服一服，日三服。

王肯堂曰：桂枝加黄芪汤治黄疸脉浮，而腹中和者宜汗之。若腹满欲呕吐，懊恼而不和者，宜吐之，不宜汗。

诸黄，小便自利者，当以虚劳法，小建中汤主之。

尤在泾曰：小便利者，不能发黄，以热从小便去也。今小便利而黄不去，知非热病，乃土虚而色外见，宜补中而不可除热者也。不热而寒，不实而虚，则变攻为补，变寒为温，如小建中之法也。

《金鉴》曰：妇人产后，经崩发黄色者，乃脱血之黄色，非黄疸也。男子黄而小便自利，则知非湿热发黄也。询知其人，必有失血、亡血之故，以致虚黄之色外现。斯时汗下渗利之法，俱不可施，唯当与虚劳失血同治，故以小建中汤调养荣卫，黄自愈矣。

《阴证略例》：内感伤寒，劳役形体，饮食失节，中州变寒之病生黄，非伤寒坏之而得，只用建中，不必用茵陈也。

小建中汤方见太阳病中

黄疸病，麻黄醇酒汤主之。依涪古本补，《金匮要略》附方引《千金》

沈明宗曰：外感风寒湿热，在表郁而成黄，或脉自浮，当以汗解者，用此一味煮酒，使其彻上彻下，行阳开腠而驱荣分之邪，则黄从表解矣。

陈灵石曰：麻黄轻清走表，乃气分之药，主无汗表实证。黄疸病不离湿热之邪，用麻黄醇酒汤者，以黄在肌表荣卫之间，非麻黄不能走肌表，非美酒不能通荣卫，故用酒煮，以助麻黄发汗，汗出则荣卫通，而内蕴之邪悉从外解耳。

魏念庭曰：麻黄醇酒汤治黄疸，为宜汗者补开鬼门之法也。冬月用酒，春月用水，防其春温助热也。然要不外仲景除湿清热之旨。

麻黄醇酒汤方

《外台秘要》引仲景《伤寒论》云：《小品》《古今录验》《经心录》同。

麻黄三两（去节）

上一味，以美清酒五升，煮取二升半，顿服尽。冬月用酒、春月用水煮之。

《千金方》：治伤寒热出表发黄疸方：麻黄三两，以醇酒五升，煮取一升半，尽服之。温复汗出即愈。冬月寒时用清酒，春月宜用水。

《三因方》：麻黄醇酒治伤寒瘀血不解，郁发于表为黄疸。其脉浮紧者，以汗解之。（即本方）。

阳明病腹满，小便不利，舌萎黄燥，不得眠者，此属黄家。

赵以德曰：瘀热内积，为腹满。舌痿黄燥者，心脾脉络舌上下，凡舌本黄燥即是内热，况舌痿乎。湿热结积虽不行于肌表，然已见于舌。身热气烦，血少荣微，夜不入阴，故不睡。属黄家者，似其虽不以黄疸之黄，亦由积渐所致也。

《金匮辑义》：痿黄即萎黄，谓身黄不明润。

黄疸病，当以十八日为期，治之十日以上差，反剧者为难治。

尤在泾曰：土无定位，寄旺于四季之末各十八日。黄者，土气也，内伤于脾，故即以土旺之数为黄病之期，盖谓十八日脾气至而虚者当复，即实者亦当通也。治之十日以上差者，邪浅而正胜之则易治，否则邪反胜正而增剧，所谓病胜脏者也，故难治。

夫病脉沉，渴欲饮水，小便不利者，后必发黄。

尤在泾曰：脉沉者，热难外泄。小便不利者，热不下出。而渴饮之水与热相得，适足以蒸郁成黄而已。

《金鉴》曰：脉沉主里也。渴欲饮水，热瘀也。小便不利，湿郁也。热瘀湿郁于里，故发黄也。脉浮，发黄是得之于外因也；脉沉，发黄是得之于内因也。故治黄有汗、下二法也。

疸而渴者，其疸难治；疸而不渴者，其疸可治。发于阴部，其人必呕；阳部，其人振寒而发热也。 此节依《金匮要略》补

沈明宗曰：此言表病易治，里病难治也。胃中湿热蒸越皮肤则一身尽黄，虽发于外，当以表里阴阳辨证，则知可治与难治。若疸而渴者，邪虽外越，胃中湿热半居于内，耗竭津液则渴，津枯血燥，阳火亢极，表里皆邪，故曰难治。不渴者，热邪一发。尽越于表，里无余蕴，一解表而即散，故曰可治。然邪在胸膈胃腑之里为发阴部，内逆上冲，其人必呕。其邪尽发皮壳之表为阳部，乃太阳所主，故振寒而发热也。

张路玉曰：疸为湿热固结，阻其津液往来之道，故以渴与不渴证津液之通与不通也。呕为肠胃受病，振寒发热为经络受伤，于此可证其阴阳表里而治也。

陈修园曰：此以渴不渴别疸之难治可治。以呕与寒热辨黄之在表在里也。

趺阳脉微而弦，法当腹满，若不满者，必大便难，两胠疼痛，此为虚寒，当温之，宜吴茱萸汤。

胠，去鱼切。

喻嘉言曰：趺阳脾胃之脉而见微弦，为厥阴肝木所侵侮，其阴气横聚于腹，法当胀满有加。设其不满，阴邪必转攻而决无轻散之理。盖阴邪既聚，不温必不散，阴邪

不散，其阴窍必不通，故知其便必难，势必逆攻两胠，而致疼痛，较腹满更进一步也。虚寒之气从下而上，由腹而胠，才见一斑，亟以温药服之，俾阴气仍从阴窍走散，而不至上攻则善矣。

唐容川曰：脉弦属肝，两胠亦是肝之部位，虚寒欲从下而上者，肝气之逆也。肝主疏泄大便，肝气既逆则不疏泄，故大便难也。

按：吴茱萸汤不特温胃散寒，且平肝气之上逆也。

《素问·五脏生成》：王注：胠，胁上也。

《说文》：胠，腋下也。

夫病人腹痛绕脐，此为阳明风冷，谷气不行，若反下之，其气必冲；若不冲者，心下则痞，当温之，宜理中汤。

周禹载曰：脐位乎阴，绕之而痛，必有所闷而不通者，或风或冷，其有袭之者矣。风冷既入，则必阳不盛，阳既不盛，孰为消腐水谷治之者，必以辛温之味鼓散其邪，庶几可也。乃反以寒药下之，则其邪必不服，犹之太阳反下其气上冲也。经谓气上冲胸，邪在大肠；若不上冲，则其邪尚在于胃。经又谓客气上逆，而心下痞也。

理中汤方见霍乱

阳明病，发热十余日，脉浮而数，腹满，饮食如故者，厚朴七物汤主之。

周禹载曰：此有里复有表之证也。腹满而能饮食，亦热邪杀谷之义，发热，脉浮数，此表邪正炽之时，故以小承气治其里，桂枝去芍药以解其表，内外两解，涣然冰释，即大柴胡之意也。以表见太阳，故用桂枝耳。

陈修园曰：此言腹满发热而出表里两解之方也。但发热疑是中风证，风能消谷，论云：能食为中风，可以参看。

厚朴七物汤方

厚朴半斤　甘草三两（炙）　大黄三两　枳实五枚　　桂枝二两　生姜五两　大枣十枚

上七味，以水一斗，煮取四升，去滓。温服八合，日三服。

张路玉曰：腹满者，邪气入于里也。发热者，阳气达于外也。虽病经十日而脉浮数，邪犹未全入里，况能食，以证胃气之有权，故用小承气合桂枝去芍药汤两解表里之法，较之桂枝加大黄汤多枳朴而少芍药，以枳朴专泄壅滞之气故用之，芍药专收耗散之阴，此腹但满而不痛，与阴血无预故去之。

《千金方》：厚朴七物汤治腹满气胀方。（即本方）

《三因方》：七物厚朴汤治腹满发热，以阳并阴则阳实而阴虚，阳盛生外热，阴虚生内热。脉必浮数，浮则为虚，数则为热。阴虚不能宣导，饮食如故致胀满者，为热胀。

痛而闭者，厚朴三物汤主之。此节从《金匮要略》补。《脉经》作"腹满痛"。

魏念庭曰：闭者，即胃胀便难之证。

尤在泾曰：痛而闭，六腑之气不行矣。厚朴三物汤与小承气同，但承气意在荡实，故君大黄，三物意在行气，故君厚朴。

《素问·举痛论》：热气留于小肠，肠中痛，瘅热焦渴，则干不得出，故痛而闭不通矣。

厚朴三物汤方

厚朴八两　大黄四两　枳实五枚

上三味，以水一斗二升，先煮二味取五升，内大黄煮取三升，去滓，温服一升。以利为度。

张路玉曰：痛而闭塞，无雷鸣、呕逆之证者，为实当下之。即用小承气倍厚朴而易其名，以其无亢极之火，故不用承气二字，与理中汤之易名人参汤一义。

陈灵石曰：此方不减大黄者，以行气必先通便，便通则肠胃畅而腑脏气通，通则不痛也。

《千金翼方》：厚朴汤主腹中热，大便不利。（即本方）

按之心下满痛，有潮热者，此为实也，当下之，宜大柴胡汤。此节依涪古本补。《金匮要略》脱"有潮热"三字

魏念庭曰：此为邪实而且夹热者言也。按之心下满痛，邪犹盛在上焦之阳分，即有便闭，故当大柴胡以两解。

尤在泾曰：按之而满痛者，为有形之实邪，实则可下。而心下满痛则结处尚高，与腹中满痛不同，故不宜大承气而宜大柴胡。承气独主里实，柴胡兼通阳痹也。

阳明病，腹中切痛雷鸣，逆满呕吐者，此虚寒也，附子粳米汤主之。

喻嘉言曰：腹中阴寒奔迫，上攻胸胁，以及于胃而增呕逆，顷之胃气空虚，邪无所砥，辄入阳位则殆矣。是其除患之机，所重全在胃气，乘其邪初犯胃，尚自能食，而用附子粳米之法温饱其胃，胃气温饱则土厚而邪难上越，胸胁逆满之浊阴，得温无敢留恋，必还从下窍而出，旷然无余，此持危扶颠之手眼也。

陈修园曰：此言寒气之自下而上僭，中上之阳必虚，唯恐胃阳随其呕吐而脱，故于温暖胃阳方中，而兼补肾阳也。

《素问·举痛论》：寒气客于肠胃，厥逆上出，故痛而呕也。

《灵枢·五邪》：邪在脾胃，阳气不足，阴气有余，则寒中肠鸣肠痛。

附子粳米汤方

附子一枚（炮）　半夏半升　甘草一两　大枣十枚　粳米半升

上五味，以水八升，煮米熟汤成，去滓。温服一升，日三服。

尤在泾曰：下焦独阴之气，不特肆于阴部，而且逆于阳位，中土虚而堤防撤矣。故以附子辅阳驱阴，半夏降逆止呕，而尤赖粳米、甘、枣培令土厚而使敛阴气也。

徐忠可曰：此方妙在粳米。鸣而且痛，腹中有寒气也。乃满不在腹而在胸胁，是邪高痛下，寒实从下上，所谓肾虚则寒动于中也，故兼呕逆而不发热。以附子温肾散寒，半夏去呕逆，只用粳米合甘枣调胃建立中气。不用术，恐壅气也。

《千金方》：附子粳米汤治霍乱四逆，吐少呕多者。（即本方有干姜一两）

《三因方》：附子粳米汤，治忧怒相乘，神志不守，思虑兼并，扰乱脏气，不主传导，使诸阳不舒，反顺为逆，中寒气胀，肠鸣切痛，胸胁逆满，呕吐不食。（于本方加干姜）

阳明病，腹中寒痛，呕不能食，有物突起，如见头足，痛不可近者，大建中汤主之。

尤在泾曰：心腹寒痛，呕不能食者，阴寒气盛而中土无权也。上冲皮起，出现有头足，上下痛而不可触近者，阴凝成象，腹中虫物乘之而动也。是宜大建中脏之阳以胜上逆之阴，故以蜀椒、干姜温胃下虫，人参、饴糖安中益气也。

《灵枢·厥病》：肠中有虫瘕及蛟蛔，心肠痛，𢙝作痛肿聚，往来上下行，痛有休止，腹热喜渴涎出者，是蛟蛔也。

按：此节虽未言虫痛，然饬治蛟蛔病，用大建中意可知也。

大建中汤方
蜀椒二合（去目、汗） 干姜四两 人参一两 胶饴一升

上四味，以水四升，先煮三味，取二升，去滓，内胶饴，微火煮取一升半，分温再服。如一炊顷可饮粥二升，后更服，当一日食糜粥，温覆之。

魏念庭曰：经云：阳气出于中焦，建其中气，气血调和，百脉通畅，诸证自瘳。

费晋卿曰：非人参不能大补心脾，非姜椒不能大祛寒气，故名曰大建中。又有饴糖之甘缓以杀姜椒之辛燥，非圣于医者，不辨有此。

阳明病，腹满、胁下偏痛，发热，其脉弦紧者，当以温药下之，宜大黄附子细辛汤。

尤在泾曰：胁下偏痛，而脉紧弦，阴寒成聚，偏著一处，虽有发热，亦是阳气被郁所致。是以非温不能已其寒，非下不能去其结，故曰：宜以温药下之。

程氏曰：大黄苦寒，走而不守，得附子细辛之大热，则寒性散而走泄之性存是也。

魏念庭曰：经云肝主司泄，开窍于两阴，胁下痛而便闭，其脉紧弦者，乃肝家寒热之邪结不通也，故用大黄附子细辛等，寒热并济以和之。此发热或有形之物积在肠胃，而皮肤热作，故在可下之例，未必为假热之证。

徐忠可曰：附子、细辛与大黄合用，并行而不悖，此即大黄附子泻心汤之法也。

唐容川曰：当温者不可下，当下者不可温，上数方，一寒一热，反观互证，所以明其有别也。然又有当温复当下，当下复当温者，是又宜温下并行，不可执著。故特出大黄附子汤之证治，以见温之与下，或分或合，总随证而转移，而不可拘泥也。

大黄附子细辛汤方

大黄三两　附子三两（炮）　细辛二两

上三味，以水五升，煮取二升，去滓。分温三服，一服后，如人行四五里，再进一服。

《衷中参西录》：大黄附子细辛汤为开结良方，愚尝用之，以治肠结腹疼而甚效。

问曰：阳明宿食，何以别之？师曰：寸口脉浮而大，按之反涩，尺中亦微而涩，故知其有宿食也。大承气汤主之。

章虚谷曰：脉浮而大，本阳明之病脉也，以兼宿食里结，故按之反涩。尺中者，下焦之气也，食滞肠胃，下焦气不宣通，故脉微涩。

《灵枢》云：水谷者常并居胃中，成糟粕而俱下于大肠，而成下焦，渗而俱下。以宿食不行则下焦气闭，故当用大承气通肠胃，去宿食也。

徐灵胎曰：有食而反微涩，此气结不通之故。

《巢氏病源》：宿食不消候：宿谷未消，新谷又入，脾气既弱，故不能磨之，则经宿而不消也，令人腹胀气急，噫气醋臭，时复憎寒壮热是也。

寸口脉数而滑者，此为有宿食也。

李珥臣曰：滑者，水谷之气胜也。若滑而兼数，则湿热已入胃腑也，故云有宿食可下之。

魏念庭曰：滑与涩相反，何以俱为实宜下？滑者涩之浅而实邪欲成未成者，涩者滑之深而实邪已成者，故不论为滑为涩，兼大而见，则有物积聚，宜施攻治无二理也。

下利不欲食者，此为有宿食也。

程郊倩曰：伤食恶食，故不欲食，与不能食者自别。下利有此，更无别样虚证，知非三阴之下利，而为宿食之下利也，故当下之。

徐灵胎曰：伤食恶食，凡噤口利，亦必因宿食之故。

脉紧如转索，此为有宿食也。

尤在泾曰：脉紧如转索者，紧中兼有滑象，不似风寒外感之紧为紧而带弦也。故寒气所束者，紧而不移；食气所发者，乍紧乍滑，如以指转索之状。

魏念庭曰：转索，宿食中阻，气道艰于顺行，曲屈傍行之象。

脉紧，腹中痛，恶风寒者，此为有宿食也。

李珥臣曰：此脉与证似伤寒，而非伤寒者，以身不痛，腰脊不强故也。然脉紧亦有辨浮而紧者为伤寒，沉而紧者为伤食。

《甲乙经》曰：人迎紧甚伤于寒，气口紧甚伤于食，则寒与食又以左右手为辨已。

宿食在上脘者，法当吐之，宜瓜蒂散。

脘，音管。

《金鉴》曰：胃有三脘，宿食在上脘者，膈间痛而吐，可吐不可下也；在中脘者，心中痛而吐，或痛不吐，可吐可下也；在下脘者，脐上痛而不吐，不可吐可下也。今食在上脘，故当以瓜蒂散吐之也。

周禹载曰：食既云宿，决非上脘，既非上脘，何以用吐？今言上脘又言宿食，则必有痰载物不使得下，则为喘为满。不能俱见，故一吐而痰与食俱出矣。

《东垣试效方》：若有宿食而烦者，仲景以栀子大黄汤主之。气口三盛，则食伤太阴，填塞闷乱，极则心胃大疼，兀兀欲吐，得吐则已，俗呼食迷风是也。

《难经》云：上部有脉，下部无脉，其人当吐，不吐者死，宜瓜蒂散之类吐之。经云：高者因而越之，此之谓也。

卷十

辨少阳病脉证并治

少阳之为病，口苦、咽干、目眩是也。

陈修园曰：此节为少阳证之提纲，主少阳之气化而言也。《内经》云：少阳之上，相火主之，苦从火化，火胜则干，故口苦咽干。

《金鉴》曰：口苦者，热蒸胆气上溢也。咽干者，热耗其津液也。目眩者，热熏眼发黑也，此揭中风伤寒邪传少阳之总纲。凡篇称少阳中风伤寒者，即具此证之谓也。

章虚谷曰：阳明中风，亦有口苦咽干，以热由胃上咽而至口，不涉于肝，故无目眩，以此为辨。

柯韵伯曰：太阳主表，头项强痛为提纲，阳明主里，胃家实为提纲，少阳居半表半里之位，仲景特揭口苦、咽干、目眩为提纲。盖口、咽、目三者，不可谓之表，又不可谓之里，是表之入里，里之出表处。所谓半表半里也。三者能开能合，恰合枢机之象，故两耳为少阳经络出入之地。苦、干、眩者，皆相火上走空窍而为病也。此病自内之外，人所不知，唯病人独知，诊家所以不可无问法，三证为少阳一经病机，兼风寒杂病而言，但见一证即是，不必悉具。

《新释》：少阳者，皮腠里，脏腑外，连网三焦之符语，满布全身之空隙，而司半表半里者也。其致病之因，必间接于太阳或阳明之转属；或由口鼻直接之传入。然邪之至少阳，无不郁而化热，致三焦腠理干燥者。其为病郁热于阳明之里，致肝气不舒，热蒸胆液随胃气而上逆，故口苦；津液受灼，不达于上，则咽干；脏腑郁热，致元真不荣于目，而虚火上熏，故目眩。《内经》云：少阳为枢。又云，少阳之上，相火主之。三证皆少阳之气化太过，虚火上炎而枢机失和之病也。

少阳中风，两耳无所闻，目赤，胸中满而烦者，不可吐下，吐下则悸而惊。

尤在泾曰：此少阳自中风邪之证，不从太阳传来者也。少阳之脉，起于目锐眦，其支从目后入耳中，以下胸中，少阳受邪，壅热于经，故耳聋、目赤、胸中满而烦也，是不在表，故不可吐，复不在里，故不可下，吐则伤阳，阳虚而气弱则悸，下则伤阴，阴虚而火动则惊。

程郊倩曰：风伤气，气则为热，气壅而热，故耳聋，目赤、胸满而烦。此与伤寒脉弦细条皆是表邪直犯少阳。不从太阳透迤来者，故总五四五日，六七日字。

唐容川曰：胸中满句，最是少阳关键处。胸前有膈，膈膜上循腔子为胸中，此膈膜连于心包而附近胃中。邪在膈膜中，故胸中满；僭入心包故心烦。此在膜中，不在胃中，故不可吐下。若吐下伤胃之阳，则膀胱水气上凌而悸；伤胃之阴，则心包之火，飞越而惊。

魏念庭曰：此条论，仲景不出方，小柴胡条中有心烦、心下悸之证，想可无事他求也。

伤寒，脉弦细，头痛发热者，属少阳，不可发汗；发汗则谵语，烦躁，此属胃不和也，和之则愈。

尤在泾曰：经曰少阳之至，其脉弦。故头痛，发热者，三阳表证所同，而脉弦细则少阳所独也。少阳经兼半里，热气已动，是以不可发汗；发汗则津液外亡，胃中干燥，必发谵语。云此属胃者，谓少阳邪气并于阳明胃府也。若邪去而胃和则愈。

王肯堂曰：凡头痛、发热俱为在表，唯此头痛、发热为少阳者，以其脉弦细故知邪入少阳之界也。可汗不可汗，当以此为法。又曰：此少阳阳明，宜重则小承气，轻则大柴胡。盖少阳不可下，阳明不可不下，故与小承气，少少与之，取微利也。成氏以调胃承气主之，误矣。调胃承气，太阳阳明药也。不可不审。

陈修园曰：此言少阳自受之寒邪，戒其不可发汗也。合上节所谓少阳有汗、吐、下三禁是也。汉文辞短意长。读者当以互文见意。

吴绶曰：少阳经头痛，头角或耳中痛，脉弦数，口苦，发热，往来寒热者，不分有汗无汗，并用小柴胡汤和之。

本太阳病，不解，转入少阳者，胁下硬满，干呕不能食，往来寒热，脉沉弦者，不可吐下，与小柴胡汤。

张隐庵曰：此太阳受病，而转入少阳也。胁下者，少阳所主之分部，病入少阳，枢转不得，故胁下硬满。干呕、不能食者，上下之气不和也。往来寒热者，开阖之机不利也。如吐下而脉沉紧则病入于阴，今尚未吐下，中土不虚，脉沉弦者，乃太阳本寒，内与少阳火热相搏，故与小柴胡汤从枢转而达太阳之气于外也。

柯韵伯曰：少阳为枢，太阳外证不解，风寒从枢而入少阳矣，若见胁下硬满，干呕不能食，往来寒热之一，便是柴胡证未罢。

徐灵胎曰：此为传经之邪也。以上皆少阳本证，少阳已渐入里，故不浮而沉弦亦少阳本脉。

按：少阳证所以胁下硬满者，胁下为肝脾二脏，其中为腹，肠胃在焉。邪在腑则行，在脏则留故也。以上三节，首节胸中满，邪在上焦也；次节胃不和，邪在中焦也；本节胁下硬满，脉沉弦，邪在下焦也。而小柴胡汤可以通治之者，以上焦得通，津液得下，胃气因和，是其效用也。

小柴胡汤方见太阳病中

少阳病，气上逆，令胁下痛，甚则呕逆，此为胆气不降也。柴胡芍药枳实甘草汤主之。

刘昆湘曰：亦示少阳腑邪上逆之证，曰：少阳病，气上逆，令胁下痛。痛甚则呕逆者，明胆阳以两胁为升降之道路，其气则布于三焦，其液则游于络脉。凡脏腑之生化皆以气为用，以液为体。气无质则无所生，质无气则无所用；质以生气，气以使质。六腑之气，行于脉外，为五脏之外卫，故曰：六腑者，传化物而不藏。唯胆藏精汁，是为奇恒之腑。故其气内畅心荣，外疏肝络，常并脉而行。卫气逆则荣郁而不通，不通则真邪相攻。神伤为痛，胆气不得通降，必内陷而上溢于胃，故令呕逆不止。所以然者，以少阳气上逆，胆腑不降故也。经曰：胆气溢则口苦，胃气逆则呕苦，名曰呕胆，宜柴胡芍药枳实甘草汤主之。柴胡疏胆，芍药平肝，枳实下气，甘草和中也。

柴胡芍药枳实甘草汤方见伤风

若已吐、下、发汗、温针，谵语，柴胡汤证罢者，此为坏证。知犯何逆，以法救之，柴胡汤不中与也。

张隐庵曰：此总结上文之意。夫少阳不可吐下，吐下则悸而惊；少阳不可发汗，发汗则谵语。若已吐、下、发汗，则温针谵语，夫温针者。惊也。本论云：太阳伤寒，加温针必惊。夫惊而谵语，病非少阳。如柴胡汤证罢者，此为里虚自败之病。知犯何逆，随其病之所在而以法治之。又不可与小柴胡汤。所以结上文三节之意也。

陈修园曰：此言已犯吐、下、发汗之禁，当审其救治之法也。补出温针，见温针虽不常用，而其为祸更烈也。时医辄用火灸，更以人命为戏矣。

三阳合病，脉浮大，上关上，但欲眠睡，目合则汗，此上焦不通故也，宜小柴胡汤。

成无己曰：关脉已候少阳之气，太阳之脉浮，阳明之脉大，脉浮大，上关上，知三阳合病。胆热则睡，少阴病但欲眠睡，目合则无汗，以阴不得有汗。但欲眠睡，目合则汗，知三阳合病，胆有热也。

舒驰远曰：脉浮大，上关上，阳盛之诊也。欲眠睡者，热盛神昏之意也。寒中少阴，但欲寐者，其人恶寒。热盛神昏者，不恶寒。反恶热也。

程郊倩曰：大为阳明主脉，太阳以其脉合，故浮大上关上，从关部连上寸口也。少阳以其证合，故但欲眠睡，目合则汗。但欲眠为胆热，盗汗为半表里也。当是有汗则主白虎，无汗则主小柴胡也。

伤寒四五日，无大热，其人烦躁者，此为阳去入阴故也。

按：伤寒三日，三阳为尽，至四五日，正当太阴、少阴主气之期，外无大热，其人烦躁者，是邪由表传里，涉于少阴之候。故曰：此为阳去入阴故也。

方中行曰：去，往也。言表邪往而入于里，所以外无大热，而内则烦躁也。

柯韵伯曰：阴者，主里而言。或入太阳之本而热结膀胱；或入阳明之本而胃中干燥；或入少阳之本而胁下硬满，或入太阴而暴烦下利；或入少阴而口燥舌干；或入厥阴而心中疼热。皆入阴之谓。

伤寒三日，三阳为尽，三阴当受邪。其人反能食而不呕者，此为三阴不受邪也。

汪苓友曰：伤寒三日者，即《素问》相传日数。邪在少阳，原呕而不能食。今反能食而不呕，可征里气之和而少阳之邪自解也。既里和而少阳邪解则其不传三阴，断断可必，故云：三阴不受邪也。

柯韵伯曰：三阴受邪病为在里，故邪入太阴则腹满而吐，食不下。邪入少阴，欲吐不吐，邪入厥阴，饥而不欲食，食则吐蛔。所以然者，邪自阴经入脏，脏气实而不能容，则流于腑。腑者胃也。入胃则无所复传，故三阴受邪已入于腑者可下也。若胃阳有余，则能食不呕，可预知三阴之不受邪矣。

陈修园曰：此言少阳亦有以次而传，与上文互相发明，此当与太阳篇至七日以上自愈者以行其经尽合看，则传经了然。

喻嘉言曰：能食不呕，与胃和则愈之义互发。

伤寒三日，少阳脉小者，为欲已也。

成无己曰：《内经》曰：大则邪至，小则平。伤寒三日，邪传少阳，脉当弦紧，今脉小者，邪气微而欲已也。

张隐庵曰：此承上文而言，伤寒三日，乃少阳主气之期，若少阳脉小者，小则病退，其病欲已。不但三阴不受邪也。

少阳病，欲解时，从寅至辰上。

张隐庵曰：日出而阳气微，少阳之所主也。少阳乃阴中之初阳，秉阳春之木气，从寅至辰上，乃寅卯属木，又得少阳气旺之时而病解也。

魏念庭曰：病在少阳，乘正旺时如法治之。何病不已。

按：三阳病欲解时，皆在日间，魏氏谓乘正旺时如法治之者，如小柴胡汤云，日三服，从寅至戌也。桂枝汤云，半日许令三服尽，从巳至未也。大承气汤云，得下余勿服，不下明日更服，从申至戌也。然证有并合之殊，故诸方之例不必尽同也。少阳居太阳阳明之间，故日三服，历二阳之王时解。

唐容川曰：少阳之界，出则为阳明太阳，入则为少阴、太阴、厥阴，皆从膜中相通，故各经皆有少阳证。

辨太阴病脉证并治

太阴之为病，腹满而吐，食不下，自利益甚，时腹自痛，若下之，必胸下结硬。

张隐庵曰：太阳之气若天日，太阴之气犹地土。此言太阴受病地气不升，而自利自满也。太阴为病腹满者，腹为脾土太阴之所居也。脾气不能上交于胃，故腹满；胃气不能下交于脾，故吐；脾胃之气不相通贯，故食不下；自利益甚者，湿气下注也。时腹自痛者，脾络不通也。若下之则伤阳明胃土之气，故必胸下结硬。

张兼善曰：夫病自阳经发者，为外感风寒，邪从表入，故太阳先受之也。病自阴经起者，为内伤生冷，饮食过多，故从太阴入也。太阴者脾也，以饮食生冷则伤脾，故腹满而吐食，食不下，自利不渴。手足自温等证也。

程郊倩曰：腹满而吐，食不下，则满为寒胀，吐与食不下总为寒格也。

尤在泾曰：太阴之脉入腹，属脾，络胃，上膈夹咽。故其病有腹满而吐，食不下，自利腹痛等证。然太阴为病，不特传经如是，即直中亦如是。且不特伤寒如是，即杂病亦如是。但有属阴属阳，为盛为虚之分耳。

《金鉴》曰：此太阴病全篇之提纲，后凡称太阴病者，皆指此证而言之。

《新释》：太阴者，淋巴系之符语，为身躯最大且多之体质，在阳明之里乳糜腺，在太阳之里脂肪腺，在少阳之部曰淋巴腺。夫肠胃所消化水谷之营养液，由乳糜腺吸收于淋巴腺。而渐次变化输入脂肪腺。其作用全在于湿气之滋，而原动力则主于脾，在少阴为白细胞，在阳明为膵液，《内经》曰：太阴之上，湿气主之。若湿气太过之为病，则肠胃及腹皮里之淋巴腺蓄湿不行而腹满。《内经》曰太阴为开，又曰脾主为胃行其津液者也。今胃之津液不能由开而达于太阳，反逆行于阳明，排泄于胃则为吐。脾气不舒，升降失常。幽门结闭，故食不下。腐秽排泄于肠则自利。此为伏邪慢发，故利初微而后益甚。寒湿滞于血分，故时腹自痛。此病为少阳半里之寒湿，非肠胃之燥热，故不可下。若误下之，则脾气为寒药所伤，滞于脾部胸下，不唯腹满不消，而且胸下结硬，论所谓病发于阴，而反下之，因作痞是也。

按：太阴与阳明为表里，皆有腹满证，然阳明之腹满为肠胃中有宿食，燥屎，故下之大便利则腹满去。而太阴之腹满为肠胃外郁寒湿，故下利而满仍不除也。此证与霍乱相似，而以腹满别之，盖霍乱为阳明之卒中，此则太阴之慢发也。

《伤寒蕴要》：凡自利者，不因攻下而自泻利，俗言漏底伤寒者也。大抵泻利，小便清白不涩，完谷不化，其色不变，有如鹜溏，或吐利腥秽，小便澄彻清冷，口无燥渴。其脉多沉，或细，或迟，或微而无力，或身虽发热，手足逆冷，或恶寒蜷卧，此皆属寒也。

《伤寒辨要》：本篇曰：下之必胸下结硬。朱肱曰：近人多不识阴证，才见胸膈不快，便投食药，非其治也，大抵阴证者，由冷物伤脾胃，寒中太阴也。主胸填满，面色及唇皆无色泽，手足冷，脉沉细，少情绪。近世此证颇多。余与增损理中丸，救活甚多。

太阴中风，四肢烦疼，阳微阴涩而长者，为欲愈。

张令韶曰：太阴中风者，风邪直中于太阴也。四肢烦疼，风淫末疾也。微涩阴脉也；长阳脉也。太阴内主腹而外主四肢，由内而外，转阴为阳，故为欲愈之候也。

柯韵伯曰：风为阳邪，四肢为诸阳之本，脾主四肢，阴气衰少则两阳相搏，故烦疼。脉涩与长不是并见，涩本病脉而转长，病始愈耳。风脉本浮，今而微，知风邪当去。涩则少气、少血，今而长则气治，故愈。四肢烦疼，是中风未愈，前证微涩而长是中风将愈之脉，作两截看。

按：此节四肢烦疼之证，与风湿相搏二节相类。阳微而涩，即浮虚而涩之互词。下文云：大便硬，知上自利也。此不言湿，太阴本气也。

太阴病，脉浮者，可发汗，宜桂枝汤。

唐容川曰：太阴病，是指腹满湿气为病也。湿在内，脉当沉，今脉浮者，是湿从外至，仍欲外出之象。故用桂枝汤从中外托，使自油网中而托出肌外以为汗也。

方中行曰：浮为在表，太阴之脉，尺寸俱沉细，今见浮则邪还于表可知。然浮为风，宜桂枝汤者，以太阴之中风言也。

王肯堂曰：病在太阳，脉浮无汗，宜麻黄汤。此脉浮，盖亦无汗而不言者，谓阴不得有汗，不必言也，不用麻黄汤，而用桂枝汤，盖以三阴兼表病者，俱不当大发汗也。须识无汗，亦有用桂枝汤也。

徐灵胎曰：太阴本无汗法，脉独浮则邪在表，故用桂枝，从脉不从证也。

桂枝汤方 见太阳病上

自利不渴者，属太阴，以其脏有寒故也。当温之，宜服理中、四逆辈。

成无己曰：自利而渴者，属少阴，为寒在下焦。自利不渴者属太阴，为寒在中焦，与四逆等汤以温其脏。

魏念庭曰：以其人脾脏之阳平素不足，寒湿凝滞，则斡运之令不行，所以胃肠水谷不分而下泄益甚。自利二字，乃未经误下、误汗、吐而成者，故知其脏本有寒也。

陆九芝曰：三阴皆有自利，自利不皆属寒，少厥之自利多口渴，太阴之自利则不渴，不可见太阴之独有寒邪。其曰手足自温者，正谓其一身无热而但有手足之尚温。故即未成厥逆，亦有取乎四逆之治。

陈修园曰：以不渴一证认太阴，是辨寒热利之金针，脾不输津于上，亦有渴证，然却不在太阴提纲之内。

伤寒脉浮而缓，手足自温者，系在太阴，太阴当发身黄；若小便自利者，不能发黄，至七八日，虽暴烦下利日十余行，必自止，以脾家实，腐秽当去故也。

张令韶曰：经云：太阴之上，湿气主之，中见阳明。是以不得中见之化，则为脏寒之病。中见太过，湿热相并，又为发黄之证。此太阴之有寒有热也。伤寒脉浮而缓，手足自温者，系在太阴，而中见阳明之化者也。阳明之热合太阴之湿，当发身黄；若小便自利者，湿热得以下泄，不能发黄，至七八日，骤得阳热之化，故暴烦。阴湿在内，故下利。然虽下利日十余行，必当自止。所以然者，以太阴中见热化，脾家实，仓廪之腐秽当去故也。

秦皇士曰：脉浮阳脉也，脉缓太阴也。上章以自利不渴，定其太阴寒证下利；此章以脉浮手足自温，定其太阴湿热下利。太阴湿热当发身黄，若小便自利不发黄，至七八日，大便结硬，此外传阳明，湿热变燥而为脾约等证。若不外传，而发暴烦下利。虽每日十余行。湿热去尽，必自止而愈。以脾热腐秽当去者也。同一太阴热邪，以湿热系在太阴下利，则入太阴篇；以外传阳明，湿热变燥，大便干结，则入阳明篇，此千古未白。

本太阳病，医反下之，因尔腹满时痛者，属太阴也，桂枝加芍药汤主之；大实痛者，桂枝加大黄汤主之。

张令韶曰：此言太阳转属太阴也。本太阳病，医反下之，太阳之气陷入太阴之地中，因尔腹满时痛者，乃太阳转属太阴也。宜桂枝汤以启陷下之太阳，加芍药以通在里之脾络。大实痛者，脾家实也。又宜加大黄以去脾家之腐秽。

柯韵伯曰：妄下后，外不解而腹满时痛，是太阳太阴并病。若大实痛，是太阳阳明并病。此皆因妄下而转属，非太阴阳明之本证也。脾胃同处中宫，位同而职异，太阴主出，太阴病则秽腐气凝不利，故腹时痛，阳明主纳，阳明病则秽腐燥结而不行。故大实而痛。仍主桂枝汤者，因表证未罢而阳邪已陷入太阴，故倍芍药以滋脾阴而除满痛，此用阴和阳法也。若表邪未解而阳邪陷入阳明，则加大黄以润胃燥而除其大实痛，此双解表里法也。凡妄下必伤胃气，胃肠虚即阳邪袭阴，故转属太阴，胃液涸则两阳相搏，故转属阳明。属太阴则腹满时痛而不实，阴道虚也，属阳明则腹大实而痛，阳道实也。满而时痛，下利之兆。大实之痛，是燥屎之征，桂枝加芍药小变建中之剂；

桂枝加大黄，微示调胃之方也。

桂枝加芍药汤方

桂枝三两　芍药六两　甘草二两（炙）　生姜三两（切）　大枣十二枚（擘）

上五味，以水七升，煮取三升，去滓。温分三服。

《方极》：桂枝加芍药汤治桂枝汤证，而腹拘挛剧者。

《方舆輗》：其人宿有癥瘕痼癖，因痢疾引起固有之毒作腹痛者，此方为之主剂。假令因宿食而腹痛，吐泻已后腹痛尚不止者，此固有之毒所为也。

桂枝加大黄汤方

桂枝三两　大黄二两　芍药六两　甘草二两（炙）　生姜三两（切）　大枣十二枚（擘）

上六味。以水七升，煮取三升，去滓，温服一升，日三服。

汪苓友曰：桂枝加大黄汤仲景虽入太阴例，实则治太阳阳明之药也。与大柴胡汤治少阳阳明证义同。

《活人书》：关脉实，腹满、大便秘，按之而痛者，实痛也，桂枝加大黄汤。

《济阳纲目》：桂枝加大黄汤治腹中寒热不调而大痛。

太阴病，脉弱，其人续自便利，设当行大黄、芍药者，宜减之，以其人胃气弱，易动故也。

程郊倩曰：前条之行大黄、芍药者，以其病为太阳误下之病，自有浮脉验之，非太阴为病也。若太阴自家为病，则脉不浮而弱矣。纵有腹满、大实痛等证，其来路自是不同，中气虚寒必无阳结之虑，目前虽不便利，只好静以俟之。大黄、芍药之宜行者减之，况其不宜行者乎！诚恐胃阳伤动，则泻泄不止。而心下痞硬之证成，虽复从事于温，所失良多矣。胃气弱对脉弱言，易动对续自便利言。太阴者，至阴也。全凭胃气鼓动为之生化。胃气不衰，脾阴自无邪入，故从太阴为病指出胃气弱来。

喻嘉言曰：此段叮咛与阳明篇中互发。阳明曰不转矢气；曰先硬后溏；曰未定成硬，皆是恐伤太阴脾气。此太阴证而脉弱便利，减用大黄、芍药，又是恐伤阳明胃气也。

太阴病，大便反硬，腹中胀满者，此脾气不转也，宜白术枳实干姜白蜜汤。若不胀满，反短气者，黄芪五物汤加干姜半夏主之。

刘昆湘曰：此示阴结便硬之证，复有津凝气结，气虚津陷之异。曰太阴病，大便反硬，腹中胀满，颇似胃实之象，但满而不痛，实而不热，且非伤寒传变之证。此脾家之自病也。胃气虚逆，则津不下行，脾气不濡，则肠结不润。此由气郁不能散津，宜白术枳实干姜白蜜汤主之。白术以散脾精，干姜以温胃阳，枳实以降气结，白蜜以滋肠燥，胃阳转运，气布津行，脾复转输之常，则胀满自和。而大便之硬亦解。若不胀满短气，此为脾气陷脉，当下坠，宜黄芪五物汤加干姜半夏主之。虽云脾气下陷，实手足太阴之气俱陷，故上则气短、下则便硬。此由气虚津陷，脾阳不能上运，肺气失于下交。肺与大肠相表里，气陷则糟粕不转，故见短气便难之候。黄芪五物汤即桂枝汤去甘草，加黄芪。黄芪以升气陷，桂芍以建荣郁，生姜、大枣宣胃补中。干姜、半夏温脾降逆，大气一转，液道自通，而短气便硬诸证解矣。假令津枯肠燥而脾约便难，又非本方所宜也。

白术枳实干姜白蜜汤方

白术三两　枳实一两半　干姜一两　白蜜二两

上四味，以水六升，先煮三味取三升，去滓，内白蜜烊消。温服一升，日三服。

黄芪五物加干姜半夏汤方

黄芪三两　桂枝三两　芍药三两　生姜六两（切）　大枣十二枚（擘）　干姜三两　半夏半升（洗）

上七味，以水一斗，煮取五升，去滓，再煎取三升，分温三服。

太阴病，渴欲饮水，饮水即吐者，此为水在膈上，宜半夏茯苓汤。

刘昆湘曰：此手足太阴俱病，肺燥脾寒之证，脾寒则津不输，肺燥则渴欲饮水。证由胃阳内衰，中焦失如沤之化，水下入肠不纳，故令饮水即吐。以纳精之用在脾，化气之功在胃，胃不消水，由于脾不纳津；太阴不开，因令阳明不降；脾精不上散于肺，则肺燥而津干；肺气不下通于肾，则气停而水积。方用干姜半夏温脾降逆，泽泻茯苓清燥利水，寒热并行而上燥下寒俱解，水能化气而渴亦自愈。

按：湘古本泽泻作竹茹，今依本论改正。

半夏茯苓汤方

半夏一升　茯苓四两　泽泻二两　干姜一两

上四味，以水四升，煮取二升，去滓，分温再服，小便利则愈。

太阴病，下利口渴，脉虚而微数者，此津液伤也，宜人参白术芍药甘草汤。

刘昆湘曰：此示脾津内竭之证。太阴为病，当自利不渴，今下利口渴，故知脾阴之内亡也。脉虚而微数者，此津液伤也。阴竭则阳不内秘，气泄则精不上散，故口渴下利。方用人参白术救精气之脱，以运脾阳；芍药甘草缓中府之急专滋脾液。不用辛温燥烈之剂者，恐阴尽而阳亦随亡也。

按：湘古本证有发热汗出，方作人参白术生姜大枣甘草饴胶汤。今依本论改正。

人参白术芍药甘草汤方

人参三两　白术三两　芍药二两　甘草二两（炙）

上四味，以水五升，煮取三升，去滓，温服一升，日三服。

太阴病，不下利吐逆，但苦腹大而胀者，此脾气实也，厚朴四物汤主之。

刘昆湘曰：此示脾实气结之证。不下利，则为病不在二肠；不吐逆，则病不在胃脘。大腹为太阴脾气运化之所，但苦腹大而胀，无痛满拒按，燥屎内结极欲吐下之情，知非胃实，乃脾络横塞而气结也。故主治皆用攻邪之剂，枳、朴以降气结，橘、夏通液道之阻。

按：湘古本橘皮作知母，今依本论改正。

厚朴四物汤方

厚朴二两（炙）　枳实三枚（炙）　半夏半升（洗）　橘皮一两

上四味，以水五升，煮取三升，去滓，温服一服，日三服。

太阴病，不吐、不满，但遗矢无度者，虚故也。理中加黄芪汤主之。

此节言脾阳内衰，中气下陷之证治。邪不逆于胃府，故不吐；气不郁于中焦，故不满。但遗矢无度者，乃脾阳内衰，中气下陷之故。用理中汤以补脾阳之虚，加黄芪以升中气之陷。

理中加黄芪汤方

人参三两　白术三两　干姜三两　甘草三两（炙）　黄芪三两

上五味，以水八升，煮取三升，去滓，温服一升，日三服。

太阳病，欲吐不吐，下利时甚时疏，脉浮涩者，桂枝去芍药加茯苓白术汤主之。

此节言太阴中风，以致下利之证治。病在脾，不在胃，故欲吐不吐，本气之湿夹风下注二肠，故下利时甚时疏。用桂枝汤者，以脉浮为风邪外鼓之象。去芍药者，以按之涩，为血少而湿气内郁；故加苓术，健脾渗湿止利也。

桂枝去芍药加茯苓白术汤方

桂枝三两　甘草二两（炙）　茯苓三两　白术三两　生姜三两（切）　大枣十二枚（擘）

上六味，以水八升，煮取三升，去滓，温服一升，日三服。

太阴病，吐逆，腹中冷痛，雷鸣下利，脉沉紧者，小柴胡加茯苓白术汤主之。

此节言太阴中寒，以致三焦不和之证治。吐逆者，上焦不和也；腹中冷痛，中焦不和也；雷鸣下利，下焦不和也。以脉沉紧，有弦象，知里不虚。故用小柴胡汤以调和三焦之气，加茯苓白术，温脾除湿，以止下利。此与甘草泻心汤证，其人下利日数十行，谷不化，腹中雷鸣，干呕相似。唯心下不痞硬，故用柴胡汤而不用泻心也。

小柴胡加茯苓白术汤方

柴胡半斤　黄芩三两　人参三两　半夏半升（洗）　甘草三两（炙）　生姜三两（切）　大枣十二枚（擘）　茯苓三两　白术三两

上九味，以水一斗二升，煮取六升，去滓，再煎取三升，温服一升，日三服。

太阴病，有宿食，脉滑而实者，可下之，宜承气辈；若大便溏者，宜厚朴枳实白

术甘草汤。

宿食之病，本属阳明，然阳明与太阴相表里。胃有宿食原由脾阳气弱，失健运之常，致气滞而为腹满之太阴病。脉滑而实者，为宿食之候，可以阳明病治法，随证微甚，以小承气或大承气下之。若大便溏者，知胃气素弱，宜厚朴枳实白术甘草汤，清导和平之剂。枳朴以行宿食而消腹满，术草以除湿滞而止便溏。诚良方也。

厚朴枳实白术甘草汤方

厚朴三两　　枳实二两　　白术二两　　甘草二两

上四味，以水六升，煮取三升，去滓，温服一升，日三服。

太阴病，欲解时，从亥至丑上。

张令韶曰：太阴为阴中之至阴，阴极于亥，阳生于子。从亥至丑上，阴尽阳生也。阴得生阳之气，故解也。

卷十一

辨少阴病脉证并治

少阴之为病，脉微细，但欲寐也。

张令韶曰：经云：少阴之上，君火主之。又云：阴中之阴，肾也。是少阴本热而标寒，上火而下水，神之变精之处也。精与神合而脉生焉，病则精气衰，神气少，故脉微细也。少阴主枢转，出入于外内，病则入而不出，内而不外，气行于阴，故但欲寐也。此先论少阴标本、水火、阴阳之气，其见脉证有如是也。

沈尧封曰：微，薄也，属阳虚。细，小也，属阴虚。但欲寐者，卫气行于阴而不行于阳也。此是少阴病之提纲。凡称少阴病，必见但欲寐之证据，而其脉或微或细，见一即是，不必并见。

程郊倩曰：前太阴，后厥阴，俱不出脉象，以少阴一经可以该之也。少阴病六七日前，多与人以不觉，但起病喜厚衣近火、善瞌睡，凡后面亡阳发躁诸剧证，便伏于此处矣。最要提防。

丹波元简曰：太阳篇曰：太阳病，十日以去，脉浮细而嗜卧者，外已解也。此当以脉浮沉而别阴阳也。

《新释》：少阴者，血脉经络荣卫循环系统之符语。在上焦曰心、曰肺，心为循环原动力之中枢，肺为吐故纳新、滤清血液之器。在中焦曰肝、曰脾，肝为发生赤血球及分泌胆液之器，脾为发生白血球及分泌膵液之器。在下焦曰肾、曰胞，肾为排泄血液败质、泌溺之器，胞为血液化精生殖之器。《内经》云：少阴之上，热气治之。又云：少阴与太阳为表里。盖人身之体温，发生于血液循环之养化，而体温之保护及调节，端赖于皮肤也。若荣卫衰弱热气不足之为病，卫阳气衰则脉薄而微，荣阴血少则脉窄而细，阴阳两虚则精神志意昏愦、怠倦不振而但欲寐也。盖少阴与厥阴，如辅车之相依，以脑体神经之作用，全借血液之滋养，是以血旺则精神爽，血衰则志意昏也。少阴病以虚证为提纲，而实证之衄及瘀热在里下血等治法，则详见于太阳篇也。

少阴病，欲吐不吐，心烦，但欲寐，五六日，自利而渴者，属少阴也，虚故饮水

自救。若小便色白者，少阴病形悉具。小便白者，以下焦虚寒，不能制水，故令色白也。

陈修园曰：少阴上火而下水，水火济则阴阳交而枢机转矣。少阴病，其脉从肺出，络心注胸中，胸中不爽，欲吐而不能吐，心中热烦，不能寐而但欲寐，此水火不济，阴阳不交，机枢不转之象也。五日，正少阴主气之期，至六日，其数已足，火不下交而自利，水不上交而作渴者，此属少阴之水火虚也。水虚无以沃焚，火虚无以致水，虚故引水自救，此少阴病寒热俱有之证也。若少阴热则小便必赤，若小便色白者，白为阴寒，少阴阴寒之病形悉具，此确切不移之诊法也，原其小便之所以白者，以下焦虚而有寒，全失上焦君火之热化，不能制水，故令色白。此言少阴上火下水之病也。

舒驰远曰：《经络考》云：舌下有二隐窍，名曰廉泉，运动开张，津液涌出。然必借肾中真阳为之熏腾，乃是以上供。若寒邪侵到少阴，则真阳受困，津液不得上潮。故曰口渴。与三阳经之邪热烁干津液者，大相反也。

按：小便白，疑是白浊。每用真武汤治白浊，颇著奇效。

病人脉阴阳俱紧，反汗出者，亡阳也，此属少阴，法当咽痛而复吐利。

尤在泾曰：阴阳俱紧，太阳伤寒之脉也，法当无汗，而反汗出者，表虚亡阳，其病不属太阳而属少阴矣。少阴之脉，上膈循喉咙，少阴之脏，为胃之关，为二阴之司，寒邪直入，经脏俱受，故当咽痛而吐利也。此为寒伤太阳，阳虚不任，因遂转入少阴之证。盖太阳者，少阴之表，犹唇齿也，唇亡则齿寒，阳亡则阴及，故曰少阴之邪从太阳飞渡者多也。

方中行曰：亡与无同，古字通用，无阳者，汗乃血之液，阴主血，寒为阴而伤血，阴邪凑于少阴，阴盛矣，故谓无阳以为之卫护，而汗所以反得自出也。

按：少阴以水火既济为用者也，水火不交则成病。阳亡于外，则火上炎而咽痛，及欲吐不吐；阴盛于里，则水下趋而下利。故此节为总冒，其义直贯至篇终。

少阴病，咳而下利谵语者，被火气劫故也，小便必难，以强责少阴汗也。

柯韵伯曰：上咳下利，津液丧亡而谵语，非转属阳明。肾主五液，入心为汗，少阴受病，液不上升，所以阴不得有汗也。少阴发热，不得已用麻黄发汗，即用附子以固里，岂可以火气劫之而强发汗也。少阴脉入肺，出络心，肺主声，心主言，火气迫心肺，故咳而谵语也。肾主二便，治下焦，济泌别汁，渗入膀胱，今少阴受邪，复受火侮，枢机无主，大肠清浊不分，膀胱水道不利，故下利而小便难也。小便利者，其人可治，此阴虚，故小便难。

陈修园曰：少阴原有灸法，而少阴之热证又以火为仇。少阴咳而下利，治有两法，寒剂猪苓汤，热剂真武汤之类，皆可按脉证而神明之。

张隐庵曰：此下三节，皆言少阴不可发汗之意。

少阴病，脉细沉数，病为在里，不可发汗。

尤在泾曰：少阴与太阳为表里，而少阴亦自有表里，经病为在表，脏病为在里也。脉沉而身发热为病在表，脉细沉数、身不发热为病在里。病在表者可发汗，如麻黄附子细辛汤之例是也；病在里而汗之，是竭其阴而动其血也，故曰：不可发汗。

唐容川曰：细是脉中血少，沉是气不上升，数则兼沉细二者言之。数脉不忌发汗，见于沉细之中则为少阴在里之病，故不可发汗。

《素问·脉要精微论》：有脉俱沉细数者，少阴厥也。

《医垒元戎》：少阴病，脉细沉数，病在里，不可发汗，宜当归四逆汤。

少阴病，脉微，不可发汗，亡阳故也；阳已虚，尺脉弱涩者，复不可下之。

张隐庵曰：平脉篇曰：寸口诸微亡阳。故少阴病脉微，不可发汗者，以亡阳故也，夫阳亡则阳已虚，尺脉弱涩者，乃下焦精血不足，故复不可下之。

按：寸为阳，尺为阴，阳已虚，言寸脉已虚，以脉微之在寸口。观尺脉弱涩而复不可下之句，其义明矣。

章虚谷曰：少阴病有麻附细辛汤发汗者，又有承气汤下之者。如其脉微为亡阳，尺又弱涩者则阴阳两虚矣，虽有汗下之证，要当以脉为凭，不可用汗下之法，必须权宜施治也。

《医垒元戎》：少阴脉微不可发汗，亡阳故也，宜附子汤。若阳已虚，尺脉弱涩者，复不可下之，宜小柴胡汤。

少阴病脉紧，至七八日，自下利，脉暴微，手足反温，脉紧反去者，为欲解也，虽烦下利，必自愈。

钱天来曰：脉紧见于太阳，则发热恶寒而为寒邪在表；见于少阴，则无热恶寒而为寒邪在里。至七八日，则阴阳相持已久，而始下利，则阳气耐久，足以自守矣。虽至下利，而以绞索之紧忽变而为轻细软弱之微脉，微则恐又为上文不可发汗之亡阳脉矣。为之奈何，不知少阴病，其脉自微，方可谓之无阳，若以寒邪极盛之紧脉忽见暴微，则紧峭化而为宽缓矣，乃寒邪弛解之兆也。曰手足反温，则知脉紧下利之时，手足已寒，若寒邪不解，则手足不当温，脉紧不当去，因脉本不微，而忽见暴微，故手足得温，脉紧得去，是以谓之反也。反温反去，寒气已弛，故为欲解也。虽其人心烦，然烦属阳而为暖气已回，故阴寒之利必自愈也。

尤在泾曰：虽烦下利，必自止者，邪气转从下出，与太阴之秽腐当去而下利者同意。设邪气尽，则烦与利亦必自止耳。

少阴病，下利，若利自止，恶寒而蜷卧，手足温者，可治。

蜷，具员切。

张隐庵曰：此病少阴而得火土之生气者，可治也。下利者，病少阴阴寒在下，若利自止，下焦之火气自生矣。恶寒而蜷卧者，病少阴阴寒在外。手足温者，中焦之土气自和矣。火土相生，故为可治。

钱天来曰：大凡热者偃卧而手足弛散，寒则蜷卧而手足敛缩。下文恶寒蜷卧而手足逆冷者。即为真阳败绝而成不治矣。若手足温，则知阳气未败，尚能温暖四肢，故曰可治。

《素问·通评虚实论》：从则生，逆则死。所谓从者，手足温也；所谓逆者，手足寒也。

王肯堂曰：少阳病，下利，恶寒而蜷，四逆汤，真武汤。

少阴病，恶寒而蜷，时自烦，欲去衣被者，可治。

张令韶曰：此论少阴得君火之气者，为可治也。少阴病恶寒而蜷，阴盛于外也。时自烦，欲去衣被者，君火在上也。阴寒之气见火而消，故为可治。

钱天来曰：但恶寒而不发热，为寒邪所中也。蜷卧者，蜷曲而卧，诸寒收引，恶寒之甚也。

黄坤载曰：自烦而去衣被，阳气之复也，是以可治。

少阴中风，脉阳微阴浮者，为欲愈。

钱天来曰：少阴中风者，风邪中少阴之经也。脉法浮则为风，风为阳邪，中则伤卫，卫受风邪，则寸口阳脉当浮，今阳脉已微，则知风邪欲解。邪入少阴，惟恐尺部脉沉，沉则邪气入里，今阴脉反浮，则邪不入里。故为欲愈也。

章虚谷曰：阳微者，寸微也；阴浮者，尺浮也。少阴在里，故其脉本微细，今尺浮者，邪从阴出阳之象，故为欲愈也。

少阴病欲解时，从子至寅上。

成无己曰：阳生于子。子为一阳，丑为二阳，寅为三阳，少阳解于此者。阴得阳则解也。

喻嘉言曰：各经皆解于所旺之时，而少阴独解于阳生之时，阳进则阴退，阳长则阴消，正所谓阴得阳则解也。少阴所重在真阳，可知也。

少阴病，吐利，手足不逆冷，反发热者，不死。脉不至者，灸少阴七壮。

程郊倩曰：少阴病吐而且利，里阴胜矣，以胃阳不衰，故手足不逆冷。夫手足逆冷之发热为肾阳外脱，手足不逆冷之发热为卫阳外持。前不发热，今发反热，自非死候，人多以其脉之不至而委弃之，失仁人之心与术矣；不知脉之不至，由吐利而阴阳不相接续，非脉绝之比。灸少阴七壮，治从急也。嗣是而用药，自当从事于温。

柯韵伯曰：少阴动脉在太溪，取川流不息之义也。其穴在足内踝，从跟骨上动脉中，主手足厥冷寒至节。是少阴之原，此脉绝则死。伏留在足内踝骨上二寸动脉陷中，灸之能还大脉是。

张寿甫曰：灸时宜两脚一时同灸。

《医门法律》:《内经》曰：下利发热者死。此论其常也。仲景曰：下利，手足不逆冷，反发热者，不死。此论其暴也。盖暴病有阳则生，无阳则死。故虚寒下利、手足不逆冷反发热者，或其人脏中真阳未漓，或得温补药后其阳随返，皆是美征。此但可收拾其阳，协和其阴。若虑其发热，反如常法行清解之药，鲜有不杀人者矣。

少阴病八九日，一身手足尽热者，以热在膀胱，必便血也。

喻嘉言曰：少阴病难于得热，热则阴病见阳，故前条谓手足不逆冷反发热者不死。然病至八九日，阴邪内解之时，反一身手足尽热，则少阴必无此候，当是脏邪传腑，肾移热于膀胱之证也。以膀胱主表，一身及手足，正躯壳之道，故尔尽热也。膀胱之血为少阴之热所逼，其出必趋二阴之窍，以阴主降故也。

柯韵伯曰：与太阳热结膀胱血自下者证同，而来因则异。少阴传阳证者有二：六七日腹胀不大便者，是传阳明；八九日一身手足尽热者，是传太阳。下利便脓血，指大便言。热在膀胱而便血，是指小便言。轻则猪苓汤，重则黄连阿胶汤可治。

少阴病，但厥无汗，而强发之，必动其血，未知从何道而出，或从口鼻，或从耳出者，是名下厥上竭，为难治。

张隐庵曰：此言强发少阴之汗，而动胞中之血也。少阴病，但四肢厥冷，则无汗矣，若强发之，则血液内伤，故必动其血。胞中者，血海也。经云：冲脉、任脉，皆起于胞中。未知从何道出者，未知从冲脉而出，从任脉而出也。冲脉会于咽喉，别而络唇口，出于颃颡，颃颡乃口鼻交通之窍，或从口鼻者，从冲脉而出也。任脉从少腹之内上行，系两目之下中央，至目下之承泣，或从目出者，从任脉而出也。此生气厥于下，血出竭于上。是名下厥上竭，经脉内伤，为难治。

喻嘉言曰：强发少阴汗而动其血，势必逆行而上出阳窍。以诸发汗药皆阳经药也。或口鼻，或耳目，较前证血从阴窍出者，则倍甚矣。

程郊倩曰：五液皆主于肾，故太阳当汗之证，尺中一迟，辄不可汗，曰荣气不足，血少故也，况强发少阴汗乎！周身之气皆逆，血随奔气之促逼而见，故不知从何道出。难治者，下厥非温不可，而上竭则不能用温，故为逆中之逆耳。

《伤寒九十论》：一妇人得伤寒数日，咽干烦渴，脉弦细。医者汗之，其始衄血，继而脐中出血。医者惊骇而遁。予曰：少阴强汗之所致也。盖少阴不当发汗，仲景云：少阴强发汗，必动其血。未知从道而出，或从口鼻，或从耳目，是为下厥上竭。仲景云无治法。予投以姜附汤，数服血止，后得微汗愈。

陶节庵曰：当归四逆汤，仍灸太溪、三阴交、涌泉。

少阴病，恶寒身蜷而利，手足厥冷者，不治。

柯韵伯曰：伤寒以阳为主，不特阴证见阳脉者生，又阴病见阳证者亦可治。背为阳，腹为阴，阳盛则作痉，阴盛则蜷卧。若利而手足仍温，是阳回，故可治；若利不止而手足逆冷，是纯阴无阳，所谓六腑气绝于外者，手足寒，五脏气绝于内者，下利不禁矣。

程郊倩曰：阳受气于四肢，虽主于脾，实肾中生阳之气所奉，故手足之温与逆，关于少阴者最重。

舒驰远曰：此证尚未至汗出息高，犹为可治，急投四逆汤加人参，或者不死。

少阴病，吐利躁烦，四逆者死。

程郊倩曰：由吐利而躁烦，阴阳离绝而扰乱可知，加之四逆，胃阳绝矣，不知何待。使早知温中而暖土也，宁有此乎！此与吴茱萸汤证，只从躁逆先后上辨，一则阴中尚现阳神，一则阳尽唯存阴魄耳。

陈修园曰：此言少阴借中土之气，交上下而达四旁。若胃气绝则阴阳离，故主死也。

少阴病，下利止而头眩，时时自冒者，死。

喻嘉言曰：下利既止，其人自可得生，乃头眩时时自冒者，复为死候。盖人身阴阳相为依附者也，阴亡于下，则诸阳之上聚于头者纷然而动，所以头眩时时自冒，阳脱于上而主死也。可见阳回利止则生，阴尽利止则死矣。

章虚谷曰：下利止者，非气固也，是气竭也。阳既下竭，如残灯余焰上腾，则头眩时时自冒而死。自冒者，倏忽瞑眩之状，虚阳上脱也。

钱天来曰：头眩者，头目眩晕也。时时自冒，冒者蒙冒昏晕也。

程郊倩曰：下利止而头眩时自冒者，肾气通于脑也，阴津竭于下，知髓海枯于上也。前此非无当温其上之法，惜乎用之不早也，无及矣。

万密斋曰：阳病冒者，为欲汗解，阴病冒者死。

陈修园曰：时时自冒下一自字，见病非外来，气脱时自呈之危象。

少阴病，四逆，恶寒而身蜷，脉不至，心烦而躁者，死。

黄坤载曰：四逆恶寒而身蜷，阴盛极矣，脉又不至，则阳气已绝，如是则心烦而躁者，死。盖阳升则烦，阳脱则躁。《素问》云：阴气者，静则神藏，躁则消亡。盖神发于阳而根藏于阴，精者神之宅也，水冷精寒，阳根欲脱，神魂失藏，是以反静而为躁也。

陈修园曰：此言少阴有阴无阳者死也。少阴病，阳气不行于四肢，故四逆；阳气不布于周身，故恶寒而身蜷；阳气不运于经脉，故脉不至。且见心烦躁扰者，纯阴无阳之中忽呈阴证似阳，为火将绝而暴张之状，主死。

按：宋本湘古本作"不烦而躁者，死"。今依本论改正。

少阴病六七日，息高者，死。

柯韵伯曰：气息者，乃肾间动气，脏腑之本，经脉之根，呼吸之蒂，三焦生气之原也。息高者，但出心与肺，不能入肝与肾，生气已绝于内也。六经中，独少阴历言死证，他经无死证，甚者但曰难治耳，知少阴是生死关。

喻嘉言曰：诸阳主气，息高则真气上进于胸中，本实先拨而不能复归于气海，故主死也。

《脉经》：病人肺绝，三日死。何以知之？口张但气出而不还。

《伤寒论识》：后世所谓鼻扇，亦息高之类也。

少阴病，脉微细沉，但欲卧，汗出不烦，自欲吐。至五六日，自利，复烦躁不得卧寐者，死。

喻嘉言曰：脉微细沉，但欲卧，少阴之本证也。汗出不烦，则阳证悉罢，而当顾虑其阴矣。乃于中兼带欲吐一证，欲吐明系阴邪上逆，正当急温之时，失此不图，至五六日，自利有加，复烦躁不得卧寐，非外邪至此转增，正少阴肾中真阳扰乱，顷刻奔散，即温之亦无及，故主死也。

程郊倩曰：少阴本病，只算阴盛，阴不已而汗出，是为亡阳，亦少阴一经表里之分也。阳亡必见烦躁等证者，鬼气欲成磷也。病此者，多昼隐夜现，故不得卧寐。

少阴病，始得之，反发热，脉沉者，麻黄附子细辛汤主之。

尤在泾曰：此寒中少阴之经，而复外连太阳之证，以少阴与太阳为表里，其气相通故也。少阴始得本无热，而外连太阳则反发热，阳病脉当浮，而仍系少阴则脉不浮而沉，故与附子、细辛专温少阴之经，麻黄兼发太阳之表，乃少阴经温经散寒，表里兼治之法也。

喻嘉言曰：脉沉为在里，证见少阴，不当复有外热，若发热者，乃是少阴之表邪，即当行表散之法者也。但三阴之表法，与阳迥异，三阴必以温经之药为表，而少阴尤为紧关，故麻黄与附子合用，俾外邪出而真阳不出，才是少阴表法之正也。

《寒温条辨》：病发于阴者当无热，今少阴始病，何以反发热？此乃太阳、少阴之两感病也。盖太阳与少阴相为表里，寒邪感于少阴，故里有脉沉，由络连于太阳，故表有发热。有太阳之表热，故用麻黄以发汗；有少阴之里寒，故用附子、细辛以温中。

麻黄附子细辛汤方

麻黄二两　附子一枚（炮，去皮，破八片）　细辛二两

上三味，以水一斗，先煮麻黄，减二升，去上沫，内诸药，煮取三升，去滓。温服一升，日三服。

钱天来曰：麻黄发太阳之汗，以解在表之寒邪；以附子温少阴之里，以补命之真阳；又以细辛之辛温味辛专走少阴者，以助其辛温发散。三者合用，温散兼施，虽发微汗，无损于阳气矣，故为温经散寒之神剂云。

戴原礼曰：若初得病，便见少阴证，其人发热恶寒，身疼头不痛者，宜麻黄细辛附子汤微汗之。

《医贯》：有头痛连脑者，此系少阴伤寒。宜本方，不可不知。

《医经会解》：若少阴证脉沉欲寐，始得之发热，肢厥无汗，为表病里和，当用本方，缓以汗之。房欲后伤寒，多患此。

《证治准绳》：麻黄附子细辛汤治肾脏发咳，咳则腰背相引而痛，甚则咳涎。又治寒邪犯齿，致脑齿痛，宜急用之，缓则不救。

《兰室秘藏》：少阴经头痛，三阴三阳经不流行，而足寒气逆为寒厥，其脉沉细，麻黄附子细辛汤为主。

《张氏医通》：暴哑声不出，咽痛异常，卒然而起，或欲咳而不能咳，或无痰，或清痰上溢，脉多弦紧，或数疾无伦，此大寒犯肾也，麻黄附子细辛汤温之，并以蜜制附子噙之，慎不可经用寒凉之剂。

少阴病，得之二三日，麻黄附子甘草汤微发汗。以二三日无里证，故微发汗也。

万密斋曰：此承上证而言，若得之二三日，只发热，脉沉无他证者，病还在经，不可用前汤发汗，当改此汤以微发汗也。

《金鉴》曰：此二证，皆未曰无汗，非仲景略之也，以阴不得有汗不须言也。

周禹载曰：此条当与前条合看，补出"无里证"三字，知前条原无吐利躁渴里证也。前条已有"反发热"三字，知此条亦有发热表证也。

麻黄附子甘草汤方

麻黄二两　附子一枚（炮，去皮，破八片）　甘草二两（炙）

上三味，以水七升，先煮麻黄一二沸，去上沫，内诸药，煮取三升，去滓。温服一升，日三服。

张隐庵曰：上节麻黄附子细辛汤主助太阳之阳内归于少阴，少阴之阴外通于太阳，非为汗也。此麻黄附子甘草汤主开通心肾之精血，合于中土而为汗。故此则曰微发汗，而上文不言也。

《金匮要略》：水之为病，其脉沉小属少阴，浮者为风无水，虚胀者为气水。发其汗即已。脉沉者，宜麻黄附子汤。（即本方）

《卫生宝鉴补遗》：病人寒热而厥，面色不泽，冒昧，两手忽无脉，或一手无脉，此时将有好汗，宜用麻黄附子甘草汤以助其汗，汗出则愈。

陆九芝曰：唐君春龄，盛夏畏冷，大父以麻黄附子甘草汤强之服，一服解一裘，两服而重裘皆弛矣。

少阴病，得之二三日以上，心中烦，不得卧者，黄连阿胶汤主之。

尤在泾曰：少阴之热，有从阳经传入者，亦有自受寒邪。久而变热者。曰二三日以上，谓自二三日至五六日，或八九日，寒极而变热也。至心中烦不得卧，则热气内动，尽入血中，而诸阴蒙其害矣。盖阳经之寒变，则热归于气，或入于血；阴经之寒变，则热入于血，而不归于气。此余历试之验也。故用黄连、黄芩之苦，合阿胶、芍药、鸡子黄之甘，并入血中以生阴气而除邪热。成氏谓"阳有余，以苦除之；阴不足，以甘补之"是也。

黄连阿胶汤方

黄连四两　黄芩二两　芍药二两　阿胶三两　鸡子黄二枚

上五味，以水六升，先煮三味，取二升，去滓，内胶烊尽，小冷，内鸡子黄，搅令相得。温服七合，日三服。

柯韵伯曰：此少阴之泻心汤也。凡泻心必借芩、连，而导引有阴阳之别。病在三阳，胃中不和而心下痞硬者，虚则加参、甘补之，实则加大黄下之。病在少阴而心中烦不得卧者，既不得用参、甘以助阳，亦不得用大黄以伤胃也，故用芩、连以直折心火，用阿胶以补肾阴，鸡子黄佐芩、连于泻心中补心血，芍药佐阿胶于补阴中敛阴气，斯则心肾交合，水升火降，是以扶阴泻阳之方，而变为滋阴和阳之剂也。

吴遵程曰：此汤本治少阴温热之证，以其阳邪暴虐，伤犯真阴，故二三日已上便见心烦不得卧，所以始病之际，即用芩、连大寒之药，兼芍药、阿胶、鸡子黄以滋养阴血也。然伤寒六七日后，热传少阴，伤其阴血者，亦可取用。与阳明腑实用承气汤，法虽虚实补泻悬殊，而祛热救阴之意则一耳。

《肘后方》：时气差后，虚烦不得眠，眼中痛疼，懊侬。（即用本方）

《医宗必读》：黄连阿胶汤，治温毒下利脓血，少阴烦躁不得卧。

《榕堂疗指示录》：淋沥证，小便如热汤，茎中焮痛而血多者，黄连阿胶汤奇效。

《张氏医通》：黄连阿胶汤，治热伤阴血，便红。

《类聚方广义》：黄连阿胶汤，治久痢腹中热痛，心中烦而不得眠，或便脓血者。

《精神病广义》：此养心液、清虚火之主方，一切心虚失眠之病多可用之。若挟有痰气者，可酌加茯神、枣仁、龟甲、竹黄之类。

少阴病，脉浮而弱，弱则血不足，浮则为风，风血相搏，则疼痛如掣，宜桂枝加当归汤主之。此节依湘古本补

此节言少阴中风之证治。少阴为太阳之里而主血，夫风邪之中人，未有不因气血之虚。气虚则太阳受之，血虚则少阴受之。今脉浮而按之弱，此血虚而中风之诊也。风入血分，与荣相搏，故周身疼痛如掣。是以用桂枝汤以驱风，加当归以补血。

桂枝加当归汤方

即桂枝汤加当归二两，煎服法同。

少阴病，得之一二日，口中和，其背恶寒者，当灸之，附子汤主之。

魏念庭曰："少阴病"三字中该脉沉细而微之诊，见但欲寐之证，却不发热而单背恶寒，此少阴里证之确据也。

成无己曰：少阴客热，则口燥舌干而渴。口中和者，不苦不燥，是无热也。背为阳，背恶寒者，阳气弱，阴气胜也。经曰：无热恶寒者，发于阴也。灸之，助阳消阴；与附子汤，温经散寒。

徐灵胎曰：但背恶寒，则寒邪聚于一处，故用灸法。白虎加人参汤亦有背微恶寒之证，乃彼用寒凉，此用温热，何也？盖寒既有微甚之不同，而其相反处全在口中和与口燥渴之迥别。故欲知里证之寒热，全在渴不渴辨之，此伤寒之要诀也。

汪苓友曰：《补亡论》常器之云：当灸膈俞、关元穴、背俞第三行。按：第三行者，当是膈关，非膈俞也。《图经》云：膈关二穴，在第七椎下，两傍相去各三寸陷中，正坐取之，足太阳脉气所发，专治背恶寒，脊强，俯仰难，可灸五壮。盖少阴中寒，必由太阳而入，故宜灸其穴也。又关元一穴，在腹部中行脐下三寸，足三阴任脉之会，灸之者，是温其里以助其元气也。

附子汤方

附子二枚（炮，去皮，破八片）　茯苓三两　人参二两　白术四两　芍药三两

上五味，以水八升，煮取三升，去滓。温服一升，日三服。

柯韵伯曰：此大温大补之方，乃正治伤寒之药，为少阴固本御邪第一之剂也。与真武汤似同而实异，倍术、附去姜加参，是温补以壮元阳，真武汤还是温散而利肾水也。

汪苓友曰：武陵陈氏曰：四逆诸方皆有附子，于此独名附子汤，其义重在附子，他方皆附子一枚，此方两枚可见也。附子之用不多，则其力岂能兼散表里之寒哉！邪之所凑，其气必虚，参、术、茯苓皆甘温益气，补卫气之虚；辛热与温补相合。则气可益而邪可散矣。既用附子之辛烈，而又用芍药者，以敛阴气，使卫中之邪，不遽全入于阴耳。

陈古愚曰：此方一以治阳虚，一以治阴虚。时医开口辄言此四字，其亦知阳指太阳，阴指少阴，一方统治之理乎。

《类聚方广义》：附子汤，治水病，遍身肿满，小便不利，心下痞硬，下利腹痛，身体痛，或麻痹，或恶风寒者。

少阴病，身体痛，手足寒，骨节痛，脉沉者，附子汤主之。

万密斋曰：此阴寒直中少阴真阴证也。若脉浮则属太阳麻黄汤证，今脉沉，知属少阴也。盖少阴与太阳为表里，证同脉异也。

钱天来曰：身体骨节痛，乃太阳寒伤荣之表证也。然在太阳，则脉紧而无手足寒之证，故有麻黄汤发汗之治；此以脉沉而手足寒，则知寒邪过盛，阳气不治，荣阴滞

涩，故身体骨节皆痛耳。且四肢为诸阳之本，阳虚不能充实于四肢，所以手足寒，此皆沉脉之见证也，故以附子汤主之，以温补其虚寒也。

程郊倩曰：此属少阴之表一层病，经脉上受寒也。以在阴经则亦属里，故温外无法。

汪双池曰：此证今所谓夹阴伤寒者。

少阴病，脉微而弱，身痛如掣者，此荣卫不和故也，当归四逆汤主之。

少阴病者，但欲寐也。脉微而弱，微为阳气衰，弱为阴血虚。证见身痛如掣者，此太阳之里少阴荣卫不和，气凝血滞之所致也。当归四逆汤主之，补血通脉，温经散寒，而身痛自愈矣。

当归四逆汤方

当归三两　芍药三两　桂枝三两　细辛三两　木通三两　甘草二两（炙）　大枣二十五枚（擘）

上七味，以水八升，煮取三升，去滓。温服一升，日三服。

尤在泾曰：夫脉为血之腑，而阳为阴之先，故欲续其脉必益其血，欲益其血必温其经。方用当归、芍药之润以滋之，甘草、大枣之甘以养之，桂枝、细辛之温以行之，而尤借通草之入经通脉，以续其绝而止其厥。

《脉经》：下利，其脉浮大，此为虚，以强下之故也。设脉浮革，因而肠鸣者，属当归四逆汤。

《伤寒六书》：少阴病，但厥无汗，而强发之，必动其血，或从口鼻耳目中出，名下厥上竭，难治。又咽喉闭塞者，不可发汗，发汗则吐血，气欲绝，手足厥冷蜷卧不能自温。又脉弱者不可发汗。发之则寒栗不能自还。并当归四逆汤。

《医宗必读》：骆元宾十年患疝，形容枯槁。余诊之左胁有形。其大如臂，以热手握之沥沥有声，甚至上攻于心，闷绝者久之。以热醋熏灸方苏。余曰：此经所谓厥疝。用当归四逆汤，半月积形衰小。更以八味丸间服，半载积块尽消，后不复患。

刘廷实曰：一友患腰痛，医以杜仲、补骨脂等治之弗瘳，诊其脉浮细缓止，知为风伤血脉耳。定当归四逆汤，剂尽病除。

《医学从众录》：经云：肝，足厥阴也，是动则病腰痛，不可以俯仰。宜当归四逆汤治之。方中细辛能遂肝性，木通能通络脉，以久痛必入络。

《验方新编》：脐下二三寸关元、丹田二穴，冷结膀胱小腹有形作痛，手足厥冷，此厥阴伤寒重证，宜当归四逆汤。又惊风眼目翻上，俗名天吊风，男妇大小皆有此证，或言见鬼，或不知人，或头足往后反扯如弓，此戴眼反张之证，非风非火，乃血虚不能养筋受寒所致，若作风治，为害不浅，用当归四逆汤，屡试如神。

《百疢一贯》：休息痢来自疝者，当归四逆汤所主也，黑便与血交下，与当归四逆汤有效。

少阴病，下利便脓血者，桃花汤主之。

成无己曰：阳病下利便脓血者，协热也；少阴病下利便脓血者，下焦不约而里寒也。与桃花汤，固下散寒。《要略》云：阳证内热则溢出鲜血，阴证内寒则紫黑如豚肝也。

刘田良曰：下利便脓血者，即赤白下利也。

汪苓友曰：此条乃少阴中寒，即成下利之证。下利便脓血，协热者多。今言少阴病下利，必脉微细，但欲寐，而复下利也；下利日久，至便脓血，乃里寒而滑脱也。

钱天来曰：见少阴证而下利，为阴寒之邪在里，湿滞下焦，大肠受伤，故皮坼血滞，变为脓血。滑利下脱，故以温中固脱之桃花汤主之。

桃花汤方

赤石脂一斤（一半全用，一半筛末）　干姜一两　粳米一升

上三味，以水七升，煮米令熟，去滓。温服七合，内赤石脂末方寸匕，日三服。若一服愈，余勿服。

成无己曰：涩可去脱，赤石脂之涩，以固肠胃；辛以散之，干姜之辛，以散里寒；粳米之甘，以补正气。

李时珍曰：取赤石脂之重涩，入下焦血分而固脱；干姜之辛温，暖下焦气分而补虚；粳米之甘温，佐石脂、干姜而润肠胃也。

张隐庵曰：石脂色如桃花，故名桃花汤。

徐灵胎曰：兼末服，取其留滞收涩。《别录》：赤石脂，大温无毒，治肠澼下利赤白。

《肘后方》：天行毒病，若下脓血不止者方。（即本方）

《外台秘要》：崔氏疗伤寒后赤白滞下无度，阮氏桃花汤。（即本方）

少阴病，二三日至四五日，腹痛，小便不利，下利不止便脓血者，桃花汤主之。

万密斋曰：此少阴自受寒邪，而下利之证也。为病在里属脏。

钱天来曰：二三日至四五日，阴邪在里，气滞肠间，故腹痛也。下焦无火，气化不行，故小便不利。且下利不止，则小便随大便而频去，不得潴蓄于膀胱而小便不得分利也。下利不止，气虚不固而大肠滑脱也。便脓血者，邪在下焦，气滞不流，而大肠伤损也。此属阴寒虚利，故以涩滑固脱、温中补虚之桃花汤主之。

汪苓友曰：少阴里寒便脓血，所下之物，其色必黯而不鲜，乃肾受寒湿之邪，水谷之津液为其凝泣，酝酿于肠胃之中而为脓血，非若火性急速而色鲜。盖水伏已久，其色黯黑，其气不臭，其人必脉微细，神气静而腹不甚痛，喜就温暖，欲得手按之腹痛即止，斯为少阴寒利之征。

柯韵伯曰：少阴病腹痛下利，是坎中阳虚，故真武有附子，桃花用干姜。不可以小便不利作热治。真武是引火归原法，桃花是升阳散火法。

少阴病，下利便脓血者，可刺足阳明。

张令韶曰：此复言下利便脓血者可刺，所以申明便脓血之在经脉也。

钱天来曰：邪入少阴而下利，则下焦壅滞而不流行，气血腐化而未脓血，故可刺之以泄其邪，通行其脉络，则其病可已。

唐容川曰：下利不止，无后重之文，知是虚利。盖此证是脾土有寒，心经有热，热化脓血，寒为利不止。桃花汤专止利，刺法专治脓血，泻经脉而不动脏寒，温脏寒而不犯经脉，此分治之为至妙也。

《甲乙经》：气在于肠胃者，取之足太阴阳明。不下者，取之三里。少腹痛，泄出糜，内有热，不欲动摇，泄脓血，腰引少腹痛，巨虚、下廉主之。按：巨虚、下廉，足阳明与小肠合。在三里下六寸。《明堂》云：针六分，得气即泻。

少阴病，吐利，手足逆冷，烦躁欲死者，吴茱萸汤主之。

陈修园曰：此一节言少阴水火之气，皆本阳明之水谷以资生，而复交会于中土。若上吐下利则中土虚矣。中土虚则气不行于四末，故手足逆冷。中土虚不能导手少阴之气而下交则为烦，不能引足少阴之气而上交则为躁，甚则烦躁欲死。方用吴茱萸之大辛大温以救欲绝之阳，佐人参之冲和以安中气，姜、枣和胃以行四末。师于不治之证不忍坐视，专求阳明是得绝处逢生之妙。所以与通脉四逆汤、白通加猪胆汁汤，三方鼎峙也。

柯韵伯曰：少阴病，吐利烦躁，四逆者死。四逆者，四肢厥冷，兼臂胫而言。此云手足，是指手足掌而言，四肢之阳犹在。故用吴茱萸汤以温之，吐利止而烦躁除，阴邪入于合者，更得从阳而出乎井矣。

《资生篇》：吴茱萸汤，治阳虚血分有寒。

吴茱萸汤方 见阳明病。

少阴病，下利，咽痛，胸满心烦者，猪肤汤主之。

柯韵伯曰：少阴病多下利，以下焦之虚也。阴虚则阳无所附，故下焦虚寒者，反见上焦之实热。少阴脉循喉咙，挟舌本，其支者，出络心，注胸中。凡肾精不足，肾火不藏，必循经上走于阳分也。咽痛，胸满心烦者，因阴并于下而阳并于上，水不上承于心，火不下交于肾，此未济之象。猪为水畜而津液在肤，取其肤以治上焦虚浮之火，和白蜜、花粉之甘泻心润肺和脾，滋化源，培母气。水升火降，上热不行，虚阳得归其部，不治利而利自止矣。

徐灵胎曰：此亦中焦气虚，阴火上炎之证。以甘咸纳之，引少阴之虚火下达。

猪肤汤方

猪肤一斤

上一味，以水一斗，煮取五升，去滓，加白蜜一升，白粉五合，熬香，和令相得，分温六服。

《礼运疏》：肤是革外之薄皮，革是肤内之厚皮革也。

《本经逢原》：猪肤者，皮上白膏是也。取其咸寒入肾，用以调阴散热。故仲景"少阴病，下利，咽痛，胸满心烦"有猪肤汤。予尝用之，其效最捷。

王海藏曰：仲景猪肤汤用白粉，即白米粉也。猪皮味甘寒，猪，水畜也，其气先入肾，解少阴客热。加白蜜以润燥除烦，白粉以益气断痢。

《张氏医通》：徐君育素禀阴虚多火，且有脾约便血证。十月间患冬温，发热咽痛。里医用麻仁、杏仁、半夏、枳橘之属，遂喘逆倚息不得卧，声飒如哑，头面赤热，手足逆冷，右手寸关虚大微数。此热伤手太阴气分也。为制猪肤汤一瓯，令隔汤顿热，不时挑服。三日声清，终剂而痛如失。

唐容川曰：白喉，书言其咽白烂，不可发汗，亦不可下，当一意清润，猪肤汤则清润之极品也。

少阴病，二三日，咽中痛者，可与甘草汤；不差，与桔梗汤。

柯韵伯曰：少阴之脉，循喉咙，挟舌本，故有咽痛证。若因于他证而咽痛者，不必治其咽。如脉阴阳俱紧，反汗出而吐利者，此亡阳也，只回其阳，则吐利止而咽痛自除。如下利而胸满心烦者，是下焦虚而上焦热也，升水降火，上下和调，而痛自止。若无他证而但咽痛者，又有寒热之别，见于二三日是虚火上冲，可与甘草汤，甘凉泻火以缓其热；不瘥者，配以桔梗，兼辛以散之。所谓奇之不去，而偶之也。二方为正治之轻剂，以少阴为阴中之阴，脉微细而但欲寐，不得用苦寒之剂也。

邹润庵曰：二三日，邪热未盛，故可以甘草泻火而愈。若不愈，是肺窍不利，气不宜泄也。以桔梗开之，肺窍既通，气遂宜泄，热自透达矣。

唐容川曰：此咽痛，当作红肿论，故宜泻火以润利。以甘草缓缓引之，使泻上焦之火而生中焦之火，则火气退矣。脉之不差，恐壅塞未易去，加桔梗开利之。

甘草汤方

甘草二两

上一味，以水三升，煮取一升半，去滓。温服七合，日二服。

张隐庵曰：本论汤方甘草俱炙，炙则助脾土而守中，惟此生用，生则和经脉而流通。学者不可以其近而忽之也。

徐忠可曰：甘草一味单行，最能和阴而清冲任之热。每见生便痈者，骤煎四两，顿服立愈。则其能清少阴客热可知，所以为咽痛专方也。

《玉函经附遗》：治小儿撮口发噤。即本方煎服，令吐痰涎后，以乳汁点儿口中。又治小儿中蛊欲死者。

《千金方》：甘草汤，治肺痿涎唾多，心中温温液液者。

《伤寒类要》：治伤寒心悸，脉结代者。（即本方）

《危氏得效方》：治小儿遗尿，大甘草头煎汤，夜夜服之。

《姚和众至宝方》：治小儿尿血。（即本方）

《圣济总录》：治舌肿塞口，不治杀人。即本方，热漱频吐。

桔梗汤方

桔梗一两　甘草二两

上二味，以水三升，煮取一升，去滓，温分再服。

徐灵胎曰：夫甘为土之正味，能制肾水越上之火；佐以苦辛开散之品。《别录》云：桔梗疗咽喉痛。此方制少阴在上之火。

李时珍曰：仲景治肺痈唾脓用桔梗、甘草，取其苦辛清肺，甘温泻火，又能排脓血、补内漏也。其治少阴证，二三日，咽痛，亦用桔梗、甘草，取其苦辛散寒，甘平除热，合而用之能调寒热也。后人易名甘桔汤，通治咽喉、口舌诸痛。

《肘后方》：喉痹传用神效方，即本方取服即消，有脓即出。

《圣惠方》：治喉痹肿痛，饮食不下，宜服此方，有脓出即消。

《玉机微义》：桔梗汤治心脏发咳，咳则心痛，喉中介介如梗状，甚则咽肿喉痹。

《济阴纲目》：甘桔汤，治冬温咽喉肿痛。

少阴病，咽中伤，生疮，痛引喉旁，不能语言，声不出者，苦酒汤主之。

方中行曰：咽伤而生疮，比痛为差重也。不能语言者，少阴之脉，入肺络心，心通窍于舌，心热则舌不掉也。声不出者，肺主声而属金，金清则鸣，热昏而塞也。半夏主咽而开痰结，苦酒消肿而敛咽疮，鸡子甘寒而除伏热。

程郊倩曰：足少阴之有咽痛，皆下寒上热，津液搏结使然。无厥气撞气，故不成痹。但视气势之微甚，或润，或解，或温，总不用着凉剂。

徐灵胎曰：疑即阴火喉癣之类。咽中生疮，此必迁延病久，咽喉为火所蒸腐。此非汤剂之所能疗，用此药敛火降气，内治而兼外治法也。

唐容川曰：此生疮即今之喉癣、喉蛾，肿塞不得出声。今有刀针破之者，有用巴豆烧焦烙之者，皆是攻破之使不壅塞也。仲景用生半夏，正是破之也。予亲见治重舌，敷生半夏立即消破，即知咽喉肿闭亦能消而破之也。

苦酒汤方

半夏（洗，破如枣核）十四枚　鸡子一枚（去黄，内上苦酒着鸡子壳中）

上二味，内半夏着苦酒中，以鸡子壳置刀环中，安火上，令三沸，去滓。少少含

咽之。不差，更作三剂。

陈古愚曰：半夏洗，破十四枚，谓取半夏一枚，洗去其涎，而破为十四枚也。

《活人书》：苦酒，米醋是也。

王晋三曰：苦酒汤治少阴水亏，不能上济君火。而咽生疮，声不出者。疮者，疳也。半夏之辛滑，佐以鸡子清之甘润，有利窍通声之功，无燥津涸液之虞。然半夏之功能，全赖苦酒摄入阴分，劫涩敛疮；即阴火沸腾，亦可因苦酒而降矣，故以名其汤。

柯韵伯曰：置刀环中，放火上，只三沸即去滓，此略见火气，不欲尽出其味，意可知矣，鸡子黄走血分，故心烦不卧者宜之；其白走气分，故声不出者宜也。

《千金方》：治舌卒肿满口，溢出如吹猪胞，气息不得通，须臾不治杀人方：半夏十二枚，洗熟，以醋一升，煮取八合，稍稍含漱之，吐出。加生姜一两佳。（《千金翼方》：半夏戟人咽，须熟洗，去滑尽，用之，勿咽汁也）

少阴病，咽中痛，脉反浮者，半夏散及汤主之。

成无己曰：甘草汤主少阴客热咽痛，桔梗汤主少阴寒热相搏咽痛，半夏散及汤主少阴客寒咽痛也。

《金鉴》曰：少阴病，咽痛者，谓或左，或右，一处痛也。咽中痛者，谓咽中皆痛也，较之咽痛而有甚焉。甚则涎缠于咽中，故主以半夏散，散风邪以逐涎也。

唐容川曰：此言外感风寒客于会厌，干少阴经而咽痛。此证予见多矣，喉间兼发红色，并有痰涎声音嘶破，咽喉颇痛。四川此病多有，皆知用人参败毒散即愈，盖即仲景半夏散及汤之意也。

半夏散方

半夏（洗）　桂枝　甘草（炙）

上三味，等分，各别捣筛之，合治之。白饮和服方寸匕，日三服。若不能散服者，以水一升，煎七沸，内散两方寸匕，更煎三沸，下火令小冷，少少咽之。

王晋三曰：半夏散，咽痛能咽者用散，不能咽者用汤。少阴之邪，逆于经脉，不得由枢而出，用半夏入阴散郁热，桂枝、甘草达肌表，则少阴之邪由经脉而出肌表，悉从太阳开发。半夏治咽痛，可无劫液之虞。

徐灵胎曰：治上之药，当小其剂。《本草》半夏治咽肿痛，桂枝治喉痹，此乃咽喉之主药，后人以二味为禁药，何也？

《总病论》：伏气之病，谓非时有暴寒而中人，伏毒气于少阴经，始虽不病，旬月乃发，便脉微弱，先发喉痛似伤寒，次则下利喉痛，半夏桂枝甘草汤主之；下利有诸证，用通脉四逆汤主之。此病三二日便差，古方谓肾伤寒是也。（即本方加生姜等分作汤）

《类方准绳》：半夏桂枝甘草汤，治暴寒中人咽痛。（即前方）

少阴病，下利，白通汤主之。

钱天来曰：下利已多，皆属寒在少阴，下焦清阳不升，胃中阳气不守之病，而未有用白通汤者。此条但云下利而用白通汤者，以上有"少阴病"三字，则知有脉微细、但欲寐、手足厥之少阴证，观下文"下利脉微者，与白通汤"则知之矣。利不止而厥逆无脉，又加猪胆、人尿，则尤知非平常下利矣。盖白通汤即四逆汤而以葱易甘草；甘草所以缓阴气之逆，和姜附而调护中州；葱则辛滑行气，可以通行阳气而解散寒邪；二者相较，一缓一速，故其治亦颇有缓急之殊也。

白通汤方

葱白四茎　干姜一两　附子一枚（生用，去皮，破八片）

上三味，以水三升，煮取一升，去滓，分温再服。

方中行曰：用葱白而曰"白通"者，通其阳则阴自消也。

柯韵伯曰：白通者，通下焦之阴气以达于上焦也。少阴病，自利而渴，小便色白者，是下焦之阳虚而阴不生，少火不能蒸动其水气而上输于肺，故渴；不能生土，故有利耳。法当用姜附以振元阳，而不得升腾之品，则利止而渴不能止，故佐葱白以通之。葱白禀西方之色味，入通于肺，则水出高源而渴自止矣。凡阴虚则小便难，下利而渴者小便必不利，或出涩而难，是厥阴火旺，宜猪苓、白头翁辈。此小便色白属少阴火虚，故曰下焦虚，又曰虚故引水自救。自救者，自病人之意，非医家之正法也。若厥阴病欲饮水者，少少与之矣。

《活人书》：自利而渴，属少阴白通汤。

《医门法律》：白通汤，治少阴病但见下利脏寒阴盛，用此以通其阳，胜其阴。

少阴病，下利，脉微者，与白通汤。利不止，厥逆无脉，干呕烦者，白通加猪胆汁汤主之。服汤后，脉暴出者死，微续者生。

万密斋曰：此寒直中少阴本脏，为真阴证也。肾主水为胃之关，开窍于二阴，寒气中之，不能开藏出纳，故少阴证多吐利也。

柯韵伯曰：下利脉微，是下焦虚寒，不能制水故也，与白通汤以通其阳，补虚却寒而制水。服之利仍不止，更厥逆，反无服，是阴盛格阳也。如干呕而烦，是阳欲通而不得通也。法当取猪胆汁之苦寒为反佐，加入白通汤中，从阴引阳，则阴盛格阳者，当成水火既济矣。论中不及人尿，而方后又云无猪胆汁亦可服者，以人尿咸寒，直达下焦，亦能止烦除呕矣。脉暴出者，孤阳独行也，故死；微续者，少阳初生也，故生。

徐灵胎曰：无脉厥逆，呕而且烦，则上下俱不通，阴阳相格，故加猪胆、人尿，引阳药达于至阴而通之。《内经》云：反佐以取之。是也。服汤脉暴出者，乃药力所迫，药力尽则气仍绝。微续乃正气自复，故可生也。

白通加猪胆汁汤方

葱白四茎　干姜一两　附子一枚（生用，去皮，破八片）　人尿五合

胆汁一合

上五味，以水五升，先煮三物，取一升，去滓，内人尿、猪胆汁，和令相得，分温再服。若无胆汁，亦可用。

成无己曰：《内经》曰：若调寒热之逆，令热必行。则热物冷服，下嗌之后，冷体既消，热性便发，由是病气随愈，呕哕皆除，情且不违，而致大益，此和人尿、猪胆汁咸苦物于白通汤热剂中，要其气相从，则可以去格拒之寒也。

张隐庵曰：始焉下利，继则利不止，始焉脉微，继则厥逆无脉，更兼干呕、心烦者，乃阴阳水火并竭，不相交济。故以白通加猪胆汁汤。夫猪乃水畜，胆具精汗，可以滋少阴而济其烦呕。人尿乃入胃之饮，水精四布，五精并行，可以资中土而和其厥逆，中土相济烦呕自除。

《济阳纲目》：白通加人尿、猪胆汁汤，治久坐湿地伤肾，肾伤则短气，腰痛，厥逆下冷，阴脉微者，宜此方主之。

少阴病，二三日不已，至四五日，腹痛，小便不利，四肢沉重疼痛，自下利者，此为有水气，其人或咳，或小便不利，或下利，或呕者，真武汤主之。

秦皇士曰：此少阴经寒湿传变太阴腹痛，用真武汤补土中之火，以制水气下利。

方中行曰：腹痛、小便不利，阴寒内甚，湿甚而水不行也。四肢沉重疼痛，寒湿内渗，又复外薄也。自下利者，湿既甚而水不行，则与谷不分清，故曰"此为有水气"也。或为诸证，大约水性泛滥，无所不之之故也。

柯韵伯曰：为有水气，是立真武汤本意。小便不利是病根，腹痛下利、四肢沉重疼痛皆水气为患，因小便不利所致。然小便不利，实由坎中无阳，坎中火用不宣，故肾家水体失职，是下焦虚寒不能制水故也。法当壮元阳以消阴翳，逐留垢以清水道，因立此汤。末句语意，直接有水气来。后三项是真武汤加减证，不是主证。若虽有水气而不属少阴，不得以真武主之也。

万密斋曰：太阳表证有水气者小青龙汤，少阴里证有水气者真武汤，六经中惟肾、膀胱主水，故二经有水气之证也。

按：真武汤之用在温肾以行少阴之水，与小青龙汤为一表一里、一上一下之对子。

真武汤方

茯苓三两　芍药三两　白术二两　生姜三两（切）　附子一枚（炮，去皮，破八片）

上五味，以水八升，煮取三升，去滓。温服七合，日三服。若咳者，加五味子半升，细辛、干姜各一两。若小便不利者，加茯苓一两，若下利者，去芍药，加干姜二

两。若呕者，去附子，加生姜足前成半斤。

方中行曰：真武者，北方阴精之宿，职专司水之神，以之名汤义取之水，然阴寒甚而水泛滥，由阳困弱而土不能制伏也。是故术与茯苓燥土胜湿，芍药、附子利气助阳，生姜健脾以燠土，则水有制而阴寒退。药与病宜，理至必愈。水寒相搏则咳，细辛、干姜之辛散水寒也，既散矣，肺主咳而欲收，五味子者酸以收之也。茯苓淡渗而利窍，芍药收阴而停滞，非下利者所宜，故去之；干姜散寒而燠土，土燠则水有制，故加之。呕，气逆也，去附子以其固气也，加生姜以其散气也。

张路玉曰：此方本治少阴病水饮内结，所以首推术、附，兼茯苓、生姜，运脾渗湿为要务，此人所易明也。至用芍药之微旨，非圣人不能。盖此证虽曰少阴本病，而实缘水饮内结，所以腹痛自利，四肢疼重，而小便反不利也。若极虚极寒，则小便必清白无禁矣，安有反不利之理哉！则知其人不但真阳不足，真阴亦已素亏，若不用芍药固护其阴，岂能胜附子之雄烈乎！即如附子汤、桂枝加附子汤、芍药甘草附子汤，皆芍药与附子并用，其温经护荣之法，与保阴回阳不殊，后世用药，能获仲景心法者几人哉！

程郊倩曰：真武汤之治咳，以停饮与里寒合也；小青龙之治咳，以停饮与表寒合也。

《活人书》:《类纂》云：凡发汗过多，筋惕肉瞤，振摇动人，或虚羸之人微汗出，便有此证，俱宜服真武汤以救之。

王氏《易简方》：此药不惟阴证伤寒可服，若虚劳人憎寒壮热，咳嗽下利，皆宜服之，因宜名固阳汤，增损如前法。

《医学入门》：滑伯仁治一妇，暑月身冷自汗，口干烦躁，欲卧泥水中，脉浮而数，按之豁然虚散。公曰：脉至而从，按之不鼓，为阴盛格阳，得之饮食生冷、坐卧风露，乃与真武汤冷饮，三服而愈。

少阴病，下利清谷，里寒外热，手足厥逆，脉微欲绝，身反不恶寒，其人面色赤，或腹痛，或干呕，或咽痛，或利止脉不出者，通脉四逆汤主之。

成无己曰：下利清谷，手足厥逆，脉微欲绝，为里寒；身热不恶寒，面色赤，为外热。此阴甚于内，格阳于外，不相通也，与通脉四逆汤散阴通阳。

柯韵伯曰：下利清谷，里寒外热，手足厥逆，脉微欲绝，此太阴坏证转属少阴之证，四逆汤所主也。而但欲寐是系在少阴，若反不恶寒，或咽痛干呕，是为亡阳。其人面赤色，是为戴阳，此下焦虚极矣，恐四逆之剂不足以起下焦之元阳，而续欲绝之脉，故倍加其味作为大剂，更加葱以通之。葱体空味辛，能入肺以行荣卫之气。姜、附、参、甘得此以奏捷于经络之间，而脉自通矣。脉通则虚阳得归其部，外热自解而里寒自除，诸证无虞矣。

喻嘉言曰：下利里寒，种种危殆，其外反热，其面反赤，其身反不恶寒，而手足厥逆，脉微欲绝，明系群阴格阳于外，不能内返也。故仿白通之法，加葱入四逆汤中，以入阴迎阳而复其脉也。前条云"脉暴出者死"，此条云"脉即出者愈"，其辨最细。盖暴出则脉已离根，即出则阳已返舍。緣其外反发热，反不恶寒，真阳尚在躯壳，然必通其脉，而脉即出，始为休征。设脉出艰迟，恐其阳已随热势外散，又主死矣。

秦皇士曰：此申明里真寒，外假热，咽中痛，虚阳上浮也。

通脉四逆汤方

甘草二两（炙）　附子大者一枚（生用，去皮，破八片）　干姜三两　人参一两

上四味，以水三升，煮取一升二合，去滓，分温再服。其脉即出者愈。**面色赤者，加葱九茎；腰中痛者，去葱，加芍药二两；呕者，加生姜二两；咽痛者，去芍药，加桔梗一两；利止脉不出者，去桔梗，加人参二两。**

陈修园曰：阳气不能运行，宜四逆汤；元阳虚甚，宜附子汤；阴盛于下，格阳于上，宜白通汤；阴盛于内，格阳于外，宜通脉四逆汤。盖以生气既离，亡在顷刻，若以柔缓之甘草为君，岂能疾呼散阳而使返耶！故倍用干姜，而仍不减甘草者，恐散涣之余，不能当姜、附之猛，还借甘草以收全功也。若面赤者，虚阳上浮也，加葱白引阳气以下行；腹中痛者，脾络不和也，去葱，加芍药以通脾络；呕者，胃气逆也，加生姜以宣逆气；咽痛者，少阴循经上逆也，去芍药之苦泄，加桔梗之开提；利止脉不出者，谷气内虚，脉无所禀而生，去桔梗，加人参以生脉。

楼全善曰：《外台》云：阴盛发躁，名曰阴躁，欲坐井中，宜以热药治之。故仲景少阴证面赤者，四逆汤加葱白治之。

《寓意草》：徐国祯伤寒六七日，身热目赤，索水到前，复置不饮，异常大躁，将门牖洞启，身卧地上，展转不快，更求入井。一医汹汹，急以承气与服。余诊其脉洪大无伦，重按无力。余曰：阳欲暴脱，外显假热，内有真寒，以姜附投之，尚恐不胜回阳之任，况敢纯阴之药重劫其阳乎！观其得水不欲咽，情已大露。岂水尚不欲咽，而反可咽大黄、芒硝乎？于是以附子、干姜各五钱，人参三钱，甘草二钱，煎成冷服。服后寒战，戛齿有声，以重绵和头覆之，缩手不肯与诊。阳微之状始著，再与前药一剂，微汗热退而安。

《伤寒摘锦》：凡初病便无热，恶寒，四肢厥冷，头痛面青，身如被杖，小腹绞痛，囊缩，口吐涎沫，或下利小便清白，脉沉迟微弱，寻之似有，按之全无，此厥阴本经受寒之真阴证也。在经在脏，俱用通脉四逆汤治之。

少阴病，四逆，其人或咳，或悸，或小便不利，或腹中痛，或泄利下重者，四逆散主之。

刘昆湘曰：此示少阴纯属水寒之证。少阴病至于四逆。则胃肾之阳俱亡，法当呕

吐下利，因三焦尽属寒证，水隔在上，得汤不受而吐，故改汤为散，脉当沉滑而微。四逆散即四逆汤四味为散，白水和煎数沸，并渣服之。则虽呕而不得尽出，药力达胃，必呕吐渐疏，仍可以汤法继之。其随证加减之例，如咳者加五味子、干姜，并主下利，敛肺则大肠自收摄也。悸者加桂，降冲气且导心阳使下行也。小便不利者加茯苓，淡味以渗泄也。腹中痛者加附子，温肾寒以启胃阳也。泄利下重者，以薤白煮汤下散，通肺与大肠之气痹也。

四逆散方

甘草二两（炙） 附子大者一枚 干姜一两半 人参二两

上四味，捣筛，白饮和服方寸匕。咳者，去人参，加五味子、干姜各五分，并主下利。悸者，加桂枝五分。小便不利者，加茯苓五分。泄利下重者，先以水五升，煮薤白三两，取三升，去滓；以散三方寸匕内汤中，煮取一升半，分温再服。

少阴病，下利六七日，咳而呕渴，心烦不得眠者，猪苓汤主之。

柯韵伯曰：少阴病，得之二三日，心烦不得卧，是上焦实热，宜黄连阿胶汤清之；少阴病，欲吐不吐，心烦但欲寐，至五六日，自利而渴者，是下焦虚寒，宜白通汤以温之；此少阴初病而下利，似为阴寒，至六七日，反见咳而呕渴，心烦不得眠者，此岂上焦实热乎？！是因下多亡阴，精虚不能化气，真阳不藏。致上焦之虚阳扰攘，而致变证见也。下焦阴虚而不寒，非姜附所宜；上焦虚而非实热，非芩连之任。故制此方，二苓不根不苗，成于太空元气，用以交合心肾，通虚无氤氲之气也；阿胶味厚，乃气血之属，是精不足者，补之以味也；泽泻气味轻清，能引水气上升；滑石体质重坠，能引火气下降，水升火降，得既济之理矣。以此滋阴利水而升津液，斯上焦如雾而咳渴除，中焦如沤而烦呕静，下焦如渎而利自止矣。

汪苓友曰：下利咳而呕渴，心烦不得眠，焉知非少阳阳明之病，然少阳阳明若见此证，为里实，脉必弦大而长。此病脉必微细，故知其为少阴之病无疑也。此方乃治阳明病热渴引饮，小便不利之剂，此条病亦借用之，何也？盖阳明病发热，渴欲饮水，小便不利者，乃水热相结而不行。兹者少阴病，下利，咳而呕渴，心烦不得眠者，亦水热搏结而不行也。病名虽异而病源则同，故仲景用猪苓汤主之，不过是清热利水，兼润燥滋阴之义。

唐容川曰：此方主下利，全是引水复行故道入三焦膜中，使从小便出而不流走肠间而利自止矣。凡利不止者，仲景言皆当利其小便，此必小便不利，水入于膜中，则膜中少阳之火上逆为咳之为呕。膜中无水则不能化气升津，是为口渴。阴津不上交于心，则烦不得眠也。

猪苓汤方方见阳明病

少阴病，得之二三日，口燥咽干者，急下之，宜大承气汤。

张路玉曰：伏气之发于少阴，其势最急，与伤寒之传经热证不同。得病才二三日，即口燥咽干，延至五六日始下，必枯槁难为矣，故宜急下以救肾水之燔灼也。

柯韵伯曰：热淫于内，肾水枯涸，因转属阳明，胃火上炎，故口燥咽干。急下之，火归于坎水，津液自升矣。此必有不大便证，若非本有宿食，何得二三日便当急下。

《活人书》：少阴主肾，系舌本，伤寒热气入脏，流于少阴之经，肾汁干，咽路焦，故口燥咽干而渴，须宜急下之。非若阳明证宜下，而可缓也。虽然阳明亦有一证，发热汗出多急下之，阳明属胃，汗多则胃汁干，亦须急下之。

大承气汤方 方见阳明病

少阴病，自利清水，色纯青，心下必痛，口干燥者，可下之，宜大承气汤。

徐灵胎曰：纯青则非寒邪，乃肝邪入肾也。《难经》曰：从前来者，为实邪。心下必痛，口干燥二证，尤见非寒邪。二条俱重口渴，知为热邪无疑。

唐容川曰：肝气有余，则生胆汁太多，呕苦不食，大便青色。心下是指胸前之膈膜言，膈连于肝而通于胆系，胆火盛汁多从肝系而注入膈中，至心下，将膈中所行之水阻遏，使返还入胃中，从下而泄，是为清水，其色纯青也。盖膈膜是行水之道，水要从胃而入膈，胆之火汁要从膈而入胃，逆拒于心中下之膈，故心下必痛。胆汁泄入胃，而水不得入于膈，反随胆汁下泄为下利清水，其色纯青也。水既从胃中下泄，而膈膜中反无水，不能化气升津，故口干燥也。

秦皇士曰：此明凡用急下，必要见下证者，质清而无渣滓相杂，色青而无黄赤相间，热极假阴之候。然必得心下硬痛，口燥咽干而渴，方是里实下证的据。

程郊倩曰：自利清水五谷渣，色纯青五谷色，谷留故也。

汤本求真曰：自利清水，色纯青者，《温疫论》之所谓热结旁流者是也。不急下之，则忽变为死证之剧证也。

按：方书所谓之黑水泻，疑即此证。

少阴病六七日，腹胀不大便者，急下之，宜大承气汤。

钱天来曰：少阴病而至六七日，邪已入深。然少阴每多自利，而反腹胀不大便者，此少阴之邪复还阳明也。所谓阳明中土，万物所归，无所复传之地，故当急下，与阳明篇"腹满痛者，急下之"无异也。以阴经之邪，而能复归阳明之腑者，即《灵枢·邪气脏腑病形》所谓"邪入于阴经，则其脏气实，邪气入而不能客，故还之于腑。故中阳则溜于经，中阴则溜于腑"之义也。然必验其舌，察其脉，有不得不下之势，方以大承气下之耳。

舒驰远曰：少阴复传阳明之证，腹胀不大便者，然必兼见舌苔干燥，恶热饮冷，方为实证。

柯韵伯曰：三阳惟少阳无承气证，三阴惟少阴有承气证。盖少阳为阳枢，阳精虚，邪便入于阴，故不可妄下以虚其阳；少阴为阴枢，阳有余，邪便伤其阴，故宜急下以存其阴。

少阴病，脉沉者，急温之，宜四逆汤。

汪苓友曰：少阴病，本脉微细，但欲寐，今者轻取之微脉不见，重取之细脉几亡，伏匿而至于沉，此寒邪深中于里，殆将入脏，温之不容以不急也。少迟则恶寒身蜷，吐利躁烦，不得卧寐，手足逆冷，脉不至等死证立至矣。四逆汤之用，其可缓乎。

成无己曰：既吐且利，小便复利，而大汗出，下利清谷，内寒外热，脉微欲绝者，不云急温；此少阴病沉而云急温者，彼虽寒甚，然而证已形见于外，治之则有成法；此初头脉沉，未有形证，不知邪气所之，将发何病，是急与四逆汤温之。

《活人书》：少阴病，若不渴、不口燥舌干，而脉沉者，急温之，宜四逆汤。以口燥而渴者，知其热；脉沉而迟者，别其寒也。

四逆汤方见太阳病上

少阴病，饮食入口即吐，心中温温欲吐，复不能吐，始得之，手足寒，脉弦迟者，此胸中实，不可下也，当吐之。若膈上有寒饮，干呕者，不可吐也，当温之，宜四逆汤。

尤在泾曰：肾者，胃之关也，关门受邪，上逆于胃，则饮食入口即吐。或心中温温欲吐而复不能吐也。夫下气上逆而为吐者，原有可下之例，如《金匮》之食已即吐者，大黄甘草汤主之是也。若始得之，手足寒，脉弦迟者，胸中邪实而阳气不布也，则其病不在下而在上，其治法不可下而可吐，所谓因其高者而越之也。若膈上有寒饮而致干呕者，则复不可吐而可温，所谓病痰饮者，当以温药和之也。故实可下，而胸中实则不可下；饮可吐，而寒饮则不可吐。仲景立法，明辨详审如此。

《金鉴》曰：饮食入口即吐，且心中温温欲吐，复不能吐，恶心不已，非少阴寒虚吐也，乃胸中寒实吐也。故始得之，脉弦迟。弦者饮也，迟者寒也。而手足寒者，乃胸中阳气为寒饮所阻，不能通于四肢也。寒实在胸，当因而越之，故不可下也。若膈上有寒饮，但干呕有声而无物出，此为少阴寒虚之饮，非胸中寒实之饮也，故不可吐，惟急温之，宜四逆汤。

柯韵伯曰：当吐之，宜瓜蒂散。

少阴病，下利，脉微涩，呕而汗出，必数更衣，反少者，当温其上，灸之。

方中行曰：微，阳虚也；涩，血少也。汗出，阳虚不能外固，阴弱不能内守也。更衣反少者，阳虚则气下坠。血少所以勤努责，而多空坐也。上，谓顶，百会是也，灸，升举其阳，以调养夫阴也。

按：百会穴，《图经》曰：原治小儿脱肛久不差。盖升举其阳，以调养夫阴也。

程郊倩曰：汗出已亡阳，利呕更亡津液，全赖数更衣反少，气滞下焦，不至或脱，惟恐脱及上焦耳，故温其上。温字内亦可兼温药升阳，大补心肺。

《甲乙经》：百会，一名三阳五会，在前顶后一寸五分旋毛中，陷可容指。督脉、足太阳之会。刺入三分，灸五壮。

《外台秘要》：《肘后》疗卒大便脱肛方，灸顶上回发中百壮。

舒驰远曰：此证阳虚气坠，阴弱津衰，故数更衣而出弓反少也。曾治一妇人，腹中急痛，恶寒厥逆，呕而下利，脉见微涩，予以四逆汤投之无效。其夫告曰，昨夜依然作泻无度，然多空坐，醉胀异常。尤可奇者，前阴醉出一物，大如柚子，想是尿脬，老妇尚可生乎？予即商之仲远，仲远踌躇曰：是证不可温其下，以逼迫其阴，当用灸法温其上，以升其阳，而病可愈。予然其言而依其法。用生姜一片，贴头顶白会穴上，灸艾火三壮，其脬即收。仍服四逆汤加芪、术，一剂而愈。

按：醉，音炸。脬，音抛。

辨厥阴病脉证并治

厥阴之为病，消渴，气上撞心，心中疼热，饥而不欲食，食则吐蛔，下之，利不止。

撞，陟降切。蛔，音回。

沈尧封曰：此厥阴病之提纲也。然消渴，气上撞心，心中疼热，饥不欲食，食则吐蛔之外，更有厥热往来，或呕，或利等证，犹之阳明病胃家实之外，更有身热汗出，不恶寒反恶热等证。故阳明病必须内外证合见，乃是真阳明；厥阴病亦必内外证合见，乃是真厥阴。其余或厥，或利，或呕，而内无气上撞心，心中疼热等证，皆似厥阴而实非厥阴也。

张隐庵曰：厥阴者，阴之极也。夫两阴交尽，是为厥阴，阴极而阳生，故厥阴不从标本，从中见少阳之气化也。厥阴之为病，消渴者，经云厥阴之上，风气从之，所谓本也。病于本气。故风消而渴也。气上撞心，下焦之气不和也。心中疼热。中焦之气不和也。饥而不欲食，上焦之气不和。夫三焦者，少阳也，经云本之下中之见也，厥阴中风少阳，故有三焦之病也。食则吐蛔，下之利不止者，乃厥阴标阴为病，经云见之下气之标也，厥阴以阴寒为标，蛔乃阴类，不得阳热之化，则顿生而吐；下之则阴极而阳不生，故利不止。

按：此节乃厥阴为病之总纲。

舒驰远曰：此条阴阳错杂之证也。消渴者，膈有热也。厥阴邪气上逆，故上撞心。疼热者，热甚也；心中疼热，阳热在上也。饥而不欲食者，阴寒在胃也。强与食之，亦不能纳，必与蛔俱出，故食即吐蛔。此证上热下寒，若因上热误下之，则上热未必即去，而下寒必更加甚，故利不止也。

《金鉴》曰：厥阴者，为阴尽阳生之脏，邪至其经，从阴化寒，从阳化热，故其为病，阴阳错杂，寒热混淆也。

《灵枢·大惑论》：人之善饥而不嗜食者，何气使然？曰：精气并于脾，热气留于胃，胃热则消谷，谷消故善饥。胃气逆上，则胃脘寒，故不嗜食也。

《医门法律》：杀虫方，治消渴有虫，苦楝根取新白皮一握，切焙，入麝香少许，水二碗煎至一碗，空心饮之。虽困顿不妨。自后下虫三四条，类蛔虫而色红，其渴顿止。乃知消渴一证，有虫耗其津液。（出《夷坚志》）

《新释》：厥阴者，神经系统之符语，满布身体内外，以脑为中枢，可知觉运动，主节制诸器官之总轴也。在太阳部分者，知觉最敏，能随意运动。在少阳及阳明部分者，除九窍外，皆知觉迟钝，不能随意运动，名曰自和神经。如心之波动，肺之气息，肝脾之分泌胆膵液，肾之排尿，胃之消化，肠之传渣滓是也。《内经》曰：厥阴受少阳为表里。又曰：厥阴之上，风气治之。若少阳部分之自和神经，因受风邪，微生虫寄脏腑之为病，其发于胃则消渴。消渴者，饮水能消，小便数而渴不止。盖由饮食生冷，含有微生虫之遗卵，因人脾胃之虚，故遗卵得伏于胃襞，孵化变蛔，盘据寄于其间，致胃之消化神经衰弱，饮食之精微只供蛔虫之荣养，久则胃膜坚强不能吸收水分，蛔饥求食而动则病作，胃中客气动膈上撞击于心，蛔啮胃襞，致心中疼而烦热，方书所谓心胃虫疾作痛也。小肠无病能消化水谷，故腹中饥。胃气为风邪所乱，故不欲食。食则蛔闻食臭出，既出则不能复归于原巢，故吐蛔也。胃不能消水而上输于肺，致水悉自小肠，而下输于肾，故小便多而胃阴之燥仍不解，此消渴之病所由成也。此病本在少阳中焦之半表半里及胃上脘，若不可下；故误下之，反致未病之小肠为苦寒药侵伤而下利不止矣。

厥阴中风，脉微浮，为欲愈；不浮，为未愈。

尤在泾曰：此厥阴自受风邪之证，脉微为邪气少，浮为病在经，经病而邪少，故为欲愈。或始先脉不微浮，继乃转前为浮者，为自阴之阳之候，亦为欲愈，所谓阴病得阳脉者生是也。然必兼有发热微汗等证候，仲景不言者，以脉该证也。若不浮，则邪着阴中，漫无出路，其愈正未可期，故曰：不浮，为未愈。

按：杂病例云：寸脉大而滑，沉则为实，滑则为气，实气相搏，血气入脏即死，入腑即愈。此节之脉浮不浮，盖验其入脏入腑之诊。《素问·阳明脉解》所谓"厥逆连脏则死，连腑则生"也。

厥阴病，欲解时，从丑至卯上。

方中行曰，厥阴属木，旺于丑、寅、卯之三时，正气得其旺时，邪退而病解。在六经皆然。夫以六经各解于三时，而三阳解自寅至亥，三阴解自亥至卯。厥阴之解，至寅卯而终。少阳之解，自寅卯而始。何也？曰：寅为阳初动，阴尚强，卯为天地辟，阴阳分，所以二经同旺，其病之解，由此而终始也。然则三阳之旺时九，各不相袭，三阴之旺时五，太阴与少阴同子丑，少阴与厥阴同丑寅。何也？曰：阳行健，其道长，故不相及，阴行纯，其道促，故皆相蹑也。

徐旭升曰：三阳解时，在三阳旺时而解，三阴解时，亦从三阳旺时而解，伤寒以生阳为主也。

厥阴病，渴欲饮水者，少少与之愈。

尤在泾曰：厥阴之病本自消渴，虽得水未必即愈，此云渴欲饮水，少少与之愈者，必热邪还返阳明之候也。热还阳明，津液暴竭，求救于水，少少与之，胃气则知，其病乃愈。若系厥阴，则热足以消水，而水岂能消其热哉！

章虚谷曰：渴欲饮水，阳胜而邪热盛也。水为天一之精，少少与饮，济阴以清热，其病可愈；若多饮，反致停水之病矣。

张令韶曰：厥阴篇自提纲后止此三节提出厥阴病，其余则曰伤寒，曰病，曰厥，曰下利，而不明言厥阴病者，以厥阴从中治而不从标本也。

万密斋曰：厥阴证异于六经者，以厥逆吐利也。所以别经则称某经病，而厥阴不称经者，以有厥逆吐利可识也。

诸四逆厥者，不可下之，虚家亦然。

尤在泾曰：成氏曰：四逆，四肢不温也；厥者，手足冷也。然本篇云：厥者，手足逆冷是也。又云：伤寒脉促，手足厥逆，可灸之。其他凡言厥逆之处不一，则四逆与厥本无分别，特其病有阴阳之异耳。此条盖言阴寒厥逆，法当温散养之，故云不可下之。后条云：厥应下之者，则言邪热内陷之厥逆也。学者辨之。虚家，体虚不足之人。虽非四逆与厥，亦不可下之。经曰：毋实实，毋虚虚，而遗人夭殃。此之谓也。

徐灵胎曰：以下所论诸条，皆指伤寒证手足逆冷而言，非气逆不知人之厥也。又曰：凡厥者，阴阳气不相顺接便为厥，此致厥之由。厥者，手足逆冷是也，此厥之象。

按：四肢以温和为顺，故以冷为逆，以失知觉为厥，厥在四肢则为麻木不仁，在头则为不省人事。盖冷者血脉病，逆者神经病，故少阴与厥阴皆有厥逆证。

伤寒先厥，后发热，而利者必自止，见厥复利。

成无己曰：阴气胜，则厥逆而利；阳气复，则发热，利必自止；见厥，则阴气还胜而复利也。

尤在泾曰：伤寒先厥者，阴先受邪也。后热者，邪从阴而出阳也。阴受邪而利，及邪出而之阳，故利必止。设复厥，则邪还入而之阴，故必复利。盖邪气在阳热则生热，在阴则为厥与利，自然之道也。

张隐庵曰：此节首论厥热，乃论厥阴，阴阳环转次递传变之意。夫病在厥阴，即以一日起厥阴者，从一而三，从阴而阳，先天之气始也；病在太阳，即以一日起太阳者，从三而一，从阳而阴，后天之气始也。

按：此节为厥阴直中寒邪之证，故得病之初即厥而不省人事，今俗所谓鹘突伤寒是也，较少阴伤寒之但欲寐则病深势重矣。

伤寒始发热六日，厥反九日而利。凡厥利者，当不能食，今反能食者，恐为除中，

食以索饼，不发热者，知胃气尚在。必愈，恐暴热来出而复去也。后日脉之，其热续在者，期之旦日夜半愈。所以然者，本发热六日，厥反九日，复发热三日，并前六日，亦为九日，与厥相应，故期之旦日夜半愈。后三日脉之，而脉数，其热不罢者，此为热气有余，必发痈脓也。

食以之食同饲。数，同朔。

尤在泾曰：伤寒始发热六日，厥反九日而又下利者，邪气从阳之阴，而盛于阴也。阴盛则当不能食，而反能食者，恐为除中。中者，胃中之阳气也。除者，去而尽之也。言胃气为邪气所迫，尽情发露，不留余蕴也。不发热，不字当作若，谓试以索饼食之，若果胃气无余，必不能蒸郁成热。今反热者，知胃气尚在，非除中之谓矣。而又恐暴热暂来而复去，仍是胃阳发露之凶征也。后三日脉之，而其热仍在，则其能食者，乃为胃阳复振无疑，故期至旦日夜半，其病当愈。所以然者，本发热六日，厥反九日，热少厥多，其病当进。兹复发热三日，并前六日，亦为九日，适与厥日相应，故知其旦日夜半，其病当愈。旦日，犹明日也。然厥与热者，阴阳胜负之机，不可偏也，偏于厥则阴胜而碍阳矣，偏于热则阳胜而碍阴矣。后三日脉之，而脉反加数，热复不止，则阳气偏胜，必致伤及营血，而发为痈脓也。

钱天来曰：大凡厥冷下利者，因寒邪伤胃，脾不能散精以达于四肢，四肢不能禀气于胃而厥。厥则中气已寒，当不能食，今反能食者，似乎胃气已回，但恐为下文之除中，姑且食以索饼，索饼者，疑即今之条子面及馓子之类，取其易化也，食后不停滞而发热，则知已能消谷，胃气无损而尚在，其病为必愈也。期之旦日半阴极阳回之候，其病当愈，所谓厥阴病欲解时，自丑至卯上也。

柯韵伯曰：除中，如中空无阳，反见善食之状，今俗云食禄将尽者是也。发痈脓，是阳邪外溢于形身，俗所云伤寒留毒者是也。

按：此节当分三段看，首段言厥多则阴盛而下利，食以索饼，验其是否为除中。中段言厥热相应，为阴阳平均而自愈。末段言热多则阳盛而发痈脓也。

伤寒六七日，脉迟，而反与黄芩汤彻其热，脉迟为寒，今与黄芩汤，复除其热，腹中应冷，当不能食，今反能食，此名除中，必死。

汪苓友曰：脉迟为寒，不待智者而后知也。六七日反与黄芩汤者，必其病初起，便发厥而利，至六七日阳气回复，乃乍发热而利未止之时，粗工不知，但见其发热下利，误认以为太少合病，因与黄芩汤彻其热。彻即除也。又脉迟云云者，申明除其热之误也。

刘完素曰：除者，除去也，与除夕之除同意。夫脉迟为寒，胃中真阳已薄，不可更与凉药。盖胃暖乃能纳食，今胃冷而反能食，则是胃之真气发露无余，而胃阳亦必渐去而不能久存。故必死。

柯韵伯曰：除中者，胃阳不支，假谷气以自救，凡人将死而反强食者是也。

程郊倩曰：上条脉数，此条脉迟，是题中二眼目。

伤寒先厥后发热，下利必自止，而反汗出，咽中痛者，其喉为痹。发热无汗，而利必自止，若不止，必便脓血，便脓血者，其喉不痹。

张隐庵曰：伤寒先厥者，始于厥阴也。后发热者，交于太阳也。下利必自止者，阳气上升也。夫先厥后热，下利且止，阴阳似和，其病当愈；而反汗出，咽中痛者，阴液虚而火气盛也。其喉为痹者，经云：一阴一阳结，谓之喉痹。一阴者，厥阴也；一阳者，少阳也。今厥阴为病，而见少阳之火热咽痛，故其喉为痹。夫始之下利必自止者，乃发热无汗而利必自止也。若发热无汗而利不止，则太阳阳热之气不能上升，必阴津下竭、热气内伤而便脓血。夫便脓血则火热下行，故其喉不痹。此明火热下行则便脓血，火热上升而为喉痹者如此。

汪苓友曰：先厥后发热，下利必自止。阳回变热，热邪太过而反汗出咽中痛者，此热伤上焦气分也。其喉为痹，痹者闭也。此以解咽中痛甚，其喉必闭而不通，以厥阴经循喉咙之后，上入颃颡故也。又热邪太过，无汗而利不止，便脓血者，此热伤下焦血分也。热邪泄于下，则不干于上，故云：其喉不痹。

常器之曰：喉痹，可桔梗汤。余疑此条证或于发厥之时，过服热药而至于此。学者临证，宜细辨之。

张路玉曰：便脓血者，白头翁汤。

伤寒一二日至四五日，厥者必发热。前热者后必厥，厥深者热亦深，厥微者热亦微。厥应下之，而反发汗者，必口伤烂赤。

应，平声，音膺。

黄坤载曰：伤寒一二日以至四五日而见厥者，此后必发热。既已发热，则此后必又厥。前之厥深者，后之热亦热；前之厥微者，后之热亦微。盖前之阴盛而为厥，后必阳复而发热，阴阳之胜复不偏，则厥热之浅深相等也。阳胜而热则病退，阴胜而厥则病进。是热本吉兆，然不可太过，厥将终而热将作，应当下之以救营血而息肝风，而反发汗者，亡其血液，风动火炎，必口伤烂赤。上章诸四逆厥者，不可下之，此曰厥应下之者，以其将发热也。缘今之厥深者，后之热亦必深，俟其热盛亡阴，所丧多亦。于其热未发时，应当下之，使阳与阴平，则热可不作，热去则厥亦不来，是至善之法也。不然，热来则伤肝臂之阴，厥来又伤心肺之阳，厥热之胜负不已，则正气之损伤为重，养虎贻患，非计之得者也。

方中行曰：厥者必发热，寒极而热复也。前热者后必厥，阳极而内陷也。厥深热亦深，厥微热亦微，以大概言也。厥应下之，谓邪在里也。口伤烂赤，厥阴之脉上与督脉会于颠，其支者，从目系下颊里环唇内，所以误汗则热乱而唇口伤也。

喻嘉言曰：前云诸四逆厥者不可下，此云厥应下之者，其辨甚微。盖先四逆而后厥与先发热而后厥者，其来迥异，故彼云不可下，此云应下之也。以其热深厥深，当用苦寒之药清解其在里之热，即名为下。如下利谵语，但用小承气汤止耳，从未闻有峻下之法也。若不用苦寒，反用辛甘发汗，宁不引热势上攻？口伤烂赤，与喉痹互意。

《阴证略例》：夫厥有阴有阳，初得病身热，三四日后热气渐深，大便秘结，小便黄赤，或语言谵妄而反发热者，阳厥也。初得病身不热，三四日后阳气渐消，大便软利，小便清白，或语言低微而不发热者，阴厥也。二证人多疑之，以脉皆沉故也。然阳厥而沉者，脉当有力；阴厥而沉者，脉当无力也。若阳厥爪指有时而温，若阴厥爪指时时常冷也。

陶节庵曰：先发热而后厥者，扬手掷足，烦躁饮水，畏热，头汗，大便闭，小便赤，怫郁昏悸。当下失下，血气不通，所以谓热深则厥者此也。大柴胡汤、小承气汤选而用之。

伤寒病，厥五日，热亦五日，设六日当复厥，不厥者自愈。厥终不过五日，以热五日，知自愈。

张令韶曰：此言厥热相应，阴阳平，病当愈也。

黄坤载曰：阴胜而厥者五日，阳复而热者亦五日，设至六日，则阴当又胜而复厥，阴胜则病进，复厥者病必不愈。若不厥者，则阴不偏胜，必自愈也。盖天地之数，五日以后则气化为之一变，是以阴胜而厥，终不过乎五日，阴胜而阳不能复，则病不愈；以阳复而热者，亦是五日，阴不偏胜而阳不偏负，故知自愈。

《金鉴》曰：伤寒邪传厥阴，阴阳错杂为病，若阳交于阴，是阴中有阳，则不厥冷，阴交于阳，是阳中有阴，则不发热。惟阴盛不交于阳，阴自为阴，则厥冷也；阳亢不交于阴，阳自为阳，则发热也。盖厥热相胜则逆，逆则病进；厥热相平则顺，顺则病愈。今厥与热日相等，气自平，故知阴阳和而病自愈也。

凡厥者，阴阳气不相顺接，便为厥。厥者，手足厥冷者是也。

方中行曰：此揭厥而明其义，以申其状。按脉经流注，手之三阴，从腹走至手；手之三阳，从手走至头；足之三阳，从头下走至足；足之三阴，从足上走入腹。然则手之三阴与手之三阳相接于手，足之三阴与足之三阳相接于足。阴主寒，阳主热，故阳气内陷，不与阴气相顺接，则手足厥冷也。然手足为四肢，主之者脾也，脾为阴，阳不与阴相顺接，而手足逆冷又可知也。

黄坤载曰：平人阳降而交阴，阴升而交阳，两相顺接，乃不厥冷；阳上而不下，阴下而不上，不相顺接，则生逆冷。不顺而逆，故曰厥逆。足三阳以下行为顺，足三阴以上行为顺，顺行则接，逆行则阴阳离析，两不相接。其所以逆行而不接者，中气之不运也。足之三阳随阳明而下降，足之三阴随太阴而上升，中气转运，胃降脾升，则阴阳顺接；中气不运，胃逆脾陷，此阴阳不接之原也。中气之所以不转运者，阴盛而阳虚也。四肢秉气于脾胃，脾胃阳旺，行气于四肢，则四肢暖而手足温，《素问》所谓阳盛而四肢实也。缘土旺于四季，故阳受气于四末，四末温暖，是之谓顺。水盛火负，阳虚土败，脾胃寒湿不能温养四肢，是以厥冷。四肢阳盛之地，而阴反居之，变温为冷，是反顺而为逆也，因名厥逆。

陈平伯曰：本条推原所以致厥之故，不专指寒厥言也。看用"凡"字冠首，则知不独言三阴之厥，并赅寒热二厥在内矣。盖阳受气于四肢，阴受气于五脏，阴阳之气相贯，如环无端，若寒厥则阳不与阴相顺接，热厥则阴不与阳相顺接也。或曰：阴不与阳相顺接，当四肢烦热，何反逆冷也？而不知热邪深入，阳气壅遏于里，不能外达于四肢，亦为厥冷，岂非阴与阳不相顺接之谓乎！仲景立言之妙如此。

王肯堂曰：凡言四逆，或言厥、言逆者，皆为重证。若举四肢而言耳。言指头寒，言手足厥，与逆与冷者，皆为厥微。盖手之上为腕，腕上为臂；足之上为踝，踝之上为胫也。其病之轻重浅深。皆寓于书法之中，不可不审。

陆九芝曰：厥阴篇中，凡有厥而复有热者，其厥也定为热厥。惟有厥无热，甚则一厥不复热者，其厥也，方是寒厥。以此为辨。

按：寒厥者，寒伤神经也。热厥者，热伤神经也。

《灵枢·五乱》：清气在阴，浊气在阳，荣气顺脉，卫气逆行，清浊相干，乱于臂胫则为四厥；乱于头，则为厥逆，头重眩仆。

《素问·厥论》：阳气衰于下，则为寒厥；阴气衰于下，则为热厥。阳气起于足五指之表，阴脉者，集于足下而聚于足心，故阳气胜，则足下热也。阴气起于足五指之里，集于膝下而聚于膝上，故阴气胜，则从五指至膝上寒，其寒也，不从外，皆从内也。

《素问·解精微论》：厥则目无所见。夫人厥则阳气并于上，阴气并于下，阳并于上则火独光也；阴并于下则足寒，足寒则胀也。

伤寒，脉微而厥，至七八日肤冷，其人躁无暂安时者，此为脏厥，非蛔厥也。蛔厥者，其人当吐蛔。今病者静而复时烦，此为脏寒，蛔上入其膈，故烦，须臾复止，得食而呕又烦者，蛔闻食臭出，其人当自吐蛔。蛔厥者，乌梅丸主之。又主久利。

尤在泾曰：伤寒脉微而厥，寒邪中于阴也。至七八日，身不热而肤冷，则其寒邪未变可知。乃其人躁无暂安时者，此为脏厥发躁，阳气欲绝，非为蛔厥也。蛔厥者，蛔动而厥，其人亦躁，但蛔静则躁亦自止，蛔动则时复自烦，非若脏寒之躁无有暂安时也。然蛔之所以时动而时静者，何也？蛔性喜温，脏寒则蛔不安而上膈，蛔喜得食，脏虚则蛔复上而求食，甚则呕吐，涎液从口中出。古云：蛔得甘则动，得苦则安。又曰：蛔闻酸则静，得辛热则止。故以乌梅丸安蛔温脏，而止其厥逆。

柯韵伯曰：伤寒脉微厥冷烦躁者，在六七日，急灸厥阴以救之。此至七八日而肤冷，不烦而躁，是纯阴无阳，因脏寒而厥，不治之证矣。然蛔厥之证，亦有脉微肤冷者，是内热而外寒，勿遽认为脏厥而不治也。其显证在吐蛔，而细辨在烦躁，脏寒则躁而不烦，内热则烦而不躁，其人静而时烦，与躁而无暂安时者迥殊矣。此与气上撞心，心中疼热，饥不能食，食即吐蛔者，互文以见意也。夫蛔者，虫也，因所食生冷之物，与胃中湿热之气相结而成。今风木为患，相火上攻，故不下行谷道而上出咽喉。故用药亦寒热相须也。看厥阴诸证，与本方相符，下之利不止，与又主久利句合，则乌梅丸为厥阴主方，非只为蛔厥之剂矣。

乌梅丸方

乌梅三百枚　细辛六两　干姜十两　黄连十六两　当归四两　人参六两　附子六两（炮，去皮）　蜀椒四两（出汗）　桂枝六两（去皮）　黄柏六两

上十味，异捣筛，合治之。以苦酒渍乌梅一宿，去核，蒸之五斗米下，饭熟捣成泥，和药令相得，内臼中，与蜜杵二千下，丸如梧桐子大。先食饮服十丸，日三服，稍加至二十丸。禁生冷、滑物、臭食等。

吕樵村曰：此主治蛔厥，其妙处全在米饭和蜜，先诱蛔喜，及蛔得之，而乌梅及醋之酸，椒姜桂附及细辛之辛，黄连黄柏之苦，则蛔不堪而伏矣。但厥后气血不免扰乱，故加人参，当归奠安气血。此方虽寒热错杂，但温脏之力居多，又得乌梅之酸涩以固脱，故又主久利。

喻嘉言曰：乌梅丸中酸苦辛温互用，以安蛔温胃益虚。久利而便脓血亦主此者，能解阴阳错杂之邪故也。

《千金方》：治冷痢久下，乌梅丸。（即本方）

《圣济总录》：乌梅丸，治产后冷热利，久下不止。

《证治准绳》：乌梅丸，治胃腑发咳，咳而呕，呕甚则长虫出。

《寿世保元》：胃冷，蛔虫上攻，心痛，呕吐，四肢冷，乌梅丸。

雉间焕曰：反胃之证，世医难其治，此方治之实奇剂也。

伤寒，热少微厥，指头寒，嘿嘿不欲食，烦躁，数日，小便利，色白者，此热除也，欲得食，其病为愈；若厥而呕，胸胁烦满者，其后必便血。

成无己曰：指头寒者，是厥微热少也。嘿嘿不欲食，烦躁者，邪热初传里也。数日之后，小便色白，里热去，欲得食，为胃气已和，其病为愈。厥阴之脉，挟胃贯膈，布胁肋，厥而呕，胸胁烦满者，传邪之热甚于里也。厥阴肝主血，后数日热不去，又不得外泄，迫血下行，必致便血。

王肯堂曰：设未欲食，宜干姜甘草汤。呕而胸胁烦满者，少阳证也。少阳与厥阴为表里，邪干其腑，故呕而胸胁烦满也。

万密斋曰：厥而呕，胸胁烦满者，大柴胡汤证也。厥应下之，亦宜此汤。便血者，桃仁承气汤。

病者手足厥冷，不结胸，小腹满，按之痛者，此冷结在膀胱关元也。

尤在泾曰：手足厥冷，原有阴阳虚实之别。若其人结胸，则邪结于上而阳不得通，如后所云，病人手足厥冷，脉乍紧，邪结在胸中，当须吐之，以通其阳者也。若不结胸，但少腹按之痛者，则是阴冷内结，元阳不振，病在膀胱、关元之间。必以甘辛温药，如四逆、白通之属，以救阳气而驱阴邪也。

唐容川曰：关元即胞宫也，又名血室，又名血海。冷结膀胱，与寒疝癥瘕可会通。

汪苓友曰：《补亡论》庞安时云：宜灸关元穴。据《图经》云，关元一穴，系腹部中行，在脐下三寸，足三阴任脉之会，治脐下疗痛，灸之良，可百壮。愚以灸关元，而膀胱之冷结自解矣。

伤寒发热四日，厥反三日，复热四日，厥少热多者，其病当愈；四日至七日，热不除者，必便脓血。

尤在泾曰：热已而厥者，邪气自表而至里也。乃厥未已，而热之日又多于厥之日，则邪复传而之表矣，故病当愈，其热则除。乃四日至七日而不除者，其热必侵入营中，而便脓血，所谓热气有余，必发痈脓也。

万密斋曰：凡阳厥热不除，在表者必发痈脓，在里者必便脓血者，以肝主血而风木易动也。其脉皆数，便脓血，黄芩汤。

吴人驹曰：《内经》言人之伤于寒也，则为病热，热虽甚不死，是伤寒以热为贵也。然热不及者病，太过者亦病，故此二节论寒热之多少，以明不可太过与不及也。

伤寒厥四日，热反三日，复厥五日，其病为进。寒多热少，阳气退，故为进也。

尤在泾曰：厥已而热者，阳气复而阴邪退也。乃热未已而复厥，而厥又多于热之日，则其病为进。所以然者，寒多热少，阳气不振，则阴邪复胜也。要之热已而厥者，传经之证，虑其阳邪递深也；厥已而热者，直中之证，虑其阳气不振也。故传经之厥热，以邪气之出入言；直中之厥热，以阴阳之胜复言，病证则同，而其故有不同如此。

陆九芝曰：厥阴与少阳相表里，厥阴厥热之胜复，犹少阳寒热之往来。少阳之寒因乎热，故厥阴之厥亦因乎热，热为阳邪向外。厥为阳邪向内，厥之与热总是阳邪出入阴分。热多厥少而热胜于厥者，其伤阴也犹缓；厥多热少而厥胜于热者，其伤阴也更急。盖外寒客热化为阳邪，深入厥阴之脏，本以向外为吉，向内为凶。阳而向外则外热，阳而向内则外寒，故仲景以厥多为病进，热多为病愈。而复申之曰阳气退，故为进，盖谓阳之退伏于内，非阳之脱绝于外也。

陈修园曰：上节言热胜于厥而伤阴，此节言厥胜于热而伤阳也。

伤寒六七日，脉微，手足厥冷，烦躁，灸厥阴，厥不还者，死。

尤在泾曰：伤寒六七日，阳气当复，阴邪当解之时，乃脉不浮而微，手足不烦而厥冷，是阴气反进，而阳气反退也。烦躁者，阳与阴争，而阳不能胜之也。灸厥阴，所以散阴邪而复阳气，阳复则厥自还。设不还，则阳有绝而死耳。是故传经之邪至厥阴者，阴气不绝则不死；直中之邪入厥阴者，阳气不复则不生也。

程郊倩曰：脉微厥冷而烦躁，即是前条中所引脏厥之证。六七日前无是证也。

张令韶曰：灸厥阴，宜灸荥穴、会穴、关元、百会等处。荥者，行间穴也，在足大指中缝间。会者，章门穴也，在季肋之端，乃厥阴、少阳之会。关元，在脐下三寸，足三阴经之会。百会，在顶上中央，厥阴、督脉之会也。

伤寒发热，下利厥逆，躁不得卧者，死。

尤在泾曰：伤寒发热，下利厥逆者，邪气从外之内，而盛于内也；至躁不得卧，则阳气有立亡之象，故死。此传经之邪，阴气先竭，而阳气后绝者也。

喻嘉言曰：厥证，但发热则不死，以发热则邪出于表，而里证自除，下利自止也。若发热下利厥逆，烦躁有加，则其发热又为阳气外散之候，阴阳两绝，亦主死也。又曰：肾主躁。躁不得卧，肾中阳气越绝之象也。

张路玉曰：大抵下利而手足厥冷者，皆为危候，以四肢为诸阳之本故也。加以发热，躁不得卧，不但虚阳发露，而真阴亦烁尽无余，安得不死。

伤寒发热，下利至甚，厥不止者，死。

成无己曰：《金匮要略》曰：六腑气绝于外者，手足寒；五脏气绝于内者，利下不禁。伤寒发热，为邪气独甚；下利至甚，厥不止，为腑脏气绝，故死。

钱天来曰：发热则阳气已回，利当自止，而反下利至甚。厥冷不止者，是阴盛极于里，逼阳外出，乃虚阳浮越于外之热，非阳回之发热，故必死矣。

伤寒六七日不利，便发热而利，其人汗出不止者，死，有阴无阳故也。

尤在泾曰：寒伤于阴，至六七日发热者，阳复而阴解，虽下利犹当自止，所谓伤寒先厥后发热而利者，必自止也。乃伤寒六七日本不利，而忽热与利俱见，此非阳复而热也，阴内盛而阳外亡也。若其人汗出不止，则不特不能内守，亦并无为外护矣，是谓有阴无阳，其死必矣。

方中行曰：发热而利，里虚邪入也，故曰有阴；汗出不止，表阳外绝也，故曰无阳。

张令韶曰：王元成曰：厥阴病发热不死，此三节热亦死者，首节在躁不得卧，次节在厥不止，三节在汗出不止。

伤寒五六日，不结胸，腹濡，脉虚复厥者，不可下也。此为亡血，下之则死。

濡，音软。亡，通无。

尤在泾曰：伤寒五六日，邪气传里，在上则为结胸，在下则为腹满而实。若不结胸，腹濡而脉复虚，则表里上下都无结聚，其邪为已解矣。解则其人不当复厥，而反厥者，非阳热深入也。乃血不足而不荣于四末也。是宜补而不可下，下之是虚其虚也。《玉函》云：虚者重泻，其气乃绝。故死。

方中行曰：亡音无，古字通用。此肝虚则不能生血，故曰无血，非谓失血之亡血也。

柯韵伯曰：其脉空虚，此无血也。

程郊倩曰：世多血厥证，此亡血之厥又不同，则挟瘀不挟瘀之分也。

《医垒元戎》：宜当归四逆汤。下之则死，宜四逆加人参汤。

伤寒，发热而厥，七日下利者，为难治。

尤在泾曰：发热而厥者，身发热而手足厥，病属阳而里适虚也。至七日，正渐复而邪欲退，则当厥先已而热后除，乃厥如故，而反加下利，是正不复而里益虚矣。夫病非阴寒，则不可以辛甘温其里；而内虚不足，复不可以苦寒坚其下，此其所以为难治也。

章虚谷曰：七日为阳复之期，先发热后厥，七日而下利不复热，其阳随邪陷而不出，故为难治也。

伤寒脉促，手足厥逆，不可灸之。

陈修园曰：阳盛则促，虽手足厥逆，亦是热厥，忌用火攻。然有阴盛之极，反假见数中一止之促脉。但阳盛者，重按之指下有力；阴盛者，重按之指下无力。

伤寒脉滑而厥者，里有热也，白虎汤主之。

尤在泾曰：伤寒脉微而厥者，阴邪所中，寒在里也。脉滑而厥者，阳邪所伤，热在里也，阳热在里，阴气被格，阳反在内，阴反在外，设身热不除，则其厥不已，故主白虎汤，以清里而除热也。

钱天来曰：滑者，动数流利之象，无沉细微涩之形，故为阳脉。乃伤寒郁热之邪在里，阻绝阳气，不得畅达于四肢而厥，所谓厥深热亦深也。

柯韵伯曰：此条明热厥之脉，并热厥之方。脉弱以滑，是有胃气；缓而滑，名热中；与寒厥之脉微欲绝者，大相径庭矣。当知有口燥舌干之证，与口伤烂赤者照应焉。

白虎汤方 见太阳病上

伤寒，手足厥逆，脉细欲绝者，当归四逆加人参附子汤主之；若其人内有久寒者，当归四逆加吴茱萸生姜附子汤主之。

刘昆湘曰：此示阴乘阳陷，荣寒卫郁之例，乃阴经之阴厥也。手足厥逆，较厥冷四逆之证为轻，但厥至手足而止，谓病人手足冷而自感四末寒侵者是也。此由三阴之邪外乘三阳，阴束阳郁，致表里失其顺接，令阳为阴阖，入而不出，故为手足厥逆之变。所以经系厥阴者，由络寒而经气始陷，亦厥阴病机内合少阴者也。脉细为荣气内束，细而欲绝乃形容应指萦萦如丝，而三部显然举按皆有之象，非应指乍见，绝而不至之谓。以证为邪乘而非正夺，故宜当归四逆法主之。桂、芍、当归和荣疏络，人参、附子温肾生精，细辛助荣气旁充而散脉内之寒，通草疏血脉阻滞且行经络之水，甘草、大枣和中，具通脉散寒之用，故以四逆名汤。通行本阙人参、附子，则散多补少，非脉细欲绝者所宜与矣。内有久寒，知病因已久，或其人素为寒中，或见小腹关元冷结之类，脉当细紧而迟。加吴茱萸以暖肝气，生姜以宣胃阳，用清酒和水煎服者，所以助药气之流传，此又法中法也。

陆九芝曰：手足厥逆，脉细欲绝者，为厥阴之表证。当归四逆汤即厥阴之表药。

沈尧封曰：微者，薄也，属阳气虚。细者，小也，属阴血虚。故少阴论中脉微欲绝用通脉四逆主治，回阳之剂也；此之脉细欲绝用当归四逆主治，补血之剂也。

陈修园曰：此言经脉内虚，不能荣贯于手足，而为厥寒之证也。

当归四逆加人参附子汤方

当归三两　桂枝三两（去皮）　芍药三两　细辛三两　甘草二两（炙）　木通三两　大枣二十五枚（擘）　人参三两　附子一枚（炮，去皮，破八片）

上九味，以水八升，煮取三升，去滓。温服一升，日三服。

当归四逆加吴茱萸生姜附子汤方

当归三两　桂枝三两（去皮）　芍药三两　细辛三两　木通三两　甘草二两（炙）　大枣二十五枚（擘）　吴茱萸二升　生姜半斤　附子一枚（炮，去皮，破八片）

上十味，以水六升，清酒六升和，煮取三升，去滓。温服一升，日三服。

柯韵伯曰：此厥阴伤寒发散表邪之剂也。厥阴居两阴之交尽，名曰阴之绝阳。外伤于寒，则阴阳之气不相顺接，故手足厥逆，脉细欲绝。然相火居于厥阴之脏，脏气实热则寒邪不能侵，只外伤于经而内不伤脏，故先厥者，后必发热。凡伤寒初起，内无寒证，而外寒极盛者，但当温散其表，勿遽温补其里。此方用桂枝汤以解外，而以当归为君者，因厥阴主肝为血室也。肝苦急，甘以缓之，故倍加大枣，犹小建中加饴糖法。肝欲散，当以辛散之，细辛甚辛，能通三阴之气血外达于毫端，比麻黄更猛，可以散在表之严寒。不用生姜，不取其横散也。木通能通九窍而通关节，用以开厥阴之阖而行气于肝。夫阴寒如此，而仍用芍药者，须防补火之为患也。是方桂枝得归芍，生血于荣，细辛同木通，行气于卫，甘草得枣，气血以和，且缓中以调肝，则荣气得至于手太阴，而脉自不绝；温表以逐邪，则卫气行四末而手足自温矣。若其人内有久寒者，其相火亦不足，加吴萸之辛热，直达厥阴之脏，生姜之辛散，淫气于筋；清酒以温经络，经脉不沮弛；则气血如故，而四肢自温，脉息自至矣。此又治厥阴内外两伤于寒之剂也，冷结膀胱而少腹满痛，手足厥冷者宜之。

孟承意曰：四逆之名多矣，此名当归四逆者，因风寒中于血脉而逆，当云血中之邪。故用当归通脉散逆；桂枝、细辛散太阳、少阴血分之风寒；未有荣卫不和而脉道能通者，故以甘草、大枣、芍药调和荣卫；木通利九窍通关节。合而用之，破阻滞，散厥寒，诚为劲敌。前贤云：四逆汤全从回阳起见，当归四逆全从养血通脉起见。不入辛热之味者，恐灼阴也。厥阴职司藏血，不养血则脉不起。少阴重在真阳，阳不回则邪不退。成氏曰：手足厥寒者，阳气外虚，不温四末；脉细欲绝者，阴血内弱，脉行不利。与此汤复脉生阴。

《千金方》：当归四逆加吴茱萸生姜汤，治阳邪陷阴，手足厥冷，脉细欲绝。霍乱四逆，加半夏一合、附子小者一枚，若恶寒，乃与大附子。

《严氏济生方》：通脉四逆汤，治霍乱多寒，肉冷脉绝。（即当归四逆加吴茱萸生姜附子汤）

《医学入门》：当归四逆汤，治厥阴病气弱，手足厥逆，小腹疼痛，或呕哕，或囊缩，血虚则脉细欲绝。亦阴毒要药也。如素有寒气，加吴茱萸、生姜。寒甚，加附子。脉不至，加人参。

大汗出，热不去，内拘急，四肢疼，复下利厥逆而恶寒者，四逆汤主之。

尤在泾曰：此过汗伤阳，病本热而变为寒之证。大汗出，热不去者，邪气不从汗解，而阳气反从汗亡也。阳气外亡，则寒冷内生，内冷则脉拘急而不舒也。四肢者，诸阳之本，阳虚不足，不能实气于四肢，则为之疼痛也。甚至下利厥逆而恶寒，则不特无与内守，亦并不为外护矣。故必四逆汤救阳驱阴为主。余谓传经之热，久亦成阴者，此类是也。

汪苓友曰：内拘急，此寒气深入于里，寒主收引，当是腹以内拘急。

徐灵胎曰：此条诸证皆属阴寒，固为易辨。惟热不去三字，则安知非表邪未尽即恶寒，亦安知非太阳未罢之恶寒。惟下利厥逆则所谓急当救里，不论其有表无表，而扶阳不可缓矣。

四逆汤方见太阳病上

大汗，若大下利而厥逆冷者，四逆汤主之。

尤在泾曰：此亦阳病误治而变阴寒之证。成氏所谓大汗，若大下利，表里虽殊，其亡津液、损阳气一也。阳虚阴胜，则生厥逆，虽无里急下利等证，亦必以救阳驱阴为急。《易》曰：履霜坚冰至。阴盛之戒，不可不凛也。

喻嘉言曰：此证无外热相错，其为阴寒易明。然既云大汗、大下，则阴津亦亡，但此际不得不以救阳为急，俟阳回乃可除救其阴也。

病人手足厥冷，脉乍紧者，邪结在胸中，心下满而烦，饥不能食者，病在胸中，当须吐之，宜瓜蒂散。

柯韵伯曰：手足为诸阳之本，厥冷则胃阳不达于四肢。紧则为寒，乍紧者，不厥时不紧，言紧与厥相应也，此寒结胸中之脉证。心下者，胃口也。满者，胃气逆。烦者，胃火盛。火能消物，故饥。寒结胸中，故不能食。此阴并于上，阳并于下，故寒伤形，热伤气也。非汗下温补之法所能治，必瓜蒂散吐之。

陈修园曰：此言痰之为厥也。厥虽不同，究竟统属于厥阴证内。

《活人书》：病在胸中，亦能令人手足厥，但认脉乍结是也。

瓜蒂散方见太阳病下

伤寒厥而心下悸者，宜先治水，当服茯苓甘草汤，却治其厥；不尔，水渍入胃，必作利也。

渍，资四切。

钱天来曰：《金匮》曰"水停心下，甚者则厥"，太阳篇中有"饮水多者，心下必悸"，此二语，虽皆仲景本文，然此条并不言饮水，盖以伤寒见厥则阴寒在里，里寒则胃气不行，水液不布，必停蓄于心下，阻绝气道，所以筑筑然而悸动，故宜先治其水，当服茯苓甘草汤以渗利之，然后却与治厥之药。不尔，则水液既不流行，必渐渍入胃，寒厥之邪在里，胃阳不守，必下走而作利也。

魏念庭曰：此厥阴预防下利之法。盖病至厥阴，以阳升为欲愈，邪陷为危机。若夫厥而下利，则病邪有陷无升，所以先治下利为第一义，无论其厥之为寒为热，而俱以下利为不可犯之证。

程郊倩曰：此寒因水停而作厥者，其证以心下悸为验，厥阴有此，多因消渴得之。水其本也，寒其标也。

茯苓甘草汤方见太阳病中

伤寒六七日，大下后，寸脉沉而迟，手足厥逆，下部脉不至，喉咽不利，唾脓血，泄利不止者，为难治，人参附子汤主之。不差，复以人参干姜汤主之。

刘昆湘曰：此示厥阴坏病，阴阳两竭，喉痹、厥利并见之候。曰伤寒六七日大下后者，明本为热厥当下之证，医虽知热深厥深，乃不辨腑脏之料度、热邪之轻重，辄与承气大下，伤其中腑，糟粕虽去，而阴精随之内竭，所谓下则亡阴者是也。假令寒厥更下，必致一厥不还，脉绝不至。今以本为热厥，但诛罚过当，不中病所，故因大下后寸脉沉而按迟，手足厥逆，阳气以误攻而下陷也。经气下陷而相火循络上冲，热深内郁之阳浮寄上乘于肺，以厥阴之脉贯膈上注肺，循喉咙故尔。脉热荣郁，内灼气道以侵咽门，故为咽喉不利，上唾脓血之变，此亦喉痹之类证也。阳浮于上，而阴寒独治于下，故见泄利不止。病至此，而升降出入之机皆乱其常，下部脉不至者，谓尺部应指不至。寸脉沉迟，知上焦亦非有余之热，故宜人参附子汤主之。干姜、附子温脾肾以回阳，人参、阿胶滋真精而救肺，半夏降逆以通液阻，柏叶清荣而止血溢。得汤厥还利减者生。若服汤病仍不差，则证为危殆，复以人参干姜汤救之，亦十全一二而已。

人参附子汤方

人参二两　附子一枚　干姜二两（炮）　半夏半升　阿胶二两　柏叶三两

上六味，以水六升，煮取二升，去滓，内胶烊消。温服一升，日再服。

咽喉不利，唾脓血，阳热在上也。泄利不止，阴寒在下也。阴阳不相交接，故下部脉不至而手足厥逆。此方回阳滋阴，水升火降则上下交而寒热错杂之证自愈也。

人参干姜汤方

人参二两　附子一枚　干姜三两　桂枝二两（去皮）　甘草二两（炙）

上五味，以水二升，煮取一升，去滓。温顿服之。

本方即四逆汤倍干姜加桂枝也。寸脉沉迟，手足厥逆，下部脉不至，泄利不止，皆四逆汤之本证。以咽喉不利，唾脓血，故加桂枝倍干姜也。

伤寒四五日，腹中痛，若转气下趋少腹者，此欲自利也。

尤在泾曰：伤寒四五日，正邪气传里之时，若腹中痛而满者，热聚而实，将成可下之证。兹腹中痛而不满，但时时转气下趋少腹者，然不得聚而从下注，将成下利之候也。而下利有阴阳之分，先发热而后下利者，传经之热邪内陷，此为热利，必有内烦脉数等证；不发热而下利者，直中之阴邪下注，此为寒利，必有厥冷脉微等证。要在审问明白也。

方中行曰：腹中痛，厥阴之脉抵小腹挟胃也。转气下趋者，里虚不能守而寒邪下迫也。

张路玉曰：腹痛亦有属火者，其痛必自下逆攻而上。若痛自上而下趋者，定属寒痛无疑。

伤寒本自寒下，医复吐下之，寒格，更逆吐下，麻黄升麻汤主之。若食入口即吐，干姜黄芩黄连人参汤主之。

按：此节方中行以“伤寒本自寒”为句，“下医复吐下之”为句。言伤寒本自感寒邪而成病，下工见其发热不食，误以为宿食所致，复以苦寒涌泄之剂，吐之、下之。因伤胃阳，寒格在中，阻其阴阳升降之机，更逆吐下，而成上热下寒之证。宜麻黄升麻汤主之。麻桂治其本寒，知母、黄芩清上焦之热，白术、甘草补中土之虚，而其用全借升麻以交通表里，启在下之阴以上通于阳，俾阳气下行，阴气上升，阴阳和而吐利止，故以之为君而名方也。

张隐庵曰：若食入口即吐，即客格之谓也。平脉篇曰：格则吐逆。干姜黄芩黄连人参汤主之者，厥阴风气在上，火热在中，标阴在下，故以芩连清中上之风热，干姜温下利之阴寒，人参补中土而调和其上下。

麻黄升麻汤方

麻黄二两半（去节） 升麻一两 知母一两 黄芩一两半 桂枝二两 白术一两 甘草一两（炙）

上七味，以水一斗，先煮麻黄去上沫，内诸药，煮取三升。去滓。温服一升，日三服。

干姜黄芩黄连人参汤方

干姜三两 黄芩三两 黄连三两 人参三两

上四味，以水六升，煮取二升，去滓。分温再服。

柯韵伯曰：伤寒吐下后，食入口即吐，此寒邪格热于上焦也。虽不痞硬而病本于心，故用泻心之半调其寒热，以至和平。去生姜、半夏者，心下无水气也。不用甘草、大枣者，呕不宜甘也。

徐灵胎曰：塞格自用干姜，吐下自用芩、连，因误治而虚其正气则用人参。分途而治，无所不包，又各不相碍。古方之所以入化也。此痢疾之正方也。

陈修园曰：凡呕家挟热，不利于橘、半者，服此而晏如。若汤水不得入口，去干姜，加生姜汁少许，徐徐呷之。此少变古法，屡验。

黄仲理曰：翻胃之初，亦可用，止呕而和中也。

《活人书》：曾经汗下，关脉迟，胃中虚冷而吐，干姜黄芩黄连人参汤主之。

《保幼大全》：四味人参汤，治伤寒脉迟，胃冷呕吐。（即本方）

《医学从众录》：昔张石顽借治脾胃虚寒，肠有积热之泄，甚效。

《方函口诀》：此方治膈有热，呕逆不受食者。又治噤口痢。

下利有微热而渴，脉弱者，令自愈。

魏念庭曰：下利之证，无论为飧泄、为滞下，俱以胃阳为宗主，此有颓靡，则难于援救矣。所以下利有微热，知阳气未绝也；兼渴，阳气尚有余也；脉虽弱，正虽虚而邪热亦不盛，故知其人必自愈。

方中行曰：脉热，邪退也。令自愈，言不须治也。

下利脉数有微热，汗出者，为欲愈；脉紧者，为未解。

成无己曰：下利，阴病也；脉数，阳脉也。阴病见阳脉者生。微热汗出，阳气得通也，利必自愈。诸紧为寒，设复脉紧，阴气犹胜，故云未解。

程郊倩曰：下利脉数，寒邪已化热也。微热而汗出，邪从热化而出表也。故令自愈。设复紧者，未尽之邪复入于里，故为未解。盖阴病得阳则解，故数与紧，可以定愈不愈。即阴阳胜复之下利，亦当以此为断。

下利手足厥冷，无脉者，灸之。不温，若脉不还，反微喘者，死；少阴负趺阳者，为顺也。

钱天来曰：阴寒下利而手足厥冷，至于无脉，是真阳已竭，已成死证，故虽灸之，亦不温也。若脉不还，反见微喘，乃阳气已绝，其未尽之虚阳随呼吸而上脱，其气有出无入，故似喘非喘而死矣。少阴，肾也，水中有火，先天之阳也；跌阳，胃脉也，火生之土，后天之阳也。此承上文下利而言。凡少阴证中诸阳虚阴盛之证，而至于下利及下利清谷之证，皆由寒邪太盛，非惟少阴命门真火衰微，且火不能生土，中焦胃脘之阳不守，故亦败泄而为下利，少阴脉虽微细欲绝，而为阴寒所胜，则为少阴之真阳负也。若跌阳脉尚无亏损，则是先天之阳虽为寒邪之所郁伏，而后天胃脘之阳尚在，为真阳犹未磨灭，所谓有胃气者生，故为顺也。若跌阳亦负，则为无胃气而死矣。

汪苓友曰：常器之云：当灸关元、气海二穴。

《总病论》：少阴脉在足内踝后，跟骨上动脉陷中，是足少阴肾脉也，名太谿穴。跌阳在足大指、次指间上行五寸，是足阳明胃脉也，名冲阳穴。

按：《灵枢·动输》所谓动脉，足少阴挟冲脉下行至跗上，与足阳明胃经冲阳皆在跗，是足少阴所行与足阳明所行，至跗则合于一处也。此云少阴负跌阳者为顺，盖于冲阳轻按之以候胃气，重按以候肾气。负，承载也，浮沉皆有而若负也。

陈修园曰：脉之源始于少阴，生于跌阳，少阴脉不至，则跌阳脉不出，是处有脉，其证为顺也。

下利，寸脉反浮数，尺中自涩者，必圊脓血，柏叶阿胶汤主之。

圊，音清。

魏念庭曰：下利，寸脉反浮数，尺中自涩者，热在下也。寸脉浮数，阳欲升也，尺脉自涩，为阴所陷而不能升也。浮数者，热之浅而易数者也。涩者，阴虚热盛，伤其下焦之血，血室中有胶凝之象，故尺脉见涩。人之肾水不足则尺脉见涩，不知血室中血胶凝则亦不足，故亦如水不足之涩也。因而熏灼肠胃，变为脓血，此又热入之深，急宜清其下焦之实热也。

秦皇士曰：寸脉主气，尺脉主血。今寸脉浮数，气中有热：尺中自涩，血分受伤。热盛于血，故必圊脓血。

刘昆湘曰：此示传经化热，余邪下陷厥阴之证。盖由体秉上盛，因见下虚，热乘虚凑内燔阴络，令荣气枯燥，转圊脓血之变，乃上病之下移也。宜柏叶阿胶汤主之。炮姜温脾而止血，阿胶滋水以润燥，柏叶敛荣气之溢，丹皮通血痹之阻。

柏叶阿胶汤方

柏叶三两　阿胶二两　干姜二两（炮）　牡丹皮三两

上四味，以水三升，先煮三味，取二升，去滓，内胶烊消。温服一升，日再服。

下利清谷，不可攻表，汗出必胀满。

张令韶曰：厥阴内合脏气，而中见少阳，不在于里，即在于中，故无表证。下利清谷，厥阴脏气虚寒也。脏气虚寒，当温其里，不可攻表。攻表汗出则表阳外虚，里阴内结，故必胀满。经曰"脏寒生满病"是也。

程郊倩曰：下利清谷，此为里虚，反攻其表，则汗出而阳从外泄。浊阴得以内填，胀满所由来也。汗剂所以发阳邪之在表也，表若无邪，必拔及里阳而外泄，遂生内寒。

按：下利赤白为湿热下注里实之证，有表邪者，当先发汗，以解其外，外解已，方可清其里之瘀热。若下利清谷，为阴寒内积里虚之证，虽有表邪，急当温里，俟利止后外证不解者，方可攻其表。是二证寒热虚实不同，而治法则大相径庭也。

下利，脉沉弦者，下重也；脉大者，为未止；脉微弱数者，为欲自止，虽发热，不死。

汪苓友曰：此辨热利之脉也，脉沉弦者，沉主里，弦主急，故为里急重，如滞下之证也。脉大者，邪热甚也。经云"大则病进"，故为利未止也。脉微弱数者，此阳邪之热已退，真阴之气将复，故为利自止也。下利一候，大忌发热，兹者脉微弱而带数，所存邪气有限，故虽发热，不至死耳。

程郊倩曰：反而言之，脉大身热者死，可知矣。

下利，脉沉而迟，其人面少赤，身有微热，下利清谷者，必郁冒，汗出而解，病人必微厥。所以然者，其面戴阳，下虚故也。

汪苓友曰：下利脉沉而迟，里寒也；所下者清谷，里寒甚也；面少赤，身微热，下焦虚寒，无根失守之火浮于上，越于表也。以少赤微热之故，其人阳气虽虚，犹能与阴寒相争，必作郁冒，汗出而解。郁冒者，头目之际郁然昏冒，乃真阳之气能胜寒邪，里阳回而表和顺，故能解也。病人必微厥者，此指未汗出郁冒之时而言。面戴阳系下虚，此申言面少赤之故。下虚，即下焦元气虚。仲景虽云汗出而解，然于未解之时，当用何药？郭白云云：不解，宜通脉四逆汤。

按：此节先言下利，后言下利清谷，盖谓下利鹜溏，或下利赤白，失治久而阳虚，皆可转为清谷也。

《明理论》：郁为郁结而气不舒，冒为昏冒而神不清，俗谓之昏迷是也。

《伤寒绪论》：戴阳者，面赤如微酣之状，阴证冷极，发躁面赤，脉沉细，为浮火上冲，水极似火也。凡下元虚惫之人，阳浮于上，与在表之邪相合，则为戴阳，阳已戴于头面，而不知者更行发散，则孤阳飞越，危殆之至矣。大抵阳邪在表之怫郁，必面合赤色，而手足自温；若阴证虚阳上泛而戴阳，面虽赤，足胫必冷。不可但见面赤便以为热也。

下利脉数而渴者，令自愈；设不差，必清脓血，以有热故也。

尤在泾曰：此亦阴邪下利，而阳气已复之证。脉数而渴，与下利有微热而渴同意。然脉不弱而数，则阳之复者已过，阴寒虽解，热气旋增，将更伤阴而圊脓血也。

程郊倩曰：脉数而渴，阳胜阴矣，亦令自愈。若不差，则阴虚热甚，经所云"脉数不解，而下利不止，必协热而便脓血"是也。有热，指经中实邪言。

汪苓友曰：常器之云：可用黄芩汤。

下利后脉绝，手足厥冷，晬时脉还，手足温者生，脉不还者死。

晬，音最。

成无己曰：晬时，周时也。

钱天来曰：寒邪下利而六脉已绝，手足厥冷，万五更生之理，而仲景犹云周时脉还、手足温者生，何也？夫利有新久，若久利脉绝而至手足厥冷，则阳气以渐而虚，直至水穷山尽，阳气磨灭殆尽，脉气方绝，岂有复还之时；惟暴注下泄，忽得之骤利而厥冷脉绝者，则真阳未至徒绝，一时为暴寒所中，致厥利脉伏，故阳气尚有还期。此条乃寒中厥阴，非久利也，故云："晬时脉还，手足温者生。"若脉不见还，是孤阳已绝而死也。

喻嘉言曰：脉绝不惟无阳，而阴亦无矣。阳气破散，岂有阴气不消亡者。晬时脉还，乃脉之伏者出耳。仲景用灸法，正所以通气而观其脉之绝与伏耳。故其方即名通脉四逆汤，服后利止脉出，则加人参以补其亡血。若服药晬时，脉仍不出，是药已不应，其为脉绝可知。

陈修园曰：此言生死之机，全凭于脉，而脉之根，又借于中土也。夫脉生于中焦，从中焦而注于手太阴，终于足厥阴，行阳二十五度，行阴二十五度，水下百刻，一周循环，至五十度而复大会于手太阴，故脉还与不还，必视乎晬时也。前皆言下利，此复言利后须当分别。

伤寒下利，日十余行，脉反实者死。

成无己曰：下利者，里虚也。脉当微弱，反实者，病胜脏也，故死。《难经》曰：脉不应病，病不应脉，是为死病。

钱天来曰：所谓实者，乃阴寒下利，真阳已败，中气已伤，胃阳绝而真脏脉现也。

下利清谷，里寒外热，汗出而厥者，通脉四逆汤主之。

张令韶曰：夫谷入于胃，借中土之气，变化而黄，以成糟粕。犹奉心化赤而为血之义也。若寒伤厥、少二阴，则阴寒气甚，谷虽入胃，不能变化其精微，蒸津液而泌糟粕，清浊不分，完谷而出，故下利清谷也。在少阴则下利清谷，里寒外热，手足厥逆。脉微欲绝，身反不恶寒；在厥阴则下利清谷，里寒外热，汗出而厥。俱宜通脉四逆汤，启生阳之气而通心主之脉也。

喻嘉言曰：下利里寒，加以外热，是有里复有表也。热在阳虚之人，虽有表证，其汗仍出，其手足必厥，才用表药，立至亡阳，不用表药，终是外邪不服，故于四逆汤中加葱为治，丝丝必贯，为万世法程。

陈修园曰：此为下利阴内盛而阳外亡者出其方治也。里不通于外而阴寒内拒，外不通于里而孤阳外越，非急用大温之剂，必不能通阴阳之气于顷刻。此言里寒下利而为清谷，下言里热下利者为下重，二节以寒热作对子。

通脉四逆汤方见少阴病

热利下重者，白头翁汤主之。

尤在泾曰：伤寒热邪入里，因而作利者，谓热利。下重即后重，热邪下注，虽利而不得出也。

陈修园曰：此节言里热下利而为下重，即《内经》所谓"暴注下迫，皆属于热"之旨也。《条辨》云：厥阴经邪热下入于大肠之间，肝性急速，邪热甚则气滞壅塞，其恶浊之物急于出而不得，故下重也。

徐灵胎曰：凡下重，皆属于热。

《伤寒论识》：热利与协热利，相似而异。里有热而下利欲饮水者，谓之热利；里有寒协合外热而下利者，谓之协热利。热利则脉数有力，协热利则脉微弱，此为其别也。

白头翁汤方

白头翁二两　黄连三两　黄柏三两　秦皮三两

上四味，以水七升，煮取二升，去滓。温服一升，不愈，更服一升。

尤在泾曰：此治湿热下注，及伤寒热邪入里作利者之法。白头翁汤，苦以除湿，寒以胜热也。

张隐庵曰：白头翁气味苦温，有风则静，无风独摇，其体能立，其用能行，性从下而上达者也。连苗柏叶经冬不凋，皆得冬冷寒水之气，能启水阴之气上滋火热，复能导火热以下行。秦皮气味苦寒，渍水和墨，其色青碧，亦得水阴之气而上行下泄者也。取白头翁之升，用二之偶；秦皮、连、柏之降，用三之奇；陷下之气上升，协热之邪下泄，则热利解而下重除矣。

吴绶曰：热毒下痢，紫血、鲜血者宜之。

尾台氏曰：赤利每欲大便，则肛门热而火烧者，为白头翁汤证也。

《三因方》：白头翁汤治热痢滞下，下血连月不差。（即本方）

陶节庵曰：胃热利白肠垢，脐下必热，便下垢腻赤黄，或渴，黄芩汤、白头翁汤通用之。

下利，其人虚极者，白头翁加阿胶甘草汤主之。

魏念庭曰：下利虚极者，自当大补其气血矣，不知其人虽极虚，而下利者乃挟热之利，补之则热邪无出。其利必不能止也。主之以白头翁加甘草阿胶汤，清热燥湿，补中理气，使热去而利自止。亦治虚热下利之妙方。

徐忠可曰：虚极不可无补，但非他味参、术所宜，恶其壅而燥也。亦非苓、泽淡渗可治，恐伤液也。惟甘草之甘凉，清中即所以补中，阿胶之滋润，去风即所以和血，以此治病，即以此为大补。方知凡治痢者，湿热非苦寒不除，故类聚四味之苦寒不为过。若和血安中，只一味甘草及阿胶而有余。治痢好用参、术者，正由未悉此理耳。

白头翁加阿胶甘草汤方

白头翁二两　黄连三两　黄柏三两　秦皮三两　甘草二两　阿胶二两

上六味，以水七升，煮取二升半，去滓，内胶烊消，分温三服。

下利腹胀满，身体疼痛者，先温其里，乃攻其表，温里宜四逆汤，攻表宜桂枝汤。

张景岳曰：此一条乃言表里俱病而下利者，虽有表证，所急在里，盖里有不实，则表邪愈陷，即欲表之，而中气无力亦不能散。故凡见下利中虚者，速当先温其里，里实气强则表邪自解，温中可以散寒，即此谓也。

喻嘉言曰：此与太阳中篇——下利身疼，用先里后表之法大同。彼因误下而致下利，此因下利而致腹胀，总以温里为急者，见睍曰消之义也。身疼痛有里有表，必清便已调其痛仍不减，方属于表。

尤在泾曰：四逆用生附，则寓发散于温补之中；桂枝有甘芍，则兼固里于散邪之内。仲景用法之精，如此。

陶节庵曰：胃寒，利白鸭溏，脐下必冷，腹胀满，便中清白或清谷，四逆汤、理中汤。

下利欲饮水者，以有热故也，白头翁汤主之。

钱天来曰：此又申上文热利之见证，以证其为果有热者。必若此治法也。夫渴与不渴，乃有热无热之大分别也。里无热邪，口必不渴，设或口干，乃下焦无火，气液不得蒸腾，致口无津液耳，然虽渴亦不能多饮，若胃果热燥，自当渴欲饮水，此必然之理也。宁有里无热邪，而能饮水者乎？仲景恐人之不能辨也，故又设此条以晓之。

张令韶曰：此申明白头翁汤能清火热下利之义也。下利欲饮水者，少阳火热在中，阴液下泄而不得上滋也。故以白头翁汤清火热以下降，而引阴液以上升。

罗谦甫曰：少阴自利而渴，乃下焦虚寒，而用四逆者，恐不可以渴不渴分热寒也，正当以小便黄白别之耳。

下利谵语者，有燥屎也，宜小承气汤。

《金鉴》曰：下利里虚，谵语里实，若脉滑大，证兼里急，知其中必有宿食也。其下利之物，又必稠黏臭秽，知热与宿食合而为之也，此可决其有燥屎也，宜以小承气汤下之。于此推之，可知燥屎不在大便硬与不硬，而在里之急与不急，便之臭与不臭也。

庞安常曰：初一服，谵语下，若更衣者，停服；不尔，尽与之。

汪苓友曰：要之，此证须以手按脐腹，当必坚痛，方为有燥屎之证。

小承气汤方见阳明病

下利后更烦，按之心下濡者，为虚烦也，宜栀子豉汤。

徐忠可曰：虚实皆有烦，在下利已属虚也，云"后"，是利已止则下无病。更按之心下濡，则非痞结痛满之比。故以栀豉汤涌之以彻其热。盖香豉主烦闷，亦能调中下气；而栀子更能清心、肺、胃、大小肠郁火也。

张令韶曰：此言下利后水液竭，火热上盛不得相济，复更有此烦，乃更端而复起之证也。然按之心下濡者，非上焦君火亢盛之烦，乃下焦水饮不得上济之虚烦也，宜栀子豉汤以交济水火之气。

栀子豉汤方见太阳病中

下利腹痛，若胸痛者，紫参汤主之。《金匮要略》作"下利肺痛"。

程云来曰：或云肺痛，当是腹痛。

赵以德曰：下利，肠胃病也，乃云肺痛何哉？此大肠与肺合故也。大抵肠中积聚则肺气不行，肺有所积，大肠亦不固，二害互为病。大肠病而气塞于肺者痛，肺有积者亦痛，痛必通。用紫参，《本草》谓主心腹积聚，疗胃中热积，通九窍，利大小肠，逐其陈，开其道。佐以甘草，和其中外。气通则痛愈，积去则利止。

徐忠可曰：下利肺痛，此气滞也。紫参性苦寒，能通血肺，《本草》主心腹积聚，寒热邪气；而好古谓治血痢；故以此散瘀止痛耳。然太苦寒，故以甘草调之，即补虚益气矣。

紫参汤方

紫参半斤　甘草三两

上二味，以水五升，先煮紫参，取二升，内甘草，煮取一升半，分温再服。

气利，诃梨勒散主之。

诃，虎何切，音呵。

尤在泾曰：气利，气与屎俱失也。诃梨勒涩肠而利气，粥饮安中益肠胃。顿服者，补下治下，制以急也。

诃梨勒散方

诃梨勒十枚（煨）

上一味，为散，粥饮和，顿服之。

赵以德曰：诃梨勒有通有涩，通以下涎液、消宿食、破结气，涩以固肠脱，佐以粥饮，引肠胃更补虚也。

程云来曰：寇宗奭曰：诃梨勒能涩便而又宽肠，涩能治利，宽肠能治气，故气利宜之。调以粥饮者，借谷气以助肠胃也。杜任方言气利里急后重，诃梨勒用以调气。

盖有形之伤则便垢而后重，无形之伤则气坠而后重；便肠垢者得诸实，气下坠者得诸虚。故用诃梨勒温涩之剂也。唐贞观中，太宗苦气利，众医不效，金吾长宝藏以牛乳煎荜茇进服之，立差。荜茇，温脾药也。大都气利得之虚寒气下陷者多，其用温涩之药可见矣。

《杨氏直指方》：牛乳汤，治气利，泄如蟹渤。荜茇末二钱，牛乳半升，同煎减半，空腹服。

呕家有痈脓者，不可治呕，脓尽自愈。

张路玉曰：呕有胃中虚寒而呕，有肝气逆上而呕，皆当辛温治其逆气。此则热聚于胃，结成痈脓而呕，即《内经》所谓热聚于胃口不行，胃脘为痈之候。恐人误用辛热止呕之药，所以特申"不可治呕"，但俟"脓尽自愈"。言热邪既有出路，不必用药以伐其胃气也。

赵以德曰：经云：热聚于胃口而不行，胃脘为痈。胃脘属阳明经，阳明气逆则呕，故脓不自咳出，从呕而出，此痈之在胃脘上口者也。若过半中，在肺之下者，脓则不从呕出，而从大便出矣。

陈修园曰：此以痈脓之呕撇开，以起下文诸呕也。

合信氏曰：胃痈，其痛甚剧而热，多生于胃之上下两口。食时则痛，食后痛止，痈在上口也。食时不痛，食后则痛者，是痈在下口也。

按：阳明肠胃之消化热力，生于血液循环之养化，而节制于厥阴所司之神经。若一部分之神经阻痹，则血瘀不行，惟积腐化而为痈脓，在肠则为便脓血，在胃则为呕痈脓。此仲景以二证属厥阴之义也。

呕而胸满者，吴茱萸汤主之。

徐忠可曰：胸乃阳位，呕为阴邪，使胸之阳气足以御之，则未必呕，呕亦胸中无恙也。乃呕而胸满，是中有邪乘虚袭胸，不但胃不和矣。虚邪属阴，故以茱萸之苦温善驱浊阴者为君，人参补虚为佐，而以姜枣宣发上焦之正气也。

魏念庭曰：呕家多热，而胸满之呕非热也。热气必散而寒气斯凝，故凡胸满而呕，知非热呕而为寒呕必矣。

吴茱萸汤方 见阳明病

干呕，吐涎沫，头痛者，吴茱萸汤主之。

徐忠可曰：干呕者，有声无物也。物虽无而吐涎沫，仲景曰"上焦有寒，其口多涎"。上焦既有寒，寒为阴邪格阳在上，故头痛。比胸满而呕，似有轻重表里不同。然邪必乘虚，故亦用茱萸汤兼补以驱浊阴。谓呕有不同，寒则一也。

张路玉曰：凡用吴茱萸汤有三证：一为阳明食谷欲呕；一为少阴呕利，手足厥冷，烦躁欲死；此则干呕，吐涎沫，头痛。经络证候各殊，而治则一者。总之，下焦浊阴之气上乘于胸中清阳之界，真气反郁在下，不得安其本位，有时欲上不能，但冲动浊气，所以"干呕，吐涎沫"也。头痛者，厥阴之经与督脉会于颠也。食谷欲呕者，浊气在上也。吐利者，清气在下也。手足厥冷，阴寒内盛也。烦躁欲死者，虚阳扰乱也。故主吴茱萸汤，以茱萸专开豁胸中逆气，兼人参姜枣以助胃中之清阳，共襄祛浊之功。由是清阳得以上升，而浊阴自必下降矣。

《溯洄集》：仲景以声物兼出而名为呕，以物独出而名为吐，以声独出而名为干呕。干，犹空也，仲景于"呕"字加一"干"字，所以别夫呕，为声物兼出者耳。

呕而发热者，小柴胡汤主之。

钱天来曰：邪在厥阴，惟恐其厥逆下利。若见呕而发热，是厥阴与少阳脏腑相连，乃脏邪还腑，自阴出阳，无阴邪变逆之患矣，故当从少阳法治之，而以小柴胡汤和解其半表半里之邪也。

成无己曰：经曰：呕而发热者，柴胡证具。

《金鉴》曰：呕而腹满，是有里也，主之大柴胡汤攻里以止呕也；今呕而发热，是有表也，主之小柴胡汤和表以止呕也。

呕而脉弱，小便复利，身有微热，见厥者，难治，四逆汤主之。

黄坤载曰：呕而脉弱，胃气之虚。小便复利，肾气之虚。肾司二便，寒则膀胱不约，故小便自利。里阳虚败，加以身热而见厥逆者，阴盛于内而微阳外格，故为难治。宜四逆汤以回里阳也。

唐容川曰：呕者小便不利，身热者不见厥，今两者俱见，则是上下俱脱之形，故难治。

汪苓友曰：诸条厥利证皆大便利，此条以呕为主病，独小便利而见厥，前后不能关锁，用四逆汤，以附子散寒下逆气，助命门之火，上以除呕，下以止小便，外以回厥逆也。

干呕、吐逆、吐涎沫，半夏干姜散主之。

魏念庭曰：干呕、吐逆、吐涎沫者，以胃中虚寒，津液变为涎沫，随逆气上冲作呕也。干呕无物，止有涎沫，虚邪非实邪可知矣，主之以半夏干姜散。

尤在泾曰：干呕、吐逆，胃中气逆也。吐涎沫者，上焦有寒，其口多涎也。以半夏止逆消涎，干姜温中和胃，浆水甘酸调中，引气止呕哕也。

半夏干姜散方

半夏干姜各等分

上二味，杵为散，取方寸匕，浆水一升半，煮取七合，顿服之。

程云来曰：脾寒则涎不摄，胃寒则气上逆，故干呕、吐涎沫也。半夏之辛以散逆，干姜之热以温脾，煎以浆水者，借其酸温以通阳利膈也。此证与茱萸汤迥别，以不头痛也。

《三因方》：干姜散，治悬痈壅热，卒暴肿大。干姜、半夏洗去滑，等分，右为末，以少许着舌上，咽津。

伤寒大吐大下之，极虚，复极汗者，以其人外气怫郁，复与之水，以发其汗，因得哕。所以然者，胃中寒冷故也。

尤在泾曰：伤寒大吐大下之，既损其上，复伤其下，极为虚矣。纵有外气怫郁不解，亦必先固其里，而后疏其表。乃复饮水，以发其汗，遂极汗出，胃气重虚，水冷复加，冷虚相搏，则必作哕。哕，呃逆也。此阳病误治而变为寒冷者，非厥阴本病也。

张令韶曰：辨脉篇曰：水得寒气，冷必相搏，其人即饱。饱即哕也。故曰：所以致哕者，以水寒入胃，胃中寒冷故也。

钱天来曰：其所以哕者，盖因吐下后，阳气极虚，胃中寒冷，不能运行其水耳，非水冷难消也。水壅胃中，中气遏绝，气逆而作呃忒也。治法当选用五苓散、理中汤，甚者四逆汤可耳。

《活人书》：若服药不差者，灸之必愈。其法：妇人屈乳头向下尽处骨间，灸三壮。丈夫及乳小者，以一指为率正，以男左女右。艾炷如小豆许。与乳相宜间陷中动脉处是。

伤寒哕而腹满，视其前后，知何部不利，利之则愈。

张令韶曰：夫伤寒至哕，非中土败绝，即胃中寒冷，然亦有里实不通，气不得下泄，反上逆而为哕者，《玉机真脏论》曰：脉盛，皮热，腹胀，前后不通，闷瞀，此为五实。身汗得后利。则实则活。今哕而腹满，前后不利，五实中之二实也，实者泻之。前后，大小便也。视其前后二部之中，何部不利，利之则气得通，下泄而不上逆，哕即愈矣。夫以至虚至寒之哕证，而亦有实者存焉；则凡系实热之证，而亦有虚者存焉。医者能审其寒热虚实，而为之温凉补泻于其间，则人无夭札之患矣。

《活人书》：前部宜猪苓汤，后部宜调胃承气汤。

病人胸中似喘不喘，似呕不呕，似哕不哕，彻心中愦愦然无奈者，生姜半夏汤主之。

愦，古对切。

尤在泾曰：寒邪搏饮，结于胸中而不得出，则气之呼吸往来、出入升降者阻矣。似喘不喘、似呕不呕、似哕不哕，皆寒饮与气相搏，互击之证也。且饮，水邪也。心，阳脏也。以水邪而逼处心脏，欲却不能，欲受不可，则彻心中愦愦然无奈也。生姜半夏汤，即小半夏汤，而生姜用汁，则降逆之力少，而散结之力多，乃正治饮气相搏，欲出不出者之良法也。

沈明宗曰：彻者，通也。通心中愦愦然无奈，即泛泛恶心之义也。

生姜半夏汤方

生姜汁一升　半夏半升

上二味，以水三升，先煮半夏，取二升，内生姜汁，煮取一升。小冷，分四服，日三夜一。呕止，停后服。

李珥臣曰：生姜、半夏辛温之气，足以散水饮而舒阳气。然待小冷服者，恐寒饮固结于中，拒热药而不纳，反致呕逆。今热药冷饮，下嗌之后，冷体即消，热性便发，情且不违而致大益，此《内经》之旨也。此方与前半夏干姜汤略同，但前温中气，故用干姜，此散停饮，故用生姜。前因呕吐上逆，顿服之则药力猛峻，足以止逆降气，呕吐立除；此心中无奈，寒饮内结，难以猝消，故分四服，使胸中邪气徐徐散也。

汪双池曰：此治寒痰之积于胃，而上逆于膻中者。

《外台秘要》：必效疗脚气方，大半夏三两，净削去皮，生姜汁三升，右二味，水五升，煮取二升，去滓，空腹一服尽。每日一剂，三剂必好。又文仲疗脚气入心，闷绝欲死者，半夏三两洗切，生姜汁一升半，右二味，内半夏煮取一升八合，分四服，极效。

干呕哕，若手足厥者，橘皮汤主之。

程云来曰：干呕哕，则气逆于胸膈而不行于四末，故手足为之厥。橘皮能降逆气，生姜为呕家圣药，小剂以和之也。然干呕非反胃，厥非无阳，故下咽气行即愈。

陈修园曰：此为哕之不虚者，而出其方治也。

橘皮汤方

橘皮四两　生姜半斤

上二味，以水七升，煮取三升，去滓，温服一升。下咽即愈。

徐灵胎曰：此治胃气不通之吐。

东洞翁曰：橘皮汤，治胸中痹，呕哕者。顾与小半夏证所异者。以本方有胸痹之证，彼则无之；又本方以呃逆为主，以呕为副，彼则以呕吐为主，以呃逆为副。此可判别之。

《肘后方》：治卒呕哕，又厥逆方。（即本方）

《千金翼方》：主心下痞坚，不能饮食，胸中喘而呕哕，微寒热方。（即本方）

《传信适用方》：冻死人已救活，宜与此药一两服。（即本方）

哕逆，其人虚者，橘皮竹茹汤主之。

赵以德曰：中焦者，脾胃也。土虚则下之木得以乘之，而谷气因之不宣，变为哕逆。用橘皮理中气而升降之，人参、甘草补土之不足，生姜、大枣宣发谷气更散其逆，竹茹性凉得金正，用之以降胆木之风热耳。

魏念庭曰：哕逆者，胃气虚寒固矣；亦有少挟虚热作哕者，将何以为治？仲景主之橘皮竹茹汤。橘皮、竹茹行气清胃，而毫不犯攻伐寒凉之忌，佐以补中益气温胃之品，而胃气足，胃阳生，浮热不必留意也。

橘皮竹茹汤方

橘皮二斤　竹茹二升　人参一两　甘草五两　生姜半斤　大枣三十枚

上六味，以水一斗，煮取三升，去滓，温服一升，日三服。

费晋卿曰：此则治胃痰火之呃，而不可以治胃寒之呃，若误用之，则轻者增剧。

《三因方》：橘皮竹茹汤，治咳逆呕哕，胃中虚冷，每一哕至八九声相连，收气不回，至于惊人者。（即本方）

《医林纂要》：橘皮竹茹汤，治吐利后，胃虚膈热哕逆。亦治久病虚羸，呕逆不止。（即本方）

诸呕，谷不得下者，小半夏汤主之。

赵以德曰：呕吐，谷不得下者，有寒有热，不可概论也。食入即吐，热也；朝食暮吐，寒也。此则非寒非热，由中焦停饮，气结而逆，故用小半夏汤。

沈明宗曰：此痰饮多而致呕之方也。外邪内入而呕，必自饮食稍进；此痰饮多，而外邪少，拒格胸胃之间，气逆而谷不得入。故用生姜散邪，半夏以消痰饮而止呕逆。

小半夏汤方见阳明病

《外台秘要·伤寒呕哕门》：仲景《伤寒论》疗呕哕心下悸，痞硬不能食，小半夏汤。又呕哕心中痞硬者，以膈间有水，头眩悸，小半夏加茯苓汤。

呕而肠鸣，心下痞者。半夏泻心汤主之。此以下五节，从《金匮要略》补

赵以德曰：是证由阴阳不分，塞而不通，留结心下为痞，于是胃中空虚，客气上逆为呕，下走则为肠鸣。故用是汤分阴阳，水升火降而留者去、虚者实也。

尤在泾曰：邪气乘虚陷入心下，中气则痞，中气既痞，升降失常，于是阳独上逆而呕，阴独下走而肠鸣。是虽三焦俱病，而中气为上下之枢，故不必治其上下，而但治其中。黄连、黄芩苦以降阳，半夏、干姜辛以升阴，阴升阳降，痞将自解；人参、甘草则补养中气，以为交阴阳、通上下之用也。

半夏泻心汤方见太阳病下

干呕而利者，黄芩加半夏生姜汤主之。

尤在泾曰：此伤寒热邪入里作利，而复上行为呕者之法。而杂病肝胃之火上冲下注者，亦复有之。半夏、生姜散逆于上，黄芩、芍药除热于里、上下俱病，中气必困，甘草、大枣合芍药、生姜以安中而正气也。

魏念庭曰：干呕而利者，邪又在中而不在上下也。呕为热逆之呕，利为挟热之利。主之以黄芩加半夏生姜汤，乃治中有实热，作上下呕利之善计也。

黄芩加半夏生姜汤方 见太阳病中

呕吐而病在膈上，后思水者解，急与之。思水者，猪苓散主之。

徐忠可曰：呕吐而病在膈上，大约邪热搏饮。至于思水，则饮邪去，故曰解。急与之，恐燥邪不堪也。然元阳未复正，须防停饮再发，故以猪苓去水为君，茯苓、白术以培其正气。不用姜、半，其呕已止，恐宣之则正气虚，即降逆消痰亦非急务也。

尤在泾曰：呕吐之余，中气未复，不能胜水，设过与之，则旧饮方去，新饮复生，故宜猪苓散以崇土而逐水也。

猪苓散方

猪苓　茯苓　白术各等分

上三味，杵为散。饮方寸匕，日三服。

《外台秘要》：时气病，若得病无热，但狂言，烦躁不安，精神语言与人不相主当者，勿以火迫，但以猪苓散一方匕已上，饮之以一升，若升半水，可至二升，益佳。当以新汲井水强令饮之，以指刺喉中吐之，随手愈。

《千金方》：猪苓散，治呕而膈上寒。（即本方）

《图经》：黄疸病及狐惑病，并猪苓散主之。（即本方）

胃反呕吐者，大半夏汤主之。

高士宗曰，朝食暮吐，宿谷不化，名曰胃反。胃反但吐不呕，然吐不离乎呕，故曰胃反呕吐者。用半夏助燥气以消谷，人参补元气以安胃，白蜜入水扬之，使甘味散于水中，水得蜜而和缓，蜜得水而淡渗，庶胃反平而呕吐愈矣。

唐容川曰：此反胃，即脾阴不濡，胃气独逆，今之隔食病是矣。或粪如羊屎，或吐后微带血水。用半夏降冲逆即是降胃，用参、蜜滋脾液以濡化水谷，则肠润谷下。

陈修园曰：此为胃反证出其正方也。

大半夏汤方

半夏二升（洗完用）　人参三两　白蜜一升

上三味，以水一斗二升，和蜜扬之二百四十遍，煮药取二升半，温服一升，余分再服。

魏念庭曰：方以半夏为君，开散寒邪，降伏逆气，洵圣药也。佐以人参补胃益气，白蜜和中润燥。服法多煎白蜜，去其寒而用其润，使黏腻之性流连于胃底不速下行，而半夏、人参之力，亦可徐斡旋于中，其意固微矣哉。

李升玺曰：呕家不宜甘味，此用白蜜何也？不知此胃反自属脾虚，经所谓甘味入脾，归其所喜是也。况君以半夏，味辛而止呕，佐以人参，温气而补中，胃反自立止矣。

赵以德曰：蜜润燥，以水扬之者，《内经》云，清上补下，治之以缓。水性走下，故扬以缓之。佐蜜以润上脘之燥也。

《外台秘要》曰：本论治反胃支饮，即本方，水用泉水。

《肘后附方》引张仲景方云，亦治膈间痰饮。（即本方）

《三因方》痰呕门：大半夏汤，治心气不行，郁生涎饮，聚结不散，心下痞硬，肠中沥沥有声，食入即吐。（即本方）

食已即吐者，大黄甘草汤主之。

徐可忠曰：食已即吐，非复呕病矣，亦非胃弱不能消，乃胃不容谷，食已即出者也。明是有物伤胃，荣气闭而不纳，故以大黄通荣分已闭之谷气，而兼以甘草调其胃耳。《外台》治吐水，大黄亦能开脾气之闭，而使散精于肺，通调水道，下输膀胱也。

魏念庭曰：经云：食入反出者，是有火也。主之以大黄甘草汤，为实热在胃者立法也。

大黄甘草汤方

大黄四两　甘草二两

上二味，以水三升，煮取一升，分温再服。

《肘后方》：治人胃反不受食，食毕辄吐出。（即本方）

《外台秘要》：必效疗胃反吐水及吐食。（即本方。方后云：如得可，则隔两日更服一剂，神验，千金不传，此本仲景《伤寒论》方。）

便脓血，相传为病，此名疫利。其原因于夏，而发于秋，热燥相搏。遂伤气血，流于肠间，其后乃重，脉洪变数。黄连茯苓汤主之。

此节言疫利便脓血之治法。其原因于夏时热令过食冷食，伏热于内，至秋乃发。热燥相搏，遂伤气血，流于肠间，乃便脓血，里急后重，所谓滞下者是也。因积热而得，故脉洪变数。治当清热润燥，宜黄连茯苓汤主之。黄连清脏热，坚肠而止利，故以为君；茯苓利水道以通三焦之气；黄芩、阿胶清少阳而滋血燥；芍药疏厥阴而行血痹，半夏通液阻而降胃逆。胸中热甚者，心火甚也，加黄连以泻心。腹满，脾气结也，加厚朴以行气滞。虚者，正气亏也，加甘草以补中益气。渴者，津液耗也，去半夏之燥，加栝蒌根以生津止渴。此治疫利之大法也。

黄连茯苓汤方

黄连二两　茯苓三两　阿胶一两半　芍药三两　半夏一升

上六味，以水一斗，先煮五味，取三升，去滓，内胶烊消，分温三服。

若胸中热甚者，加黄连一两，合前成三两。腹满者，加厚朴二两。虚者，加甘草二两。渴者，去半夏，加栝蒌根二两。

病人呕吐涎沫，心痛，若腹痛，发作有时，其脉反洪大者，此虫之为病也，甘草粉蜜汤主之。

程云来曰：巢元方曰：蛔虫长五寸至一尺，发则心腹作痛，口喜唾涎及清水，贯伤心则死。《灵枢经》曰：虫动则胃缓，胃缓则廉泉开，故涎下。是以令人吐涎也。心痛者，非蛔虫贯心，乃蛔虫上入胃脘即痛，下入胃中即止，是以发作有时也。用甘草粉蜜汤，从其性以治之。

徐忠可曰：腹痛不必皆有虫，因虫而痛亦有之。其初时当必凭脉以别之，故谓腹痛概由寒触其正，所谓邪正相搏，即为寒疝也。寒则为阴，脉必沉；卫气必结，故弦。反洪大。是反得阳脉，脉不应病，非因外矣，故曰有蛔虫。

《灵枢·厥病》：肠中有虫瘕及蛟蛔，心肠痛，惋作痛，肿聚，上下行，痛有休止，腹热喜渴涎出者，是蛟蛔也。

甘草粉蜜汤方

甘草二两　白粉一两（即铅粉）　蜜四两

上三味，以水三升，先煮甘草，取二升，去滓，内粉、蜜，搅令和，煎如薄粥，温服一升。差，止后服。

魏念庭曰：虫之下行为腹痛，虫之上行为吐涎、心痛，其根皆出于胃虚，蛔不安耳。主之以甘草粉蜜汤。甘草、蜜，甘以养胃治其虚也；佐以粉者，取其体重以镇奠之也。煎如薄粥，温服，理胃安蛔之义晓然矣。此胃中虚而微热之治。

按：赵以德曰：蛔之化生有若蜒蚰，生长极速，东方朔《神异经》云，肝瓤可以节蛔虫。今取蚯蚓置白糖中，顷刻即化为水。本方用甘草、蜜是取杀虫。白粉，原注即铅粉，亦取其杀虫也。

《外台秘要》：张文仲备急方：治寸白蛔虫。胡粉炒燥，方寸匕入肉臛中，空心服，大效。

按：胡粉即铅粉，《汤液本草》名白粉。

寒气厥逆，赤丸主之。此节依《金匮要略》补。

徐忠可曰：此即伤寒直中之类也。胸腹无所苦而止厥逆，盖四肢乃阳气所起，寒气格之，故阳气不顺接而厥，阴气冲满而逆。故以乌头、细辛伐内寒，苓、半以下其逆上之痰气。真朱为色者，寒则气浮，故重以镇之，且以护其心也。真朱即朱砂也。

张路玉曰：寒气逆于上下，则阴阳之气不相顺接，是以厥逆而不知也。乌头驱上逆之寒，茯苓导心气下降，细辛发肾气上升，半夏散寒饮结聚，真朱为色，有坎离相生之义。世俗以乌半相反，失矣。

赤丸方

茯苓四两　半夏四两　乌头二两（炮）　细辛一两

上四味，末之，内真朱为色，炼蜜，丸如麻子大，先食，酒饮下三丸，日再夜一服。不知，稍增之，以知为度。

《资生篇》：赤丸，治胃有沉寒痼冷。（即本方）

厥阴病，脉弦而紧，弦则卫气不行，紧则不欲食，邪正相搏，即为寒疝。绕脐而痛，手足厥冷，是其候也。脉沉紧者，大乌头煎主之。

徐忠可曰：此寒疝之总脉证也。其初亦止腹痛，脉独弦紧，弦则表中之卫气不行而恶寒，紧则寒气痹胃而不饮食。因而风冷注脐，邪正相搏而绕脐痛，是卫外之阳、胃中之阳、下焦之阳皆为寒所痹，因寒脐痛，故曰寒疝。寒重，故手足厥冷。其脉沉紧，是寒已直入于内也。故以乌头一味，合蜜顿服之。此攻寒峻烈之剂，后人所谓霹雳散也。

陈修园曰：寒结腹中，因病又叠聚如山，犯寒即发，谓之寒疝。

《素问·长刺节论》：病在少腹，腹痛不得大小便，病名曰疝，得之寒。

《大奇论》王注：疝者，寒气结聚之所为也。

大乌头煎方

乌头大者五枚（熬，去皮）

上一味，以水三升，煮取一升，去滓，内蜜二升，煎令水气尽，取二升。强人服七合，弱人服五合。不差，明日更服。

程云来曰：乌头大热大毒，破积聚寒热，治脐间痛不可俯仰，故用之以治绕脐寒疝痛苦。治下焦之药味不宜多，多则气不专，此沉寒痼冷，故以一味单行，则其力大而厚。甘能解药毒，故内蜜以制乌头之大热大毒。

邹润庵曰：大乌头煎治寒疝，只用乌头一味，令其气味尽入蜜中，重用、专用，变辛为甘，变急为缓，实寒疝之主方矣。

寒疝腹中痛，若胁痛里急者，当归生姜羊肉汤主之。

李珥臣曰：疝属肝病，肝藏血，其经布胁，腹胁并痛者，血气寒而凝注也。当归通经活血；生姜温中散寒；里急者，内虚也，用羊肉补之。《内经》云：形不足者，温之以气；精不足者，补之以味是也。

当归生姜羊肉汤方

当归三两　生姜五两　羊肉一斤

上三味，以水八升，煮取三升。温服七合，日三服。寒多者，加生姜成一斤。痛多而呕者，加橘皮二两，白术一两。加生姜者，亦加水五升，煮取三升，分温三服。

《古方选注》：寒疝，为沉寒在下，由阴虚得之。阴虚则不得用辛热燥烈之药重劫其阴，故仲景另立一法，以当归、羊肉辛甘重浊，温暖下元而不伤阴，佐以生姜五两，加至一觔。随血肉有情之品引入下焦温散沍寒。若痛多而呕，加陈皮、白术奠安中气以御寒逆。本方三味非但治疝气冲逆，移治产后下焦虚寒，亦称神剂。

寒疝腹中痛，手足不仁，若逆冷，若身疼痛，灸刺诸药不能治者，乌头桂枝汤

主之。

徐忠可曰：起于寒疝腹痛而至逆冷、手足不仁，则阳气大痹，加以身疼痛，荣卫俱不和，更灸刺诸药不能治，是或攻其内，或攻其外，邪气牵制不服，故以乌头攻寒为主，而合桂枝汤以和荣卫，所谓七分治里，三分治表也。如醉状，则荣卫得温而气胜，故曰知。得吐则阴邪不为阳所容，故上出而为中病。

程云来曰：寒淫于内，则腹中痛，痛胜于外，则手足逆冷，甚则至于不仁而身疼痛，此内外有寒也。

张路玉曰：乌头煎治寒疝，其力专矣，设见手足不仁、一身尽痛，又为木郁风生，风淫末疾，肝风内动之象，故以乌头煎解桂枝汤中，使内风仍从内散。即有外风，亦不出是方之神妙也。

乌头桂枝汤方

乌头五枚

上一味，以蜜二升，煮减半，去滓，以桂枝汤五合解之，令得一升。初服二合；不知，即服三合；又不知，加至五合。其知者，如醉状。得吐者，为中病。

程云来曰：乌头煎，热药也，能散腹中寒痛；桂枝汤，表药也，能解外证身疼；二方相合，则能达脏腑而利荣卫，和血气而播阴阳。其药势翕翕行于肌肉之间，恍如醉状，如此则外之凝寒已行。得吐则内之冷结将去，故为中病。

周禹载曰：寒气非乌头不治，此则全以蜜熬，熬成即膏矣。乃复以桂枝汤解之者，正以桂枝主手足也，况味甘正以扶脾，蜜与桂合，又得建中之意欤，以逆冷、不仁、身痛，及诸治不效者，似皆中州之意为之也。

寒疝腹中绞痛，贼风入攻五脏，拘急不得转侧，发作有时，令人阴缩，手足厥逆，乌头汤主之。即上大乌头煎。此节及下二节依涪古本补。《金匮要略》附方三节，同引《外台》

徐忠可曰：云贼风入攻五脏，则知此为外邪内犯至急，然未至邪藏肾中，但刻欲犯肾，故肾不为其所犯则不发，稍一犯之即发，发则阴缩，寒气敛切故也。肾阳不发，诸阳皆微，故手足厥逆。

魏念庭曰：据注阴缩、手足厥逆二证，为阳衰阴独之故无疑，在腹满寒疝中，原可检用也。然凡下寒厥而上有寒热杂合之邪，又当变通也。

按：乌头汤，涪古本及徐、沈、魏、尤诸注，皆以为大乌头煎，《金匮要略》附方引作"《外台》乌头汤"，注云"方见上"，今检之《外台秘要》，引《千金》，即乌头桂枝汤也，与证适合，用之必有效也。

心腹卒中痛者，柴胡桂枝汤主之。方见太阳病下。《外台秘要》引仲景《伤寒论》。

魏念庭曰：有表邪而挟内寒者，乌头桂枝汤证也；有表邪而挟内热者，柴胡桂枝汤证也。以柴胡、桂枝、生姜升阳透表，人参、半夏、甘草、大枣补中开郁，黄芩、芍药治寒中有热杂合，此表里两解，寒热兼除之法也。

陈修园曰：此证由风邪乘侮脾胃者多，然风气通于肝，此方提肝木之气驱邪外出，能补中消痰化热，宣通荣卫次之。

沈明宗曰：予以此方每于四时加减，治胃脘心腹疼痛，功效如神。

中恶，心痛腹胀，大便不通，走马汤主之。

沈明宗曰：中恶之证，俗谓绞肠乌痧。即臭秽恶毒之气直从口鼻入于心胸肠胃，脏腑壅塞，正气不行，故心痛、腹胀。大便不通，是为实证，非似六淫侵入，而有表里虚实清浊之分。故用巴豆极热大毒峻猛之剂，急攻其邪；佐杏仁以利肺与大肠之气，使邪从后阴一扫尽除，则病得愈，若缓须臾，正气不通，荣卫阴阳机息则死，是取通则不痛之义也。

魏念庭曰：此方似亦以温药下之之义。

走马汤方

巴豆二粒（去皮心，熬） 杏仁二枚

上二味，以绵缠槌令碎，热汤二合，捻取白汁，饮之，当下。老小量之。通治飞尸鬼击病。

尾台氏曰：此方与备急丸，其用大抵相似，惟病专于胸臆者，宜此方。

《肘后方》：飞尸者，五尸之一，其病游走皮肤，洞穿脏腑，每发刺痛，变作无常也。鬼击之病，得之无渐，卒着，如人力刺状，胸胁腹内绞急切痛，不可抑按，或即吐血，或鼻中出血，或下血。一名鬼排。

《外台秘要》：文仲疗卒得诸疝，少腹及阴中相引绞痛，白汗出，欲死，此名寒疝，亦名阴疝，张仲景飞尸走马汤。

《三因方》：走马汤治卒疝，无故心腹痛，阴缩，手足厥逆，并治飞尸鬼击。（即本方）

病人睾丸偏有小大，时有上下，此为狐疝，宜先刺厥阴之俞，后与蜘蛛散。

睾，古劳切，音高。

赵以德曰：此厥阴之筋病也。狐，阴兽，善变化而藏，睾丸上下，有若狐之出入无时也。足厥阴之筋上循阴股，结于阴器，筋结，故偏有大小；气病，故时时上下也。蜘蛛布网取物，其丝右绕，从外而内，大风不坏，得乾金旋转之义，故主治风木之妖狐，配桂枝以宣散厥阴之气结。

尤在泾曰：狐疝者，寒湿袭阴而睾丸受病，或左或右，大小不同，或上或下，出没无时，故名狐疝。蜘蛛有毒，服之能令人利，合桂枝辛温入阴，而逐其寒湿之气也。

《灵枢·经脉》：肝足厥阴所生病者，狐疝。

《甲乙经》：太冲，在足大指本节后二寸陷者中，足厥阴脉之所注也，为俞，刺入三分，留十呼，灸三壮。狐疝，太冲主之。

蜘蛛散方

蜘蛛十四枚（熬） 桂枝一两

上二味，为散，以白饮和服方寸匕，日再服。蜜丸亦可。

程云来曰：《别录》云：蜘蛛治大人小儿癀（癀，疝也），其性有毒，服之能使人利，得桂枝引入厥阴肝经而治狐疝。

陆九芝曰：道光二年壬午，值天行时疫，其证吐泻腹痛，脚麻转筋，一泻之后，大肉暴脱，毙者不可胜数。先祖少游公，乃取《金匮》方中蜘蛛散一法，另制汤液，全获无算。

按：此即近时所称之虎列拉病，初传入中华者。

寸口脉浮而迟，浮则为虚，迟则为劳；虚则卫气不足，劳则荣气竭。趺阳脉浮而数，浮则为气，数则消谷而大便坚；气盛则溲数，溲数则坚，坚数相搏，即为消渴。

魏念庭曰：浮者，浮取大而无力也。迟者，沉取涩而不滑也。寸口主肺属气，浮弱之诊，中气不足，而卫气何有于足乎。寸口又主膻中属血，涩迟之诊，心血不足，而荣气何得不竭乎。一言虚，阳虚气病也；一言劳，阴虚血病也。合言之，则虚劳内热，消渴之证甚明也。此其一诊也。再诊趺阳，阳明胃气也。脉浮而数，浮则气散而不收也，数者热盛而不熄也。气散不收则流注多而漫无检制，热盛不息则谷虽消而津液日亡，所以气盛而小便常苦多，故溲数。溲数而津液日益耗，大便愈坚。以大便坚与小便数相搏，而正津亏竭，邪热炽盛，胸膈燥烦，口舌干裂，求救于水，水入气不足运，随波逐流，直趋而下，饮多溲多，无补于渴。此消渴之热，发于肾，冲于肝，而归结于胃，受害于肺也。

《素问·阴阳别论》：二阳结，谓之消。

按：二阳，谓胃及大肠也。

消渴，小便多，饮一斗，小便亦一斗者，肾气丸主之。

赵以德曰：《医和》云：女子，阴物也，晦淫则生内热惑蛊之疾。肾者主水主志，藏精以施化，若感女色以丧志，则泄精无度，火扇不已，所主之水、所藏之精无几矣，水无几，何以抵相火。精无几，何以承君火，二火乌得不炽而为内热惑蛊之病耶？二火炽则肺金伤，肺金伤则燥液竭，内外腠理因之干涩而思饮也。且肾乃胃之关，通调水道，肺病则水不复上归下输，肾病则不复关键，不能调布五经，岂不饮一斗而出一斗乎？用八味补肾之经，救其本也，不避桂附之热，为非辛不能开腠理，致五脏精输之于肾，与其施化四布，以润燥也。又曰：肾气丸内有桂附治消渴，恐有水未生而火反盛之患，不思《内经》王注：火自肾起为龙火，当以火逐火，则火了灭，以水治之，则火愈炽。如是则桂附亦可从治者矣。

程云来曰：肾中之气，犹水中之火，地中之阳，蒸其精微之气达于上焦，则云升而雨降，上焦得以如雾露之溉，肺金滋润，得以水精四布，五经并行，斯无消渴之患。今其人也，摄养失宜，肾本衰竭，龙雷之火，不安于下，但炎于上而刑肺金，肺热叶焦则消渴引饮。其饮入于胃，下无火化，直入膀胱，则饮一斗，溺亦一斗也。此属下消，故与肾气丸治之。

《外台秘要》近效祠部李郎中论云：消渴者，原其发动，此则肾虚所致，每发即小便至甜。按洪范稼穑作甘，以物理推之，淋饧醋酒作脯法，须臾即皆能甜也。足明人食之后，滋味皆甜，流在膀胱，若腰肾气盛则上蒸精气，气则下入骨髓，其次以为脂膏，其次为血肉也，其余则为小便。故小便色黄，血之余也。臊气者，五脏之气。咸润者，则下味也。腰肾既虚冷，则不能蒸于上，谷气则尽下为小便者也，故甘味不变，其色清冷，则肌肤枯槁也。又肺为五脏之华盖，若下有暖气蒸即肺润，若下冷极，即阳气不能升，故肺干则热。譬如釜中有水，以火暖之，其釜若以板盖之，则暖气上腾，故板能润也；若无火力，水气则不上，此板终不可得润也。火力者，则为腰肾强盛也，常须暖将息。其水气即为食气，食气若得暖气。即润上而易消下，亦免干渴也。是故张仲景云，宜服此八味肾气丸。又张仲景云：足太阳者，是膀胱之经也，膀胱者，是肾之腑也。而小便数，此为气盛，气盛则消谷、大便硬，衰则为消渴也，男子消渴，饮一斗，小便亦得一斗，宜八味肾气丸主之。神方。消渴人宜常服之。

肾气丸方 见虚劳

消渴脉浮，有微热，小便不利者，五苓散主之。

魏念庭曰：有证亦消渴而因不同者，又不可概以虚劳目之也。如脉浮而小便不利，则非水无制而火衰，火升上而津耗之证矣。其脉亦浮者，必风湿外感之邪也。表外中风脉必浮。内有湿热，故小便不利。正津为湿邪所格，不能上于胸咽。故消渴。是饮多而不小便，水为内热所消，非同于虚劳之饮一斗，溲一斗，以小便为消也。主之以五苓散，导水清热滋干，且用桂枝驱风邪于表，表里兼治之道。为外感风湿、内生湿热者治消渴，与虚劳之消渴迥不同也。

张路玉曰：此言水气不化之渴，与渴欲饮水，水入即吐，名曰水逆之渴，证虽稍异而水气阻碍津液则一，故并宜五苓散以输散之。水散则津液灌溉，而渴自已耳。

消渴欲饮水，胃反而吐者，茯苓泽泻汤主之。

赵以德曰：胃反吐，津液竭而渴矣，斯欲饮水以润之，更无小便不利，而用此汤何哉？盖阳绝者，水虽入而不散于脉，何以滋润表里，解其燥郁乎。惟茯苓之淡行其上，泽泻之咸行其下，白术、甘草之甘和其中，桂枝、生姜之辛通其气，用布水精于诸经，开阳存阴而治荣卫也。

李珥臣曰：吐而渴者，津液亡而胃虚燥也。饮水则水停心下，茯苓、泽泻降气行饮，白术补脾生津，此五苓散原方之义也。然胃反因脾气虚逆，故加生姜散逆，甘草和脾。又五苓散治外有微热，故用桂枝，此胃反无表热而赤用之者，桂枝非一于攻表药也，乃彻上彻下达表里，为通行津液，和阳治水之剂也。

茯苓泽泻汤方

茯苓半斤　泽泻四两　甘草二两　桂枝二两　白术三两　生姜四两

上六味，以水一斗，煮取三升，去滓。温服一升，日三服。

程云来曰：此方乃五苓散去猪苓，加甘草、生姜。以猪苓过于制水，故去之；甘草、生姜长于和胃止呕，故加之。茯苓、白术、泽泻、桂枝相须，宣导、补脾而利水饮。

《千金方》：治消渴、胃反而吐食者方。（即本方）六味㕮咀，以水一斗，煮小麦三升，取三升，去麦下药，煮取二升半，每服八合，日再服。

《外台秘要》：用此汤治消渴脉绝胃反者，用小麦一升。

消渴欲得水，而贪饮不休者，文蛤汤主之。

程云来曰：夫贪饮者，饮水必多，多则淫溢上焦，必有溢饮之患。故用此汤以散水饮。

尤在泾曰：有麻黄、杏仁等发表之药者，必兼有客邪郁热于肺不解故也。观方下云"汗出即愈"，可以知矣。

文蛤汤方

文蛤五两　麻黄三两　甘草三两　生姜三两　石膏五两　杏仁五十枚　大枣十二枚

上七味，以水六升，煮取二升，去滓。温服一升，汗出即愈。若不汗，再服。

程云来曰：此大青龙汤去桂枝，加文蛤。水停于里，文蛤之咸寒可以利水而消饮；水溢于外，青龙之辛热可以胜湿而解表。此汤与茯苓泽泻汤，皆预防水饮之剂。

陈灵石曰：水虽随吐而去，而热不与水俱去，故食饮不休。方中麻黄与石膏并用，能深入伏热之中，顷刻透出于外，从汗而解，热解则渴亦解，故不用止渴之品。

小便痛闷，下如粟状，少腹弦急，痛引脐中，其名曰淋，此热在下焦也，小柴胡加茯苓汤主之。

闷，音闭。

魏念庭曰：淋病者，亦津液病也。热在上焦，耗其津液则为消渴：热在下焦，耗其津液则为淋。淋者，气不足而邪热乘之，所化之溺，重浊而有渣滓，故溺道癃闭阻塞而不能畅利也。所以淋之为病，小便如粟状，乃邪热煎熬于膀胱之腑，致溺结成有形之块，如卤水煎熬而成盐块之理也。所结之块，有坚如金石，不可碎破者。大凡阳盛则软，阴盛则坚。膀胱气化不足，何非命门正阳有亏乎？肾阳亏者，肾水必先枯竭，所以火不能深藏而多焰，寒水之源先热矣，膀胱之中焉能不煎熬为块，成淋病之根也。其证应小腹弦急，痛引脐中。热邪癃闭于膀胱，故小腹之痛引脐中。其实火衰水竭于少阴，故腑有虚热而溺少气化耳。非大补其肾，如前方肾气丸之治，不足言通利也；又岂可专事利导，俾肾中水枯者愈枯，膀胱结者愈结，成不可救治之证乎？是淋家治淋，不全在导利明矣。此证亦有湿热合邪在于太阳而成者，导水清热为治，非肾气丸可用也。

赵以德曰：脐中者，两肾间膀胱之上口也。

按：淋病，盖下焦少阳部分泌尿系统之神经痹，致气化失常之病。仲景列于厥阴篇之终，主之以小柴胡加茯苓汤者，以厥阴与少阳相表里，魏氏所谓导水清热之治法也。

小柴胡加茯苓汤方
即小柴胡汤加茯苓四两，煎服法同。

卷十二

辨霍乱吐利病脉证并治

问曰：病有霍乱者何？答曰：呕吐而利，此名霍乱。

成无己曰：三焦者，水谷之道路。邪在上焦，则吐而不利；邪在下焦，则利而不吐；邪在中焦，则既吐且利。以饮食不节，寒热不调，清浊相干，阴阳乖隔，遂成霍乱。轻者，止曰吐利；重者，挥霍撩乱，名曰霍乱。

张令韶曰：霍者，忽也，谓邪气忽然而至，防备不及，正气为之仓忙错乱也。胃居中土，为万物之所归，故必伤胃，邪气与水谷之气交乱于中，上呕吐而下利也。吐利齐作，正邪纷争，是名霍乱。

张隐庵曰：夫以霍乱接于六篇之后者，霍乱为病，从内而外，以证伤寒从外而内也。

《灵枢·五乱》：清气在阴，浊气在阳，荣气顺脉，卫气逆行，清浊相干，乱于肠胃，则为霍乱。

《千金方》：原夫霍乱之为病也，皆因食饮，非关鬼神。夫饱食肥脍，复餐乳酪，海陆百品，无所不啖，眠卧冷席，多饮寒浆，胃中诸食结而不消，阴阳二气拥而反戾，阳气欲升，阴气欲降，阴阳乖隔，变成吐利，头痛如破，百节如解，遍体诸筋皆为回转。论时虽小，卒病之中，最为可畏。

师曰：霍乱属太阴。霍乱必吐利，吐利不必尽霍乱。霍乱者，由寒热杂合混乱于中也。热气上逆故吐，寒气下注故利。其有饮食不节，壅滞于中，上者竟上则吐，下者竟下则利，此名吐利，非霍乱也。

刘昆湘曰：此承上推论霍乱证治之详。师曰：霍乱属太阴者，太阴、阳明之所治也。霍乱之气乱于肠胃，必上吐而下利，故曰：霍乱必吐利。然吐利之因不一，故又曰：吐利不必尽霍乱。霍乱由寒热杂合混乱于中，热气上逆故吐，寒气下注故利，故曰霍乱。至若宿食，谷气不行，而失升降之职，胃寒脾湿，亦令吐利，非霍乱也。不属霍乱，当自无撩乱挥霍之情，则其治详于太阴、阳明之内，料度腑脏之辨，固不待本篇之烦言已。

病有发热、头痛、身痛、恶寒、吐利者，此属何病？答曰：此非霍乱。霍乱自吐下，今恶寒、身痛，复更发热，故知非霍乱也。

刘昆湘曰：此明辨霍乱不兼太阳之义。盖霍乱之邪由口鼻而入，乱于肠胃之间。其寒热杂合，而混乱于中者，由乱气阻于出入之分，外不得泄于皮毛，内不得通于经隧。经所谓荣气顺脉，卫气逆行者，即清气在阴，浊气在阳之义。脉内为阴，脉外为阳，荣不外交，卫不内入，二气相离，始为大悗撩乱之象。太阳主开，位列皮膝之表，若乱气得外通于皮毛，斯府邪已外溜于经合，则在中断无霍乱之变，故霍乱正病，必不经连太阳。师因设问曰：病发热、头痛、身疼、恶寒、吐利者，此属何病？答曰：此非霍乱。霍乱自吐下，今恶寒、身疼，复更发热，故知非霍乱也。论旨最为明显，以发热、头痛、身疼、恶寒证属太阳之表，不当复兼吐利。今其人竟吐利者，乃伤寒表里两急之候，非中发霍乱之为病也。脉象浮实者，当仿太阳、阳明之例，解其表而里证自和。脉象沉弱者，法当先救其里，后攻其表。或疫气流行而发为吐利，亦当但治其疫气而吐利自止。总皆外兼太阳，便非霍乱正病之象。因霍乱之证当自吐下，兼少阴但恶寒，兼阳明但发热者，有之，必不兼太阳恶寒发热之表。今恶寒、身疼，复更与发热并见，故知病属伤寒，而决非霍乱也。

霍乱呕吐下利，无寒热，脉濡弱者，理中汤主之。

刘昆湘曰：此示纯寒霍乱之例。冠霍乱，则病情瞀乱，不言可知；外无寒热，脉又濡弱，脾寒之为病明甚。理中者，理中焦。参、术、姜、草，温运脾阳，升转大气之妙剂也。升降后则吐利止，而霍乱愈矣。

理中汤方

人参三两　白术三两　甘草三两　干姜三两

上四味，以水八升，煮取三升，去滓。温服一升，日三服。

程郊倩曰：阳之动，始于温，温气得而谷精运，谷气升而中气赡，故名曰理中，实以燮理之动予中焦之阳也。盖谓阳虚即中气失守，膻中无发宣之用，六腑无洒陈之功，犹如釜薪失焰，故下至清谷，上失滋味，五脏凌夺，诸证所由来也。参、术、炙甘所以守中州，干姜辛以温中，必假之以燃釜薪而腾阳气，是以谷入于阴，长气于阳，上输华盖，下摄州都，五脏六腑皆受气矣，此理中之旨也。

王晋三曰：人参、甘草，甘以和阴，白术、干姜，辛以和阳；辛甘相辅以处中，则阴阳自然和顺矣。

《千金方》：治中汤，治霍乱吐下，胀满食不消化，心腹痛。（即本方）

《三因方》：病者因饮食过度伤胃，或胃虚不能消化，致翻胃呕吐，逆物与气上冲，胃口决裂，所伤吐出，其色鲜红，心腹绞痛，白汗自流，名曰伤胃吐血。理中汤能止伤胃吐血者，以其功最理中脘，分利阴阳，安定血脉。

《万病回春》：理中汤治即病太阴自利不渴，寒多而呕，腹痛下利，鸭溏，蛔厥，霍乱等证。

先吐后利，腹中满痛，无寒热，脉濡弱而涩者，此宿食也。白术茯苓半夏枳实汤主之。

刘昆湘曰：先吐后利，知邪始于胃气之逆。即吐利，复腹中满痛，知脾气结而谷气之不行也。吐利之后，宜谷气空虚，仍满痛不去，故知此伤于食。无寒热者，明其无外邪也。脉濡弱，为太阴本象，按之而涩，故知谷气之阻。治以白术茯苓半夏枳实汤，仍不外转运脾阳，兼解气结，复其升降运化之常，必客气无所容而病解。

白术茯苓半夏枳实汤

白术三两　茯苓四两　半夏一升　枳实一两半

上四味，以水六升，煮取三升，去滓，分温三服。

胸中满，欲吐不吐，下利时疏，无寒热，腹中绞痛，寸口脉弱而结者，此宿食在上故也。宜瓜蒂散。 湘古本作"宜烧盐汤吐之，令谷气空虚，自愈。"

刘昆湘曰：此亦宿食霍乱之证。胸中满而欲吐不吐，乃中焦气结，令上焦闭塞之证。胃气郁而不能上达，阻其升降之用，则浊升而清陷。下利时疏者，脾气之下陷也。无寒热，知不关客邪之感。得利则传导，犹行腹中之糟粕，当有腐秽自去之意。乃既利，仍腹中绞痛，知中焦寒凝气滞，虽下利而太阴实不开也。脉象关尺俱弱，惟寸口上见结塞之象，此为食停上脘。邪实在上，虽用药亦力难下达，其高者，当因而越之，法宜用吐，以宣胃脘之阳。烧盐汤，古法也，引吐不伤胃气，得宿食吐出，则胃中谷气空虚，必怳乱之邪自愈。

此节之证，宋元以后方书所谓干霍乱、绞肠痧，而治法惟烧盐汤为宜，故录于此。

《寿世保元》：干霍乱者，俗名绞肠痧，其证因宿食不消，肠绞痛，欲吐不吐，欲泻不泻，挥霍撩乱，所伤之物不得出泄故也。死在顷臾，急宜多灌盐汤探吐之，令物出尽。却服理中汤或理中丸亦可。

瓜蒂散方 见太阳病下

霍乱，往来寒热，胁下痛，下利，吐胆汁，此为兼少阳。脉弱而弦者，小柴胡加白术茯苓汤主之。 此节依湘古本补

刘昆湘曰：霍乱者，病之正因，兼少阳者，以其人胆气素郁故也。往来寒热，为邪气外郁腠理。胁下痛满，为邪气内郁膈膜。吐利者，霍乱之正象。以下利而上吐胆汁，故知为胆气上乘之证。盖胆汁上溢于胃，必呕不止，而吐出色似微绿之汁，经名之曰呕胆，此胆阳偏盛之为病也。兼少阳，当利少而呕多。脉弱而弦者，谓弱见于举而弦见于按，乃土虚木乘之候，宜小柴胡汤和少阳之邪，加苓、术以运脾利水。

小柴胡加白术茯苓汤方见太阴病

霍乱呕吐，下利清谷，手足厥冷，脉沉而迟者，四逆汤主之。

刘昆湘曰：霍乱吐利，病之正象。清谷、手足厥冷，肾寒而胃阳内馁，土失命火之温，少阴水寒之气胜也。脉沉而迟，阳微阴阻之象。宜四逆汤峻温其下，救少阴即以治霍乱也。

四逆汤方见太阳病上

吐利发热，脉濡弱而大者，白术石膏半夏干姜汤主之。

刘昆湘曰：霍乱吐下而复发热，外不恶寒，口渴，汗出，脉濡热而按之实大者，此外证象阳明，内证象太阴，必其人体秉异常，脾湿胃燥。脾湿则下寒而利，胃燥故上热而吐。所以然者，本霍乱且证兼阳明故也。白术石膏半夏干姜汤，姜、术温脾以化湿，膏、夏降逆而清燥。化裁之妙至奇，亦复至庸。许学士温脾一方，后贤已叹难及，但温凉并用而已。

白术石膏半夏干姜汤方

白术三两　　石膏半斤　　半夏半升　　干姜二两

上四味，以水六升，煮取三升，去滓，分温三服。口渴者，加人参二两、黄连一两。

呕吐甚则蛔出，下利时密时疏，身微热，手足厥冷，面色青，脉沉弦而紧者，四逆加吴茱萸黄连汤主之。

刘昆湘曰：霍乱吐下，病之本象。吐甚蛔出，知病兼厥阴。利而时密时疏，肝气之乍泄乍郁也。身微热，手足厥冷，厥热并见更为厥阴证谛。面色青者，肝气内寒，络色外见，此为霍乱病兼厥阴之候。脉沉弦而紧者，沉弦为肝气内郁，紧者肾寒而气结也。凡厥阴厥热并见，且兼吐蛔，当为寒热错杂之邪。故以四逆峻温其下，加吴茱萸以暖肝阳，佐黄连而清心火。

四逆加吴茱萸黄连汤方

附子一枚（生用，去皮，破八片）　干姜一两半　甘草二两（炙）　人参二两　吴茱萸半升　黄连一两

上六味，以水六升，煮取二升，去滓。温服一升，日再服。

霍乱吐利，口渴，汗出短气，脉弱而濡者，理中加人参栝蒌根汤主之。"短气"下，湘古本有"此为兼暑气"五字

刘昆湘曰：暑气霍乱，惟发于夏秋，他令无伤暑之候。暑熏分腠，壮火食气，故见吐利、口渴、汗出气短之象。以外无厥冷，脉不沉微，应指势弱而象濡，故知为兼暑气。

按：本书此节兼暑气，所以寓活法也。总之，见是证则用是药，不论其暑不暑也。

理中者，理中焦、和阴阳之剂，治霍乱吐利之专药也。以口渴、汗出短气，故加人参以益气滋阴，栝蒌根以清肺生津。

理中加人参栝蒌根汤方

人参四两　白术三两　甘草三两　干姜三两　栝蒌根二两

上五味，以水八升，煮取三升，去滓。温服一升，日三服。

霍乱兼疫气，必霍乱死后，尸气流传，相染为病。当按法治之。但剂中宜加香气之品以逐之，沉香、丁香、香蒲入汤佳。 此节依湘古本补

刘昆湘曰：霍乱不必定属疫气，但兼疫气而发霍乱者为多。疫气之发，比户连城，老幼相染，病状若一，其死皆以数日之间。疫为天地疠气，中于人必内作吐利，外发寒热，故曰：兼疫气，必霍乱也。死后尸气流传，气交毒秽，由此传彼相染为病。病之暴烈，莫此为甚。所谓按法治之者，谓天地之变，无以脉诊，有寒疫、温疫、寒温杂合之殊，其发或夏或秋，证治之法，详疫论附温病之末，但治其疫气则霍乱自止。疫为秽毒之气，香以辟秽，故剂，故剂中宜香气之品逐之。沉香、丁香、香蒲，示例云尔。疫疠之发，居处宜燃苍术、雄黄之类可以逐疫，病室多蘸香龙佳。

按：疫气霍乱证治，除湘古本所载此节外，古书甚少概见，惟王清任《医林改错》，始详记其证候。盖自清道光元年后方盛流行，西人谓之亚细亚霍乱，日人谓之虎列拉，中医或称为瘰螺痧。最近于民国壬申夏，曾发现一次，伤人之速且多，实可畏怖。是"必霍乱"三字，宜属下句。盖谓其原因起于病霍乱者，死后尸气流传，相染为病也。

饮水即吐，食谷则利，脉迟而弱者，理中加附子汤主之。 "食谷则利"下，湘古本有"此为胃寒，非霍乱也"八字

刘昆湘曰：霍乱之吐下，由寒热二气混乱于中，热气上逆故吐，寒气下注故利，不必待纳谷饮水，亦自作吐利不休。今病者，饮水即吐，食谷则利，知不饮则吐亦不作，不食则利亦自疏，且无挥霍撩乱之情，此为胃中寒冷，非霍乱之为病也。脉来迟而按弱，无两邪格拒之象，病为胃中寒，主之以理中以附子汤宜矣。

理中加附子汤方
即理中汤加附子一两，煎服法同。

《三因方》：附子理中汤，治五脏中寒，口噤，四肢强直，失音不语。昔有武王守边，大雪出帐外观瞻，忽然晕倒，时林继作随行医官，灌以此药，二剂遂醒，于理中汤加大附子，各等分。

《寿世保元》：下焦虚寒，手足冷，肚腹痛，不便不实，饮食少思而作口舌生疮者，以附子理中汤。虚弱之人，上吐下泻，霍乱，手足厥冷，腹痛，脉微者，乃阴证也，若为寒湿气所感者，理中汤加附子。一人夏月入房，食水果腹痛，余用附子理中

汤而愈。

《医学入门》：戴原礼治一人，六月患大热，谵语发斑，六脉浮虚无力，用附子理中汤冷饮，大汗而愈。

腹中胀满，而痛时时上下，痛气上则吐，痛气下则利，脉濡而涩者，理中汤主之。"痛气下则利"下，湘古本有"此为脾湿，非霍乱也"八字

刘昆湘曰：此示脾寒吐利，证似霍乱之候。霍乱自吐利而无腹痛胀满，今腹中胀满而痛，此为脾湿中寒，谷气不化，脾气结而升降失常，故痛气时时上下。胃欲降而下格，则反而上逆，痛气上则胃逆为吐；脾欲升而上阻，则却而下趋，痛气下则脾陷而利。痛气者，因痛作而气上下行也。吐利，腹痛胀满而无怏乱之象，此为脾湿，非霍乱也。

按：理中汤，白术除脾湿，干姜温脾寒，人参益气以止痛，甘草和中以安胃，乃本证之正治法也。湘古本作茯苓白术泽泻干姜厚朴汤主之，亦可取用也。

霍乱证有虚实，因其人本有虚实，证随本变故也。虚者脉濡而弱，宜理中汤；实者脉急而促，宜葛根黄连黄芩甘草汤。湘古本作："实者，宜黄连黄芩干姜半夏汤主之。"

刘昆湘曰：此辨霍乱证有虚实之异，因其人本有虚实，证随本转。盖病由体变，固百病之通例也。虚者脉濡弱，太阴脏寒之正象也。实者脉急促，邪实脉势之上击也。虚则化寒，实者多热。但霍乱为寒热二气相杂，有纯寒之证，无但热之因，故虚以理中温运脾阳，实宜姜夏连芩温清并进。宜寒格吐下之治例也。

葛根黄连黄芩甘草汤方见太阳病中

霍乱转筋，必先其时已有寒邪留于筋间，伤其荣气，随证而发。脉当濡弱，时一弦急，厥逆者，理中加附子汤主之。

《巢氏病源》曰：霍乱而转筋者，由冷气入于筋故也。冷入于足之三阴三阳，则脚转筋；入于手之三阴三阳，则手转筋。随冷入之筋，筋则转。转者，皆由邪冷之气击动其筋而移转也。

按：此云必先其时已有寒邪留于筋间，伤其荣气，随霍乱证之吐利而发，即诸寒收引之义也。脉当濡弱，乃吐利后，正气虚之本象。时一弦急，厥逆者，寒邪盛之候。故用理中以治霍乱之吐利，加附子以温散转筋厥逆之寒邪。

《总病论》：理中丸，兼治霍乱吐利。有寒，腹满痛，或四肢拘急，或下利转筋，加生附子二枚，作汤服之。（《活人书》同）

转筋之为病，其人臂脚直，脉上下行，微弦。转筋入腹者，鸡屎白散主之。此节依《金匮要略》补。《脉经》载霍乱篇后

魏念庭曰：转筋之为病，风寒外袭而下部虚热也。诊其人，臂脚直，脉上下行，

微弦。弦者，即紧也，风寒入而隧道空虚也。直上下行，全无和柔之象，亦同于痉病中直上下行之意也，风寒入而变热，热耗其荣血而脉遂直劲也。转筋本在腨中，乃有上连少腹入腹中者，邪热上行，由肢股而入腹里，病之甚者也。主之以鸡屎白散。鸡屎白性微寒，且善走下焦，入至阴之分，单用力专。《本草》谓其利便破淋，以之瘳转筋，大约不出泄热之意耳。然此治其标病，转筋止而其本病又当图补虚清热之方矣。

陈修园曰：此为转筋入腹者出其方治也。

鸡屎白散方

鸡屎白

上一味，取方寸匕，以水六合，和温服。

《肘后方》：食诸菜中毒，发狂烦闷，吐下欲死方。取鸡屎烧末，服方寸匕。不解更服。

《千金方》：治小儿大小便不通方：末鸡屎白，服一钱匕。

《产宝方》：治乳痈肿，鸡屎末服方寸匕，须臾三服愈。

霍乱已，头痛，发热，身疼痛，热多欲饮水者，五苓散主之；寒多不饮水者，理中丸主之。

章虚谷曰：霍乱吐利，病属脾胃，虽有发热、头痛、身疼之表证，必当治里为主，若攻表则内气不振，表气徒伤，而邪不解。故伤寒条云：下利清谷，不可攻表，汗出必胀满。同属一理也。此以吐利伤津液，而有邪热欲饮水，故主以五苓散。中有白术助脾以生津，桂枝解表以退热，使气化而水道行，则吐利止而津气升，表邪解而热自除矣。若寒邪多而不用水者，但以理中丸温中助脾胃，则寒邪去而吐利，身热亦止矣。

徐灵胎曰：霍乱之证，皆由寒热之气不和，阴阳拒格，上下不通，水火不济之所致。五苓所以分其清浊，理中所以壮其阳气，皆中焦之治法也。

五苓散方见太阳病中

理中丸方

人参三两　干姜三两　白术三两　甘草二两（炙）

上四味，捣筛，蜜和为丸，如鸡子黄大。以沸汤数合和一丸，研碎温服，日三服，夜二服。腹中未热，可益至三四丸。

徐灵胎曰：理中丸与汤，本属一方，急则用汤。

《外台秘要》：崔氏理中丸，疗三焦不通，呕吐不食，并霍乱吐逆下痢及不得痢。（即本方）

《总病论》：伤寒呕吐不止，恶寒，脉细，或浮迟，宜理中丸。兼治霍乱吐利及伤寒后发热，水停喜唾者。

《寿世保元》：转筋霍乱，上吐下泻，腹内疼痛，及干霍乱，俗名绞肠痧，真阴证也，手足厥冷，宜服理中丸一钱，细嚼，淡姜汤下，忌食米汤。若用煎汤则不效。

伤寒，其脉微涩者，本是霍乱，今是伤寒，却四五日至阴经上，若转入阴者，必利；若欲似大便而反矢气，仍不利者，此属阳明也，便必硬，十三日愈。所以然者，经尽故也。

《金鉴》曰：此承上条辨发热、头痛、身疼、恶寒、吐利等证，为类伤寒之义也。若有前证而脉浮紧，是伤寒也。今脉微涩，本是霍乱也。然霍乱初病，即有吐利；伤寒吐利，却在四五日后邪传入阴经之时，始吐利也。此本是霍乱之即呕吐、即下利，故不可作伤寒治之，俟之自止也。若止后似欲大便，而去空气，仍不大便，此属阳明也。然属阳明者，大便必硬，虽大便硬，乃伤津液之硬，未可下也，当俟至十三日经尽，胃和津回，便利自可愈矣。若过十三日大便不利，为之过经不解，下之可也。

章虚谷曰：微涩，非伤寒之脉，本是霍乱，先伤中气故也。

按：此节承上节之义，言吐利止而表邪未解，其传入里，随其人虚实而有入脏入腑之异。以大便之利硬，验其证之阴阳也。

下利后，便当硬，硬则能食者愈。今反不能食，到后经中颇能食，复过一经亦能食，过之一日当愈。不愈者，不属阳明也。

成无己曰：下利后，亡津液，当便硬。能食为胃和，必自愈；不能食者，为未和。到后经中，为复过一经，言七日后再经也。颇能食者，胃气方和，过一日当愈。不愈者，暴热使之能食，非阳明气和也。

伤寒脉微而复利，利自止者，亡血也，四逆加人参汤主之。

刘昆湘曰：此统论霍乱、伤寒病后，亡血救逆之治。盖脉微复利，少阴肾气已衰，即外证恶寒，亦卫阳内陷，而邪非在表。法当以救里为急。若利遂不止，则纯阴无阳，证为不治。假令下利虽止，仍脉微，恶寒不去，此非胃阳内复而下焦自开，乃津液已竭，而利无可利，故曰：利止亡血也。血者，精液之总名，后贤所谓利久亡阴者，正此亡血之证。恐四逆救里过于温烈，故加人参以救真精之竭。

四逆加人参汤方

甘草二两（炙）　附子一枚（生用，去皮，破八片）　干姜一两半　人参三两

上四味，以水三升，煮取一升二合，去滓，分温再服。

刘昆湘曰：四逆汤原有人参一两，通脉四逆汤加参至二两，此云四逆加人参汤，人参重至三两，亦犹桂枝加桂之例。

魏念庭曰：于温中之中，佐以补虚生津之品，凡病后亡血津枯者，皆可用也，不止霍乱也，不止伤寒吐下后也。

《卫生宝鉴补遗》：四逆加人参汤，治伤寒阴证，身凉而额上、手背有冷汗者。

《景岳全书》：四味回阳饮，治元阳虚脱，危在顷刻。（即本方）

吐利止，而身痛不休者，当消息和解其外，宜桂枝汤。

成无己曰：吐利止，里和也；身痛不休，表未解。与桂枝汤小和之。《外台》云：里和表病，汗之则愈。

方中行曰：消息，犹斟酌也。

桂枝汤方 见太阳病上

吐利汗出，发热恶寒，四肢拘急，手足厥冷者，四逆汤主之。

张隐庵曰：吐利汗出，乃中焦津液外泄。发热恶寒，表气虚也。四肢拘急，津液竭也。手足厥冷者，生阳之气不达于四肢。故主四逆汤，启下焦之真阳，温中焦之土气。

张令韶曰：此言四逆汤能滋阴液也。夫中焦之津液，内灌溉于脏腑，外濡养于筋脉。吐则津液亡于上矣；利则津液亡于下矣；汗出则津液亡于外矣。亡于外则表虚而发热恶寒；亡于上下则无以荣筋而四肢拘急，无以顺接而手足厥冷也。宜四逆汤助阳气以生阴液，盖无阳则阴无以生也。

陈修园曰：此证尚可治者在发热一证，为阳未尽亡。

既吐且利，小便复利而大汗出，下利清谷，内寒外热，脉微欲绝者，四逆汤主之。

成无己曰：吐利亡津液，则小便当少。小便复利而大汗出，津液不禁，阳气大虚也。脉微为亡阳。若无外热，但内寒下利清谷，为纯阴；此以外热为阳未绝，犹可与四逆汤救之。

张令韶曰：此言四逆汤能助阳气也。既吐且利，则阳气亡于上下矣。小便复利而大汗出，则阳气亡于表里矣。下利清谷，里寒甚也。里寒甚而格阳于外，故内寒而外热也。惟阴无阳，而生阳不升，故脉微欲绝也。宜四逆汤以回阳气。

张路玉曰：设四逆不足以杀其势，其用通脉四逆具见言外矣。

吕楱村曰：此二条乃寒邪直中三阴，而成霍乱之证。

吐已下断，汗出而厥，四肢拘急不解，脉微欲绝者，通脉四逆加猪胆汁汤主之。

张令韶曰：此合上两节之证而言也。上节以四逆汤滋阴液，次节以四逆汤助阳气，此节气血两虚，又宜通脉四逆加猪胆汁汤生气而补血也。吐已下断者，阴阳气血俱虚，水谷津液俱竭，无有可吐而自已，无有可下而自断也。故汗出而厥，四肢拘急之亡阴证，与脉微欲绝之亡阳证仍然不解，更已通脉四逆加猪胆汁汤，启下焦之生阳，而助中焦之津液。

通脉四逆加猪胆汁汤方

甘草二两（炙） 干姜三两 附子大者一枚（生，去皮，破八片） 人参二两 猪胆汁半合

上五味，以水三升，先取四味，取一升，去滓，内猪胆汁搅匀，分温再服。

吴遵程曰：汗出而厥，阳微欲绝，而四肢拘急全然不解，又兼无血以柔其筋，脉微欲绝固为阳之欲亡，亦兼阴气亏损，故用通脉四逆以回阳，而加猪胆汁以益阴，庶几将绝之阴，不致为阳药所劫夺也。注认阳极虚，阴极盛，故用反佐之法以通其格拒，误矣。

《肘后方》：治霍乱心腹胀痛，烦满短气，未得吐下。（即本方）

吐利后汗出，脉平，小烦者，以新虚不胜谷气故也。

张令韶曰：夫人以胃气为本，经曰：得谷气者昌，失谷者亡。霍乱吐利，胃气先伤，尤当固其胃气。故结此一条以终霍乱之义。吐利发汗者，言病在内而先从外以解之，恐伤胃气也。脉平者，外解而内亦和，外内相通也。小烦者，食气入胃，浊气归心，一时不能淫精于脉也。所以然者，以食气入胃，五脏六腑皆以受气，吐利者，脏腑新虚，不能胜受胃中之谷气，故小烦也。谷气足，经脉充，胃气复，烦自止矣。

辨痉阴阳易差后劳复病脉证并治

太阳病，发热无汗，而恶寒者，若脉沉迟，名刚痉。

太阳病，发热汗出，不恶寒者，若脉浮数，名柔痉。

尤在泾曰：成氏曰：《千金》云："太阳中风，重感寒湿，则变痉"。太阳病，发热无汗，为表实，则不当恶寒，今反恶寒者，则太阳中风，重感于寒，为痉病也。以其表实有寒，故曰刚痉。太阳病，发热汗出为表虚，则当恶寒，今不恶寒者，风邪变热。外伤筋脉为痉病也，以其表虚无寒，故曰柔痉。然痉者强也。其病在筋，故必兼有颈项强急，头热足寒，目赤头摇，口噤背反等症，仲景不言者，以痉字该之也。《活人书》亦云：痉证发热恶寒，与伤寒相似，但其脉沉迟弦细，而项背反张为异耳。

陈修园曰：此言太阳病有刚、柔二痉。其病皆由血枯津少，不能养筋所致，燥之为病也。然《内经》谓"诸痉强直，皆属于湿"，何其相反若是乎？而不知湿为六淫之一，若中于太阴，则从阴化为寒湿，其病流于关节而为痹。若中于阳明，则从阳化为湿热，热甚而阳明燥化之气愈烈，其病燥，筋强直而为痉。是言湿者，言其未成痉之前；言燥者，言其将成痉之际也。经又云：赫曦之纪上羽，其病痉。言热为寒抑，无汗之痉也。又云：肺移热于肾，传为柔痉。言湿蒸为热，有汗之痉也。《千金》谓温病热入肾中则为痉，小儿痫热盛亦为痉。圣经贤训可据，其为亡阴筋燥无疑。

按：《难经》云：督脉起于下极之俞，并于脊里，上至风府，入属于脑。《素问·骨空论》云：督脉为病，脊强反折，即痉证也。西医谓之脑脊髓膜炎。其致病之原因，多由亡血筋燥，脊髓失所荣养，外为风寒湿热之邪所袭，致脊筋强直而不柔和也。所以伤寒汗下过多，与夫病疮人及产后破伤风，致斯疾者，概可见矣。而《活人书》谓刚痉属阳痉，柔痉属阴痉，然此节云：脉沉迟名刚痉，脉浮数名柔痉。是不必以阴阳分刚柔也。平脉法云：督脉为病，脊背强，治属太阳。此仲景以太阳病冠痉病之义也。

太阳病，发热，脉沉而细者，名曰痉。为难治。

钱天来曰：邪在太阳，若中风之脉，则当浮缓；伤寒之脉，则当浮紧。此则同是太阳发热之表证，而其脉与中风、伤寒特异，反见沉细者，因邪不独在太阳之表也。

则表里皆有风寒邪气浸淫于皮肤筋骨脏腑经络之间，非中风、伤寒之邪，先表后里。以次传变之可比，乃邪之甚而病之至者，乃难治危恶之证也。

方中行曰：发热，太阳未除也。沉，寒也；细，湿也。中风、伤寒，病犹在太阳，而脉变如此者，则是重感寒湿而变痓，不可仍以中风、伤寒称也。

章虚谷曰：太阳伤风寒，其脉浮，以邪浅在荣卫也。痓病邪深伤筋，故脉沉紧弦，直上下行也。其不紧弦而沉细，则邪入深而气血大虚，正不胜邪，邪何能出，故为难治。在伤寒条中，则曰阳病见阴脉者死，其理一也。

太阳病，发汗太多，因致痓。

风家，下之则痓；复发汗，必拘急。

疮家，不可发汗，汗出则痓。

尤在泾曰：此原痓病之由，有此三者之异。其为脱液伤津则一也。盖病有太阳风寒不解，重感寒湿而成痓者，亦有亡血竭气，损伤阴阳而病变成痓者。经云：气主煦之，血主濡之。又云：阳气者，精则养神，柔则养筋。阴阳既衰，筋脉失其濡养，而强直不柔矣。此痓病标本虚实之异，不可不辨也。

刘昆湘曰：发汗太多，则经筋外湿而内燥，当为柔痓。若其人奇经不病，虽过汗，亦不成痓也。风为阳邪，性急，易于化燥，法当助达荣气使从外解，而反下之，风邪随陷，外湿内郁，筋脉转燥，成外燥内湿之变，必证见刚痓，若奇经不病。亦不成痓。疮家，赅一切痛脓之证，发汗则液亡，风动血枯，筋急而痓病成矣。凡素秉血虚，及亡血仆损，妇人产后，皆当禁汗，举疮家者示例尔。

病者身热足寒，颈项强急，恶寒，时头热面赤，目赤，独头动摇，卒口噤，背反张者，痓病也。

钱天来曰：上文有脉无证，此条有证无脉，合而观之，痓病之脉证备矣。身热者，风寒在表也。足寒者，阴邪在下也。颈项急、背反张者，太阳之经脉四行，自颠下项夹背脊而行于两旁，寒邪在经，诸寒收引，其性劲急，邪发则筋脉抽掣，故颈项强急，背如角弓之反张，所谓筋所生病也。恶寒者，寒邪在表则当恶寒，在下焦而阳气虚衰，亦所当恶也，时头热面赤，目脉赤者，头为诸阳之会，阳邪独盛于上，所以足寒于下也。时者，时或热炎于上，而作止有时也。头面为诸阳之所聚，乃元首也，不宜动摇，因风火煽动于上，故独头面动摇，卒然口噤而不言也。

方中行曰：此以痓之俱证言，身热，头热面赤，目脉赤，阳邪发于阳也。足寒，阴邪逆于阴也。独头面摇者，风行阳而动于上也。卒，忽然也。噤，寒而口闭也。盖口者脾之窍，胃为脾之合，而脉挟口环唇，脾虚胃寒，故忽然唇口吻合，噤急而饮食不通也。背反张者，太阳之脉挟背，故寒则筋急而拘挛，热则筋缓而纵弛也。然刚柔二痓，则各见证之一偏，惟风寒俱有而致变者，则俱见也。

程郊倩曰：痉病多端，或寒湿为拘，或火热为燥，或亡血失津而不得滋养，皆能病筋而成痉。身热足寒，项颈强急，恶寒，时头热面赤，目脉赤，由下虚而上盛，中枯而外炽也。

若发其汗，寒湿相得，其表益虚，则恶寒甚。发其汗已，其脉如蛇。暴腹胀大者，为未解。其脉如效乃伏弦者，痉。

刘昆湘曰：此承上痉病，论误汗转逆之变。

尤在泾曰：寒湿相得者，汗液之湿与外寒之气相得不解，而表气以汗而益虚，寒气得湿而转增，则恶寒甚也。其脉如蛇者，脉伏而曲，如蛇行也。痉脉本直，汗之则风去而湿存，故脉不直而曲也。风去不与湿相丽，则湿邪无所依着，必顺其下坠之性，而入腹作胀矣。乃其脉如故，而反加伏弦，知其邪内连太阴，里病转增而表病不除，乃痉病诸证中之一变也。

刘纯曰：发汗已如蛇，亡津液而无胃气之象也。

陈修园曰：师不出方，余于《伤寒论》发汗后腹胀条，悟出厚朴生姜甘草人参半夏汤。俟其胀稍愈，再以法治之。

夫痉脉，按之紧而弦，直上下行。

赵以德曰：痉病由风寒互为之，重感于邪，寒脉则紧，风脉则弦，是本脉也。《脉经》谓直上下者，督脉也，见之则大人癫、小儿痫，二者尽为背反张，由督脉与太阳合行于脊里，相引而急，故显出督脉之象也。今痉强无异于癫痫之背反张者，是亦相干于督脉，而见其上下行之象矣。

章虚谷曰：此明痉病之脉也，按之者，脉沉而不浮也。紧者，如绞索之状，阴邪凝敛故也。条长如弓弦，名弦，如弦之直而上下行者，有升降而无出入也。盖人身气血表里周流，故脉有升降出入之象。自尺而上于寸为升，自寸而下于尺为降：自沉而浮为出，自浮而沉为入。因邪闭于筋，经络之气不得外达周流，故其脉在沉部上下行；有升降，而无出入也。

陈修园曰：夫痉为劲急强直之病，其脉亦劲急强直。按之紧如弦，谓其自寸至尺，直上下行；与督病之脉相似，但督浮，而此沉耳。

痉病有灸疮者，难治。

尤在泾曰：有灸疮者，脓血久渍，穴俞不闭，楼全善云：即破伤风之意，盖阴伤而不胜风热，阳伤而不任攻伐也，故曰难治。

徐忠可曰：治痉，终以清表为主，有灸疮者，经穴洞达。火热内盛，阴气素亏。即后栝蒌桂枝汤、葛根汤嫌不远热，大承气汤更意虑伤阴，故曰难治。

陈修园曰：火逆诸方，恐其过温。余用风引汤去桂枝、干姜一半，研末煮取，往往获效。

太阳病。其证备，身体强几几然，脉反沉迟，此为痉。栝蒌桂枝汤主之。

魏念庭曰：此条此申明痉病中柔痉之治法，因详举其脉证示人知所辨也。

徐忠可曰：此为痉证有汗，不恶寒者主方，太阳病，其证备者，身热，头痛，汗出也。身体强，即背反张之互辞。几几然，即颈项强之形状。脉反沉迟，谓阳证得阴脉，此痉脉之异于正伤寒也。其原由筋素失养而湿复挟风以燥之，故以桂枝汤为风伤卫主治，加栝蒌根以清气分之热，而大润其太阳经既耗之液。则经气流通，风邪自解，湿气自行，筋不燥而痉愈矣。

尤在泾曰，沉本痉之脉，迟非内寒，乃津液少而荣卫之行不利也。伤寒项背强几几，汗出恶风，脉必浮数，为邪风盛于表：此证身体强几几然，脉反沉迟者，为风淫于外而津伤于内。故用桂枝则同，而一加葛根以助其数，一加栝蒌根兼滋其内，则不同也。

栝蒌桂枝汤方

栝蒌根三两　桂枝三两（去皮）　甘草二两（炙）　芍药三两　生姜三两（切）　大枣十二枚（擘）

上六味，以水七升，微火煮取三升，去滓。适寒温服一升，日三服。

喻嘉言曰：栝蒌根味苦入阴，擅生津彻热之长者为君，合之桂枝汤和荣卫、养筋脉而治其痉，乃变表法为和法也。

《神农本经》：栝蒌根治消渴身热，烦满大热。

太阳病，无汗而小便反少，气上冲胸，口噤不得语，欲作刚痉者，葛根汤主之。

喻嘉言曰：太阳篇中，项背几几，无汗恶风者，用葛根汤；此证亦用之者，以其邪在太阳、阳明两经之界。两经之热并于胸中，必延伤肺金清肃之气，故水道不行而小便少，津液不布而无汗也。阳明之筋脉内结胃口，过人迎环口，热并阳明，斯筋脉牵引，口噤不得语也。然刚痉无汗，必从汗解，况湿邪内郁，必以汗出如故而止。故用此汤合解两经之湿热，与风寒之表法，无害其同也。

《甲乙经》：刚痉，太阳中风，感于寒湿者也。其脉往来进退，以沉迟细异于伤寒热病。其治不宜发汗、针灸。治之以药者，可服葛根汤。

葛根汤方 见太阳病中

痉病，手足厥冷，发热间作，唇青目陷，脉沉弦者，风邪入厥阴也。桂枝加附子当归细辛人参干姜汤主之。

刘昆湘曰：痉病，外因之发起于太阳，内因之发属于血脏。以外风伤筋，内风动脏，外内合邪，故病发，即见厥阴直中之象。手足厥冷，发热间作，唇青目陷者，皆厥阴脏气外应之候。脉沉弦者，宜桂枝加附子当归细辛人参干姜汤，温脾固肾，以御病邪之传；益气养荣，而启风木之陷。桂枝佐当归，便入厥阴，参细辛，可以展荣气旁充之力，此与当归四逆法大旨相同。

桂枝加附子当归细辛人参干姜汤方

桂枝三两　芍药三两　甘草二两（炙）　生姜三两（切）　大枣十二枚（擘）　附子一枚（炮）　当归四两　细辛一两　人参二两　干姜一两半

上十味，以水一斗二升，煮取四升，去滓。温服一升，日三服，夜一服。

痉病本属太阳，若发热汗出，脉弦而实者，转属阳明也。宜承气辈与之。

刘昆湘曰：此示外因成痉，必始太阳之义。明痉邪内发于督，督脉外合太阳，故曰：痉病本属太阳。若其人胃腑阳盛，转阳明发热汗出，不恶寒之外证者，便知邪已过经，转属阳明之腑。脉弦而实者，举弦为风发之诊，按实为胃实之象，邪即入腑，于法当下，此言先具痉状，再加阳明外证之谓，非阳明本经之自发痉也。曰宜承气汤与之者，示当于三承气中随证消息焉。

痉病，胸满，口噤，卧不着席，脚挛急，必齘齿。宜大承气汤。

徐忠可曰：前用葛根汤，正防其寒邪内入，转而为阳明也。若不早图，至背项强直，外攻不已，内入而胸满，太阳之邪仍不解，气闭而口噤，角弓反张，而卧不着席，于是邪入内必热，阳热内攻而脚挛齘齿。盖太阳之邪并于阳明，阳明脉起于脚而络于齿也。故直攻其胃，而以硝、黄、枳、朴清其热，下其气，使太阳、阳明之邪，由中土而散，此下其热，非下其食也。

陈修园曰：此一节为痉之既成出一救治之正方。大旨在泻阳明之燥气而救其津液，清少阴之热气而复其元阴，大有起死回生之神妙。齘牙，药不能进，以此汤从鼻中灌之。

大承气汤方 见阳明病

徐灵胎曰：痉病乃伤寒坏证，小儿得之，犹有愈者，其余则百难疗一。其实者，或有因下而得生；虚者，竟无治法。

伤寒，阴阳易之为病，其人身体重，少气，少腹里急，或引阴中拘挛，热上冲胸，头重不欲举，眼中生花，膝胫拘急者，烧裈散主之。

张令韶曰：此论伤寒余热未尽，男女交媾，毒从前阴而入，伤奇经冲、任督三脉，而为阴阳易之病也。成氏云：男子病新差未平复，而妇人与之交得病，名曰阳易；妇人病新差未平，复而男子与之交得病，名曰阴易。言男女互相换易而为病也。其形相交，其气相感。形交则形伤而身体重，气感则气伤而少气也。夫奇经冲、任、督三脉，皆行少腹前阴之间。冲脉起于气街，并少阴之经挟脐上行；任脉起于少腹以下骨中央，女子入系廷孔，男子循茎下至篡。今邪毒入于阴中，三脉受伤，故少腹里急，或引阴中拘挛也。热上冲胸，热邪循三经而上冲于胸也。脑为髓之海，精之窠为眼，膝胫者，筋之会也。经云：髓海不足，则脑转胫酸，眩冒，目无所见。又曰：入房太甚，宗筋弛纵，发为筋痿。今房劳失精，髓海不足，故头重不欲举也。精不灌目，故眼中生花也。精不荣筋，故膝胫拘急也，烧裈散主之，裈裆乃前阴气出之处，精气之所注也，取其所出之余气，引伤寒之余毒还从故道而出，使从阴而入者，即从阴而出也，故曰小便利，阴头微肿即愈。

按：眼中生花，《千金方》作"眼中生眵曚"，成注谓"感动之毒、所易之气熏蒸于上也"。张隐庵云：眼中生花者，任脉为病也。夫任脉起于中极之下，上颐循面入目是也。

烧裈散方

上，剪取妇人中裈近隐处，烧灰。以水和服方寸匕，日三服。小便即利，阴头微肿则愈。妇人病，取男子裈裆烧，和服如法。

王晋三曰：裈裆穿之日久者，久烧以洁其污，灰取其色黑下行。

《千金方》：妇人温病虽瘥，若未平复，血脉未和，尚有热毒，而与之交接得病者，名为阴易之病。其人身体重，热上冲胸，头重不能举，眼中生眵曚，四肢拘急，小腹绞痛，手足拳者，即死。其亦有不即死者，病苦小腹里急，热上冲胸，头重不欲举，百节解离，经脉缓弱，血气虚，骨髓竭，便嘘嘘吸吸，气力转少，着床不能动摇，起止仰人，或引岁月方死。医者张苗说，有婢得病，瘥后数日，有六人奸之，皆死。

《肘后方》：治交接劳复，阴卵肿，或缩入腹，腹中绞痛，或便绝方。烧妇人月经灰，服方寸匕。

《证治准绳》：伤寒病未平复，犯房室，命在须臾，用独参汤调烧裈散。

大病差后劳复者，枳实栀子豉汤主之；若有宿食者，加大黄如博棋子大五六枚。

成无己曰：病有劳复，有食复。伤寒新差，血气未平，余热未尽，早作劳动，病者，名曰劳复。病热少愈，而强食之，热有所藏，因其谷气留搏，两阳相合而病者，名曰食复。劳复，则热气淫越，与枳实栀子豉汤以解之；食复，则胃有宿积，加大黄以下之。

王肯堂曰：伤寒之邪自外入，劳复之邪自内发。

陈修园曰：此言新差后有劳复、食复之证也。劳复者，病后无大劳，如因言语思虑、梳澡迎送之类，复生余热也；食复者，《内经》所谓多食则复，食肉则遗是也。若犯房而复者，名女劳复，华元化谓为必死，愚随证以大剂调入烧裈散救之。

《总病论》：新差，强人足两月，虚弱人足百日，则无复病矣。

枳实栀子豉汤方

枳实三枚（炙）　栀子十四枚（擘）　香豉一升（绵裹）

上三味，以清浆水七升，空煮取四升，内枳实、栀子，煮取二升，内香豉，更煮五六沸，去滓。温分再服，覆令微似汗。

王晋三曰：枳实栀子豉汤，微汗、微下方也。大都瘥复，必虚实相兼，故汗之不欲其大汗，下之不欲其大下。栀、豉上焦药也，复以枳实宣通小焦，再用清浆水空煮减三升，则水性熟而沉，栀豉轻而清，不吐不下，必发于表，故覆之必有微汗。若欲微下，再加大黄，佐枳实下泄，助熟水下沉。则栀豉从上泻下，三焦通畅，荣卫得和，而劳复愈，故云微下。

徐灵胎曰：浆水，即淘米泔水，久贮味酸为佳。

《伤寒蕴要》：枳实栀子豉汤，治食复、劳复，身热，心下痞闷。如有宿食不下，大便秘实，脉中有力者，可加大黄。

《内外伤辨惑论》：食膏粱之物过多，烦热闷乱者，亦宜服之。

伤寒差已后，更发热者，小柴胡汤主之。脉浮者，以汗解之；脉沉实者，以下解之。

张令韶曰：此下五节，论伤寒差后，余邪未尽，有虚实，有寒热，有水气，有在表者，有在里者，有在表里之间者，皆宜随证而施治之也。伤寒差已后，更发热者，余邪未尽，而在表里之间也。宜小柴胡汤以转枢。脉浮者，仍在表也，以汗解之。脉沉实者，犹在里也，以下解之。以汗解之，小柴胡汤和桂枝；以下解之，小柴胡汤加芒硝。

小柴胡汤方 见太阳病中

大病差后，从腰以下有水气者，牡蛎泽泻散主之。

钱天来曰：大病后，若气虚则头面皆浮肿；脾虚则胸腹胀满。此因大病之后，下焦之气化失常，湿热壅滞，膀胱不泻，水性下流，故但从腰以下水气壅积。膝胫足跗皆肿重也。以未犯中上二焦，中气未虚，为有余之邪，脉必沉数有力，故但用排决之法，而以牡蛎泽泻散主之。

喻嘉言曰：腰下有水气者，水渍为肿也。《金匮》曰：腰以下肿，当利小便。此定法也。乃大病后脾土告困，不能摄水，以致水气泛溢，用本方峻攻，何反不顾其虚耶？正因水势未犯身半以上，急逐其水，所全甚大，设用轻剂，则阴水必袭入阳界，驱之无及矣。庸工遇大病后，采用温补，自以为善，熟知其大谬哉。

牡蛎泽泻散方

牡蛎　泽泻　栝蒌根　蜀漆（洗去腥）　葶苈（熬）　商陆根（熬）　海藻（洗去腥）

上七味，等分，异捣，下筛为散，更入臼中治之。白饮和服方寸匕，日三服。小便利，止后服。

尤在泾曰：大病新差，而腰以下肿满者，此必病中饮水过多，热邪虽解，水气不行，浸渍于下而肌肉肿满也。是当以急逐水邪为法，牡蛎泽泻散咸降之力居多，饮服方寸匕，不用汤药者，急药缓用，且不使助水气也。若骤用补脾之法，恐脾转滞而水气转盛，宁不泛滥为患。

陈修园曰：牡蛎、海藻生于水，故能行水，亦咸以软坚之义也，葶苈利肺气而导水之源；商陆攻水积而疏水之流；泽泻一茎直上，栝蒌生而蔓延，二物皆引水液而上升，可升而后可降也；蜀漆乃常山苗，自内而出外，自阴而出阳，所以引诸药而达于病所。又散以散之，欲其散布而行速也。但其性甚烈，不可多服，故曰：小便利，止后服。又曰：此方用散，不可作汤，以商陆根水煎服杀人。

大病差后，喜唾，久不了了，胸上有寒也。当以丸药温之，宜理中丸。

尤在泾曰：大病差后，胃阴虚者，津液不生则口干欲饮；胃阳弱者，津液不摄则口不渴而喜唾。至久之而尚不了了，则必以补益其虚，以温益其阳矣。曰胃上有寒者，非必有寒气也，虚则自生寒耳。理中丸，补虚温中之良剂。不用汤者，不欲以水资吐也。

张令韶曰：脾之津为唾，而开窍于口。脾虚不能摄津，故反喜从外窍而出也。

浅田栗园曰：此条论差后胃气虚寒，饮聚而成唾也。唾，口液也。寒，以饮言。不了了，谓无已时也。《金匮》云：上焦有寒，其口多涎。又云：肺中冷，多涎唾。曰寒、曰冷，皆指痰饮而言。故用理中丸以治胃口寒饮也。

理中丸方见霍乱

伤寒解后，虚羸少气，气逆欲吐者，竹叶石膏汤主之。

张令韶曰：上节论虚寒证，此节论虚热证。伤寒解后，血气虚少，不能充肌肉，渗皮肤，故形体虚羸而消瘦也。少气者，中气虚也。胃上有寒则喜唾，胃中有热则气逆而欲吐，此虚热也。宜竹叶石膏汤主之。

方中行曰：羸，病而瘦也。少气，谓短气不足以息也。气逆欲吐，饮作恶阻也。盖寒伤形，故寒解则肌肉消削而羸瘦。热伤气，故热退则气衰耗而不足。病后虚羸，脾胃未强，饮食难化而痰易生，痰涌气逆，故欲吐也。竹叶清热，麦冬除烦，人参益气，甘草生肉，半夏豁痰而止吐，粳米病后之补剂，石膏有彻上彻下之功，故能佐诸品而成补益也。

竹叶石膏汤方

竹叶二把　石膏一斤　半夏半升（洗）　人参三两　麦门冬一升　甘草二两（炙）　粳米半升

七味上，以水一斗，先煮六味，取六升，去滓，内粳米，煮米熟，汤成，去米。温服一升，日三服。

张路玉曰：此汤即人参白虎去知母，而益半夏、麦冬、竹叶也。病后虚烦少气，为余热未尽，故加麦冬、竹叶于人参、甘草之甘温益气药中，以清热生津。加半夏者，痰饮上逆欲吐故也。

徐灵胎曰：此仲景治伤寒愈后调养之方也。其法专于滋养肺胃之阴气，以复津液。盖伤寒虽六经传遍，而汗吐下三者皆肺胃当之。又《内经》云：人之伤于寒也，则为病热。故滋养肺胃，岐黄以至仲景不易之法也。后之庸医则用温热之药峻补脾肾，而千圣相传之精义消亡尽矣。《集验》载此方加生姜，治呕最良。

《和剂局方》：竹叶石膏汤，治伤寒时气，表里俱虚，遍身发热，心胸烦闷；或得汗已解，内无津液，虚羸少气，胸中烦满，气逆欲吐；及诸虚烦热，与伤寒相似，但不恶寒，身不疼。头不痛，脉不紧数，即不可汗下，宜服此药。（即本方）

《总病论》：竹叶汤治虚烦病，兼治中暍渴、吐逆而脉滑数者。（即本方）呕者加生姜。

《直指方》：本方治伏暑内外热炽，烦躁大渴。

《张氏医通》：上半日嗽，多属胃中有火，竹叶石膏汤降泄之。

大病已解，而日暮微烦者，以病新差，人强与谷，脾胃之气尚弱，不能消谷，故令微烦。损谷则愈。

喻嘉言曰：脉已解者，阴阳和适，其无表里之邪可知也。日暮微烦者，日中卫气行阳，其不烦可知也，乃因胸胃气弱。不能消谷所致。损谷则脾胃渐趋于旺而自愈矣。注家牵扯日暮为阳明之旺时，故以损谷为当小下，不知此论差后之证，非论六经转阳明之证也。日暮，即《内经》日西而阳气已衰之意，所以不能消谷也。损谷，当是减损谷食以休养脾胃，不可引前条宿食例，轻用大黄过伤脾胃也。

陈修园曰：此又结谷气一条，以明病后尤当以胃气为本，胃气又以谷气为本也。

卷十三

辨百合狐惑阴阳毒病脉证并治

百合病者，百脉一宗，悉致其病也，意欲食，复不能食，常默默，欲卧不能卧，欲行不能行，饮食或有美时，或有不欲闻食臭时，如寒无寒，如热无热，口苦，小便赤，诸药不能治，得药则剧吐利，如有神灵者，身形如和，其脉微数。每溺时头痛者，六十日乃愈；若溺时头不痛，淅淅然者，四十日愈；若溺时快然，但头眩者，二十日愈。其证或未病而预见，或病四五日始见，或病至二十日，或一月后见者，各随其证，依法治之。

李珥臣曰：《活人书》云：伤寒大病后，血气未得平复，变成百合病。今由百脉一宗悉致其病观之，当是心肺二经之病也。如行卧、饮食、寒热等证，皆有莫可形容之状，在《内经》解㑊病似之。观篇中有如神灵者，岂非以心藏神、肺藏魄。人生神魂失守，斯有恍惚错妄之情乎？又曰，《内经》云：凡伤于寒则为病热，热气遗留不去。伏于脉中则昏昏默默，凡行卧饮食寒热皆有一种虚烦不耐之象矣。

程云来曰：经脉十二，络脉三百六十五。此缘大病后真阳已虚，余热未尽，周身百脉俱病，是为百脉一宗，悉致其病也，以其中外上下皆病，故饮食行卧不安，寒热无定，而诸药不能治，得之则吐利，如有神灵也。常默然则身形如和，余热不尽故脉微数，热在上则口苦，热在下则小便赤也。《伤寒续论》曰：溺者，人之津液也，注于膀胱，得阳气施化则溺出。故《内经》曰：膀胱者，州都之官，津液藏焉，气化则能出矣。是溺与阳气相依而为用者也。头者，诸阳之首。溺则阳气下施。头必为之摇动。曷不以老人小儿观之，小儿元气未足，血气未定，脑髓不满，溺将出，头为之摇而身为之动，此阳气不充故耳。老人气血衰，肌肉涩，脑髓清，故溺出时不能射远，将完必湿衣而头亦为之动者，此阳气已衰不能施射故耳。由此观之，溺出，头之痛与不痛，可以观邪之浅与深矣。故百合病溺出头痛者，言邪舍深而阳气衰也。内衰则入于脏腑，上则牵连脑髓，是以六十日愈。若溺出头不痛，淅淅然者，淅淅如水洒淅皮毛，外舍于皮肤肌肉，尚未入脏腑之内，但阳气微耳，是以四十日愈。若溺出快然，但头眩者，言邪犹浅，快则阴阳和畅、荣卫通利，脏腑不受邪。外不渐渐然则阳气尚是完固，但头眩者是邪在阳分，阳实则不为邪所牵，故头不疼而眩，是以二十日愈也。或未病而预见者，皆元气空虚之故。

陈修园曰：此详言百合病之证脉也。此证多见于伤寒大病前后，或为汗、吐、下失法而变；或素多思不断、情志不遂；或偶触惊疑、猝临异遇，以致行住、坐卧、饮食等，皆若不能自主之势。此病最多，而医者不识耳。

按：百合病者，精神病之一。《金鉴》云：百合瓣一蒂，如人百脉一宗，命名取治，皆此义也。盖血海为百脉所归宗，乃化精补髓之源，而脑为髓海，若经络瘀有热毒，则脑神失灵而志意昏愦，西医所谓神经衰弱也。百合质类脑髓，性善清热解郁，而气味甘平微苦，最宜于元气虚弱之证，而为此病之主药，犹伤寒中所谓桂枝证、柴胡证例也。此病与狂，均为血室瘀热，上干及脑之病，而阴阳虚实不同。《内经》云：邪入于阳则狂，邪入于阴则痹。痹盖脑髓神经不仁，知觉运动失常之谓，即百合病也。观其以溺出头痛及眩，验病势之轻重，可以知矣。赵氏以为血病，魏氏以为气病，皆非也。

百合病，见于发汗之后者，百合知母汤主之。

赵以德曰：日华子谓：百合安心定胆、益志养五脏，为能补阴也。治产后血眩晕，能去血中热也；除痞满、利大小便，为能导涤血之瘀塞也。而是证用之为主，益可见瘀积者矣。若汗之而失者，是涸其上焦津液，而上焦阳也，阳宜体轻之药。故用知母佐以救之。知母泻火、生津液、润心肺。

陈载安曰：得之汗后者，其阳分之津液必伤，余热留连而不去。和阳必以阴，百合同知母、泉水以清其余热，而阳邪自化也。

百合知母汤方

百合七枚（擘）　知母三两（切）

上二味，先以水洗百合，渍一宿，当白沫出，去其水，另以泉水二升，煮取一升，去滓；别以泉水二升煮知母，取一升，去滓；后合煎，取一升五合，分温再服。

百合根质似人之脑，其花昼开夜合，乃草木之有情者，性能清热消郁，解脑髓之痹、补元气之虚，故用为百合病之主药。过汗则耗津血燥，故佐以知母之滋阴解毒。分煎合服，俾二性各致其功，以奏清上滋下之效也。《易》曰：山下出泉。是泉者水之源，故取以煎，清脑之药也。

百合病，见于下之后者，百合滑石代赭汤主之。

赵以德曰：若下之而失者，损其阴，瘀血下积，而下焦阴也。阴宜重镇之剂，故用滑石代赭佐以救之。滑石开结利窍，代赭除脉中风痹瘀血。

陈载安曰：其得之于下后者，下多伤阴，阴虚则阳往乘之，所以有下焦之热象。

百合汤内加滑石代赭，取其镇逆和窍以通阳也，是谓用阳和阴法。

百合滑石代赭汤

百合七枚（擘） 滑石三两（碎，绵裹） 代赭石如弹丸大一枚（碎，绵裹）

上三味，以水先洗，煮百合如前法，别以泉水二升，煮二味，取一升，去滓，合和，重煎，取一升五合，分温再服。

既云下后所得，则必有大便下利、小便不通之见证。故佐以代赭之固肠止脱，以治大便之下利；滑石之泄热利水，以治小便之赤涩。

百合病，见于吐之后者，百合鸡子黄汤主之。

陈载安曰：其得之吐后者，吐从上逆，较发汗更伤元气，阴火得以上乘，清窍为之蒙蔽矣。故以鸡子黄之纯阴养血者，佐百合以谓和心肺，是亦用阴和阳矣。

百合鸡子黄汤方

百合七枚（擘） 鸡子黄一枚

上二味，先洗煮百合如前法，去滓，内鸡子黄，搅匀，顿服之。

尤在泾曰：《本草》：鸡子安五脏，治热疾。吐后脏气伤而病不去，用之不特安内，亦且攘外也。

百合病，不经发汗、吐、下，病形如初者，百合地黄汤主之。

陈载安曰：不经吐、下、发汗，正虽未伤，而邪热之袭于阴阳者，未必透解，所以致有百合病之变也。病形如初，指百合病首节而言。地黄取汁，下血分之瘀热，故云大便当如漆，非取其补也。百合以清气分之余热，为阴阳和解法。

尤在泾曰：此则百合病正治之法也。服后大便如漆，则热除之验也。（《外台》云：大便当出黑沫）

百合地黄汤方

百合七枚（擘） 地黄汁一升

上二味，先洗煮百合如上法，去滓，内地黄汁，煎取一升五合，分温再服。中病，勿更服。大便当如漆。

《金匮辑义》：地黄汁服之必泻利，故云中病勿更服。

百合病一月不解，变成渴者，百合洗方主之。不差，栝蒌牡蛎散主之。

赵以德曰：其一月不解，百脉壅塞，津液不化，而成渴者，故用百合洗，则一身之脉皆得通畅，而津液行，其渴自止。勿食盐豉，以味咸能凝血，且走之也。若渴不差，是中无津液，则以栝蒌牡蛎主之。

徐忠可曰：渴有阳渴，有阴渴，若百合病一月不解而变成渴，其为阴虚火炽无疑矣。阴虚而邪气蔓延，阳不随之两病乎！故以百合洗其皮毛，使皮毛阳分得其平而通气于阴。即是肺朝百脉，输精皮毛，使毛脉合精，行气于府之理。食煮饼，假麦气以养心液也。勿食盐豉，恐伤阴血也。渴不差，是虽百合汤洗而无益矣。明是内之阴气未复，阴气未复由于阳亢也。故以栝蒌根清胸中之热，牡蛎清下焦之热，与上平阳以救阴同法。但此从其内治耳，故不用百合而作散。

尤在泾曰：病变或渴，与百合洗而不差者，热盛而津液伤也。栝蒌根苦寒，生津止渴；牡蛎咸寒，引热下行，不使上灼也。

百合洗方

百合一升

上一味，以水一斗，渍之一宿，以洗身。洗已，食煮饼，勿以盐豉也。

《活人书》：煮饼，即淡熟面条也。

栝蒌牡蛎散方

栝蒌根　牡蛎（熬）各等分

上二味，捣为散，白饮和服方寸匕，日三服。

百合病变发热者，百合滑石散主之。

尤在泾曰：病变发热者，邪聚于里而见于外也。滑石甘寒，能除六腑之热，得微利则里热除而表热自退。

《金鉴》曰：百合病，如寒无寒，如热无热，本不发热，今变发热者，其内热可知也。故以百合滑石散主之，使其微利，热从小便而除矣。

按：以上诸节之证，均以脉微数、口苦、小便赤为主。诸方之治，虽有上下内外之殊，皆兼清热利小便也。

百合滑石散方

百合一两（炙）　滑石二两

上二味，为散，饮服方寸匕，日三服。当微利。热除则止后服。

《千金方》：一本云：治百合病小便赤涩，脐下紧急。

百合病，见于阴者，以阳法救之；见于阳者，以阴法救之。见阳攻阴，复发其汗，此为逆；见阴攻阳，乃复下之，此亦为逆。

徐忠可曰：此段总结全篇，谓百合病同是内气与伤寒余邪相并，留连无已，不患增益而患因循，故病在下后及变渴。渴不止，所谓见于阴也，势必及阳，至阳亦病，则无可为矣。故以滑石通彻其毛窍之阳，百合利其皮毛之阳。在内之阳燥，栝蒌牡蛎养其腹内之阳，阳得其平，阴邪欲传之而不受，则阴中之邪渐消矣，所谓以阳法救之也。病在汗后及吐后，及病形如初，及变发热，皆所谓见于阳也，势必及阴，至阴亦病而无可为矣。故以知母固其肺胃之阴，鸡子养其血分之阴，生地壮其心中之阴，热发于肌表者，滑石以和其肠胃之阴，阴得所养，阳邪欲传之而不受，则阳中之邪渐消矣，所谓以阴法救之也。

唐容川曰：仲景论脉，所谓阴阳，多指寸尺而言；仲景论证，所谓阴阳，多指表里而言。观见于阴、见于阳二"于"字，是确指其界，谓血分与气分，表里之间也。见于阴，如上文变渴而在里也，以阳法救之，如洗方从表救之是；见于阳，如上文变发热而在表也，以阴法救之，如滑石散从里治之是。故见阳之表证，攻治其阴乃正法也，若发其汗则为逆；见阴而攻治其阳，亦正法也，乃复下之，此亦为逆。

郭白云曰：仲景以药之百合治百合病，与《神农本草经》主治不相当，千古难晓其义。是以孙真人言伤寒杂病自古有之，前古名贤，多所防御，至于仲景，时有神功，寻思旨趣，莫测其致，所以医人不能钻仰万一也。然百合之为物，岂因治百合之病而后得名哉？或是病须百合可治，因名曰百合乎！

《小品文》：百合病，腹满作痛者，用百合炒为末，每服方寸匕，日二。

《内经拾遗方论》：《平人气象论》曰：尺脉缓涩，谓之解㑊。王太仆曰：寒不寒，热不热，弱不弱，壮不壮，伫不可名，谓之解㑊也。张少谷曰：伫，困弱也。百合汤，解㑊之神剂也，百合一味，用水二钟，煎八分，不拘时服。

狐惑之为病，状如伤寒，默默欲眠，目不得闭，卧起不安，蚀于喉为惑，蚀于阴为狐，不欲饮食，恶闻食臭，其面目乍赤、乍黑、乍白。蚀于上部则声嗄，甘草泻心汤主之。蚀于下部用咽干，苦参汤洗之。蚀于肛者，雄黄熏之。

嗄。先齐切，音西。

尤在泾曰：狐惑虫病，即巢氏所谓䘌病也。默默欲眠，目不得闭，卧起不安，其躁扰之象有似伤寒少阴热证，而实为䘌之乱其心也。不欲饮食，恶闻食臭，有似伤寒阳明实证，而实为虫之扰其胃也。其面目乍赤、乍黑、乍白者，虫之上下，聚散无时，故其色变更不一，甚者脉也大小无定也。盖虽虫病而能使人惑乱而狐疑，故名曰狐惑。徐氏曰：蚀于喉为惑，谓热淫于上，如惑乱之气感而生蛓；蚀于阴为狐，谓热淫于下，柔害而幽隐如狐性之阴也。亦通。蚀于上部，即蚀于喉之谓，故声嗄；蚀于下部，即蚀于阴之谓，阴内属于肝，而咽门为肝胆之候，病自下而冲上，则咽干也。至生虫之由，则赵氏所谓湿热停久，蒸腐气血而成瘀浊，于是风化所腐而成虫者，当矣。甘草泻心不特使中气运而湿热自化，抑亦苦辛杂用足胜杀虫之任。其苦参、雄黄，则皆清燥杀虫之品，洗之、熏之，就其近而治之耳。

《金鉴》曰：狐惑，牙疳、下疳等疮之古名也。近时惟以疳呼之。下疳即狐也，蚀烂肛阴；牙疳即惑也，蚀咽腐龈，脱牙穿腮，破唇。每因伤寒病后，余毒与湿䘌之为害也。或生斑疹之后，或生癖疾下利之后。其为患亦同也。

嗄音啥，声破曰嗄。

甘草泻心汤方见太阳病下

苦参汤方

苦参一斤

上一味，以水一斗，煮取七升，去滓，熏洗，日三服。

《金匮辑义》：用苦参一味治龋齿，见于《史记》仓公传，亦取乎清热杀虫。

《外台秘要》：小儿身热，苦参煎汤浴之良。

《直指方》：下部漏疮，苦参煎汤，日日洗之。

雄黄散方

雄黄一两

上一味，为末，筒瓦二枚合之，内药于中，以火烧烟，向肛熏之。

徐忠可曰：下部毒盛，所伤在血而咽干，喉属阳，咽属阴也。药用苦参熏洗，以去风清热而杀虫也。蚀于肛，则不独随经而上侵咽，湿热甚而糜烂于下矣。故以雄黄熏之，雄黄之杀虫去风解毒更力也。

《圣惠方》：治伤寒狐惑，毒蚀下部，肛外如䘌，痛痒不止，雄黄半两，先用瓶子一个口大者内入灰上，如装香火，将雄黄烧之，候烟出，当病处熏之。

《十便良方》：百虫入耳，雄黄烧燃熏之，自出。

《笔峰杂兴》：治臁疮日久方：雄黄二钱、陈皮五钱，青布卷作大燃，烧烟熏之，热水流出，数次愈。

《寿世保元》：治下部生虫䘌食肛，烂，见五脏便死。艾叶入雄黄末，入管中，熏下部，令烟入即愈。

《经脉》：病人或从呼吸上蚀其咽，或从下焦蚀其肛阴，蚀上为惑，蚀下为狐。狐惑病者，猪苓散主之，方见厥阴。

病者脉数，无热，微烦，默默但欲卧，汗出。初得之三四日，目赤如鸠眼；七八日，目四眦黑。若能食者，脓已成也，赤豆当归散主之。

尤在泾曰：脉数微烦，默默但欲卧，热盛于里也；无热汗出，病不在表也；三四日目赤如鸠眼者，肝藏血中之热，随经上注于目也。经热如此，脏热可知，其为蓄热不去，将成痈脓无疑。至七八日目四眦黑，赤色极而变黑，则痈尤甚矣。夫肝与胃互为胜负者也，肝方有热，势必以其热侵及于胃，而肝既成痈，胃即以其热并之于肝。故曰若能食者，知脓已成也。且脓成则毒化，毒化则不特胃和而肝亦和矣。赤豆当归，乃排脓血，除湿热之良剂也。

按：此一条注家有目为狐惑病者，有目为阴阳毒者，要之亦是湿热蕴毒之病。其不腐而为虫者，则积而为痈；不发于身面者，则发于肠脏，亦病机自然之势也。仲景意谓与狐惑、阴阳毒同源而异流者，故特论列于此欤。

李珥臣曰：经云：脉数不止而热不解，则生恶疮。今脓成何处？大率在喉与阴肛。盖积热生虫，亦积热成脓，是亦恶疮之类也。

赤豆当归散方

赤小豆三升（浸令芽出，曝干） 当归十两

上二味，杵为散，浆水服方寸匕，日三服。

程云来曰：当归主恶疮疡；赤小豆主排痈脓；浆水，炊粟米熟，投冷水中浸五六日，生白花，色类浆者，能调理脏腑。三味为治痈脓已成之剂。此方蚀于肛门者当用之。

按：后文先血后便，此近血也，亦用此汤。以大肠、肛门本是一源，病虽不同，其解脏毒则一也。

唐容川曰：赤豆发出芽则能排脓。盖脓乃血从气而化者也。赤豆属血分，而既发出芽则血从气而外出矣，故以治血从气化之脓。其治先血后便，亦是治痔漏之有脓者也。

《张氏医通》：赤小豆当归散治小肠热毒流于大肠，先便后血，及狐惑、蓄血、肠痈、便脓等证。如无酸浆水，以醋和沸汤代之。

阳毒之为病，面赤斑斑如锦纹，咽喉痛，唾脓血。五日可治，七日不可治，升麻鳖甲汤主之。

阴毒之为病，面目青，身痛如被杖，咽喉痛。五日可治，七日不可治。升麻鳖甲汤去雄黄、蜀椒主之。

陈修园曰：此言阴阳二毒治之不可姑缓也。仲师所论阴毒、阳毒，言天地之疠气中人之阳气、阴气，非阴寒极、阳热极之谓也。盖天地灾疠之气便为毒气，人之血气昼行于阳、夜行于阴，疠气之毒值人身行阳之度而中人，则为阳毒。面者诸阳之会，阳毒上干阳位，故面赤斑斑如锦纹；阳毒上迫胸膈，故吐脓血，以阳气法天，本乎天者亲上也。值人身行阴之度而中人，则为阴毒。邪入于阴，则血凝泣，血不上荣于面而面目青；血不环周于一身而身痛如被杖，以阴气主静，凝而不流之象也。夫阴阳二毒皆从口毒而下入咽喉。咽喉者，阴阳之要会也，感非时之疠气，则真气出入之道路不无妨碍，故二毒俱有咽喉痛之证。要之异气中人，流毒最猛，五日经气未遍，尚可速治，若至七日，阴阳经气已周，而作再经，则不可治矣。方用升麻鳖甲汤以解之。

《金鉴》曰：此证即今世俗所谓痧证是也。中此气之人，不止咽喉痛、身痛，甚至有心腹绞痛，大满大胀，通身络脉青紫暴出，手足指甲色如靛叶，口噤牙紧，心中忙乱，死在旦夕者。若谓必从皮而入，未有为病如是之速者也。是必从口鼻而下入咽喉无疑。治是证者，不必问其阴阳，但刺其尺泽、委中、手足十指脉络暴出之处出血，轻则用刮痧法，随即用紫金锭，或吐，或下，或汗出而愈者不少。

升麻鳖甲汤方

升麻二两　　蜀椒一两（去汗）　雄黄半两（研）　当归一两　　甘草二两　　鳖甲一片（炙）

上六味，以水四升，煮取一升，顿服之。不差，再服取汗。

升麻鳖甲去雄黄蜀椒汤方

升麻二两　　当归一两　　甘草二两　　鳖甲一片（炙）

上四味，以水二升，煮取一升，去滓，顿服之。不差，再服。

陈修园曰：升麻，《本经》云气味甘平，苦微寒，无毒，主解百毒，辟瘟疫邪气，入口皆吐出，中恶腹痛，时气毒疬，诸毒喉痛、口疮云云。君以升麻者，以能排气分解百毒，能吐能升，俾邪从口鼻入者，仍从口鼻而出，鳖甲气味酸平，无毒，佐当归而入肝，肝藏血，血为邪气所凝，鳖甲禀坚刚之性，当归具辛香之气，直入厥阴而通气血，使邪毒之侵于营卫者，得此二味而并解；甘草气味甘平，解百毒，甘能入脾，使中土健旺，逐邪以外出；妙在使以蜀椒辛温，雄黄苦寒，禀纯阳之色，领诸药以解阳毒。其阴毒去雄黄、蜀椒者，以邪毒不在阳分，不若当归、鳖甲直入阴分之为得也。

《济阳纲目》：阴毒升麻鳖甲汤治阴瘕，即本方水煎，调雄黄末服。

辨疟病脉证并治

师曰：疟病，其脉弦数者，热多寒少；其脉弦迟者，寒多热少。脉弦而小紧者，可下之；弦迟者，可温之；弦紧者，可汗之，针之，灸之；浮大者，可吐之；弦数者，风发也，当于少阳中求之。

徐忠可曰：疟者，半表半里病，而非骤发之外病也。故《内经》曰：夏伤于暑，秋必痎疟。又曰：先伤于寒，后伤于风为寒疟；先伤于风，后伤于寒为温疟。又曰：在皮肤之内，肠胃之外，唯其半表半里，则脉必出于弦。盖弦者，东方甲木之气，经属少阳，乃伤寒之阴脉而杂证之阳脉也。证在表里之界，脉亦在阴阳之间，而兼数为热，兼迟为寒，此其大纲也。若治之法，紧亦寒脉也，小紧则内入矣。盖脉以大者为阳，则小紧而内入者为阴，阴不可从表散，故曰下之愈。迟既为寒，温之无疑。弦紧不沉，寒脉而非阴脉，非阴故可发汗、针灸也。疟脉概弦而忽浮大，知邪高而浅，高者越之，故曰可吐。虽然半表半里者，少阳之分也，少阳病禁汗、吐、下，而疟何独不然？乃仲景亦出汗、吐、下三法，谓邪有不同，略傍三法以为驱邪之出路，非真如伤寒之大汗、吐、下也。仲景既曰弦数者多热，又申一义曰弦数者风发也。见多热不已必至极热，热极生风，风生则肝木侮土而传热于胃，坐耗津液，阳愈偏而不返。须以梨汁蔗浆生津止渴。正《内经》风淫于内，治以甘寒之旨也。

周禹载曰：人之疟证，由外邪之入，每伏于半表半里，入而与阴争则寒，出而与阳争则热，故寒热往来主少阳，谓兼他经证则有之，谓全不涉少阳则无是理也。仲景以脉之数、迟、小、紧、浮、大未皆可定，要必兼弦，弦为少阳脉也。夫邪犯少阳，与卫气并居，卫气昼行于阳，夜行于阴，故邪得阳而外出，得阴而内薄，内外相薄，是以日作。若气之舍深，内薄于阴，阳气独发，阴气内著，阴与阳争不得出，是以间日而作也。然则偏阴多寒，偏阳多热，其为疸、为温、为牝，莫不自少阳而造其极，补偏救弊，必从少阳之界使邪去，而阴阳适归于和而后愈也。

按：近世西医考察疟疾，由一种腐草败禾之毒菌，借蚊吮之媒介，中人皮肤、传播血脉而致斯疾。与《素问》所云：夏伤于暑，秋为痎疟，夫疟疟皆生于风，疟之始发也，先起于毫毛之说暗合。然《素问·疟论》又云：以秋病者寒甚，以冬病者寒不甚，以春病者恶风，以夏病者多汗。盖蚊㕮特致疟之一二因，而寒热湿温之邪，伏于少阳，皆能成疟。其治法自当审阴阳之偏盛，以施汗、吐、下、和解之治法也。

问曰：疟病以月一日发者，当以十五日愈，甚者当月尽解，如其不差，当云何？
师曰：此结为癥瘕，必有疟母，急治之，宜鳖甲煎丸。

尤在泾曰：天气十五日一更，人之气亦十五日一更，气更则邪当解也。否则三十日天人之气再更，而邪自不能留矣，设更不愈，其邪必假血依痰结为癥瘕，僻处胁下，将成负固不服之势，故宜急治，鳖甲煎丸行气逐血不嫌其峻，一日三服不嫌其急，所谓乘其未集而击之也。

魏念庭曰：寒热杂合之邪在少阳，而上下格阻之气结厥阴，聚肝下之血分，而实为疟病之母气，足于生疟而不已。此所以阴阳互盛，历月经年而病不除也，盖有物以作患于里，如草树之有根荄，必须急为拔去，不然旋伐旋生，有母在焉，未有不滋蔓难图者矣。

《难经》：肝之积名曰肥气，在左胁下，如覆杯，有头足，久不愈，令人发咳逆痎疟，连岁不已。

《万病回春》：腹中有块者，疟母也。凡疟发时不可带热饮食，恐不消而成痞块。痞散成鼓者，有之矣。

合信氏曰：人有疟疾，脾每胀大。盖身体发冷，血脉不行于外即缩于内，无所归藏则聚于脾，所以脾大耳。

鳖甲煎丸方

鳖甲　柴胡　黄芩　大黄　牡丹皮　䗪虫　阿胶

上七味，各等分，捣筛，炼蜜为丸，如梧桐子大。每服七丸，日三服，清酒下，不能饮者，白饮亦可。

程云来曰：疟母者，邪气内搏于脏腑，血气羁留而不行，息而成积，故内结癥瘕，而外作往来寒热。《内经》曰：坚者削之，结者行之。以鳖甲主癥瘕寒热，故以为君；邪结于血分，用大黄、䗪虫、牡丹皮攻逐血结为臣；调寒热，和阴阳，通荣卫，则有柴胡、黄芩，和气血则有阿胶以为使。

《良方集腋》：疟久，胁下成块疼痛者，名曰疟母。用核桃壳煅灰。研细末三钱，木香研细八分，好酒调服，三五次即消。

师曰：阴气孤绝，阳气独发，则热而少气烦悗，手足热而欲呕，此名瘅疟，白虎加桂枝人参汤主之。

悗，母官切，音瞒。

赵以德曰：《内经》云：但热而不寒者，阴气先绝，阳气独发，则热而少气烦冤，手足热而欲呕，名曰疸疟。又云：肺素有热，气盛于身，因而用力，风寒舍于分肉之间而发，发则阳气盛，盛而不衰，其气不及于阴，故但热而不寒，气内藏于心而外舍于分肉之间，令人消灼肌肉，故命曰疸疟。此二者，一为先伤于风，一为肺素有热，所感之邪虽不一，然病是阳盛。又《内经》之阳盛逢风，两阳相得而阴气虚少，少水不能制盛火而阳独治，此热如火当灼肉也。由是观之，疟之寒热更作，因阴阳之气互为争并，若阴衰少，则离绝真阳，先自退处不与之并，而阳亦不并于阴，故阳独发，但热而已。此总论二者之疸疟。其少气烦冤，肺主气，肺受火抑故也；手足热者，阳主四肢，阳盛则四肢热也；欲呕者，火邪上冲胃气逆也。白虎汤退热药也，分肉、四肢，内属脾胃，非切于其所舍者乎！又泻肺火非救其少气烦冤，肺主气，肺受火抑故也；手足热者，阳主四肢，阳盛则四肢热也；欲呕者，火邪上冲胃气逆也。白虎汤退热药也，分肉、四肢，内属脾胃，非切于其所舍者乎！又泻肺火非救其少气烦冤者乎！设其别有兼证，岂不可推加桂之例以加别药乎！

白虎加桂枝人参汤方

知母六两　石膏一斤　甘草二两（炙）　粳米六合　桂枝三两　人参三两

上六味，以水一斗，煮米熟汤成，去滓，温服一升，日三服。

陈修园曰：白虎清心救肺以除里热，加桂枝调和荣卫以驱外邪，诚一方而两扼其要也。即先热后寒，名为热疟，亦以白虎清其先，桂枝却其后，极为对证，此法外之法也。

疟病，其脉如平，身无寒但热，骨节疼烦，时作呕，此名温疟，宜白虎加桂枝汤方。

赵以德曰：《内经》名温疟，亦有二：一者谓先伤风后伤寒，风阳也，故先热后寒；一者为冬感风寒，藏于骨髓之中，至春夏邪与汗出，故病藏于肾，先从内出之外，寒则气复反入。是以先热后寒。二者之温疟，则皆有阴阳往来寒热之证，而此之无寒但热，亦谓之温疟，似与《内经》不侔，然绎其义，一皆以邪疟为重而名之。夫阴不与阳争，故无寒；骨节皆痹，不与阳通则疼痛；火上逆则时呕。用白虎治其阳盛也，加桂疗骨节痹痛、通血脉、散疟邪、和阴阳以取汗也。

尤在泾曰：此与《内经》论温疟文不同。《内经》言其因，此详其脉与证也。疸疟、温疟俱无寒但热，俱呕，而其因不同。疸疟者，肺素有热而加外感，为表寒里热之证，缘阴气内虚不能与阳相争，故不作寒也。温疟者，邪气内藏少阴，至春夏而始发，为伏气外出之证，寒蓄久而变热，故亦不作寒也。脉如平者，病非乍感，故脉如平时也。骨节烦痛时呕者，热以少阴出外，舍于其合，而上并于阳明也。白虎甘寒除热，桂枝则因其势而达之耳。

白虎加桂枝汤方

即前方（白虎加桂枝人参汤）去人参一味。

唐容川曰：身无寒但热，为白虎汤之正证。加桂枝者，以有骨节烦痛，则有伏寒在于筋节，故加桂枝以逐之也。

《三因方》：白虎加桂枝汤治温疟，先热后寒，恶风多汗。

《资生篇》：桂枝白虎汤治风温。（即本方）

疟病多寒，或但寒不热者，此名牝疟，蜀漆散主之，柴胡桂姜汤亦主之。

徐忠可曰：先寒后热既为寒疟，乃有心气素虚，外邪袭之，挟有形之涎为依傍，邪困心胞，气不能透肌表而多寒者，盖先伤无形之寒，邪复内入并涎为有形之寒，寒实伤心，故名牝疟，心为牝脏故也。后人以单寒为牝，误也。唯无形之寒挟有形之涎，则心胞内之邪为外所困而不能出，故以蜀漆劫去其有形之涎。盖常山能吐疟，而蜀漆为常山之苗，性尤轻虚，为功于上也。云母甘平能内除邪气，外治死肌，有通达心脾之用。龙骨收湿安神，能固心气安五脏。故主以蜀漆，而以二药为佐也。又曰：胸中之阳气散行乎分肉之间，今以邪气痹之，则卫外之阳郁伏于内守之阴，而血之痹者既寒凝而不散，遇卫气行阳二十五度而病发，其邪之入荣者既无外出之势，而荣之素痹者亦不出而与阳争，所以多寒少热或但寒不热也。小柴胡本阴阳两停之方，寒多故加桂枝、干姜，则进而从阳，痹著之邪可以开矣。更加牡蛎，以软其坚垒，则阴阳豁然贯通而大汗解矣。

蜀漆散方

蜀漆（洗去腥） 云母（烧二日夜） 龙骨各等分

上三味，杵为散。未发前，以浆水和服半钱匕。

程云来曰：蜀漆，常山苗也，得浆水能吐疟之顽痰；云母、龙骨取云龙属阳之义，入足三阴经可以驱残疟之阴，入手少阴心、太阴肺可以越酷热之阳。三阴者，其道远，故于未发之先服，令药入阴分以祛其邪。此方乃吐顽痰、和阴阳之剂。

《素问·刺疟》：凡治疟，先发如食顷乃可以治，过之则失时也。

《仁斋直指方》：凡疟方来与正发不可服药，服药在于未发时之先，否则药病交争，转为深害。

柴胡桂姜汤方 见太阳病下

疟病发渴者，柴胡去半夏加栝蒌根汤主之。亦治劳疟。此节依涪古本补，《金匮要略》附方引《外台秘要》

张路玉曰：渴者，阳明津竭。而所以致阳明津竭者，本少阳木火之势劫夺胃津而然。故疟邪进退于少阳，则以小柴胡汤进退而施治也。至于劳疟之由，亦木火盛而津衰致渴，故亦不外是方也。

《巢氏病源·劳疟候》：凡疟积久不差者，则表里俱虚，客邪未散，真气不复，故疾虽暂间，小劳便发。

柴胡去半夏加栝蒌根汤方

柴胡八两　人参三两　黄芩三两　生姜三两　甘草三两（炙）　大枣十二枚（擘）　栝蒌根四两

上七味，以水一斗二升，煮取六升，去滓，再煎取三升。温服一升。日三服。

《本草纲目》：庞元英谈薮云：张知阁久病疟，热时如火，年余骨立。医用茸附诸药，热益甚。召医官孙琳诊之，琳投小柴胡汤一帖，热减十之九，三服脱然。琳曰：此名劳疟，热从髓出，加以刚剂气血愈亏。盖热有在皮肤、在脏腑、在骨髓，在骨髓者，非柴胡不可。若得银柴胡，只须一服。南方者力减，故三服乃效也。

辨血痹虚劳病脉证并治

问曰：血痹之病，从何得之？师曰：夫尊荣之人，骨弱肌肤盛，重因疲劳汗出，卧不时动摇，加被微风，遂得之。但以脉寸口微涩，关上小紧，宜针引阳气，令脉和紧去则愈。

周禹载曰：阳所以统夫阴者也，统阴则血必随气行矣。乃经言血痹而不言气，何哉？不知血之痹，由于气之伤也。经曰：入于脉则血凝而不流，夫所以不流者，气为邪阻也。然邪之足以伤者，必因于作劳，则卫气不能固外，而后邪得以入之。故仲景发其不流之故，以明得病之由。言天下惟尊荣人为形乐志苦，形乐故肌肤盛，志苦故骨弱；骨弱则不耐劳，肌盛则气不固。稍有劳困汗易出也。夫汗者血之液也，卫不固斯汗出，汗出斯阳气虚，虽微风且得以袭之，则血为之痹。故一见脉微则知阳之不足，一见脉涩则知其阴之多阻，此血痹之本脉也。而其邪入之处则自形其小紧，小为正气拘抑之象；紧为寒邪入中之征。然仲景明言微风，何以反得寒脉耶？盖邪随血脉上下，阻滞汁沫，未有不痛者，故痛为脉紧也。针以泄之，引阳外出，则邪去而正自伸也。

陈修园曰：此言血痹之证由于质虚劳倦，列于虚劳之上，与他痹须当分别也。

《金匮辑义》：《素问·五脏生成》曰：卧出而风吹之，血凝于肤者为痹。王注：痹谓痛痹也。（广韵痛音顽，《巢源》《千金》有顽痹之文，知顽麻之顽，原是痛字。）此即血痹也。而《易通卦验》曰：太阳脉虚，多病血痹。郑玄注：痹者气不达，未当至为病。盖血痹之称，方见于此。《千金》云：风痹游走无定处，名曰血痹。后世呼麻木者，即是。《活人书》云：痹者闭也，闭而不仁，故曰痹也。本出于《中藏经》。

血痹阴阳俱微，或寸口关上微，尺中小紧，外证身体不仁，如风痹状，黄芪桂枝五物汤主之。

周禹载曰：此条是申上条，既痹之后未能针引以愈。遂令寸口微者今则阴阳俱微，且寸关俱微矣，且尺中小紧矣。夫小紧既见于尺，则邪之入也愈深，而愈不得出，何也？正虚之处，便是容邪之处也。《脉经》：内外谓之阴阳，上下亦谓之阴阳。今尺既小紧则微属内外也明矣。若言证以不仁概之，盖身为我身则体为我体，而或为疼痛，或为麻木，每于我相阻，其为不仁甚矣。故以风痹象之，非真风痹也。经曰风寒湿三者合而成痹，然何以单言风痹也？邪有兼中，人之受者必有所偏，如多于风者，则其痛流行不常，淫于四末。盖血以养筋，血不通行则筋节为之阻塞。且血藏于肝，肝为肾子，肾既受邪，则血无不壅滞。于是以黄芪固卫，芍药养荣，桂枝调和荣卫、托实表里、驱邪外出，佐以生姜宜胃，大枣益脾，岂非至当不易者乎！

尤在泾曰：不仁者，肌肤顽痹、痛痒不觉，如风痹状而实非风也。以脉阴阳俱微，故不可针而可药。经所谓阴阳形气俱不足者，勿刺以针而调以甘药也。

《金匮辑义》：风痹，乃顽麻疼痛兼有；而血痹，则唯顽麻而无疼痛；历节，则唯疼痛而不顽麻。

黄芪桂枝五物汤方

黄芪三两　桂枝三两　芍药三两　生姜六两　大枣十二枚

上五味，以水六升，煮取二升。温服七合，日三服。

魏念庭曰：黄芪桂枝五物汤在风痹可治，在血痹亦可治也。以黄芪为主，固表补中，佐以大枣；以桂枝治卫升阳，佐以生姜；以芍药入荣理血，共成厥美。五物而荣卫兼理，且表荣卫里胃肠亦兼理矣。推之中风于皮肤肌肉者，亦兼理矣，固不必多求他法也。

徐灵胎曰：此即桂枝汤以黄芪易甘草，乃卫虚荣弱之方。固卫即以护荣。

《时病论》：黄芪五物汤治风痹，身无痛，半身不遂，手足无力，不能动履者。久久服之，自见其功。（即本方）

男子平人，脉大为劳，极虚亦为劳。

魏念庭曰：虚劳者，因劳而虚，因虚而病也。人之气通于呼吸，根于脏腑，静则生阴，动则生阳。阴阳本气之动静所生，而动静能生气之阴阳，此二神两化之道也。故一静一动互为其根，在天在人俱贵和平，而无取于偏胜。偏则在天之阳愆，阴伏而化育乖；在人则阳亢阴独而疾病作。然则虚劳者，过于动而阳烦，失于静而阴扰，阴日益耗而阳日益盛也，是为因劳而虚，因虚而病之由然也。虚劳必起于内热，终于骨蒸。有热者十有七八，其一二虚寒者，必邪热先见，而其后日久随正气俱衰也。夫脉大者，邪气盛也；极虚者，精气夺也。以二句揭虚劳之总，而未尝言其大在何脉，虚在何经，是在主治者随五劳七伤之故而谛审之，岂数言可尽者乎。

李珥臣曰：平人者，形如无病之人。经云脉病人不病者是也。劳则体疲于外，气耗于中。脉大非气盛也，重按必空濡，乃外有余而内不足之象，脉极虚则精气耗矣。盖大者，劳脉外暴者也；极虚，劳脉之内衰者也。

黄坤载曰：脉大者，表阳离根而外浮，所谓大则为芤也；极虚者，里阳亏乏而内空，所谓芤则为虚也。或大或芤，皆以劳伤元气也。

按：仲景此篇之虚劳，即《内经》之寒热病也。

男子面色薄者，主渴及亡血。卒喘悸，脉浮者，里虚也。

魏念庭曰：仲景再为验辨之于色、于证、于脉以决之。男子面色薄，即不泽也，此五脏之精夺而面色失其光润也。然光必在面皮内蕴，润必在面皮内敷，方为至厚，若大见呈耀，则亦非正厚色矣。今言薄，则就无光润者言也。其人必患消渴，及诸失亡其血之疾，因而喘于胸而悸于心。卒者，忽见忽已之谓，此俱为邪盛之实，精夺之虚也。诊之必浮大者，邪盛也；大而浮，邪盛兼精夺也，故总归之于里虚而已。

尤在泾曰：渴者热伤阴气，亡血者不华于色，故面色薄者，知其渴及亡血也。李氏曰：劳者气血俱耗，气虚则喘，血虚则悸。卒者，猝然见此病也。脉浮为里虚，以劳则真阴失守，孤阳无根，气散于外而精夺于内也。

按：呼出心与肺，吸入肝与肾，四脏之气不调则病喘，卫上贯心肺，荣下输肝肾，四脏之血不和则病悸。然气血阴阳之不调和者，盖由脾之健运失常，故主治者当急健其中也，又此喘悸系下焦精亏所致，与肺胀之喘，停水之悸，虚实迥别。

男子脉虚沉弦，无寒热，短气里急，小便不利，面色白，时目瞑兼衄，少腹满，此为劳使之然。

魏念庭曰：仲景再为叙其脉证，诊之大而浮，必浮取盛而沉取衰之脉也。其言里虚可也，若浮诊之脉浮大为虚矣，沉诊之脉沉弦者，无乃非虚乎！不知此正所谓邪盛也。弦脉见于沉分，应身发寒热，今无寒热，则此弦乃血虚于肝之象。血虚于肝则热生于里、短气者，壮火食之而损也；小便不利，津液消也，面色白，荣气竭也；时目瞑，肝虚风动也；兼衄，血虚火动也；里急、少腹满，肾肝之火上盛，则下阳必虚，阴凝于下焦也。凡此脉证皆劳而虚，虚而病之征也。所以明之曰此为劳使之然。

程云来曰：沉弦为阴，病属里虚，故无寒热。便溺者，气化乃能出，肺虚则气短，气短则不能通调水道，故里急、小便不利而少腹满也。白为肺色，鼻为肺窍，气既不能下化则上逆于头，故目为之瞑，迫于血而鼻为之衄也。《内经》曰：劳则气耗。其是类欤！

劳之为病，其脉浮大，手足烦，春夏剧，秋冬差，阴寒精自出，酸削不能行。

李珥臣曰：脉浮大者，里虚而气暴于外也。四肢者，诸阳之本。劳则阳耗阴虚而生内热，故手足烦。凡劳伤多属阴虚，当春夏木火盛炎之际，气浮于外则里愈虚，故剧。秋冬金水相生之候，气敛于内则外不扰，故瘥也。肾藏精，精自出者，肾水不藏也。肾主骨，故酸削而不能行也。

《金鉴》曰：此言浮大为劳，以详其证也。手足烦，即今之虚劳五心烦热，阴虚不能藏阳也。阴寒精自出，即今之虚劳遗精，阴虚不能固守也。酸削不能行，即今日虚劳膝酸削瘦，骨酸不能起于床也。夫春夏阳也，阴虚不胜其阳，故剧；秋冬阴也。阴虚得位自起，故瘥。

《金匮辑义》：阴寒者，阴冷也，乃七伤之一。《巢源》云：肾主精髓，开窍于阴，今阴虚阳弱，血气不能相荣，故使阴冷也。久不已，则阴萎弱是也。

男子脉浮弱涩，为无子，精气清冷。

沈明宗曰：此以脉断无子也。男精女血，盛而成胎。然精盛脉亦当盛，若浮弱而涩者，浮乃阴虚，弱为真阳不足，涩为精衰。阴阳精气皆为不足，故为精气清冷，则知不能成胎，为无子也。盖有生而不育者，亦是精气清冷所致。乏嗣者可不知之而守养精气者乎。

《巢氏病源》虚劳无子候：丈夫无子者，其精清如水，冷如冰铁，皆为无子之候。

失精家，少阴脉弦急，阴头寒，目眩，发落。脉极虚芤迟者，为清谷、亡血、失精；脉得诸芤动微紧者，男子则失精，女子则梦交。桂枝龙骨牡蛎汤主之，天雄散亦主之。

周禹载曰：经曰肾主水，受五脏六腑之精而藏之。又曰厥气接于阴器，则梦接内。盖阴器，宗筋之所系也，而脾胃肝胆之筋亦皆聚焉。故厥阴主筋则诸筋统于肝也。肾为阴，主藏精；肝为阳，主疏泄。故肾之阴虚则精不藏；肝之阳强则气不固。若遇阴邪客之，与所强之阳相感，则或梦或不梦而精脱矣。是肾虚则无有不虚者也。膀胱与肾为表里，故少腹弦急，为阴结而气不化者可知。水不生木，则血不养筋，致宗筋急而阴头寒，以致虚风生则目眩，血不会则发脱。种种虚状，悉本诸此，而其脉则为虚、为芤、为迟，可想而知也。夫阳虚则水谷不化，阴虚则亡血失精。故芤为阴虚，复阴阳相搏而为动；微则阳微，又微紧相搏而为邪，皆《脉经》所云至虚者也。然则男子失精，女子梦交，皆起于肾之不固，遂令三焦皆底于极虚矣。于法必以固精为主治也。于是以桂枝和荣卫，芍药收阴，生姜散寒，甘草、胶、枣益脾补气，更用龙骨以涩其阳，牡蛎以涩其阴。庶肾肝既固，荣卫调和而诸证自愈。

魏念庭曰：天雄散一方，纯以温补中阳为主，以收涩肾精为佐。想为下阳虚甚而上热较轻者设也。

按：少阴脉诊于太豁，弦急者，肾脏阳衰阴盛之候。通行本作少腹弦急，故注家释之如上云。

桂枝龙骨牡蛎汤方

桂枝三两　芍药三两　甘草二两（炙）　生姜三两（切）　大枣十二枚（擘）　龙骨三两　牡蛎三两

上七味，以水七升，煮取三升，去滓，分温三服。

张路玉曰：夫亡血失精，皆虚劳内因之证，举世皆用滋补气血之药，而仲景独与桂枝汤，其义何居？盖人身之气血，全赖后天水谷以资生，水谷入胃，其清者为荣，浊者为卫；荣气不荣则上热而血溢，卫气不卫则下寒而精亡，是以调和荣卫为主。荣卫和则三焦各司其职。而火自归根。热者不热，寒者不寒，水谷之精微输化而精血之源有赖矣。以其亡脱既惯，恐下焦虚滑不禁，乃加龙骨、牡蛎以固敛之。

陈修园曰：此为阴虚者出其方也。其方看似失精梦交之专方，而实为以上诸证之总方也。

《外台秘要》：《小品》龙骨汤疗梦失精，诸脉浮动、心悸、少腹急、隐处寒、目眶疼、头发脱者，常七日许一剂至良。（即本方）又深氏桂心汤，疗虚喜梦与女邪交接，精为自出。一名喜汤。（即本方）

《万病回春》：白龙汤治男子失精，女子梦交，自汗、盗汗等证。（即本方）

《张氏医通》：小腹急痛，便溺失精，溲出白液，桂枝加龙骨牡蛎汤。

《汉药神效方》：桂枝加龙骨牡蛎汤本为治失精之方，一老医用此治愈老宫女之屡小遗者。用此治遗尿，屡效。

天雄散方

天雄三两（炮）　白术八两　桂枝六两　龙骨三两

上四味，杵为散，酒服半钱匕，日三服。不知稍增，以知为度。

尤在泾曰：此为补阳摄阴之用也。

按：《千金方》天雄散治五劳七伤，阴痿不起，衰损方。其方药品虽异而服法则同。本方后云不知稍增，以知为度，盖指阴痿言也。

《医醇賸义》：天雄散治阳虚，亡血、失精。（即本方）

男子平人，脉虚弱细微者，喜盗汗也。

张路玉曰：平人脉虚弱细微，是卫虚不能鼓其脉气于外，所以不能约束津液。当卫气行阴目瞑之时，血气无以固其表，腠理开则汗。醒则行阳之气复行于表，则汗止矣。名曰盗汗，亦名寝汗。此属本虚，与伤寒邪在半表不同。

按：卫气昼行于阳，夜行于阴，阴虚无以维阳，故卫阳妄泄。盖自汗者，太阳之里虚也；盗汗者，阳明之里虚也，虚则生血之源竭，故能致劳。桂枝汤能治自汗。加龙骨、牡蛎以治盗汗，固不必他求也。

《巢氏病源·虚劳盗汗候》：盗汗者，因睡眠而身体流汗也。此由阳虚所致，久不已，令人羸瘠枯瘦，心气不足，亡津液故也。诊其脉，男子平人脉虚弱微细，皆为盗汗脉也。

人年五六十，其脉大者，病痹侠背行，若肠鸣，马刀侠瘿者，皆为劳得之也。其脉小沉迟者，病脱气，疾行则喘喝，手足逆寒者，亦劳之为病也。

周禹载曰：人生五十始衰，六十天癸竭，则已精少肾衰矣。使复有动作，遂令阳虚而邪得以客之，痹太阳经道。盖太阳行于背者也，经谓：阳气者，精以养神，柔以养筋，开阖不得，寒气从之，乃生大偻，故病痹侠背行也。又云：中气不足，肠为之苦鸣，至陷脉为瘘，留连肉腠为马刀侠瘿。瘿者，即瘰疬也。以其形长如蛤为马刀，或在耳前后连及颐颔颈下，或下连缺盆以及胸胁，皆谓之马刀，此手足少阳经主之也。总以动作忿怒，忧忿气郁过甚，而为风邪内腠，故其脉则大而举按不实，其因则劳而元气不足。仲景言之，恐后人复疑为有余而误攻其邪耳。人之所以运动无苦、四肢温和，食入自化者，皆吾身之真阳为之也。故阳固则流行于脉中者各安其部，而无阳衰阴见之象。今沉，少阴脉也，以其所处之位至下也。若寸关皆见，则各腑脏之阳何在乎！况其兼者曰小、曰迟。《脉经》云：小者气血俱少。又云：迟为荣中寒。彼此俱阴绝不见阳，则其气已大泄矣，故名脱也。夫尺虚之人，行走恇然，象其步履之不正也，而况于气脱者乎！故行稍疾则喘喝。虽曰呼出心肺，吸入肾肝，自非宗气行其呼吸则升降出入且无以安于自然矣，况勉强以动其气乎！是故人之阳盛于中焦者也，脾之阳不固则四肢上逆而冷矣。

李珥臣曰：此脾、肺、肾三经俱病也。肺主气，气为阳，沉、小、迟皆阳气虚衰之脉，故为脱气。疾行则喘喝，以肺主出气而肾主纳气，为生气之源、呼吸之门，若真元耗损则气虚不能续息，肺无所出、肾无所纳，故喘喝，此肺肾病也。又脾主四肢，四肢者，诸阳之本，逆寒者，阳虚不温四末也。

虚劳里急，悸，衄，腹中痛，梦失精，四肢酸疼，手足烦然，咽干口燥者，小建中汤主之。

程云来曰：里急腹中痛，四肢酸疼，手足烦热，脾虚也；悸，心虚也；衄，肝虚也；失精，肾虚也；咽干口燥，肺虚也。此五脏皆虚，而土为万物之母，故先健其脾土。《内经》曰：脾为中央土以灌四旁，故能生万物而法天地，失其职则不能为胃行其津液，五脏失所养亦从而病也。建中者必以甘，甘草、大枣、胶饴之甘所以建中而缓诸急；通行卫气者必以辛，姜桂之辛用以走表而通卫；收敛荣血者必以酸，芍药之酸用以走里而收荣。荣卫流行，则五脏不失权衡，而中气始建矣。

《巢氏病源·虚劳里急候》：劳伤内损，故腹里拘急也。

《灵枢·终始》：阴阳俱不足，补阳则阴竭，泻阴则阳脱，如是者可将以甘药，不可饮以至剂。

小建中汤方 见太阳病中

虚劳里急，诸不足，黄芪建中汤主之。

尤在泾曰：里急者，里虚脉急，腹中当引痛也；诸不足者，阴阳诸脉并俱不足，而眩悸、喘喝、失精、亡血等证，相因而至也。急者缓之必以甘，不足者补之必以温，而充虚塞空则黄芪尤有专长也。

魏念庭曰：气虚甚加黄芪，津枯甚加人参，以治虚劳里急。此言里急非里急后重之谓也，乃虚歉无主之谓也。故名其方为建中，正所以扶持其中气，使渐生阴阳，达于荣卫，布于肢骸，而消其独亢也。学者顾名思义，斯得之矣。

黄芪建中汤方

即小建中汤内加黄芪一两半，煎服法同。

气短胸满者加生姜一两；腹满者去大枣，加茯苓一两半；大便秘结者去大枣，加枳实一两；肺气虚损者加半夏三两。

汪双池曰：虚劳不足，谓气血枯竭也。此方之意，主于补脾胃而达气血。

徐忠可曰：若气短胸满加生姜，谓饮气滞阳，故生姜以宣之。腹满去枣加茯苓，蠲饮而正脾气也。气不顺加半夏，去逆即所以补正也。

《外台秘要》:《古今录验》黄芪汤主虚劳里急，引少腹绞痛极挛，卵肿缩疼痛。（即本方）

《类方准绳》；黄芪建中汤治血气不足，体常自汗。

《济阳纲目》：黄芪建中汤治脉弦气弱，毛枯槁，发脱落。

虚劳腰痛，少腹拘急，小便不利者，肾气丸主之。

程云来曰，腰者肾之外候，肾虚则腰痛。肾与膀胱为表里，不得三焦之阳以决渎，则小便不利而少腹拘急矣。与是方以益肾间之气，气强则便溺行而少腹拘急亦愈矣。

魏念庭曰：仲景出建中汤，为自上而损，脱气者主治也。其有自下而损，失精者，则又立一法主之，为八味肾气丸。虚劳腰痛，少腹拘急，小便不利，纯是肾中水火俱不足之证也。失精之故显然矣。以六味丸壮水之本，加桂附益火之原，水火兼理于肾。凡上无热而下虚者，建中汤为宜；上有热而下虚者，八味肾气丸为宜也。

肾气丸方

地黄八两　薯蓣四两　山茱萸四两　泽泻三两　牡丹皮三两　茯苓三两　桂枝一两　附子一枚（炮）

上八味，捣筛，炼蜜和丸，如梧桐子大。酒下十五丸，渐加至二十五丸，日再服。不能饮者，白饮下之。

李珥臣曰：方名肾气丸者，气属阳，补肾中真阳之气也。内具六味丸，壮肾水以滋小便之源；桂附益命门火以化膀胱之气，则熏蒸津液，水道以通而小便自利。

尤在泾曰：是方补阴之虚，可以生气；助阳之弱，可以化水，乃补下治下之良剂也。

徐灵胎曰：此方专利小便，水去而阴不伤，扶阳而火不升。制方之妙，固非一端，但近人以此一方治天下之病，则有大失此方之义也。此方亦治脚气，乃驱邪水以益正水之法也。

《和剂局方》：八味丸治肾气虚乏，下元冷惫，脐腹疼痛，夜多旋溺，脚膝缓弱，肢体倦怠，面色黧黑，不思饮食。又脚气上冲，少腹不仁。及虚劳不足，渴欲饮水，腰重疼痛，少腹拘急，小便不利。或男子消渴，小便反多，妇人转胞，小便不通。久服壮元阳，益精髓，活血驻颜，强志轻身。

《薛氏医案》：八味丸治命门火衰不能生土，以致脾胃虚寒而患流注、鹤膝等证，不能消溃收敛；或饮食少思，或食而不化；或脐腹疼痛，夜多旋溺。经云益火之源，以消阴翳。即此方也。

《吴氏方考》：今人入房盛而阳事愈举者，阴虚火动也；阳事先萎者，命门火衰也。是方于六味中加桂附以益门之火，使作强之官得其职矣。

虚劳虚烦不得眠，酸枣仁汤主之。

程云来曰：烦则卫气不行于阴，常留于阳，故不眠。

李珥臣曰：虚烦不得眠者，血虚生内热而阴气不敛也。《内经》曰：气行于阳，阳气满不得入于阴，阴气虚，故目不得瞑。酸枣仁汤养血虚，而敛阴气也。

尤在泾曰：人寤则魂寓于目，寐则魂藏于肝。虚劳之人肝气不荣，则魂不得藏，魂不藏故不得眠。酸枣仁补肝敛气，宜以为君；而魂既不归，容必有浊痰燥火乘间而袭其舍者，烦之所由作也，故以知母、甘草清热滋燥，茯苓、川芎行气除痰，皆所以求肝之治而宅其魂也。

《三因方》：外热曰燥，内热曰烦。虚烦之证，内烦身不觉热，头目昏疼，口干咽燥不渴，清清不寐，皆虚烦也。

《叶氏统旨》：虚烦，心中扰乱郁郁而不宁也。良由津液去多，五内枯燥，或荣血不足，阳盛阴微。

《金匮辑义》：虚烦，空烦也。无热而烦之谓。

酸枣仁汤方

酸枣仁二升　甘草一两　知母二两　茯苓二两　芎䓖二两

上五味，以水八升，煮酸枣仁得六升，内诸药，煮取三升，去滓。温服一升，日三服。

喻嘉言曰：虚劳虚烦，为心肾不交之病。肾水不上交心火，心火无制，故烦而不得眠。方用酸枣仁为君，而兼知母之滋肾为佐，茯苓、甘草调和其间，芎䓖入血分而解心火之燥烦也。

尾台氏曰：诸病久久不愈，尪羸困惫，身热寝汗，怔忡不寐，口干、喘嗽，大便溏，小便涩。饮啖无味者，宜酸枣仁汤。

五劳虚极羸瘦，腹满不能饮食，食伤，忧伤，饮伤，房室伤，饥伤，劳伤，经络营卫气伤，内有干血，肌肤甲错，两目黯黑。缓中补虚，大黄䗪虫丸主之。

黄坤载曰：五劳，五脏之病劳也。《素问·宣明五气论》：久视伤血，久卧伤气，久坐伤肉，久立伤骨，久行伤筋。是谓五劳所伤。心主血，肺主气，脾主肉，肾主骨，肝主筋。五劳不同，其病各异，而总以脾胃为主，以其为四维之中气也。故五劳之病，至于虚极，必羸瘦腹满不能饮食，缘其中气之败也。五劳之外，又有七伤：饱食而伤，忧郁而伤，过饮而伤，房室而伤，饥馁而伤，劳苦而伤，经络荣卫气伤。其伤在气而病则在血，血随气滞则血瘀，血所以润身而华色，血瘀而干则肌胀甲错而不润，两目黯黑而不华。肝开窍于目，《灵枢·五阅五使》：肝病者眦青。正此义也。血枯木燥，筋脉短缩，故中急而不缓也。大黄䗪虫丸养中而滋木，行血而清风，劳伤必需之法也。

程云来曰：此条单指内有干血而言。夫人或因七情，或因房劳，皆令正气内伤，血脉凝积，致有干血于中而虚羸见于外也。血积则不能以濡肌肤，故肌肤甲错；不能以荣于目，则两目黯黑。与大黄䗪虫丸以下干血，干血去则邪除正旺。是以谓之缓中补虚，非大黄䗪虫丸能缓中补虚也。

喻嘉言曰：此世俗所谓干血劳之良治也。血瘀于内，手足脉相失者，宜之。

《金匮辑义》：甲错，谓皮皱如鳞甲也。

大黄䗪虫丸方

大黄十两　黄芩二两　甘草三两　桃仁一升　杏仁一升　芍药四两　地黄十两　干漆一两　虻虫一升　水蛭百枚　蛴螬一升　䗪虫半升

上十二味，末之，炼蜜和丸，如小豆大。酒饮服五丸，日三服。

王晋三曰，五劳虚极，痹而内成干血者，悉由伤而血瘀，由血瘀而为干血。本文云：腹满不能食，肌肤甲错，两目黯黑。明是不能内谷以通流荣卫，则荣卫凝泣，瘀积之血。牢不可破，即有新生之血，亦不得畅茂条达，惟有日渐羸瘦而成内伤干血劳，其有不死者几希矣！仲景乃出佛心仙手，治以大黄䗪虫丸，君以大黄，从胃络中宣瘀润燥；佐以黄芩清肺卫：杏仁润心荣；桃仁补肝虚；生地滋肾燥；干漆性急飞窜，破脾胃关节之瘀血；虻虫性升，入阳分，破血；水蛭性下，入阴分，逐瘀；蛴螬去两胁下之坚血；䗪虫破坚通络行阳，却有神功，故方名标而出之。芍药、甘草扶脾胃、解药毒。缓中补虚者，缓，舒也，绰也。指方中宽舒润之品而言也。

魏念庭曰：此为诸劳中血枯经闭之劳立法。

《济阳纲目》：大黄䗪虫丸治腹胀有形块，按之而痛不移，口不恶食，小便自利，大便黑色，面黄肌销者，血证谛也，此丸与之。

虚劳不足，汗出而闷，脉结心悸，行动如常，不出百日。危急者，二十一日死。灸甘草汤主之。此节依涪古本补，《金匮要略》附方引《千金翼方》

徐忠可曰：此虚劳中润燥复脉之神方也。谓虚劳不足者，使阴阳不至睽隔，荣卫稍能顺序，则元气或可渐复。若汗出由荣强卫弱，乃不因汗而爽，反得闷，是阴不与阳和也。脉者，所谓壅遏荣气，令无所避是为脉，言其行之健也。今脉结是荣气不行，悸则血亏而心失所养。荣气既滞而更外汗，岂不立槁乎！故虽内外之脏腑未绝，而行动如常，断云不出百日，知其阴亡而阳自绝也。若危急则心先绝，故二十一日死。故以桂、甘行身之阳；姜、枣宣其内之阳；而类聚参、胶、麻、麦、生地润养之物，以滋五脏之燥，使阳得复行于荣中，则脉自复。名曰炙甘草汤者，土为万物之母，故既以生地主心、麦冬主肺、阿胶主肝肾、麻仁主肝、人参主元气，而复以炙草为和中之总司。后人只喜用胶、麦而畏姜、桂，岂知阴凝燥气，非阳不能化耶。

炙甘草汤方 见太阳病下

《千金翼方》：名复脉汤。越公杨素因患失脉，七日服五剂而复。

冷劳，獭肝散主之。又主鬼疰，一门相染。 此节依涪古本补，《金匮要略》附方引《肘后方》

徐忠可曰：劳无不热而独言冷者，阴寒之气与邪为类，故邪挟寒入肝而搏其魂气，使少阳无权，生生气绝，故无不死。又邪气依正气而为病，药力不易及，故难愈。獭者，阴兽也，其肝独应月而增减，是得太阴之正。肝与肝为类，故以此治冷劳，邪遇正而化也。獭肉皆寒，惟肝性独温，故尤宜冷劳。又主鬼疰，一门相染，总属阴邪，须以正阳化之耳。

张路玉曰：獭肝专杀瘵虫，兼疗殗殜。

《肘后方》：鬼疰者，是五尸之中一疰，又挟诸鬼邪为害也。其病变动乃有三十六种，至九十九种。大略令人寒热，淋沥，沉沉默默不的知其所苦，而无处不恶，累年积月，渐就顿滞，以至于死。死后复注易傍人，乃至灭门。觉如此候者，宜急疗之。

獭肝散方

獭肝一具，炙干，末之。水服方寸匕，日三服。

《本草纲目》：颂曰：张仲景治冷劳，有獭肝丸。

《内科简效方》：劳疰，俗呼传尸劳。（即本方）

《千金方》：治百邪鬼魅方：水服獭肝末日三。

《汉药神效方》：骨蒸劳瘵之证，煎獭肝服之。

女劳，膀胱急，少腹满，身尽黄，额上黑，足下热，其腹胀如水状，大便溏而黑。腹满者难治。硝石矾石散主之。

尤在泾曰：女劳肾热所致。膀胱急，额上黑，足下热，大便黑，皆肾热之征。虽少腹满胀有如水状，而实为肾热而气内畜，非脾湿而水不行也。惟是证兼腹满则阳气并伤，而其治为难耳。硝石咸寒除热；矾石除痼热在骨髓，骨与肾合，用以清肾热也；大麦粥和服，恐伤胃也。

唐容川曰：女劳疸是男女交媾，欲火结聚在胞宫精室之中，不在肾与膀胱，故曰非水病也。硝咸寒软坚速降，直达精室以攻其结热，矾能逐浊，有澄清之力，佐之以除其浊，令结污之邪从大小便出，故曰小便正黄，大便正黑。

《肘后方》：女劳疸者，身目皆黄，发热恶寒，小腹满急，小便难。由大劳大热，交接后入水所致，治之方（即本方）。又治交接劳复，阴卵肿，或缩入腹，腹中绞痛或便绝。

硝石矾石散

硝石（熬黄）　矾石（烧）各等分

上二味，为散。大麦粥汁和服方寸匕，日三服。大便黑，小便黄，是其候也。

喻嘉言曰：此治女劳疸之要方也。夫男子血化为精，精动则一身之血俱动，以女劳而倾其精，血必继之。故因女劳而溺血者，其血尚行，犹易治也。因女劳而成疸者，血瘀不行，为难治也。甚者血瘀之久，大腹尽满而成血蛊，尤为极重而难治矣。味仲景之文及制方之意，女劳疸非亟去膀胱少腹之瘀血，万无生理。在伤寒热瘀膀胱之证，其人下血乃愈，血不下者，用抵当汤下之，亦因其血之暂结可峻攻也。此女劳疸蓄积之血，必非朝夕，峻攻无益，但取石药之悍，得以疾趋而下达病所。硝石咸寒走血，可消逐其热瘀之血，故以为君；矾石《本草》谓其能除锢热在骨髓，用以清肾及膀胱脏腑之热，并建消瘀除浊之功，此方之极妙者也。

《金匮辑义》：硝石即火硝，时珍辨之详矣。

《衷中参西录》：矾石，即染黑色所需之皂矾。盖黄疸之证，中法谓由脾中蕴蓄湿热；西法谓由胆汁溢于血中。皂矾能去脾湿热，其色绿而且青，能兼入胆经，借其酸攻之味以敛胆汁之妄行。此物化学家原可用硫强水化铁而成，是知矿中所产之皂矾亦必多含铁质，尤可借金铁之余气以镇肝胆之木也。硝石性寒能解脏腑之实热，味咸入血分又善解血分之热，且其性善消，遇火即燃。又多含氧气，人身之血得氧气则赤，又借硝之消力以消融血中之渣滓，则血之因胆汁而色变者，不难复于正矣。矧此证大便难者甚多，得硝石以软坚开结，湿热可以大便而解。而其咸寒之性，善清水府之热，即兼能使湿热自小便解也。至用大麦粥送服者，取其补助脾胃之土以胜湿，而其甘平之性兼能缓硝矾之猛峻，犹白虎汤中之用粳米也。

《千金翼方》：泻肾散主男女诸虚不足，肾气乏方，即本方不用大麦粥，用粳米粥。

卷十四

辨咳嗽水饮黄汗历节病脉证并治

师曰：咳嗽发于肺，不专属于肺病也。五脏六腑感受客邪，皆能致咳。所以然者，邪气上逆，必干于肺，肺为气动，发声为咳。欲知其源，必察脉息。为子条记，传与后贤。

刘昆湘曰：咳者，肺气逆冲之为病也。论病舍皆在肺部；论病因则腑脏皆可干移，六气皆可为病。所以然者，以肺司气府，人身之真气内藏于肺，人身之真精内藏于肾。十二经之气皆肺气之所布散也，五脏受邪皆可动气，令肺气逆冲，咳病以作。但脏气之体用不同，则脉变之效象可验。故同一外证为咳，乃能分其受气、决其病因，独见若神之功，悉假脉诊之变。师乃条记其法传示后贤，兹先明咳病之纲，后乃分列五脏而备论之。

肺咳，脉短而涩。假令浮短而涩，知受风邪；紧短而涩，知受寒邪；数短而涩，知受热邪；急短而涩，知受燥邪；濡短而涩，知受湿邪。此肺咳之因也。其状则喘息有音，甚则唾血。

刘昆湘曰：肺咳脉短涩者，短为气伤，涩则血痹，肺司气府，气伤则脉为之短，气为血帅，血痹则脉为之涩，故以短涩为肺病效象之诊。若脉浮短而涩者，知肺受风邪也。短涩为肺咳本象，兼浮故知属风。如紧短而涩，紧则为寒，寒邪在肺，当温而散之。数短而涩，数则为热，热邪在肺，当凉而清之。急短而涩，急则为燥，燥邪在肺，当滋而润之。濡短而涩，濡则为湿，湿邪在肺，当燥而渗之。《内经》述肺咳之状：咳而喘息有音，甚则唾血。此肺络内伤之候，当治血分。

张景岳曰：肺主气而司呼吸，故喘息有音，唾血者。随咳而出，其病在肺，与呕血者不同。

心咳，脉大而散。假令浮大而散，知受风邪；紧大而散，知受寒邪；数大而散，知受热邪；急大而散，知受燥邪；濡大而散，知受湿邪。此心咳之因也。其状则心痛，喉中介介如梗。甚则咽肿喉痹。

刘昆湘曰：心咳脉大散者，以南方心脉，其象洪大而悠长，洪为气血俱盛，大则仅为气强。今心邪干肺为咳，咳则气动，气动则脉散，故心咳之脉必大而散。假令浮大而散，知受风邪者，大而散者属心，兼浮为风邪之感。假令紧大而散，知受寒邪者，大而散者属心，兼紧为寒邪之感。假令数大而散，知受热邪者，数为化热之诊，大、散为心邪之象，此心气热而干肺。假令急大而散，知受燥邪者，大、散在心，急则化燥。假令濡大而散，知受湿邪者，兼湿必濡而微滞。经曰：心咳之状，咳则心痛，喉中介介如梗状，甚则咽肿喉痹。所谓心咳者，乃心气乘肺，证属热化，但有虚实之别。介介如梗，似炙脔而中无痰气之阻。甚则咽肿喉痹者，心火之上干也。

张景岳曰：心脉起于心中，出属心系，上挟于咽，故病喉中梗介、咽肿喉痹也。介介如有所梗，妨碍之意。

肝咳，脉弦而涩。假令浮弦而涩，知受风邪；弦紧而涩，知受寒邪；弦数而涩，知受热邪；弦急而涩，知受燥邪；弦濡而涩，知受湿邪。此肝咳之因也。其状则两胁下痛，甚则不可以转，转则两胠下满。

刘昆湘曰：东方肝脉，应象为弦，弦涩者，血郁而气痹也。假令浮而弦，知受风邪，兼风故脉为之浮。假令弦而紧，知受寒邪，兼寒故脉象为紧。假令弦而数，知受热邪，化热故弦而按数。假令弦而急，知受燥邪，急则化燥，弦为在肝。假令弦而濡，知受湿邪，濡而微滞者为湿。经曰：肝咳之状，咳而两胁下痛，甚则不可以转，转则两胠下满。盖肝郁缘络血之内阻，络阻则经气不畅，郁而乘肺，乘肺则气动为咳。两胁为肝胆经气外布之所，故病则经气内痹而胁下痛甚，则不可以转侧。

张景岳曰：肝脉布于胁肋，故病如是。胠，腋下胁也。

脾咳，脉濡而涩。假令浮濡而涩，知受风邪；沉濡而涩，知受寒邪；数濡而涩，知受热邪；急濡而涩，知受燥邪；迟濡而涩，知受湿邪。此脾咳之因也。其状右胁下痛，隐隐引背，甚则不可以动，动则咳剧。

剧，音极。

刘昆湘曰：脾咳脉濡涩者，濡涩为湿化之诊，脉为湿滞，则经气不畅，而小络迟缓，故成濡涩之象。假令浮濡而涩，知受风邪者，濡涩在脾，浮为风邪之感。假令濡涩而紧，知受寒邪者，濡涩以分太阴之经，兼紧故治寒中于里。假令濡而数，知受热邪者，濡属太阴，数为化热。假令濡而急，知受燥邪者，脉濡属脾，兼急则为燥化。假令濡而滞，知受湿邪者，濡而按滞，正属脾湿之象，此湿痰干肺为咳，经曰：脾咳之状，咳则右胁下痛，阴阴引肩背，甚则不可以动，动则咳剧。此言脾气左行，上归于肺，故咳则右胁下痛引肩背，阴阴然深慢而痛。脾主中府，咳则动气，身动则气动，故动则咳剧。

张景岳曰：脾脉上膈挟咽，其支者复从胃别上膈，故为胠下痛而阴阴然，痛引肩背。脾应土，其性静，故甚者不可以动，动则增剧也。

肾咳，脉沉而濡。假令沉弦而濡，知受风邪；沉紧而濡，知受寒邪；沉数而濡，知受热邪；沉急而濡，知受燥邪；沉滞而濡，知受湿邪。此肾咳之因也。其状则腰背相引而痛，甚则咳涎。

刘昆湘曰：肾咳脉沉濡者，肾居下焦，主蛰，封藏之本，脉象当下沉。濡属湿邪，肾为水脏，湿者水气之散，因咳动气变石为濡，故知沉而濡者，治属肾咳之诊。假令沉弦而濡，知受风邪，沉濡在肾，弦为风邪内动。假令沉濡，时一紧，知受寒邪，时紧亦间至异象法也。假令沉而数，知受热邪，沉而按数，知热为在里。假令沉而急，知受燥邪，燥伤于里，故沉而按急。假令沉濡而滞，知受湿邪，湿中于肾，当温下焦。经曰：肾咳之状，咳则腰背相引痛，甚则咳涎。凡具肾病之候而咳者，皆可属之肾咳。

张景岳曰：肾脉贯脊，系于腰背，故相引而痛，其直者入肺中，循喉咙，故甚则咳涎。盖肾为水脏，主涎饮也。

肺咳不已，则流于大肠，脉与肺同。其状则咳而遗矢也。

高士宗曰：大肠者，肺之腑，故肺咳不已则大肠受之。咳而遗矢，大肠失职也。

刘昆湘曰：凡病皆由腑及脏，自阳入阴，为病邪浅深之次。乃咳病独云先脏后腑，以入腑为剧者，明五脏主血，六腑主气，外感之咳虽动气而气分未伤，入脏则气分之邪已伤血分，既成五脏之咳，久之乃二气交争，复自血分外出气分，气动为咳，气动斯邪随气动而外攻，脏邪出腑，因成气血两伤之证。经曰：五脏之久咳乃移于六腑。故咳病以入腑为剧也。

心咳不已，则流于小肠，脉与心同。其状则咳而失气，气与咳俱失也。

高士宗曰：小肠者，心之腑，故心咳不已则小肠受之。咳而失气。下气泄也，下气泄则咳平，故气与咳俱失。失，犹散也。

肝咳不已，则流于胆，脉与肝同。其状则呕苦汁也。

高士宗曰：胆者，肝之腑，故肝咳不已，则胆受之。咳呕胆汁，胆气上逆，呕出苦涎也。

脾咳不已，则流于胃，脉与脾同。其状则呕，呕甚则长虫出也。

高士宗曰：胃者，脾之腑，故脾咳不已，则胃受之。咳而呕，胃气逆也，呕甚则长虫出，胃中冷则吐蛔也。

肾咳不已，则流于膀胱，脉与肾同。其状则咳而遗溺也。

高士宗曰：膀胱者，肾之腑，故肾咳不已则膀胱受之。咳而遗溺，膀胱不约、水气泄也。

久咳不已，则移于三焦，脉随证易。其状则咳而腹满，不欲食饮也。

高士宗曰：《灵枢·本输》云：三焦者，中渎之腑也，属膀胱。故肾咳不已，始则膀胱受之；久咳不已，则三焦受之。三焦之气不能自下而中，故咳而腹满；不能从中而上，故不欲食饮也。

咳而有饮者，咳不得卧，卧则气急，此为实；咳不能言，言则气短，此为虚。咳病多端，治各异法，谨守其道，庶可万全。

刘昆湘曰：本论举痰饮为咳者，以痰饮为致咳之因，论治有虚实之辨。所谓痰饮之为咳，不得卧，卧则气急，此为实；不能言，言则气短，此为虚者，亦聊示辨证权衡之概。大抵肺胃俱逆则不得偃卧，卧则气急。若气短难以报息，声断续不能成言者，自为气虚之象。师示咳病多端，治无定法，邪异脉变，以意揣之，随证处方，自可万全。

按：以上各节，湘古本列于太阴病后。

咳家，其脉弦者，此为有水，十枣汤主之。

魏念庭曰：咳嗽者，因水饮而咳嗽也。有因外感风寒而咳嗽者，所谓形寒饮冷则伤肺也，此伤风感寒之咳嗽也；有因内伤劳倦而咳嗽者，所谓阴虚内热，火刑肺金也，此虚劳之咳嗽也。与此俱无涉也。仲景命之曰咳家，颛为水饮在内，逆气上冲之咳嗽言也。故其脉必弦，无外感家之浮，无虚劳家之数。但见弦者，知有水饮在中为患也。主之以十枣汤，使水邪有所折制，斯下注而免于上厥也。

尤在泾曰：脉弦为水，咳而脉弦知为水饮溃入肺也。十枣汤逐水气自大小便去，水去则肺宁而咳愈。

按：许仁则论饮气咳者，由所饮之物停澄在胸，水气上冲，肺得此气便成咳嗽，经久不已，渐成水病，其状不限四时昼夜，遇诸动嗽物即剧。乃至双眼突出，气如欲断，汗出，大小便不利，吐痰饮涎沫无限，上气喘急肩息，每且眼肿不得平眠。此即咳家有水之证也。

十枣汤方见太阳病下

咳而气逆，喉中作水鸡声者，射干麻黄汤主之。

张路玉曰：上气而作水鸡声，乃是痰碍其气，气触其痰，风寒入肺之一验。故于小青龙方中除桂心之热、芍药之收、甘草之缓，而加射干、紫菀、款冬、大枣。专以麻黄、细辛发表；射干、五味下气；款冬、紫菀润燥；半夏、生姜开痰，四法萃于一方。分解其邪；大枣运行脾津，以和药性也。

徐忠可曰：凡咳之上气者，皆有邪也。其喉中水鸡声，乃痰为火所吸不能下，然火所风所生，水从风战而作声耳。故以麻黄、细辛驱其外邪为主；以射干开结热气、行水湿毒，尤善清肺气者为臣，而余皆降逆消痰、宣散药。惟五味一品，以收其既耗之气，令正气自敛，邪气自去，恐肺气久虚，不堪劫散也。

《金匮辑义》:《本草》苏颂云：蛙即今水鸡是也。此云水鸡。盖指蛙而言，取其鸣声连连不绝耳。

射干麻黄汤方

射干三两　麻黄三两　半夏半升　五味子半升　生姜四两　细辛三两　大枣七枚

上七味，以水一斗二升，先煮麻黄去上沫，内诸药，煮取三升。分温三服。《金匮要略》《千金方》《外台秘要》本方有紫菀三两、款冬花三两，似不可少

咳逆上气，时唾浊痰，但坐不得眠者，皂荚丸主之。

魏念庭曰：咳逆上气，时时吐浊，但坐不得眠，则较重于喉中水鸡声者矣。声滞者挟外感之因，唾浊则内伤之故，但坐不得卧。而肺痈之证将成矣。是上焦有热，痰血包裹，结聚成患，不可不急为宣通其结聚，而后可津液徐生、枯干获润也，皂荚丸主之。皂荚驱风理痹，正为其有除痰涤垢之能也。咳逆上气，时时唾浊，胸膈恶臭之痰血已结，可不急为涤荡，使之湔洗不留乎。如今用皂荚澡浴以除垢腻，即此理也。用丸俾徐徐润化，自上而下，而上部方清。若用汤直泻无余，不能治上部之胶凝矣。古人立法诚善哉！此为预治肺痈将成者主治也。

尤在泾曰：浊，浊痰也。时唾浊痰者，肺中之痰随上气而时出也。然痰虽出而满不减，则其本有固而不拔之势，不迅而扫之不去也。皂荚味辛，除痰之力最猛，饮以枣膏，安其正也。

皂荚丸方

皂荚八两（刮去皮，酥炙）

上一味，末之，蜜丸如梧桐子大。以枣膏和汤，服三丸，日三服，夜一服。

张路玉曰：此肺痈涤除痰垢之的方。皂荚辛咸，力专去风拔毒，通关利窍，破积攻坚之峻药。酥炙蜜丸，润其燥烈；服用枣膏，通达脾津。然惟肥盛之人，肥痰支塞于窍络，始萌可救者为宜。若溃后过泄脓血，及元气瘠薄之人，难胜搜剔者，未可轻试。

徐灵胎曰：稠痰粘肺，不能清涤，非此不可。

《外台秘要》:《必效》疗病端气急，喉中如水鸡声者，无问年月远近方：肥皂荚两挺，好酥一两。上二味，于火上炙，去火高一尺许，以酥油细涂之，数翻复，令得所酥尽止；以刀轻刮去黑皮，然后破之，去子皮筋脉，捣筛，蜜和为丸。每日食后服一丸，如熟豆，日一服讫，取一行微利。如不利，时细细量加，以微利为度，日止一服。

咳而脉浮者，厚朴麻黄汤主之。

徐忠可曰：咳而脉浮，则表邪居多，但此非在经之表，乃邪在肺家气分之表也，故于小青龙去桂、芍、草、姜、半，而加厚朴以下气，石膏以清热。

厚朴麻黄汤方

厚朴五两　麻黄四两　石膏如鸡子大　杏仁半升　半夏半升　五味子半升

上六味，以水一斗，先煮麻黄去沫，内诸药，煮取三升，去滓。分温三服。

按：此方即小青龙之变方。治表邪不除而水寒射肺，乃表里寒水两解之剂也。《内经·咳论》历举五脏六腑之咳而总结之曰：此皆聚于胃，关于肺。盖土能制水，地通壅塞则水不行，故君厚朴以疏敦阜之土，俾脾气健运而水自下泄；麻黄开皮毛之结以散表寒；杏仁、半夏、五味子以化痰涤饮而降逆；石膏反佐，领诸温药入寒饮之中，使水饮得遂就下之性，而防上逆水火相击之患，俾清升浊降而咳自息也。

咳而脉沉者，泽漆汤主之。

徐忠可曰：咳而脉沉，则里邪居多，但此非在腹之里，乃邪在肺家荣分之里也。故以泽漆之下水，功类大戟者为君，且邪在荣，泽漆兼能破血也；紫参能保肺；若余药即小柴胡去柴、芩、大枣，和解其膈气而已。

泽漆汤方

半夏半升　紫参五两　泽漆三升　生姜五两　人参三两　甘草三两（炙）

上六味，以东流水五斗，先煮泽漆取一斗五升，内诸药，煮取五升。温服五合，日夜服尽。

按：此方即小柴胡之变方。治痰饮内盛，表证已罢，乃因势利导，以逐内饮之方也。论云脉得诸沉，当责有水。然水所以停留上焦而为饮者，以脾土衰不能节制，肺气逆不能通调也。故用生姜、半夏以安胃降逆；紫参以开肺散结；人参、甘草以护元真。君以泽漆而先煮者，取其气味浓厚，领诸药直达病所，以奏其消痰行水之功也。一日夜十服，俾药力继续，攻邪无余，免其复集也。

咳而上气，咽喉不利，脉数者，麦门冬汤主之。

《金鉴》曰：咳而上气，咽喉有水鸡声而连连者，是寒饮上逆也。今咳而上气，咽喉无水鸡声而不利者，是火气上逆也。不利者，谓咽喉若有物相碍，不爽利也。主之以麦门冬汤，止其火逆，下其上气也。

张路玉曰：此胃中津液干枯，虚火上炎之候。凡肺病有胃气则生，无胃气则死。胃气者，肺之母气也。故于竹叶石膏汤中，偏除方名二味，而加麦门冬数倍为君；人参、甘草、粳米以滋肺母，使水谷之精微皆得上注于肺，自然沃泽无虞；当知火逆上气，皆是胃中痰气不清，上溢肺隧，占据津液流行之道而然，是以倍用半夏，更加大枣通津涤饮为先，奥义全在乎此。若浊饮不除，津液不致，虽曰用润肺生津之剂，乌能建止逆下气之勋哉！俗以半夏性燥不用，殊失仲景立方之旨。

麦门冬汤方

麦门冬七升　半夏一升　人参二两　甘草二两炙　粳米三合　大枣十二枚

上六味，以水一斗二升，煮取六升，去滓。温服一升，日三服，夜三服。

魏念庭曰：火逆上气，挟热气冲也，咽喉不利，肺燥津干也。主之以麦冬生津润燥；佐以半夏开其结聚；人参、甘草、粳米、大枣，概施补益于胃土，以资肺金之助，是为肺虚有热，津液短者立法也。亦所以预救乎肺虚而有热之痿也。

费晋卿曰：半夏之性，用入温燥药中则燥，用入清润药中则下气而化痰。胃气开通，逆火自降，与徒用清寒者真有霄壤之别。

《玉函经》：伤寒病后，劳复发热者，麦门冬汤主之。（即本方）

《肘后方》麦门冬汤治肺痿，咳唾涎沫不止，咽燥而渴。

《圣济总录》：麦门冬汤治肺胃气壅，风客传咽喉妨闷。

《汉药神效方》：喘息剧者，于麻杏甘石汤，或麦门冬汤加没食子有效。盖没食子能祛胸中胶痰，世医知者甚鲜。

咳逆倚息不得卧，脉浮弦者，小青龙汤主之。

沈明宗曰：此表里合邪之治也。肺主声，变动为咳。胸中素积支饮，招邪内入，壅逆肺气，则咳逆倚息不得卧，是形容喘逆不能撑持体躯，难舒呼吸之状也。故用小青龙之麻、桂、甘草开发腠理以驱外邪从表而出；半夏、细辛温散内伏之风寒，而逐痰饮下行；干姜温肺行阳而散里寒；五味、芍药以收肺气之逆，使表风内饮一齐而解。此乃寒风挟饮咳嗽者主方也。

尤在泾曰：倚息，倚几而息，能俯而不能仰也。

《素问·逆调论》：夫起居如故而息有音者，此肺之络脉逆也。夫不得卧，卧则喘者，是水气之客也。夫水者，循津液而流也。肾者水脏，主津液，主卧与喘也。

小青龙汤方 见太阳病中

问曰：热在上焦者，因咳为肺痿。肺痿之病，从何得之？师曰：或从汗出，或从呕吐，或从消渴，小便利数，或从便难，又被快药下利，重亡津液，故得之。

曰：寸口脉数，其人咳，口中反有浊唾涎沫者何？师曰：为肺痿之病。若口中辟辟燥，咳即胸中隐隐痛，脉反滑数，此为肺痈，咳唾脓血。

脉数虚者为肺痿，数实者为肺痈。此节及下节依《金匮要略》补

黄坤载曰：热在上焦者，因咳嗽而为肺痿，肺痿之病由于津亡而金燥也。溯其由来，或从汗出而津亡于表；或从呕吐而津亡于里；或从消渴便数而亡于前；或从胃燥便难，津液原亏，又被快药下利，重亡津液而津亡于后，故得之也。寸脉虚数，咳而口中反有浊唾痰沫者，此为肺痿。若口中辟辟然干燥，咳即隐隐胸中作痛，脉又滑数，此为肺痈。脉数而虚者为肺痿，脉数而实者，为肺痈。肺痿因于燥热，故脉数而无脓。肺痈因于湿热，故脉实而有脓也。

周禹载曰：喻嘉言云：人身之气，禀命于肺，肺气清肃，则周身之气莫不服从而顺行也。肺气壅浊，则周身之气易致横逆而犯上。故肺痈者，肺气壅而不通也；肺痿者，肺气痿而不振也。才见久咳，先须防此两证。肺痈属在有形之血，血结宜骤攻；

肺痿属在无形之气，气伤宜徐理。故痈为实，误以肺痿治之，是为实实；痿为虚，误以肺痈治之，是为虚虚。此辨证用药之大略也。

《金匮辑义》：肺痿，即后世所谓劳嗽耳。

问曰，病咳逆，脉之何以知此为肺痈？当有脓血，吐之则死，其脉何类？师曰：寸口脉微而数，微则为风，数则为热；微则汗出，数则恶寒。风中于卫，呼气不入；热过于荣，吸而不出。风伤皮毛，热伤血脉。风舍于肺，其人则咳，口干喘满，咽燥不渴，多唾浊沫，时时振寒。热之所过，血为之凝滞，蓄结痈脓，吐如米粥。始萌可救，脓成则死。

尤在泾曰：此原肺痈之由，为风热蓄结不解也。凡言风脉多浮或缓，此云微者，风入荣而增热，故脉不浮而反微，且与数俱见也。微则汗出者，气伤于热也，数则恶寒者，阴反在外也。呼气不入者，气得风则浮，利出而艰入也。吸而不出者，血得热而壅，气亦为之不伸也。肺热而壅，故口干而喘满；热在血中，故咽燥而不渴，且肺被热迫而反从热化为多唾浊沫，热盛于里而外反无气为时时振寒，由是热蓄不解，血凝不通，而痈脓成矣。吐如米粥，未必便是死证，至浸淫不已，肺叶腐败，则不可治矣。故曰：始萌可救，脓成则死。

《难经》：肺之积名曰息贲，在右胁下，覆大如杯，久不已，令人洒淅寒热，喘咳，发肺痈。

《潘氏续焰》：试肺痈法：凡人觉胸中隐隐痛，咳嗽有臭痰，吐在水内沉者是痈脓，浮者是痰。（按，今验果如其言。又以双箸断之，其断为两段者是脓，其黏著不断者是痰。亦一试法也）

咳而胸满，振寒脉数，咽干不渴，时出浊唾腥臭，久久吐脓如米粥者，此为肺痈。桔梗汤主之。

周禹载曰：肺痈由热结而成，其浊唾腥臭因热瘀而致，故咳而胸满，是肺不利也；振寒，阳郁于里也；咽干不渴，阻滞津液也。彼邪热搏聚、固结难解之势，用桔梗开之，以散其毒；甘草解之，以消其毒，庶几可图无使滋蔓。即至久久吐脓之时，亦仍可用此汤者，一以桔梗可开之使下行，亦可托之俾吐出；一以甘草可以长血肉，更可以益金母也。

徐忠可曰：此乃肺痈已成，所谓热过于荣，吸而不出，邪热结于肺之荣分，故以苦梗下其结热，开提肺气；生甘草以清热解毒。此亦开痹之法，故又注曰：再服则吐脓血也。

桔梗汤方见少阴病

邹润庵曰：肺痈非气停即饮停，饮停即热生，气血为之溃腐耶。主以桔梗汤，注其效曰：再服则吐脓血。岂非火清则热行，气宣则腐去也。

肺痈，喘不得卧，葶苈大枣泻肺汤主之。此节依《金匮要略》补

张路玉曰：肺痈已成，吐如米粥，浊垢壅遏清气之道，所以喘不得卧，鼻塞不闻香臭。故用葶苈破水泻肺，大枣护脾通津，乃泻肺而不伤脾之法。保全母气，以为向后复长肺叶之根本。然肺胃素虚者，葶苈亦难轻试，不可不慎。

赵以德曰：此治肺痈吃紧之方也。肺中生痈，不泻何待？恐日久痈脓已成，泻之无益，日久肺气已索，泻之转伤。惟血结而脓未成，当急以泻肺之法夺之。况喘不得卧，不亦甚乎。

咳有微热，烦满，胸中甲错，是为肺痈。苇茎汤主之。此节以涪古本补，《金匮要略》附方引《千金方》

徐忠可曰：此治肺痈之阳剂也。盖咳而有微热，是邪在阳分也；烦满则挟湿矣。至胸中甲错，是内之邪郁为病，故甲错独见于胸中，乃胸上之气血两病也。故以苇茎之轻浮而甘寒者，解阳分之气热；桃仁泻血分之结热；薏苡下气分之湿；瓜瓣清结热而吐其败浊，所谓在上者越之耳。

王孟英曰，邹氏《续疏》云：苇茎形如肺管，甘凉清肺，且有节之物生于水中，能不为津液阂隔者，于津液之阂隔而生患害者，尤能使之通行。薏苡色白味淡，气凉性降，秉秋金之全体，养肺气以肃清，凡湿热之邪客于肺者，非此不为功也。瓜瓣即冬瓜子，依于瓤内，瓤易溃烂，子能不渍，则其能于腐败之中，自全生气，即善于气血凝败之中全人生气，故善治腹内结聚诸痈，而涤脓血浊痰也。桃仁入血分而通气。合而成剂，不仅为肺痈之妙药，竟可瘳肺痹之危疴。

苇茎汤方

苇茎二升　薏苡仁半升　桃仁五十枚　瓜瓣半升

上四味，以水一斗，先煮苇茎得五升，去滓，内诸药，煮取二升。服一升，再服当吐如脓。

张路玉曰：肺痈初起，用苇茎汤。此方大疏肺气，服之使湿瘀悉趋溺孔而去，一二服即应。

咳而气喘，目如脱状，脉浮大者，此为肺胀，越婢加半夏汤主之。小青龙加石膏汤亦主之。

尤在泾曰：外邪内饮，填塞肺中，为胀，为喘，为咳而上气。目勿脱状者，目睛胀突如欲脱落之状，壅气使然也。以脉浮且大，病属阳热，故利辛寒，不利辛热。越婢汤散邪之力多而蠲饮之力少，故以半夏辅其未逮。而心下寒饮，则非温药不能开而去之，用小青龙加石膏温寒并进，水热俱捐，于法尤为密矣。

越婢加半夏汤方

麻黄六两　石膏半斤　甘草二两　生姜三两　大枣十五枚　半夏半升

上六味，以水六升，先煮麻黄去上沫，内诸药，煮取三升，分温三服。

陈灵石曰：此肺胀原风水相搏，热气奔腾，上蒸华盖，走入空窍，故咳而上气喘，目如脱状证。脉浮大者，风为阳邪，鼓荡于其间故也。方用麻黄、生姜直攻外邪；石膏以清内热；甘草、大枣以补中气；加半夏以开其闭塞之路，俾肺窍中之痰涎净尽，终无肺痈之患也。

《医宗必读》：孙芳其令爱，久嗽而喘，凡顺气化痰、清金降火之剂，几于遍尝，绝不取效。一日喘甚烦躁，余视其目则胀出，鼻则鼓扇，脉则浮而且大，肺胀无疑矣，遂以越婢加半夏汤投之，一剂而减，再剂而愈。

小青龙加石膏汤方

麻黄三两　芍药三两　桂枝三两　细辛三两　甘草三两　干姜三两　五味子半升　半夏洗，半升　石膏二两

上九味，以水一斗，先煮麻黄，去上沫，内诸药，煮取三升。强人服一升，羸者减之，日三服。小儿服四合。

《衷中参西录》：他方中石膏皆用生者，而此独用煅者何也？曰：此方所主之证，外感甚轻，原无大热。方中用麻黄以祛肺邪，嫌其性热，故少加石膏以佐之，且更取煅者收敛之力，能将肺中痰涎凝结成块，易于吐出。此理从煅石膏点豆腐者悟出，试之果甚效验。后遇此等证，无论痰涎如何壅盛，如何杜塞，投以此汤，须臾药力行后，莫不将痰涎结成小块，连连吐出，此皆煅石膏与麻黄并用之效也。若以治寒温大热，则断不可煅。若更多用，则更不可煅也。

《千金方》：咳而上气，肺胀，其脉浮，心下有水气，胁下痛引缺盆。设若有热者必躁，其人常倚伏。小青龙加石膏汤主之。

咳而气逆，喘鸣迫塞，胸满而胀，一身面目浮肿，鼻出清涕，不闻香臭，此为肺胀，葶苈大枣泻肺汤主之。

程云来曰：痈在肺则胸胀满。肺朝百脉而主皮毛，肺病则一身面目浮肿也。肺开窍于鼻，肺壅滞则畜门不开，但清涕渗出，而浊脓犹塞于鼻肺之间，故不闻香臭酸辛也。以其气逆于上焦，则有喘鸣迫塞之证，与葶苈大枣汤以泻肺。

徐忠可曰：前葶苈大枣汤治肺痈喘不得卧，其壅气仅攻于内也。此则壅急走于经而缘一身面目浮肿；攻于肺窍而为鼻塞清涕出不闻香臭酸辛。则表里均平，故先用小青龙一剂，而后专泻肺家之实，亦拯危之巧思也。

葶苈大枣泻肺汤方

葶苈（熬令黄色，捣丸如弹子大）　大枣十二枚

上二味，以水三升，先煮大枣取二升，去枣，内葶苈，煮取一升，顿服。

尤在泾曰：葶苈苦寒入肺，泄气闭，加大枣甘温以和药力。亦犹皂荚丸之饮以枣

膏也。

《楼氏纲目》：孙兆视雷道矩病吐痰，顷间已及一升，喘咳不已，面色郁黯，精神不快。兆与服仲景葶苈大枣汤，一服讫，已觉胸中快利，略无痰唾矣。

似咳非咳，唾多涎沫，其人不渴，此为肺冷，甘草干姜汤主之。

尤在泾曰：经云：上焦有寒，其口多涎。不渴者，非下虚即肺冷也。甘草、干姜，甘辛合用，为温肺复气之剂。

程云来曰：但吐涎沫而不咳者，上焦无热也，无热则不渴。唯其上焦无热，则肺中虚冷，不能宣摄五液，但郁于肺经而为涎唾。肺冷者温以干姜，肺虚者补以甘草。

《金匮要略》：肺痿，吐涎沫而不咳者，其人不渴，必遗尿，小便数。所以然者，以上虚不能制下故也。此方肺中冷，必眩，多涎唾，甘草干姜汤以温之。

甘草干姜汤方 见太阳病上

咳而唾涎沫不止，咽燥口渴，其脉浮细而数者，此为肺痿，炙甘草汤主之。

汪双池曰：肺痿者，肺虚气急而肺叶枯萎。肺枯而反多唾者，肺燥之甚，不能复受津液，则胃气之上蒸，皆化痰涎而已。咽燥口渴，此乃清燥之甚如秋树之枯叶，非由火热，与肺痈大不相似。纵有热而咳血者，亦属燥淫所郁之阴火，非实火也。故仲景治肺痿用此汤。

徐忠可曰：肺痿证概属津枯热燥。此方乃桂枝汤去芍药，加参、地、阿胶、麻仁、麦冬也。不急于去热而以生津润燥为主。盖虚回而津生，津生而热自化也。至桂枝乃热剂而不嫌峻者，桂枝得甘草，正所以行其热也。

炙甘草汤方 见太阳病下

肺痿，涎唾多，出血，心中温温液液者，甘草温液汤主之。 此节依涪古本补，《金匮要略》附方引《千金方》。下二节同

徐忠可曰：肺痿之热由于虚，则不可直攻，故以生甘草之甘寒，频频呷之，热自渐化也。余妾病此，初时涎沫成碗，服过半月，痰少而愈。但最难吃，三四日内，猝无捷效耳。

汪双池曰：痰涎积于膻中，津液不复流布，故心中温温液液。

沈明宗曰：温温液液，即泛泛恶心之意也。

甘草温液汤方《千金方》名甘草汤，《千金翼方》名温液汤

甘草三两

上一味，以水三升，煮取一升半，分温三服。

喻嘉言曰：本方甘草一味，乃从长桑君以后相传之神方也。历代内府御院莫不珍之。盖和其偏，缓其急，化其毒，卓然奉之为先务，然后以他药匡辅其不逮，可得受功敏捷耳。

《肘后方》：治肺痿咳嗽吐涎沫，心中温温烦燥而不渴者。（即本方）

肺痿，咳唾涎沫不止，咽燥而渴，生姜甘草汤主之。

喻嘉言曰：此方即从前甘草一味方中而广其法，以治肺痿，胃中津液上竭，肺燥已极，胸咽之间干槁无耐之证。以生姜之辛润，上行为君；合之人参、大枣、甘草入胃，而大生其津液，于以回枯泽槁，润咽快膈，真神方也。

徐忠可曰：亦非一二剂，可以期效。

生姜甘草汤方

生姜五两　人参三两　甘草四两　大枣十二枚

上四味，以水七升，煮取三升，分温三服。

《肘后方》：治肺痿咳嗽吐涎沫，心中温温烦燥而不渴者。（即本方）

肺痿，吐涎沫，桂枝去芍药加皂荚汤主之。

汪双池曰：此证多吐涎沫而无脓，甚者毛悴色焦，自汗，盗汗，气息奄奄不振，嗽时必忍气须臾，轻轻吐痰，始觉膈上不痛，否则膈痛不止。其与肺痈大异，彼生于内热，此得于劳役；彼属实热，此属虚寒。劳役内虚，或多言伤肺，或乍卧乍起，腠理不密，而风寒清冷乘之。其始汗出恶风，咳嗽短气，鼻塞项强，胸膈胀满，久而不治则成痿矣。故仲景治法，始用生姜甘草汤，继用此方。

桂枝去芍药加皂荚汤方

桂枝三两　生姜三两　甘草二两（炙）　大枣十二枚　皂荚一枚（去皮子，炙焦）

上五味，以水七升，微火煮取三升，分温三服。

沈明宗曰：用桂枝汤嫌芍药酸收，故去之。加皂荚利涎通窍，不令涎沫壅遏肺气而致喘痿。桂枝和调营卫，俾营卫宣行，则肺气振而涎沫止矣。

徐忠可曰：此治肺痿中之有壅闭者，故加皂荚以行桂、甘、姜、枣之势。此方必略兼上气不得眠者宜之。

《张氏医通》：桂枝去芍药加皂荚汤治肺痈吐涎沫，初起有表邪者。（即本方）

尤在泾曰：以上诸方俱用辛甘温药，以肺既枯萎，非湿剂可滋者，必生气行气，以致其津。盖津生于气，气至则津亦至也。又方下俱亏吐涎沫多不止，则非无津液也，乃有津液，而不能收摄分布也，故非辛甘温药不可。加皂荚者，兼有浊痰也。

问曰：饮病奈何？师曰：饮病有四，曰痰饮，曰悬饮，曰溢饮，曰支饮。其人素盛今瘦，水走肠间，沥沥有声，为痰饮。水流胁下，咳唾引痛，为悬饮。水归四肢，当汗不汗，身体疼重。为溢饮。水停膈下，咳逆倚息，短气不得卧，其形如肿，为支饮。

程云来曰：《圣济总录》曰：三焦者，水谷之道路，气之所终始也。三焦调适，气脉平匀，则能宣通水液，行入于经，化而为血，灌溉周身。若三焦气塞，脉道壅闭，则水饮停滞，不得宣行，聚成痰饮，为病多端。又因脾土不能宣达，致水饮流溢于中，布散于外，甚则五脏受病也。故《内经》曰：土郁之发，饮发于中。以其性流于不常，治法亦有汗、下、温、利之异。痰饮者何？以平人水谷之气入于胃，变化精微以充肌肉则形盛，今不能变化精微，但化而为痰饮，此其人所以素盛今瘦，故走肠间沥沥作声也。悬饮者，以饮水后水偏流于胁下，悬于肝经部分，肝脉入肺中，故一咳一唾必相引而痛也。溢饮者，以饮入于胃，当上输于脾，脾当散精，上归于肺，则能通调水道。今脾失宣化之令，水竞留溢于四肢，在四肢可汗而泄，以其当汗不汗，则水饮留于肌肤脉络之中，故身体疼重也。支饮者，支散于上焦心肺之间，寒饮之气薄于肺则咳逆倚息，薄于心则短气不得卧，其形若肿则水饮又支散于外，故谓之支饮也。

《金鉴》曰：痰饮者，水饮走肠间不泻，水精留膈间不输，得阳煎熬成痰，得阴凝聚为饮，凡所在处有声，故在上则喉中有辘辘之声，在下则肠间有沥沥之声，即今之遇秋冬则发，至春夏则止，久咳嗽痰喘病也。悬饮者，饮后水流在胁下，不上不下，悬结不散，咳唾引痛，即今之胁下有水气，停饮胁痛病也。溢饮者，饮后水流行归于四肢，当汗出而不汗出，壅塞经表，身体疼重，即今之风水水肿病也。支饮者，饮后水停于胸，咳逆倚息，短气不得卧，其形如水肿状，即今之停饮，喘满不得卧之病也。

徐灵胎曰：全部《内经》无一痰字，然世间痰饮之病最多。惟仲景大创厥论，而后万世治痰之法始备。

《金匮辑义》：痰字始见于《神农本经》巴豆条，而饮字则见于《内经·刺志论》。痰饮即津液为病之总称。《巢源》支饮谓饮水过多，停积于胸膈之间，支乘于心，故云支饮，谓支撑于心胸之间。支满、支结，义皆同。

水在心，则心下坚筑，短气，恶水不欲饮；水在肺，则吐涎沫，欲饮水。水在脾，则少气身重。水在肝，则胁下支满，嚏则胁痛。水在肾，则心下悸。

徐忠可曰：前辨四饮现证，既已划然，但人之五脏或有偏虚，虚则病邪乘之，故皆曰在，自当随证分别为治，不得胶柱也。水既所在不定，言脏不及腑者，腑属阳，在腑则行矣；脏属阴，水与阴为类，故久滞也。

程云来曰：水停心下，甚者则悸，微者短气。坚筑，悸状也。火恶水，故恶水不欲饮。联绵不断曰涎，轻浮而白曰沫；涎者津液所化，沫者水饮所成。酿于肺经则吐，吐多则津液亦干，故欲饮水，脾恶湿，水饮，湿类也，湿胜则土不能生金，故少气；脾主身之肌肉，故身重也。肝脉布胁肋，故胁下支满。水在肝则条达之性为水郁，其气上走颃颡至畜门而出鼻孔，因作嚏也，嚏则痛引胁肋，故嚏而痛。水在肾则水气凌心，故筑筑然悸也。

心下有留饮，其人必背寒，冷如掌大，则胁下痛引缺盆。

尤在泾曰：留饮，即痰饮之留而不去者也。背寒冷如掌大者，饮留之处，阳气所不入也。

魏氏曰：背为太阳，在易为艮止之象。一身皆动，背独常静，静处阴邪常客之，所以风寒自外入多中于背，而阴寒自内生亦多踞于背也。胁下痛引缺盆，饮留于肝而气连于肺也。

胸中有留饮，其人必短气而渴，四肢历节痛。

程云来曰：胸中者，属上焦也，今为留饮隔碍，则气为之短；津液不能上潮，则口为之渴。饮者，湿类也，流于关节，故四肢历节痛也。

尤在泾曰：四肢历节痛为风寒湿在关节，若脉不浮而沉，而又短气而渴，则知是留饮为病，而非外入之邪矣。

夫平人食少饮多，水停心下，久久成病，甚者则悸，微者短气；脉双弦者寒也，脉偏弦者饮也。

程云来曰：凡人食少饮多，则胃土不能游溢精气，甚者必停于心下而为悸，微者则填于胸膈而为短气也。

尤在泾曰：双弦者，两手皆弦，寒气周体也；偏弦者，一手独弦，饮气偏注也。

夫短气有微饮者，当从小便去之。

徐忠可曰：短气有微饮，即上文微者短气也。然支饮、留饮、水在心皆短气，总是水停心下，故曰当从小便去之。

病者脉伏，其人欲自利，利反快，虽利，心下续坚满，此为留饮，甘遂半夏汤主之。

徐忠可曰：仲景谓脉得诸沉，当责有水，又曰脉沉者为留饮，又曰脉沉弦者为悬饮。伏者，亦即沉之意。然有饮而痛者为胸痹，彼云寸口脉沉而迟，则知此脉字指寸口矣。欲自利者，不由外感内伤，亦非药误；利反快，饮减人爽也。然病根未拔，外饮加之，仍复坚满，故曰续坚满。虽坚满而去者自去，续者自续，其势已动。甘遂能达水所而去水，半夏燥水兼下逆气，故以为君，乘其欲去而攻之也；甘草反甘遂而加之，取其战克之力也；蜜能通三焦、调脾胃，又制其不和之毒，故加之；利则伤脾，故以芍药协甘草以补脾阴，固其本气也。

甘遂半夏汤方

甘遂大者三枚　半夏十二枚　芍药五枚　甘草如指大一　枚（炙）

上四味，以水二升，煮取半升，去滓，以蜜半升和药汁，煎取八合，顿服。

程云来曰：留者行之，用甘遂以决水饮；结者散之，用半夏以散痰饮。甘遂之性直达，恐其过于行水，缓以甘草、白蜜之甘，收以芍药之酸，虽甘草、甘遂相反，而实有以相使，此酸收甘缓，约之法也。《灵枢经》曰：约方犹约囊。其斯之谓欤！

心下有痰饮，胸胁支满，目眩，脉沉弦者，茯苓桂枝白术甘草汤主之。

赵以德曰：心胞络循胁出胸下，《灵枢》曰胞络是动则胸胁支满，此痰饮积其处而为病也。目者心之使，心下有痰，水精不上注于目，故眩。《本草》茯苓能治痰水伐肾邪。痰，水类也，治水必自小便出之，然其水淡渗手太阴，引入膀胱，故用为君。桂枝乃手少阴经药，能通阳气开经络，况痰水得温则行，用之为臣。白术除风眩、燥痰水、除胀满，以佐茯苓。然中满勿食甘，用甘草何也？盖桂枝之辛得甘则佐其发散，和其热而使不僭也。复益土以制水，甘草有茯苓则不支满而反渗泄，《本草》曰甘草能下气除烦满也。

程云来曰：心下有痰饮，即支饮也。散于上焦则胸胁支满，支满则隔碍清气不得上达于头目，故目眩也，经曰心下有支饮，其苦眩冒。用苓桂术甘汤利水饮。脾胃虚则水谷化为痰饮，白术去湿健脾以为君，甘草和胃下气以为臣，茯苓淡渗以为佐，桂枝宣导以为使，使小便利而痰饮去。

茯苓桂枝白术甘草汤方见太阳病中

悬饮内痛，脉沉而弦者，十枣汤主之。

赵以德曰：脉沉病在里也，凡弦者为痛、为饮、为癖。悬饮结积在内作痛，故脉见沉弦。

程云来曰：沉为水饮，弦为肝脉。此饮留于胁下而成悬饮。悬饮者咳唾引痛，故曰悬饮内痛。《本草》云：通可以去滞。芫花、甘遂、大戟之类是也，以三味过于利水，佐大枣之甘以缓之，则土有堤防而无崩溃暴决之祸。

病溢饮者，当发其汗，大青龙汤主之；小青龙汤亦主之。

尤在泾曰：水气流行，归于四肢，当汗出而不汗出，身体疼重，谓之溢饮。夫四肢阳也，水在阴者宜利，在阳者宜汗，故以大青龙发汗去水；小青龙则兼内饮而治之者耳。

徐氏曰：大青龙合桂麻而去芍药加石膏，则水气不甚而挟热者宜之；倘饮多而寒伏，则必小青龙为当也。

徐灵胎曰：水在中当利小便，水在四肢当发汗，此亦总诀。

大青龙汤方见太阳病中

膈间支饮，其人喘满，心下痞坚，面色黧黑，其脉沉紧，得之数十日，医吐下之不愈者，木防己汤主之。不差，木防己去石膏加茯苓芒硝汤主之。

赵以德曰：心肺在膈上，肺主气，心主血。今支饮在膈间，气血皆不通利，气不利则与水同逆于肺而发喘满；血不利则与水杂揉结于心下而为痞坚。肾气上应水饮，肾水之色黑，血凝之色亦黑，故黧黑之色见于面也。脉沉为水，紧为寒，非别有寒邪，即水气之寒也。医虽以吐下之法治，然药不切于病，故不愈。用木防己者，味辛温能散留饮结气，又主肺气喘满，所以为主治。石膏味辛、甘、微寒，主心下逆气，清肺定喘。人参味甘、温，补心肺气不足，皆为防己之佐。桂枝辛、热，通血脉，开结气，且支饮得温则行，又宣导诸药，用之为使。若邪客之浅在气分多而虚者，服之即愈，若邪客之深在血分多而实者，则愈后必再发，以石膏为气分之药，故去之。芒硝味咸、寒，为血分药，能治痰实结，去坚消血癖；茯苓伐肾邪，治心下坚满，佐芒硝则行水之力益倍，故加之。

唐容川曰：膈，即心下之膜膈，正当心下，属三焦少阳，少阳无下、吐法，正以其在膈膜间，吐下不能愈之也。三焦膈膜，通气行水之道也，故主防己之通有孔者，以行膈膜中之水。

木防己汤方

木防己三两　　石膏鸡子大二枚　　桂枝二两　　人参四两

上四味，以水六升，煮取二升，去滓，分温再服。

陈灵石曰：防己纹如车辐，运上焦之气，气化而水自行；桂枝蒸动水源，使决渎无壅塞之患，水行而气自化矣。二药并用，辛苦相需，所以行其水气，而散其结气也。水行结散，则心下痞坚可除矣。然病得数十日之久，又经吐下，可知胃阴伤而虚气逆，故人参以生既伤之阴，石膏以镇虚逆之气，阴复逆平，则喘满、面黧自愈矣。此方治其本来，救其失误，面面俱到。

木防己去石膏加茯苓芒硝汤方

木防己三两　　桂枝二两　　茯苓四两　　人参四两　　芒硝三合

上五味，以水六升，煮取二升，去滓，内芒硝，再微煎，分温再服，微利则愈。

魏念庭曰：后方去石膏加芒硝者，以其邪既散而复聚，则有坚定之物留作包囊，故以坚投坚而不破者，即以软投坚而即破也。加茯苓者，亦引饮下行之用耳。

心下有支饮，其人苦冒眩，泽泻汤主之。

《金鉴》曰：心下，膈下也。水在膈上则喘满，水在膈间则痞悸，水在膈下则惟苦眩晕。以泽泻汤之平和小剂主之，治支饮之轻者也。

尤在泾曰：水饮之邪，上乘清阳之位，则为冒眩。冒者，昏冒而神不清，如有物冒蔽之也；眩者，目眩转而乍见眩黑也。泽泻泻水气，白术补土气，以胜水也。

高鼓峰云：心下有水饮，格其心火不能下行，而但上冲头目也。亦通。

徐灵胎曰：此亦从小便去之法也。

泽泻汤方

泽泻五两　　白术二两

上二味，以水二升，煮取一升，分温再服。

林礼丰曰：心者，阳中之阳；头者，诸阳之会。人之有阳气，犹天之有日也。天以日而光明，犹人之阳气会于头而目能明视也。夫心下有支饮则饮邪上蒙于心，心阳被遏，不能上会于颠，故有头冒目眩之病。仲师特下一苦字，是水阴之气荡漾于内，而冒眩之苦有莫可言传者，故主以泽泻汤。泽泻气味甘寒，生于水中，得水阴之气而能利水；一茎直上，能以下而上，同气相求，领水阴之气以下走。然犹恐水气下而复上，故用白术之甘温崇土制水者以堵之，犹治水者，必筑堤防也。古圣用方之妙，有如此者。

尾台氏曰：支饮冒眩证，其剧者昏昏摇摇如居暗室，如坐舟中，如步雾里，如冒空中，居室床蓐如迴转而走，虽瞑目敛神，亦复此然，是非此方不能治。

《肘后方》：治心下有水方。（即本方）

支饮胸满者，厚朴大黄汤主之。

魏念庭曰：支饮而胸满者，实邪也。饮有何实？饮之所停必裹痰涎，涎沫结久为窝囊，所以为有形之邪。以厚朴大黄汤主之以治实邪，为有物无殒之义也。

陈修园曰：上节言心下支饮，用补土镇水法，不使水气凌心则眩冒自平。此节指支饮在胸，进一层立论，云胸满者胸为阳位，停于下，下焦不通，逆行渐高，充满于胸故也。主以厚朴大黄汤者，是调其气分，开其下口，使上焦之饮顺流而下。厚朴性温味苦，苦主降，温主散，能调上焦之气，使气行而水亦行也。继以大黄之推荡直通地道，领支饮以下行，有何胸满之足患哉。

厚朴大黄汤方

厚朴八两　大黄四两

上二味，以水五升，煮取二升，去滓，温服一升，不差再服。

支饮不得息，葶苈大枣泻肺汤主之。

徐忠可曰：支饮不得息，是肺因支饮满而气闭也。一呼一吸曰息，不得息是气既闭而肺气之布不能如常度也。葶苈苦寒，体轻象阳，故能泄阳分肺中之闭，惟其泄闭故善逐水，今气水相扰，肺为邪实，以葶苈泄之，故曰泻肺。大枣取其甘能补脾胃，且以制葶苈之苦，使不伤胃也。

支饮口不渴，作呕者，或吐水者，小半夏汤主之。

尤在泾曰：此为饮多而呕者言。渴者饮从呕去，故欲解；若不渴，则知其支饮仍在，而呕亦未止。半夏味辛性燥，辛可散结，燥能蠲饮，生姜制半夏之悍，且以散逆止呕也。

沈明宗曰：此支饮上溢而呕之方也。凡外邪上逆作呕必伤津液，应当作渴，渴则病从呕去，谓之欲解。若心下有支饮，停蓄胸膈致燥，故呕而不渴，则当治饮。

小半夏汤方 见阳明病

夫有支饮家，咳烦胸中痛者，不卒死，至一百日或一岁，宜十枣汤。 此节同下节，依《金匮要略》补

《金鉴》曰：支饮，水在膈之上下也。水乘肺则咳，水乘心则烦，水结胸则痛。其人形气俱实，以十枣汤攻之可也。然病此卒不死，或至百日，或延至一年者，以饮阴邪，阴性迟，故不卒死也。

久咳数岁，其脉弱者可治；实大数者死；其脉虚者必苦冒。其人本有支饮在胸中故也，治属饮家。

尤在泾曰：久咳数岁不已者，支饮渍肺而咳，饮久不已，则咳久不愈也。咳久者，其气必虚，而脉反实大数者，则其邪犹盛，以犹盛之邪，而临已虚之气，其能久持乎？故死。若脉虚者正气固虚而饮气亦衰，故可治。然饮虽衰而正不能御，亦足以上蔽清阳之气，故其人必苦冒也。此病为支饮所致，去其饮则病自愈，故曰：治属饮家。

腹满，口舌干燥，肠间有水气者，防己椒目葶苈大黄丸主之。

程云来曰：痰饮留于中则腹满，水谷入于胃，但为痰饮而不为津液，故口舌干燥也。上证曰水走肠间沥沥有声，故谓之痰饮，此肠间有水气，亦与痰饮不殊，故用此汤以分消水饮。

尤在泾曰：水既聚于下则无润于上，是以肠间有水气而口舌反干燥也，后虽有水饮之入，只足以益下趋之势，口燥不除而腹满益甚矣。防己疗水湿，利大小便；椒目治腹满，去十二种水气；葶苈、大黄泄以去其闭也。

防己椒目葶苈大黄丸方

防己　椒目　葶苈（熬）　大黄各一两

上四味，捣筛，炼蜜为丸，如梧桐子大。先食饮服一丸，日三服，不知稍增。

陈修园曰，大抵可渐增至五丸及十丸。

程云来曰：此水气在小肠也。防己、椒目导饮于前，清者得从小便而出；大黄、葶苈推饮于后，浊者得从大便而下也。此前后分消，腹满减而水饮行，脾气转而津液生矣。

《金鉴》：小服而频，示缓治之意。稍增者，稍稍增服之。

膈间有水气，呕吐眩悸者，小半夏加茯苓汤主之。

尤在泾曰：饮气逆于胃则呕吐，凌于心则悸，蔽于阳则眩。半夏、生姜止呕降逆，加茯苓去其水也。

陈修园曰：此言膈间有水之治法。

小半夏加茯苓汤方

半夏一升　生姜半斤　茯苓四两

上三味，以水七升，煮取二升，分温再服。

陈灵石曰：方用半夏降逆，生姜利气，茯苓导水，合之为涤痰定呕之良方。

《和剂局方》：茯苓半夏汤治停痰留饮，胸膈满闷，咳嗽呕吐，气短恶心，以致饮

食不下。（即本方）

《圣济总录》半夏加茯苓汤治三焦不顺，心下痞满，膈间有水，目眩悸动。（即本方）

先渴后呕，为水停心下，此属饮家，小半夏加茯苓汤主之。此节依《金匮要略》补。

张路玉曰：先渴者，因痰饮占据中宫，津液不得灌注于上，肺失其润而然。后呕者，胃中所积之饮随气逆而上泛也。故用姜、半以涤饮，茯苓以渗湿，湿去则呕止，津通则渴自已。

尤在泾曰：先渴后呕者，本无呕病，因渴饮水，水多不下而反上逆也，故曰：此属饮家。小半夏止呕降逆，加茯苓去其停水。盖始虽渴而终为饮，但当治饮而不必治其渴也。

病人脐下悸，吐涎沫而头弦者，此有水也，五苓散主之。

《金鉴》：悸者，筑筑然跳动病也。上条心下有悸，是水停心下为病也；此条脐下有悸，是水停脐下为病也。若欲作奔豚，则为阳虚，当以茯苓桂枝甘草大枣汤主之。今吐涎沫，水逆胃也；头眩，水阻阳也，则为水盛，故以五苓散主之也。

尤在泾曰：脐下悸，则水动于下矣；吐涎沫，则水逆于中矣；甚则头眩，则水且犯于上矣。苓、术、猪、泽甘淡渗泄，使肠间之水从小便出；用桂者，下焦水气非阳不化也。曰多饮暖水汗出者，盖欲使表里分消其水，非挟有表邪而欲两解之谓。

五苓散方见太阳病中

胸中有停痰宿水，自吐出水后，心胸间虚，气满不能食，茯苓汤主之。消痰气，令能食。此节依涪古本补，《金匮要略》附方作外台茯苓饮

沈明宗曰：脾虚不与胃行津液，水蓄为饮，贮于胸膈之间，满而上溢故自吐出水后，邪去正虚，虚气上逆，满而不能食也。所以参、术大健脾气，使新饮不聚；姜、橘、枳实以驱胃家未尽之饮，曰：消痰气令能食耳。

茯苓汤方

茯苓　人参　白术各三两　枳实二两　橘皮二两半　生姜四两

上六味，以水六升，煮取一升八合，去滓，分温三服，如人行八九里进之。

徐忠可曰：此为治痰饮善后最稳当之方。心胸之间，因大吐而虚，故加参；设非大吐，无参减枳实亦可。俗医谓用陈皮即减参之力，此不惟用陈皮且加枳实二两，补泻并行，何其妙也。

《外台秘要》：延年茯苓饮主风痰气，吐呕水者。（即本方）云仲景《伤寒论》同。

尾台氏曰：茯苓饮治胃反吞酸、嘈杂等；心下痞硬，小便不利；或心胸痛者，又治每朝恶心，吐苦酸水或痰沫。

师曰：病有风水，有皮水，有正水，有石水，有黄汗。风水其脉自浮，其证骨节疼痛，恶风。皮水其脉亦浮，其证胕肿，按之没指，不恶风，腹如鼓，不渴，当发其汗；正水其脉沉迟，其证为喘；石水其脉自沉，其证腹满不喘，当利其小便；黄汗其脉沉迟，其证发热，胸满，四肢头面肿，久不愈，必致痈脓。

《金鉴》：风水得之内有水气，外感风邪。风则从上肿，故面浮肿，骨节疼痛恶风，风在经表也，皮水得之内有水气，皮受湿邪。湿则从下肿，故胕浮肿，其腹如鼓，按之没指，水在皮里也。非风邪，故不恶风，因水湿故不渴也。其邪俱在外，故均脉浮，皆当从汗从散而解也。正水，水之在上病也；石水，水之在下病也。故在上则胸满自喘，在下则腹满不喘也。其邪俱在内，故均脉沉迟，皆当从下从温解也。黄汗者，汗出柏汁色也。其脉沉迟，脏内有寒饮；身发热者，经外有伏热、寒饮，故胸满，四肢头面浮肿；伏热若久不愈，故必致痈脓也。由此推之，可知黄汗是内饮外热，蒸郁于中，从土化而成也。以黄汗而列水病之门者，亦因水之为病而肿也。

程云来曰：风水与皮水相类属表，正水与石水相类属里。但风水恶风，皮水不恶风；正水自喘，石水不自喘为异耳！皆由肾不主五液，脾不能行水，致津液充郭，上下溢于皮肤，则水病生矣。黄汗者脉亦沉，虽与正水相似，但其汗粘衣，色正黄如柏汁为异耳！

《金匮辑义》：胕，程读为跗，误矣。徐云腑者浮也。近是。

脉浮而洪，浮则为风，洪则为气，风气相搏，风强则为瘾疹，身体为痒，痒者为泄风，久为痂癞；气强则为水，难以俯仰，身体洪肿，汗出乃愈。恶风则虚，此为风水；不恶风者，小便通利，上焦有寒，其口多涎，此为黄汗。

徐忠可曰：此段详风之所以成水，并与黄汗分别之因，谓脉得浮而洪，浮为风是矣，洪乃气之盛也，风气相搏，是风与气两不相下也。其有风稍强者，则风主其病，故侵于血为瘾疹，因火动则痒。然风稍得疏泄，故曰泄风。久则荣气并风而生虫，为痂癞疠风之属，不成水也。若气强则风为气所使，不得泄于皮肤，逆其邪乘阴分以致阴络受伤而为水。难以俯仰者，成水后肿胀之状也。风气无所不到，故身体洪肿。洪肿者，大肿也。汗出则风与气皆泻，故愈。恶风为风家本证，既汗而仍恶风，则当从虚而不当从风，故补注一句曰恶风则虚，而总结之曰：此为风水。谓水之成，虽由于气，而实原于风也。其有不恶风者，表无风也；小便通利者，非三阴结也；更口多涎，是水寒之气缠绵上焦也。此唯黄汗之病因汗出而伤水，则内入胸膈，故即别之曰：上焦有寒，其口多涎，此为黄汗。不脱前黄汗证中胸满之意也。

《金鉴》曰：泄风即今之风燥疮是也。

成无己注平脉法云：痂癞者，眉少发稀，身有干疮而腥臭。《内经》曰：脉风成疠。

寸口脉沉滑者，中有水气，面目肿大，有热，名曰风水。其人之目窠上微肿，如蚕新卧起状，其颈脉动，时时咳，按其手足上，陷而不起者，亦曰风水。

赵以德曰：《内经》云：脉沉曰水，脉滑曰风。面肿曰风，目肿如新卧起之状曰水。颈脉动，喘咳曰水。又肾风者，面胕庞然，少气时热。其有胕肿者，亦曰本于肾，名风水。皆出《内经》也。

徐忠可曰：此一段从风水中之变异者，而仍正其名以示别也。谓风水脉本浮，今沉滑，是中有水气相结，似属正水，然而面目肿大有热。高巅之上，唯风可到，风为阳邪，故热。是脉虽沉不得外风而言之，故仍正其名曰风水。若目窠微拥如蚕，而且颈脉动咳，此正水之征也。乃按手足上陷而不起，则随手而起者，水也，今不起，知非正水，而为气水矣。风气必相系，故亦正其名曰风水。

唐容川曰：浮主表，寸亦主表，沉滑见于寸部；即是水犯于表之诊，故亦断为风水。与浮洪、浮紧之断为风水，同一在表之义也。且浮脉但断为风，必兼洪紧，乃为风而兼水。沉滑亦当但断为水，因见于寸脉，乃水犯于表而兼风也。仲景文法细密如是，学者当玩焉。

太阳病，脉浮而紧，法当骨节疼痛，今反不痛，体重而酸，其人不渴，此为风水，汗出即愈。恶寒者，此为极虚发汗得之。

渴而不恶寒者，此为皮水。

身肿而冷，状如周痹，胸中窒，不能食，反聚痛，躁不得眠，此为黄汗。

痛在骨节，咳而喘，不渴者，此为正水。其状如肿，发汗则愈。

然诸病此者，若渴而下利，小便数者，皆不可发汗，但当利其小便。

徐忠可曰：此一段言风水中有类太阳脉而不出太阳证者，又有相似而实为皮水者，有相似而实为黄汗者，有相似而并非皮水、黄汗、实为正水者。如太阳病脉浮紧，在法当骨节疼痛，所以前叙风水亦曰外证骨节疼痛。此反不疼，又太阳病不重，今得太阳寒脉，身体反重而酸，却不渴，汗出即愈，明是风为水所柔，故不疼而重。风本有汗，乃因自汗而解，故正其名曰：此为风水。然既汗不宜恶寒，复恶寒，明是人为汗虚，故曰：此为极虚发汗得之。若前证更有渴而不恶寒者，渴似风水，然不恶寒则非风水矣！故又别之曰：此为皮水。但皮水身不热，故又注其的证曰：身肿而冷，状如周痹。周痹者，寒凝汁沫，排分肉而痛，通身皮肤受邪而不用，即前所谓外证胕肿，按之没指也。若前证更有胸中窒不能食，反聚痛，暮躁不得眠者，明是水入以伤心，致胸中受邪而窒，邪高妨食，又邪聚而痛，又心烦而暮躁不得眠，此惟黄汗证都在胸，故曰：此为黄汗。若前证之脉浮紧而骨节仍痛，且咳而喘，但不渴，则类于皮水，然而不甚胕肿。又非皮水，故曰：此为正水。乃肺主气，受邪而咳，其状如肿，实非肿也，此亦风之淫于肺者，故总曰发汗则愈，其证异而治宜同也。诸病此者四句，谓证虽不同似皆可发汗，然遇有渴者、下利者、小便数者，即为邪气内入，即非一汗所能愈，故曰：皆不可发汗。

尤在泾曰：或问前二条云风水外证骨节疼，此云骨节反不疼身体反重而酸；前条云皮水不渴，此云渴何也？曰：风与水合而成病，其流注关节者，则为骨节疼痛；其侵淫肌体者，则骨节不疼而身体酸重，由所伤之处不同故也。前所云皮水不渴者，非言皮水本不渴也；谓腹如鼓而不渴者，病方外盛，而未入里，犹可发其汗也；此所谓渴而不恶寒者，所以别于风水之不渴而恶风也。程氏曰，水气外留于皮，内薄于肺，故令人渴。是也。

《灵枢·周痹》：风寒湿气，客于外分肉之间，迫切而为沫，沫得寒则聚，聚则排分肉而分裂也，分裂则痛，痛则神归之，神归之则热。热则痛解，痛解则厥，厥则他痹发，发则如是……此内不在脏，而外发于皮，独居分肉之间，真气不能周，故命曰周痹。

心水为病，其身重而少气，不得卧，烦躁，阴肿。

魏念庭曰：仲景既明五水之专兼，又为明水气附于五脏，而另成一五水之证。盖水邪亦积聚之类也，切近于其处则伏留于是脏，即可以脏而名证。水附于心，则心水也。心经有水，四肢百骸皆可灌注，故身重；气为水邪所阻，故少气，水邪逼处，神魂不安，故不得卧；神明扰乱，故烦而躁；心与小肠表里，水邪随心气下注于小肠、膀胱，故其人阴肿。见此知心经有水，当于心经治之也。

徐忠可曰：阴肿即势肿也。

肝水为病，其腹大，不能自转侧，胁下痛，津液微生，小便续通。

魏念庭曰：肝水者，水附肝则肝水也。肝经有水，必存两胁，故腹大而胁下痛；少阳，阴阳往来之道路，有邪窒碍，故不能自转侧；肝有水，邪必上冲胸咽，故时时津液微生，口中有淡水之证也；及上升而下降，小便不利者又续通，此水邪随肝木往来，升降之气上下为患也。见此知肝经有水，当于肝脏治之也。

徐忠可曰：小便续通以肝主疏泄，此其独异于肺、脾、肾者也。

肺水为病，其身肿，小便难，时时鸭溏。

魏念庭曰：肺水者，水附于肺则肺水也。肺主气，气引水行亦能周身使之浮肿；肺不肃则气化壅，故小便难；小便难则清浊不分，故时便鸭溏。见此知为有水在肺，当于肺脏治之也。

赵以德曰：肺主皮毛，行荣卫，与大肠合。今有水病，则水充满皮肤。肺本通调水道，下输膀胱为尿溺，今既不通，水不得自小便出，反从其合，与糟粕混成鸭溏也。

脾水为病，其腹大，四肢苦重，津液不生，但苦少气，小便难。

魏念庭曰：脾水者，水附于脾则脾水也。脾专主腹。故腹大；脾主旋运，又主四肢，旋运不利故四肢苦重，津液不生；气不行于上下则阻碍不通，故上则苦少气，下则小便难。见此知有水在脾，当于脾脏治水也。

赵以德曰：脾与胃合，胃之贲门不化，则宗气虚而少气；胃之幽关不通，则水积而小便难。

肾水为病，其腹大，脐肿，腰痛，不得溺，阴下湿如牛鼻上汗，其足逆冷，面反瘦。

魏念庭曰：肾水者，水附于肾则肾水也。肾主少腹，水湿固洰，故腹大、脐肿、腰痛；腰以下俱肾主之也，水湿在下焦，膀胱之气反塞，故不惟小便难而且竟不得溺；阴寒下盛，故阴下湿如牛鼻上汗，冷而且黏，其足皆逆冷也；面乃阳之部位，下阴盛，上阳衰，故面必瘦。见此知水在肾，当于肾脏治水也。

程云来曰：夫肾为水脏，又被水邪，则上焦之气血随水性而下趋，故其人面反瘦，非若风水，里水之面目洪肿也。

诸有水者，腰以下肿，当利小便；腰以上肿，当发汗乃愈。

沈明宗曰：此以腰之上下分阴阳，即风皮正水之两大法门也。腰以下主阴，水亦属阴，以阴从阴，故正水势必从于下部先肿，即腰以下肿。然阳衰气郁，决渎无权，水逆横流，疏凿难缓，利小便则愈，经谓洁净府是也。腰以上主阳，而风寒袭于皮毛，阳气被郁，风皮二水势必起于上部先肿，即腰以上肿。当开其腠理，取汗通阳则愈，经谓开鬼门是也。

尤在泾曰：发汗利小便，因其势而利导之也。

寸口脉沉而迟，沉则为水，迟则为寒，寒水相搏，脾气衰则鹜溏，胃气衰则身肿，名曰水分。

赵以德曰：此条寸口沉为水、迟为寒者，非外入之邪，即脾胃冲脉二海之病。因水谷之阳不布则五阳虚竭，虚竭则生寒；下焦血海之阴不生化则阴内结，内结则生水，水寒相搏，十二经脉尽从所禀而变见于寸口也。脾与胃为表里，脾气衰则不能与胃行其津液，致清浊不分于里而为鹜溏。胃气衰则不能行气于三阳，致阳气不行于表，则身体分肉皆肿矣。

程云来曰：沉为水，迟为寒，水寒相搏则土败矣。是以脾衰则寒内著而为鹜溏；胃衰则水外溢而为身肿也。

《巢氏病源·水分候》：水分者，言肾气虚弱不能制水，令水气分散流布四肢，故云水分，但四肢皮肤虚肿，聂聂而动者，名水分也。

按：即后皮水，防己茯苓汤之证也。

少阳脉卑，少阴脉细，男子则小便不利；妇人则经水不利，名曰血分。

程云来曰：少阳者，三焦也。《内经》曰：三焦者，决渎之官，水道出焉。今少阳脉卑，则不能决渎矣，在男子则小便不利。少阴者，肾也。《中藏经》曰：肾者，女子以包血，以其与冲脉并行。今少阴脉细，则寒气客于胞门矣，在妇人则经水不通。经虽为血，其体则水，况水病而血不行，其血亦化为水，名曰血分。

《金鉴》：少阳右尺脉陷下，少阴左尺脉细小，亦因寒水太甚，命火受制，故男子水精不化，小便为之不利；女子血化为水，经水为之不通也。经血而曰经水者，以水为血之体也，女子以血为主，故曰血分。

《金匮辑义》：沈云：卑者即沉而弱，平脉法：荣气弱名曰卑。王宇泰云：荣主血为阴，如按之沉而无力，故谓之卑也。血分诸家无解。盖分，散也，血为水分散流布肢体也。

按：《金鉴》谓少阳三焦脉诊于右尺，少阴肾脉诊于左尺，本之《难经》也。

妇人经水，前断后病水者，名曰血分，此病难治；先病水，后经水断，名曰水分，此病易治，水去则经自下也。

魏念庭曰：血分经水前断，正气虚也；水分先病水，邪气盛也。邪气盛者祛邪可为，正气虚者养正不足，故治有难易。去水其经自下，因先病水致经断，此澄源以清其流也。

王肯堂曰：妇人血分病，大、小产后多有之。惟产前脚肿不同（产前脚肿名皱脚），产后皆败血所致，当于血上治之。

尤在泾曰：血分者，因血而病为水也；水分者，因水而病及血也。血病深而难通，故曰难治；水病浅而易行，故曰易治。

寸口脉沉而数，数则为出，沉则为入；出为阳实，入为阴结。趺阳脉微而弦，微则无胃气，弦则不得息。少阴脉沉而滑，沉则在里，滑则为实，沉滑相搏，血结胞门，其瘕不泻，经络不通，名曰血分。

魏念庭曰：寸口，肺脉也。肺主气，气行则血行，气滞则血亦滞。出入，作内外二字解。阳实，身形胀满也。阴结，血结胞门也。趺阳，胃脉也；胃多气多血，微则气血两虚，故无胃气。一呼一吸为息，不得息者，弦脉肝木侮土，胃气虚少不足以息，气不统血也。少阴肾脉也，肾藏精，精血同为一类。沉为在里，血结于内也；滑则为实，瘀血停留也。此血所由结而血分所由成也。（按：脐下三寸为关元穴，关元左二寸为胞门，右二寸为子户。瘕者，石瘕也。石瘕生于胞中，寒气客于子门，子门闭塞，气不得通，恶血不泻，血以留止，状如怀子，月事不以时下。皆生于女子，可导而下）

尤在泾曰：此合诊寸口、趺阳、少阴，而知气壅于阳、胃虚于中，而血结于阴也。出则为阳实者，肺被热而治不行也。弦则不得息者，胃受制而气不利也。夫血结在阴，惟阳可以通之；而胃虚受制，肺窒不行，更何恃而开其结，行其血耶？惟有凝聚壅闭，结成水病而已。故曰：血结胞门，其瘕不泻，经络不通，名曰血分。亦如上条所云也。

但上条之结为血气虚少而行之不利也；此条之结为阴阳壅郁而欲行不能也。仲景并列于此，以见血分之病虚实不同如此。

按：血分病虚者宜滑石乱发白鱼散、茯苓白术戎盐汤；实者宜大黄甘遂阿胶汤。

《本事续方》：治妇人经脉不通，即化黄水，水流四肢则遍身皆肿，名曰血分，其候与水肿相类。一等庸医不问源流，便作水疾治之，非唯无效，又恐丧命，此乃医杀之耳；宜用此方：人参、当归、瞿麦穗、大黄、桂枝、茯苓各半两，苦葶苈炒二分。上为细末，炼蜜丸如梧桐子大，每服十五丸，空心米饮下，渐加至三十丸，名无不效者。

问曰：病者苦水，面目身体皆肿，四肢亦肿，小便不利，脉之不言水，反言胸中痛，气上冲咽，状如炙肉，当微咳喘，审如师言，其脉何类？

师曰：寸口脉沉而紧，沉为水，紧为寒，沉紧相搏，结在关元，始时尚微，年盛不觉，阳衰之后，荣卫相干，阳损阴盛，结寒微动，肾气上冲，咽喉塞噎，胁下急痛。医以为留饮而大下之，沉紧不去，其病不除。复重吐之，胃家虚烦，咽燥欲饮水，小便不利，水谷不化，面目手足浮肿。又与葶苈下水，当时如小差，食饮过度，肿复如前，胸胁苦痛，象若奔豚，其水扬溢，则咳喘逆。当先攻其冲气令止，乃治其咳，咳止，喘自差。先治新病，水当在后。

徐忠可曰：此言正水之成，有真元太虚，因误治成水，又误治而变生新病，然当先治其新病者。谓水病至面目、身体、四肢皆肿，而小便不利，水势亦甚矣；乃病者似不苦水，反苦胸痛气冲，疑水病中所主有之变证，故问脉形何类。不知水气中原不得有此证，其先寸口脉必沉而紧，沉主有微水，紧主有积寒。但紧而沉是积寒挟微水搏结在关元。初时水与寒皆微，壮年气盛，邪不胜正，故不觉；阳衰则所伏之邪稍稍干于荣卫，阳日就损，阴日加盛，而所结之寒微动，能挟肾气上冲，不独相干已也。唯其挟肾，于是肾脉之直者，上贯膈入肺，中循喉咙挟舌本，其支者，从肺出、络心、注胸中，乃咽喉塞噎，胁下急痛。彼时温肾泻寒，病无不去；乃以为留饮而大下之，不治其本，病气不服，故相系不去。重复吐之，是诛伐无过，伤其中气矣，胃家乃虚而烦。吐伤上焦之阳而阴火乘之，故咽燥欲饮水，因而脾胃气衰，邪留血分，故小便不利，水谷不化。胃气不强，水气乘肺，面目手足浮肿。又以葶苈下水，虽非治本之剂，然标病既盛，先治其标，故亦能小差。小差者，肿退也。食饮不节而复肿，又加胸胁痛如奔豚，则肾邪大肆，且水气扬溢，咳且喘逆矣。然咳非病之本也，病本在肾，故曰当先攻其冲气令止，如痰饮门苓桂味甘汤是也。咳止，喘虽不治而自愈矣；此乃病根甚深不能骤除，故须先去暴病则原病可治，故曰先治新病，水当在后。要知冲气咳喘等，皆新病也。然关元结寒，则又为水病之本矣。

《医宗必读》：武林钱赏之酒色无度，秋初腹胀，冬杪遍体肿急，脐突背平，在法不治。用金匮肾气丸料大剂煎服，兼进理中汤，五日无效，勉用人参一两，生附子三钱，牛膝、茯苓各五钱，三日之间，小便解下约有四十余碗，腹有皱纹，约服人参四斤、附子一斤、姜桂各一斤余，半载而瘥。此水肿之虚者。

水之为病，其脉沉小者，属少阴，为石水；沉迟者，属少阴，为正水；浮而恶风者，为风水，属太阳；浮而不恶风者，为皮水，属太阳；虚肿者，属气分，发其汗即已。脉沉者，麻黄附子甘草汤主之；脉浮者，麻黄加术汤主之。

少阴，肾也，为水脏。太阳，膀胱也，为水腑。二者皆居下焦，相为表里。因命火衰微，气化不行，致下流壅塞而水邪泛滥，乘人表里上下正气之虚，袭于内外皮腠之间，停蓄不散，而为石水、正水、风水、皮水四者之病。此外，又有无水而虚肿者，乃属气分之病，与水病相似而不同，所谓风气相搏，气强则为水也。当发其汗，使停蓄之气由皮毛而外散，则肿自已。若脉沉者，知少阴之正气虚，宜麻黄附子甘草汤主之，而石水、正水亦可服也。若脉浮者，知太阳之邪气盛，宜麻黄加术汤主之，而风水、皮水亦可服也。

麻黄附子甘草汤方见少阴病

程云来曰：肾主水，少阴能聚水而生病，故脉沉小属少阴。而水之性本寒，非附子不足以逐其寒，非麻黄不足以散其水；佐甘草以益脾，令土能胜水也。

徐忠可曰：仲景于风水、皮水、里水兼出方，独所云石水不出方。此揭言水之为病，脉沉小者属少阴，后即承之曰：脉沉者，宜麻黄附子甘草汤。然则此方或即所谓石水之主方耶。

徐灵胎曰：发汗为治水要诀，此乃发肾水之汗也。

麻黄加术汤方见湿病

风水脉浮，身重，汗出恶风者，防己黄芪汤主之。

《金匮》：此承上条风水，详申其证，以明其治也。

程云来曰：风胜则脉浮，水胜则身肿。风水搏于皮肤之间，开其玄府，是以汗出而恶风也。《上经》曰：恶风则虚。此为风水，与黄芪、甘草以固表；防己以疗风水肿；白术以逐皮间风水结肿，为治风水表虚之剂。

徐忠可曰：首节论风水有骨节疼痛，此处出方反无骨节疼而有身重汗出何也！前为风字辨，与他水不同，故言骨节痛，谓正水、皮水、石水皆不能骨节疼也。然骨节疼痛，实非水之证也，故前推广风水，一曰风气相系，身体洪肿，一曰面目肿大有热；一曰目窠微肿，颈脉动咳，按手足上陷而不起；一曰骨节反不疼，身体反重而酸，不渴，汗出。总不若身重为确，而合之脉浮汗出、恶风，其为风水无疑。前所推广之证，式兼或不兼，正听人自消息耳。

尤在泾曰：此条义详湿病篇。虽有风水、风湿之异，然而水与湿非二也。

防己黄芪汤方见湿病

风水恶风，一身悉肿，脉浮不渴，续自汗出，无大热者，越婢汤主之。

徐忠可曰：前证身重则湿多，此独一身悉肿，则风多气强矣。风为阳邪，脉浮为热；又汗非骤出，续自汗出，若有气蒸之者。然又外无大热，则外表少而内热多，故以越婢汤主之。麻黄发其阳，石膏清其热，甘草和其中，姜枣以通荣卫而宣阳气也。此方剂独重，盖比前风多气多，则热多，且属急风，故欲一剂铲之。

尤在泾曰：脉浮不渴句，或作脉浮而渴，渴者，热之内炽；汗为热逼，与表虚出汗不同。故得以石膏清热，麻黄散肿，而无事兼固其表邪。

魏念庭曰：此在表则风寒杂合，而在里则湿热杂合之证也。主之以越婢汤，方中无治水之药者，散邪清热，补中益胃无非治水也。外感寒、内伤水之风水证，亦此法治之。

越婢汤方

麻黄六两　石膏半斤　甘草二两　生姜三两　大枣十五枚

上五味，以水六升，先煮麻黄去上沫，内诸药，煮取三升，分温三服。

《证治大还》：越婢汤治脉浮在表，及腰以上肿，宜此发汗，兼治勇而劳甚肾汗出，汗出遇风，内不得入脏腑，外不得越皮肤，客于玄府，行于皮里，俱为胕肿，本之于肾，名曰风水。其证恶风，一身悉肿，脉浮不渴，续自汗出。风水证少气时热，从肩背上至头汗出，苦渴，小便黄，目下肿，腹中鸣，身肿难行，正卧则咳，烦而不能食。

皮水，四肢肿，水气在皮肤中，四肢聂聂动者，防己茯苓汤主之。

《金鉴》曰：此承皮水，互详其证，以明其治也。

沈明宗曰：此邪在皮肤而肿也。风入于卫，阳气虚滞，则四肢肿。经谓结阳者肿四肢，即皮水也。皮毛受风，气虚而肿，所谓水气在皮肤中，邪正相搏，风虚内鼓，故四肢聂聂而动，是因表虚也。盖三焦之气，同入膀胱，而行决渎，今水不行，则当使小便利而病得除。故防己、茯苓除湿而利水；以黄芪补卫而实表，表实则邪不能客；甘草安土而制水邪；桂枝以和荣卫，又行阳化气而实四末，俾风以外出，水从内泄矣。

防己茯苓汤方

防己三两　黄芪三两　桂枝三两　茯苓六两　甘草二两（炙）

上五味，以水六升，煮取三升，分温三服。

程云来曰：《本草》云：通可以去滞。防己之属是也。以防己能利九窍、血脉、关节，故以为君；桂枝能通血脉发汗，故以为臣；肺合皮毛，皮有水则气耗于外，故用黄芪、甘草益气以为佐，茯苓淡渗以为使。

《汉药神效方》：一男子头并两手振掉不已，得此已二三年，腹中和，饮食如故。是即仲师所谓四肢聂聂之类，投以防己茯苓汤而愈。

王晋三曰：余治太阳腰髀痛，备用此方，如鼓之应桴。

厥而皮水者，蒲灰散主之。此节依《金匮要略》补

赵以德曰：厥者逆也。由少阴经肾气逆上入肺，肺与皮毛合，故逆气溢出经络，经络之血泣与肾气合化而为水。充满于皮肤，故曰皮水。用蒲黄消经络之滞，利小便为君；滑石开窍通水道以佐之。小便利则下行，逆气降，与首章皮水二条有气血虚实之不同。只此可见仲景随机应用之治矣。

程云来曰：皮水在皮肤中，厥则水气浸淫于里，故用蒲灰散以利小便。

蒲灰散方

蒲灰七分　滑石三分

上二味，杵为散，饮服方寸匕，日三服。

《楼氏纲目》：蒲灰即蒲黄粉。

按：皮水主之以蒲灰散者，即所谓腰以下肿当利小便之法也。厥谓水邪上逆而蔽其阳，故用以决其下流之壅塞，则滔天之祸可免也。

《济阳纲目》蒲黄汤：《内经》曰：大怒则形气绝，而血菀于上，使人薄厥。宜此方主之：蒲黄一两炒黄色，左用清酒十爵沃之，温服愈。

里水，一身面目黄肿，其脉沉，小便不利，甘草麻黄汤主之；越婢加术汤亦主之。

赵以德曰：《内经》三阴结谓之水。三阴乃脾、肺、少阴肾也。盖胃为五脏六腑之海，十二经皆受气焉。脾为之行津液者，脏腑经络必因脾乃得禀水谷气。今脾之阴不与胃之阳和，则阴气结伏，津液凝聚不行而关门闭矣。关闭则小便不利，不利则水积，积则溢面目一身。水从脾气所结不与胃和，遂从土色发黄肿。结自三阴，故曰里水，其脉沉也。

魏念庭曰：里水者，即正水也。腹里有水，一身面色尽黄，皮肿；诊之脉沉，水积于中而形著于外矣；其人小便应不利，盖利则不致病水。今既里有水而漫无出路，所以为水病，用甘草麻黄汤益中气、散风湿也。为水气在内。无热可挟，而风寒之亦郁于表者出治也。夫正水原无发汗之治，所以用越婢加术汤者，以正水而脉沉为正水正病，一身面目黄肿为正水而兼风水之兼病也。

甘草麻黄汤方

甘草二两　麻黄四两

上二味，以水五升，先煮麻黄去上沫，内甘草，煮取三升，去滓，温服一升，覆令汗出，不汗再服。

尤在泾曰：甘草麻黄亦内助土气，外行水气之法也。麻黄能上宣肺气，下伐肾邪；外发皮毛之汗，内祛脏腑之湿，故仲景于水饮病用之为主药。

《肘后方》：治卒乏气，气不复报，肩息方。（即本方）

《千金方》：有人患气虚损，久不瘥，遂成水肿，如此者众。诸皮中浮，水攻面目、身体，以腰以上肿，皆以此汤发汗悉愈方。（即本方）

《千金翼方》：麻黄汤主风湿水疾，身体面目肿，不仁而重方。（即本方）

《医垒元戎》：寒客皮肤，令人肤胀，麻黄甘草汤主之。

越婢加术汤方

即越婢汤加白术四两，煎服法同。

按：仲景用越婢加半夏汤治肺胀，则知此方为治正水之主方也。加半夏者，以水饮聚于胃，关于肺，降胃逆所以治本也；加白术者，水气郁于脾、渍于肺，除脾湿亦以治本也。

《巢氏病源》妇人脚气候：若风盛者，宜作越婢汤加术四两。

问曰：**黄汗之为病，身体肿若重，汗出而发热，口渴，状如风水，汗粘衣，色正黄如柏汁，脉自沉，从何得之？师曰：以汗出入水中浴，水从汗孔入得之，宜黄芪芍药桂枝汤。**

《金鉴》曰：此承黄汗互详其证，以明其治也。黄汗属湿，故身体肿；属风，故发热、汗出而渴。状如风水，谓面目浮肿也。汗粘衣，色正黄如柏汁，谓汗出黏黄也。脉自沉者，谓从水得之也。究其得之之由，以汗出入冷水中浴，则悽怜之寒内入，遏郁汗液于肌腠，以土蒸化而出，故色黄也。宜黄芪、桂枝解肌邪以固卫气；芍药、苦酒止汗液以摄荣气。荣卫调和，其病已矣。

尤在泾曰：黄汗之病与风水相似。但风水脉浮而黄汗脉沉；风水恶风，黄汗不恶风为异。其汗粘衣，色正黄如柏汁，则黄汗之所独也。风水为风气外合水气；黄汗为水气内遏热气，热被水遏，水与热得，交蒸互郁，汗液则黄。前条云小便通利，上焦有寒，其口多涎，此为黄汗；又云身肿而冷，状如周痹；此云黄汗之病，身体肿，发热汗出而渴；后又云剧者不能食，身疼重，小便不利。何前后之不侔也？岂新久微甚之辨欤！夫病邪初受其未郁为热者，则身冷，小便利，口多涎；其郁久而热甚者，则身热而渴，小便不利，亦自然之道也。

魏念庭曰：黄汗者，汗出之色黄而身不黄，与发黄之证不同也。

黄芪芍药桂枝汤方

黄芪五两　芍药三两　桂枝三两

上三味，以苦酒一升，水七升，相合煮取三升，去滓，温服一升，当心烦，服至六七日乃解。若心烦不止者，苦酒阻故也，从美酒醯易之。

魏念庭曰：黄汗之证，专在血分，故汗出之色黄而身不黄，与发黄之证不同也，更与风水、皮水、风寒外感之气分大不同也。仲景主之以芪芍桂酒汤，用黄芪补气固表；芍药、苦酒治在血分；引桂枝入荣驱其水湿之邪。一方而专血分，兼表里，其义备矣。服后心烦，仍服勿疑，以苦酒湿热，未免与湿邪相阻，然非此无以入血分而驱邪，所谓从治之法也。至六七日湿邪渐除，苦酒之湿无所阻而心烦自止矣，此又用方之神理也。古人称醋曰苦酒，美酒醯即人家家制社醋是也。

《药征》：美酒醯者，盖以美酒所造之醋矣。

黄汗之病，两胫自冷；假令发热，此属历节。食已汗出，暮盗汗，此荣气热也。若汗出已反发热者，久久身必甲错；若发热不止者，久久必生恶疮；若身重，汗出已，辄轻者，久久身必瞤，瞤即胸痛。又从腰以上汗出，以下无汗，腰髋弛痛，如有物在皮中状，剧则不能食，身疼重，烦躁，小便不利，此为黄汗。桂枝加黄芪汤主之。

尤在泾曰：两胫自冷者，阳被郁而不下通也。黄汗本发热，此云假冷发热，便为历节者，谓胫热非谓身热也。盖历节、黄汗病形相似，而历节一身尽热，黄汗则身热而胫冷。食已汗出，又身尝暮卧盗汗出者，荣中之热因气之动而外浮，或乘阳之间而潜出也。然黄汗郁证也，汗出则有外达之机，若汗出已反发热者，是热与汗俱出于外，久而肌肤甲错，或生恶疮，所谓自内之外而盛于外也。若汗出已身重辄轻者，是湿与汗俱出也。然湿虽出而阳亦伤，久必身𫫇而胸中痛。若从腰以上汗出下无汗者，是阳上通而不下通也，故腰髋弛痛，如有物在皮中状。其病之剧而未经得汗者，则窒于胸中而不能食，壅于肉理而身体重，郁于心而烦燥，闭于下而小便通利也。此其进退微甚之机不同如此，而要皆水气伤心之所致，故曰此为黄汗。桂枝黄芪亦行阳散邪之法，而尤顿饮热稀粥取汗，以发交郁之邪也。

桂枝加黄芪汤方 见阳明病

陈灵石曰：黄本于郁热，得汗不能透彻，则郁热不能外达。桂枝汤虽调和荣卫，啜粥可令作汗；然恐其力量不及，故又加黄芪以助之。黄芪善走皮肤，故前方得苦酒之酸而能收，此方得姜、桂之辛而能发也。前方止汗是治黄汗之正病法，此方令微汗，是治黄汗之变证法。

寸口脉沉而弱，沉即主骨，弱即主筋，沉即为肾，弱即为肝。汗出入水中，如水伤心。历节痛，黄汗出，故曰历节。

程云来曰：《圣济总录》曰：历节风者，由血气衰弱为风寒所侵，血气凝涩不得流通，关节诸筋无以滋养，真邪相搏，所历之节悉皆疼痛，或昼静夜发，痛彻骨髓，谓之历节风也。节之交三百六十五、十二筋皆结于骨节之间，筋骨为肝肾所主，今肝肾并虚则脉沉弱；风邪乘虚淫于骨节之间，致腠理疏而汗易出；汗者心之液，汗出而入水浴则水气伤心，又从流于关节交会之处，风与湿相搏，故令历节黄汗而疼痛也。

尤在泾曰：此为肝肾先虚而心阳复郁，为历节黄汗之本也。心气化液为汗，汗出入水中，水寒之气从汗孔侵入心脏，外水内火，郁为湿热，汗液则黄；侵淫筋骨，历节乃痛。历节者，遇节皆痛也。盖非肝肾先虚，则虽得水气，未必便入筋骨；非水湿内侵，则肝肾虽虚未必便成历节。仲景欲举其标而先究其本。以为历节多从虚得之也。前云黄汗之病以汗出入水中浴，水从汗孔入得之，合观二条，知历节、黄汗为同源异流之病。其瘀郁上焦者则为黄汗，其并伤筋骨者则为历节也。

《千金方》：历节风著人，久不治者令人骨节蹉跌，变成癫病，不可不知。此是风之毒害者也。

味酸则伤筋，筋伤则缓，名曰泄。咸则伤骨，骨伤则痿，名曰枯。枯泄相搏，名曰断泄。荣气不通，卫气独行，荣卫俱微，三焦无御，四属断绝，身体羸瘦，独足肿大，黄汗出，两胫热，便为历节。

魏念庭曰：历节风病固为筋骨间之邪矣。然其病又有得之嗜味，病从口入于先，然后风从之也。饮食大欲，过嗜则伤，五味皆然。而就筋骨言之，则味酸伤筋也，酸能收阴而敛血，血常敛则筋常弛而无力，故缓，名之曰泄，泄者血亡也。咸能软坚而下气，气常下则骨常弱而不强，故痿，名之曰枯，枯者精败也。血亡则阴虚而热生，精败则阳虚而风入，风与热相煽，即枯与泄相搏也，名曰断泄。阳败风入则正气断，阴亡热生则正血泄，就其阴阳气血疏纵柔弱处形容病情也。再推之于荣卫，血既亡则荣气必不通，荣不通则卫必不独行，荣气涩滞于脉内，卫气疏散于脉外，则在表之气两微矣！三焦在内，更何所借以为藩篱，此四属荣卫之气断绝，而股肱手足置若身外之物。若或身体羸瘦，独足肿大，兼黄汗出，胫发热，便为历节也。

徐忠可曰：历节与黄汗最难辨，观仲景两言假令发热，便为历节，似历节有热而黄汗无热；然仲景叙黄汗，又每日身热，则知黄汗亦可有热，总无不热之历节耳！若黄汗由汗出，入水中浴，历节亦有由汗出入水，而水伤心，故黄汗汗黄，历节或亦汗黄，则知历节之汗亦有不黄，总无汗不黄之黄汗耳！若历节言肢节痛，言疼痛如掣，黄汗不言疼痛，则知肢节痛历节所独也。黄汗重在肿，历节重在痛。但黄汗之肿及头面，而历节独在足；历节之痛遍关节，而黄汗之痛或单在胸。若黄汗言渴、言四肢头面肿。言上焦有寒其口多涎、言胸中窒、不能食，反聚痛、暮躁不得眠，而历节但有足肿、黄汗，则知以上证皆黄汗所独也。若是者何也？黄汗、历节皆是湿郁成热，逡巡不已，但历节之湿即流关节，黄汗之湿邪聚膈间，故黄汗无肢节痛，而历节无上焦证也。

少阴脉浮而弱，弱则血不足，浮则为风，风血相搏，即疼痛如掣。

按：湘古本列此节于少阴病，宜桂枝汤加当归主之。

程云来曰：少阴，肾脉也，诊在太谿。若脉浮而弱，弱则血虚，虚则邪从之，故令浮弱。风血相搏则邪正交争于筋骨之间，则疼痛如掣。

徐忠可曰：疼痛如掣，有似抽掣也。

李珥臣曰：风在血中，则慓悍劲切，无所不至，为风血相搏。盖血主荣养筋骨者也，若风以燥之，则血愈耗而筋骨失其所养，故疼痛如掣。昔人云：治风先养血，血生风自灭。此其治也。

肥盛之人脉涩小，短气，自汗出，历节疼不可屈伸，此皆饮酒汗出当风所致也。

黄坤载曰：肥盛之人荣卫本盛旺，忽然脉涩小，短气自汗，历节疼痛不可屈伸，此皆饮酒汗出当风，感袭皮毛所致。风性疏泄，故自汗出；风泄而卫闭，故脉涩小；经脉闭塞，肺气不得下达，故气道短促。《素问》饮酒中风邪则为漏风，以酒行经络，血蒸汗出，盖以风邪疏泄，自汗常流是为漏风。汗孔不合，水湿易入，此历节伤痛之根也。

尤在泾曰：缘酒客湿本内积，而汗出当风则湿复外郁，内外相召，流入关节，故历节痛不可屈伸也。合三条观之；汗出入水者，热为湿郁也；风血相搏者，血为风动也；饮酒汗当风者，风湿相合。历节病因有是三者不同，其为从虚所得则一也。

诸肢节疼痛，身体羸瘦，脚肿如脱，头眩短气，温温欲吐者，桂枝芍药知母甘草汤主之。

尤在泾曰：诸肢节疼痛，即历节也；身体羸瘦，脚肿如脱，形气不足而湿热下甚也；头眩短气，温温欲吐，湿热且从下而上冲矣，与脚气冲心之候颇同。桂枝、麻黄、防风散湿于表；芍药、知母、甘草除热于中；白术、附子驱湿于下；而用生姜最多，以止呕降逆。为湿热外伤肢节，而复上冲心胃之治法也。

《金匮辑义》：历节即痹论所谓行痹、痛痹之类，后世呼为痛风。

桂枝芍药知母甘草汤方

桂枝三两　芍药三两　知母二两　甘草二两

上四味，以水六升，煮取四升，去滓，温服一升，日三服。

按：本方只四味，《金匮要略》此方共九味，前人历用有效，谨附列后。

桂枝芍药知母汤方

桂枝四两　芍药三两　甘草二两　麻黄二两　生姜五两　白术五两　知母四两　附子二枚炮　防风四两

上九味，以水一斗，煮取二升，温服七合，日三服。《金匮要略》作"以水七升"，今依《千金方》《外台秘要》改正

徐忠可曰：桂枝行阳，知、芍养阴，方中药品颇多，独挈此三味以名方者，以此证阴阳俱痹也。又云：欲制其寒，则上之郁热已甚；欲治其热，则下之肝肾已痹，故桂、芍、知、附寒热辛苦并用而各当也。

病历节疼痛，不可屈伸，脉沉弱者，乌头麻黄黄芪芍药甘草汤主之。

沈明宗曰：此寒湿历节之方也。经谓风寒湿三气合而为痹，此风少寒湿居多，痹于筋脉、关节、肌肉之间，以故疼痛不可屈伸，即寒气胜者为痛痹是也。所以麻黄通

阳出汗散邪而开闭着；乌头驱寒而燥风湿；芍药收阴之正；以蜜润燥，兼制乌头之毒；黄芪、甘草故表培中，使痹着开而病自愈。谓治脚气疼痛，亦风寒湿邪所致也。

乌头麻黄黄芪芍药甘草汤方

乌头五枚切　麻黄三两　黄芪三两　芍药三两　甘草三两

上五味，先以蜜二升煮乌头，取一升，去滓；别以水三升煮四味，取一升，去滓，内蜜，再煮一二沸，服七合，不知尽服之。

尤在泾曰：此治寒湿历节之正法也。寒湿之邪，非麻黄、乌头不能去，而病在筋节，又非如皮毛之邪可一汗而散者。故以黄芪之补、白芍之收、甘草之缓，牵制二物，俾得深入而去留邪，如卫瑾监钟邓入蜀，使其成功而不及于乱，乃制方之要妙也。

徐灵胎曰：其煎法精妙可师。风寒入节，非此不能通达阳气。

病历节疼痛，两足肿，大、小便不利，脉沉紧者，甘草麻黄汤主之；脉沉而细数者，越婢加术汤主之。

按：此节之历节证两足肿大，与前里水面目黄肿，其肿虽有上下之殊，而治法相同者，以皆脉沉而小便不利也。论云脉得诸沉，当责有水，沉紧者，湿寒之邪，宜甘草麻黄汤；沉而细数者，湿热之邪，宜越婢加术汤。

《千金方》：越婢汤治风痹脚弱方；于本方中加白术四两，大附子一枚。

病如伤寒证，先发热恶寒，肢疼痛，独足肿大者，此非历节，名曰脚气，于寒湿中求之。若胫不肿而重弱者，湿热也，当责其虚。或痹，或痛，或挛急，或缓纵，以意消息调之。依涪古本补

孙思邈曰：夫人有五脏，心肺二脏经络所起在手十指，肝肾与脾三脏经络所起在足十趾。夫风毒之气皆起于地，地之寒暑风湿皆作蒸气。足常履之，所以风毒之中人也，必先中脚，久而不瘥，遍及四肢、腹背、头项也。微时不觉，痼滞乃知，经云次传、间传是也，夫脚气之病，先起岭南，稍来江东，得之无渐，或微觉痛痹，或两胫肿满，或行起涩弱，或上入腹不仁，或时冷热，小便秘涩，喘息，气冲喉，气急欲死，食呕不下，气上逆者，皆其候也。

病脚气，疼痛不可屈伸者，乌头汤主之；服汤已，其气冲心者，复与矾石汤浸之。此节依涪古本及《金匮要略》补。乌头汤即乌头麻黄黄芪芍药甘草汤

陈修园曰：脚气疼痛不可屈伸，以乌头汤主之。至于冲心，是肾水挟脚气以凌心，而矾能却水兼能护心，所以为妙。

魏念庭曰：药性矾石善收湿，能解毒，澄清降浊。

矾石汤方

矾石二两

上一味。以浆水一斗五升，煎三五沸，浸脚良。

前云脚肿如脱，又云独足肿大，俱可以此汤浸脚从外治之。煎用浆水者，俾内湿得消而外水不入也。

病脚气上冲，少腹不仁者，八味肾气丸主之。若上气喘急者危；加呕吐者死。此节依涪古本补，《金匮要略》附方引崔氏八味丸，即肾气丸。方见虚劳

尤在泾曰：肾之脉起于足而入于腹，肾气不治，湿寒之气随经上入，聚于少腹为之不仁，是非驱湿散寒之所可治者，须以肾气丸补肾中之气，以为生阳化湿之用也。

徐灵胎曰：此方治脚气，乃驱邪水以益正水之方也。又曰：此方专治小便，去水而阴不伤，扶阳而火不升。

徐忠可曰：历节病源与脚气相通，故前治历节乌头方兼治脚气，此方主治脚气可与历节相参。谓历节之因，概多足肿胫冷，是病在下焦，下焦属阴，阴虚而邪乘之正未可知。但脚气上人少腹不仁，以八味丸为主，盖脚气不必兼风，行阳去湿，治正相类。

师曰：寸口脉迟而涩，迟则为寒，涩为血不足。趺阳脉微而迟，微则为气，迟则为寒。胃气不足，则手足逆冷；荣卫不利，则腹满肠鸣相遂；气转膀胱，荣卫俱劳；阳气不通即身冷，阴气不通即骨疼；阳前通则恶寒，阴前通则痹不仁：阴阳相得，其气乃行，大气一转，寒气乃散；实则矢气，虚则遗溺，名曰气分。

赵以德曰：人之血气荣卫皆主于谷，谷入于胃，化为精微。脾与胃以膜相连主四肢，脾输谷气于三阴，胃输谷气于三阳，六经皆起于手足，故内外悉借谷气温养之也。寸口以候荣卫，趺阳以候脾胃，脾胃之脉虚寒，则手足不得禀水谷气，故逆冷也。手足逆冷则荣卫之运行于阴阳六经者皆不利，荣卫不利则逆冷之气入积于中而不泻，不泻则内之温气去，寒独留，寒独留则宗气不行而腹满。脾之募在季胁章门，寒气入于募。正当少阳经脉所过，且少阳为枢，主十二宫行气之使，少阳之府三焦也，既不得行升发之气于三焦以化荣卫，必引留募之寒相逐于三焦之下输。下输，属膀胱也。当其时卫微荣衰，卫气不得行其阳于表，即身冷；荣气不得行其阴于里，即骨痛。阳虽暂得前通，身冷不能即温，斯恶寒也。阴既前通，痛应少愈，然荣气未与卫之阳合，孤阴独至，故痹而不仁。必从膻中气海之宗气通转，然后阴阳和，荣卫布，邪气乃从下焦而散也。下焦者，决渎之官，水道出焉，前后二窍皆属之。前窍属阳，后窍属阴，阳道实则前窍固，邪从后窍失气而出；阳道虚则从窍遗尿而去矣。为大气一转而邪散，故曰气分。

《金鉴》曰：此气血俱虚，寒气内客之气胀，故曰气分。

尤在泾曰：气分者，谓寒气乘阳之虚而病于气也。

陈修园曰：水与气虽分有形无形，而其源则非二也；肿与胀虽分在外在内，而其病则相因也。腹胀而四肢不肿，名曰单鼓胀。《内经》明胀病之旨而无其治，仲景于此

节虽未明言胀病单鼓，而所以致此之由、所以治此之法，无不包括其中。下节两出其方，一主一宾，略露出鼓胀之机倪，令人寻绎其旨于言外。

徐灵胎曰：气分非水病，但此病无所附，因血分而类及之也。

气分，心下坚，大如盘，边如旋杯，桂枝麻黄生姜大枣细辛附子汤主之。

徐忠可曰：此言气分病而大气不转，心下坚，大如盘者。盖心下属胃口之上，宜责上焦，然肾为胃关，假使肾家之龙火无亏，则客邪焉能凝结胃上，而坚且大耶！边如旋杯，乃形容坚结而气不得通，状如此也。惟真火不足，君火又亏，故上不能降，下不能升，所以药既用桂、甘、姜、枣以和其上，而复用麻黄，附子、细辛少阳剂以治其下，庶上下交通而病愈。所谓大气一转，其气乃散也

尤在泾曰：气分，即寒气乘阳之虚而结于气者。心下坚，大如盘，边如旋杯，其势亦已甚矣。然不直攻其气，而以辛、甘、温药行阳以化气，视后人之袭用枳、朴、香、砂者，工拙悬殊矣。

桂枝甘草麻黄生姜大枣细辛附子汤方

桂枝三两　甘草二两（炙）　麻黄二两　生姜三两（切）　大枣十二枚　细辛三两　附子一枚（炮）

上七味，以水七升，先煮麻黄去沫，内诸药，煮取三升，分温三服，汗出即愈。

邹润庵曰：桂甘姜枣麻辛附子汤所治之气分。在内者曰心下坚，大如盘，边如旋杯；其在外者曰手足逆冷，腹满肠鸣，身冷骨痛。其脉在寸口曰迟涩，在跌阳微迟，则其寒为与胸腹之津液相搏矣。是病也，上则心阳不纾，下则肾阳难达。是故桂枝汤畅心阳之剂也，麻黄附子细辛汤鼓肾阳之剂也，二方诸味分数无异，惟细辛则多用一两。夫补上治上制以缓，补下治下制以急，则此汤其治在下可知矣！且肾主分布五液于五脏，寒邪之依津液者虽在上在下不同，然其本莫不根于肾，细辛本入肾，能提散依附津液之邪，安得不重之耶。

《总病论》：夫邪逆阴阳之气，非汗不能全其天真。《素问》云：辛甘发散为阳。谓桂枝、甘草、细辛、姜、枣、附子之类能复阳气也。

水饮，心下坚，大如盘，边如旋杯，枳实白术汤主之。

赵以德曰：心下，胃上脘也。胃气弱则所饮之水入而不消，痞结而坚。必强其胃，乃可消痞。白术健脾强胃，枳实善消心下痞，逐停水、散滞血。

尤在泾曰：证与上同曰水饮者，所以别于气分也。气无形，以辛甘散之；水有形，以苦泄之也。

枳实白术汤方

枳实七枚　白术二两

上二味，以水五升，煮取三升，去滓，分温三服。

张路玉曰：枳术二味开其痰结，健其脾胃，而阳分之邪解之自易易耳；人但知枳实太过而用白术和之，不知痰饮所积，皆由脾不健运之故，苟非白术豁痰利水，则徒用枳实无益耳。

《全生指迷方》：若心下盘旋，欲吐不吐，由饮癖停留不散，枳术汤主之。

小便不利，其人有水气，若渴者，栝蒌瞿麦薯蓣丸主之。

《金鉴》曰：小便不利，水畜于膀胱也；其人苦渴，水不化气生津液也。

尤在泾曰：此下焦阳弱气冷，而水气不行之证，故以附子益阳气，茯苓、瞿麦行水气。观方后云：腹中温为知，可以推矣。其人苦渴，则是水气偏结于下，而燥火独聚于上。夫上浮之焰，非滋不熄；下积之寒，非暖不消；而寒润辛温，并行不悖，此方为良法也。

栝蒌瞿麦薯蓣丸方

栝蒌根二两　瞿麦一两　薯蓣三两　附子一枚（炮）　茯苓三两

上五味，末之，炼蜜为丸，如梧子大，饮服二丸，日三服；不知，可增至七八丸，以小便利、腹中温为知。

程云来曰：薯蓣、栝蒌润剂也，用以止渴生津；茯苓、瞿麦利剂也，用以渗泄水气。膀胱者，州都之官，津液藏焉，气化则能出矣。佐附子之纯阳，则水气宣行而小便自利，亦肾气丸之变制也。

沈明宗曰：本经肿论腰以下肿者当利其小便，而不见其方，观此方后云小便利、腹中温为知，似乎在水肿、腹冷、小便不利之方。

小便不利，其人有水气，在血分者，滑石乱发白鱼散主之；茯苓白术戎盐汤亦主之。

赵以德曰：小便不利，为膀胱气不化也。气不化，由阴阳不和。阴阳有上下，下焦之阴阳，肝为阳，肾为阴；肾亦有阴阳，左为阳，右为阴；膀胱亦有阴阳，气为阳，血为阴。一有不和，气即不化。自三分观之，悉为膀胱血病涩滞，致气不化而小便不利也。滑石乱发白鱼者，滑石《本草》谓其利小便，消瘀血；发乃血之余，能消瘀血、通关便，《本草》治妇人小便不利，又治妇人无故溺血；白鱼去水气，理血脉，可见皆血剂也。茯苓戎盐者，即北海盐，膀胱乃水之海，以气相从，故咸味润下。佐茯苓利小便，然盐亦走血，白术亦利腰脐间血，故亦治血也。

滑石乱发白鱼散方

滑石　乱发（烧）　白鱼各等分

上三味，杵为散，饮服方寸匕，日三服。

《金匮辑义》：《尔雅》：蟫，白鱼。《本经》：衣鱼一名白鱼，主妇人疝瘕，小便不利。《南齐书》：明帝寝疾甚久，敕台省府署文簿求白鱼以为治，是也。

《金鉴》曰：滑石、白鱼利水药也，然必是水郁于血分，故主是方也。

《张氏医通》：滑石白鱼散治消渴，小便不利，小腹胀痛有瘀血。（即本方）

按：此方及下方，盖仲景为前水分、血分之治出其方也。

茯苓白术戎盐汤方

茯苓半斤　白术二两　戎盐弹丸大二枚

上三味，先以水一斗煮二味，取三升，去滓，内戎盐，更上微火一二沸化之，分温三服。

《金鉴》曰：茯苓淡渗，白术燥湿，戎盐润下，必是水湿郁于下也。盐为渴者之大戒，观用戎盐，则不渴可知也。

《张氏医通》：茯苓戎盐汤治胞中精枯血滞，小便不利。（即本方）

卷十五

辨瘀血下血疮痈病脉证并治

病人胸满，唇痿舌青，口燥，但欲漱水不欲咽，无寒热，脉微大来迟，腹不满，其人言我满，为有瘀血。

赵以德曰：是证瘀血，何邪致之耶？《内经》有堕坠恶血留内，腹中满胀不得前后；又谓大怒则血菀于上。是知内外诸邪，凡有所搏积而不行者，即为瘀血也。唇者脾之外候，舌者心之苗；脾脉散舌下，胃脉环口旁；心主血，脾养血，积则津液不布，是以唇痿舌青也。口燥但欲嗽水不欲咽者，热不在内，故但欲漱以润其燥耳。脉大为热，迟为寒，今无寒热之病而微大者，乃气并于上，故胸满也。迟者血积膈下也，积在阴经之隧道，不似气积于阳之肓膜，然阳道显，阴道隐，气在肓膜者则壅胀显于外，血积隧道闭塞而已，故腹不满。因闭塞自觉其满，所以知瘀血使然也。

魏念庭曰：唇痿者，色白而不泽也。

《药征》：按诊血证，其法有三焉：一曰少腹硬满而小便利者，此为有血，而不利者，为无血也；二曰病人不腹满而言腹满也；三曰病人喜忘，屎虽硬，大便反易，其色必黑，此为有血也。仲景诊血证之法，不外于兹矣。

病人如有热状，烦满，口干燥而渴，其脉反无热，此为阴伏，是瘀血也，当下之，宜下瘀血汤。

赵以德曰：血阴也，配于阳，神得之以安，气得之以和，咽得之以润，经脉得之以行，身形之中不可须臾离也。今因血积，神无以养则烦，气无以和则满，口无以润则燥，脾胃无以泽则渴，是皆阳生所配，荣卫不行，津液不化，而为是病也。非阳之自强而生热者，故曰如热状。

尤在泾曰：如有热状，即下所谓烦满，口干燥而渴也。脉无热，不数大也，有热证而无热脉，知为血瘀不流，不能充泽所致，故曰此为阴伏。阴伏者，阴邪结而伏于内也，故曰当下。

徐忠可曰：仲景论妇人有瘀血。以其证唇口干燥故知之，则此所谓唇痿口燥，即口干燥，足证瘀血无疑矣。然前一证言漱水不欲咽，后一证又言渴，可知瘀血证不甚则但漱水，甚则亦有渴者，盖瘀久而热郁也。

下瘀血汤方

大黄三两　桃仁二十枚　䗪虫二十枚（去足）

上三味，末之，炼蜜和丸，以酒一升，水一升，煮取八合，顿服之，血下如豚肝愈。

尤在泾曰：大黄、桃仁、䗪虫下血之力颇猛，用蜜丸者，缓其性不使骤发，恐伤上二焦也。酒煎顿服者，补下治下制以急。且去疾惟恐不尽也。

《医林改错》：下瘀血汤治血臌腹大，腹皮上有青筋是。

膈间停留瘀血，若吐血色黑者，桔梗汤主之。

膈间停留瘀血，即首节所谓病人胸满，唇痿舌青，口燥之证也。李时珍云：仲景治肺痈唾脓用桔梗、甘草，取其苦辛清肺，甘温泻火，又能排脓血，补内漏。故此用之以治胸膈瘀血，及吐血色黑之病也。

桔梗汤方 见少阴病

吐血不止者，柏叶汤主之；黄土汤亦主之。

程云来曰：中焦受气取汁，变化而赤是谓血。血者内溉脏腑，外行肌肤，周流一身，如源泉之混混。得热则迫血妄行而作吐衄，即后泻心汤之证是也。得寒则不与气俱行，渗于胃中而作吐，故有随渗随出而令不止。《内经》曰：太阳司天，寒淫所胜，血变于中，民病呕血。则寒亦令吐血也。柏叶汤者，皆辛温之剂，《神农经》曰：柏叶主吐血，干姜止唾血，艾叶止吐血。马通者，白马屎也，凡屎必达洞肠乃出，故曰通。亦微温，止吐血。四味皆辛温行阳之品，使血归经，遵行隧道而血自止。黄土汤者，灶中黄土得火气则性温，用以止血为君；附子辛热，主血痕为臣，地黄、阿胶益阴血为佐；黄芩之苦以坚之，甘草、白术之甘以缓之为使。

陈修园曰：吐血无止法，强止之则停瘀而变证百出，惟导其旧经，是第一法。

合信氏曰：吐血之原由于胃，其血棕黑而臭秽，多至一斤或半斤者。盖胃中回管多过脉管，回管之血色紫，泄出在胃，胃之酸汁能令血色变黑故也。

柏叶汤方

柏叶三两　干姜三两　艾叶三把

上三味，以水五升，取马通汁一升，合煮，取一升，分温再服。

陈修园曰：马粪用水化开，以布滤，澄清，为马通水。如无，以童便代之。

魏念庭曰：柏叶性轻质清，气香味甘，治上部滞腻之圣药也。血凝于胸肺方吐，开斯行，行斯下注不上越矣。佐以姜、艾之辛温，恐遇寒而又凝也。合以马通汁破宿血，养新血，止吐衄有专功也。

《千金方》：治吐血内崩、面色如土方。（即本方）

黄土汤方

灶中黄土半斤　甘草三两　地黄三两　白术三两　附子三两（炮）　阿胶三两　黄芩三两

上七味，以水八升，煮取三升，去滓，内胶令烊，分温三服。

尤在泾曰：黄土温燥入脾，合白术、附子以复健行之气；阿胶、生地黄、甘草以益脱竭之血；而又虑辛温之品转为血病之后，故又以黄芩之苦寒防其太过，所谓有制之师也。

《张氏医通》：黄土汤治阴络受伤，血从内溢，先血后便；及吐血、衄血色瘀晦者；并主产后下痢。（即本方）

心气不足，吐血，若衄血者，泻心汤主之。

尤在泾曰：心气不足者，心中之阴气不足也。阴不足则阳独盛，血为热迫而妄行不止矣。大黄、黄连泻其心之热，而血自宁。

徐忠可曰：吐血有因病久上热烦咳而致者，有因极饮过度者。若因心虚，虚则热收于内，而火盛烁阴，涌血上逆，出于清道为衄，出于浊道为吐，则主心气不足论治。故以黄连清其热，大黄下其瘀。而曰泻心汤，谓病既浸心恐因循则酿祸也。

程云来曰：心主血，心气不足而邪热乘之，则迫血妄行，故有吐衄之患。夫炎上作苦，故《内经》曰：苦先入心。大黄、黄连之苦，以泄心之邪热。盖古人之法，阴虚则泻其阳，阳虚则泻其阴。今心气不足，是荣卫之气有余也，故大泻其气以平之。《难经》十四难曰：损其心者，调其荣卫；《内经》曰：调其气使其平也。今心气不足乃泻其有余者，则脏气和平。诸疾不作矣。

泻心汤方

大黄二两　黄连一两

上二味，以水三升，煮取一升，去滓，顿服之。

陈修园曰：此为吐衄之神方也。妙在以黄连之苦寒泻心之邪热，即所以补心之不足；尤妙在大黄之通止其血而不使稍停余瘀，致血愈后酿成咳嗽虚劳之根，且釜下抽薪，而釜中之水自无沸腾之患。

下血，先便而后血者，此远血也，黄土汤主之。

程云来曰：先便后血，以当便之时血亦随便而下行。《内经》曰：结阴者便血一升，再结二升，三结三升。以阴气内结，不得外行，血无所禀，渗入肠间，故《上经》曰：小肠有寒者，其人下重、便血。夫肠有夹层，其中脂膜联络，当其和平则行气血，及其节养先宜，则血以夹层渗入肠中，非从肠外而渗入肠中，渗而即下则色鲜，渗而留结则色黯。《内经》曰：阴脉不和，则血留之。用黄土、附子之气厚者，血得温即循经而行也。结阴之属，宜于温补者如此。

尤在泾曰：下血先便后血者，由脾虚气寒，失其统御之权，而血为之不守也。脾去肛门远，故曰远血。

《金鉴》曰：远血即古之所谓结阴，今之所谓便血也。

下血，先血而后便者，此近血也，赤豆当归散主之。

程云来曰：先血后便，此《内经》所谓饮食不节，起居不时，则阴受之，阴受之则入五脏，为肠澼下血之属。故用当归以和血脉。赤豆以清脏毒。

尤在泾曰：下血先血后便者，由大肠伤于湿热，而血渗于下也。大肠与肛门近，故曰近血。赤小豆能行水湿，解热毒；当归引血归经，且举血中陷下之气也。

《金鉴》曰：近血即古之所谓肠澼为痔下血，今之所谓脏毒、肠风下血也。

赤豆当归散方见狐惑病

师曰：病人面五色，无寒热，脉沉弦者，必衄血；脉浮而弱，按之则绝者，必下血，烦咳者，必吐血。

赵以德曰：面色者，血之华也，血充则华鲜。若有寒热，则损其血，致面五色也。今无寒热，则自上下去血而然矣。夫脉浮以候阳，沉以候阴，只见沉弦，浮之绝不见者，是无阳也，无阳知血之上脱。脉止见浮弱，按之绝无者，是无阴也，无阴知血之下脱。烦咳吐血者，心以血安其神，若火扰乱，则血涌神烦，上动于膈则咳，所涌之血因咳而上越也。然则沉之无浮，浮之无沉，何便见脱血之证乎？以其面五色而脉弦弱也。衄血阳固脱矣，然阴亦损，所以浮之亦弱。经曰弱者血虚。脉者血之府，宜其脱血之处则无脉，血损之处则脉弦弱也。

尤在泾曰：面五色血脱者，色白不泽也；无寒热，病非外感也。衄因外感者，其脉必浮大，阳气重也；衄因内伤者，其脉当沉弦，阴气厉也。虽与尺脉浮不同，其为阴之不靖一也。若脉浮弱、按之绝者，血下过多而阴脉不充也。烦咳者，血从上溢而心肺焦燥也。此皆病成而后见之诊也。

从春至夏衄血者，属太阳也；从秋至冬衄血者，属阳明也。

李珥臣曰：衄血出于鼻，手太阳经上颐抵鼻，目下为颐，足太阳经从颠入络脑，鼻与脑通。手阳明经挟鼻孔，足阳明经起鼻交頞中，四经皆循鼻分，故皆能致衄。太阳行身之表，经云太阳为开，是春生夏长。阳气在外有开之义，故春夏衄者太阳。阳明行身之里，经云阳明为阖，是秋敛冬藏，阳气在内，有藏之义，故秋冬衄者阳明。

尤在泾曰：血从阴经并冲任而出者，则为吐；从阳经并督脉而出者，则为衄。故衄病皆在阳经，但春夏阳气浮则属太阳，秋冬阳气伏则属阳明为异耳。少阳之脉不入鼻頞，故不主衄也。

按：论云太阳病脉浮紧，不发汗，其人发烦、目瞑，头痛则衄。此衄从太阳部分，自督脉循脑膜而下，排泄于鼻之候也。又云：阳明病口燥，但欲漱水不欲咽者，此必衄。此衄从阳明部分，自胃脉循颈咽而上，排泄于鼻之候也。

尺脉浮，目睛晕黄者，衄未止也。黄去，睛慧了者，知衄已止。

尤在泾曰：尺脉浮，知肾有游火；目睛晕黄，知肝有蓄热。衄病得此，则未欲止。盖血为阴类，为肾肝之火热所逼而不守也。若晕黄去，目睛且慧了，知不独肝热除，肾热亦除矣，故其衄今当止。

徐忠可曰：慧了者，清爽也。

夫吐血，咳逆上气，其脉数而有热，不得卧者，死。

按：此节及下节依《金匮要略》补。

徐忠可曰：凡吐血先由阳虚，后乃阴虚，至阴虚而火日以盛，有灼阴之火，无生阴之阳。咳则肺气耗散，逆而上气则肝挟相火上乘。脉数有热则无阴；不得卧则夜卧血不归肝，而木枯火燃，君火变为燥火。阴阳俱亏，凶证相并，有立尽之势，故曰死。

夫酒客咳者，必致吐血，此因极饮过度所致也。

徐忠可曰：此言吐血不必由于气不摄血，亦不必由于阴火炽盛。其有酒客而致咳，则肺伤已极，又为咳所击动，必致吐血。故曰极饮过度所致，则治之者，当以清酒热为主也。

问曰：寸口脉微浮而涩，法当亡血，若汗出，设不汗出者云何？师曰：若身有疮，被刀斧所伤，亡血故也，此名金疮。无脓者，王不留行散主之；有脓者，排脓散主之，排脓汤亦主之。

尤在泾曰：血与汗皆阴也，阴亡则血流不行而气亦无辅，故脉浮微而涩。经云：夺血者无汗，夺汗者无血。兹不汗出而身有疮，则知其被刀斧所伤而亡其血，与汗出不至者，迹虽异而理则同也。金疮，金刃所伤而成疮者。经脉斩绝，荣卫沮弛。治之者必使经脉复行，荣卫相贯而后已。王不留行散则行气血、和阴阳之良剂也。排脓散、排脓汤，亦行气血、和荣卫之剂。

王不留行散方

王不留行十分（烧）　蒴藋细叶十分（烧）　桑根白皮十分（烧）　黄芩二分　甘草十八分　蜀椒三分（去目）　厚朴二分　干姜二分　芍药二分

上九味，为散，饮服方寸匕，小疮即粉之，大疮但服之，产后亦可服。

魏念庭曰：金疮虽不原于脏腑而有伤于荣卫，则脏腑亦受病也。主之以王不留行散，以王不留行为君，专走血分，止血收痛而且除风散痹，是收而兼行之药，于血分最宜也；佐以蒴藋叶与王不留行性共甘平，入血分、清火毒、祛恶气，倍用甘草以益胃解毒，芍药、黄芩助清血热、川椒、干姜助行血瘀，厚朴行中带破，惟恐血乃凝滞之物，故不惮周详也；桑根白皮性寒，同王不留行、蒴藋细叶烧灰存性者，灰能入血分止血也，为金疮血流不止者设也。小疮则合诸药为粉以敷之，大疮则服之，治内以安外也。产后亦可服者，行瘀血也。

排脓散方

枳实十六枚　芍药六分　桔梗二分

上三味，杵为散，取鸡子黄一枚，以药散与鸡子黄相等，揉和令相得，饮和服之，日一服。

魏念庭曰：排脓散一方，为疮痈将成未成治理之法也。枳实为君，用在开痰破滞，佐以芍药凉血息热，桔梗降气宽胸，济以鸡子黄滋阴消火邪之毒。火郁于内，应远苦寒，而又善具开解调济之用，诚良法也。

按：是方芍药行血分之滞而不伤阴，桔梗开气分之结而不损阳，枳实导水以消肿，鸡黄调胃以护心安神，允为排脓化毒之良剂也。

《张氏医通》：排脓散治内痈，脓从便出。（即本方）

排脓汤方

甘草二两　桔梗三两　生姜一两　大枣十枚

上四味，以水三升，煮取一升，去滓，温服五合，日再服。

魏念庭曰：排脓汤一方，尤为缓治。盖上部胸喉之间，有欲成疮痈之机，即当急服也。甘草、桔梗，即桔梗汤也，已见用肺痈病中；加生姜、大枣以固胃气，正盛而邪火斯易为解散也。疮痈未成者服之则可开解，已成者服之，则可吐脓血而愈矣。

《张氏医通》：排脓汤治内痈，脓从呕出。（即本方）

诸脉浮数，法当发热，而反洒淅恶寒，若有痛处，当发其痈。

周禹载曰：病之将发，脉必兆之。夫浮数阳也、热也，浮数兼见为阳中之阳，是其热必尽显于外矣。而反洒淅恶寒，证不相应何哉？必其气血凝滞，荣卫不和，如经所谓荣气不从，逆于肉理，乃生痈肿；阳气有余，荣气不行，乃发为痈是也。况其身已有痛处乎！夫脉之见者阳也，其将发而痛者，亦属阳，故曰：当发其痈。

《金鉴》曰：诸脉浮效，谓寸关尺六脉俱浮数也。

唐容川曰：当发其痈，不但托之起，并言消之去也。盖起发是发，发散亦是发。仲景留此一字，开千古法门。

脉滑而数，数则为热，滑则为实；滑即属荣，数即属卫，荣卫相逆，则结为痈；热之所过，则为脓也。排脓散主之；排脓汤亦主之。此节依涪古本补

邹润庵曰：排脓散即枳实、芍药加桔梗、鸡子黄；排脓汤即桔梗汤加姜、枣也。排脓何必取桔梗？盖皮毛者，肺之合，桔梗入肺畅达皮毛，脓自当以出皮毛为顺也。散之所至者深，汤之所至者浅。枳实芍药散本治产后瘀血腹痛，加桔梗鸡子黄为排脓散，是知所排者结于阴分、血分之脓。桔梗汤本治肺痈，吐脓喉痛，加姜、枣为排脓

汤,是知所排者,阳分、气分之脓矣。

师曰:诸痈肿者,欲知有脓无脓,以手掩肿上,热者为脓;不热者,为无脓也。

周禹载曰:邪客经络则血必至于泣,泣则卫气归之,不得反复,于是寒郁则化热,热胜则肉腐而为脓。欲知成与否,以手掩其上,热则透出,否则未也。师之所以教人者,盖已成欲其溃,未成托之起也。

魏念庭曰:师又就疮痈病机深浅以示之,曰诸痈肿以有脓者为热盛,然脓出而热外泄,则热钱而病轻;以无脓者为热伏,致脓不成而热内攻,反热深而病重。此即经言痈疽之分类也。

肠痈之为病,其身甲错,腹皮急,按之濡,如肿状,腹无积聚,身无热,脉数,此为肠内有痈也,薏苡附子败酱散主之。

黄坤载曰:夫肠痈者,痈之内及六腑者也。血气凝涩,外不华肤,故其身甲错;肠胃痞胀,故腹皮紧急;壅肿在内;故按之濡,塌形如肿状,其实肌肤未尝肿硬也;病因肠间痈肿,腹内原无积聚,瘀热在里,故身上无热,而脉却甚数,此为肠内有痈也。《灵枢·痈疽》:寒邪客于经络之中则血涩,血涩则不通,不通则甲错,卫气归之,不得复反,故痈肿;寒气化为热,热甚则腐肉,肉腐则为脓。是痈成为热而其先则寒也。寒非得湿则不凝,薏苡附子败酱散。薏苡去湿而消滞,败酱破血而消脓,附子温寒而散结也。

陈修园曰:此为小肠痈而出其方治也。

薏苡附子败酱散方

薏苡仁十分　附子二分　败酱五分

上三味,杵为末,取方寸匕,以水二升,煮减半,去滓,顿服,小便当下血。

魏念庭曰:内热生痈,痈在肠间,主之以薏苡附子败酱散。薏苡下气则能泄脓、附子微用,意在直走肠中。屈曲之处可达;加以败酱之咸寒以清积热。服后以小便下为度者,小便者,气化也,气通则痈脓结者可开,滞者可行,而大便必泄污秽脓血,肠痈可已矣。顿服者,取其快捷之力也。

《圣惠方》:治肠痈,皮肉状如蛇皮,及如错,小腹坚,心腹急方。(即本方)

少腹肿痞,按之即痛如淋,小便自调,时时发热,自汗出,复恶寒,此为肠外有痈也。其脉沉紧者,脓未成也,下之当有血;脉洪数者,脓已成也,可下之,大黄牡丹汤主之。

尤在泾曰:前之痈在小肠,而此之痈在大肠也。大肠居小肠之下,逼处膀胱,致小腹肿痞,按之即痛如淋,而实非膀胱为害,故仍小便自调也。小肠为心之合而气通于血脉,大肠为肺之合而气通于皮毛,故彼脉数身无热,而此时时发热自汗出复恶寒也。脉沉紧者,邪暴遏而荣未变;脉洪数者,毒已聚而荣气腐,大黄牡丹汤肠痈已成未成皆得主之，故曰有脓者当下脓，无脓者当下血。

周禹载曰：《内经》曰：肠痈为病不可惊，惊则肠断而死。故患此者，坐卧转侧，理宜徐缓，少饮稀粥，毋失调养斯善。

《千金方》，凡肠痈，其状两耳轮文理甲错，初患腹中苦痛，或绕脐有疮如粟，皮热便脓血出，似赤白下，不治必死。

大黄牡丹汤方

大黄四两　牡丹一两　桃仁五十个　冬瓜子半升　芒硝三合

上五味，以水六升，煮取一升，去滓，顿服之。有脓者当下脓，无脓者当下血。

程云来曰：上证痈在小肠，以小肠在上，痈近于腹则位深，但腹皮急而按之有如肿形，故用前汤导其毒从小便而出。此证痈在大肠，以大肠在下，痈隐少腹其位浅则有痞肿之形，其迹易按，故用大黄牡丹汤排其脓血，从大便而下也。诸疮疡痛，皆属心火，大黄、芒硝用以下实热；血败肉腐则为脓，牡丹、桃仁用以下脓血；瓜子味甘寒，雷公云，血泛经过饮调瓜子，则瓜子亦肠胃中血分药也，故《别录》主溃脓血，为脾胃中内壅要药，想亦本诸此方。

《张氏医通》：肠痈下血，腹中疗痛，其始发热恶寒。欲验其证，必小腹满痛，小便淋涩，反侧不便，即为肠痈之确候。无论已成未成，俱用大黄牡丹汤加犀角急服之。

浸淫疮，从口流向四肢者可治；从四肢流来入口者，不可治。

黄坤载曰：《素问·玉机真脏论》：夏脉太过，则令人身热而肤痛，为浸淫。气交变大论：岁火太过，身热骨痛而为浸淫。《灵枢·痈疽》：发于手足上下名曰四淫。四淫者，疮之淫溢于四肢，即浸淫疮之谓也。热毒浸淫，从口流向四肢者，毒散于外，故可治；从四肢流来入口者，毒结于内，故不可治。

魏念庭曰：浸淫疮者，热邪而兼湿邪，客于皮肤，浸淫传染也。虽表分之病，而其人里分湿热可知矣。湿则阳气必不旺，热则阴血必受亏，所以治疗之间，亦必细审疮势衰盛开聚之故，而后可施医药之方。如浸淫疮从口流向四肢者，热开而湿散也，可以清其热，除其湿而治之；如先起四肢，渐上头面，及于口里，是湿热二邪相涸，上甚之极热无能开而结，湿无能散而聚耳，所以决其不可治也。不可治者，难治之义，非当委之不治也。

浸淫疮，黄连粉主之。

尤在泾曰：大意以此为湿热浸淫之病，故取黄连为粉粉之。苦以燥湿，寒以除热也。

《巢氏病源·浸淫疮候》：浸淫疮是心家有风热发于肌肤，初生甚小，先痒后痛而成疮，汁出侵溃肌肉，浸淫渐阔乃遍体。其疮若从口出流散四肢者轻，若从四肢生，然后入口者则重。以其渐渐增长，因名浸淫也。

《千金方》：浸淫疮者，浅搔之蔓延长不止瘙痒者，初如疥，搔之转生汁相连者是也。疮表里相当，名浸淫疮。

黄连粉方

黄连十分　甘草十分

上二味，捣为末，饮服方寸匕，并粉其疮上。

陈修园曰：黄连为粉外敷之，甚者亦内服之。诸疮痛痒，皆属心火，黄连苦寒泻心火，所以主之。

按：甘草能清热解毒，祛湿扶正，为疮家要药，故加之。

辨胸痹病脉证并治

师曰：夫脉当取太过不及，阳微阴弦，即胸痹而痛，所以然者，责其极虚也。今阳虚，知在上焦，胸痹而痛者，以其阴弦故也。"阳虚"，涪古本作"阳微"

徐忠可曰：此言治病当知虚之所在，故欲知病脉当先审脉中太过不及之形，谓最虚之处，即是容邪之处也。假令关前为阳，阳脉主阳，阳而微虚也；关后为阴，阴脉主阴，阴而弦虚邪也。然弦脉为阴之所有，虽云弦则为减，虚未甚也。阳宜洪大而微，则虚之甚矣，虚则邪乘之，即胸痹而痛。痹者，胸中之阳气不用也；痛者，阳不用则阴火刺痛也。然则不虚，阴火何能乘之，故曰：所以然者，责其极虚，然单虚不能为痛，今阳微而知虚在上焦。其所以胸痹心痛，以尺中之弦，乃阴中寒邪乘上焦之虚，则为痹、为痛，是知虚为致邪之因，而弦乃袭虚之邪也。但虽有邪亦同归于虚，阳微故也。

周禹载曰：痹者，痞闷而不通也。经云通则不痛，故惟痛为痹。而所以为痹者，邪入之，其所以为邪入者，正先虚也。故曰脉取太过不及，不及为阳微，太过即阴弦：阳虚故邪痹于胸，阴盛故心痛。乃知此证总因阳虚，故阴得以乘之。设或不弦，则阳虽虚而阴不上干可知也。然胸痹有微甚之不同，则为治因亦异，微者但通上焦不足之阳，甚者且驱其下焦厥逆之阴。通阳者，以薤白、白酒、半夏、桂枝、人参、杏仁之属，不但苦寒不入，即清凉尽屏，盖以阳通阳，阴分之药不得予也。甚者用附子、乌头、蜀椒大辛热以驱下焦之阴，惟阴退而阳可以渐复耳，可不留意乎！

《金鉴》曰：胸痹之病，轻者即今之胸满，重者即今之胸痛也。

《灵枢·本脏》：胸大则多饮，善病胸痹。

徐灵胎曰：近人患心胃痛者甚多，十人之中必有二三，皆系痰饮留于心下，久成饮囊，发作轻重疏数虽各不同，而病因一辙，治法以涤饮降气为主。

平人无寒热，胸痹短气不足以息者，实也。

程云来曰：经曰趺阳脉微而紧，紧则为寒，微则为虚，微紧相搏则为气短，此因于虚寒而短气也。经曰短气腹满而喘，有潮热者，此外欲解，可攻里也，是因于实热而短气也。若平人无以上寒热二证，但短气不足以息，则胸中有邪阻隔，为上焦实也。

李珥臣曰：上节云责其极虚，此又云实何也！经云邪之所凑，其气必虚，留而不去，其病为实是也。

《伤寒明理论》：短气者，呼吸虽数而不能相续，似喘不摇肩，似呻吟而无痛者是也。

胸痹，喘息咳唾，胸背痛，寸脉沉迟，关上小紧数者，栝蒌薤白白酒汤主之。

周禹载曰：寒浊之邪滞于上焦，则阻其上下往来之气，塞其前后阴阳之位，遂令为喘息，为咳唾，为痛，为短气也。阴寒凝泣，阳气不复自舒，故沉迟见于寸口，理自然也。乃小紧数复显于关上者何耶？邪之所聚，自见小紧，而阴寒所积，正足以遏抑阳气，故反形数。然阳遏则从而通之，栝蒌实最足开结豁痰，得薤白白酒佐之，既辛散而复下达，则所痹之阳自通矣。

按：程云"数"字误；沈云岂有迟数二脉。同见之理，存参。

栝蒌薤白白酒汤方

栝蒌实一枚（捣）　薤白半斤　白酒七升

上三味，同煮，取二升，分温再服。

赵以德曰：栝蒌性润，专以涤垢腻之痰，薤白臭秽，用以通秽浊之气，同气相求也。白酒，熟谷之液，色白上通于胸中。使佐药力上行极而下耳。

按：白酒是酒之酿久而生白华而味酸者，故用之以散胸痹之瘀结。

胸痹不得卧，心痛彻背者，栝蒌薤白半夏汤主之。

尤在泾曰：胸痹不得卧，是肺气上而不下也；心痛彻背，是心气塞而不和也。其痹为尤甚矣！所以然者，有痰饮以为之援也。故于胸痹药中，加半夏以逐痰饮。

栝蒌薤白半夏汤方

栝蒌实一枚（捣）　薤白三两　半夏半升　白酒一斗

上四味，同煮，取四升，去滓，温服一升，日三服。

周禹载曰：经云昼行于阳则寤，夜行于阴则寐，然则不得卧，以气之行于阳而不行于阴故也。经以小半夏汤覆杯即卧，非半夏为得寐药也，特以草生于夏，夏半为一阴初生，由阳入阳，使气归于肝而血亦入焉。故于本汤增此一味而能事毕矣，可不谓神乎！

胸痹心中痞，留气结在胸，胸满，胁下逆抢心者，枳实薤白桂枝厚朴栝蒌汤主之；桂枝人参汤亦主之。

魏念庭曰：胸痹自是阳微阴盛矣，心中痞气，气结在胸。正胸痹之病状也。再连胁下之气俱逆而抢心，则痰饮水气俱乘阳寒之邪动而上逆，胸胃之阳气断难支拒矣。故用枳实薤白桂枝汤，行阳开郁、温中降气，犹必先后煮治以融和其气味，俾缓缓荡除其结聚之邪也。再或虚寒已甚，无敢恣为开破者，故桂枝人参汤亦主之，以温补其阳，使正气旺而邪气自消也。

张路玉曰：二汤一治胸中实痰外溢，用薤白桂枝以解散之；一以治胸中虚痰内结，即用人参理中以清理之。一病二治，因人素禀而施，两不移易之法也。

枳实薤白桂枝厚朴栝蒌汤方

枳实四枚　薤白半斤　桂枝一两　厚朴四两　栝蒌实一枚（捣）

上五味，以水五升，先煮枳实厚朴取二升，去滓，内诸药，煮数沸，分温三服。

陈灵石曰：枳实、厚朴泄其痞满，行其留结，降其抢逆；得桂枝化太阳之气而胸中之滞自开。以此三药与薤白、栝蒌之专疗胸痹者而同用之，亦去疾莫如尽之旨也。

桂枝人参汤方见太阳病下

程云来曰：此即理中汤也。中气强则痞气能散，胸满能消，胁气能下。人参、白术所以益脾；甘草、干姜所以温胃，脾胃得其和，则中焦之气开发而胸痹亦愈。加桂枝者，所以助心之阳，而散其上焦阴霾之邪也。

胸痹者，胸中气塞或短气者，此胸中有水气也，茯苓杏仁甘草汤主之；橘皮枳实生姜汤亦主之。

《金鉴》曰：胸痹胸中急痛，胸痹之重者也；胸中气塞，胸痹之轻者也。胸为气海，一有其隙，若阳邪干之则化火，火性气开，不病痹也。若阴邪干之则化水，水性气阖，故令胸中气塞，短气不足以息，而为胸痹也。水盛气者，则息促，主以茯苓杏仁甘草汤，以利其水，水利则气顺矣。气盛水者，则痞塞，主以橘皮枳实生姜汤，以开其气，气开则痹通矣。

唐容川曰：气塞者，谓胸胃中先有积气阻塞，而水不得下，有如空瓶中全是气，欲纳水入，则气反冲出，不肯容水之入，此为气塞之形也。以泄其气为主，气利则水利，故主枳橘以行气，短气者，谓胸中先有积水停滞，而气不得通，肺主通调水道，又司气之出入，水道不通则碍其呼吸之路，故短气也。当以利水为主，水行则气通，故主苓杏以利水。

茯苓杏仁甘草汤方

茯苓二两　杏仁五十个　甘草一两（炙）

上三味，以水一斗，煮取五升，去滓，温服一升，日三服。不差，更服。

程云来曰：膻中为气之海，痹在胸中则气塞短气也。《神农经》曰：茯苓主胸胁逆气，杏仁主下气，甘草主寒热邪气。为治胸痹之轻剂。

《肘后方》：治胸中痞塞，短气者。（即本方）

《千金方》：治有瘀血者，其人善忘，不欲闻人声，胸中气塞短气方。（即本方）

橘皮枳实生姜汤方

橘皮一斤　枳实三两　生姜半斤

上三味，以水五升，煮取二升，去滓，分温再服。

魏念庭曰：再或塞阻之甚，方用橘皮为君开郁行气，枳实除坚破积，生姜温中散邪。较前法从急治其标，亦未失治本之意也。

《肘后方》：治胸痹，胸中幅幅如满噎塞，习习如痒，喉中涩燥唾沫。（即本方）

胸痹时缓时急者，薏苡附子散主之。

程云来曰：寒邪客于上焦则痛急；痛极则神归之，神归之则气聚，气聚则寒邪散，寒邪散则痛缓。此胸痹之所以有缓急者，亦心痛去来之义也。薏苡仁以除痹下气，大附子以温中散寒。

薏苡附子散方

薏苡仁十五两　大附子十枚（炮）

上二味，杵为散，日饮服方寸匕，日三服。

魏念庭曰：薏苡下气宽胸，附子温中散邪为邪盛甚而阳微亦甚者立法也。

胸痹心中悬痛者，桂枝生姜枳实汤主之。

魏念庭曰：胸痹气塞则逆，逆则诸气随之上逼于心，心为邪气所侵，斯悬而痛，俱为阳微而邪痞之故也。主之以桂枝生姜枳实汤，无非升阳散邪、开郁行气之治也，为胸痹而心痛者立法也。

桂枝生姜枳实汤方

桂枝五两　生姜三两　枳实五枚

上三味，以水六升，煮取三升，去滓，分温三服。

尤在泾曰：心悬痛，谓如悬物动摇而痛，逆气使然也。桂枝、枳实、生姜，辛以散逆，苦以泄痞，温以祛寒也。

《肘后方》：治心下牵急懊痛方。（即本方）

胸痹，胸痛彻背，背痛彻胸者，乌头赤石脂丸主之。

尤在泾曰：心痛彻背，阴寒之气遍满阳位，故前后牵引作痛。沈氏云，邪感心包，气应外俞，则心痛彻背；邪袭背俞，气从内走，则背痛彻心；俞脏相通，内外之气相引，则心痛彻背，背痛彻心。即经所谓寒气客于背俞之脉，其俞注于心，故相引而痛是也。乌、附、椒、姜同小协济，以振阳气而逐阴邪；取赤石脂者，所以安心气也。

《金鉴》曰：上条心痛彻背尚有休止之时。故栝蒌薤白白酒加半夏汤平剂治之；此条心痛彻背、背痛彻心，是连连痛而不休，则为阴寒邪甚，浸浸乎阳光欲熄，故以乌头赤石脂丸主之。方中乌、附、椒、姜一派大辛大热，别无他顾，峻逐阴邪而已。

乌头赤石脂丸方

乌头一两　蜀椒一两　附子半两　干姜一两　赤石脂一两

上五味，末之，蜜为丸，如梧子大，先食服一丸，日三服。不知稍增，以知为度。

程云来曰：上证必有沉寒在胃而虫动于膈，故用乌、附、石脂以温胃，干姜、蜀椒以杀虫。

《外台秘要》：此方丹阳有隐士出山，云得华佗法，若久心痛，每旦服三丸，稍加至十丸，尽一剂，遂终身不发。

九种心痛，九痛丸主之。兼治卒中恶，腹胀痛，口不能言；又治连年积冷，流注，心胸间，并冷冲上气；亦治落马、坠车、瘀血等疾。此节依涪古本及《金匮要略》补

程云来曰：九痛者，一虫心痛、二注心痛、三风心痛、四悸心痛、五食心痛、六饮心痛、七冷心痛、八热心痛、九去来心痛。虽分九种，不外积聚、痰饮、结血、虫注、寒冷而成。附子、巴豆散寒冷而破坚积；狼牙、茱萸杀虫注而除痰饮；干姜、人参理中气而和胃脘，相将治九种之心痛。巴豆除邪杀鬼，故治中恶，腹胀痛，口不能言；连年积冷，流注心胸痛，冷气上冲，皆宜于辛热。辛热能行血破血，落马、坠车、凝血积者，故并宜之。

九痛丸方

附子三两（炮）　生狼牙一两（炙香）（《千金方》用生狼毒四两）　巴豆一两（去皮心，熬，研如脂）　人参一两　干姜一两　吴茱萸一两

上六味，末之，炼蜜丸如梧子大，酒下，强人初服三丸，日三服，弱者二丸。忌口如常法。

胸痹其人常欲蹈其胸上，先未苦时，但欲饮热者，旋覆花汤主之。

尤在泾曰：其人常欲蹈其胸上，胸者肺之位，蹈之欲使气内鼓而出。以肺犹橐籥，抑之则气反出也。先未苦时但欲饮热者，欲痹着之气得热则行，迨既痹则亦无益矣。旋覆花咸温下气散结，新绛和其血，葱叶通其阳。结散阳通，气血以和，而痹愈肺亦和矣。

旋覆花汤方

旋覆花三两　葱十四茎　新绛少许

上三味，以水三升，煮取一升，顿服。

《别录》：绛，茜草也。

胸痹，心下悸者，责其有痰也，半夏麻黄丸主之。

赵以德曰：悸者，心中惕惕然动，怔忡而不安也。或因形寒饮冷得之。夫心主脉，寒伤荣则脉不利，饮冷则水停，水停则中气不宣，脉不利，由是心火郁而致动。用麻黄以散荣中寒，半夏以散心下水耳。

半夏麻黄丸方

半夏　麻黄各等分

上二味，末之，炼蜜和丸，如小豆大，饮服三丸，日三服。

徐忠可曰：悸则为阴邪所困而心气不足。阴邪者，痰饮也，故以半夏主之，而合麻黄，老痰非麻黄不去也。每服三丸，日三服，以渐去之。静伏之痰，非可骤却耳。

《肘后方》：治人心下虚悸方。（即本方）

《张氏医通》：半夏麻黄丸治寒饮停蓄作悸，脉浮紧者。（即本方）

卷十六

辨妇人各病脉证并治

师曰：妇人得平脉，阴脉小弱，其人呕，不能食，无寒热，此为妊娠，桂枝汤主之。于法六十日当有此证，设有医治逆者，却一月加吐下者，则绝之。

妊，音壬。娠，音申。

魏念庭曰：妇人男子同其脏腑而气血分主不同，故妇人三十六病，不列于凡病一百九十八证之内。此三十六病大约皆经血通闭，胎孕生产之故，悉男子所无者也，所以另立妇人病为一卷，而首言妊娠。妇人经血应乎月，故三十日一至；男子精气应乎日，故随时可得。男阳物也，阳静专而动直；妇人阴物也，阴静翕而动辟。妇人二十九日经血不至，静翕也；每月一至，动辟也。辟则能受矣。男子澹然无欲，则精气不知何所以存，精专也；欲动情盛则精气不知自何而来，动直也。《易》云：天地细缊，万物化醇，男女媾精，万物化生，此妊娠之所由成也。

李珥臣曰：此节病证即妊娠恶阻是也。寸为阳脉主气，尺为阴脉主血，阴脉小弱者，血不足也。

尤在泾曰：平脉，脉无病也，即《内经》身有病而无邪脉之意。阴脉小弱者，初时胎气未盛而阴方受蚀，故阴脉比阳脉小弱。至三四月经血久蓄，阴脉始强，《内经》所谓手少阴脉动者妊子，《千金》所谓三月尺脉数是也。其人呕，妊子者内多热也，今妊妇二三月往往恶阻不能食是也。无寒热者，无邪气也，夫脉无故而身有病，而又非寒热邪气，则无可施治，惟宜桂枝汤和调阴阳而已。

徐氏云：桂枝汤外证得之为解肌和荣卫，内证得之为化气调阴阳也。六十日当有此证者，谓妊娠两月正当恶阻之时，设不知而妄治，则病气反增，正气反损，而呕泻有加矣。绝之，谓禁绝其医药也。

楼全善云：尝治一妇恶阻病吐，前医愈治愈吐，因思仲景绝之之旨，以炒糯米汤代茶，止药月余渐安。

桂枝汤方见太阳病上

妇人宿有癥病，经断未及三月，而得漏下不止，胎动在脐上者，此为癥痼害。妊娠六月动者，前三月经水利时，胎也。下血者。断后三月衃也。所以血不止者，其癥不去故也，当下其癥。桂枝茯苓丸主之。

癥，音顾。衃，音坏。

徐忠可曰：妇人行经时遇冷，则余血留而为癥。癥者，谓有形可征。然癥病女人恒有之，或不在子宫则仍行经而受孕，经断即是孕矣。未及三月，将三月也。既孕而仍见血，谓之漏下。今未及三月而漏下不止，则养胎之血伤，故胎动。假使动在脐下，则真欲落矣。今在脐上，是每月凑集之新血，因癥气相妨而为漏下，实非胎病，故曰癥痼害。宿疾难愈，曰痼。无端而累之，曰害。至六月胎动，此宜动之时矣，但较前三月经水利时胎动下血则已断血三月不行，乃复血不止是前之漏下新血去而癥反坚牢不去，故须下之为安。药用桂枝茯苓丸者，桂枝、芍药一阳一阴，茯苓、丹皮一气一血，调其寒温，扶其正气；桃仁以之破恶血，消癥癖，而不嫌伤胎血者，所谓有病则病当之也。每服甚少，而频更巧，要知癥不碍胎其结原微，故以渐磨之。

《楼氏纲目》：凡胎动多在当脐，今动在脐上，故知是癥也。

按：妊娠六月，婴儿形体生成略具，故胎动在六月也。

桂枝茯苓丸方

桂枝　茯苓　牡丹皮　桃仁　芍药各等分

上五味，末之，炼蜜为丸，如兔屎大。每日食前服一丸。不知，可渐加至三丸。

赵以德曰：桂枝、桃仁、丹皮、芍药能去恶血，茯苓亦利腰脐间血，即是破血。

程云来曰：牡丹、桃仁以攻癥痼，桂枝以和卫，芍药以和荣，茯苓以和中，五物相需为治妊娠有癥痼之小剂。

《妇人良方》：夺命丸专治妇人小产下血至多，子死腹中，其人憎寒，手指唇口爪甲青白，面色黄黑；或胎上抢心，则闷绝欲死，冷汗自出，喘满不食；或食毒物，或误服草药伤动胎气，下血不止。胎尚未损，服之可安；已死，服之可下。此方的系异人传授至妙。（《准绳》云：此即仲景桂枝茯苓丸。又治胞衣不下，瘀血上冲，危险等证。）

《济阴纲目》催生汤，候产母腹痛腰痛，见胞浆下，方服。（即本方水煎热服）

妇人怀孕六七月，脉弦发热，其胎愈胀，腹痛，恶寒，少腹如扇，所以然者，子脏开故也，当以附子汤温之。

徐忠可曰：怀孕至六月七月，此胃与肺养胎之时也。脉弦者，卫气结则脉弦。发热者，内中寒亦作热也。寒固主张，弦脉使人胃胀。六七月胃肺养胎而气为寒所滞，故始胀尚可，至此则胎愈胀也。寒在内则腹痛恶寒，然恶寒有属表者，此连腹痛则知寒伤内矣。少腹如扇，阵阵作冷若或扇之也，此状其恶之特异者；且独在少腹，盖因子脏受寒不能阖，故少腹独甚。子脏者，子宫也。开者，不敛也。附子能入肾温下焦，故曰宜以附子汤温其脏。

程云来曰：胎胀腹痛亦令人发热、恶寒。少腹如扇，阴寒胜也。妊娠阴阳调和则胎气安，今阳虚阴盛不能约束胞胎，故子脏为之开也。附子汤用以温经。

附子汤方 见少阴病

师曰：妇人有漏下者，有半产后续下血都不绝者，假令妊娠腹中痛者，此为胞阻，胶艾汤主之。

徐忠可曰：此段概言妇人下血宜以胶艾汤温补其血，而妊娠亦其一。但致病有不同，无端漏下者，此平日血虚而加客邪；半产后续下血不绝，此因失血血虚而正气难复；若妊娠下血如前之因癥者，固有之，而兼腹中痛，则是因胞阻。阻者，阻其欲行之血而气不相顺，非癥瘕害也，故同以胶艾汤主之。盖芎、归、地、芍，此四物汤也，养阴补血莫出其上。血妄行必挟风而为痰浊，阿胶能去风澄浊，艾性温而善行，能导血归经，甘草以和之使四物不偏于阴，三味之力也。而运用之巧，实在胶艾。

程云来曰：妊娠经来，《脉经》以阳不足谓之激经。

唐容川曰：胞阻是阻胞中之血，恶阻是阻胃中之水。

胶艾汤方

地黄六两　芎䓖二两　阿胶二两　艾叶三两　当归三两　芍药四两　甘草二两

上七味，以水五升，清酒三升，煮六味取三升，去滓，内胶烊消。温服一升，日三服。

程云来曰：胶艾主乎安胎，四物主乎养血，和以甘草，行以酒势，血能循经养胎，则无漏下之患。

赵以德曰：调经止崩，安胎养血，妙理无出此方。

陈修园曰：此为胞阻者出其方治也。然此方为经水不调，胎产前后之总方。

《千金方》：胶艾汤治妊娠二三月上至七八月，其人顿仆失踞，胎动不安。伤损腰腹痛欲死，若有所见及胎奔上抢心短气方。（即本方干地黄四两，艾叶三两，余各二两）

《和剂局方》：胶艾汤治劳伤血气，冲任虚损，月水过多，淋沥漏下，连日不断，脐腹疼痛。及妊娠将摄失宜，胎动不安，腹满下堕；或劳伤胞络，胞阻漏血，腰痛闷乱；或因损动胎，上抢心，奔冲短气；及因产乳冲任气虚，不能约制经血，淋沥不断，延引日月，渐成羸瘦。（即本方）。

东洞翁曰：芎归胶艾汤治吐血下血诸血证者，不别男子妇人矣。

妇人怀妊，腹中疞痛，当归芍药散主之。

疠，音绞。

尤在泾曰：《说文》：疠，腹中急也。乃血不足，而水反侵之也。血不足而水侵，则胎失其所养，而反得其所害矣，腹中能无疠痛乎？芎、归、芍药益血之虚，苓、术、泽泻除水之气。赵氏曰：此因脾土为木邪所客，谷气不举，湿气不流，抟于阴血而痛。故用芍药多他药数倍，以泻肝木，亦通。

当归芍药散方

当归三两　芍药一斤　茯苓四两　白术四两　泽泻半斤　芎䓖三两

上六味，杵为散。取方寸匕，温酒和，日三服。

陈灵石曰：怀妊腹痛多属血虚，而血生于中气，中者，土也，土过燥不生物，故以归、芎、芍药滋之；土过湿亦不生物，故以苓、术、泽泻渗之。燥湿得宜，则中气治而血自生，其痛自止。

程云来曰：和以酒服者，借其势以行药力。日三服，则药力相续而腹痛自止也。

《和剂局方》：当归芍药散，治妊娠腹中绞痛，心下急满，及产后血晕，内虚气乏，崩中久痢。常服通畅血脉，不生痈疡，消痰养胃，明目益津。（即本方）

妊娠呕吐不止，干姜人参半夏丸主之。

赵以德曰：此即后世所谓恶阻病也。先因脾胃虚弱，津液留滞蓄为痰饮，至妊娠二月之后，胚化成胎，浊气上冲，中焦不胜其逆，痰饮逐涌，呕吐而已，中寒乃起。故用干姜止寒，人参补虚，半夏、生姜治痰饮散逆也。

魏念庭曰：妊娠呕吐不止者，下实上必虚，上虚胸胃必痰饮凝滞而作呕吐，且下实气必逆而上冲，亦能动痰饮而为呕吐。方用干姜温益脾胃，半夏开降逆气，人参补中益气，为丸缓以收益补之功，用治虚寒妊娠家至善之法也。

干姜人参半夏丸方

干姜二两　人参一两　半夏二两

上三味，末之，以生姜汁糊为丸，如梧子大，每服饮下五丸，日三服。

程云来曰：寒在胃脘则令呕吐不止，故用干姜散寒，半夏生姜止呕，人参和胃。

陈修园曰：半夏得人参不惟不碍胎，且能固胎。

黄坤载曰：此方以生姜汁炼蜜为丸，治反胃呕吐；甚则加茯苓更妙。

妊娠小便难，饮食如故，当归贝母苦参丸主之。

赵以德曰：小便难者，膀胱热郁气结成燥，病在下焦不在中焦，所以饮食如故。用当归和血润燥；《本草》贝母治热淋，以仲景陷胸汤观之，乃治肺金燥郁之剂，肺是肾水之母，水之燥郁由母气不化也，贝母非治热，郁解则热散，非淡渗利水也，结通则水行；苦参长于治热利窍逐水，佐贝母入行膀胱以除热结也。

当归贝母苦参丸方

当归四两　贝母四两　苦参四两

上三味，末之，炼蜜为丸，如小豆大。饮服三丸，日三服。

《验方新编》：孕妇小便不通，此胎压尿胞不得小便，心烦不卧，名曰转胞方。（即本方）

妊娠有水气，小便不利，洒淅恶寒，起即头眩，葵子茯苓散主之。

沈明宗曰：此胎压卫气不利致水也。

尤在泾曰：妊娠小便不利与上条同，而身重、恶寒、头弦，则全是水气为病，视虚热液少者，霄壤悬殊矣。葵子茯苓散滑窍行水，水气既行，不淫肌体，身不重矣；不侵卫阳，不恶寒矣；不犯清道，不头眩矣。《经》曰"有者求之，无者求之"，盛虚之变，不可不审也。

陈无择曰：凡妇人宿有风寒冷湿，妊娠喜脚肿，俗为皱脚。亦有通身肿满，心腹急胀，名曰胎水。

葵子茯苓散方

葵子一斤　茯苓三两

上二味，杵为散。饮服方寸匕，日三服。小便利则愈。

程云来曰：葵子之滑可以利窍，茯苓之淡用以渗泄，二物为利水之轻剂。

《千金翼方》：治妊娠得热病，五六日小便不利，热入五脏方。（即本方二味各一两）

《妇人良方》：葵子散治妊娠小便不利，身重恶寒，起则头眩晕，及水肿者。（葵子五两，茯苓三两，共为末，每服二钱）

妇人妊娠，身无他病，宜常服当归散，则临产不难，产后亦免生他病。

徐忠可曰：宜常服者，虽无病亦宜服之也。盖生物者土也，而土之所以生物者，湿也，血为湿化，胎尤赖之。故以当归养血；芍药敛阴；肝主血而以芎䓖通肝气；脾统血而以白术健脾土；安胎之法，唯以凉血利气为主，黄芩能清肺而利气之源，白术佐之则湿无热而不滞，故白术佐黄芩有安胎之能；胎产之难，皆由热郁而燥，机关不利，养血健脾君以黄芩，自无燥热之患。故曰：常服则临产不难，产后亦免生他病也。

当归散方

当归一斤　黄芩一斤　芍药一斤　芎䓖一斤　白术半斤

上五味，杵为散。酒服方寸匕，日再服。

《方氏丹溪心法附余》：此方养血清热之剂也。瘦人血少有热，胎动不安，素曾半产者，皆宜服之，以清其源而无患也。

妊娠身有寒湿，或腹痛，或心烦心痛，不能饮食，其胎跃跃动者，宜养之，白术

散主之。

尤在泾曰：妊娠伤胎，有因湿热者，亦有因湿寒者，随人脏气之阴阳而各异也。当归散正治湿热之剂；白术散白术、牡蛎燥湿，川芎温血，蜀椒去寒，则正治湿寒之剂也。仲景并列于此，其所以诏示后人者深矣。

程云来曰：痰饮在心膈，故令人心烦、吐痛，不能食饮。白术主安胎为君，芎䓖主养胎为臣，蜀椒主温胎为佐，牡蛎主固胎为使。按瘦而多火者，宜用当归散；肥而有寒者，宜用白术散。不可混施也。

白术散方

白术　芎䓖　蜀椒（去目、汗）　牡蛎各等分

上四味，杵为散。酒服一钱匕，日三服，夜一服。

魏念庭曰：白术散为妊娠胃气虚寒，水湿痰饮逆于上而阴寒凝滞血气阻闭于下通治之方也。

《和剂局方》：白术散调补冲任，扶养胎气。治妊娠宿有风冷，胎痿不长；或失于将理，动伤胎气，多致损堕。怀孕常服，壮气益血，保护胎脏。（即本方。三因方同，方后云：亦治室女带下诸疾）

妇人怀身七月，腹满不得小便，从腰以下如有水状，此太阴当养不养，心气实也，宜泻劳宫、关元，小便利则愈。

尤在泾曰：腹满不得小便，从腰以下重如有水气而实，非水也。所以然者，心气实故也。心君火也，为肺所畏，而妊娠七月，肺当养胎，心气实，则肺不敢降而胎失其养，所谓太阴当养不养也。夫肺主气化者也，肺不养胎则胞中之气化阻而水乃不行矣，腹满、便难、身重职是故也。是不可治其肺，当利劳宫以泻心气，刺关元以行水气，使小便微利则心气降，心降而脾自行矣。

程云来曰：七月手太阴肺经养胎，金为火乘则肺金受伤而胎失所养，又不能通调水道，故有腹满不得小便，从腰。下如有水气状也。劳宫穴在手心，厥阴心主穴也，泻之则火不乘金矣。关元穴在脐下三寸，为小肠之募，泻之则小便通利矣。此穴不可妄用，刺之能落胎。

《脉经》：妇人怀胎，一月之时足厥阴脉养，二月足少阳脉养，三月手心主脉养，四月手少阳脉养，五月足太阴脉养，六月足阳明脉养，七月手太阴脉养，八月手阳明脉养，九月足少阴脉养，十月足太阳脉养。诸阴阳各养三十日，活儿。手太阳、少阴不养者，下主月水，上为乳汁，活儿养母。怀娠者，不可灸刺其经，必坠胎。

《千金方》：妇人门有徐子才逐月养胎方。

问曰：新产妇人有三病，一者病痉，二者郁冒，三者大便难，何谓也。师曰：新产血虚，多汗出，喜中风，故令病痉；亡血复汗，寒多，故令郁冒；亡津液，胃燥，

故大便难。

程云来曰：产后颈项拘急，口噤，背反张者，为痉。以新产荣虚，卫气慓悍，但开其腠理，则汗易出而风寒易入，故令病痉。产后血晕者为郁冒，又名血厥。《经》曰：诸乘寒者则为厥，郁冒不仁，以亡血复汗则阳又虚，阳虚则寒，故令郁冒。大便难者，亡血则虚其阴，汗出则虚其阳，阴阳俱虚则津液内竭，肠胃干燥，故大便难。此新产妇人有三病也。

尤在泾曰：痉，筋病也；郁冒，神病也；大便难，液病也。三者不同，其为亡血伤津则一，故皆为产后所有之病。

陈修园曰：此为产后提出三病以为纲，非谓产后止此三病也。

产妇郁冒，其脉微弱，呕不能食，大便反坚，但头汗出。所以然者，血虚而厥，厥则必冒。冒家欲解，必大汗出，以血虚下厥，孤阳上出，故头汗出。所以产妇喜汗出者，亡阴血虚，阴气独盛，故当汗出，阴阳乃复。大便坚，呕不能食者，小柴胡汤主之。

尤在泾曰：郁冒虽有客邪，而其本则为里虚，故其脉微弱也。呕不能食，大便反坚，但头汗出，津气上行而不下逮之象。所以然者，亡阴血虚，孤阳上厥而津气从之也。厥者必冒，冒家欲解，必大汗出者，阴阳乍离，故厥而冒，及阴阳复通，汗乃大出而解也。产妇新虚不宜多汗，而此反喜汗出者，血去阴虚，阳受邪气而独盛，汗出则邪去，阳弱而后与阴相合，所谓损阳而就阴是也。小柴胡主之者，以邪气不可不散，而正虚不可不顾，惟此法为解散客邪而和利阴阳耳。

徐忠可曰：此为郁冒与大便难之相兼者详其病因与治法也。大便坚，非热多，乃虚燥也。呕非寒，乃胆气逆也。不能食，非实邪，乃胃有虚热也。故以柴胡、参、甘、芩、半、姜、枣和之。

《脉经》：问曰：妇人病经水不通，而发其汗，则郁冒不知人，何也？师曰：经水下，故为里虚，而发其汗，为表复虚，此为表里俱虚，故令郁冒也。

《医说》：人平居无苦疾，忽如死人，身不动摇，目闭口噤，但如眩冒，移时方寤。此由已汗过多，血少气并于血，阳独上而不下，气壅塞而不行，故身如死。气过血还，阴阳复通，故移时方寤。名曰郁冒，亦名血厥，妇人多有之。

《金匮辑义》：产后血晕有两端：其去血过多而晕者，属气脱，其证眼闭口开，手撒手冷，六脉微细或浮是也；下血极少而晕者，属血逆，其证胸腹胀痛，气粗，两手握拳，牙关紧闭是也。二者证治霄壤，服药一差，生死立判，宜审辨焉。而本条所论小柴胡汤，是专治妇人草蓐伤风，呕而不能食者。若以为产后郁冒之的方，则误人殆多矣。

小柴胡汤方见太阳病中

病解能食，七八日更发热者，此为胃实，大承气汤主之。

沈明宗曰：此即大便坚，呕不能食，用小柴胡汤而病解能食也，病解者，谓郁冒已解。能食者，乃余邪隐伏胃中，风热炽盛而消谷，但食入于胃，助起余邪复盛，所以七八日而更发热，故为胃实。是当荡涤胃邪为主，故用大承气峻攻胃中坚垒，俾无形邪相随有形之滞一扫尽出，则病如失。仲景本意发明产后气血虽虚，然有实证即当治实，不可顾虑其虚，反致病剧也。

大承气汤方见阳明病

产后腹中疠痛，若虚寒不足者，当归生姜羊肉汤主之。

魏念庭曰：妊娠腹中疠痛，胞阻于血寒也。产后腹中疠痛者，里虚而血寒也。一阻一虚而治法异矣，阻则用通而虚则用塞。主之以当归生姜羊肉汤，大约为血虚里虚者主治也。

程云来曰：产后血虚有寒，则腹中急痛。《内经》曰：味厚者为阴，当归羊肉味厚者也，用以补产后之阴，佐生姜以散腹中之寒，则疠痛自止。夫辛能散寒，补能去弱，三味辛温补剂也，故并主虚劳寒疝。

当归生姜羊肉汤方见厥阴病

《丹溪心法》：当产寒月，脐下胀满，手不可犯，寒入产门故也。服仲景羊肉汤，二服愈。

产后腹痛，烦满不得卧，不可下也，宜枳实芍药散和之。

《金鉴》曰：产后腹痛，不烦不满，里虚也。今腹痛烦满不得卧，里实也。气结血凝而痛，故用枳实破气结，芍药调腹痛，佐以麦粥，恐伤产妇之胃也。

枳实芍药散方

枳实　芍药等分

上二味，杵为散。服方寸匕，日三服，麦粥下之。

师曰：产后腹痛，法当以枳实芍药散，假令不愈，必腹中有瘀血著脐下也，下瘀血汤主之。

尤在泾曰：腹痛服枳实芍药散，假令不愈者，以有瘀血在脐下著而不去，是非攻坚破积之剂不除矣。大黄、桃仁、䗪虫下血之力颇猛，用蜜丸者缓其性，不使骤发，恐伤上、中二焦也。酒煎顿服，治下制以急，去疾惟恐不尽也。

下瘀血汤方见瘀血病

产后七八日，无太阳证，少腹坚痛，此恶露不尽也；若不大便，烦躁发热，脉微实者，宜和之；若日晡所烦躁，食则谵语，至夜即愈者，大承气汤方主之。

徐忠可曰：此条言产后恶露不尽，有血瘀而病实不在血，因腹内有热致血结膀胱，其辨尤在"至夜即愈"四字。谓产后七八日则本虚稍可矣，无太阳证则非头痛发热恶寒之表证矣。乃少腹坚痛，非恶露不尽而何。然而不大便，则为肠胃中燥热，烦躁发热则为实热上攻；脉微实则又非虚比，日晡烦躁则为脾胃郁热证，更食则谵语胃热尤确，诸皆热结肠胃之证，而非恶露不尽本证也。况至夜即愈，病果在阴则宜夜重，而夜反愈，岂非实热内结乎？故以大承气汤主之，意在通其热结以承接其元气，则恶露自行。不必如前之单下瘀血，恐单去血而热不除，则并血亦未必能去也。

尤在泾曰：大承气汤中大黄、枳实均为血药，仲景取之者，盖将一举而两得之欤。

合信氏曰：产后四五日内略见血露初红，六七日后渐变而黄而白。血露之用洗涤之宫，与平日经水不同。或二十日，或十余日不妨。

产后中风，数十日不解，头痛，恶寒发热，心下满，干呕，续自微汗出，小柴胡汤主之。

按此节中风，头痛，恶寒发热，干呕，汗出诸证皆是桂枝汤证，惟得之数十日之久不解，而心下满则邪已入少阳之半表半里矣，故以小柴胡汤主之也。

产后中风，发热面赤，头痛而喘，脉弦数者，竹叶汤主之。

魏念庭曰：产后中风，即伤风也。发热面赤，喘而头痛，似是阴虚阳盛之感风矣，不知热之所上炙者，携风势也，标也；而风之所以不能去者，无正阳气也，本也。主之以竹叶汤。竹叶、葛根、桔梗清热解其表热之风邪，人参、甘草、大枣、生姜补助其本虚之元气。

尤在泾曰：此产后表有邪而里适虚之证。

竹叶汤乃表里兼济之法。

竹叶汤方

竹叶一把　葛根三两　桔梗一两　人参一两　甘草一两　生姜五两　大枣十五枚

上七味，以水八升，煮取三升，去滓。温服一升，日三服。

产后烦乱呕逆，无外证者，此乳中虚也，竹皮大丸主之。

唐容川曰：中焦受气取汁，上入心以变血，下安胃以和气。乳汁去多则中焦虚乏，上不能入心以化血，则心神无依而烦乱；下不能安胃以和气，则冲气上逆而为呕逆。其方君甘草、枣肉以填补中宫，化生津液；而又用桂枝、竹茹达心通脉络，以助生心血，则神得凭依而烦乱止；用石膏、白薇以清胃降逆，则气得安养而呕逆除。然此四药相辅而行，不可分论，必合致其用乃能调阴和阳，成其为大补中虚之妙剂也。

竹皮大丸方

竹茹二分　石膏二分　桂枝一分　甘草七分　白薇一分

上五味，末之，枣肉和丸，如弹子大。饮服一丸，日三服，夜二服。有热倍白薇。

程云来曰：竹茹甘寒以除呕哕；石膏辛寒以除烦逆；白薇咸以治狂惑邪气；夫寒

则泥膈，佐桂枝以宣导；寒则伤胃，佐甘草以和中。有热倍白薇，白薇能除热也。用枣肉为丸者，统和诸药以安中益气也。

《济阴纲目》：中虚不可用石膏，烦乱不可用桂枝，此方以甘草七分，配众药六分，又以枣肉为丸，仍以一丸饮下。可想其立方之微，用药之难，审虚实之不易也。

产后下利，脉虚极者，白头翁加甘草阿胶汤主之。

魏念庭曰：产后下利虚极者，自当大补其气血矣。不知其人虽极虚，而下利者，乃挟热之利，补之则热邪无出，其利必不能止也。主之以白头翁加甘草阿胶汤，清热燥湿，补中理气，使热去而利止。亦治虚热下利之妙方，不止为产后论治矣。

唐容川曰：此下利是言痢疾便脓血也。

白头翁加甘草阿胶汤方见厥阴病

妇人在草蓐，自发露得风，四肢苦烦热，头痛，与小柴胡汤。头不痛但烦者，三物黄芩汤主之。此节同下节依涪古本补，《金匮要略》附方引《千金方》

徐忠可曰：此言产妇有暂感微风，或在半表半里，或在下焦，风湿合或生虫，皆能见四肢烦热证，但以头之痛不痛为别耳。故为在草蓐，是未离产所也。自发露得风，是揭盖衣被稍有不慎而暂感也。产后阴虚，四肢在亡血之后，阳气独盛又得微风则苦烦热。然表多则上入而头痛，当以上焦为重，故主小柴胡和解。若从下受之，而湿热结于下，则必生虫，而头不痛。故以黄芩清热为君，苦参去风杀虫为臣，而以地黄补其元阴为佐。曰：多吐下虫，谓虫得苦参必不安，其上出下出政未可知也。

三物黄芩汤方

黄芩一两　苦参二两　干地黄四两

上三味，以水六升，煮取二升，去滓。温服一升，多吐下虫。

苦参、地黄皆能杀三虫，下䘌虫，而虫之生多因肠热，故用黄芩以清之也。

产后虚羸不足，腹中疠痛，吸吸少气，或苦少腹拘急，痛引腰背，不食。产后一月，日得服四五剂为善，令人强壮。宜内补当归建中汤主之。

沈明宗曰：产后体虽无病，血海必虚，若中气充实，气血虽虚，易能恢复。或后天不能生血充于血海，则见虚羸不足。但血海虚而经络之虚是不待言，因气血不利而淤，则腹中疠痛。冲任督带内虚，则苦少腹拘急，痛引腰背。脾胃气虚，则吸吸少气不能食。故用桂枝汤调和荣卫，加当归欲补血之功居多。若大虚加胶饴，峻补脾胃而生气血。若去血过多，崩伤内衄，乃血海真阴大亏，故加地黄、阿胶汤以培之。方后云：无生姜以干姜代之，乃温补之中兼引血药入血分生血，其义更妙。

徐忠可曰：产后虚羸不足，先因阴虚后并阳虚，补阴则寒凝，补阳则气壅。后天以中气为主，故治法亦出于建中，但加当归即偏于内，故曰内补当归建中汤。曰产后一月，日得服四五剂为善，谓宜急于此调之，庶无后时之叹。然药味和平，可以治疾，可以调补，故又曰令人强壮宜。

内补当归建中汤方

当归四两　桂枝三两　芍药六两　生姜三两　甘草二两（炙）　大枣十二枚

上六味，以水一斗，煮取三升，去滓。分温三服，一日令尽。若大虚，加饴糖六两，汤成内之，于火上暖令饴消。若去血过多，崩伤内衄不止，加地黄六两，阿胶二两，合八味，汤成内阿胶。若无当归，以芎䓖代之。若无生姜，以干姜代之。

《巢氏病源》：吐血有三种，一曰内衄，出血如鼻血，但不从鼻孔出，或去数升乃至一斛是也。

妇人咽中如有炙脔者，半夏厚朴茯苓生姜汤主之。

赵以德：上焦阳也，卫气所治，贵通利而恶闭郁，郁则津液不行，而积为涎。胆以咽为使，胆主决断，气属相火，遇七情至而不决，则火亦郁而不发，不发则焰不达，不达则气如咽，与痰涎结聚胸中，故若炙脔。用半夏等药散郁化痰而已。

尤在泾曰：凝痰结气阻塞咽嗌之间，《千金》所谓"咽中帖帖如有炙肉，吞之不下，吐之不出者"是也。

《金鉴》曰：即今之梅核气病也。此病得于七情郁气，凝涎而生。故用半夏、厚朴、生姜辛以散结，苦以降逆，茯苓佐半夏以利饮行涎，紫苏香芳以宣通郁气，俾气舒涎去，病自愈矣。此证男子亦有，不独妇人也。

半夏厚朴茯苓生姜汤方

半夏一升　厚朴三两　茯苓四两　生姜五两

上四味，以水一斗，煮取四升，去滓，温服一升，日三服，夜一服，痛者，加桔梗一两。《金匮要略》本方有干苏叶二两

《三因方》：大七气汤治喜怒不节，忧思兼并，多生悲恐，或时振惊，致脏气不平，憎寒发热，心腹胀满，傍冲两胁，上塞咽喉，有如炙脔，吐咽不下，皆七气所生。（方同《金匮》）

《全生指迷方》：若咽中如炙肉脔，咽之不下，吐之不出，由胃寒乘肺；肺胃寒则津液聚而成痰，致肺管不利，气与痰相搏，其脉涩，半夏厚朴汤主之。（即《金匮》本方）

妇人脏躁，悲伤欲哭，数欠伸，象如神灵所作者，甘草小麦大枣汤主之。

尤在泾曰：脏躁，沈氏所谓子宫血虚，受风化热者是也。血虚脏躁，则内火扰而神不宁，悲伤欲哭，使魂魄不安者，血气少而属于心也。数欠伸者，经云：肾为欠、为嚏。又肾病者善伸数欠、颜黑。盖五志生火，动必关心，脏阴既伤，窍必及肾也。小麦为肝之谷而善养心气，甘草、大枣甘润生阴，所以滋脏气而止其燥也。

唐容川曰：妇人子宫，古亦名子脏，子脏之血液本于胃中，胃中汁液多则化乳化

血，下达与催乳相似。肺散津而主悲，肺津虚则悲伤欲哭。心藏血而主神，心血虚则神乱而如有神灵所凭。津血两虚则不能下润子脏，故统以滋补汁液者化生津血。

《汉药神效方》：妇人脏躁，西医谓之子宫痫，即今舞蹈病。

甘草小麦大枣汤方

甘草三两　小麦一升　大枣十枚（擘）

上三味，以水六升，煮取三升，去滓，分温三服。

程云来曰：悲则心系急，甘草、大枣甘以缓诸急也。小麦谷之苦者，《灵枢经》曰：心病者，宜食麦，是谷先入心矣。

《本事方》：乡里有一妇人，数欠伸，无故悲泣不止。或谓之有祟，祈禳请祷备至，终不应。用麦甘大枣汤。尽剂而愈。

《妇人良方》：程虎卿内人妊娠四五个月，遇昼则惨戚悲伤泪下，数欠如有所凭。医巫兼治，皆无益。与大枣汤一投而愈。（即本方）

《方舆輗》：此方虽云治妇人脏躁，然不拘男女老少，凡妄悲伤啼哭者，一切用之有效。近有一妇人笑不止，诸药罔效，以甘麦大枣汤与之愈。后用治小儿啼哭，亦效。

妇人吐涎沫，医反下之，心下即痞，当先治其涎沫，后治其痞。治吐涎沫，宜桔梗甘草茯苓泽泻汤；治痞，宜泻心汤。

程云来曰：经曰：水在肺，吐涎沫。此水饮在上而医反下之，伤其阴血，心下即痞也。

尤在泾曰：吐涎沫，上焦有寒也，不与温散而反下之，则寒内入而成痞，如伤寒下早例也。然虽痞而犹吐涎沫，则上寒未已，不可治痞，当先治其上寒，而后治其中痞。亦如伤寒例，表解乃可攻痞也。

桔梗甘草茯苓泽泻汤方

桔梗三两　甘草二两　茯苓三两　泽泻二两

上四味，以水五升，煮取三升，去滓。温服一升，日三服。

水饮结于上焦胸肺之间则吐涎沫。仲景用桔梗、甘草治肺痈时出浊唾，本方再加以茯苓、泽泻，俾上溢之水饮由小便而去也。

泻心汤方见吐衄病《金匮辑义》：据《千金》，当是甘草泻心汤

妇人之病，因虚积冷结，为诸经水断绝，血结胞门。或绕脐疼痛，状如寒疝；或痛在关元，肌若鱼鳞；或阴中掣，少腹恶寒；或引腰脊，或下气街。此皆带下，万病一言。察其寒热，虚实紧弦，行其针药，各探其源。子当辨记，勿谓不然。

徐忠可曰：此段叙妇人诸病之由，所以异于男子，全从经起，舍此则与男子等也。因虚积冷结，为诸经水断绝，血结胞门数句，为一篇纲领。谓人不虚则邪不能乘之，因虚故偶感之冷不化而积。气热则行，冷则凝，冷气凝滞久则结。结者，不散也。

血遇冷气而不行则经水断绝，然有微甚不同，故曰诸。胞门，即子宫所通阴中之门也，为经水孔道，冷则瘀积而碍其月水之来矣。上焦之元气或盛，而无客邪并之，则寒邪不能上侵，盘结在中。脐主中焦，故绕脐寒疝。寒疝，寒痛也。若其人中气素热，下邪并之即为热中病，而关元之寒，客热不能消之，故痛仍在。而客热所至，荣气作燥，故肌若鱼鳞。鱼鳞者，肌粗不滑之状也。关元以下，寒冷或多，则冷低而经不全妨，但期候不调匀。冷近于阴，故阴痛掣抽痛，于是少腹阳气少则恶寒矣。或引腰脊，谓病侵下之经络，则自腰脊气冲膝胫无往不痛者有之。此皆带脉已下为病。其病之初发，各因形体之寒热为寒热，变虽万端，总不出乎阴阳虚实。而独以紧弦为言者，盖经阻之始大概属寒，故气结则为弦，寒甚则为紧耳。示人以二脉为主，而参之兼脉也。针药者，各有相宜也。然病形虽同，脉有各异，所异之部即为病源。此段为妇科辨证论治之最要语，故令辨记且戒之耳。

按：《史记·扁鹊传》：过邯郸闻贵妇人，即为带下医。知古称带下，乃妇科经血诸疾之通名也。

问曰：妇人年五十所，病下血数十日不止，暮即发热，少腹里急，腹满，手掌烦热，唇口干燥，何也？师曰：此病属带下。何以知之？曾经半产，瘀血在少腹不去，故唇口干燥也。温经汤主之。

程云来曰：妇人年逾七七则任脉虚，太冲脉衰少，天癸竭，地道不通。今病下血数十日不止，下多则亡阴，阴虚则暮发热也。任冲之脉皆起于少腹，任冲虚则少腹急，有瘀血则少腹满也。阴虚不能济火，故手掌烦热。血虚不足以荣唇口，故唇口干燥也。妇人五十而有此病，则属带下。以其人曾经半产，犹有瘀血著于少腹不去。故《内经》曰：任脉为病，女子则带下瘕聚也。既已经半产则任冲伤，年逾七七则任冲竭，任冲之脉不能以荣唇口，则唇口干燥，知有瘀血也。故以温经汤治之。

陈修园曰：此承上节历年血寒积结胞门之重证，而出其方治也。

温经汤方

吴茱萸三两　当归二两　芎䓖二两　芍药二两　人参二两　桂枝二两　阿胶二两　牡丹皮二两　甘草二两　生姜二两　半夏半斤　麦门冬一升

上十二味，以水一斗，煮取三升，去滓。日三服，每服一升，温饮之。原本无半夏、麦门冬，作上十味，今依《金匮要略》补

程云来曰：妇人有瘀血，当用前证下瘀血汤，今妇人年五十，当天癸竭之时，又非下药所宜，故以温药治之，以血得温即行也。经寒者，温以茱萸、姜、桂；血虚者，益以芍药、归、芎；气虚者，补以人参、甘草；血枯者，润以阿胶、麦冬；半夏用以止带下，牡丹用以逐坚癥。十二味为养血温经之剂，则瘀血自行而新血自生矣。故亦主不孕、崩中而调月水。

徐灵胎曰：此调经总方。

《脉经》：妇人经断，一月血为闭，二月若有若无，三月为血积。小腹寒，手掌反逆，当与温经汤。

《张氏医通》：温经汤并治经阻不通，咳嗽便血。

妇人少腹寒，久不受胎，或崩中去血，或月水来过多，或至期不来。温经汤主之。
此节依涪古本及《金匮要略》补

《金鉴》：曾经半产崩中，新血难生，瘀血未尽，风寒客于胞中，为带下，为崩中，为经水愆期，为胞寒不孕。均用温经汤主之者，以此方生新去瘀，暖子宫补冲任也。

《千金方》：治崩中下血，出血一斛，服之即断。（即本方）

经水不利，少腹满痛，或一月再经者，王瓜根散主之。阴肿者，亦主之。

程云来曰：胞中有寒，则血不行而经水不利，积于少腹则满痛也。妇人经水上应太阴之盈亏，下应海潮之朝夕，故月月经行相符而不失其常轨。今经一月再见，则经停积一月不行矣，故用王瓜根散以下积血。癥疝亦凝血所成，故此方亦主之。

徐灵胎曰：此治瘀血伏留在冲脉之方。

王瓜根散方

王瓜根三分　芍药三分　桂枝三分　䗪虫三枚

上四味，杵为散。酒服方寸匕，日三服。

赵以德曰：此亦因瘀血而病者，王瓜根能通月水，消瘀血，生津液，津生则化血也；芍药主邪气腹痛，除血痹，开阴寒；桂枝通血脉，引阳气；䗪虫破血积，以酒行之。非独血积冲任者有是证，肝藏血主化生之气，与冲任同病而脉循阴器，任督脉亦结阴下，瘀血流入作痛，下坠出阴户，故皆用是汤主之。

妇人半产若漏下者，旋覆花汤主之；黄芪当归汤亦主之。

徐忠可曰：半产或下血而为漏下，此因虚而寒气结也，结则气不摄血，而为漏下矣。故以旋覆开结气而通其虚中之滞，加葱行其气也，加绛少许为血分引经耳。

按黄芪当归汤，《兰室秘藏》名为当归补血汤，《济阳纲目》取治一切去血过多之证。此用之以治半产漏下，其旨符合也。

旋覆花汤方见胸痹病

黄芪当归汤方

黄芪二两半　当归半两

上二味，以水五升，煮取三升，去滓。温服一升，日三服。

黄芪补益气分药也，当归补益血分药也。血无气则不行，故用五倍之黄芪以为当归之徒卒以引血归经，自无气不摄血漏下之患矣。

妇人陷经漏下，色黑如块者，胶姜汤主之。

李珥臣曰：陷经漏下，谓经脉下陷而血漏下不止，乃气不摄血也。黑不解者，瘀血不去则新血不生，荣气腐败也。然气血喜温恶寒，用胶姜汤温养气血，则气盛血充，推陈致新而经自调矣。

《金鉴》曰：陷经者，谓经血下陷，即今之漏下崩中病也。

程云来曰：血与气俱行则活而红，血不行则死，死则黑也。此血凝于下焦，故下黑不解。胶姜汤，其亦温经行血剂欤。

胶姜汤方

阿胶三两　地黄六两　芎䓖二两　生姜三两　当归三两　芍药三两　甘草二两

上七味，以水五升，清酒三升，先煮六味取三升，去滓，内胶烊消，温服一升，日三服。

按：本方即胶艾汤，以生姜易艾叶。

陈修园曰：阿胶养血平肝，去瘀生新，生姜散寒升气。亦陷者举之，郁者散之，伤者补之、育之之义也。

妇人少腹满如敦状，小便微难而不渴，或经后产后者，此为水与血俱结在血室也，大黄甘遂阿胶汤主之。

尤在泾曰：《周礼》注：敦，以盛食，盖古器也。少腹满如敦状者，言少腹有形高起如敦之状。小便难，病不独在血矣。不渴，知非上焦气热不化。产后得此，乃是水血并结而病属下焦也。故以大黄下血，甘遂逐水，加阿胶者，所以去瘀浊而兼安养也。

大黄甘遂阿胶汤方

大黄四两　甘遂二两　阿胶三两

上三味，以水三升，煮取一升，去滓。顿服之。

程云来曰：苦以下结，大黄之苦以下瘀血，甘遂之苦以逐留饮；滑以利窍，阿胶之滑以利小便。为行水下结血之剂。

魏念庭曰：大黄下血，甘遂逐水，入阿胶者，就阴分下水血二邪而不至于伤阴也。

妇人时腹痛，经水时行时止，止而复行者，抵当汤主之。

魏念庭曰：妇人经水不利快而下，有瘀血在血室也。非得之新产后，则血之积于血室坚而成瘀必矣。不同生后之积血易为开散也。必用攻坚破积之治，舍抵当不足以驱逐矣。

抵当汤方 见太阳病中

妇人经水闭，脏坚癖，下白物不止，此中有干血也，矾石丸主之。

尤在泾曰：脏坚癖者，于脏干血坚凝，成癖而不去也，干血不去，则新血不荣，而经闭不利矣。由是蓄泄不时，胞宫生湿，湿复生热，所积之血转为湿热所腐，而成白物，时时自下，是宜先去其脏之湿热，矾石却水除热，合杏仁破结润干血也。

程云来曰:《内经》曰:任脉为病,女子带下瘕聚。又曰:脾传之肾病名曰疝瘕,少腹冤而痛出白,一名曰蛊。今此证脏坚癖,岂非瘕聚与疝瘕乎?下白物,岂非带下与出白乎?

矾石丸方

矾石三分(烧) 杏仁一分

上二味,末之,炼蜜为丸,枣核大,内脏中,剧者再内之。

程云来曰:矾石酸涩,烧则质枯,枯涩之品故《神农经》以能止白沃,非涩以固脱之意也。杏仁者非以止带,以矾石质枯,佐杏仁一分以润之,使其同蜜易以为丸,滑润易以内阴中也。此方专治下白物而设,未能攻坚癖下干血也。

魏念庭曰:脏坚之脏,指子宫也。脏中之脏,指阴中也。

赵以德曰:设干血在冲任之海者,必服药以下之,内之不能去也。

合信氏曰:妇人流白带,用白矾贮水节,自阴户射入。

《汉方解说》:治带球,治白带下,阴中瘙痒证。子宫膣部及膣黏膜之小溃疡,有奇效。明矾、蛇床子仁六分,樟脑三分,杏仁二分,白粉一分,上为末,以蜂蜜为膣球状,白粉为衣。隔日一个,插入膣中。

妇人六十二种风证,腹中气血如刺痛者,红蓝花酒主之。

尤在泾曰:妇人经尽、产后,风邪最易袭入腹中,与血气相搏而作刺痛,刺痛,痛如刺也。六十二种未详。红蓝花苦辛温,活血止痛,得酒尤良。不更用风药者,血行而风自去耳。

红蓝花酒方

红蓝花一两

上一味,以酒一斗,煎减半,去滓,分温再服。

张隐庵曰:红花色赤多汁,生血行血之品也。陶隐居主治胎产血晕,恶血不尽绞痛,胎死腹中。《金匮》红蓝花酒治妇人六十二种风。临川先生曰:治风先治血,血行风自灭。盖风为阳邪,血为阴液,妇人有余于气,不足于血,所不足者,乃冲任之血月事以时下,故多不足也。红花性上行开散,主生皮肤间散血,能资妇人之不足,故主治妇人之风。用酒煎以助药性,能引其外出,主生脉外之血者也。

《外台秘要》:近效疗血晕绝不识人、烦闷方。(即本方)

《熊氏补遗》:热病胎死腹中。(即本方)

《产乳方》:治胎衣不下。

妇人腹中诸病痛者,当归芍药散主之;小建中汤亦主之。

魏念庭曰:妇人腹中诸病,血气凝聚而痛作,以当归芍药散主之,生新血之中寓行宿血之义。再有妇人腹中痛,非养血行瘀所可愈者,则中虚之故也,中虚气自运行不快，气运不快则血行多滞，宜补其中生胃阳，而气旺血行痛不作矣，此建中汤之所以主中虚腹痛也。

小建中汤方见太阳病中

问曰，妇人病饮食如故，烦热不得卧，而反倚息者，何也？师曰：此名转胞，不得溺也。以胞系了戾，故致此病，但利小便则愈，肾气丸主之。

尤在泾曰：饮食如故，病不由中焦也。了戾及缭戾同，胞系缭戾而不顺，则胞为之转。胞转则不得溺也。由是下气上逆而倚息，上气不能下通，而烦热不得卧。治以肾气者，下焦之气肾主之，肾气得理，庶缭者顺、戾者平而闭乃通耳。

唐容川曰，胞字即脬字，脬，膀胱也。《史记》仓公传正义曰：脬通作胞。此转胞，或胎压其脬，或忍溺入房，以致膀胱之系缭戾而不得小便，水因反上冲肺则倚息不得卧。烦热者，膀胱太阳之气乱也。凡逆转者，当顺举之，而后得返其正。故用肾气丸振动肾气以举之，举之则所以利之也。

《舒氏女科要诀》：了戾者，绞纽也。

《巢氏病源》：胞转之病，由胞为热所迫，或忍小便，俱令水气还迫于胞，屈辟不得充张，外水应入不得入，内溲应出不得出，内外壅胀不通，故为胞转。其状小腹急痛，不得小便，甚者至死。张仲景云：妇人本肥盛且举自满，今羸瘦且举空减，胞系了戾，亦致胞转。

肾气丸方见虚劳病

妇人阴寒，蛇床子散主之。

沈明宗曰：此治阴掣痛，少腹恶寒之方也。胞门阳虚受寒现证不一，非惟少腹恶寒之一证也。但寒从阴户所受，当温其受邪之处则病得愈。故以蛇床子一味大热助其阳，纳入阴中俾子宫得暖，邪去而病自愈矣。

蛇床子散方

蛇床子一两

上一味，末之，以白粉少许，和合相得，如枣大。绵裹内阴中，自温。

赵以德曰：白粉即米粉，借之以和合也。

《汉药神效方》：妇人阴中痒痛，或白带，或子宫下垂，交合时发痛者，用蛇床子末，和熟艾，置绢袋中，其形如蕃椒，插入阴中，以尖头插入子宫为佳。

《集简方》：妇人阴痒，蛇床子一两，白矾二钱，煎汤频洗。

少阴病脉滑而数者，阴中疮也。蚀烂者，狼牙汤主之。

尤在泾曰：脉滑者湿也，脉数者热也，湿热相合而系在少阴，故阴中即生疮，甚则蚀烂不已。狼牙味酸苦，除邪热气、疗瘙恶疮，去白虫，故取治是病。

李珥臣曰：少阴属肾，阴中肾之窍也。

狼牙汤方

狼牙三两

上一味，以水四升，煮取半升，去滓。以绵缠箸如茧大，浸汤沥阴中洗之，日四遍。

《汉药神效方》：狼牙即野蜀葵或木兰。

《金鉴》曰：阴中，即前阴也。生疮蚀烂，乃湿热不洁而生䘌也。用狼牙汤洗之，除湿热杀䘌也。狼牙非狼之牙，乃狼牙草也，如不得，以狼毒代之亦可。其疮深，洗不可及，则用后法也。

《金匮辑义》：阴蚀乃霉疮之属。

胃气下泄，阴吹而喧如失气者，此谷道实也，猪膏发煎主之。

赵以德曰：阳明脉属于宗筋，会于气街，若阳明不能升发谷气上行，变为浊邪，反泄下利，子宫受抑，气不上通，故从阴户作声而吹出。猪脂补下焦生血，润腠理；乱发通关格。腠理开，关格通，则中焦各得升降，而气归故道已。

尤在泾曰：阴吹，阴中出声如大便失气之状，连续不绝，故曰喧。谷道实者，大便结而不通。是以阳明下行之气不得从其故道，而乃别走旁窍也。猪膏发煎润导大便，便通气自归矣。

猪膏发煎方 见阳明病

卷末

《伤寒杂病论会通》补遗

杂疗方

以下三篇，乃《金匮要略》卷下第二十三至第二十五之文。赵以德、魏念庭、尤在泾诸本皆未载，盖断为后人所附而删之也。然考《肘后方》《千金方》《外台秘要》诸书，知其为仲景遗文无疑。且杂疗方所列急救诸法，何一非医者所宜究。其饮食禁忌二篇，尤为养生所应知。今取附本书卷末，庶成全璧焉。

退五脏虚热，四时加减柴胡饮子方《兰台轨范》作"五脏寒热"

冬三月加柴胡八分　白术八分　大腹槟榔四枚（并皮子用）　陈皮五分　生姜五分　桔梗七分　春三月加枳实　减白术　共六味　夏三月加生姜三分　枳实五分　甘草三分　共八味　秋三月加陈皮三分　共六味

上各㕮咀，分为三贴，一贴以水三升，煮取二升，分温三服。如人行四五里，进一服。如四体壅，添甘草少许。每贴分作三小贴，每小贴以水一升煮取七合，温服。再合滓为一服，重煮都成四服。

《素问·阴阳应象大论》云：冬伤于寒，春必病温，春伤于风，夏生飧泄；夏伤于暑，秋必痎疟；秋伤于湿，冬生咳嗽。此皆四时不正之气，乘人五脏之虚而伤之，致邪伏于皮肤里脏腑外，三焦之募原。久则血凝气滞，郁而为热，变证百出矣。仲景立此方，欲人为未雨之绸缪，以思患而预防之，乘邪之初集而攻之。夫四时风寒暑湿之邪虽不同，而伤之不即发则郁伏于少阳一也。故用柴胡为君，领诸药直达三焦之募原，以解散其五脏之寒热。寒热久者，必有积滞，故用大腹槟榔枳实以为臣。邪之所中，其气必虚，故用白术以培中气，生姜以散胃寒，桔梗清上焦之郁热，腹皮消中焦之积湿。冬加柴胡予解其温。春加枳实早弭其泄。夏暑发于秋则为痎疟，故加甘草以清血解毒。秋湿作于冬则成咳嗽，故加陈皮以利气宽胸。何一非杜渐防微之意乎。滓再合煮者，仍不离和解少阳之成法也。吴又可《温疫论》中之达原饮，盖以此方化出也。

长服诃梨勒丸方

诃梨勒（全书有煨字）　陈皮　厚朴各三两

上三味，末之，炼蜜丸如梧子大。酒饮服二十丸，加至三十丸。

夫人之疾病，由饮食不节，致肠胃积滞而成者，常十之八九。故古人养生方，长服多消导之药。所以使消化无停积，腠理无壅滞，九窍不闭塞，而气血自调畅也。《本草》谓，诃梨勒破胸膈结气、通利津液，能消腹中百病。陈皮、厚朴亦皆利气行滞之品。蜜丸、酒服者，使血分之气亦无滞也。

心腹诸卒暴百病，若中恶客忤，心腹胀满，卒痛如锥刺，气急口噤、停尸卒死者，三物备急丸主之。此节依涪古本订正

李珥臣曰：人卒得病欲死者，皆感毒厉邪阴不正之气而然。三物相须能荡邪安正，或吐或下，使秽气上下分消，诚足备一时急需也。

《金匮辑义》：停尸无考，盖即遁尸。见《巢源》。

三物备急丸方

大黄一两　干姜一两　巴豆一两（去皮心，熬，外研如脂。）

上药各须精新，先捣大黄、干姜为末，研巴豆内中，合治一千杵，用为散。蜜和丸亦佳。密器中贮之，莫令泄气。以暖水，若酒，服大豆许三四丸。或不能下，捧头起灌令下咽，须当差。如未差，更与三丸，当腹中鸣，即吐下便差。若口噤，亦须折齿灌之。《兰台轨范》：若口噤者，须化从鼻孔，用苇管吹入，自下于咽。

徐忠可曰：此方妙在大黄、巴豆峻利，寒热俱行，有干姜以守中，则命蒂常存，且以通神明而复正性，故能治一切中恶卒死耳。

张路玉曰：备急丸治寒实结积之峻药。凡伤寒热传胃腑，舌苔黄黑刺裂，唇口赤燥者，误用必死，以巴豆大热，伤阴故也。

徐灵胎曰：此温下之法，治寒气冷食稽留胃中，心腹满痛，大便不通。

《本经》述大黄之功能曰：荡涤肠胃，推陈致新，巴豆之功能，曰荡练五脏六腑，开通闭塞。盖大黄之味苦性寒直下，巴豆味辛性热而兼横行也。

张隐庵曰：凡服巴豆，即从胸胁大热达于四肢，出于皮毛，然后复从肠胃而出。中恶、客忤、停尸、卒死等证，皆邪中五脏，致九窍闭塞不通，故用巴豆之辛温以开之。唯欲其令秽浊之邪顺时而下，必当佐以大黄之苦寒，又恐其中气暴脱，乃用干姜守住其脾，不使倾筒倒箧尽出无余。制方之妙，义精如此。

《物理小识》谓：巴豆同大黄泻反缓，盖巴豆恶大黄而备急丸同用之。

王好古曰：可以通肠，可以止泻，世不知也。

《肘后方》：治大热行极，及食热饼，竟饮冷水过多，冲咽不即消，仍以发气呼吸喘息方。（即本方为末服）

《千金方》：备急丸治卒中恶风，气忤迷绝不知人。（即本方）

《外台秘要》：许仁则巴豆三味丸疗干霍乱，心腹胀满，搅刺疼痛，手足逆冷，甚则流汗如水，大小便不通，求吐不出，求利不下，须臾不救，便有性命之虑。（即本方）

《圣惠方》：备急丸治霍乱，心腹㽲痛，冷气筑心。

伤寒令愈不复，紫石寒石散主之。依涪古本

伤寒大病后，余热遗毒蕴于血脉、骨髓之中，每致精神昏愦，或为百合狐惑等证，或发为疮毒丹疹。此方取姜、附、桂、防引五石等药，以搜其深藏之伏寒遗热。名寒食者，盖即风引汤之变方也。

紫石寒石散方

紫石英　白石英　赤石脂　钟乳（研炼）　栝蒌根　防风　桔梗　文蛤　鬼臼各十分　太一余粮十分（烧）　附子（炮去皮）　干姜　桂枝（去皮）各四分

上十三味，杵为散，酒服方寸匕。

《续医说》：魏晋间人喜服寒食散，即五石散也。孙真人载于《千金方》中。而皇甫谧因试其药，遂为废人，隆冬裸袒食冰，当暑畏热悲恚欲自杀。余读晋史，载裴秀服此散，遂致暴死。故颜之推深戒子孙，不可轻服古方。

《懒真子》：后汉以来，方书中有五石散，又谓之寒食散。论者曰：服金石人不可食热物，服之则两热相激，故名之。

救卒死方

薤，捣汁灌鼻中。

《金鉴》曰：卒然昏死，皆尸厥也。薤白类蒜而小，北人谓之小根菜，南人谓之钓乔是也，其味极辛，捣汁灌鼻，亦通窍取嚏之意也。

李珥臣曰：阴邪客气，闭塞关窍则猝然而死。薤味辛而属阳，可辟阴邪通阳气，然必捣汁灌鼻中者，以天气通于肺，肺主气，鼻为肺窍司呼吸，使外邪自鼻而进者，仍令以鼻而出也。

《肘后方》：卒死，或先病平居，寝卧奄忽而死，皆是中恶。以薤汁灌入鼻中便省。

又方：

雄鸡冠割取血，管吹内鼻中。

李时珍曰：鸡冠血，三年雄鸡者良，取其阳气充溢也。

《金鉴》曰，管吹内鼻中，谓将鸡冠血或合热酒含在不病人口内，以苇管或笔管插

入病人鼻孔中，使气连药吹之，其药自能下咽，气通，噤自开也。

猪脂如鸡子大，苦酒一升，煮沸灌喉中。

李珥臣曰：猪脂滑窍而助胃气。苦酒，食醋也，煮沸则香气扑鼻，灌之可敛正祛邪。

《肘后方》：治卒中五尸方，猪脂八合，铜器煎小沸，投苦酒八合相和，顿服即差。

鸡肝及血涂面上，以灰围四旁，立起。

《肘后方》：治卒死，或寝卧奄忽而绝，皆是中恶。用雄鸡冠血涂面上，干则再上，仍吹入鼻中，并以灰营死人一周。

大豆二七粒，以鸡子白并酒和，尽以吞之。

《千金方》：治中恶方，大豆二七粒末，鸡子黄并酒相和，顿服。

《巢氏病源》：卒死者，由三虚而遇贼风所为也。三虚，谓乘年之衰一也，乘月之空二也，失时之和三也。人有此三虚而为贼风所伤，使阴阳偏竭于内，则阳气阻隔于外。二气拥闭，故暴绝如死。若腑脏气未绝者，良久乃苏。然亦有加鬼神之气而卒死者，皆有倾邪退乃活。

徐忠可曰：凡人阳气一分不尽则不死，故救卒死，唯一复其阳气为主。若鼻气通于天，天阳之所通也。口气通于地，地阳之所通也，面为诸阳之聚，属阳明中土，人阳之所通也。故或以薤，或以鸡冠血，二物皆能通天分之阳，故以灌鼻中。猪脂能通肤中之阳，苦酒为引。鸡子白能通肾中之阳，大豆为引。故以灌喉。鸡属巽，肝为魂之主，涂面则内通于胃。以灰围四旁，则气更束而内入，相引入肝，故肝气通而愈。

救卒死，而壮热者方。

矾石半斤，以水一斗半，煮消。以渍脚，令没踝。

程云来曰：厥阳独行：故卒死而壮热。岐伯曰：血之与气并走于上，则为大厥，厥则暴死，矾石收涩药也，以之浸足而收涩其厥逆之气。

救卒死而目闭者方

骑牛临面，捣薤汁灌耳中，吹皂荚末鼻中，立效。

程云来曰：《肘后方》治卒魇不寤，以青牛蹄或马蹄临人头上即活，则骑牛临面系厌恶驱邪法也。目闭者，邪气内著也。灌薤汁，以辟邪安魂，吹皂荚，以取嚏开窍。

《千金方》：治卒死无脉，无他形候，阴阳俱竭故也。治之方：牵牛临鼻上二百息，牛舐必瘥。牛不肯舐，著盐汁涂面上，牛即肯舐。

救卒死而张口反折者方《肘后方》作"张目"

灸手足两爪后十四壮了，饮以五毒诸膏散。（原注）：有巴豆者

程云来曰：灸手足两爪后，当是灸两手足爪后，其文则顺。以十爪甲为十二经之

510

终始，灸之以接引阳气而回卒死。此恶气中于太阳，令卒死而开口反张也。五毒诸膏散方未见。

《千金方》：卒中邪魅，恍惚振噤，灸鼻下人中及两手足大指爪甲，令艾丸半在爪上，半在肉上，各七壮。不止，十四壮。炷如雀屎大。

《肘后方》：卒死门，有三物备急丸散及裴公膏，救卒死。

救卒死而四肢不收失便者方

马屎一升，水三斗，煮取二斗，以洗之《外台秘要》作"以洗足"。又取牛洞（原注）：稀粪也一升，温酒灌口中。灸心下一寸，脐上三寸，脐下四寸，各一百壮差。

程云来曰：卒死而四肢不收者，无阳以行四末也。失便者，正气衰微不能约束便溺也。物之臭者，皆能解毒秽邪，故以牛马粪及后条狗粪治之。心下一寸，当是上脘穴，脐上三寸，当是中脘穴。脐下四寸，当是关元穴。灸之以复三焦之阳，而回其垂绝之气。

《肘后方》多卒中恶死，吐利不止，不知是何病，不拘大人小儿，马粪一丸绞汁灌之。干者水煮汁亦可。卒死不省，四肢不收，取牛洞一升和温酒灌之，或以湿者绞汁亦可。此皆扁鹊法也。

救小儿卒死而吐利，不知是何病方

狗屎一丸，绞取汁以灌之。无湿者，水煮干者取汁。

徐忠可曰：吐利非即死病，吐利而卒死又无他病可据，则知上吐下利病在中矣。狗性热，善消物。粪乃已消之滓，病邪得之如其消化，类相感也。近有用狗粪以治膈噎；有用狗屎中骨末以治腹痛。百药不效而骨立欲死者，无不神验，可悟此理矣。

《本草》：白狗者良。

《千金方》：乘马远行，至暮当沐浴更衣，方可近婴儿处所。若感其气，则为急惊风搐。又曰：步践粪秽之履，勿使近婴儿，若感其气，则为天弗。

尸厥，脉动而无气，气闭不通，故静而死也。治方：

菖蒲屑内鼻两孔中，吹之。令人以桂屑著舌下。

程云来曰：《甲乙经》曰：尸厥者，死不知人，脉动如故。《伤寒论》曰：尸厥者，令人不仁。即气闭不通，静而死之谓也。菖蒲内鼻中以通其肺气，桂内舌下以开其心窍，心肺开则上焦之阳自能开发，尸厥之疾可愈。

《平脉法》：少阴脉不至，肾气微少，精血奔气促迫。上入胸隔，宗气反聚，血结心下，阳气退下，热归阴股与阴相动，令身不仁，此为尸厥，当刺期门、巨阙。

《肘后方》：尸厥之病卒死，脉犹动，听其耳目中如微语声，股间暖者，是也。魇死之病，卧忽不寤，勿以火照。但痛齿其踵，及足母趾甲际，唾其面，即苏。仍以菖蒲末吹鼻中，桂末纳舌下，并以菖蒲根汁灌之。

又方：

剔取左角发方寸，烧末，酒和，灌令入喉，立起。

程云来曰:《内经》曰：邪客于手足少阴、太阴、足阳明之络，此五络皆会于耳中，上络左角。五络皆竭，令人身动皆恸面形无知也。其状若尸，或曰尸厥。以竹管吹其两耳，剔其左角之发方一寸，燔治。饮以美酒一杯，不能饮者，灌之立已。见《缪刺论》，今仲景亦剔左角之发治者，以左角为阳气之所在，五络之所绕，五络皆竭，故剔其五络之血余以治之。和以酒灌者，助药力而行气血也。

《金鉴》曰：尸厥，乃正暴然为邪气闭塞不通，故静而死也。菖蒲吹鼻，桂著舌下而不愈者，用此法。

《巢氏病源》：尸厥者，阴气逆也。此由阳脉卒下坠，阴脉卒上升，阴阳离居，营卫不通，真气厥乱，客邪乘之，其状如死，犹微有息而不常，脉尚动而形无知也。听其耳内循循有如啸之声，而股间暖者是也。耳内虽无啸声而脉动者，故当以尸厥治之。诊其寸口脉沉大而滑，沉即为实，滑即为气，实气相搏、身温而汗，此为入腑，虽卒厥不知人，气复则自愈也。若唇正青身冷，此为入脏，亦卒厥不知人即死。

救卒死、客忤死，还魂汤主之。通治诸感忤。依涪古本订正

徐忠可曰：凡卒死及客忤死，总是正不胜邪，故阳气骤闭而死。肺朝百脉，为一身之宗，麻黄、杏仁利肺通阳之君药，合甘草以调中，故为救卒死主方。名曰还魂汤，著其功也。

《金鉴》曰：中恶客忤，便闭里实者，仲景用备急丸。可知无汗表实者，不当用备急丸通里，当用还魂汤以通表也。通里者，抑诸阴气也。通表者，扶诸阳气也。昧者不知以麻黄为入六阳发汗之药，抑知不温复取汗则为入太阴通阳之药也。阳气通动，魂可还矣。

《肘后方》：客忤者，中恶之类也。多于道涂门外得之，令人心腹绞痛、张满，气冲心胸，不即治，亦杀人。又云：客者，客也。忤者，犯也，谓客气忽犯人也。此恶鬼毒厉之气，疗之多愈。亦有侵克脏腑经络，虽差后犹宜治疗，以消其余势。不尔，终为人患，有时辄发。

还魂汤方

麻黄三两（去节）　杏仁（去皮尖）七十个　甘草一两（炙）

上三味，以水八升，煮取三升，去滓，分令咽之。

《和剂局方》：三拗汤，治伤风伤冷，鼻塞声重，头痛目眩，四肢拘倦，咳嗽多痰，胸满气短。即本方加生姜，被复取汗。

又方：

韭根一把　乌梅二十七个　吴茱萸半升（炒）。

上三味，以水一斗煮之，以病人栉内中三沸，栉芦浮者生，沉者死。煮取三升，去滓，分饮之。

徐忠可曰：韭根有韭白之功，乌梅有开关之力，吴茱萸能降浊阴，阴降而关开则魂自还，故亦取之。然栉浮则生，沉则死。盖栉为本人日用之物，气之所及也。浮则其人阳气未绝，沉则久已有阴无阳，故主死。然仍分饮之，信栉无宁信药耳。

《金鉴》曰：浮为阳，沉为阴，阳生阴死义也。

救自缢死，旦至暮虽已冷，必可治。暮至旦，小难也，恐此当言念气盛故也。然夏时夜短于昼，又热犹应可治。又云：心下若微温者，一日以上犹可治之方。 念气盛《全书》《外台》作"阴气盛"

徐徐抱解，不得截绳。上下安被卧之，一人以脚踏其两肩，手少挽其发，常弦弦勿纵之。一人以手按据胸上，数动之。 程云来曰：导引上焦之气。**一人摩捋臂胫屈伸之。** 导引四肢之气。**若已僵，但渐渐强屈之，并按其腹。** 导引下焦之气。**如此一炊顷，气从口出，呼吸眼开，而犹引按莫置，亦勿苦劳之，须臾可少与桂汤及粥清含与之，令濡喉，渐渐能咽及稍止。若向令两人以管吹其两耳深好，此法最善，无不活者。**

《金鉴》曰：旦至暮，阳气有余，阳主生，故虽已冷，必可治也，暮至旦，阴气有余，阴主死，故稍难也。自缢之人，必可治者，恐此当有言语忿争，气盛不散，故可治也。暮至旦。固难治，然遇夏时夜短于昼，又热遇皆阳气有余，犹应可治。又云：心下若微温者，虽一日已上犹可治之。观此谆谆切告，仲景仁心，惟恐人畏其繁琐而不治也。此法尝试之，十全八九，始知言果不谬。弦弦犹言紧紧也。揉胸按腹摩臂胫屈伸之，皆导引其气之法也。

《外台秘要》:《肘后》疗自缢死，心下尚微温，久犹可治方。徐徐抱解其绳，不得断之。悬其发，令足去地五寸许。塞两鼻孔，以芦管内其口中至咽，令人嘘之，有顷其腹中砻砻或是通气也。其举手捞人，当益坚捉持，更递嘘之。若治了能语，乃可置。若不得悬发，可中分发，两手强牵耳。又方：皂荚末葱叶吹其两鼻孔中，逆出复内之。又方，以芦管吹其两耳，极则易人吹，取活乃止。若气通者，以少桂汤稍稍咽之，徐徐乃以少粥清与之。

《疡医大全》：必须心口尚温，大便未下，舌未伸出者，救治。

《金匮辑义》，桂汤，诸书无考，盖此单味桂枝煎汤耳。而《洗冤录》引《本经》之文后载官桂汤方，未知何本，录下备残。《洗冤录》官桂汤：广陈皮八分，厚朴、半夏各一钱，肉桂、干姜各五分，甘草三分。

凡中暍死，不可使得冷，得冷便死，疗之方。

屈草带绕暍人脐，使三两人尿其中，令温。亦可用热泥和屈草，亦可扣瓦碗底，按及车缸，以著暍人脐，令尿须得流去，此谓道路穷卒无汤，当令尿其中，欲使多人尿，取令温。若汤便可与之，不可泥及车缸，恐此物冷。暍既在夏月，得热泥土，暖车缸，亦可用也。《本草》：车辖，一名车缸，即车轴铁辖头。

程云来曰：中暍不可得冷，犹被冻不可沃以热汤，寒热拒隔反为大害。

《巢氏病源》：夏月炎热，人冒涉途路，热毒入内与五脏相并，客气炽盛或郁愈不宣，致阴气卒绝，阳气暴壅，经络不通，故奄然闷绝，谓之暍。然此乃外邪所击，真脏未坏，若遇便治救。气宣则苏。

夫热暍不可得冷，得冷便死。此谓外卒以冷触，其热蕴积于内不得宣发故也。

《三因方》：中暑闷倒，急扶在阴凉处，切不可与冷，当以布巾衣物等蘸热汤熨脐中及气海。续以汤淋布上，令彻脐腹暖，即渐醒。如仓促无汤处，掬道上热土于脐上，仍拨开作窝子，令人更尿于其中，以代汤。急嚼生姜一大块，冷水送下。如已迷乱闷，嚼大蒜一大瓣，冷水送下。如不能嚼，即用水研灌之，立醒。

《叶氏避暑录话》：道路城市间，中暑昏仆而死者，此皆虚人、劳人或饥饱失节，或素有疾。一为暑气所中，不得泄则关窍皆窒，非暑气使然，气闭塞而死也。大蒜一握，道上热土杂研烂，以新水和之滤去滓，别其齿灌之，有顷即苏。

救溺死方《外台秘要》引《小品》疗溺死，若身尚暖者方

取灶中灰两石余，以埋人从头至足，水出七孔，即活。

李时珍曰：凡蝇满水死，试以灰埋之，少顷即便活，甚验。盖灰性暖而能拔水也。灶灰得火土相生之气，以埋人则外温卫气而内渗水湿，故能使水出七孔而活。

《巢氏病源》：人为水所没溺，水从孔窍入灌注脏腑，其气壅闭故死。若早拯救得出，即泄沥其水，令气血得通，便得活。经半日及一日，犹可活。气若已绝心上腰，亦可活。

《千金方》：治落水死方。以灶中灰布地令厚五寸，以甑侧著灰上，令死者伏于甑上，使头少垂下。炒盐二方寸匕内竹管中，吹下孔中，即当吐水，水下因去甑，下死人著灰中壅身，使水出鼻口，即活。

又方，掘地作坑，熬数斛灰内坑中，下死人覆灰，湿彻即易之，勿令大热。缚人灰冷更易，半日即活。

《普济方》治坠水冻死，只有微气者，勿以火炙，用布袋盛热灰放在心头，冷即患，待眼开以温酒服之。

治马坠及一切筋骨损方

大黄一两（切，浸，汤成下） 绯帛如手大（烧灰） 乱发如鸡子大（烧灰用） 败蒲一握三寸 桃仁四十九个（去皮尖，熬） 久用炊单布一尺（烧灰） 甘草如中指节（炙，剉）

上七味，以童子小便量多少煎汤成，内酒一大盏，次下大黄，去滓，分温三服。先剉败蒲席半领，煎汤浴。衣被盖复，斯须通利数行，痛楚立差。利及浴水赤勿怪，即瘀血也。

徐忠可曰：从高坠下，虽当救损伤筋骨为主，然顿跌之势，内外之血必无不瘀，瘀不去则气不行，气不行则伤不愈，故以桃仁、大黄逐瘀为主，绯帛红花之余，乱发血之余，合童便以消瘀血。败蒲亦能破血行气，故入煎能疗腹中损伤瘀血，汤浴能活周身血气。然筋骨瘀血，必有热气滞郁，故以炊单布受气最多而易消者，以散滞通气，从其类也。加少炙甘草，补中以和诸药也。

《金鉴》曰：外浴以散其瘀，内服以下其瘀，斯两得之矣。

禽兽鱼虫禁忌并治

凡饮食滋味以养于生，食之有妨，反能为害。自非服药炼液，焉能不饮食乎。切见时人不闲调摄，疾疢竞起，莫不因食而生。苟全其生，须知切忌者矣。所食之味。有与病相宜，有与身为害。若得宜则益体，害则成疾，以此致危，例皆难疗。凡煮药饮汁以解毒者，虽云数急，不可热饮。诸毒病得热更甚，宜冷饮之。

徐忠可曰：凡气遇热则增，遇冷则减，毒气亦然，故曰诸毒病得热更甚。凡解毒药必甘寒之品，亦此故也。若干霍乱饮热汤则死，盖由邪热炽盛，故得热更甚。每见猪尿及盐水性寒，皆能愈之，亦所谓饮冷不独汤之凉也。不宜辛热药亦可知也。

《前汉书·艺文志》：神农黄帝食禁十二卷，盖此篇所本。

肝病禁辛，心病禁咸，脾病禁酸，肺病禁苦，肾病禁甘。春不食肝，夏不食心，秋不食肺，冬不食肾，四季不食脾。辨曰：春不食肝者。为肝气王，脾气败，若食肝则又补肝，脾气败尤甚不可救。又肝王之时，不可以死气入肝，恐伤魂也。若非王时，即虚，以肝补之佳，余脏准此。

程云来曰：上段以生克言，下段以禁忌言，六畜六兽，圣人以之养生事死，其食忌亦不可不察。

凡肝脏自不可轻啖，自死者弥甚。

《千金方》：黄帝云：六畜脾，人一生莫食。

《金鉴》曰：谓诸畜兽临杀之时，必有所惊，肝有所忿，食之俱不利，故曰不可轻啖。如兽自死者，必中毒或疫疠而死，更不可食也。

《肘后方》：食肝中毒，捣附子末服一刀圭，日三服。

凡心皆为神识所舍，勿食之。使人来生复其报对矣。

程云来曰：畜兽虽异于人，其心亦神识所舍，勿食之。生杀果报，谅不诬也。

凡肉及肝落地，不著尘土者，不可食之。

猪肉落水浮者，不可食。

程云来云：皆涉怪异，食之必有非常之害。下见水自动热血不断，尘土不污，并同。

诸肉及鱼，若狗不食，鸟不啄者，不可食。

《金鉴》曰：凡禽兽不食之肉必有毒，不可食之。

诸肉不干，火炙不动，见水自动者，不可食之。

肉中如有朱点者，不可食之。

《金鉴》曰：朱点恶血所聚，此色恶不食也。

六畜肉热血不断者，不可食之。

父母及身本命肉，食之令人神魂不安。

《五行大义》：十二属并是斗星之气，散而为人之命，系于北斗，是故用以为属。春秋运斗枢曰：枢星散为龙马，旋星散为虎，机星散为狗，权星散为蛇，玉衡散为兔鼠，开阳散为羊牛，摇光散为猴猿。此等皆上应天星，下属年命也。

按：十二属，本于二八宿中之十二辰位星位之象。此云系于北斗，盖以枢机言之也。

食肥肉及热羹，不得饮冷水。

《金鉴》曰：食肥肉热羹后继饮冷水，冷热相搏，腻膈不行，不腹痛吐利，必成痞变，慎之慎之。

诸五脏及鱼，投地尘土不污者，不可食之。

《千金方》：凡六畜五脏著草自动摇，及得成酢不变，自又坠地不汗，又与犬犬不食者，皆有毒杀人。

秽饭、馁肉、臭鱼，食之皆伤人。

程云来曰：物已败腐，必不宜于脏腑，食之则能伤人，臭恶不食也。

自死肉口闭者，不可食之。

程云来曰：自死既已有毒，口闭则其毒不得泄，不可食之。

六畜自死皆疫死，则有毒，不可食之。

《金鉴》曰：疫毒能死六畜，其肉必有疫毒，故不可食。

兽自死北首，及伏地者，食之杀人。

程云来曰：首头向也，凡兽向杀方以自死及死不僵直斜倒而伏地者，皆兽之有灵知，故食之杀人。檀弓曰：狐死正丘首，豹死首山，乐其生不忘本也。兽岂无灵知者邪。

食生肉饱饮乳，变成白虫。（原注）：一作虫蛊。

程云来曰：生肉非人所食，食生肉而饮乳汁，西北人则有之。脾胃弱者，未有不为虫为蛊也。

疫死牛肉食之，令病洞下，亦致坚积，宜利药下之。

《金鉴》曰：疫死牛肉有毒不可食，食之若洞泻，为其毒自下，或致坚积，宜下药利之。

《千金方》：一切牛盛热时卒死者，总不堪食，食之作肠痛。

脯藏米瓮中有毒，及经夏食之发肾病。

《金鉴》曰：脯肉藏米瓮中，受湿热郁蒸之气，及经夏已腐者，食之腐气入肾，故发肾病。

治食自死六畜肉中毒方

黄柏屑捣，服方寸匕。《千金方》：水服黄柏末方寸匕

程云来曰：六畜自死，必因毒疫。苦能解毒，黄柏味之苦者。

治食郁肉漏脯，中毒方（原注）：郁肉，密器盖之隔宿者是也。漏脯，茅屋漏下沾著者是也

烧犬屎，酒服方寸匕。每服人乳汁亦良。

饮生韭汁三升，亦得。

《巢氏病源》：郁肉毒者，谓诸生肉及熟肉，内器中密闭头，其气壅积不泄，则为郁肉，有毒。不幸而食之，乃杀人。其轻者，亦吐利、烦乱不安。又云：凡诸肉脯，若为久故茅草屋漏所浸，则有大毒。食之三日乃成暴癥，不可治。

《千金方》：治食野菜，马肝肉，诸脯肉毒方：烧狗屎灰，水和绞取汁，饮之立差。治食百物中毒方：服生韭汁数升良。

《外台秘要》：疗食鱼肉等成癥结在腹，并诸毒气方：狗粪五升烧末，绵裹，取酒五升渍再宿，取清，分十服，日再，已后日三服使尽，随所食癥结即出便矣。（出《肘后》）

治黍米中藏干脯，食之中毒方

大豆浓煮汁，饮数升即解。亦治狸肉，漏脯等毒。

《千金方》：黄帝云：久藏脯腊安米中满三月，人不知食之害人。方称大豆汁解百药毒，予每试之不效，加入甘草为甘豆汤，其验乃奇也。

《卫生方》：解诸鱼毒，大豆煮汁饮之。

治食生肉中毒方

掘地深三尺，取其下土三升，以水五升，煮数沸，澄清汁，饮一升，即愈。

程云来曰：三尺以上曰粪，三尺以下曰土，土能解一切毒，非止解肉毒也。

《本草纲目》：弘景云：掘黄土地作坎深三尺，以新汲水沃入搅浊，少顷取清用之曰地浆，亦曰土浆。

《肘后方》：服药过剂闷乱者，地浆饮之。

《千金方》：干霍乱病，不吐不利胀痛欲死，地浆三五盏，服即愈。大忌米汤。

《集简方》：食黄鳝鱼犯荆芥能害人，服地浆解之。

治食六畜鸟兽肝中毒方

水浸豆豉绞取汁，服数升愈。

程云来曰：豆豉为黑大豆所造，能解六畜胎子诸毒。

《千金方》：服药过剂闷乱者，豉汁饮之。

马脚无夜眼者，不可食之。

程云来曰：夜眼在马前雨足膝上，马有此能夜行，一名附蝉尸。

食骏马肉，不饮酒，则杀人。

程云来曰：马肉苦冷有毒，故饮酒以解之。

孟先曰：食马肉毒发心闷者，饮清酒则解，饮浊酒则加。

韩非子曰：秦穆公亡骏马，见人食之。缪公曰：食骏马肉不饮酒者，杀人，即饮之酒。居三年食骏马肉者，出死力解缪公之围。

马肉不可热食，伤人心。

《金鉴》曰：马属火，肉热火甚恐伤心，当冷食之。

马鞍下肉，食之杀人。

《金鉴》曰：鞍下肉久经汗渍有毒，食之杀人。

《千金方》：黄帝曰：白马鞍下乌色彻肉裹者，食之伤人五脏。

白马黑头者，不可食之。

《千金方》：黄帝云：白马玄头，食其脑令人癫。

白马青蹄者，不可食之。

程云来曰：《虎钤经》曰：白马青蹄皆马毛之利害者，骑之不利人，若食之必能取害也。

马肉、豘肉共食饱，醉卧大忌。

《金鉴》：曰：马肉属火，豘肉属水，共食已属不和，若醉饱即卧则伤脾气，故曰大忌。

驴马肉合猪肉，食之成霍乱。

程云来曰：诸肉杂食伤损肠胃，撩乱脏腑，故成霍乱。

马肝及毛不可妄食，中毒害人。

程云来曰：马肝及毛皆有大毒，不可妄食。马肝一名悬燫。

《金鉴》曰：汉史云：文成食马肝而死，故曰不可妄食，恐中其毒也。

《千金方》：一切马汗气及毛，不可入食中，害人。

治马肝毒中人未死方

雄鼠屎二七粒，末之，水和服，日再服。（原注）：屎尖者是

程云来曰：马禀火气而生，火不能生水，故有肝无胆而木脏不足，故食其肝者死。

汉武帝云：食肉无食马肝。又云：文成食马肝而死。

韦庄云：食马留肝，则其毒可知矣。马食鼠屎则腹胀，故用鼠屎而治马肝毒。物性相制也。

又方：人垢取方寸匕，服之佳。

程云来曰：人垢，汗所结也。味咸有毒，赤为以毒解毒之意。

《金鉴》：曰：人垢，即人头垢也。用方寸七酒化下，得吐为佳。

《千金方》：治食野菜，马肝肉，诸脯肉毒方：取头垢如枣核大，吞之起死人。

《本草》引《小品》：或白汤下亦可。

治食马肉中毒欲死方《千金方》作"治食马肉血洞下欲死方"

香豉二两　杏仁三两

上二味，蒸一食顷，热杵之，服，日再服。

《金鉴》曰：日华子云：黑豆调中下气，治牛马瘟毒。杏仁下气，气下则毒亦解矣。

又方：煮芦根汁，饮之良。

《金鉴》曰：芦根味甘性寒，解诸肉毒。

《千金方》：鯸鲐鱼毒、食蟹中毒，中药箭毒。（方同上）

《经验良方》：解马犬河豚诸鱼蟹毒。一觉心下坚硬，或腹胀口渴，忽发热多语，芦根煮汁服。

疫死牛，或目赤或黄，食之大忌。

程云来曰：牛疫死而目赤黄者，疫疠之毒不去也，食之大忌。

牛肉共猪肉食之，必作寸白虫。

程云来曰：牛肉性滞，猪肉动风，入胃不消，酿成湿热则虫生也。亦有共食而不生虫者，视人之胃气何如耳。

青牛肠不可合犬肉食之。

程云来曰：青牛，水牛也，其肠性温，犬肉性热，温热之物不可合食。

牛肺从三月至五月，其中有虫如马尾，割去勿食，食则损人。

程云来曰：春夏之交，湿热蒸郁，牛感草之湿热则虫生于胃，而绿入肺窍，故勿食之。

牛羊猪肉皆不得以楮木、桑木蒸炙，食之令人腹内生虫。

《金鉴》曰：古人炼药多用桑柴火，楮实子能健脾消水，楮木亦可烧用。何以蒸炙诸肉食之即生虫乎？其或物性相反也。

啖蛇牛肉杀人，何以知之？啖蛇者毛发向后顺者是也。

《巢氏病源》：凡食牛肉有毒者，由毒蛇在草，牛食因误啖蛇则死。亦有蛇吐毒著草，牛食其草亦死，此牛肉有大毒。

《千金方》：独肝牛肉食之杀人，牛食蛇者独肝。

治啖蛇牛肉食之欲死方

饮人乳汁一升，立愈。

《千金方》：治食牛马肉中毒方、饮人乳汁良。

《本草》：《别录》云：人乳解独肝牛肉毒，合浓豉汁服之，神效。

又方：以泔洗头，饮一升愈。

牛肚细切，以水一斗，煮取一升，暖饮之，大汗出者愈。

程云来曰：北人牛瘦，多以蛇从鼻灌之，其肝则独。乳汁能解独肝牛肉毒。啖蛇牛当是独肝牛也。以泔洗头饮者，取头垢能吐其毒也。以牛肚煮服，取其同类相亲，同气相求，大发其汗以出其毒也。

《金匮辑义》：按：牛肚即牛胃。《本草纲目》牛胃附方引本方。

治食牛肉中毒方

甘草煮汁，饮之即解。《肘后方》：饮一二升。

《千金方》：甘草解百药毒，如汤沃雪。有中乌头、巴豆毒，甘草入腹即定，验如反掌。

羊肉其有宿热者，不可食之。

程云来曰：羊之五脏皆平温，惟肉属火而大热。人宿有热者，不可食之。

徐忠可曰：宿热者，谓旧有热病人也。羊肉补气，得补而热增，故不可食。

《千金方》：六月勿食羊肉，伤人神气。

羊肉不可共生鱼酪，食之害人。

程云来曰：生鱼，鲜之属；酪，乳之属。生鱼与酪食，尚成内瘕，加以羊肉食之，必不益也。

羊蹄甲中有珠子白者，名羊悬筋，食之令人癫。

白羊黑头，食其脑作肠痈。

程云来曰：羊脑有毒，食之发风疾，损精气，不惟作肠痈也。方书只用为外敷药。

羊肝共生椒食之，破人五脏。

《金鉴》曰：羊肝、生椒皆属于火，共食恐损伤人五脏。

《千金方》：伤心，最损小儿。

猪肉共羊肝合食之，令人心闷。

程云来曰：猪肉能闭血脉，与羊肝合食则滞气，故令人心闷。

猪肉以生胡荽同食，烂人脐。

程云来曰：胡荽损精神、发痼疾。猪肉令人乏气、少精、发痼疾，宜其不可共食。若烂脐则不可解。

猪脂不可合梅子食之。

《金鉴》曰：猪脂滑利，梅子酸涩，性相反也，故不可合食。

猪肉合葵食之少气。

程云来曰：葵性冷利，生痰动风，猪肉令人乏气，合食之，非止少气也。

鹿肉不可合蒲白作羹，食之发恶疮。

程云来曰：鹿肉九月以后至正月以前堪食，他月服之则发冷痛。蒲白，想是蒲笋之类，当详之。

麋脂及梅李子，若妊妇食之，令子青盲，男子伤精。

李珥臣曰：人目以阴为体，以阳为用。麋，阴兽也，梅及李，味酸苦亦属阴类，孕妇三物合食则阴气太盛，阳气绝少，故令子青盲也。男子精气宜温暖，阴盛则精寒。
《本草》云：麋脂令阴痿。

麋肉不可合虾及生菜、梅李果食之，皆病人。

程云来曰：麋肉十二月至七月食之动气，虾能动风热，生菜、梅李动痰，合食之皆令人病。

痼疾人不可食熊肉，令终身不愈。

《金鉴》曰：因熊性猛悍，食之痼疾永不除。

《千金方》曰：若腹中有积聚寒热羸瘦者，食熊肉病永不除。

白犬自死不出舌者，食之害人。

《金鉴》曰：凡犬死必吐舌，惟中毒而死其舌不吐，毒在内也，故食之害人。

食狗鼠余，令人发瘘疮。

程云来曰：余，狗鼠之剩食也。其涎毒在食中，人食之则毒散于筋络，令发瘘疮。

《巢氏病源》:《养生方》云：正月勿食鼠残食，作鼠瘘发于颈项。或毒入腹，下血不止。或口生疮如有虫食。

治食犬肉不消，心下坚或腹胀，口干大渴，心急发热，妄语如狂，或洞下方
杏仁一升，（合皮熟研用）

以沸汤三升，和取汁。分三服，利下肉片大验。

程云来曰：犬肉畏杏仁，故能治犬肉不消。近人以之治狂犬咬，皆此意。

《千金方》：解狼犬毒，杏仁捣烂，水和服之。治凡犬啮人方：熬杏仁五合令黑碎，研成膏敷之。

妇人妊娠，不可食兔肉、山羊肉及鳖、鸡、鸭，令子无声音。

程云来曰：妊娠食兔肉，则令子缺唇；食羊肉则令子多热；食鳖肉则令子项短，不令无声音也，若食犬肉，则令子无声音。鸡鸭肉胎产需以补益，二者不必忌之。

兔肉不可合白鸡肉食之，令人面发黄。

《金鉴》曰：二物合食，动脾气而发黄，故不可合食。

《千金方》：黄帝云：兔肉合獭肝食之，三日必成遁尸。共白鸡肝心食之，令人面失色，一年成癍黄。

兔肉著干姜食之，成霍乱。

《金鉴》曰：兔肉酸寒阴性也。于姜辛热阳性也，性味相反，同食者必成霍乱。

凡鸟自死，口不闭，翅不合者，不可食之。《外台秘要》引《肘后》"闭"作"开"

程云来曰：鸟自死，必敛翅闭口。若张翅开口，其死也异，其肉也必毒，不可食之。

诸禽肉肝青者，食之杀人。

程云来曰：青者必毒物所伤，故食之能杀人。

鸡有六翻四距者，不可食之。《千金方》引黄帝作"六距"

《金鉴》曰：距鸡，脚爪也。形有怪异者有毒，故不可食。

乌鸡白首者，不可食之。

《金鉴》曰：色有不相合者，有毒不可食。

鸡不可共葫蒜，食之滞气。（原注）：一云鸡子

程云来曰：鸡能动风，蒜能动痰，风疾发动则气壅滞。

《千金方》：鸡子白共蒜食之，令人短气。

山鸡不可合鸟兽肉食之。

程云来曰：山鸡，鹥鸡也。小于雉而尾长，人多畜之樊中。性食虫蚁而有毒，非惟不可共鸟兽食，即单食亦忌也。

雉肉久食之，令人瘦。

程云来曰：雉肉有小毒，发疮疥生诸虫，以此则令人瘦。

鸭卵不可合鳖肉食之。

《千金方》：鸡子共鳖肉蒸食之害人。

程云来曰：鸭卵性寒发冷气，鳖肉性冷亦发冷气，不可合食。

妇人妊娠食雀肉，令子淫乱无耻。

程云来曰：雀性最淫。《周书》云：季秋，雀入大水为蛤雀，不入水国多淫泆。物

类相感，理所必然。妊娠当戒食之，为慎胎教也。

雀肉不可合李子食之。

程云来曰：雀肉壮阳益气，得李子酸涩则热性不行，故不可共食。

燕肉勿食，入水为蛟龙所唉。

程云来曰：《淮南子》曰：燕入水为蜃蛤。高诱注：谓蛟龙嗜燕，人食燕者，不可入水。而祈祷家用燕召龙能与波祈雨，故名游波。

雷公曰：海竭江枯，投游波而立泛。其召龙之说，似亦有之也。

鸟兽有中毒箭死者，其肉有毒，解之方

大豆煮汁，及盐汁，服之解。

程云来曰：箭药多是射罔毒，射罔乃乌头所熬，大豆汁能解乌头毒故也。咸能胜热，故盐亦解其毒。

《金匮辑义》:《肘后》云：肉有箭毒，以蓝汁大豆解射罔毒。又《外台》引张文仲云禽兽有中毒箭死者，其肉有毒，可以蓝汁大豆解射罔也。依此则盐是蓝之讹字。形相似也。

《千金方》：治卒被毒矢方，捣蓝汁一升饮之，并薄疮上。解狼毒素，盐汁饮之。

《千金翼方》：钩吻众毒困欲死，面青口噤，逆冷身痹方。煮蓝汁饮之。

鱼头正白如连珠至脊上，食之杀人。

鱼头中无腮者，不可食之，杀死。

程云来曰：能杀人，详《酉阳杂俎》。

鱼无肠胆者，不可食之。三年阴不起，女子绝生。

鱼头似有角者，不可食之。

鱼目合者，不可食之。

《金鉴》曰：以上皆怪异之形色，必有毒也。

六甲日勿食鳞甲之物。

程云来曰：六甲日有六甲之神，以直日食鳞甲则犯其忌也。

《千金方》：甲子日勿食一切兽肉，大吉。六甲日勿食龟鳖之肉，害人心神。

鱼不可合鸡肉食之。

程云来曰：今人常合食之，亦不见为害。或飞潜之物合食所当忌也。或过之不消，则鱼能动火，鸡能动风，能令作痛也。

《本草》：弘景云：鸡同鱼汁食，成心瘕。

鱼不得合鸬鹚肉食之。

程云来曰：鸬鹚食鱼，物相制而相犯也，不可合食。

鲤鱼鲊不可合小豆藿食之，其子不可合猪肝，食之害人。

程云来曰：鲤鱼鲊，小豆藿味皆咸，咸能胜血，故陶弘景云：合食成消渴。其小合猪肝，食伤人神。

《金鉴》曰：小豆藿，即小豆叶也。

《千金方》曰：凡猪肝、肺共鱼鲝，食之作痈疽。

鲤鱼不可合犬肉食之。

程云来曰：鲤鱼犬肉，俱令热中，不可合食。

鲫鱼不可合猴雉肉食之，一云：不可合猪肝食。

程云来曰：鲫鱼同猴雉肉、猪肝食，生痈疽。

鳀鱼合鹿肉生食，令人筋甲缩。

程云来曰：鳀鱼，鲇鱼也。鳀鱼、鹿肉皆能治风。生食反伤其筋脉，致令筋甲缩。

青鱼鲊不可合生葫荽及生葵并麦酱食之。

程云来曰：青鱼作不益人，葫荽、生葵能动风，发痼疾，必与青鱼鲊不相宜。鲊味咸，麦酱亦咸，合食必作消渴。

《千金方》：黄帝云：生葫合青鱼鲊食之，令人腹内生疮，肠中肿，又成疝瘕。

鱿鳝不可合白犬血食之。

程云来曰：鱿鳝为无鳞鱼，白犬血为地厌，非惟不可合食，抑卫生家所当忌也。

龟肉不可合酒果子食之。

程云来曰：仲景以龟肉忌酒果子，而苏恭以龟肉酿酒，治大风。陶弘景曰：龟多神灵，人不可轻杀，更不可轻啖也。

《千金方》：饮酒食龟肉，并菰白菜，令人生寒热。

鳖目凹陷者，又厌下有王字形者，不可食之。

程云来曰：《淮南子》曰：鳖无耳以目为听。目凹陷则历年多而神内守，故名曰神守。若有王字，则物已灵异矣，食之有害。

《千金方》：鳖腹下成王字，不可食。

其肉不得合鸡、鸭子食之。

程云来曰：鳖肉令人患水，鸡子令人动风，鸭子令人气短，不可合食。

龟鳖肉不可合苋菜食之。

程云来曰：龟鳖肉皆反苋菜，食之成鳖瘕。

陶弘景曰：昔有人剉鳖，以赤苋包置湿地，经旬皆成生鳖。

《千金方》：鳖肉共苋蕨菜食之，作鳖瘕害人。

鰕无须及腹下通黑，煮之反白者，不可食之。

程云来曰：无须失鰕之形，腹黑必鰕之毒，色白反鰕之色，物既反常，必不可食。

食脍饮乳酪，令人腹中生虫为瘕。

《金鉴》曰：脍乃牛羊鱼之腥，聂而切之为脍。乳酪酸寒，与脍同食，则生虫为瘕，故戒合食。

《后汉书·华佗传》：广陵太守陈登忽患胸中烦懑，面赤不食。佗脉之曰：府君胃中有虫，欲成内疽，腥物所为也。即作汤二升，再服须臾，吐出三升许虫，头赤而动半身，犹是鱼脍，所苦便愈。佗曰：此病后三期当发，遇良医可救。登至期疾动，时佗不在遂死。

《千金方》：黄帝云：一切牛马乳汁及酪，共生鱼食之，成鱼瘕。

鲙食之在心胸间不化，吐复不出。速下除之，久成癥病，治之方：

橘皮一两　大黄二两　朴硝二两

上三味，以水一大升，煮至小升，顿服即消。

程云来曰：鲙乃生鱼所作，橘皮能解鱼毒，硝黄能下癥瘕。

《金匮辑义》：据《千金》，大升当二升，小升当一升。

食鲙多不消，结为癥病，治之方：

马鞭草

上一味，捣汁饮之。

或以姜叶汁，饮之一升，亦消。

又可服吐药吐之。

程云来曰：马鞭草味苦寒，下癥瘕破血，姜叶亦能解鱼毒。

《千金方》：凡食鱼鲙及生肉，在胸膈不化成癥瘕。

马鞭草捣汁，饮一升即消。

食鱼后食毒，两种烦乱，治之方：

橘皮浓煎汁，服之即解。

《千金方》：煎橘皮停极冷，饮之立验。

程云来曰：《神农经》曰：橘皮主胸中瘕热水谷，通神明，鱼毒食毒俱可解。

《千金方》：鱼骨鲠方，服橘皮汤。

《简效方》：饮食过多，橘皮五钱浓煎细呷。

食鲢鲦鱼中毒方

芦根煮汁，服之即解。

《肘后方》：到芦根煮汁，饮一二升良。

《金鉴》曰：鲢鲦即河豚鱼，味美，其腹腴，呼为西施乳。头无腮，身无鳞。其肝毒、血杀人，脂令舌麻，子令腹胀，眼令目花，惟芦根汁，能解之。

《千金方》：治食鱼中毒，面肿烦乱，及食鲈鱼中毒欲死者方：到芦根舂取汁，多饮良。并治蟹毒。亦可取芦苇茸汁饮之愈。治卒被毒矢方，煮芦根汁饮三升。

蟹目相向，足斑目赤者，不可食之。

程云来曰：蟹骨眼而相背，相向者其蟹异，足斑目赤者，其蟹毒，故不可食。

食蟹中毒治之方。《酉阳杂俎》：蟹腹下有毛，杀人。

紫苏煮汁，饮之三升。紫苏子捣汁，饮之亦良。《本草》引作"煮汁"。

又方：

冬瓜汁饮二升。食冬瓜亦可。

程云来曰：紫苏、冬瓜并解鱼蟹毒。

《验方新编》：解各色鱼毒，紫苏煎浓汁，冷服极效。

凡蟹未遇霜多毒，其熟者乃可服之。

程云来曰：未遇霜者，霜降节前也。节前食水莨菪，故有毒。霜降节后食稻将蛰，则熟而味美，乃可食也。

蜘蛛落食中，有毒，勿食之。

程云来曰：蜘蛛有毒，落食中或有尿，有丝粘食上，故不可食。

凡蜂蝇虫蚁等多集食上，食之致瘘。

程云来曰：蜂蝇虫禀蚁湿热而有毒，集食上而人食之，湿热之毒传于肌肉，致生瘘疮。

《巢氏病源》：有蜂瘘、蝇瘘、蚁瘘诸候，皆由饮食内有蜂蝇等。人误食之，毒入于五脏，流出经络，变生诸瘘也。

果食菜谷禁忌并治

《金鉴》:《内经》曰：天食人以五气，地食人以五味，果食菜谷，皆地产也。又云：五谷为养，五果为助，五菜为充，是以草实曰蓏，木实曰果。《礼》云：枣曰新之，栗曰撰之，桃曰胆之，柤梨曰攒之，则治果有法矣。烹葵断壶纪乎幽风，芥酱笔羹以养父母，则用五菜有道矣。牛宜稌，羊宜黍，豕宜稷，犬宜粱，雁宜麦，则配五谷有方矣。然其物有不宜常食者，有不宜食者。经云：阴之所生，本在五味。阴之五宫，伤在五味，人安可不知其所禁忌乎。

果子生食生疮。

程云来曰：诸果之实，皆成于夏秋，禀湿热之性，食之故令生疮。生者，言未极乎时令也。《论语》云：不时不食。

果子落地经宿，虫蚁食之者，人大忌食之。

程云来曰：落地经宿则果坏，虫蚁食之则果毒，在人大忌食之，令人患九漏。

生米停留多日，有损处，食之伤人。

程云来曰：有败处谓为虫鼠所食，皆有毒，故伤人。

桃子多食，令人热，仍不得入水浴，令人病淋沥寒热病。

程云来曰：桃实酸甘辛，生于春味酸，成于夏则酸甘，成于秋则酸辛，其性热，故多食令人热也。若多食而入水浴，则酸味不得内泄，多令人癃。水寒之气因而外客，故令人寒热也。

杏酪不熟，伤人。

程云来曰：古人杏酪以酒蜜酿成，亦有甘草、生姜汁熬成者。以杏仁有毒，半生辛热，皆能害也人。

梅多食，坏人齿。

程云来曰：梅实能致津液，津液出则骨伤，以肾主五液，齿为肾之标故也。

《千金方》：扁鹊云：多食酢损人骨。

《金匮辑义》：食梅齿齼者，嚼胡桃肉解之，盖胡桃补肾也。

李不可多食，令人腹胀。

《金鉴》曰：李味酸涩，若多食则中气不舒，故令人腹胀也。

林檎不可多食，令人百脉弱。

程云来曰：林檎酸涩而闭百脉，故多食则令人百脉弱。

橘柚多食，令人口爽，不知五味。

《金鉴》：《尚书》注：小曰橘，大曰柚。二者其味皆酸而性寒，若过食则口爽而五味不知焉。《尔雅》：释：言爽差也，忒也。

梨不可多食，令人寒中。金疮、产妇亦不宜食。

程云来曰：梨性大寒，故令人寒中。寒能凝血脉，故金疮产妇不宜食。

樱桃、杏，多食伤筋骨。

《金鉴》曰：樱桃、杏，味酸性寒，若过食则伤筋骨。《内经》云：酸则伤筋，寒主伤骨，故伤筋骨。

安石榴不可多食，损人肺。

《金鉴》曰：安石榴味酸涩，酸涩则气滞。肺主气，宜利而不宜滞，滞则伤损矣，故不可过食也。

胡桃不可多食，令人动痰饮。

程云来曰：胡桃能润肺消痰，今令人动痰饮，何也？以胡桃性热，多食则煎熬津液而为痰饮也。

生枣多食，令人热渴、气胀，寒热、羸瘦者，弥不可食，伤人。

程云来曰：生枣味甘辛气热，以热则令人渴，甘则令人气张也。羸弱者，内热必盛而脾胃必虚，故弥不可食。

食诸果中毒治之方：

猪骨（烧过）

上一味末之，水服方寸匕。亦治马肝漏脯等毒。

《金鉴》曰：以猪骨治果子毒，物性相制使然。治马肝毒者，以猪畜属水马畜属火，此水克火之义也。治漏脯毒者，亦骨肉相感之义也。

木耳赤色及仰生者，勿食。

菌仰卷及赤色者，不可食。

程云来曰：木耳诸菌皆复卷，仰卷则变异，色赤则有毒，故不可食。

食诸菌中毒，闷乱欲死，治之方：

人粪汁饮一升。

土浆饮一二升。

大豆浓煮汁饮之。

服诸吐利药并解。

李珥臣曰：闷乱欲死，毒在胃也。服吐利药并解，使毒气上下分消也。

《巢氏病源》：凡园圃所种之菜本无毒，但蕈菌等物皆是草木变化所生，出于树者为蕈，生于地者为菌，并是郁蒸湿气变化所生，故或有毒者，人食过此毒，多数死甚疾速。其不死者，犹能令烦闷吐利，良久始醒。

《千金方》：治食山中树菌毒方，人屎汁服一升良。又解诸菌毒，掘地作坑，以水沃中搅令浊，澄清饮之，名地浆。

《本草》：陈藏器曰：菌冬春无毒，夏秋有毒，有蛇虫以下过也。夜中有光者，欲烂无虫者，煮之不熟者，煮讫照人无影者，上有毛，下无纹者，仰卷赤色者，并有毒杀人。中其毒者，地浆及粪清解之。

食枫树菌而笑不止，治之以前方。

李珥臣曰：心主笑，笑不止是毒气入心也。

程云来曰：弘景曰：枫木上生者，令人笑不止，以地浆解之。

误食野芋，烦毒欲死，治之方。（原注）：以前方。其野芋根，山东人名魁芋。人种芋三年不收亦成野芋，并杀人。

程云来曰：野芋三年不收，又名梠芋。味辛冷有毒，只可敷摩疮肿。人若食之中其毒，土浆、豆汁、粪汁俱可解也。

蜀椒闭口者，有毒。误食之，戟人咽喉，气病欲绝，或吐下白沫，身体痹冷，急治之方。《外台秘要》作"戟人咽，使不得出气，便欲绝"

肉桂煎汁饮之。

多饮冷水一二升。

或食蒜。《本草纲目》引张仲景方：闭口椒毒，气闭欲绝者，煮蒜食之。

或饮地浆。

或浓煮豉汁饮之，并解。

程云来曰：蜀椒气大热有毒，味辛麻闭口者，毒更甚。辛则戟人咽喉，麻刺令人吐下白沫，身体痹冷也。冷水地浆豉汁，寒凉能解热毒，其桂蒜大热，而《肘后方》亦云：解椒毒，不知其义，岂因其气欲绝，身体冷痹而用耶。《金鉴》曰：桂与蒜，皆大辛大热之物，通血脉，辟邪秽，以热治热，是从治之法也。冷水清凉解热。地浆得土气，以万物本乎土，亦莫不复归于土，见土则毒已化矣。

《外台秘要》：《肘后方》云：又急饮酢。

正月勿食生葱，令人面生游风。

程云来曰：正月甲木始生，人气始发，葱能走头面而通阳气，反引风邪而病头面，故令生游风。

二月勿食蓼，伤人肾。

程云来曰：扁鹊云：食蓼，损髓、少气、减精。二月木正旺，若食蓼以伤肾水则木不生，故二月勿食。

三月勿食小蒜，伤人志性。

程云来曰：小蒜辛热有毒，三月为阳气长养之时，不可食此夺气伤神之物。

四月、八月勿食胡荽，伤人神。

程云来曰：胡荽，荤菜也，辛芳之气损人精神，四月心火正旺，八月肺将敛，以心藏神而肺藏魄，食此走散之物，必能伤神也。

《千金方》：四月、八月勿食葫，伤人神，损胆气，令人喘悸胁肋气急，口味多爽。

五月勿食韭，令人乏气力。

程云来曰：韭菜春食则香，夏食则臭，脾恶臭而主四肢，是以令人乏气力。

五月五日，勿食一切生菜，发百病。

程云来曰：五月五日为天中节，为纯阳日，人当养阳，以顺令节，若食生菜则伐天和，故生百病。

六月、七月勿食茱萸，伤神气。

程云来曰：六七月阳气尽发，吴茱萸辛热，辛能走气，故伤神气。据《千金方》：当是食茱萸。

八月、九月勿食姜，伤人神。

程云来曰：八九月，人气收敛，姜味辛发，食之则伤神也。《云笈七签》云：九月食生姜成痼疾。孙真人曰：八九月食姜，至春多患眼，损筋力减寿。朱晦庵有秋姜夭人天年之语，谓其辛走气泻肺也。

十月勿食椒，损人心，伤心脉。《千金方》：黄帝云：损人心伤血脉。

程云来曰：《内经》曰：九月、十月人气在心，椒能走气伤心，故伤心脉。

十一月、十二月勿食薤，令人多涕唾。

程云来曰：薤白气味冷滑，能引涕唾，非独十一月、十二月然也。

四季勿食生葵，令人饮食不化，发百病。非但食中，药中皆不可用，深宜慎之。

程云来曰：脾旺四季，生葵冷滑，非脾所宜。发病之物，药饵中皆不宜也。

时病差未健，食生菜手足必肿。

程云来曰：时病，热病也。热病新差而脾胃尚弱，食生菜则伤脾，故令手足浮肿。

夜食生菜，不利人。

程云来曰：夜食生菜则易停留而难转化，不利于人也。

十月勿食被霜生菜，令人面无光，目涩、心痛、腰疼，或发心虐。虐发时手足十指爪皆青，困委。《千金方》作"困痿"

程云来曰：道藏云：六阴之月，万物至此归根复命，不可食寒冷以伐天和。生菜性冷，经霜则寒，寒冷之物能损阳气，食之能发上证。

《素问·刺虐论》：心虐者，令人烦心甚，欲得清水。反寒多，不甚热。

葱韭初生芽者，食之伤人心气。

程云来曰：萌芽含抑郁之气未伸，食之能伤心气。

饮白酒，食生韭，令人病增。

《金鉴》曰：酒多湿，韭性热，湿热相合，令人病增。

生葱不可共蜜食之，杀人。独颗蒜弥忌。

程云来曰：孙真人曰：葱同蜜食，令人利下。独颗蒜，气味辛臭，与蜜更不宜也。

枣合生葱食之，令人病。

程云来曰：枣与葱食之，令人五脏不和。

生葱和雄鸡雉白犬肉食之，令人七窍经年流血。

李珥臣曰：此皆生风发火之物，若合食则血气更淖溢不和，故七窍流血。

《千金方》：生葱共鸡犬肉食，令人谷道终身流血。

食糖蜜后，四日内食生葱韭，令人心痛。

程云来曰：蜜与葱韭蒜皆相反，虽食蜜后四日内尤忌之，相犯乃令人心痛。《说文》：糖饴也。

夜食诸姜、蒜、葱等，伤人心。

程云来曰：人之气，昼行于阳而夜行于阴，夜食辛物以扰乎阳，则伤上焦心膈之阳气也。

芜菁根多食，令人气胀。

程云来曰：芜菁即蔓菁也。多食动气。

《金鉴》曰：此言不可过食，若过食则动气而胀也。

薤不可共牛肉作羹，食之成瘕病，韭亦然。

程云来曰：薤韭牛肉皆难克化之物，积而不消则成癥瘕。

莼多食，动痔疾。

《金鉴》：莼性滑而易下，故发痔疾。

野苣不可同蜜食之，作肉痔。

程云来曰：野苣苦蒿也，性苦寒能治痔，与蜜同食复生内痔，物性相忌则易其性也。

白苣不可共酪同食，作蜃虫。

程云来曰：白苣苦寒，乳酪甘寒，合食停于胃中则生蜃虫。

李时珍曰：白苣似莴苣而叶色白，折之有白汁。

黄瓜食之发热病。

程云来曰：黄瓜动寒热，虚热天行，热病后皆不可食。黄瓜不可与落花生同食，犯之成霍乱，不可不知。

葵心不可食，伤人。叶尤冷，黄背赤茎者勿食之。

程云来曰：葵心有毒，其叶黄背赤茎者亦有毒，不可食。

胡荽久食之，令人多忘。

程云来曰：胡荽开心窍伤神，久食之故令人多忘。

《金鉴》曰：胡荽辛温开窍，久食耗心血，故令多忘。

病人不可食胡荽，及黄花菜。

《金鉴》曰：胡荽耗气，黄花菜破气耗血，皆病人忌食。

《千金方》：华佗云：胡荽患胡臭人、患口气臭、蜃齿人食之加剧。腹内患邪气者，弥不可食，食之发宿病，金疮尤忌。

芋不可多食，动病。《千金方》：动宿冷

程云来曰：芋难克化，滞气困脾。

妊妇食姜。令子余指。

程云来曰：余指，六指也。姜形如列指，物性相感也。

《博物志》：妊娠啖生姜，令儿多指。

蓼多食，发心痛。

程云来曰：孙真人曰：黄帝云：食蓼过多有毒发心痛，以气味辛温故也。

蓼和生鱼食之，令人夺气，阴核疼痛。

程云来曰：生鱼鲊之属，合食则相犯，令人脱气阴核痛。

《金鉴》曰：阴核病，亦湿热致病耳。

《千金方》：黄帝云：蓼和生鱼食之，令人脱气阴核疼痛求死。又云：食小蒜啖生鱼令人夺气阴核疼求死。

芥菜不可共兔肉食之，成恶邪病。

程云来曰：芥菜昏人眼目，兔肉伤人神气，合食必为邪恶之病。

小蒜多食，伤人心力。

程云来曰：小蒜辛温有小毒，发痼疾。多食气散，则伤心力。

食躁或躁方

豉浓煮汁饮之。

《金鉴》曰：食躁或躁者，即今之食后时或恶心，欲吐不吐之病也。故以豉汤吐之。

钩吻与芹菜相似，误食之，杀之，解之方。（原注）:《肘后》云：与茱萸食芹相似。钩吻生地，傍无他草，其茎有毛，以此别之。《千金方》：治钩吻毒困欲死，面青口噤，逆冷身痹方

荠苨八两

上一味，水六升，煮取二升，分温二服。

《简效方》：钩吻，即断肠草。

《成方集验》：钩吻。即野葛。入口钩人喉吻故名。广人名胡蔓草。真人名火把花。岳州名黄藤。叶似芹，五六月开花，数十朵作穗。若误食以荠苨煮浓汤饮。荠苨，又名甜桔梗。河南人呼为杏叶沙参，能解百药毒。

《肘后方》：药而兼解众毒者，惟荠苨汁浓饮二升。或煮嚼之亦可作散服，此药在诸中，毒皆有解也。

菜中有水莨菪，叶圆而光，有毒。误食之令人狂乱，状如中风，或吐血，治之方：甘草煮汁，服之即解。

《肘后方》：治食野葛已死方，多饮甘草汁佳。

《千金方》：治食莨菪闷乱，如卒中风，或似热盛狂病，服药即剧方。饮甘草汁、蓝青汁，即愈。

又甘草汤主天下毒气，及山水雾露毒气，去地风气瘴疬等毒。

春秋二时，龙带精入芹菜中，人偶食之为病，发时手青腹满，痛不可忍，名蛟龙

病，治之方：

硬糖二三升

上一味，日两度服之，吐出如蜥蜴三五枚，差。

程云来曰：芹菜生江湖陂，泽之涯，蛟龙虽云变化莫测，其精那能入此。大抵是蜥蜴虺蛇之类，春复之交遗精于此故耳。且蛇嗜芹，尤可证。《外台秘要》云：蛟龙子生在芹菜上，食之入腹变成龙子，须慎之。饴、粳米、杏仁、乳饼煮粥食之，吐出蛟子大验。仲景用硬糖治之，考之《本草》并无硬糖，当是粳米、饴糖无疑。二物味甘，甘能解毒故也。

《千金方》：开皇六年三月八日，有人食芹得之。其人病发似癫痫，面色青黄。因寒食食饧过多，便吐出状似蛟龙有头有尾。

《明皇杂缘》：有黄门奉使交广回，太医周顾曰：此人腹中有蛟龙。上惊问黄门有疾否？曰：臣驰马大庾岭，热困且渴，遂饮涧水，觉腹中痞坚如石。周遂以硝石、雄黄煮服之，立吐一物，长数寸大如指，视之鳞甲皆具。

食苦瓠中毒治之方

黍穰煮汁，数服之解。

《正脉本》：作黎穰今依《肘后方》及《外台秘要》改正。

李时珍曰：苦瓠，匏也。诗云，匏有苦叶。《国语》云：苦匏不材，于人共济而已，皆指苦瓠也。《风俗通》曰：烧穰可以杀瓠。或云：种瓠之家不烧穰，种瓜之家不烧漆，物性相畏也。苏恭言服苦瓠过分，吐利不止者，以黍穰灰汁解之，盖取乎此。穰，禾茎也。

扁豆，寒热者不可食之。

《金鉴》曰：扁豆性滞补，如患寒热者忌之。寒热，谓虚劳病也。

久食小豆，令人枯躁。

陶弘景曰：小豆逐津液利小便，久服令人肌肤枯燥。

食大豆屑，忌啖猪肉。

《千金方》：黄帝云：服大豆屑忌食猪肉。炒豆，不得与一岁以上，十岁以下小儿食，食竟啖猪肉，必拥气死。

大麦久食，令人作疥。

李珥臣曰：癣疥同，盖麦入心，久食则心气盛而内热。《内经》曰：诸疮疡皆属心火，故作疥。

白黍米不可同饴蜜食，亦不可合葵食之。

程云来曰：黍米令人烦热，饴蜜令人中满，故不可同食。黍米合葵食成痼疾，亦不可合食。

荞麦面多食之，令人发落。

《千金方》：黄帝云：荞麦作面和猪羊肉热食之，不过八九顿，作热风。令人眉须落，又还生仍稀少。

盐多食。伤人肺。

程云来曰：盐味咸能伤肾，又伤肺，多食发哮喘，为终身痼疾也。

食冷物，冰人齿。

食热物，勿饮冷水。

《金鉴》曰：寒热相搏，脾胃乃伤。

饮酒食生苍耳，令人心痛。

《金鉴》曰：酒性纯阳，苍耳味苦有毒，苦先入心，饮酒以行其毒，故心痛。

夏月大醉汗流，不得冷水洗著身，及使扇，即成病。

程云来曰：夏月大醉汗流，浴冷水即成黄汗。扇取凉，即成漏风。

饮酒大忌灸腹背，令人肠结。

程云来曰：毋灸大醉人，此灸家所必避忌也。

《千金方》：黄帝云：食生菜酒莫灸腹，令人肠结。

醉后勿饱食，发寒热。

《金鉴》曰：醉则肝胆之气肆行，木来侮土。故曰勿饱食发寒热。

《千金方》：饱食讫，多饮水及酒，成痞僻。

饮酒食猪肉，卧秫稻穰中，则发黄。

程云来曰：饮酒而食肉则腠理开，卧稻穰中则湿热入，是以发黄也。

食饴多，饮酒大忌。

凡水及酒照见人影动者，不可饮之。

程云来曰：此涉怪异，宜不可饮。

醋合酪食之，令人血瘕。

程云来曰：醋酸敛而酪黏滞，令作血瘕。

《千金方》：食甘酪竟即食大酢者，变作血瘕及尿血。

食白米粥，勿食生苍耳，成走疰。

程云来曰：白米粥能利小便，苍耳子能搜风，小便利而食搜风之物虚其经络，反致走注疼痛。

《巢氏病源》：走注候，注者住也。言其病连滞停住死又注易傍人也。人体虚受邪气，邪气随血而行，或淫奕皮肤去来击痛，游走无有常所，故名走注。

《千金方》：黄帝云：食甜粥复以苍耳甲下之，成走注。

食甜粥已，食盐即吐。

程云来曰：甘者令人中满，食甜物必泥于膈上，随食以盐，得成则涌泄也。

《千金方》：黄帝云：食甜粥竟食盐即吐，或成霍乱。

《肘后·附方》：《食医心镜》：黄帝云：食甜瓜竟食盐，成霍乱。

犀角箸搅饮食沫出，及浇地坟起者，食之杀人。

《金鉴》曰：《抱朴子》云：犀食百草之毒，及众木之棘，故知饮食之毒。若搅饮食沫出者，必有毒也。浇地坟起者，此怪异也。故食之杀人。

《抱朴子》：蛊之乡有饮食，以此角搅之，有毒则生白沫，无毒则否。

《谷梁范注》：地贲，贲沸起也。

饮食中毒烦满治之方。"满"，《千金方》作"懑"

苦参三两　苦酒一升半

上二味，煮三沸，三上三下，服之吐食出，即差。或以水煮亦得。

程云来曰：酸苦涌泄为阴，苦参之苦，苦酒之酸，所以涌泄烦满而除食毒。

《梅师方》：饮食中毒，鱼肉菜等毒，即本方煮服，取吐即愈。

《肘后方》：治中恶卒心痛。（即本方）

又方

犀角汤亦佳。

《金鉴》曰：中毒烦满，毒在胃中，犀角解胃中毒。

《千金方》：治诸食中毒方，饮黄龙汤及犀角汁，无不治也。

贪食，食多不消，心腹坚满痛，治之方：

盐一升　水三升

上二味，煮令盐消，分三服，当吐出食，便差。

程云来曰：咸味涌泄；盐水以越心腹坚满。

《千金方》：治霍乱虫毒，宿食不消，积冷心腹烦满，鬼气方。极咸盐汤三升，热饮一升，以指刺口，令吐宿食使尽，不吐更服，吐讫复饮，三吐乃佳。

矾石生入腹，破人心肝，亦禁水。

程云来曰：矾石伤骨蚀肉，内用必伤心肝也。矾得水则化，故亦禁水。

商陆以水服，杀人。

程云来曰：商陆有大毒，能行水而忌水服，物性相恶而然也。

葶苈子传头疮，药气入脑杀人。

《金鉴》曰：葶苈大寒，虽能传疮杀虫，然药气善能下行，则疮毒亦攻入脑矣，故杀人。

水银入人耳，及六畜等皆死。以金银著耳边，水银则吐。

《金鉴》曰：水银大毒，入耳则况经坠络，皆能死人。以金银著耳门，引之则吐出，此物性感召之理，犹磁石之引针也。

陈藏器曰：水银入耳，能食人脑至尽。入肉令百节挛缩，倒阴绝阳。入患疮疥多以水银涂之，性滑重直入内，宜谨之。头疮切不可用，恐入经络必缓筋骨，百药不治也。

《本草拾遗》：水银入肉令人筋挛，惟以金物熨之，水银当出蚀金，候金白色是也。频用取效，此北齐徐玉方也。

苦练无子者，杀人。

程云来曰：苦练有雌雄两种，雄者无子，根赤有毒，服之使人吐不能止，时有至死者。雌者有子，根白微毒入药。

凡诸毒多是假毒以投，无知时宜煮甘草荠苊汁饮之，通除诸毒药。

程云来曰：凡诸毒多借饮食以投毒，而服毒之人原自不知。若觉之则时时煮甘草荠苊汤饮之，以二物能解草石百毒也。

《巢氏病源》：凡人往往因饮食忽然困闷，少时致甚乃至死者，名为饮食中毒。言人假以毒物投食里而杀人，但其病颊内，或悬壅内，初如酸枣大，渐渐长大，是中毒也，急治则差。久不治，毒入腹则死。但诊其脉，浮之无阳微细而不可知者，中毒也。

《寿世保元》：人为百药所中伤，其脉洪大而迟者生，微细而数者死。大凡百毒所中。用甘草绿豆水煎，服之能解百毒。

《伤寒杂病论会通》书后

米伯让

朱子曰："谈天下事易，做天下事难。"诚千古不易之至理。吾人今日致学，多能口言，鲜能实践，辄为世俗所嗤诋，良由是耳。即或有能实践者，未必能澈始至终。然能澈始至终者，非有困知勉行之精神，澹泊宁静之功夫者，莫能为之。吾师长安黄竹斋夫子幼贫失学，至十四岁，太夫子永才公远游谋生始归。乃从庭训肄炮工，迫于生计，不能入塾就读，乃发奋立志，于工余自修。字有不识者，从塾童而问焉。虽铸冶钻锉之际，苦读不倦。年逾弱冠，遂通经史理数。犹未敢自信，乃执贽于临潼王敬如先生，由是所学益精。于经史子集，天算地舆，历象兵农，医药理化等学，靡不穷究其极。年及不惑，所著已闻于世，为当时名宿所称许。登其所著伤寒于《陕西通志》。近年约计所撰之书，出版与未印者，有五十余种。可称会天人之通，探造化之奥，博大精深，得未曾有。吾师尝谓，以庶士而能行利人济世之志者，唯医为然。故尤殚心医学，毅然以发扬中国医学为己任。夫吾国医学，自农、黄、伊、扁，代有传人。至汉张仲景为《伤寒杂病论》，实集其大成。立医家之圭臬，方书之正宗。唯汉文简奥，义理宏深。承其绪者历晋迄唐，仅有王叔和、孙思邈二人遥相祖述。然皆传述其文，而少所发明。赵宋以后注释渐众，迄于清季盖已无虑百十家矣。然多承讹袭谬，穿凿附会，鲜能阐六经之真，综合群注折衷一是者。吾师乃搜辑中西学理，撰解三阳三阴经提纲六篇，注成《伤寒杂病论新释》十六卷，可谓自辟蹊径，务去陈言，发前人之所未发，为注《伤寒论》者开一新纪元。吾师又谓历代注家有不可没灭者，复选集诸注之精华，发挥南阳之本旨。凡古今中外医书，有关于仲景学说之发明者，无不详稽博考，删繁去芜，折衷至当。稿经四易，时历八载，于癸亥冬斯书告成，名曰《伤寒杂病论集注》。《中国医学大辞典》主编谢利恒先生为之序云："西安黄竹斋先生重订《伤寒杂病论集注》，十八卷，都七十余万言，据生理之新说，释六经之病源，贯穿中西，精纯渊博，可谓集伤寒学说之大成，诚医林之鸿宝也。"又于所著《中国医学源流论》中，称为"近今之杰作。"吾师又取经方所载之药，逐条考证，于各药之性质，诸方之制义，莫不推阐尽致，辨别精确。书成四卷，名曰《经方药性辨》。又撰《伤寒杂病论类编》八卷、《类证录》三卷、《经方类编》一卷，又取宋本《伤寒论》《金匮要略方论》二书合为一帙。以各家不同版本、注本，为之校正，增订《伤寒杂病论读本》十六卷，分订四册，以供学者诵习之用。吾师毕生致力仲景之学，诚不愧为集伤寒学说之大成。衍南阳之正宗者也。于癸酉冬亲诣南阳，瞻拜仲景祠墓，考索遗迹。辞神出祠，获见冯应鳌于明崇祯间所刊，失佚三百年之灵应碑于道旁，亲为移置祠内，并将祠墓全景，摄影制版。访询祠产被县师范学校所夺，特函南阳县长；继呈请内政部，暨中央国医馆函咨河南省政府令饬南阳县，使将该校所夺医圣祠墓田查办归还。在中央国医馆第二届全国医药界代表大会提议，募捐重修南阳医圣祠享殿。遂发愿搜罗仲景遗著，拟辑成全书，贡献医林。是时任中央国医馆编审委员，偶于南京书肆购得国医图书专号一册，载有张仲景《疗妇人方》二卷，《五脏卫营论》一卷，均注存宁波天一阁抄本字样。考此二书其目见于梁《七录》及《宋史》艺文志，而《明志》及清《四库全书总目》皆未著录，知其佚失已久。遂即往鄞访阅。过沪，谢利恒、盛心如邀集医界名流十余人设宴欢迎，并筹组重修南阳医圣祠筹备会。首将自著《伤寒杂病论集注》并读本各捐百部以资提倡，鄞名医周岐隐先生与吾师神交颇厚，吾师至鄞往访，述及来意，周君极表欢迎。设宴款待陪席者有当地名士王宇高、吴涵秋，暨宁波广济施医局主任桂林罗哲初先生与吾师谈颇欢洽。饭后同周君至图书馆，检查天一阁藏书目录，并无《五脏营卫论》《疗妇人方》之目。盖为该阁主人早行出售也。吾师为之怅然，遂欲告别往游普陀。罗君挚意挽留，云其家藏有古本《伤寒杂病论》抄本，较浏阳刘昆湘所得者多三分之一。务邀临伊庐一观，吾师闻之感而且喜。默念到此避近罗先生，得见古本《伤寒杂病论》，莫非仲师之灵冥冥中有以感召耶。翌午同周君至罗第。宴毕，罗君出示所藏古本《伤寒杂病论》首一册。云：全书十六卷，共计四册，余三册存桂林。吾师披阅一过，其卷端序为清光绪二十年桂林左盛德撰，是书传授渊源序之颇详。云：清道光时，左公随父宦游岭南，同僚有张公学正字绍祖者，仲圣四十六世孙也，言仲景之书，当日稿本原有十三。王叔和所得，相传为第七次稿。伊家现有第十二稿，历代珍藏，未尝轻以示人。左公之父亟令左公师事之，乃克手抄一部。由是诵研，遂精于医。后旋桂林，罗先生从之学，因得手抄其书。四十年来，从未出以示人。虽与周先生交谊最挚，亦未曾寓目。今感吾师远访之诚，特公开一览。按民国初年，浏阳刘昆湘以母丧求葬地于江西山谷中，遇异人张隐君得古本《伤寒杂病论》十六卷。后以授其宗人刘仲迈。壬申春，湘省何芸樵为之手写付印，始公于世。今观罗先生所藏之古本，首册较刘仲迈之古本"伤寒例"后多"杂病例"，一篇。"伤燥脉证并治"后有伤风、寒病二篇。其余文字亦有小异。罗先生言：后三册六经篇后无可与不可与各条，而有金匮诸篇。则此本是较刘本为胜。盖举杂病而名书，则金匮诸篇实不可缺也。吾师感此书关系国医学术，甚为重要，亟怂恿公世，并嘱周君促成，俾仲师遗文物勿再沉晦。吾师至普陀，乃书"宁波访求仲景遗书记。"返沪，并将左盛德序文及目录，登于当时中医各刊以公海内。翌岁罗先生至南京，吾师遂荐任中央国医馆编审委员。罗君方将所藏全部见示，吾师得抄录一通。遂即旋陕，张公伯英闻之，叹为奇缘，乃欣然捐资付梓，由是久湮人间之秘籍，始克公世。逮至世界二次大战告终，交通恢复后，周君在沪从邮，始克获睹全书。来函称赞，嘱印百部运沪以广其传。时距吾师至鄞访书之年，已经十四春秋矣。想罗君与周君以十余年之知交，终未以此见示，与吾师一面之识，竟能出蕴藏四十余年之珍本，共为欣赏，可为一奇也。况周君素研仲景之书，著有《精神病广义》。于癸酉岁得见湖南古本，以为长沙遗文重光于世。曾取古本与通行本比类互参，录其佚文佚方集为《伤寒汲古》。闻是时曾与罗君磋商，而罗君终以缄默不露，可为二奇也。罗君文章医术久为江南人士所推重。及门生徒，大江南北不下千余。无锡针灸学校校长承淡安所著《中国针灸治疗学》载有伊伯父谈其师罗哲初先生，治一南京某氏子，全身痿痹，颈项四肢皆软瘫。为针大包一穴，与黄芪、白术、甘草煎服而愈。淡安为罗君再传弟子，然罗君终未以此授之，可谓三奇也。此书由仲景四十六世裔孙张绍祖，于清道光间予桂林左盛德。左公获此书秘藏三十余年，广授生徒经史而外独不及医。虽有请益，俱不轻授，而竟授予罗哲初，足见左公受授之严谨，必知罗君为不负所授者方授之也。罗君受此书蕴椟四十余年，未尝表彰一字，虽遇挚交知己，亦未以此出示，且与吾师非有平生之素，萍水相逢，竟以全书授之。想罗君必知吾师为不负所授，而能光大其学者也，否则必不授矣。吾师获此书，以为序而表彰公之天下，并怂恿张公捐资刊印以传不朽，可谓不负罗君授书得人之盛意者矣。国难作，南京陷，罗君返桂，不一年遽归道山，诚可慨叹，幸此书授予吾师得以发扬光大，则罗君不负左公授书之盛意。如罗君不遇吾师，则终藏筍篋，或付劫灰，岂不有负左公授书之盛意耶。呜呼！物之隐显，殆有数存焉。昔朱子注四书，稿经七易，而圣道益彰。讵知仲圣撰著《伤寒杂病论》乃稿至十三纂，其惨淡经营终使学理颠扑不破，为百世奉为圭臬之医典，厥功伟矣。夫叔和所抄行世者相传系第七次稿。今吾师得罗君所珍藏者乃第十二次稿。不知江西张隐君所授刘昆湘者，涪陵刘镕经得于垫江某洞石柜者，是为第几稿。千余年来，零缣碎锦之十三稿，究不知仍藏之名山，传之其人否也。夫仲圣《伤寒杂病论》成于炎汉建安纪年，迄今千有七百余岁，经历代之兵燹，宗室之迁徒，辛能为仲圣四十六世裔孙绍祖所保存，再经左、罗师生蕴椟珍藏，俾长沙遗文终显于世。非仲圣之灵默相之无以臻此，非吾师之诚感格之无以致此。吾师谓此书发现经过有不可思议者，故于丁亥冬备文率锡礼再诣南阳谒告仲圣，欲致此书远播海外，得以发扬光大。讵为时途梗阻，未能如愿。乃复取此十二稿，采集古今诸注为之详释，参以湘古本、涪古本，相互考核，严加订正，补其脱佚。字栉句比，纲举目张，务期无疑不释，无义不晰。未几一年，脱稿卒成，命名《伤寒杂病论会通》，共计十有八卷，分订八巨册，吾师今已六旬有四，尚能不辞劳瘁，自撰自书，成此巨业，生平志学之诚，律身之敬，信道之笃，执德之弘，有非常人所能及，故能卒成羽翼仲景之功，刊布其书而光大其学也。锡礼从师游学有年，幸睹是书于危乱艰难之时而印成。爰述颠末，以冀读者得悉其发现经历之梗概，并明传授之渊源云尔。

公元一九四九年，己丑仲夏，
门人泾阳米锡礼敬识于樊川止园

附录

本书所引医家简介

三画

山田正珍 日本宽政中医家。字宗俊，号图南。著有《伤寒考》（1779 年）、《伤寒论集成》（1789 年）等。

山田图南 即山田正珍。

万密斋 即万全，字密斋。湖北罗田县人。明代医家。撰有《幼科发挥》《育婴秘诀》《广嗣纪要》等书。对后世儿科医家有较大的影响。

四画

王海藏 即王好古，字进之，号海藏。元代著名医家。赵州（今河北赵县）人。平生著述很多，主要有《医垒元戎》《仲景详论》《伤寒辨惑论》等。

王启玄 即王冰，自号启玄子。唐代医家。撰《重广补注黄帝内经素问》。

王肯堂 字宇泰，号损庵，自号念西居士。金坛（今江苏金坛）人。明代著名医家。著有《证治准绳》（又称《六科证治准绳》）四十四卷。

王孟英 即王士雄，字孟英。浙江宁海人，清代医家。著有《霍乱论》《温热经纬》等。

王朴庄 即王丙，字朴庄。清代医家。江苏吴县人。撰有《时节气候决病法》《脉诀引方论证》《校正王朴庄伤寒论注》《考正古方权量说》等。

王文禄 字世廉，明代医家，海盐人。著有《医先》一卷、《胎息经疏略》等。

王晋三 即王子接，字晋三。清代医家。撰《伤寒方法》《伤寒古方通》《古方选注》等。

王宇泰 即王肯堂。

方仲行 即方有执，字仲行。明代医家。歙县（今安徽歙县）人。著《伤寒论条辨》八卷，对《伤寒论》六经篇文的注释，相当精当。

　　尤在泾　即尤怡，字在泾，号拙吾，晚号饲鹤山人。清代医家。长洲《今江苏吴县）人。著有《伤寒贯珠集》《金匮要略心典》等。

　　丹波元简　日本汉医学家。一名丹波廉夫。著述甚多，主要有《素问汇考》《素问识》《素问解题》《灵枢识》《黄帝八十一难经解题》《伤寒论辑义》《金匮要略辑义》（1806 年）等。

五画

　　东洞翁　即日本医家吉益为则，一名吉益公言，又称东洞先生。著《东洞全集》十三种。刊于 1918 年。

六画

　　孙思邈　唐代著名医学家。京兆华原（今陕西耀县）人。所著《千金要方》《千金翼方》各三十卷，被称为我国现存最早的临床实用医学百科全书。

　　孙真人　即孙思邈，因孙氏曾被宋徽宗封为"妙应真人"，故名。

　　成无己　金代医学家。聊摄（今山东聊城西）人。著《注解伤寒论》十卷，为现存全面注解《伤寒论》最早的著作。此外还著有《伤寒明理论》三卷、《伤寒论方》一卷等。

　　刘河间　即刘元素，字守真，自号通玄处士。金代著名医家，金元四大家之一。河间（今河北河间）人，又称刘河间。著《素问玄机原病式》《素问病机气宜保命集》《宣明论方》《三消论》以及《伤寒直格》《伤寒标本心法类萃》等。

　　刘昆湘　即刘世桢，字昆湘，湖南浏阳人。发现湘古本《伤寒杂病论》。著有《伤寒杂病论义疏》刊于 1934 年，《医理探源》等。

　　刘宏璧　字廷实，清代医家。曾删补周扬俊所辑《伤寒论三注》一书。

　　朱丹溪　即朱震亨，字彦修，又称丹溪。元代著名医家，金元四大家之一，婺州义乌（今浙江义乌）人。著有《格致余论》《丹溪心法》《局方发挥》等。

　　朱　肱　字翼中，宋代医家。乌程（今浙江吴兴）人。著有《伤寒百问》《南阳活人书》等。

　　许鲁斋　未详待考。

　　许　宏　字宗道，明代医家。建安（今福建建瓯）人。撰有《金镜内台方议》等。

　　吕楶村　即吕震名，字楶村。清代医家，浙江钱塘人。著《内经要论》《伤寒寻源》等。

　　江　瓘　字民莹，明代医家，歙县（今安徽歙县）人。历时二十年，编成《名医类案》一书，后由其子江应宿于 1591 年增辑问世。

合信氏　英国传教士兼医生，鸦片战争以后来中国。著《西医五种》（现存咸丰年间刻本）、《全体新论》等。

七画

李东垣　即李杲，字明之，号东垣先生。金代著名医家，金元四大家之一，真定（今河北正定）人。著有《脾胃论》《内外伤辨惑论》《兰室秘藏》《医学发明》《药象论》等。

李　梴　字健斋。明代医家，南丰（今江西南丰）人。著有《医学入门》。

李玮西　未详待考。

李时珍　明代杰出的医药科学家。字东璧，号濒湖。蕲州（今湖北蕲春）人，著有《本草纲目》《濒湖脉学》《奇经八脉考》等。

李东璧　即李时珍。

李珥臣　未详待考。

陈修园　即陈念祖，字修园，号慎修，另字良有。清代著名医家，福建长乐人。著述甚多，比较著名的有《灵素节要浅注》《伤寒论浅注》《金匮要略浅注》《医学从众录》《医学实在易》等。

陈无择　即陈言，字无择，南宋医家，青田（今浙江青田）人。著《三因极一病证方论》六卷。

陈古愚　未详待考。

陈灵石　未详待考。

陈载安　未详待考。

陈藏器　唐代本草学家，四明（今浙江鄞县）人。著《本草拾遗》十卷。

张子和　即张从正，字子和，自号戴人。金代著名医家，金元四大家之一。睢州考城（今河南睢县、兰考一带）人。著有《儒门事亲》四十卷。

张令韶　即张锡驹，字令韶。清代医家，浙江钱塘人。撰有《伤寒论直解》等。

张飞畴　即张倬，字飞畴。清代医家，江苏吴县人。为名医张璐的次子。撰有《伤寒兼证析义》。

张景岳　即张介宾，字景岳，又字会卿，明代著名医家。山阴（今浙江绍兴）人。著有《类经》《景岳全书》等。

张路玉　即张璐，字路玉，号石顽。清代医家，长州（今江苏吴县）人。著有《伤寒缵论》《伤寒绪论》《张氏医通》等。

张兼善　明代医家。著有《伤寒发明》二卷。

张隐庵 即张志聪，字隐庵。清代医家。浙江钱塘（今杭州市西）人。撰有《素问集注》《灵枢集注》《伤寒论集注》等。

沈芊绿 即沈金鳌，字芊绿，号汲门，晚号尊生老人。清代医家，江苏无锡人。著有《沈氏尊生书》等。

沈明宗 字目南，号秋湄，清代医家。檇李（今浙江嘉兴西南）人。编注有《伤寒六经辨证治法》《张仲景金匮要略》二十四卷。

沈尧封 即沈文彭，字尧封，清代医家，嘉善人。著《医经读》《伤寒论读》《女科辑要》等。

沈亮宸 即沈晋垣，字亮宸。清初医家。著《伤寒选方解》二卷。

沈丹彩 清代医家。著有《医谱》。

陆九芝 即陆懋修，字九芝。清代著名医家。元和（原属江苏吴县）人。撰《世补斋医书》三十三卷。

汪双池 即汪绂，字双池。清代医家。安徽婺源（今属江西）人。辑有《医林纂要探源》一书。

汪苓友 即汪琥，字苓友。清代医家。长州（今江苏苏州）人。撰有《伤寒论辨证广注》《痘疹广金镜录》《养生君主编》等。

汪讱庵 即汪昂，字讱庵。清代著名医家。安徽休宁人。撰述较多，主要有《医方集解》《素问灵枢类纂约注》《汤头歌诀》《本草备要》等。

吴遵程 即吴仪洛，字遵程。清代医家。浙江海盐人。著《本草从新》《伤寒分经》《成方切用》等。

吴　绶 元代医家。钱塘（今浙江杭州）人。撰《伤寒蕴要全书》。

吴人驹 字灵雅。清代医家。著有《医宗承启》六卷，刊于1702年。

邹润庵 即邹澍，字润安。清代医家。江苏武进人。著述有《伤寒通解》《伤寒金匮方解》《医理摘要》等。刊行流传的有《本经疏证》《续疏证》《本经序疏要》等。

苏　颂 字子容，北宋官吏，兼通医术，曾编成《图经本草》一书，现已佚。该书内容在后世本草书中有所利用。

苏　恭 即苏敬，宋人以避讳故改称苏恭。唐代人，生平居里不详。曾主编《新修本草》，世称《唐本草》，又与唐临、徐思恭同撰《三家脚气论》一卷。

八画

尾台榕堂 日本近代汉方医家。著有《类聚方广义》（1762年）等。

尾台氏 即尾台榕堂。

庞安常 即庞安时，字安常。北宋医家。蕲州蕲水（今湖北浠水）人。著有《伤寒总病论》等。

周禹载 即周扬俊，字禹载。清代医家。江苏苏州人。撰有《伤寒论三注》《金匮玉函经二注》等。

林 亿 北宋医家。先后参与并完成《素问》《灵枢》《难经》《伤寒论》《金匮要略》《脉经》《诸病源候论》《千金要方》《千金翼方》《外台秘要》等古医书的校订工作。对保存古代医学文献和促进医药学术的传播做出了重大贡献。

林礼丰 未详待考。

郑在辛 即郑重元，字在辛。清代医家。撰《郑素圃医书五种》《伤寒论条辨续注》等。

抱朴子 即葛洪。葛洪字稚川，自号抱朴子。

九画

费伯雄 字晋卿。清代医家，江苏武进人。著有《医醇賸义》《医方论》等书。

费晋卿 即费伯雄。

皇甫士安 即皇甫谧，字士安，幼年名静，自号玄晏先生。魏晋间医家，安定朝那（今甘肃灵台）人。所著《针灸甲乙经》一书，是我国现存最早的一部针灸学专著。

赵以德 字良仁。元代医家。撰《金匮玉函经衍义》。该书后经清·周扬俊补注为《金匮玉函经二注》。

赵嗣真 元代医家。著有《活人释疑》。

赵羽皇 未详待考。

柯韵伯 即柯琴，字韵伯，号似峰。清初医家。原籍浙江慈溪，后迁居江苏常熟。著《伤寒论注》《伤寒论翼》《伤寒附翼》，合称《伤寒来苏集》。

楼全善 即楼英，字全善。明代医家。辑《医学纲目》四十卷。

十画

陶弘景 字通明，晚号华阳隐居。南北朝时期宋梁间丹阳秣陵（今江苏镇江附近）人。著《本草经集注》《补阙肘后百一方》等。

陶节庵 即陶华，字尚文，号节庵。明代医家。浙江余杭人。撰《伤寒六书》，流行较广。

陶隐居 即陶弘景。

徐灵胎 即徐大椿，字灵胎，又名大业，晚号洄溪。清代著名医家。江苏吴江人。著述甚多，主要有《难经经释》《医贯砭》《医学源流论》《伤寒论类方》《慎疾刍言》、《兰台轨范》等。

徐忠可　即徐彬，字忠可，清代医家。浙江嘉兴人。为名医喻昌的弟子。著有《伤寒图论》《伤寒一百十三方发明》《金匮要略论注》等书。

徐旭升　未详待考。

钱天来　即钱潢，字天来。清代医家。虞山（今江苏常熟附近）人。著有《重编张仲景伤寒证治发明溯源集》。

唐容川　即唐宗海，字容川。晚清医家，四川彭县人。著有《中西汇通医书五种》，包括《金匮要略浅注补正》《伤寒论浅注补正》等。

顾尚之　即顾观光，字尚之，又字漱泉。晚清医家，江苏金山人。所辑《神农本草经》，为流传至今之本草经辑本之一。

秦皇士　即秦之桢，字皇士。清代医家。云间（上海松江）人。撰有《伤寒大白》，辑有《女科切要》及其祖父秦景明之《症因脉治》等。

高士宗　即高世栻，字士宗。浙江钱塘人。清代医家。撰《素问直解》《医学真传》等。并曾纂集其师张志聪所注解的《伤寒论集注》一书。

高鼓峰　即高斗魁，字旦中，又号鼓峰，浙江鄞县人。清代医家。著有《医家心法》《四明心法》《四明医案》（均刊于1725年），后两书曾收入杨乘六（以行、云峰）所辑《医宗己任编》中。

莫　氏　即莫枚士。字文泉。清代医家。撰《研经言》。

郭白云　即郭雍，字子和，号白云先生。宋代医家。河南洛阳人。著《伤寒补亡论》二十卷。

海　藏　即王海藏。

十一画

浅田栗园　日本医家。又名浅田宗伯、惟常、识此。著《日本汉医伤寒名著合刻》（1881年）、《伤寒辨要》（1881年）、《伤寒论识》（1894年？）等。

黄坤载　即黄元御，一名玉路，字坤载，号研农，别号玉楸子。清代医家。山东昌邑人。著有《四圣心源》《伤寒悬解》《金匮悬解》《素灵微蕴》等书。

黄　炫　生平居里不详。著《本草发明》《活人大全》等。

黄仲理　明代医家。乡溪马鞍山人。著《伤寒类证》十卷。已佚。

章虚谷　即章楠，字虚谷。清末医家。浙江会稽人，著《医门棒喝》等。

十二画

程郊倩　即程应旄，字郊倩。清初医家。新安人。著有《伤寒论后条辨直解》十五卷、《医经句测》等。

  程 知 字扶生。清代医家。海阳人。著《伤寒经注》（1669 年）、《医经理解》《医解》等。

  程云来 即程林，字云来。清代医家。安徽休宁人。编《圣济总录纂要》、撰《金匮要略直解》等。

  舒驰远 即舒诏，字驰远。清代医家。安徽进贤人。撰有《伤寒集注》《辨脉篇》《女科要诀》等。

  喻嘉言 即喻昌，字嘉言。清代医家。江西新建（今江西南昌）人。著《尚论张仲景伤寒论重编三百九十七法》（简称《尚论篇》）。

十三画以上

  管象黄 即管鼎，字象黄，号凝斋，又号佛客。清代医家。著述见《吴医汇讲》。

  缪希雍 字仲淳，号慕台。明代医家。江苏常熟人。著有《本草经疏》《先醒斋医学广笔记》等。

  魏念庭 即魏荔彤，字念庭。清代医家。柏乡（河北赵县）人。撰有《伤寒论本义》《金匮要略本义》。

  魏子千 未详待考。

  蔡茗庄 即蔡宗玉，字茗庄。清代医家。泉州府人。著有《医书汇参》《伤寒六经辨证》等。

  雉间焕 日本医家。注《类聚方集览》二卷，刊于 1803 年。

本书主要参考书目简介

二画

十便良方 即《近时十便良方》，又名《新编近时十便良方》《备全古今十便良方》。四十卷。宋·郭坦撰，刊于 1195 年。

三画

千 金 即《千金要方》。唐·孙思邈撰。

山海经 古代地理著作，十八篇。一般认为是先秦作品，作者不详。

万病回春 综合性医书，八卷。明·龚廷贤撰于 1587 年。

三因方 即《三因极一病证方论》。宋·陈言（无择）撰于 1174 年。对研究中医病因学说和各科临床治疗有一定参考价值。

卫生宝鉴 综合性医书，二十四卷。元·罗天益撰。

卫生宝鉴附遗 即《卫生宝鉴》中补遗部分，一卷。系后人增订。

卫生方 即《卫生易简方》，方书。明·胡濙撰，约刊于 1410 年。

口齿类要 一卷。明·薛己撰。书中记载了十二类口齿科疾病的验案与方剂。

小儿药证真诀 即《小儿药证直诀》，又名《钱氏小儿药证直诀》。宋·钱乙撰、阎孝忠编集，书成于 1119 年。书中简要记述了小儿病的诊断与治疗，具有较高的实用价值。

小品方 方书，十二卷。东晋陈延之撰于 4 世纪初。原书已佚，其佚文散见于《外台秘要》《医心方》等书中。

四画

中风斠诠 张山雷（寿颐）撰，初刊于 1922 年。是一部中西合璧论述中风的专书。

方函口诀　即《勿误药室方函口诀》。日本浅田宗伯氏著。见《皇汉医学》。

方舆輗　日本有持桂里氏著。见《皇汉医学》。

方　极　《皇汉医学丛书》之一。日本吉益为则（东洞）、品丘明著于1755年。

方氏丹溪心法附余　即《丹溪心法附余》。二十四卷。明·方广（约之、古庵）撰于1347年。

方　议　即《金镜内台方议》。系明·许宏根据成无己的《注解伤寒论》对张仲景方剂加以注释所编。

内台方议　即《金镜内台方议》。

内经拾遗方论　八卷，宋·骆龙吉撰。该书为《内经》中六十二种病证拟定了处方。

内外伤辨惑论　又名《内外伤辨》，三卷。金·李杲撰，刊于1247年。

内科简效方　方书。清·王士雄撰于1854年，刊于1885年。

仁斋直指附遗　即《仁斋直指》一书每条之后的"附遗"部分。系明嘉靖年间朱崇正所续增。

五行大义　五卷。隋·萧吉撰。现存知不足斋本、日本国佚存丛书本、许刊本，四库未收。

王氏易简方　即《易简方》。

丹溪心法　元·朱震亨述，明·程充校订，刊于1481年。本书系朱氏的学生根据据其学术经验和平素所述纂辑而成。

五画

本　论　指《伤寒杂病论》。

本事方　方书，即《普济本事方》，又名《类证普济本事方》。宋·徐叔微撰。

本草纲目　明·李时珍撰。刊于1590年。全书共五十二卷，收载药物1892种，附方一万余首，插图一千多幅。本书不仅是一部中药学著作，而且是一部具有世界性影响的博物学著作。

本经逢原　药物学著作。四卷。清·张璐撰，刊于1695年，全书共分32部，收载药物700余种。

本事续方　即《本事方续集》，又名《续本事方》。十卷。宋·许叔微撰，约刊于12世纪中期。本书收载300余方，为补充《本事方》而作。

本草拾遗　药物学著作。唐·陈藏器撰。原书已佚，但佚文可见于《证类本草》中。

礼　指《礼记》，十三经之一。

礼运疏 礼运，《礼记》名；"礼运疏"见于宋·卫湜所撰《礼记集说》，是集录东汉郑玄《礼记注》以后的各家注疏而成。

玉　函 指《金匮玉函经》，是《伤寒论》一种较早的古传本。

玉函经 脉学著作。又名《广成先生玉函经》。三卷。原题唐，杜光庭撰。后世的流通本系宋·崔嘉彦引述古典医籍结合个人见解的注释本。

玉函经附遗 未详待考。

玉机微义 综合性医学书籍，五十卷。明·徐彦纯撰，刘宗厚续增，书成于1396年。

圣济总录 方书。又名《政和圣济总录》。二百卷，录方近二万首。宋徽宗时由朝廷组织人员编撰，成书于宋、政和（1111—1117年）年间。

圣惠方 全称《太平圣惠方》，一百卷，刊于公元992年。北宋王怀隐等编。本书所辑方剂达一万余首，是总结10世纪以前的大型临床方书。

外台秘要 四十卷。唐·王焘撰于752年。全书共一千一百零四门，载医方六千余首，书中引录各书均附出处，是研究我国唐以前医学的一部重要参考著作。

甲乙经 即《针灸甲乙经》。魏晋间，皇甫谧撰于259年左右。

叶氏录验 即《叶氏录验方》，三卷。宋·叶大廉辑。原刊于1186年，现有日本抄本。

叶氏避暑录话 叶氏，即叶梦得，字少蕴，号石林。宋·绍圣进士，善文词。《避暑录话》为其所著之一。

兰室秘藏 综合性医书。三卷。金·李杲（东垣）撰，约刊于1336年。

兰台轨范 综合性医书。八卷。清·徐大椿撰于1764年。徐氏认为该书所辑内容足为治疗典范，故名。

汉药神效方 方书。日本石原保秀著于1929年，沈乾一编译于1935年。

汉方解说 日本汉方医书，余未详。

古方便览 日本六角重任氏著。见《皇汉医学》。

古今一统 综合性医书。又名《古今一统大全》。一百卷。明·徐春甫辑于1556年。

古方选注 方书。清·王子接撰，一名《绛雪园古方选注》，刊于1575年。

北　史 史书。唐·李延寿撰，一百卷。记载从北魏到隋的历史。

东垣试效方 即《东垣先生试效方》，九卷。元·李杲原著，明·倪维德校订，刊于1266年。

史　记 原名《太史公书》。西汉司马迁撰。一百三十篇。为我国第一部纪传体通史。

平脉法 即《伤寒杂病论》卷一~卷二《平脉法》。

生生堂治验 《皇汉医学丛书》之一。日本中神琴溪著,小野逊辑于 1803 年。

六画

此事难知 元·王好古(海藏)撰于 1308 年。该书系王氏编集其老师李杲的医学论述,在一定程度上反映了李杲的学术思想。

伤寒论识 六卷。日本浅田惟常撰于 1894 年。

伤寒辑义 即《伤寒论辑义》。《聿修堂医学丛书》之一,七卷。日本丹波元简撰于 1801 年。

伤寒点睛 二卷。清·孟承意撰于 1788 年。

伤寒直格 又名《刘河间伤寒直格方论》。旧题金·刘元素撰;又有南宋刘开撰《伤寒直格》五卷,书未见。

伤寒蕴要 一名《伤寒蕴要全书》。元·吴绶撰。

伤寒考 一卷。日本山田正珍撰。(见《四部总录》)。

伤寒绪论 二卷。清·张璐撰,刊于 1667 年。

伤寒准绳 《六科证治准绳》之一。明·王肯堂撰。

伤寒六书 又名《陶氏伤寒全书》。明·陶华撰于 15 世纪中期。内容包括:《伤寒琐言》《伤寒家秘的本》《伤寒杀车锤法》《伤寒一提金》《伤寒截江网》《伤寒明理绪论》。

伤寒辨要 日本浅田惟常著于 1881 年。

伤寒九十论 一卷。宋·许叔微撰。主要记载了作者治疗伤寒病的九十个医案。

伤寒类要 一卷。元·平晓卿著。又四卷,高若讷著(见《宋以前医籍考》)。

伤寒摘锦 全称《万氏家传伤寒摘锦》。二卷,明·万全编撰。后收入《万密斋医学全书》中。

朱氏集验方 即《朱氏集验医方》。宋·朱佐(君辅)编。

传信适用方 方书。宋·吴彦夔编。刊于 1180 年。

传信尤易方 方书。八卷。明·曹金辑于 1570 年。

名医类案 明·江瓘撰。该书为我国第一部比较系统和完备的医案著述。

成绩录 日本吉益南涯氏著。见《皇汉医学》。

成方集验 未详待考。

阴证略例 一卷。元·王好古撰于 1236 年。该书主要为伤寒阴证而设,亦可作为。内科杂病阴证的参考。

百疢一贯 日本和田东郭氏著。(见《皇汉医学》)

产　宝　一卷。清·倪枝维撰、许琏校订。书成于 1728 年。又有唐·昝殷《产宝》三卷，现传本作《经效产宝》，是我国现存最早的妇产科专书。

产乳方　即《产乳备要》方。该书为《妇人产育保庆集》下卷，内容论妇产科杂病，原撰人不详。

全生指迷方　方书。又名《济世全生指迷方》。宋·王贶撰于 12 世纪初。明代以后原书散佚，今本四卷，系编《四库全书》时自《永乐大典》中辑出后改编而成。

妇人良方　又名《妇人良方大全》《妇人大全良方》《妇人良方集要》。二十四卷。宋·陈自明撰于 1237 年。

后汉书　南朝宋·范晔撰。今本一百二十篇，分一百三十卷。为纪传体东汉史。

七画

吴医汇讲　十一卷。清·唐大烈辑，刊于 1792—1801 年间。是我国早期具有医学刊物性质的著作，共发表了江浙地区四十多位医家的文章一百篇左右。

吴氏方考　即明·吴崑所撰《医方考》一书。

医　原　医论著作。三卷。清·石寿棠撰，刊于 1861 年，共载医论二十篇。

医宗必读　明·李士材撰。十卷。在中医门径书中卓有影响。

医学入门　综合性医学门径书。明·李梴编撰，刊于 1575 年。

医门法律　综合性医书。清·喻昌撰于 1658 年。

医方集解　医方著作。清·汪昂撰，刊于 1682 年。三卷。选解古今医籍中常用方剂六七百首。

医醇賸义　四卷。清·费伯雄撰于 1863 年。

医垒元戎　十二卷。元·王好古撰。初撰于 1291 年，复刊于 1297 年。

医方考　明·吴崑撰。刊于 1584 年。该书选录历代常用医方 700 余首，详加解释。属明代著名方书之一。

医学纲目　明·楼英（一名公爽，字全善）著。

医心方　综合性医著，三十卷。日本丹波康赖撰于 982 年。该书征引资料比较丰富，是研究我国唐代以前医学文献的重要著作。

医经会解　八卷。邓星仪著。见《皇汉医学丛书》。

医学从众录　医学门径书。八卷。清·陈念祖编撰。刊于 1820 年。

医　贯　医论著作。明，赵献可撰于 l617 年，全书以保养"命门之火"贯串处理养生、治病及有关疾病的一切问题，故题名为"医贯"。

医林纂要　即《医林纂要探源》。综合性医书。明·李梴编撰，刊于 1575 年。

医林改错　清·王清任撰于 1830 年。该书所载之脏腑图纠正了前人在脏腑论述方面的一些错误，所载活血化瘀诸方，至今仍为临床所沿用。

医　说　十卷，宋·张杲撰，刊于 1224 年。为南宋以前有关医学典故、医史资料的类编。

诊家正眼　脉学著作。明·李中梓撰于 1642 年。

针　经　即《灵枢》。

针灸资生经　针灸著作。七卷。宋·王执中撰，刊于 1220 年。

张氏医通　综合性医书。清·张璐撰于 1695 年，全书共十六卷，主要论述内、外、儿、妇、五官各科疾病的防治。

肘后方　方书。即《肘后备急方》。晋·葛洪撰于 3 世纪。主要记述各种急性疾病的简便治法。

肘后附方　金·杨用道在葛洪《肘后方》及梁·陶弘景《补阙肘后百一方》的基础上，摘取《证类本草》中的单方作为附方而成。一名《附广肘后方》，即现存的《肘后备急方》。

证治大还　医学丛书。清·陈治撰于 1697 年。内容包括《医学近编》《伤寒近编》《幼幼新编》《济阴近编》《诊视近纂》《药理近考》等六种。

证治摘要　日本中川成章辑于 1862 年，后收入《皇汉医学丛书》。

证治准绳　一名《六科证治准绳》。明·王肯堂撰，刊于 1602 年。其内容主要以阐述临床各科证治为主。

时还读我书　日本富士川游等编。见《杏林丛书》。

时病论　八卷。清·雷丰撰于 1882 年。阐述四时"伏气""新感"等急性热病，为有关温热病重要著作之一。

杨氏家藏方　方书。二十卷。宋、杨倓撰。刊于 1178 年。全书共分 49 类，载方 1111 首。

杨氏直指方　即《仁斋直指方》。宋·杨士瀛撰。

苏沈良方　方书。系后人将宋·苏轼《苏学士方》和沈括《良方》二书合编而成。

宋　本　即宋·林亿等据开宝时节度使高继冲所献的王叔和撰《伤寒论十卷》加以校正，于宋、治平二年（1065 年）出版的《伤寒论》第一次印刷本。已佚。现存为明、万历二十七年（1599 年）赵开美复刻本的影印本。

良方集腋　又名《良方集腋合璧》。清·谢元庆编集，刊于 1842 年。属民间验方的汇编。

酉阳杂俎　二十卷，续集十卷。唐·段成式撰。《新唐书·艺文志》列入子录小说家类。对研究晚唐传奇文学及古代矿物、生物、医药等学科。有一定参考价值。

谷梁范注　即《春秋谷梁传注疏》。周·谷梁赤所述；晋·范宁注；唐·杨士勋疏。《谷梁传》《公羊传》《左传》同为解释《春秋》的"三传"。

八画

易 即《易经》，"五经"之一。

易简方 方书。宋·王硕撰。约刊于 12 世纪末期。

金 鉴 即《医宗金鉴》。凡九十卷，十五种。是清·乾隆年间由政府组织、吴谦主编的大型医学丛书。

金匮辑义 日本丹波元简撰于 1806 年。全书共六卷，乃采辑徐彬、程林、沈明宗、魏荔彤、吴谦等诸家之说，结合个人心得体会编辑而成，对研究《金匮要略》有一定的参考价值。

松心堂笔记 即《松心医案笔记》。二卷。清·缪松心著。

拔萃方 即《集验良方拔萃》，又名《集验良方》《拔萃良方》。二卷，清。恬素辑，刊于 1841 年。该书选收以外科疾病为首的验方近 200 首。

抱朴子 指《抱朴子·内外篇》。东晋葛洪著。其内篇专讲炼丹术，外篇则为道教著作。又葛洪自号抱朴子。

直指方 即《仁斋直指》，又名《仁斋直指方论》《仁斋直指方》。二十六卷。宋·杨士瀛撰于 1264 年。是一部以介绍内科杂病为重点的临床综合性医书。

和剂局方 一名《太平惠民和剂局方》。宋太医局编。初刊于 1078 年以后，是宋代太医局所属药局的一种成药处方配本，属流传较广、影响较大的临床方书之一。

明理论 即《伤寒明理论》。三卷。金·成无己撰。

试效方 即《东垣先生试效方》。九卷。元·李杲撰于 1226 年。

经验良方 清·陆画邨辑，刊于 1786 年。该书属民间验方汇编，其中收了载《孙真人海上方》等书的方药。

寿世保元 综合性临床医著。十卷。明·龚廷贤撰，约成书于 17 世纪初期。

怪疾奇方 《古愚山房方书三种》之一。清·海阳竹林人辑。刊于 1801 年。其余二种为《解毒编》《汇集经验方》。

图 经 即《图经本草》。宋·苏颂撰。书成于 1061 年。

疡医大全 四十卷。清·顾世澄撰。是一部资料比较丰富的外科参考书。

周 书 《尚书》组成部分。相传是记载周代史事之书。本书所引当指唐·令孤德棻等撰的《周书》，系纪传体北周史，成书于贞观十年（636 年），五十卷。

国 语 传为春秋时左丘明著。二十一卷。以记西周末年和春秋时期周鲁等国贵族的言论为主。

明皇杂录 二卷，别录一卷。唐·郑处海撰。所记多为唐玄宗轶事，故名。

九画

脉　经　西晋王叔和撰于 3 世纪。是我国现存最早的脉学专著。

保命集　即《素问病机气宜保命集》。三卷，金·刘元素撰于 1186 年。系作者于晚年总结其临床心得之作。

保幼大全　即《小儿卫生总微论方》。二十卷。不著撰者。刊于 1156 年。

说　文　即《说文解字》。东汉许慎编纂。是我国最早的一部字典。

活人书　即《伤寒活人书》、宋·朱肱著。

活人大全　黄炫撰。日本丹波元简《伤寒论辑义》所引书目之一。见《皇汉医学丛书》。

济阳纲目　综合性医书。一百零八卷。明武之望撰于 1626 年。其内容包括内科杂病、外科、伤科、五官、口齿等病证。

济生方　方书。又名《严氏济生方》。十卷。宋·严用和撰于 1253 年。共收载 450 余方。选方多经作者试用，切于实用。

济阴纲目　妇科医著。五卷。明·武之望撰。刊于 1620 年。该书采摭丰富、分类详细、选方实用，对后世有一定影响。

洁古家诊　综合性医书。金·张元素撰。

洗冤录　即《洗冤集录》。法医学著作。宋·宋慈撰。刊于 1247 年。

总病论　即《伤寒总病论》。宋·庞安时约撰于 1100 年。是一部研究《伤寒论》较早而有相当影响的著作。

前汉书　即《汉书》。东汉班固撰。一百篇，分一百二十卷。是我国第一部纪传体断代史。

类聚方广义　日本尾台榕堂撰于 1762 年。

类方准绳　又名《杂病证治类方》《类方》《王损庵先生类方》。八卷。明，王肯堂辑。该书是《证治准绳》的一种。

宣明论　即《黄帝素问宣明论方》，又名《宣明论方》。金。刘元素撰于 1172 年，

施氏续易简方　方书。即《续易简方论》。六卷。宋，施发撰于 1243 年。是王硕《易简方》的续编。

神农本经　即《神农本草经》，简称《本草经》《本经》，是我国最早的药物学专著，约成书于秦汉时期。

姚和众至宝方　即《众童延令至宝方》。唐·姚和撰，见《宋以前医籍考》。

药　征　三卷。又称《药征全书》。日本吉益为则撰于 1771 年。李启贤校订。见《皇汉医学丛书》。

十画

莫氏研经言　即《研经言》。医论著作。清·莫枚士（文泉）撰于 1856 年。主要内容为研究《内经》《伤寒论》《金匮要略》《神农本草经》的心得体会。

难　经　即《黄帝八十一难经》、原题秦越人撰。成书约在秦汉之际，是医经名著之一。

资生篇　疑为《资生集》。一卷。清·董�����辑于 1763 年。

准　绳　即《证治准绳》

衷中参西录　即《医学衷中参西录》。三十卷。张锡纯著。初刊于 1918—1934 年间。

晋　书　纪传体晋代史。一百三十卷。唐·房玄龄等撰。

验方新编　十六卷。清·鲍相璈（云韶）辑于 1846 年。另有清·梅启照辑《验方新编》七卷，现存为 1937 年铅印本。

笔峰杂兴　即邓笔峰所着《卫生杂兴》。见《本草纲目》引用书目。

十一画

巢氏病源　即《诸病源候论》，又名《诸病源候总论》。隋·巢元方等撰于 610 年。全书共五十卷，分六十七门，载列证候论 1720 条。是我国现存第一部论述病因和证候学专书。

涪古本　民国以来发现的《伤寒杂病论》古本之一。系四川刘镕经得于涪陵张齐五。1934 年石印。

眼科锦囊　眼科医著。日本本庆俊笃撰于 1829 年。

御药院方　方书。今存本为 1938 年经许国祯等人修订的元代宫廷中药局成方配本。共 14 门，1068 方；其方多不见于其他方书。

得效方　即《世医得效方》。元·危亦林撰，刊于 1345 年。

梅氏方　即《梅氏验方新编》。八卷。梅启照辑于 1934 年。

续医说　十卷。明·俞弁撰。刊于 1522 年。是《医说》的续集。

十二画

温病条辨　六卷。清·吴鞠通撰于 1798 年。是一部切于实用，流传较广的温病著作。

温热经纬　清·王孟英撰于 1852 年。是一部较有影响的温热病专著。

寒温条辨　即《伤寒瘟疫条辨》。六卷。清·杨璿撰于 1784 年。

舒氏女科要诀　即《女科要诀》。清·舒驰远著。

集　韵　韵书。十卷。宋·丁度等奉诏修订。收字 53525，是研究文字训诂和宋代语音的重要资料。

集简方　即《集验简易良方》。四卷。清·德丰（怀庭）辑于 1827 年。

博闻类纂　《伤寒论辑义》所引书目之一。见《皇汉医学丛书》。

博物志　笔记。西晋张华撰。多取材于古书，分类记载异境奇物及古代琐闻杂事。

湘古本　即湖南浏阳刘昆湘所得之古本《伤寒杂病论》十六卷。1933 年于长沙印行。

寓意草　医案著作。清·喻昌撰于 1643 年。全书收集以内科杂病为主的疑难治案 60 余则。

景岳全书　综合性医著。六十四卷。明·张景岳（介宾）撰于 1624 年。

普济方　即《普济本事方》。宋·许叔微撰。

十三画以上

新　释　即《伤寒杂病论新释》。十六卷。黄竹斋撰于 1914 年，未刊行。

癍论萃英　元·王好古（海藏）等撰于 1237 年。

精神病广义　二卷。周利川（岐隐）著，刊于 1931 年。

溯洄集　即《内经溯洄集》。医论著作。元·王履撰于 1368 年。

潘氏续焰　即明·潘辑所增注的王绍隆所著的《医灯续焰》一书。

魏氏家藏方　方书。十卷。宋·魏岘撰，刊于 1227 年。

熊氏补遗　即《黄帝内经素问灵枢运气音释补遗》。明·熊宗立撰。

懒真子　五卷。宋·马永卿撰。

增补内经拾遗方论　明·刘浴德、朱练在《内经拾遗方论》的基础上续补 88 种病证而成。

榕堂疗指示录　包括《榕堂疗指示前录》《榕堂疗指示后录》。日本尾台榕堂氏著。见《皇汉医学》。

薛氏医案　丛书。又名《薛氏医案二十四种》。明·薛己等撰，吴琯辑。初刊于明万历年间。

楼氏纲目　即明·楼英（名公爽，字全善）所撰《医学纲目》一书，刊于 1565 年。

方剂索引

六画

七画

八画

十一画